ENZYKLOPAEDIE DER KLINISCHEN MEDIZIN

HERAUSGEGEBEN VON

L. LANGSTEIN
BERLIN

C. von NOORDEN
FRANKFURT A. M.

C. PIRQUET
WIEN

A. SCHITTENHELM
KIEL

SPEZIELLER TEIL

DIE KRANKHEITEN DES AUGES

IM ZUSAMMENHANG MIT DER INNEREN MEDIZIN UND KINDERHEILKUNDE

VON

L. HEINE
KIEL

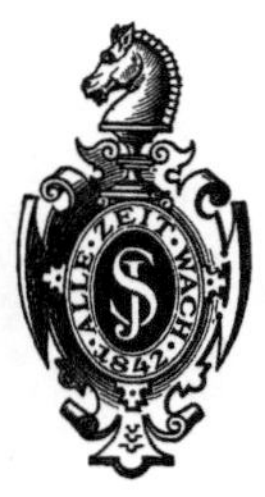

BERLIN

VERLAG VON JULIUS SPRINGER

1921

DIE
KRANKHEITEN DES AUGES

IM ZUSAMMENHANG MIT DER INNEREN MEDIZIN UND KINDERHEILKUNDE

VON

PROFESSOR Dr. L. HEINE

GEHEIMER MEDIZINALRAT
DIREKTOR DER UNIVERSITÄTS-AUGENKLINIK KIEL

MIT 219 ZUM GRÖSSTEN TEIL FARBIGEN TEXTABBILDUNGEN

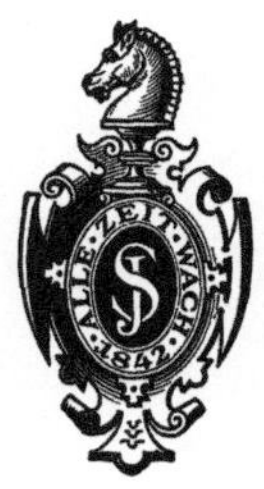

BERLIN
VERLAG VON JULIUS SPRINGER
1921

ISBN-13:978-3-642-89817-4   e-ISBN-13:978-3-642-91674-8
DOI: 10.1007/978-3-642-91674-8

Alle Rechte, insbesondere das der Übersetzung
in fremde Sprachen, vorbehalten.

Inhaltsverzeichnis.

Erster Teil.

Augensymptome bei Allgemeinerkrankungen (Symptomatologie).

A. Objektive Untersuchung.

Inhaltsverzeichnis. VII

B. Subjektive Untersuchung.

Zweiter Teil.

Allgemeinerkrankungen und Augensymptome (Nosologie).

A. Intoxikationen.

B. Infektionen.

C. Weibliche Geschlechtsorgane.

D. Krankheiten der Respirationsorgane.

E. Krankheiten der Digestionsorgane.

F. Krankheiten der Harnorgane.

G. Krankheiten des Stoffwechsels und der Ernährung.

K. Gehirn-Rückenmark-Nervenkrankheiten.

Erster Teil

Augensymptome bei Allgemeinerkrankungen (Symptomatologie).

A. Objektive Untersuchung.

1. Äußere Betrachtung.

Exophthalmus.

Einseitiger Exophthalmus. Die Diagnose des einseitigen Exophthalmus ist nicht immer leicht, in den Anfangsstadien oft bei einmaliger Untersuchung unmöglich, da Asymmetrie des Gesichts, besonders der Orbitae, leicht einen solchen vortäuschen kann. In dem Anfangsstadium sind wir deshalb auf die Beobachtung des Fortschreitens der Erkrankung angewiesen, Diese ist exakt nur möglich mit Hilfe eines Exophthalmometers. Solche Apparate sind in größerer Anzahl konstruiert. Für klinische Zwecke scheint mir der Hertelsche (Zeiß-Jena) einfach in der Handhabung und genau genug in den Resultaten. Gemessen wird mit dem Instrument mit Hilfe einer geeigneten Spiegelvorrichtung der Abstand des Hornhautscheitels von der die äußeren Orbitalwinkel verbindenden Linie. Einmal gemessene Differenzen zwischen rechts und links um 1—2, ja 3 mm darf man keineswegs als pathologisch rechnen. Nur wenn sich bei Messungen, die alle 3 oder 6 Tage wiederholt werden, eine konstante Zunahme der Differenz ergibt, darf man von einem progressiven Exophthalmus sprechen, bleibt die Differenz aber konstant, wobei 1 mm durchaus innerhalb der Fehlergrenzen liegt, so betrachte man den Exophthalmus lieber zunächst als einen scheinbaren. Dabei erinnere man sich, daß einseitige Kurzsichtigkeit durch Langbau des Auges leicht einen Exophthalmus vortäuschen kann. Man wird also die Abwesenheit einer Myopie oder Anisometropie festzustellen haben. Den Eindruck des Exophthalmus kann auch eine Sympathikusreizung oder eine Okulomotoriuslähmung (auch eine Ophthalmoplegia ext.) machen. Hat man bei erster Messung 1 mm, bei einer zweiten (nach einigen Tagen oder Wochen ausgeführten) 2 mm, wieder nach einiger Zeit 3 mm gefunden, so dürfte die Diagnose des einseitigen Exophthalmus im Sinne einer Vordrängung des Bulbus gegeben sein und die Aufgabe entstehen, dieses Symptom zu deuten. Theoretisch kann es sich sowohl um eine Inhaltszunahme, wie um eine Kapazitätsabnahme der Orbita handeln. Für beide Möglichkeiten kennen wir klinische Beispiele. Zunächst — wenn auch nicht am häufigsten — kann der Exophthalmus durch Orbitalprozesse bedingt sein, Prozesse, die indes nicht ausschließlich okulistisches

Interesse, sondern weit öfters Allgemeinbedeutung haben. In erster Linie stehen hier **gummöse Veränderungen** des Orbitalinhalts und der Orbitalwände (Periostitis orbitalis).

Frau J., 57 Jahre alt, konsultierte mich im Mai 1910 wegen Exophthalmus links. Sie war vor 10 Monaten wegen heftiger Orbitalneuralgie mit Quecksilber behandelt und hatte auch Sajodin bekommen. Ein vor kurzem befragter Augenarzt hatte eine bösartige Geschwulst diagnostiziert und der Patientin Exenteration der Orbita empfohlen. In der Tat machte die Patientin einen durchaus kachektischen Eindruck, nur ließ eine reflektorische Pupillenstarre auf dem sonst normalen rechten Auge an eine syphilitische Erkrankung denken. Die Anamnese ergab allerdings nichts für Lues, doch fiel die sofort angestellte Blutuntersuchung nach Wassermann stark positiv aus. Der Exophthalmus betrug etwa 10 mm nach Hertel, ein chemotischer Bindehautwulst hing aus der Lidspalte heraus, die sich nur unvollkommen schloß, die Beweglichkeit war stark beschränkt. Die Sensibilität im Bereich des 2. Trigeminusastes aufgehoben, der N. opt. atrophisch, das Gesichtsfeld stark konzentrisch eingeengt. V.: Fingerzählen in 30 cm. Auf hohe Dosen Jod — bemerkenswerterweise vertrug die Patientin Jodnatrium sehr gut, während sie auf Jodkali unangenehm von seiten des Magens reagierte — und Inunktionen ging der Exophthalmus schnell zurück. Am 10. 6. fand sich noch 7 mm Differenz, am 18. noch 5, am 6. 7. nur noch 3 mm. Bis zum Oktober ging der Exophthalmus völlig zurück, die Sensibilitätsstörung war nur noch subjektiv vorhanden, durch Prüfung nicht mehr nachzuweisen, die Beweglichkeit des Bulbus wesentlich gebessert, die Adduktion fast normal, das Körpergewicht hatte sich von 101 auf 116 Pfund gehoben. Ein Jahr später war durch die weitere Schrumpfung ein Enophthalmus von 1—2 mm entstanden. Arsenbehandlung.

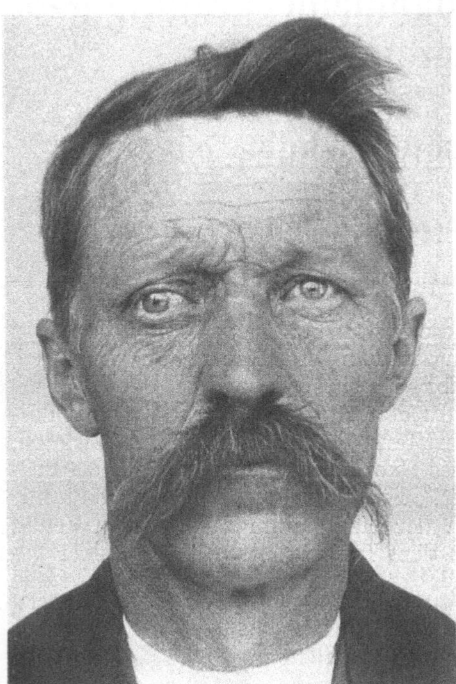

Abb. 1. Rechtsseitiger scheinbarer Exophthalmus bei Okulomotoriusparese.

In einem anderen sehr interessanten Fall von rechtsseitigem Exophthalmus bei einer 43 Jahre alten Patientin war 1899 ein „Enchondrom" des rechten Unterlides hier operativ entfernt worden. 1911 bemerkte Patientin ein allmähliches Vortreten des rechten Auges. Gesehen hatte dieses Auge von jeher schlechter als das linke. Seit einigen Wochen bestanden Schmerzen im Auge, seit einigen Monaten Stockschnupfen. Die Nasenuntersuchung legte den Verdacht auf Lues sehr nahe, wofür indes anamnestisch nichts zu eruieren war. Wassermann negativ. Eine energische antiluetische Kur (Salvarsan, Hg. in verschiedenen Präparaten) wirkte nicht, so daß der Tumor nach Krönlein entfernt wurde: die anatomische Untersuchung ergab an einzelnen Stellen das Bild des Fibrosarkoms, an anderen das des Neurofibroms, an anderen endlich das einer chronisch entzündlichen Granulationsgeschwulst von nicht syphilitischem oder tuberkulösem Charakter.

Aus der **Reihenfolge**, in der die Augenstörungen auftreten, kann man oft recht gute Schlüsse auf den Sitz und oft auch auf die Art des Tumors in folgender Weise ziehen: Wenn wir das zeitliche Auftreten des Exophthalmus, der Beweglichkeitsdefekte und der Sehstörungen miteinander vergleichen, so kann zunächst eine Ptosis, dann eine Schädigung des M. rect. sup. und erst danach ein Exophthalmus eintreten. Man wird in solchem Falle an das Orbitaldach, also auch an die Stirnhöhle denken. Findet sich hier ein akutes Empyem, so kann Ptosis, Superiorlähmung und Exophthalmus schnell aufeinander folgen, auch eine Verdrängung des Auges nach unten und außen ist meist zu konstatieren; bleibt der Sehnerv normal, so kann der bedrohliche Symptomenkomplex durch Entleerung des Empyems geheilt werden, zeigt indes der Sehnerv den Beginn der Neuritis optici, so wird man gut tun, am Boden der Orbita einzugehen und den Abszeß zu entleeren. Gelegentlich findet man aber keinen Eiter, es handelt sich dann wohl mehr um Thrombophlebitiden, weniger um zur Einschmelzung neigende Prozesse. Beim Empyem chronischer Natur (sog. Hygrom), erfolgt die Vordrängung sehr langsam, die äußeren Augenmuskeln haben Zeit, sich anzupassen, es braucht gar nicht zu Ptosis und Superiorschädigung zu kommen, eine hochgradige Dislokation des Bulbus nach außen und unten ist das einzige Begleitsymptom des Exophthalmus, bei dem normale Sehverhältnisse und guter binokularer Sehakt vorhanden sein können. Solche für die Behandlung außerordentlich dankbaren Fälle werden erfahrungsgemäß gern für bösartig gehalten und die Patienten unnötig geängstigt.

Tritt die Beweglichkeitsbeschränkung nasal auf (Rect. int.) und erst dann Exophthalmus, so wird man an die mediale Wand der Orbita und speziell an die Siebbeinzellen denken, zeigt der Rect. inf. zuerst eine Schädigung, so wird der Boden der Orbita oder die Kieferhöhle verdächtig sein. Ist der

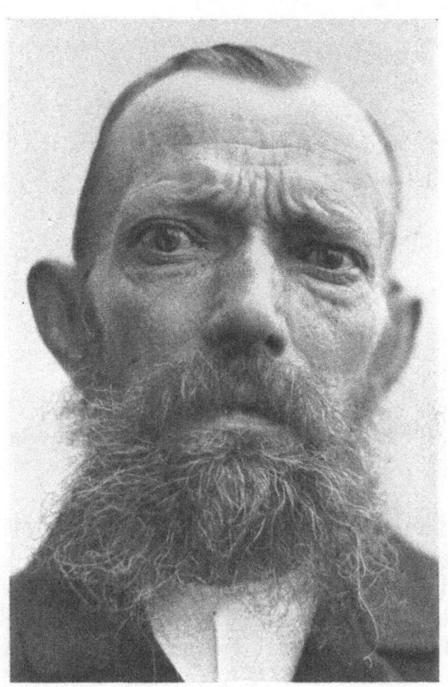

Abb. 2. Orbitaltuberkulose.

Exophthalmus beispielsweise auf der linken Seite vorhanden, so wird im ersteren Falle Diplopie nach rechts, im letzteren Diplopie bei Blicksenkung auftreten. Diplopie nach links deutet im gleichen Fall auf den Rect. ext. (syphilitische Abduzenslähmung) oder auf Tränendrüsenaffektion hin (syphilitische oder tuberkulöse Adenitis oder Adenom der Tränendrüse). Treten diffuse Beweglichkeitsbeschränkungen auf, bevor der Exophthalmus deutlich ist, so sitzt die Schädigung in der Tiefe der Orbita (hintere Siebbeinzellen, Keilbein?). In solchen Fällen treten meist frühzeitig Sehstörungen auf. Tritt aber der Exophthalmus zunächst auf, und bleibt die Beweglichkeit lange Zeit normal, so ist eine Neubildung dicht hinter dem Auge anzunehmen (epibulbäres Fibrosarkom oder Sehnervenscheidentumor). Sind die Sehstörungen das Primäre, so ist ein Tumor des Sehnerven selbst (Gliom) wahrscheinlich. Eine isolierte Ophthalmoplegia interna bei Exophthalmus deutet auf einen Sitz der Affektion in der Nähe des Ganglion ciliare hin.

Die in Frage kommenden Tumoren sind oft sehr komplizierte Mischgeschwülste, die zum Teil Sarkom-, Fibrom-, Chondrom- und Myxomcharakter haben, zum Teil aber den Eindruck relativ harmloser Granulationsgeschwülste machen und die gelegentlich auch wohl von den Zähnen ausgehen können. Ferner kommen aber auch maligne Karzinome vor, die entweder von der Tränendrüse ausgehen (ja auch solche vom Tränensack sind beschrieben worden), oder aber metastatischen Ursprungs sind, so daß eine Untersuchung des ganzen Körpers stets unerläßlich ist. Es ist nicht so selten, daß ein völlig latentes Karzinom des Digestionstraktus, der Mammae oder des weiblichen Genitaltraktus sich durch einen metastatisch bedingten Exophthalmus manifestiert. Häufiger sitzt die Metastase allerdings nicht in der Orbita, sondern in der Aderhaut, bedingt Amotio retinae, perforiert nach hinten und verursacht nun erst Exophthalmus. Auch doppelseitig kommen solche Metastasen vor. In einer kleinen Anzahl von Fällen ergab die mikroskopische Untersuchung des operativ entfernten Auges ein Tuberkulom der hinteren Teile der Sklera, welches zur Bildung eines förmlichen

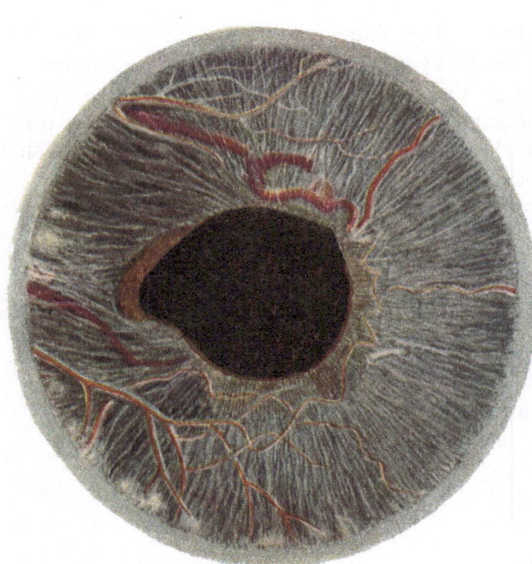

Abb. 3. Neugebildete Blutgefäße an der Iris bei Angiom der Orbita mit Exophthalmus.

Tumors mit Exophthalmus, Amotio chorioideae und retinae geführt hatte (s. Abb. 4). Wenn diese Fälle auch selten sind und wohl häufiger den vorderen Bulbusabschnitt befallen (durchschlagende Skleritis tuberculosa), so ist es doch gut, die Möglichkeit eines solchen Vorkommnisses ins Auge zu fassen und zu versuchen, durch eine Tuberkulinkur eine Beeinflussung zu erzielen. Bei den metastatischen malignen Tumoren würde man damit ja nicht in Gefahr kommen, nutzlos Zeit zu verlieren, da diese uns selten Veranlassung zum Eingreifen geben, bedenklich wäre es selbstverständlich, mit längeren Kuren die Zeit zu verpassen in Fällen, wo der Tumor als primärer aufzufassen ist, eine Entscheidung, die einem wohl schwer fallen kann, zumal wenn das Auge noch gute Funktionen hat und das andere Auge kongenital amblyopisch ist. In einem solchen Falle wurde von mir ex indicatione vitali das Auge entfernt, da von malignen Tumoren sonst nichts im Körper zu finden war. Trotzdem starb Patient einige Jahre später an Lebertumoren.

Exophthalmus akuten oder subakuten, selten chronischen Charakters finden wir ferner bei den verschiedenen Formen der Trombophlebitis und des Abscessus orbitae, wie sie zum Teil oben schon gestreift wurden, insofern sie durch Periostitis, Karies der Periorbita bedingt sind. Wesentlich ungünstiger liegen die Verhältnisse in den Formen, die sich an Thrombosen des Sinus cavernosus anschließen, also von hinten her in die Orbita gelangen. Hier müssen wir an Karies des Felsenbeines oder septische und marantische Thrombosen denken, die meist letal endigen. Endlich können derartige Formen von Exophthalmus auch durch orbitale Metastasen bei Pyämie und Septikämie entstehen. Die Prognose richtet sich hier nach dem Grundleiden, besonders schlecht ist sie, wenn nach gewisser Zeit der Exophthalmus doppelseitig wird. Ophthalmoskopisch fällt meist frühzeitig eine starke venöse Stase auf, die aber erst bei Übergang in wahre Neuritis optici zum Eingreifen nötigt.

Erwähnt werden mögen noch einige seltene Formen von einseitigem Exophthalmus, d. i. zunächst der bei Basedowscher Krankheit (s. Abb. 5), hierbei ist die Kombination mit Gräfes Phänomen diagnostisch wichtig. Auch Pulsphänomene am Augenhintergrund können die Diagnose bei den oft schwer erkennbaren formes frustes erleichtern.

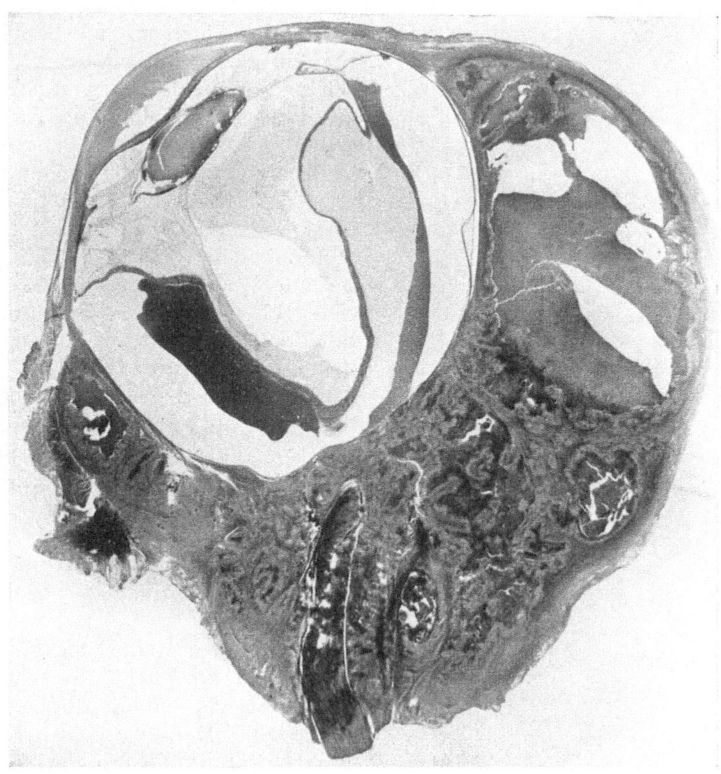

Abb. 4. Skleraltuberkulose (Kunz, Kl. M. Bl. f. A.)

Eine seltene Ursache des einseitigen Exophthalmus ist ferner die Entzündung der Tenonschen Kapsel, wie sie analog den sonstigen Arthritiden auf Grund von Rheuma, Gicht, Influenza u. a. auftreten kann. Charakteristisch ist die Schmerzhaftigkeit zumal bei Druck auf den Bulbus und bei Augenbewegungen, sowie eine leichte Injektion ziliaren Charakters (violetter Ton der Subkonjunktivalgefäße, tiefe arterielle Injektion). Schmerzhaftigkeit der Augenbewegungen findet sich ja auch bei retrobulbärer akuter Neuritis opt. und bei Myositis rheumatica oder Trichinose der äußeren Augenmuskeln, doch fehlt bei beiden der Exophthalmus, bei letzteren die Sehstörung. Eine Exsudation in die Tenonsche Kapsel findet auch bei der akuten Panophthalmie statt. Dies hat natürlich nur ein rein lokalsymptomatisches Interesse, mag jedoch hier Erwähnung finden, da gerade in diesen Fällen, wenn die Enukleation des Bulbus ausgeführt wurde, Meningitis mit tödlichem Ausgange beobachtet ist. Wir vermeiden dies, indem wir die Sklera zurücklassen und nur den Skleralinhalt entleeren (Exenteration).

Ein Exophthalmus pulsans findet sich meist bedingt durch offene Kommunikation der Carotis int. mit dem Sinus cavernosus. Er dürfte meist traumatisch sein, doch kommen pulsierende Formen auch bei der orbitalen Enzephalozele vor, wodurch man sich bei der operativen Therapie nicht überraschen lassen darf. Der Hirnpuls überträgt sich in diesen Fällen auf den Orbitalinhalt.

Ein eigenartiges Krankheitsbild stellt der intermittierende Exophthalmus dar: Ein von Zeit zu Zeit, beim weiblichen Geschlecht oft mit den Menses auftretend, ein- und doppelseitiges Hervortreten des Auges mit mechanisch bedingtem Beweglichkeitsdefekt. Wenn sich nach einigen Tagen und Wochen eine blutige Verfärbung der Lider anschließt, ist die Diagnose auf sog. vikariierende Orbitalblutungen zu stellen. Wo dieses Symptom nicht auftritt, nehmen wir eine stärkere Füllung der orbitalen Blutgefäße, besonders der venösen Plexus an, vielleicht geradezu Varicenbildung, ohne daß es direkt zu Blutaustritten zu kommen braucht. Meist findet sich bei solchen Patienten eine nervöse Erregbarkeit, gelegentlich Vitium cordis. Daß körperliche Anstrengungen solche Zustände verschlimmern können, liegt auf der Hand. Es sind denn auch in selteneren Fällen Optikusatrophie und Augenmuskellähmungen beobachtet worden.

Eine ganze Reihe der Fälle von einseitigem Exophthalmus kann nun allmählich in einen doppelseitigen übergehen. Daß eine einseitige Basedowsche Krankheit mit der Zeit auch auf die andere Körperhälfte übergreifen kann, ist leicht verständlich, daß ein Tumor der Mittellinie z. B. des Keilbeins sich oft nach der einen, dann nach der anderen Seite ausbreiten kann, bietet der Deutung auch keine Schwierigkeiten. Wichtiger erscheint die Frage, auf welche Weise eine einseitige akute Entzündung der Orbita auf die andere Seite übergreifen kann. Hierfür sind — der klinischen Erfahrung nach — offenbar verschiedene Wege möglich. Der am häufigsten eingeschlagene scheint der Sinus cavernosus zu sein, doch existieren auch zwischen dem Frontal- und Ethmoidalsinus Queranastomosen, welche für die Übertragung verantwortlich gemacht werden können. Ferner kann sicherlich zunächst sich die Entzündung an der Stirnhöhle oder Keilbeinhöhle auf die Nachbarhöhle der anderen Seite und von da wieder in die andere Orbita festsetzen. Schließlich scheinen auch noch wahre Metastasen aus einer Orbita durch Vermittelung des Blutkreislaufs auf der anderen Seite vorzukommen. Verhindern können wir also das Übergreifen der Entzündung von einer Seite

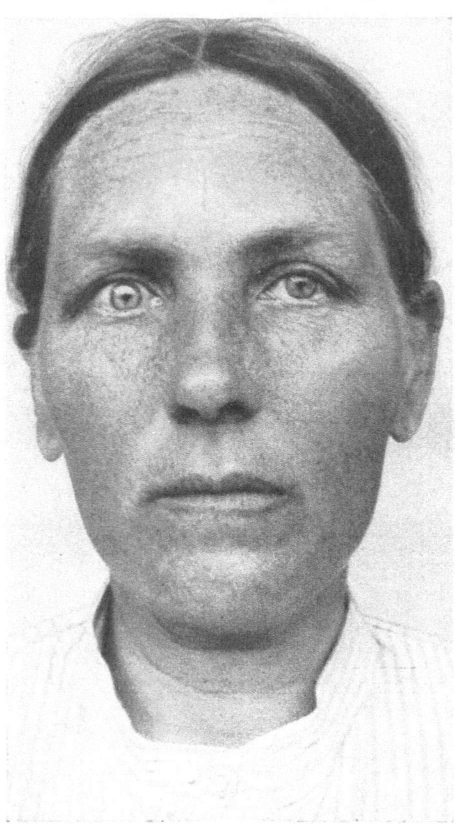

Abb. 5.   Halbseitiger Basedow.

auf die andere nicht durch Verlegung der Kommunikationswege, sondern höchstens durch Schaffung einer freien Abflußmöglichkeit nach außen (Drainage).

Die Diagnose des **doppelseitigen Exophthalmus** begegnet naturgemäß noch größeren Schwierigkeiten als die des einseitigen, da die gesunde Vergleichungsseite fehlt. Ob im gegebenen Falle ein doppelseitiger Exophthalmus vorliegt oder nicht, richtet sich infolgedessen nicht nach einem einmaligen Messungsergebnis, sondern nach den anamnestischen Angaben, daß die Augen mehr hervorgetreten seien. Noch wichtiger ist die zahlenmäßige Festsetzung der Zunahme des Exophthalmus duplex, womöglich sind Photographien aus früheren Jahren zu Rate zu ziehen. Der doppelseitige Exophthalmus ist in den seltensten Fällen akut entzündlich, vielmehr meistens chronisch. Ätiologisch kommt am häufigsten die Basedowsche Krankheit in Frage, die indes wie oben schon gesagt auch einseitig beginnen kann. Für diese Diagnose spricht ferner die Kombination mit dem Graefeschen Symptom (Zurückbleiben des oberen Lides bei Blicksenkung), mit dem Symptom des verminderten (oder selteneren) Lidschlags, ferner von Konvergenzschwäche (dynamische Divergenz) und endlich von Pulsphänomenen, namentlich Arterienpuls am Optikuseintritt. Dieser Exophthalmus ist oft das erste Symptom der Krankheit, welches zumal den weiblichen Patienten als kosmetischer Defekt auffällt. Erst ein genaueres Examen stellt dann Zittern, Schweiße, Aufgeregtsein, Schlaflosigkeit und ev. Anschwellung des Halses fest. Der Exophthalmus kann nun in diesen Fällen so stark werden, daß eine operative Verengerung der Lidspalten zur Vermeidung des Lagophthalmus nötig wird. Da trotzdem Keratitis e lagophthalmo mit Verlust beider Augen beschrieben ist, so kann sehr wohl eine doppelseitige Krönleinsche Operation in Frage kommen, um die Orbitae zu entlasten. Über die eigentlichen Ursachen des Exophthalmus sind wir durchaus noch nicht völlig im klaren, die verschiedensten Theorien stehen sich hier gegenüber. Vermutlich sind auch hier verschiedene Ursachen wirksam: so könnte eine seröse Durchtränkung — ein Orbitalödem — vorliegen, eine Reizung des Sympathikus könnte durch die Kontraktion der glatten H. Müllerschen aus der Orbita in die Lider einstrahlenden Muskeln das Symptom erklären und endlich kämen noch spastisch oder paralytisch zu erklärende Hyperämien der Orbita, arteriellen oder venösen Charakters, in Frage.

Ferner finden wir den doppelseitigen Exophthalmus in vielen Fällen von Hirntumor und Hydrozephalus. Oft sind diese Patienten ja blind und es erklärt sich das Hervortreten der Augen in einer Reihe von Fällen dadurch, daß solche Patienten gewohnheitsmäßig die Augen aufreißen, namentlich in der ersten Zeit nach der Erblindung. In anderen Fällen könnte aber auch eine Kompression der venösen Wege der Orbita in Frage kommen, da wir auch bei der marantischen Sinusthrombose, zumal des Sinus cavernosus Exophthalmus sehen. Endlich könnte auch die Liquorstauung sich durch Vermittlung der Sehnervenscheiden auf den Orbitalinhalt fortsetzen, denn experimentell sind diese Formen von Exophthalmus durch Orbitalödem dadurch zu erzeugen, daß man bei Hunden mittels Kanüle den subduralen Druck stundenlang steigert. Das Bild des doppelseitigen Exophthalmus mit doppelseitiger einfacher oder neuritischer Atrophie muß deshalb in erster Linie an intrakranielle Drucksteigerung denken lassen. Es kann deshalb auch nicht wundernehmen, wenn bei Akromegalie (Hypophysentumor) und ähnlichen Entwickelungs- und Wachstumsanomalien sich gelegentlich Exophthalmus duplex findet, stehen doch hier die in erster Linie in Frage kommenden drüsigen Organe überdies mit den bei Basedowscher Krankheit geschädigten in intimen gegenseitigen Beziehungen. In dieser Beziehung mehr theoretisch interessant als gerade praktisch wichtig ist es, daß Exophthalmus duplex beobachtet ist bei Kokainintoxikationen, was ja sehr für eine Sympathikusreizung (der H. Müller-schen Muskeln) sprechen dürfte. Ferner tritt Exophthalmus duplex im Tier-experiment auf nach subkutaner Applikation von Thyreoidin und Para-phenylendiamin —, eines kosmetischen Haarfärbemittels —, was durch Orbitalödem bedingt zu sein scheint. Eine seltene Ursache des meist doppel-seitigen und im Beginn zeitweise auch einseitigen Exophthalmus ist endlich noch Leukämie und Pseudoleukämie, so daß in allen fraglichen Fällen das „Blutbild" festzustellen ist. Da sich in einigen genau untersuchten Fällen das Blut stets normal zeigte, so hat man das Bild einer isolierten Orbital-lymphomatose aufgestellt, von der sich wieder Übergänge zur Mikulicz-schen Lymphomatose ergaben.

Bei Kindern haben wir noch eine besondere Form des Exophthalmus duplex zu berücksichtigen, das ist die bei Anomalien des knöchernen Schädels infolge von Rachitis und Hydrocephalus. Wenn es durch intrakranielle Druck-steigerung zu einem verzögerten oder mangelhaften Verschluß der Fontanellen kommt oder wenn kraniotabische Prozesse spielen, so wird gelegentlich das obere Orbitaldach in die Orbita hineingedrückt, so daß der Bulbus nach vorn und unten gegen das untere Lid zu vor-geschoben wird und dieses vor sich her-drängt. Es entsteht dadurch ein sehr cha-rakteristischer Gesichtsausdruck: es sieht aus, als ob der Patient nur mit Mühe über seine unteren Lider hinübersehen könnte. Bei Erwachsenen ist diese Art des Exoph-thalmus duplex anscheinend nie beobachtet worden, vermutlich aus dem Grunde, weil Kinder mit so schweren Schädelverände-rungen wohl selten alt werden. Immerhin kann ein gewisser Grad von Exophthalmus mit auffallend tief stehenden Augen viel-leicht durch diese Beobachtungen seine Er-klärung finden. Leichterer Art sind offen-bar meist die Anomalien in der Schädelbil-dung, die zur Bildung von Turm-, Kahn-und Spitzschädel führen (s. Abb. 6). Auch hier sehen wir oft mäßigen aber oft auch so hochgradigen Exophthalmus duplex, daß selbst Luxation der Bulbi vor die Lid-spalte beobachtet ist. Dabei sind die Bulbi aber vielfach durch Optikusatrophie erblin-det, oft findet sich indes nur leichte neuri-tische Atrophie mit leichter konzentrischer Einschränkung des Gesichtsfeldes und ev.

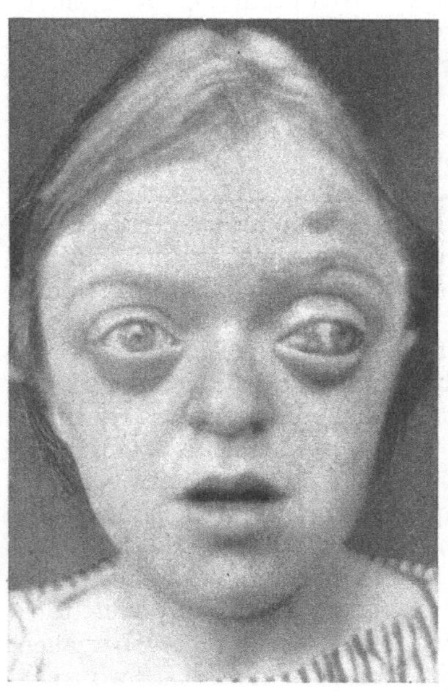

Abb. 6.   Exophthalmus bei Turm-schädel.

voller Sehschärfe. Bekommen wir den Patienten im ersten Lebensjahre zur Beobachtung, so finden wir oft die Stauungspapille noch im frischen Stadium vor, aus der sich nachher erst die Atrophie entwickelt.

Eine seltene Ursache des Exophthalmus ist die Barlowsche Krankheit (s. Abb. 7); durch allgemeine Schädigungen des Ernährungszustandes, am häufigsten wohl durch zu starkes Kochen der Milch kommt es zu einer hämor-rhagischen Diathese, in deren Verlauf Blutungen wie in die Epiphysen usw., so auch in die Orbita hinein eintreten können. Da die vitale Prognose ganz von der Änderung der Ernährung abhängt, ist eine rechtzeitige Erkennung der Erkrankungsursache sehr erwünscht.

Von Tumoren, die im Kindesalter Exophthalmus bedingen, kommen in erster Linie Gliome in Frage, die sowohl im Augeninnern wie im Sehnerven entstehen können. Für das intraokulare Gliom hat Wintersteiner den Namen Neuroepitheliom geschaffen, er leitet es — der sog. Rosettenbildung wegen — von den Neuroepithelien ab. Richtig ist jedenfalls, daß intraokulare Gliome vielfach pathologisch-anatomisch ein von dem Gliom des Optikusstammes und des Gehirns abweichendes Bild bieten.

Verschiedene andere Tumoren und Zysten (Dermoide, Cysticerkus usw.) können bei Kindern ebenso zur Beobachtung gelangen wie bei Erwachsenen. Die Erkrankungen der Nachbarhöhlen als Ursache für den Exophthalmus treten dagegen sehr in den Hintergrund, da die Knochenhöhlen um so kleiner sind, je jünger das Kind ist.

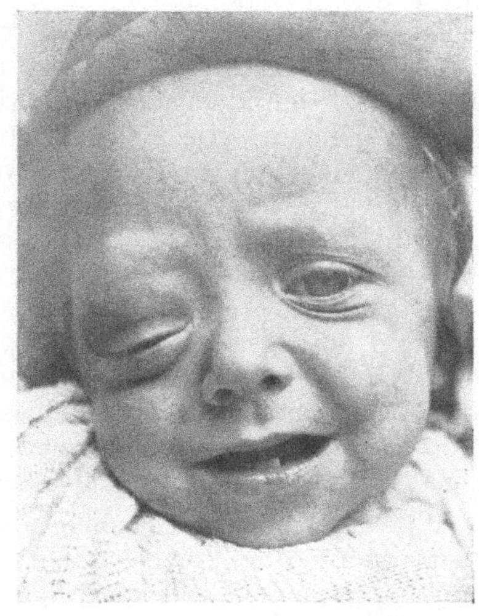

Abb. 7. Exophthalmus bei Barlowscher Krankheit.

Enophthalmus.

Gegenüber dem Hervortreten eines oder beider Augen ist das Symptom des Enophthalmus recht selten und zwar fast ausschließlich einseitig. Ist es traumatisch bedingt, so hat es kaum ein anderes als fachärztliches Interesse. Es soll deshalb hier von einer Besprechung abgesehen werden. Wichtiger ist, daß ein Enophthalmus auch auftreten kann, wenn ein entzündlicher Orbitalprozeß zur Ausheilung und narbiger Schrumpfung gelangt, wie der oben (S. 2) beschriebene Fall von Lues orbitalis mit primärem Exophthalmus zeigt. Auch metastatische Abszesse bei Erysipel oder irgendeiner pyämischen oder septischen Allgemeininfektion können zu dem gleichen Bilde führen, doch würden Sensibilitätsstörungen dabei eine Seltenheit vorstellen, während sie bei der orbitalen Lues gerade besonders häufig sind.

Bei diesen Formen des Enophthalmus finden wir meist mehr oder weniger hochgradige Beweglichkeitsdefekte des Auges, was ja leicht erklärlich ist.

Wir kennen aber auch einen Enophthalmus, welcher durch einen primären Beweglichkeitsdefekt bedingt ist, das ist die angeborene meist linksseitige Abduzensparese. Werden in einem solchen Falle beide Augen nach

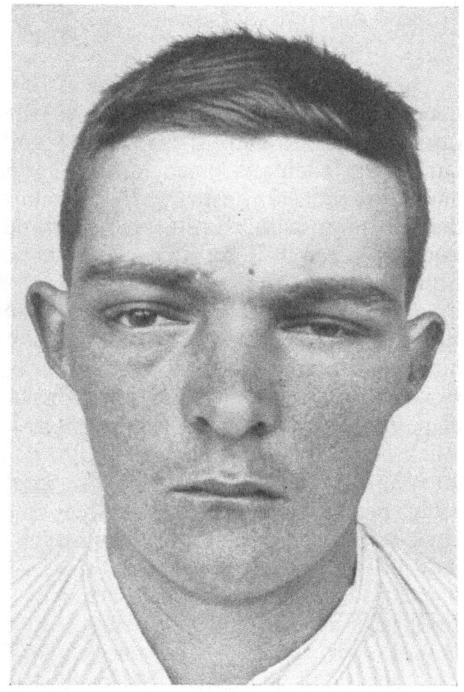

Abb. 8. Linker Enophthalmus traumaticus.

rechts gewendet, richtiger gesagt: versucht der Patient eine Blickbewegung nach rechts, so gelingt die Adduktion des Auges mit der kongenitalen Abduzensparese nur unvollkommen und es tritt eine Retraktion des Bulbus ein, wobei sich meist die Lidspalte deutlich verengt. Da der Drehpunkt des Auges etwa in der Mitte des Bulbus liegt, so muß bei normaler Adduktion die Sehne des M. rect. ext. merklich nach vorn rücken, der Muskel also sich (durch Erschlaffung) verlängern. Im Fall der kongenitalen Abduzensparese kann er das gewöhnlich nicht, da er sich nur durch einen fibrösen (nicht muskulösen) Strang darstellt. Kontrahiert sich der Rectus int. nun bei Rechtswendung des Blickes und gibt der Rectus ext. nicht nach, so muß notwendigerweise der Drehpunkt des Auges und somit der Bulbus retrahiert werden. Das praktisch Bemerkenswerte an diesem wohl charakterisierten klinischen Bilde ist nicht der Enophthalmus und der kosmetische Defekt, sondern die Tatsache, daß eine solche mit Retraktion des Bulbus einhergehende Abduzensparese als angeborener Defekt oder als Geburtstrauma aufzufassen ist, also damit keineswegs die ominöse Bedeutung hat, wie wir sie sonst fast jeder Augennervenlähmung zusprechen, zumal im Kindesalter, wo oft sehr ernste Ursachen zugrunde liegen.

Wie ein wirklicher Exophthalmus durch myopischen Langbau des Auges einerseits und durch eine Sympathikusreizung andererseits vorgetäuscht werden kann, so kann ein scheinbarer Enophthalmus durch hyperopischen Kurzbau oder Mikrophthalmus und durch eine Sympathikuslähmung bedingt sein. Ersteres erkennt man durch die Refraktionsbestimmung, letzteres durch den Kokainversuch (s. Sympathikus).

Das v. Graefesche Zeichen.

Bei normaler Blicksenkung soll das obere Lid die Kornea zu etwa $^1/_3$ bedecken, wozu eine Senkung erforderlich ist, infolge deren die Deckfalte des oberen Lides zum Teil, aber nicht völlig verstreicht. Diese Mitbewegung ist zum Teil jedenfalls mechanisch zu deuten, indem vom Rect. sup. Faserzüge zum Levator palp. gehen. Bei Erschlaffung des ersteren wird auch der Tonus des letzteren dadurch mitverringert und das Lid der Schwere nach sich senken können. Zum Teil ist dieses Tiefertreten des Lides vielleicht auch in folgendem Sinne als nervös bedingt anzusehen. Hand in Hand mit der Kontraktionsinnervation des Rectus inferior geht eine Erschlaffungsinnervation des Rectus superior, zu der sich als Begleitinnervation eine gleichartige zum Levator gehende hinzugesellt. Das Tiefertreten des oberen Lides könnte schließlich — theoretisch — auch durch part. Orbikulariskontraktion (Fazialis) bedingt sein, doch liegt für diese Annahme kein triftiger Grund vor. Verbleibt das obere Lid bei Blicksenkung in seiner Lage, so muß nicht nur der obere Hornhautrand, sondern auch ein Stück der Sklera sichtbar werden. Es ist dieses Phänomen sehr wechselnd deutlich auch bei denselben Individuen zu verschiedenen Zeiten, was einer rein mechanischen Deutung doch in gewissem Sinne im Wege steht. Da jedoch noch wenig Einigkeit in der theoretischen Auffassung dieses Phänomens besteht, so sollen die 5—6 Deutungsversuche hier nicht diskutiert werden. Praktisch wichtig ist, daß dieses Phänomen in allererster Linie sich bei M. Basedowii findet, meist also doppelseitig auftritt. Oft ist es so ausgesprochen, daß bei jeder Blicksenkung das Lid unbeweglich an seiner Stelle bleibt, oft ist dieses aber nur bei schneller oder in anderen Fällen im Gegenteil bei langsamer Blicksenkung, gelegentlich auch nur nach vorhergegangener Blickhebung zu konstatieren, so daß nervöse Einflüsse hier doch wohl mitwirken dürften.

Seltener findet es sich bei Hirntumoren, wo es dann gelegentlich ein Begleitsymptom der „aufgerissenen Lidspalten" darstellt. Auch bei Lähmung oder Beeinträchtigung der Blicksenker ist es gelegentlich beobachtet, — endlich bei gewissen Formen von Ptosis (s. u.).

Nicht zu vergessen ist, daß das v. Graefesche Symptom auch bei Gesunden vorkommt: so sieht man es gar nicht so selten bei Patienten, die besonders lebhaft bestrebt sind, den Aufforderungen des Arztes nachzukommen und die verlangten Blickbewegungen z. B. durch energische Kopfbewegungen begleiten. Verlangt man ein Stillhalten des Kopfes, so wirft sich die ganze Energie auf die Augenmuskeln und bei Blicksenkung entsteht zuweilen starke Konvergenz und das Graefesche Symptom. Auch gibt es Normale, die willkürlich ohne Konvergenz usw. das Symptom bei Blicksenkung ohne weiteres darstellen können. Es wird meist nicht schwierig sein, diese Zustände von den pathologischen zu unterscheiden.

Stellwags Symptom.

Unter Stellwags Symptom verstehen wir die Seltenheit und Mangelhaftigkeit des unwillkürlichen Lidschlags. Dieses Symptom gesellt sich oft zum Exophthalmus und zum Graefeschen Symptom hinzu, erscheint also seinerseits in erster Linie pathognostisch für M. Basedowii. In diesen Fällen ist es also fast ausnahmslos doppelseitig. Es kann jedoch auch durch Sensibilitätsherabsetzung der Kornea bedingt sein. Da diese ihrerseits die verschiedensten

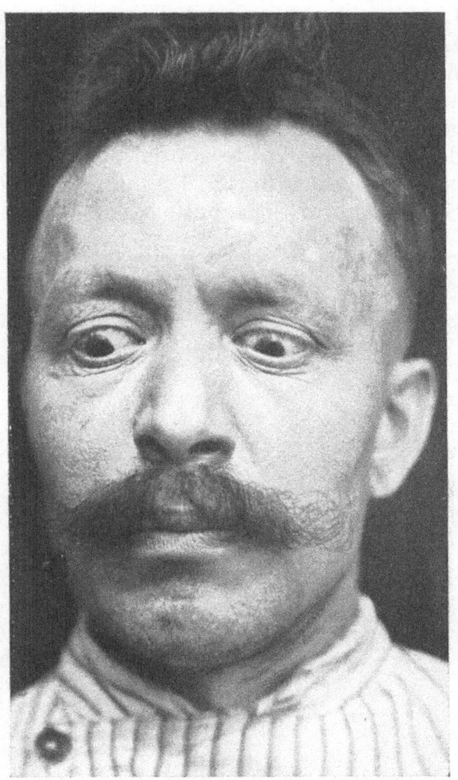

Abb. 9. Graefes Zeichen bei Lues cerebri.

peripheren (Glaukom) und zentralen Ursachen (Hirntumor) haben kann, so ist dem isolierten Stellwagschen Symptom keine allzugroße Bedeutung zuzuschreiben, zumal auch rein funktionelle Ursachen gar nicht so selten vorliegen. Tritt das Stellwagsche Symptom einseitig auf, so ist meist an eine andere Ursache zu denken, nämlich an eine Fazialisparese. Der am gesunden Auge genügend starke reflektorische Reiz von seiten des Trigeminus bewirkt eine Orbikulariskontraktion, während auf der Seite der Fazialisparese der reflektorische Reiz einen geringeren Effekt auf den Muskel ausübt. Beobachtet man einen solchen Patienten einige Zeit, oder fordert man ihn auf, seine Augen langsam wie zum Schlaf zu schließen, so bleibt das eine dabei mehr oder weniger offen (s. Fazialis).

Ptosis.

In seiner normalen Stellung wird das obere Lid, dessen Tiefertreten wir Ptosis nennen, erhalten durch einen gewissen Tonus des Levator palpebrae superioris, der als Antagonist der oberen Hälfte des Orbikularis aufzufassen ist.

Das Tiefertreten des oberen Lides kann also ein Zeichen einer Levatorlähmung (Ptosis paralytica) oder einer Orbikularisreizung (Ptosis spastica) sein, diese wird zweckmäßig als Blepharospasmus beim Fazialis abgehandelt werden. Die Lähmung kann im ersten Falle natürlich auch den betr. Okulomotorius, im zweiten die Reizung den zugehörigen Fazialisast treffen. Außerdem wird die Stellung beider Lider noch beeinflußt durch die von H. Müller beschriebenen sympathisch innervierten glatten Muskeln, die aus der Orbita in die Lider einstrahlen und bei ihrer Kontraktion die Lider retrahieren (klaffende Lidspalte), bei ihrer Lähmung die Lidspalten verengern (s. Sympathikus). Außer von diesem Nervmuskelapparat ist die Stellung des oberen Lides aber auch abhängig von der Schwere, doch dürfte diese den genannten Kräften gegenüber in den Hintergrund treten (Chalazion, Tarsitis). Die Erschlaffung der hebenden Kräfte sowohl wie die Verstärkung der senkenden können nun zunächst reflektorisch bedingt sein durch Lid- und Bindehautkrankheiten. So kennen wir bekanntlich eine Ptosis oder besser gesagt Proptosis bei den verschiedenen Formen der chronischen Konjunktivitis, besonders des Trachoms. Ferner kann eine Ptosis bedingt sein durch eine Periostitis orbitalis, Stirnhöhlenaffektion, wobei sie sich gern mit einer Beeinträchtigung des Rect. sup. vergesellschaftet und zu Exophthalmus führt (s. oben S. 3).

Ein Trauma ist nicht selten die Ursache einer Ptosis, wozu auch Geburtstraumen zu rechnen sind, also kann die kong. Ptosis — doch meist nur die einseitige — auch traumatisch bedingt sein. Endlich kann eine Ptosis basiläre und faszikuläre, nukleäre und kortikale Ursachen haben. Schließlich kann sie noch rein funktioneller oder hysterischer Natur sein. Eine Ptosis kann somit ein relativ harmloses — abgesehen vom kosmetischen Defekt — bedeutungsloses Symptom sein, sie kann aber auch das erste Symptom schwerster zerebraler Schädigungen darstellen.

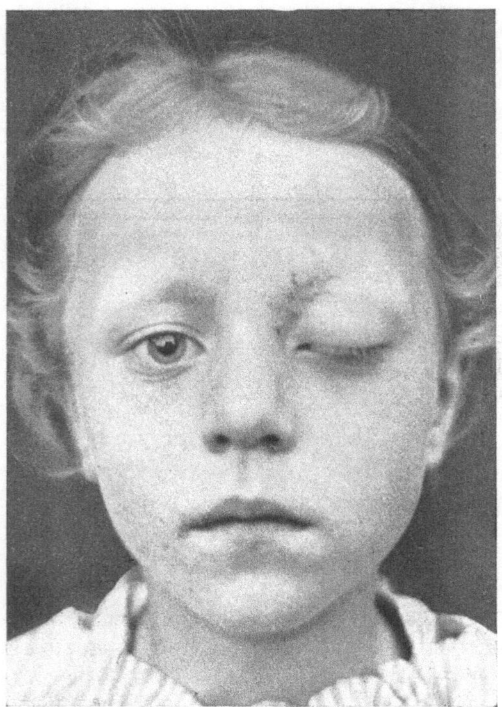

Abb. 10.   Ptosis mit Herpes.

Die Ptosis kann zunächst also angeboren sein und zwar sowohl die einseitige wie die doppelseitige, ja sie kann familiär auftreten und sich mit andern Beweglichkeitsdefekten, besonders in den Hebern des oder der Augen kombiniert zeigen. In solchen haben wir es meist mit Aplasien im Okulomotoriuskerngebiet zu tun (angeborenen partiellen Okulomotoriuskernfedekten). Die Anamnese dürfte die sichere Deutung solcher Fälle ermöglichen.

Außerdem ist eine Ptosis sicher dieses Ursprungs, wenn sie gewisse Mitbewegungen zeigt, wenn sich das Lid z. B. beim Öffnen und Schließen des Mundes oder beim Kauakt mitbewegt (Anastomosen von seiten des motorischen Trigeminusastes),

Ist die Ptosis nicht angeboren, sondern akut entstanden, so ist (zumal bei Einseitigkeit, Empfindlichkeit, Klopfschmerz oder Supraorbitalneuralgie) an das Orbitaldach zu denken, Periostitis orbitalis oder Stirnhöhlenempyem. Diese Diagnose gewinnt an Wahrscheinlichkeit, wenn der Rect. sup. mitbefallen ist, letzteres ist jedoch bisweilen nur durch Aufhebung des binokularen Sehaktes mittels Maddoxstäbchens festzustellen (s. S. 260). Ist die Ptosis ganz allmählich entstanden ohne irgendwelche Schmerzen oder entzündliche Erscheinungen, wurde sie, wenn zunächst einseitig, bald doppelseitig, so kann ein klinisches Krankheitsbild sui generis vorliegen; die isolierte doppelseitige Ptosis im Sinne Fuchs'. Sie betrifft meist Frauen in vorgerückten Lebensjahren, die sonst völlig gesund erscheinen und auch nach jahrelangem Bestand der Affektion keinerlei Komplikationen zeigen. Dieses Krankheitsbild stellt indes die Ausnahme insofern dar, als die wenigsten Fälle langsam entstehender doppelseitiger Ptosis isoliert bleiben. Meist kombinieren sie sich mit langsam entstehenden Paresen, z. B. der Blickheber, dann der Interni, wodurch Strabismus divergens mit Diplopie entsteht. Dann schließen sich die Recti inf. an und schließlich kommt es zur Ophthalmoplegia externa (exterior), dabei kann die innere Augenmuskulatur lange Zeit relativ verschont bleiben.

In vielen Fällen bleibt der Prozeß aber nicht hierbei stehen, sondern befällt nun auch die innere Augenmuskulatur. Geschieht dies in der Form der Ophthalmoplegia int., dann haben wir in erster Linie an zerebrospinale Lues zu denken, die auch hereditär sein kann. Ist das erste Symptom von seiten der inneren Augenmuskeln eine totale Pupillenstarre, so liegt der Gedanke an progressive Paralyse nahe, handelt es sich um eine reflektorische (Licht-) Starre, so liegt vermutlich Tabes vor.

In diesen Fällen treten dann auch wohl Kombinationen von seiten der optischen Leitungsbahn auf, die auch wieder Charakteristisches an sich haben und in der Differentialdiagnose zwischen Lues und Tabes ausschlaggebend sein können. Sie sind auch oft charakteristischer als die sonstigen nervösen Störungen auf motorischem, sensorischem Gebiet und dem der Reflexe.

Der Angriffspunkt der Noxe kann bei allen diesen Formen von Ptosis usw. ein sehr verschiedener sein. Bei der Ophthalmoplegia exterior sind es wohl sicher die Kerne der Augenmuskeln, ebenso bei Tabes und Paralyse, aber nur zum Teil ist diese Deutung möglich bei der Lues, welche einerseits ja sicher Kernschädigungen bedingen kann, andererseits aber durch Gefäßverschluß, Blutungen und Gummen den Okulomotorius auch faszikulär, basilär, intraorbital, ja schließlich das Lid selbst in Form der Tarsitis luetica schädigen kann. Die letztere Diagnose — oft wird diese Affektion wohl mit Chalazion verwechselt — geschieht durch das klinische Krankheitsbild ev. durch den Spirochätennachweis, die sonstigen Lokalisationen sind durch die Komplikationen zu erkennen. Handelt es sich z. B. außerdem um Supraorbitalneuralgie mit und ohne Stirnhöhlenerkrankung, so wäre eine Periostitis orb. wahrscheinlich, ist die Ptosis doppelseitig ziemlich plötzlich entstanden, so kann der Sitz auch basilär sein: interpedunkulär. Besteht gekreuzte Hemiplegie, Hemianästhesie oder irgend ein anderes Hemisymptom, so werden wir intrapedunkulären Sitz im Hirnschenkelfuß oder -Haube annehmen. Schließlich kann ein Gumma auch kortikal oder subkortikal Ptosis bedingen und zwar hätte man in erster Linie an den Gyrus angularis zu denken, doch sind die Akten darüber noch nicht geschlossen, ob wir öfter die gleichnamige oder die gekreuzte Seite dafür anzuschuldigen haben.

Gegenüber dieser großen Gruppe verwandter Schädlichkeiten treten alle anderen Ursachen sehr in den Hintergrund. So kennen wir eine Ptosis bei

multipler Sklerose, Syringomyelie, Bulbärparalyse, doch hat die Ptosis nichts
Charakteristisches gerade für diese Krankheiten. Am ehesten noch bei der
myasthenischen Form der letztgenannten ist gelegentlich der Einfluß körperlicher Anstrengungen sehr deutlich, doch ist dies auch bei der multiplen Sklerose
bekannt. Auch einige andere Infektionen bedingen Ptosis: Influenza, Meningitis, Typhus, ferner einige Intoxikationen: Postdiphtherische Intoxikation,
Polioenzephalitis haem. sup., Alkoholismus, Bleivergiftung, Botulismus. Ganz
analog den syphilitischen Herden können gelegentlich auch andere' Noxen
wirken, so in der Orbita die genuinen Empyeme, an der Basis gewöhnliche
Blutungen auch traumatischen Ursprungs, inter- und intrapedunkulär irgendwelche primären oder sekundären Tumoren und Zysten (einschließlich des

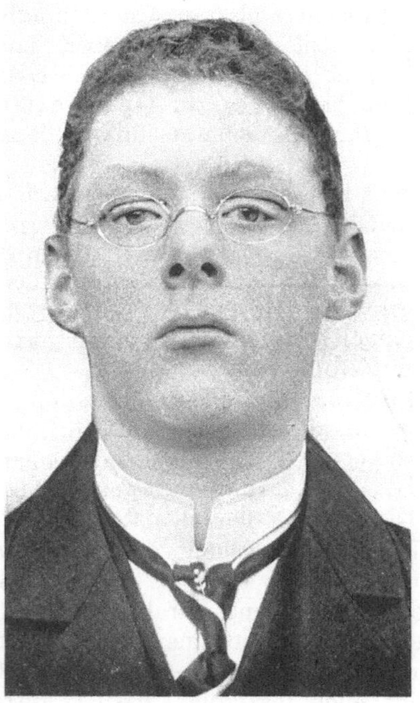

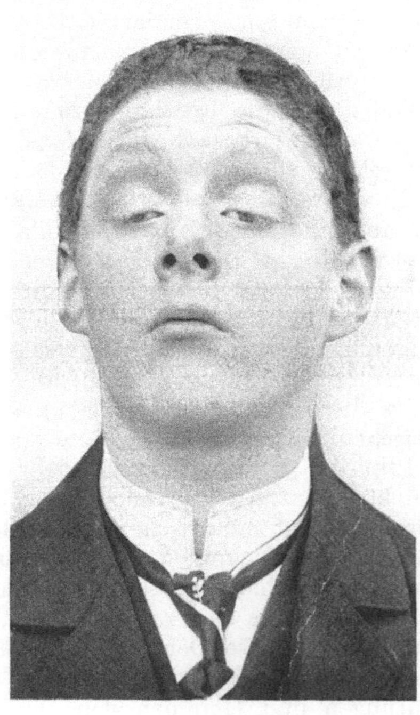

Abb. 11 a.   Ptosisbrille.   Abb. 11 b.   Ptosis (congenita).

Cysticerkus). Auch die kortikale und subkortikale Ptosis kann wie durch
Gummen, so durch irgendwelche Blutungen, Tumoren, Abszesse u. ä. bedingt sein.

Was die Therapie der Ptosis betrifft, so richtet sie sich natürlich ganz nach
dem Grundleiden. Ist die Ptosis stationär geworden oder angeboren, so kommen
die verschiedenen Operationsmethoden in Frage, deren kosmetischer Wert
indes, besonders was die Dauerwirkung anbetrifft, nicht unbestritten ist. Von
großem Wert sind, zumal für die operationsscheuen Patienten, die Ptosis-
brillen (s. Abb. 11 a u. b), besonders wenn der Patient einer Refraktionsanomalie wegen schon an und für sich eine Brille tragen muß. An deren
oberen Rand kann leicht ein nach hinten gerichteter Bügel angebracht werden,
der mittels einer aufgehobenen Lidfalte die Ptosis mehr oder weniger vollständig beseitigt. Das über die Ptosis betreffende Kapitel bei Wilbrand und
Sänger: „Neurologie des Auges" umfaßt 500 Seiten.

Sympathikus.

Die Bahnen des zentrifugalen Sympathikus, die uns hier zu beschäftigen haben, sind peripher besser bekannt als zentral, wir wollen deshalb dem motorischen Impuls sozusagen von der Peripherie her entgegengehen. Die Muskeln, um die es sich handelt, sind der glatte Dilatator pupillae und die H. Müllerschen Muskeln, welche aus der Orbita in das obere und untere Lid einstrahlen und ebenfalls unwillkürlich innerviert sind. Reizung von seiten des Sympathikus bewirkt also Klaffen der Lidspalte und Pupillenerweiterung (spastische Mydriasis): das Bild des erschreckten oder erstaunten Auges. Lähmung derselben Nerven verengt die Lidspalte und verkleinert die Pupille (paralytische Miose). Die sympathischen Nervenfasern entstammen dem Karotisgeflecht und gehen (vielleicht unter Vermittlung des Ganglion sphenopalatinum oder des Ganglion Gasseri wahrscheinlich nicht durch das Ganglion ciliare) zu ihren Muskeln, zum Karotisgeflecht — richtiger gesagt zu dem die Karotis int. begleitenden und umkleidenden Nervengeflecht — gelangen sie aus dem Ganglion symp. cervicale suprenum, zu diesem aus dem medialen, zu diesen aus dem inferius, und dahin aus den vorderen Wurzeln des letzten Zervikal- und obersten Thorakalnerven (Rami communicantes). Hier an der Grenze zwischen Hals- und Brustmark haben wir das Centrum cilio-spinale von Budge zu lokalisieren, dieses wäre die untere oder periphere Sympathikusbahn. Weniger präzis sind unsere Kenntnisse von der oberen oder zentralen Bahn. Nothnagel beobachtete bei alten stationär gewordenen zerebralen Hemiplegien infolge von Blutungen oder Erweichungen außer dem im wesentlichen immer wiederkehrenden klinischen Symptom der gekreuzten Körperlähmnng einschließlich der unteren Fazialisäste auf derselben Seite (der Lähmung) den Hornerschen Symtomenkomplex: engere Lidspalte und Pupille (s. Abb. 12). Außerdem allerdings Enophthalmus, erhöhte Temperatur der gelähmten Gesichtsseite und abnorme Sekretion in dem Auge, der Nasenhöhle auch vielleicht aus den Speicheldrüsen derselben Seite. Auch wo einzig die okulopupillären Symptome bestanden, will Nothnagel diese bei Hemiplegie auf die subkortikale Schädigung beziehen.

Daß auch kortikale Herde den Hornerschen Symptomenkomplex bedingen können, scheint durch das Tierexperiment (Karplus und Kreidl) und durch einen von Geiger bei Schädeltrauma beobachteten Fall von Hornerschem Symptomenkomplex mit einseitigem Schwitzen wahrscheinlich. Absteigend scheinen die Sympathikusbahnen dann nach zwei Beobachtungen von Schmidt-Rimpler Beziehungen zum Thalamus opticus zu haben (was auch oben genannte Tierexperimente bestätigen). Doch war in einem Fall der gleichseitige, im andern der der Gegenseite geschädigt. Beobachtet ist ferner die Kombination von einseitiger Sympathikusparese mit gekreuzten Hemisymptomen und ungekreuzten Trigeminusstörungen. Den Herd suchen wir in solchen Fällen unterhalb des Pons, oberhalb der Pyramidenkreuzung. Wo im genaueren die Sympathikusfasern verlaufen (im Hirnschenkel, Pons, Oblongata und Zervikalmark) ist noch nicht völlig bekannt. Daß der Sympathikus zentrale, ja vermutlich auch eine kortikale Verbindung hat, geht mit großer Wahrscheinlichkeit schon daraus hervor, daß primäre Vorstellungen oder Wahrnehmungen von seiten der optischen Rindengebiete Sympathikusvorgänge bedingen können: Schamröte, weite Pupillen und Lidspalten bei Schreck, Erstaunen u. a.

Abgesehen von den okulopupillären Symptomen beherrscht der Sympathikus zum Teil die Weite der Blutgefäße am Kopf und Hals, der Schweiß- und Speicheldrüsen. Es ist noch nicht sicher bekannt, was wir hier als Reiz- oder Lähmungserscheinung aufzufassen haben. Eine Sympathikuslähmung scheint zunächst eine Hyperämie zu bedingen, die indes bei längerem Bestehen der

Lähmung in Anämie (durch Kontraktur?) übergehen kann. Schweißsekretion scheint meist Sympathikus-Reizsymptom zu sein, ebenso Speichelhypersekretionen, doch sind die klinischen Befunde nicht immer eindeutig.

Schließlich kann eine Sympathikuslähmung bei längerem Bestande auch trophische Störungen bedingen, indem sich durch Orbitalfettschwund Enophthalmus entwickelt, nachdem vorher Exophthalmus bestanden haben kann (Orb.-Hyperämie?), auch wird Atrophie der Wange mehrfach erwähnt.

Daß der intraokulare Druck vom Sympathikus beeinflußt wird, ist wohl möglich, zumal wenn man eine Vermittlung der Blutgefäßfüllung annimmt. Immerhin scheint der Einfluß von seiten des Sympathikus meist ein vorübergehender zu sein und von der bei Glaukom vom therapeutischen Gesichtspunkt aus empfohlenen Resektion des oberen Zervikalganglions scheint man ziemlich

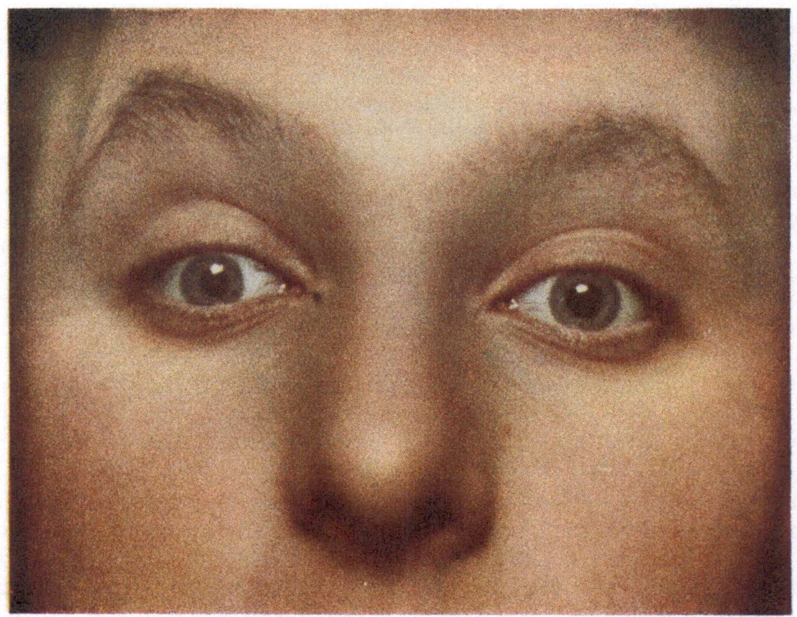

Abb. 12.   Rechtsseitige Sympathikusparese.

allgemein zurückzukommen. Wo starke Druckherabsetzungen (Ophth.-Malacie) bei Sympathikusparese beschrieben sind, ist die Deutung nicht ausgeschlossen, daß es sich um primäre Zyklitis gehandelt haben könnte.

Die Beziehungen des Sympathikus zum intraokularen Druck werden von den Autoren mehrfach zu schematisch angesehen: Lähmung soll die Tension herabsetzen, Reizung steigern. So einfach liegen die Verhältnisse wohl kaum, denn bei der Lähmung handelt es sich primär meist um eine Hyperämie, welche auch drucksteigernd wirken könnte, wenn nicht das normale Auge sofort mehr Flüssigkeit abführen würde. Bei der Reizung handelt es sich um eine Anämisierung, wodurch die Tension herabgesetzt würde, doch steigt gleichzeitig der Blutdruck, wodurch mehr Augenflüssigkeit (Kammerwasser) abgesondert wird. Unter normalen Verhältnissen dürften also weitgehende Ausgleichsmöglichkeiten bestehen, unter pathologischen kennen wir sowohl Steigerung wie auch eine Verminderung des Augendruckes infolge Kokaininstillation.

Ob die innere Sekretion des Auges an Kammerwasser unter dem Einfluß des Sympathikus im Sinne einer Drüseninnervation steht, ist nicht bekannt. Mit der Akkommodation hat der Sympathikus nichts zu tun.

Was nun die Ursache der Sympathikuslähmung, bzw. Reizung anbetrifft, so kann man die Lähmung beim Tier experimentell leicht hervorrufen durch Instillation von Kotarnin, worüber beim Menschen keine Versuche vorzuliegen scheinen (dagegen bedingt Kokain bekanntlich das Bild der Sympathikusreizung). Ferner ist es eine sehr leichte Operation, den Sympathikus am Halse zunächst elektrisch zu reizen und dann durchzuschneiden (auch am Menschen), dasselbe wird erreicht durch Halbseitenläsion des Halsmarks derselben Seite, durch Erkrankung des Gehirns der anderen Seite und zwar des Hirnschenkels, des medialen Anteils der frontalsten Partie des Corp. subthalamicum, schließlich einer bestimmten Stelle des Frontalhirns (bei Katzen und Hunden) (Karplus und Kreidl). Doch scheint die Sympathikusbahn nach dem Durchtritt durch den Pons nur eine partielle Kreuzung zu erfahren, so daß also kortikal oder subkortikal stets mehr oder weniger beide Augen beeinflußt werden.

Aus okularen Ursachen scheint eine Sympathikusparese kaum oder nur ganz ausnahmsweise zu entstehen (Ophth.-Malacie, Iridozyklitis). Ebenso ist eine orbitale Ursache wohl jedenfalls sehr selten.

Auch aneurysmatische Erweiterungen der Carotis int. dürften nicht oft Veranlassung zu Funktionsstörung im Bereich des Sympathikus geben. Zweifellos am häufigsten wird er geschädigt durch Tumoren, die ihn am Halse komprimieren, in erster Linie durch Struma.

Auf die Größe des Tumors scheint es dabei weniger anzukommen als auf Sitz und Konsistenz. Ein kleiner, aber tief sitzender und derber Knoten bedingt eher eine Sympathikusparese als ein großer weicherer, der sich nach vorn Platz macht. Solch einseitige, auch doppelseitige Sympathikusschädigungen sind also in solchen Fällen wohl als mechanisch bedingt aufzufassen. Von anderen Tumoren am Halse wäre zu nennen: Ösophaguskarzinom und -divertikel, Aneurysma der Carotis communis, der Subclavia, der Aorta, Lymphdrüsenschwellungen, Schuß- und Stichverletzungen.

Sympathikuslähmung durch Schädigung der Rami communicantes oder der vorderen Wurzel finden wir bei Ösophaguskarzinom und traumatischen Läsionen der Wirbelkörper oder der Bögen. Partielle Lähmung des Plexus brachialis, z. B. der Erbschen Gruppe oder aber auch der oberen Extremitätenmuskeln unter Schonung der Erbschen Gruppe (Deltoides, Biceps, Brachialis int. und Supinator longus) sind anders zu lokalisieren, wenn sie vom Hornerschen Symptomenkomplex begleitet sind. Es müssen das Ganglion sympath. inf. oder die Rami communicantes oder die Radices ver etzt sein. Es ermöglicht sich also auf diese Weise gelegentlich die Differentialdiagnose zwischen Plexus- und Radixlähmung.

Läsionen der oberen (zentralen) Sympathikusbahnen zwischen Centrum cilio-spinale von Budge und Cortex machen nun sehr viel seltener ausgesprochene Sympathikusstörungen aus folgenden Gründen: Zunächst haben die Schädigungen ihren Sitz vielfach zentral im Rückenmark (Syringo- und Hämatomyelie, Myelitis cervikalis). Bei leichten Paresen, die aber oft doppelseitig sein werden, ist bei Fehlen der Differenz zwischen rechts und links die Diagnose schwierig. Sitzt die Läsion aber kortikal oder subkortikal, intrapedunkulär oder intrapontin, so ist zu bedenken, daß die obere Sympathikusbahn vermutlich ähnlich der Pyramidenbahn nur eine partielle Kreuzung erfährt und sich die Differenz zwischen rechts und links mit der Zeit ausgleichen kann, überhaupt sind ja klinische Erfahrungen betr. der oberen Sympathikusbahn noch gering und wurden oben kurz erwähnt, insofern sie überhaupt für die Annahme einer solchen sprechen (s. II. Teil Erkrankungen der Medulla oblongata). Für Lähmung oder Reizung der oberen Sympathikusbahn darf man vielleicht die Pupillen- und Lidspaltendifferenzen ansehen bei Patienten mit Migräne oder solchen mit besonders erregbarem vasomotorischen System.

Zu der Gruppe der Lues cerebrospinalis, der Tabes, progr. Paralyse einerseits und der multiplen Sklerose andererseits hat die Sympathikuslähmung keine typischen Beziehungen.

Ist die Sympathikusparese nicht deutlich, so ist ein gutes Hilfsmittel für die Diagnose der doppelseitige Kokainversuch. Man instilliere in jeden Bindehautsack einen Tropfen Kokain (3 $^0/_0$) und sehe die Augen nach $^1/_4$—$^1/_2$ Stunde bei herabgesetzter Beleuchtung an. Kokain soll beide Sympathici reizen, der paretische wird entsprechend weniger reagieren, die Differenz also verstärkt.

Wir kennen auch eine einseitige Sympathikusreizung, doch ist sie sehr viel seltener als die Lähmung, diagnostisch ist sie der Lähmung gleichzusetzen. Denn die Noxen, die primär zur Reizung führen, bedingen, wenn sie fortwirken, sekundär die Lähmung.

Fazialis.

Wie beim Sympathikus, so ist auch beim Fazialis die periphere Bahn (das zweite Neuron) besser bekannt als die zentrale. Daß die zentrale ihren Anfang in der Hirnrinde nimmt, ist sicher und zwar gibt es vermutlich in jeder vorderen Zentralwindung temporal unten je zwei Fazialiszentren: Eins für die Stirn und Augen „oberes" und eins für die Wangen und Mund „unteres" Fazialiszentrum. Das relative häufige Verschontbleiben des Augenfazialis bei der kortikalen Hemiplegie spricht für diese Auffassung. Die zentralen Fazialisfasern erfahren vermutlich eine unvollständige Kreuzung und so erklärt man die Reparabilität, was besonders bei der Augenfazialisparese sehr auffallend ist. Die absteigenden Fasern gehen zum großen Teil durch das Knie der inneren Kapsel, dann durch die Mitte des Hirnschenkelfußes und kreuzen wahrscheinlich innerhalb des Pons zum großen Teil auf die andere Seite (s. Abb. 13). Zum Teil gehen sie aber auch durch die äußere Kapsel (Augenfazialis). Auch im Hirnschenkel sind die Bahnen des Augenfazialis und Mundfazialis noch getrennt, was der Symptomenkomplex der Okulomotoriuslähmung mit gekreuzter Extremitätenlähmung und Beteiligung allein des Mundfazialis beweist. Außerdem gibt es aber nach Nothnagel noch eine andere Fazialislähmung, nämlich die der unwillkürlichen psychoreflektorischen Gesichtsbewegungen des Lachens, Weinens usw., deren subkortikales Zentrum im Thalamus opt. gelegen zu sein scheint. Es können also noch die mimischen Bewegungsvorgänge beim Lachen und Weinen erhalten sein, obwohl Patient nicht imstande ist, willkürlich die Augen zu schließen, die Stirn zu runzeln, die Zähne zu zeigen. Theoretisch möglich ist auch eine isolierte Störung dieser psychoreflektorischen Bewegungen bei normaler willkürlicher Innervation des Fazialis, die absteigenden Fasern des subkortikalen Fazialiszentrums im Thal. opt. sollen durch die Haube im Hirnschenkel und Brücke übergehen. An der unteren Grenze des Pons befindet sich der Kern des Fazialis: er liegt etwas außen hinten und unten vom Abduzenskern, die aus ihm austretenden Fasern umgreifen den letzteren von der Medianlinie her durch einen großen Bogen derart, daß der Abduzens nahe der Medianlinie, der Fazialis erheblich weiter außen davon austritt. Aus dem Abduzenskern scheint der Fazialis Fasern mitzunehmen. Mit dem achten Hirnnerven (N. vestibularis, cochlearis und intermedialis Wrisbergii) zusammen tritt er durch den

meatus auditorius int. in die Schläfenbeinpyramide ein und durchsetzt im
Canalis Fallopii in einem erst nach vorn außen, bis zum Ganglion genicul.,
dann nach hinten unten gesenkten Bogen den Knochen, um im Foramen stylo-
mastoid. die Schädelbasis zu verlassen. In und unter der Parotis löst er sich

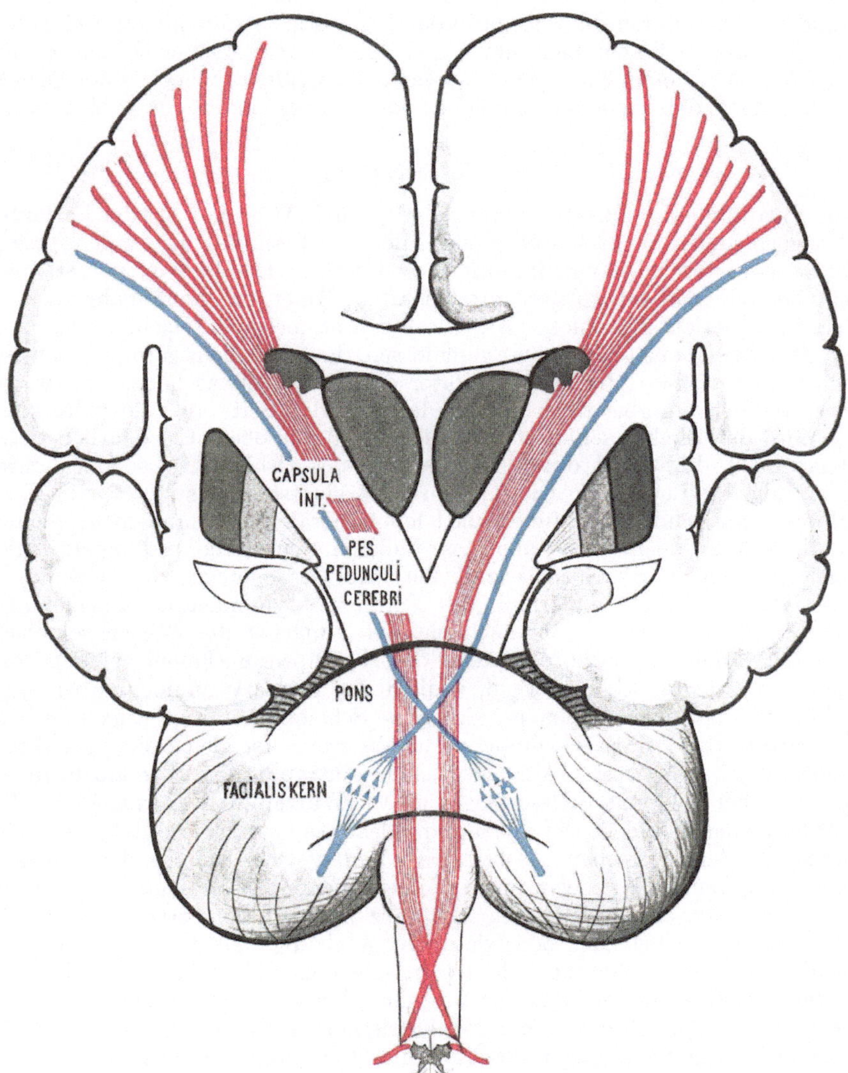

Abb. 13. Fazialisbahn (nach Knoblauch).

im Pes anserinus in seine einzelnen Äste auf, die zum Musc. orbicul. oc., cor-
rugator supercil. und frontalis (oberer Faz.) und zu den Muskeln der Wange,
der Nase, des Mundes, Kinns und Platysma gehen (unterer Fazialis). Vom
Ganglion geniculi schickt er durch den Nervus petrosus superficialis majer Fasern
zum Ganglion spheno-palatinum, durch den Nervus lacrim. zum Trigeminus
und so zur Tränendrüse (sekretor. Nerv). Vielleicht innervieren auch einige
Rami descendentes vom Ganglion sphenopalatin. das Gaumensegel, vielleicht

2*

gehen von hier auch einige Fasern mit den Ziliarnerven in das Augeninnere
und speziell zum Sphincter iridis: Miose bei forciertem Lidschluß (Kneifreflex
der Pupille). In der Bahn der Chorda tymp. sendet er sekretorische Fasern
zu den Speicheldrüsen und angeblich auch zu den Schweißdrüsen. Geschmacks-
fasern, welche aus der vorderen Hälfte der Zunge in den Nerv. lingualis trigemini
einmünden, gehen durch die Chorda in der Bahn des Facialis hin zum Ganglion
genic., verlassen ihn aber hier, um durch Nerv. petros. superfic. major zum
Trigeminus oder Glossopharyngeus zu gehen. Schließlich innerviert der Fazialis
motorisch noch den Musculus stapedius, den Antagonisten des Tensor tymp.

Fazialislähmung.

Die Symptome der Fazialislähmung sind je nach Alter und Art der Patienten
recht verschieden: da es hauptsächlich die Gesichtsmimik ist, welche beeinträchtigt wird, so wird ein faltenreiches Gesicht erheblich mehr verändert
als ein jugendliches, ein solches mit lebhaftem Minenspiel weit mehr als eines
mit starrem Gesichtsausdruck. Die Hauptsymptome sind folgende: Es kann
das Auge der befallenen Seite nicht geschlossen, die Stirn nicht gerunzelt werden,
das obere Lid steht — durch den Levator gehoben — etwas höher, das untere
durch seine Schwere aber tiefer als das der gesunden Seite, die Lidspalte klafft
also. Wird der Blick gesenkt, so tritt gleichwohl das obere Lid deutlich tiefer,
doch geschieht dies nicht durch Kontraktion des Orbikularis, sondern durch
Erschlaffung des Levators. Die zugehörige Gesichtshälfte ist glatt, die Nasolabialfalte verstrichen, der Mundwinkel hängt herab, Pat. kann nicht pfeifen,
nicht die Zähne zeigen. Sind alle diese äußeren Symptome vorhanden, fehlen
dagegen Störungen der Speichelsekretion, des Geschmackes und Gehörs, so
ist die lähmende Noxe außerhalb des Foramen stylo-mastoid. anzunehmen:
„rheumatische Lähmung." Je nachdem sich zunächst die Speichelsekretion,
sodann der Geschmack (Chorda), dann der N. stapedius (Feinhörigkeit), dann
Tränendrüse und ev. Gaumensegel, endlich der Hörnerv nunmehr aber unter
Verschonung des Geschmacks (s. Erbsches Schema) beteiligt zeigen, ist die
Noxe aufwärts bis zur Basis cerebri zu lokalisieren. Ist gleichzeitig der Abduzens getroffen, so ist mit Wahrscheinlichkeit intrapontiner Sitz anzunehmen,
desgleichen bei gekreuzter Hemiplegie u. ä. (Wurzel- und Kernläsion). Ein
wesentlich anderes Bild bieten die supranukleär bis kortikal bedingten Fazialislähmungen. Aus den oben geschilderten Verlaufsverhältnissen der zentralen
Fazialisbahn kommt es meist nur zu einer leichten Schädigung des Augenfazialis, einer Schädigung, die sich bald ganz zurückbilden kann, während der
untere Fazialis weit länger oder definitiv geschädigt bleibt. Nukleäre oder
infranukleäre Fazialislähmungen lassen in schweren Fällen außerdem bald die
Entartungsreaktion bei elektrischer Reizung erkennen. Ferner sind bei supra-
nukleärem Sitz der Affektion die reflektorischen, z. B. durch Berührung der
Kornea bedingten Bewegungen des Orbikularis erhalten. Auch ist die Tränensekretion reflektorisch durch Freiliegen der Kornea (Fehlen der Toilette durch
den Lidschlag) und Eversion des unteren Tränenpunktes meist verstärkt,
was mit der Störung der Tränensekretion in dem oben angedeuteten Sinne
(Lähmung cder Reizung der Fasern des N. petr. sup. m.) nichts zu tun hat.
Lähmung des oberen (Augen-) Fazialis ist beobachtet: 1. bei kortikalen
Herden: Erweichungen, Tumoren u. a. 2. bei subkortikalen und supranukle-
ären, besonders Blutungen in den oben geschilderten Bahnen. Für die Kernlähmungen des Fazialis, die wegen der benachbarten Lage der Kerne meist
doppelseitig sind, ist bezeichnend: Es sind mehr oder weniger die willkürlichen,
wie auch die reflektorischen, wie die Ausdrucksbewegungen geschädigt.

Das Bild zeigt die Differenz zwischen willkürlichen (Cortex cerebri) und unwillkürlicher (Thalamus opt.?) Innervation (Nothnagel)).

Ätiologisch in Betracht kommt die Tabes, die progressive Ophthalmoplegie, die Bulbärparalyse, die Polioenzephalitis hämorrhag. und gewisse Formen syphilitischer Prozesse: Gummen, Gefäßverschlüsse, Blutungen.

Für die „periphere" Fazialislähmung (Lähmung des zweiten Neurons) kommen ätiologisch die „rheumatische" oder Erkältungsursachen in Frage, Traumen der Gesichtsgegend, auch solche während der Geburt, Parotisgeschwülste, Otitis media, Karies, Basisfrakturen und -tumoren, akute und chron. Meningitis, besonders die syphilitische. Eine andere Ätiologie hat meist die doppelseitige Fazialislähmung (Diplegia facialis). Zwar kann sie auch durch

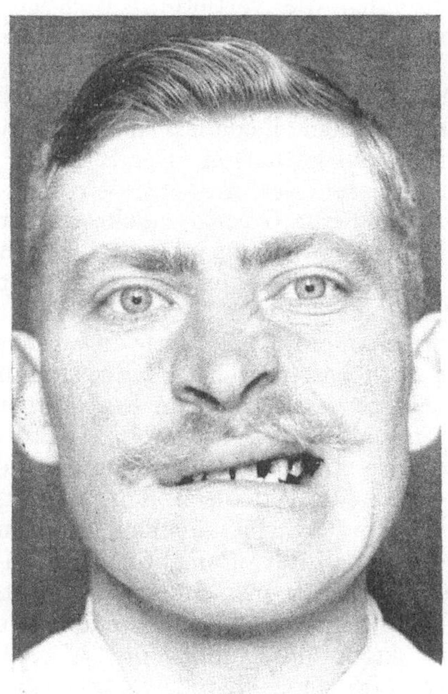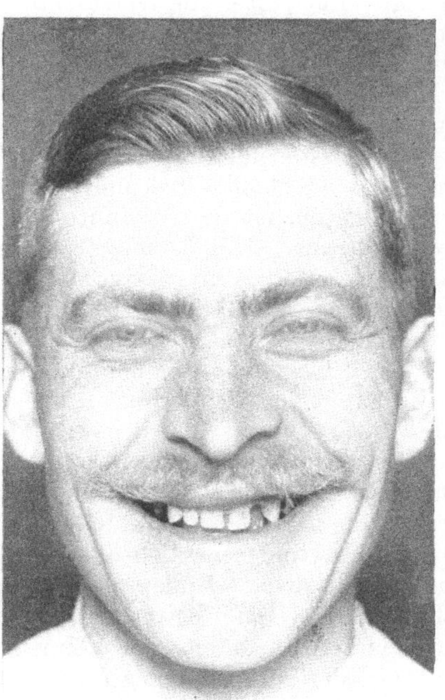

Abb. 14. Fazialis.

willkürliche   unwillkürliche

Innervation

(rheumatische?) Affektion am Foramen stylomastoid. bedingt sein, meist ist sie aber nukleär (progr. Bulbärparalyse), sehr selten supranukleär bedingt.

Funktionell, d. h. hysterisch ist eine Lähmung des Augenfazialis, wenn überhaupt, jedenfalls in außerordentlich seltenen Fällen, öfter ist dieses schon bei Lähmung des unteren Fazialis der Fall. Nicht unerwähnt bleibe die Tatsache, daß ein- und doppelseitige komplette und partielle Fazialislähmung auch als angeborener Defekt vorkommen kann, sie ist bisweilen begleitet von doppelseitiger Abduzensparese, Ptosis, Ophthalmoplegia externa, Amblyopie und anderen Entwicklungshemmungen. Nicht zu vergessen ist hierbei, daß eine doppelseitige Fazialisparese auch als Geburtstrauma zumal nach Zangenentbindung neobachtet ist, was natürlich prinzipiell eine ganz andere Bedeutung hat, als eine kongenitale Defektbildung.

Die Therapie der Fazialislähmung richtet sich natürlich ganz nach der Ätiologie und bedarf keiner eingehenden Besprechung. Nur auf die operative Behandlung sei mit wenig Worten hingewiesen. Ist eine Fazialislähmung in einen definitiven stationären Zustand gekommen, oder beginnt sich eine Keratitis e lagophtlalmo dadurch auszubilden, daß auch bei forciertem Lidschluß die Kornea zum Teil nicht mehr unter dem oberen Lid verschwindet (Bellsches Phänomen), so ist eine Tarsorhaphia externa oft ein außerordentlich dankbarer Eingriff, der augenrettend wirken kann.

Fazialisreizung.

Die Fazialisreizung: Die tonisch oder häufiger klonisch zusammengekrampfte Lidspalte, die verstärkte Stirnrunzelung, die vertiefte Nasolabialfalte und der hochgezogene Mundwinkel sind ein wohlbekannter Symptomenkomplex. Betrifft die Reizung, was nicht selten ist, nur den Augenfazialis, so fallen die Symptome der unteren Gesichtshälfte weg. Meistens ist dieser Zustand reflektorisch bedingt durch Reize, die dem Fazialiskern auf dem Wege des erstener (seltener zweiten) Trigeminusastes zufließen. Der Blepharospasmus der Kinder mit skroph. Ophthalmie, besonders der mit zentralen Hornhautinfiltraten, ist der bekannteste Repräsentant dieser Gruppe reflektorischer Fazialisreizung. Ein Fremdkörper in der Kornea, unter dem oberen Lid, ein Kalkinfarkt der Konjunktiva, eine falsch stehende Zilie, ein schmerzhafter Zahn können dasselbe Bild bedingen, eine beginnende Iritis, Herpes der Lider oder der Kornea, eine Supraorbitalneuralgie mit und ohne Empyem dieser oder jener Knochenhöhle desgleichen. Aber auch auf optischen Bahnen kann ein Lichtreiz den Blepharospasmus auslösen (Hyperaesthesia retinae). Ferner sollen auch Eingeweidewürmer und dergleichen reflektorisch solche Reizzustände des Fazialis bedingen können, wobei die sympathischen Bahnen als die zentripetalen anzusehen wären. Wo alle solche reflektorisch den Fazialis erregenden sensiblen Reize fehlen, müssen wir an Ursachen denken, die den Fazialis in seiner zentralen oder peripheren Bahn selbst treffen. In der Hirnrinde: Jaksonsche Epilepsie im Beginn des Anfalls, wobei zu bemerken ist, daß bei halbseitigen Krämpfen gleichwohl beide Nervi faciales, besonders die Augenäste mitbefallen sein können. Ferner kann ein Tumor oder Abszeß, Blutung oder Zyste gekreuzte oder auch gleichseitige Fazialisreizung bedingen, wenn sie kortikal, subkortikal oder nukleär die Fazialisbahnen treffen, wobei zu beachten ist, daß die vermutlich unvollständige Kreuzung etwa in der Mitte des Pons stattfindet. Basistumoren, Abszesse, Meningitiden, Blutungen können auch den Fazialisstamm nach seinem Austritt aus dem Hirn, Karies u. ä. denselben im Felsenbein, Drüsenaffektion u. a. ihn vor seiner Auffaserung treffen. Wo auch für eine solche direkte Reizung der Fazialisbahn kein Anhalt zu finden ist, sprechen wir von funktioneller Reizung, z. B. bei Chorea. Migräne, Hysterie oder auch als reine Angewohnheitssache ist der sog. Tic convulsif oftmals einseitig, seltener aber doppelseitig zu beobachten.

Dieser Tic convulsif kann doppelseitig sein und so hohe Grade annehmen, daß die alten Leute — denn um solche handelt es sich meistens — auf der Straße stehen bleiben müssen, weil sie wegen des doppelseitigen Orbikulariskrampfes nicht weiter gehen können. Zu diesem Krampf gesellt sich gar nicht selten ein Entropium spasticum, besonders des unteren Lides, so daß die Wimpern auf der Kornea kratzen, wodurch eine Keratokonjunktivitis entsteht, die ihrerseits wieder Entropium und Blepharospasmus auslöst, so daß ein regelrechter Circulus vitiosus gegeben ist. Erklärlicherweise finden sich solche schweren Formen häufiger bei nervösen oder auch organisch Nervenkranken,

z. B. Paralytikern. Die Therapie sucht die zentripetalen Reize, wo solche vorhanden sind, zu beseitigen oder durch Kokain zu mindern. Reize, die das Kerngebiet oder Fazialisstamm direkt treffen, müssen, wenn sie nicht beseitigt werden können, durch Nervina oder Narkotika gemildert werden.

Zu operativen Eingriffen — Blepharotomie — wird man sich wohl erst entschließen, wenn alles andere resultatlos versucht ist.

Trigeminus.

Die vom Trigeminus sensibel innervierten Teile des Gesichts sind aus Abb. 15a (Toldt 6, Abb. 1297) zu erkennen. Man beachte besonders die Ausdehnung des vom N. ophth. (Trigeminus 1) versorgten Gebietes am weitesten nach oben und hinten einerseits und bis zum Nasenrücken andererseits. Auch die Kornea gehört diesem Ast an. Der 2. Ast versorgt den Bezirk zwischen Lidspalten und Mund, der 3. grenzt oben mit seinem Gebiet an das des 1. Trigeminus reicht unten bis zum Kinn, versorgt das äußere Ohr zum Teil, läßt aber den Kieferwinkel für den N. auricularis magnus (Zervikalnerv) frei.

Der 1. Trigeminus sammelt sich aus dem N. lacrymalis (Anastomose mit dem N. zygomat. vom 2. Trigeminus), dem N. frontalis (zusammenfließend aus N. supratrochlearis und supraorbitalis) und dem N. nasociliaris, der die Radix longa dem Ganglion ciliare liefert. Dieser letztere entsteht durch Zusammenfluß des N. infratrochlearis und ethmoidalis, von dem besonders der letztere dadurch bemerkenswert ist, daß er durch das Foramen ethm. ant. erst in die Schädelhöhle, dann durch die Lam. cribr. in die Nasenhöhle gelangt. Erst außerhalb der Orbita nach Durchtritt durch die Fissura orb. sup. sammeln sich die einzelnen genannten Teile zum Trigeminus 1 (Abgabe der Rami recurr. Arnoldi zur Dura mater), der (mit dem sympathischen Geflecht der Carotis int. kommunizierend?) in der temporalen Wand des Sinus cavernosus in das Ganglion Gasseri einmündet. Dieses liegt der Felsenbeinpyramide auf.

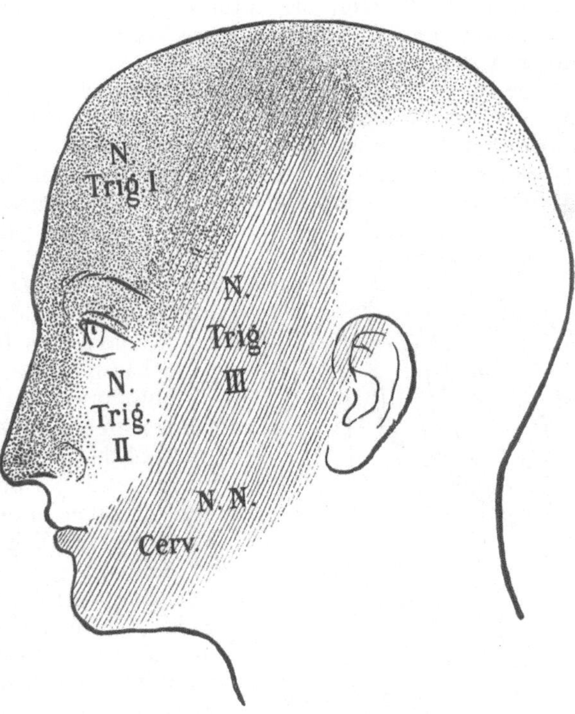

Abb. 15. Die Zonen der Trigeminusoberflächensensibilität. Schwarzpunktiert Ramus I, weiß Ramus II, schwarz schraffiert Ramus III.
(Nach R. Zander, Anat. Hefte, IX. Band, 1897.)

Der 2. Trigeminus sammelt sich aus dem N. infraorbitalis, dem N. pterygo- oder sphenopalatinus (zum Ganglion sphenopalat.), dem N. alveolaris sup. und dem N. zygomaticus. Letzterer verläßt die Orbita mit dem N. infraorbitalis zusammen durch die Fissura orb. inf., tritt in die Fossa sphenopalat., wo er die vom Ganglion sphenopalat. kommenden Fasern und die des alveolaris aufnimmt, um dann durch das For. rotundum des Keilbeins in die Schädelhöhle einzutreten. Unten und außen vom ersten Trigeminus tritt er in das Ganglion Gasseri ein.

Der 3. Trigeminus ist zum Teil motorisch: diese Fasern endigen in den Musculi masseteres, temporales, buccinatorii und pterygoidei. Die sensiblen Bahnen fließen zusammen aus dem N. temporalis superfic., N. lingualis (kommunizierend mit der Chorda tympani), N. mandibularis. Vereinigt treten sämtliche Bahnen durch das For. ovale des Keilbeins in die Schädelhöhle, um sich unten außen vom zweiten Trigeminus in das Ganglion Gasseri einzusenken. Hirnwärts vom Ganglion Gasseri treten die sensiblen Bahnen als eine geschlossene Wurzel durch den Pons, begleitet von der angelagerten motorischen Wurzel, die zum Ganglion Gasseri nicht in Beziehung tritt.

Der Höhe nach etwa in der Mitte des Pons, doch mehr lateral gelegen als die spinalwärts benachbarten Abduzens- und Fazialiskerngebiete, befindet sich der motorische Trigeminuskern; die sensible Wurzel senkt sich spinalwärts (aufsteigende Wurzel) bis unter die Olive hinunter in die Medulla cervicalis hinein, zerebralwärts (absteigende Wurzel) bis zur Höhe des Vierhügelpaares (Gegend des Okulomotoriuskerngebiets).

Die obere Trigeminusbahn sammelt sich aus den gedachten Kerngebieten, um in verschiedener Höhe — oberhalb der Pyramidenkreuzung — auf die andere Seite zu kreuzen, sie verläuft in der oberen Schleifenbahn in Pons und Hirnschenkel lateral vom roten Kerngebiet, dann in dem Thalamus, wo vielleicht nochmal eine Umschaltung stattfindet, um durch den hinteren Schenkel der inneren Kapsel (zwischen motorischer Pyramidenbahn und Sehfasern) in dem lateralen unteren Teile der vorderen Zentralwindung zu endigen. Ebenda scheint sich auch das Zentrum des Kauaktes zu befinden.

Schädigungen des Trigeminus, die zu einer Gefühlsstörung im Bereich des Gesichts führen, können an allen Stellen seines Verlaufs angreifen.

Zunächst erscheint es wichtig, die Schädigungen des peripheren Trigeminus von denen des zentralen unterscheiden zu können. Dieses ist leicht möglich am Verhalten des Reflexes.

Klinisch prüfen wir die Funktionen des Trigeminus gewöhnlich nur für taktile Reize, doch ist eine Prüfung auf Schmerz- und Temperaturempfindlichkeit auch sehr erwünscht, da sich beide Störungen vielfach nicht decken, was ja von der Rumpfsensibilität wohl bekannt ist. Die Sensibilität der Konjunktiva und der Kornea prüfen wir durch vorsichtige Berührung mittels eines angefeuchteten und

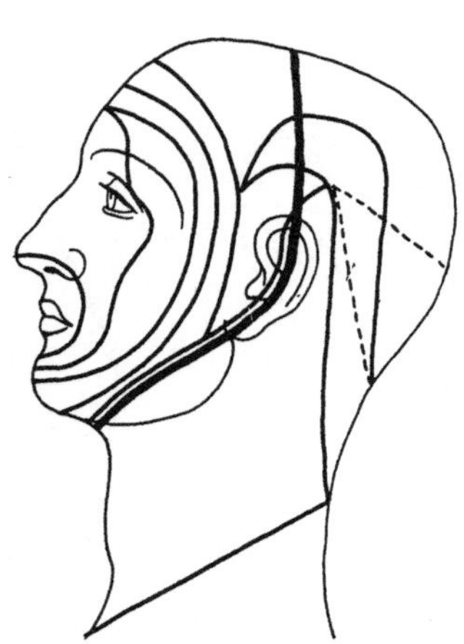

Abb. 16. Segmentale fortschreitende Sensibilitätsstörung am Kopf.
(Nach Kutner und Kramer)

spitz ausgezogenen Wattebausches. Man hüte sich dabei, an die Wimpern zu stoßen, wenn man eine isolierte Kornealanästhesie feststellen will.

Berührt man die Kornea auf solche Weise, so wird ein reflektorischer Lidschlag erfolgen, wenn die Causa nocens oberhalb des Trigeminuskerngebiets liegt, wenn also die periphere Bahn intakt ist. Wir nehmen an, daß im Kerngebiet der Reiz meist auf beide Fazialiskerne überspringt und doppelseitige Orbikulariskontraktion bedingt — bei Kaninchen bekanntlich nur einseitige.

Prüft man bei Verdacht auf Hysterie, so tut man gut, die Augen schließen zu lassen und die Zilien zu berühren, der Reflex erfolgt dann oft prompter, als bei Berührung der Kornea, denn die oft sehr suggestiven Patienten nehmen die Aufforderung, die Augen offen zu halten, oft so ernst, daß sie den Lidschlußreflex mit allen Kräften zu unterdrücken suchen.

Funktionelle Gefühlslähmungen im Gesicht sind — isoliert — keine häufigen Erscheinungen, öfter sind es Komplikationen bei Hemianästhesie, die ihrerseits durch die Möglichkeit des Transferts u. a. als funktionell zu erkennen ist. Ist der Trigeminus allein gelähmt, so spricht die Mitbeteiligung des Kieferwinkels, der doch nicht vom Trigeminus, sondern vom N. auricularis magnus versorgt wird, gegen eine organische Schädigung.

Organische Schädigungen des Trigeminus können alle drei Äste betreffen, öfter einseitig: Der Angriffspunkt ist in solchen Fällen meist da zu suchen, wo die Nervenfasern am dichtesten zusammengedrängt liegen, nämlich zwischen Ganglion Gasseri und Pons. Dabei kann der motorische Trigeminus mitbefallen sein: halbseitige Masseter- und Temporalisschwäche. Die häufigste Ursache solcher Trigeminusschädigungen sind basiläre Prozesse: syphilitische Meningitis, Basistumoren, Schädelbrüche, Stich- und Schußverletzungen. Greift die Noxe peripher davon an, zumal am Ganglion Gasseri, so erhalten wir weit häufiger Astlähmungen. Auch diese können basiläre, oben genannte Ursachen haben, sie können aber auch intraorbital bedingt sein:

Beim 1. Ast käme in erster Linie die Stirnhöhle oder Periostitis orbitalis des Orbitaldaches in Frage.

Beim 2. Ast entsprechende Prozesse am Orbitalboden, oder solche der Flügelgaumengrube, wobei dann öfter der 3. Trigeminus mitbefallen ist.

Kombinieren sich Lähmungen des Trigeminus, besonders einzelner seiner Äste mit Lähmungen des 6., 7., 8. usw. Hirnnerven, so müssen wir den Angriffspunkt in der Medulla oblongata oder in der unteren Ponshälfte suchen. Häufiger ist indes hierbei nicht der ganze Trigeminus, sondern nur der obere oder die zwei oberen Äste geschädigt. Eine solche Trigeminusläsion mit gekreuzter Hemianästhesie deutet auf Medulla oblongata und zwar deren lateralen Teile: Embolie und Thrombose der zugehörigen Arteria vertebralis oder deren Äste, Blutungen, Erweichungen, Tumoren, bei Kindern besonders Tuberkulome. Gesellt sich Hemiplegie hinzu, so beschränkt sich der krankhafte Prozeß nicht auf die lateralen Bezirke der Medulla oblongata, sondern schreitet nach der Mitte zu fort.

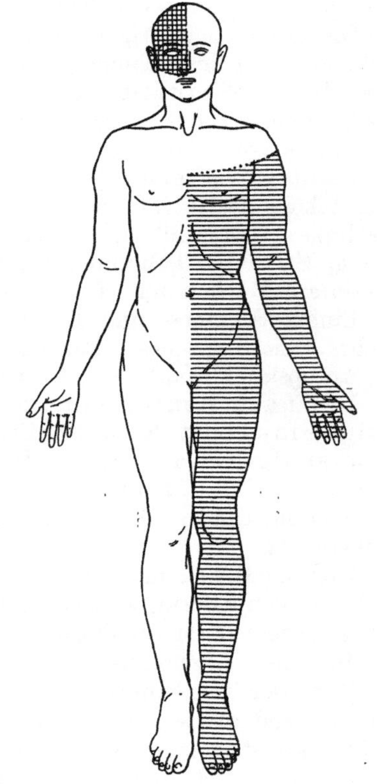

Abb. 17. Alternierende Sensibilitätsstörung durch Herd in der Medulla oblongata. (Nach Kutner u. Kramer.)

Einen typischen Symptomenkomplex stellt nach E. Müller und L. R. Müller folgende Gruppe von Störungen dar:

Rechts: Lähmung der taktilen Empfindung und des Drucksinns im 1. Trigeminus mit Abschwächung des Kornealreflexes, Anhidrosis im Gesicht, Sympathikusparese, Schlingbeschwerden und Gaumen-Kehlkopflähmung (und Ataxien der Extremitäten).

Links: Lähmung der Schmerz- und Temperaturempfindung, Lähmung der ganzen linken Körperhälfte.

Ursache: Thrombose der rechten Art. cerebelli post. inf., eines Teiles der Art. vertebralis dextrae, Erweichung zwischen Olive, Corp. restiforme, Nucleus ambiguus und der benachbarten Vorderstränge.

Die eigenartige Trigeminusstörung im 1. Ast rechts auf taktilem Gebiet, links auf dem des Schmerz- und Temperatursinnes nennt E. Müller treffend eine Brown-Sequardsche Trigeminuslähmung entsprechend der durch Halbseitenläsion des Rückenmarks gesetzten entsprechenden Symptomengruppe.

Eine schöne Ergänzung dieses Bildes bringt L. R. Müller:

Rechts: Trigeminus 1 und 2 für Wärme, Kälte und Schmerz gelähmt (für taktile Reize intakt), Ataxie der Extremitäten. Rechte Pupille enger als linke (Sympathikus). Fehlen der Extremitätensehnenreflexe, Schlucklähmung, Stimmbandlähmung, Gaumensegellähmung (motorischer Vagus) Anästhesie am Rachen und Kehlkopf (sensibler Vagus).

Links: Schmerz- und Temperatursinn gelähmt (für taktile Reize intakt), nichts Hemiplegisches. Fazialis und Abduzens beiderseits intakt.

Autopsie: Thrombose der Arteria vertebralis dextra.

Demnach deutet eine partielle und totale Hemianalgesie des Trigeminus mit Sympathikusparese und mit gekreuzter Körperhemianalgesie auf einen Herd lateral in der Medulla oblongata auf der Seite der Trigeminusläsion.

Kombinationen mit Schling-Schluck-Lähmungen deuten auf einen Progreß spinalwärts.

Kombinationen mit Hemiplegie deuten auf einen Progreß im Pons, desgleichen konjugierte seitliche Blicklähmung oder Abduzens-Fazialislähmung, wobei indessen das Schlucken unbehindert ist, doch kann der Kauakt leiden (motorischer Trigeminus).

Wird der Trigeminus im Pons befallen, so resultiert meist Schädigung des zweiten und dritten Astes (Mund und Nase), die Rumpf- und Extremitätenanästhesie ist jetzt homolateral mit der Gefühlsstörung im Gesicht. Die Hemiplegie würde sich indes auf der Gegenseite finden.

Sensibilitätsstörungen im Bereiche des beispielsweise rechten Trigeminus mit rechtsseitiger Hemiplegie und Hemianästhesie und linksseitiger Okulomotoriuslähmung deutet auf Sitz des Herdes am Eintritt des linken Hirnschenkels in den Pons, wobei offenbar die Haubenregion des Hirnschenkels mitbefallen sein muß (Kreuzung der oberen Trigeminusbahn im Pons).

Alle weiter zentral bedingten Gefühlsstörungen im Trigeminusgebiet sind mit den sonstigen hemianästhetischen und hemiplegischen Symptomen homolateral und kombinieren sich bei Sitz im hinteren Schenkel der inneren Kapsel gern mit Hemianopsie und ev. Orientierungsstörungen, wenn die transkortikalen Fasern mit befallen werden.

Über die Beteiligung des Fazialis in der Form der willkürlichen oder der unwillkürlichen Ausdrucksbewegungen siehe unter Fazialis.

Totale Trigeminuslähmung zeigt außer den geschädigten Störungen des Gefühls, des Schmerz- und Temperatursinns oft noch trophische Störungen (s. unter Keratitis neuroparalytica), sekretorische (s. unter Tränenorgane) und vasomotorische, doch sind letztere sehr inkonstant und selbst nach der Krause-schen Exstirpation des Ganglion Gasseri keineswegs stets in eindeutiger Weise zu beobachten.

Ein Wort verlangt noch die isolierte Gefühlslähmung der Kornea und Konjunktiva. Die erstere ist von Oppenheim als Zeichen eines Klein-hirntumors hingestellt worden. Da sich die Gefühlslosigkeit in diesen Fällen oft in einer Areflexie ausspricht, so müssen wir annehmen, daß der Tumor direkt oder indirekt die Reflexbahn schädigt, also wohl in erster Linie das Trigeminuskerngebiet am Boden des vierten Ventrikels. Sehr zu bedenken ist aber, daß auch periphere und basiläre Ursachen die Sensibilität der Kornea schädigen können: Glaukom, Keratitis dendritica, Affektion des Ganglion ciliare, des Sinus cavernosus, des Ganglion Gasseri.

Auch als angeborene Defekte sind Trigeminuslähmungen beobachtet worden, vielleicht auch als Ausdruck des infantilen Kernschwundes, doch sind das sicher sehr seltene Dinge.

Reizzustände im Bereich des Trigeminus sind bekanntlich keine Seltenheiten: sie äußern sich subjektiv in Schmerzen, soweit sie den sensiblen Teil betreffen, in Trismus, soweit die motorische Partie befallen ist. Reflek-torisch kann die sensible Reizung auf motorische Nerven übergehen und durch Vermittlung des Fazialis z. B. Blepharospasmus bedingen. Ferner kann der zentripetale Reiz an einer bisher unbekannten Stelle auf die zentrifugallei-tenden vasomotorischen Trigeminusfasern übergehen und Gefäßerweiterung der betreffenden Bezirke herbeiführen.

Da der Trigeminus und Sympathikus anerkanntermaßen im antagonisti-schen Sinne auf die Blutgefäße am Kopf und Hals wirken, erstere erweiternd, letztere verengernd, so sollte man nach Exstirpation des Ganglion Gasseri Differenzen in der Gefäßweite der rechten und linken Körperhälfte erwarten, doch ist klinisch davon — dauernd — nichts beobachtet. Auch der intraokulare Druck ist dadurch nicht dauernd irgendwie beeinflußt worden.

Das häufigste Beispiel peripherer Trigeminusreizung stellen alle ent-zündlichen und traumatischen Schädigungen des vorderen Augenabschnittes dar: Corpus alienum in cornea, sub palpebra, Konjunktivitis, Keratitis, Iritis u. a. Sodann schließen sich orbitale Reizungen ev. bedingt durch Nachbarhöhlen-affektionen (Supraorbital-, Infraorbitalneuralgien) an.

Ein gut umschriebenes Krankheitsbild bietet der von Widmarck be-schriebene Schwielenkopfschmerz: Knoten- und strangförmige, auf Druck äußerst schmerzhafte Verdickungen unter der Haut der Schläfe, hinter dem Proc. mastoideus u. a. O., welche außer Kopfweh auch verschiedene Formen der Asthenopie wie Lichtscheu, Tränen, Schwere in den Lidern bedingen und als rheumatisch bedingt angesehen werden. Für Massagebehandlung bieten diese Affektionen ein sehr dankbares Feld.

Auch kariöse Zähne, besonders des Oberkiefers, können Schmerzen bedingen, die zum Teil in das Auge derselben Seite lokalisiert werden, ja, es sind Glau-kome beschrieben, die erst nach Extraktion eines oder mehrerer kariöser Zähne schwanden. Oft wird man indes für die so lästigen Trigeminusneuralgien, Prosopalgien, Keratalgien vergeblich nach einer greifbaren Ursache suchen.

Eine prinzipiell wichtige Frage ist die, ob die sensible Reizübertragung von einem Auge zentrifugal auch auf das andere stattfinden kann, um hier organische Veränderungen zu bedingen. Daß Patienten mit einer Phthisis bulbi dolorosa auch auf dem gesunden Auge das Gefühl der Blendung, des Unbehagens, ja geradezu von Schmerzen haben, und daß sie durch die Ent-fernung des blinden Auges sich wie erlöst fühlen, ist eine jedem Kliniker bekannte Erfahrung. Eine andere Frage ist aber, ob Schwachsichtigkeit, Akkommodationsschwäche u. a. reflektorisch erklärt werden können. Im Sinne einer organischen Schädigung möchte ich diese Krankheiten ablehnen, wohl aber sind sie als funktionelle Komplikationen angesehen nicht zu leugnen: Sympathische „Reizung“, wobei zu bemerken ist, daß der N. sympathicus nichts mit der Sache zu tun hat.

Tritt nach Phthisis bulbi dolorosa, meist traumatisch bedingter, eine Beteiligung des zweiten Auges ein, in Form organischer Erkrankung mit Descemetschen Beschlägen, Iritis, Neuritis opt. usw., so daß wir in erster Linie an eine sympathische Ophthalmie denken, so kommen wir hier meines Erachtens noch weniger mit einer einfachen sensiblen Reizübertragung aus, wenn diese auch den Boden für eine endo- oder exogene Infektion vorbereiten kann.

Trigeminusreizungen, besonders solche des ersten Astes, können auch bedingt sein durch intrakranielle basiläre Prozesse: Meningitis syph., Tumoren, Abszesse, zumal wenn der Sinus cavernosus geschädigt wird. Aber auch Wurzel- und Kernaffektionen können die Reizung bedingen, wie Prosopalgien mit angioneurotischen und migräneartigen Begleiterscheinungen (ev. Keratitis neuroparalytica) bei Tabes incip. Die Konstatierung einer reflektorischen Pupillenstarre, eine langsam progressive Optikusatrophie oder eine tabische Augenmuskellähmung wird auf die schwere Ätiologie hindeuten. Eine plötzliche Erblindung eines Auges auch ohne primären ophthalmoskopischen Befund oder eine Hemianopsie mit heftigen Neuralgien, Trismus und Fazialiskrampf dürften meist als syphilitisch aufzufassen sein. Nicht selten schließt sich an die Neuralgie an: Keratitis dendritica, Herpes zoster ophthalm. u. a. (s. u.). Diese „neurotischen Kornealaffektionen“ stehen zweifellos ätiologisch irgendwie in Zusammenhang mit Reizungen oder allgemein gesagt irgendwelchen Schädigungen der nervösen Bahnen. In 25 Fällen von Herpes corneae, Keratitis dendritica, Herpes zoster u. a. fand ich 22mal Hirndrucksteigerung über 150, so daß der Verdacht chronischer oder akuter Meningealreizung recht nahe liegt. Sieht man doch auch solche Erkrankungen als prämonitorisch an, z. B. bei Pachymeningitis. Der intraokulare Druck ist dabei oft alteriert, gesteigert, fast eben so oft aber herabgesetzt. Beteiligung der Iris und des Corpus ciliare ist gar nicht selten.

Tränenorgane.

Die Tränendrüsen — eine palpebrale und eine orbitale — liegen oben außen vom Bulbus. Angeblich dient letztere dem psychischen Weinen, erstere der reflektorischen Absonderung der Tränen. Da das psychische Weinen ein Vorrecht des Menschen zu sein scheint — alle diesbezüglichen Mitteilungen aus der Tierwelt muten recht anekdotenhaft an, — so ist die Beweiskraft aller Tierexperimente (auch der am Affen angestellten) betr. der Innervation eine beschränkte. Nicht unwahrscheinlich ist, daß sich Trigeminus sowohl wie Fazialis, vielleicht auch der Sympathikus daran beteiligen. Als subkortikales Ganglion kommt für alle drei der Thalamus opticus in Betracht, der ja auch für die mimischen Ausdrucksbewegungen in erster Linie in Frage kommt (Nothnagel). Von da gehen die Fasern auf näher noch nicht bekannten Wegen zu dem Trigeminus- und Fazialiskern, die Sympathikusbahn weiter durch die Medulla zum Centrum cilio-spinale (Budge) usw. Von den oben genannten Kernen hat die meisten Anhänger der des Fazialis, von dessen Ganglion geniculi ab die Fasern durch den Nerv. petros. superf. major zum Ganglion sphenopalatinum und von da in den N. lacrimalis Trigemini gehen sollen. Wenn auch nach Exstirpation des Ganglion Gasseri (F. Krause) die Tränensekretion gestört ist, so wird das teils so erklärt, daß der N. petros. superfic.

major allein mit lädiert ist, was leicht möglich erscheint. Außerdem könnten Störungen der Blutgefäßinnervation dadurch bedingt sein, denn der Trigeminus liefert die blutgefäßerweiternden Fasern. Möglicherweise ist aber der Trigeminus der sekretorische Nerv für die palpebral-reflektorisch funktionierende —, der Fazialis aber der sekretorische Nerv für die orbitale psychisch funktionierende Drüse. Beide Drüsen scheinen außerdem beeinflußbar vom Sympathikus.

Durch eine größere Reihe von Ausführungsgängen gelangen die Tränen in den Konjunktivalsack, von da durch das obere und untere Tränenröhrchen in den Tränensack, durch den Tränennasenkanal in die Nase. In den Tränensack hinein sollen sie gelangen durch den Druck der Lider beim Lidschluß, durch die Kapillarität der Tränenröhrchen und durch Saugwirkung von seiten des Tränensackes, denn bei jedem Lidschluß soll von seiten des Orbikularis ein Zug an der vorderen Tränensackwand ausgeübt werden. In die Nase gelangen sie der Schwere nach.

Für die reflektorische Sekretion der Tränen kommt als zentripetale Bahn in erster Linie der Trigeminus 1 in Frage. Die dadurch bedingte Tränenabsonderung beschränkt sich auf die gereizte Seite.

Auch vom Sehnerven aus kann Tränensekretion ausgelöst werden, doch ist sie dann stets doppelseitig.

Vermehrte Tränensekretion finden wir demnach, abgesehen von der bei entzündlicher Affektion des vorderen Bulbusabschnittes, bei Trigeminusneuralgie derselben Seite, auch bei Reizung des Trigeminus von seiten der Meningen (N. recurrens Arnoldi). Beschrieben wird es doppelseitig als Anfangssymptom bei Tabes, ferner bei Gravidität, Basedowscher Krankheit, Myxödem, Migräne und Hysterie.

Verminderte Tränenabsonderung findet sich, abgesehen von hochgradiger Vernarbung der Konjunktiva (Xerophthalmus) sowohl bei Fazialis- wie bei Trigeminuslähmung (F. Krauses Ganglion exstirp.).

Als weitere Ursache werden angeführt von psychischen Krankheiten Melancholie, von Vergiftungen Botulismus.

Tränenträufeln (Epiphora), der Zustand, in dem die Tränen über das Gesicht herablaufen, kann bedingt sein durch Hypersekretion einerseits, andererseits aber durch mangelhaften Abfluß, z. B. bei Fazialisparese (Fehlen des Lidschlags usw.), bei Ektropium des unteren Lides oder Eversion besonders des unteren Tränenpunktes oder bei Verlegung der Tränennasenwege.

Abgesehen von den genannten der Hauptsache nach nervösen Affektionen der Tränenorgane können sich diese in mehrfacher Beziehung an Allgemeinerkrankungen beteiligen.

Die Tuberkulose befällt nicht selten die Tränendrüse, wohl meist metastatisch auf dem Blutwege, seltener von der Konjunktiva aus. Eine doppelseitige Schwellung der Tränendrüse finden wir bei Mumps, besonders bei Hodenschwellung. Im allgemeinen ist aber die Dakryoadenitis keine häufige Krankheit. Sie kann auch syphilitisch bedingt sein. Beteiligen sich bei doppelseitiger chronischer oder akuter Dakryoadenitis die Speicheldrüsen mehr oder weniger vollzählig, so ist an Mikuliczsche Krankheit zu denken. Auch Jodkali — innerlich genommen — kann Tränendrüsenschwellung bedingen.

Auch der Tränensack wird nicht selten durch Tuberkulose oder Lues beteiligt. Die Tuberkulose kann sich aus der Konjunktiva fortsetzen, sie kann von der Nase aus aufsteigen, sie kann von Lupus faciei ausgehen, sie kann endlich von den Knochenhöhlen auf den Tränensack übergreifen. Auf allen diesen Wegen, oder doch den meisten, kann auch die Syphilis Dakryozystitis und Fistelbildung bedingen.

Charakteristisch für Tränensackfistel ist der Durchbruch unterhalb des Lig. canthi int., während oberhalb dieses die Stirnhöhlenempyeme zum Durchbruch gelangen.

Bei einer Dame, der ich den Tränensack exstirpiert hatte, heilte die Wunde nicht per primam, sondern sezernierte schleimig-eitrig wochenlang. Obwohl auch der Hausarzt nichts von Lues wußte und die Anamnese völlig negativ war, fiel die Wassermannsche Reaktion positiv aus. Auf Jod heilte die Fistel spontan in kürzester Zeit. Eine Knochenhöhlenaffektion war klinisch nicht nachweisbar.

Auch ein primäres Tränensack-Karzinom kann sich hinter einer Dakryozystitis verstecken.

Ein praktisch recht wichtiges Krankheitsbild sui generis ist die sog. angeborene Tränensackentzündung der Neugeborenen, die sehr oft verkannt wird. Angeboren ist die Entzündung als solche meist nicht, angeboren ist die fehlende Kommunikation mit der Nase. Sowohl von der Nasenschleimhaut wie von der Bindehaut aus, stülpen sich entwicklungsgeschichtlich erst solide, dann hohl werdende Gebilde aus, die sich entgegenwachsen und nach ihrer Vereinigung die ableitenden Tränennasenwege darstellen. Ist durch eine Verzögerung in dieser Entwickelung bei der Geburt die Wegsamkeit noch nicht genügend hergestellt, so kann sich das stagnierende Sekret infizieren und Dakryozystitis bedingen. Ein Druck auf den inneren Lidwinkel genügt oft, die Wegsamkeit herzustellen. Geschieht dies nicht, oder hat die während einiger Tage angewendete Massage den erwünschten Erfolg nicht, so sondiert man einige Male und die Sache ist gehoben. Einseitige, besonders die nasale Hälfte des Konjunktivalsackes betreffende Bindehautentzündung muß stets in erster Linie an diese Ätiologie denken lassen. So harmlos solche Dinge bei rechtzeitiger zweckmäßiger Behandlung sind, so unangenehm können sie bei eitrigem Durchbruch selbst für die Mutter werden, die leicht an den Mammillen infiziert werden kann, wenn sie das Kind nährt. Entwöhnen ist indes durch diese Erkrankung nicht indiziert.

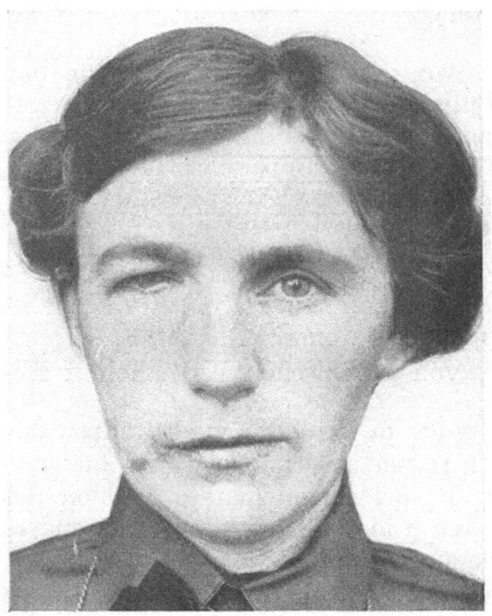

Abb. 18. Oberkiefersarkom (scheinbare Tränensackentzündung).

Die Durchgängigkeit der Tränenwege prüfen wir zweckmäßig derart, daß wir von einer starken Fluoreszinlösung einen Tropfen in jeden Bindehautsack eintropfen und nach 10—20 Minuten auf Watte jede Nasenhälfte einzeln ausschnauben lassen, bei kleinen Kindern, die noch nicht ausschnauben können, wischt man mit einem Stieltupfer den unteren Nasengang aus. Gelangt der Farbstoff nicht in die Nase, so versucht man mit der Anelschen Spritze durchzuspritzen, gelingt auch dies nicht, so ist die (dünne) Sonde indiziert.

Lidödeme und Hautnarben.

Ödeme der Lider sind, wenn sie einseitig akut auftreten, meist lokal bedingt (Hordeolum, Furunkel, Lidabszeß), treten sie doppelseitig und besonders chronisch auf, so ist an chronische Nephritis, Hydrämie, Chlorose und andere Ano-

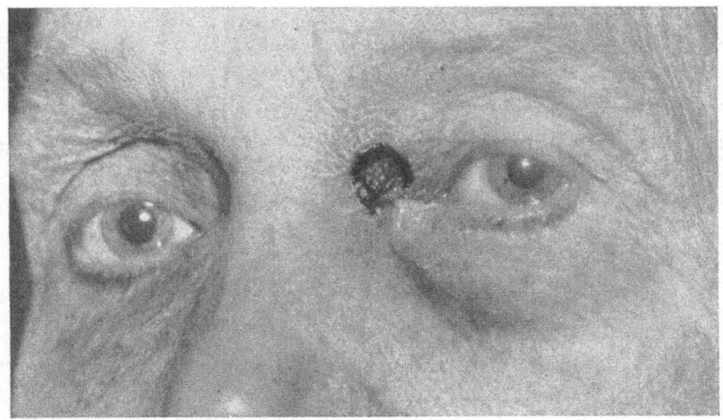

Abb. 19. Kankroid des Nasenrückens (nicht mit Tränensackentzündung zu verwechseln).

malien der Blutmischung zu denken. In selteneren Fällen ist der Urin und der allgemeine körperliche Befund völlig normal, und per exclusionem gelangen wir zur Diagnose des angioneurotischen Ödems: Rezidivierende, oft einem Erythem nachfolgende Schwellungen der Lider, für die wir irgend einen ersichtlichen Grund vielfach nicht finden. Manchmal sind einseitige oder doppelseitige heftige Kopfschmerzen, Schwindel, Ohrensausen u. dgl. vorhergegangen, so daß man wohl eine zentrale Ursache annehmen muß. Gelegentlich werden irgend welche Nahrungsmittel, besonders Fische, Krebse, Erdbeeren beschuldigt, die Zustände ausgelöst zu haben. Wenn dabei reichliche Tränensekretion auftritt, so daß den Kindern die Tränen in die Suppe fallen, so liegt der Gedanke an eine Trigeminusneurose recht nahe.

Lokal bedingt können Lidödeme auch ferner durch Hautnarben sein, welche den Lymphabfluß nach oben oder unten behindern.

Narben finden wir in der Umgebung des Auges an mehreren charakteristischen Stellen. Narben unterhalb des Lig. canth. int. deuten auf spontan oder operativ zum Verschluß gebrachte Tränensack-fistel mit der oben dargelegten Ätiologie

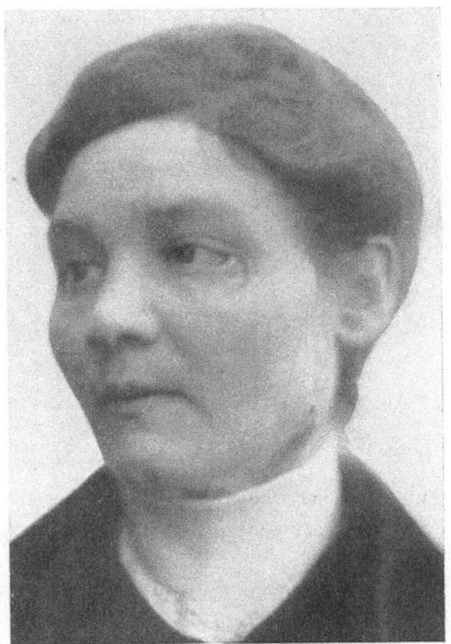

Abb. 20. Hautnarbe nach Knochenkaries.

(s. Tränenorgane). Narben oberhalb des Lig. canth. int. deuten auf entsprechende Verhältnisse der Stirnhöhle und der vorderen Siebbeinzellen. Narben oben außen und unten außen am knöchernen Orbitalrande, meist mit dem

Knochen zusammenhängend, deuten auf Knochenkaries (s. Abb. 20). Durch
den nach oben außen oder unten außen sich richtenden Narbenzug kann
es zu charakteristischem Narbenektropium des unteren oder oberen Lides
kommen.

Durch oberflächliche Narbenkontraktion der Haut kann auch der Lupus
vulg. ähnliche Zustände bedingen.

Auch das Xeroderma pigm. kann mangelhaften Schluß der Lider und
Ektropium bedingen und durch maligne Degeneration sarkomatös oder karzi-
nomatös zur Zerstörung der Lider, ja des ganzen Auges führen (s. Konjunktiva).

Nicht mit dem Xeroderma zu verwechseln ist das Xanthom, der gelbe
Dachshundfleck über und unter dem Lig. canth. int., das jenen gewissen kosmetischen Defekt bedingt und leicht zu beseitigen ist.

Augenbewegungen.

Die Bewegungen beider Augen werden bewirkt durch vier gerade und zwei
schräge willkürliche Augenmuskeln. Die ersteren inserieren an der vorderen
Hälfte des Augapfels, die letzteren an der hinteren. Erstere inserieren mit
ihrem hinteren Ende rund um den Sehnerven in der Tiefe der Orbita, ebenda
auch der M. obl. sup., doch läuft dessen Sehne über die Trochlea oben innen
am Orbitalrand, somit ist seine Zugrich-
tung nicht die der geraden Augenmuskeln,
sondern parallel der des M. obl. inf., also
annähernd senkrecht zu der der Rekti
(s. Schema, Abb. 21).

Die nasalen Wände der Orbita verlaufen parallel, die temporalen erheblich
divergent, die Orbitalachsen, in denen
die Sehnerven liegen, also etwa mit dem
halben Divergenzwinkel der temporalen
Orbitalwände. Recti int. und ext. haben
demnach rein adduzierende und abduzierende Wirkung, Recti sup. und inf.
haben aber keineswegs eine rein hebende
und senkende, sondern zugleich eine geringe adduzierende und rotierende (oben
nasenwärts gerichtete) Wirkung. Soll der
Blick rein aufwärts erhoben werden, so
muß die adduzierende und rotierende
Komponente durch die abduzierende und
im entgegengesetzten Sinne rotierende

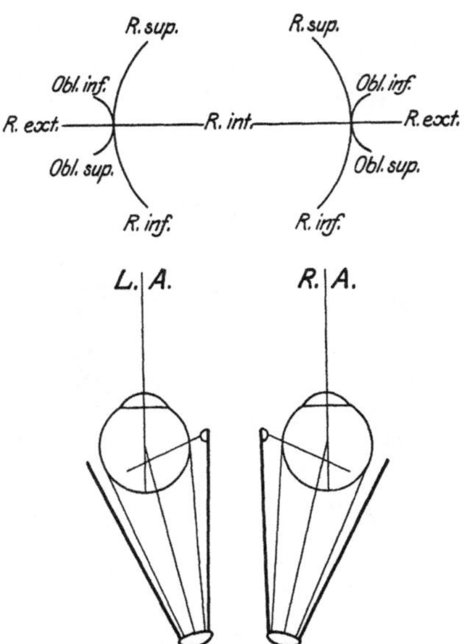

Abb. 21. Zugrichtungen der äußeren
Augenmuskeln.

Wirkung des Obl. inf. aufgehoben werden,
der indes die Hebung des Blickes unter-
stützt. Beide genannten Muskeln sind also
Synergisten und Antagonisten gleichzeitig. Dasselbe wäre zu sagen über das
Verhältnis des M. rect. inf. und obl. sup. In anderem Sinne Synergisten nennt
man zwei Muskeln, von denen der eine den einen Bulbus in einer bestimmten
Richtung bewegt und der andere den andern Bulbus dazu parallel bewegt.
So sind zum Beispiel: Rechter Rect. ext. und linker Rect. int. synergisch, ferner
rechter Rect. sup. und linker Obl. inf., rechter Obl. sup. und linker Rect. inf.,
also alle Muskelpaare mit möglichst gegensätzlichen Namen. Innerviert werden
die äußeren Augenmuskeln, nämlich der Lev. palp. sup., Rect. sup., int. und

inf. und Obl. inf. — also alle außer Obl. sup. und Rect. ext., die ihre besonderen Nerven haben,

1. vom Okulomotorius,
2. „ N. trochlearis: M. obl. sup.,
3. „ N. abducens: M. rect. ext.

Der Okulomotorius innerviert ferner M. sphincter iridis und Akkommodationsmuskel, der N. sympath. den M. dilatator pupillae. Letzterer außerdem die glatten in die Lider ausstrahlenden H. Müllerschen Orbitalmuskeln (s. Sympathikus).

Die Kerne der Augenmuskeln speziell vom Okulomotorius und Trochlearis liegen am Boden des IV. Ventrikels, wo der Aquädukt zum dritten führt. Gelagert sind die für die einzelnen Nervenfasern bestimmten Teilkerne im Kerngebiet etwa ebenso, wie die Muskeln ihrerseits um den Bulbus herum gruppiert sind. Zerebralwärts: Levator palp., darunter Rect. sup. und int. Der für den Obl. sup. bestimmte Kern schließt sich als Trochleariskern kaudalwärts an den Okulomotoriuskern an. Dann kommt nicht der für den Rect. ext., der sich bekanntlich als Abduzenskern in der Brücke findet, sondern der für den Rect. inf. und obl. inf. Etwa in der Mitte der Kerngruppe liegen die Zellgruppen für Akkommodation und Sphincter iridis. Die Okulomotoriuskerne haben nun reichliche Anastomosen und Partialkreuzung, durch das mediale Längsbündel stehen sie mit dem Abduzenskern in Beziehung. Durch den Hirnschenkel gehen die für die innere Augenmuskulatur bestimmten Fasern in einem geschlossenen Faszikel gesondert neben den für die äußeren bestimmten hindurch, um sich mit diesen nahe der Mittellinie zu einem geschlossenen basilären Okulomotoriusstamm zu vereinigen. Intrapedunkulär machen die Fasern einen eleganten Bogen median am roten Kern vorbei. Unmittelbar über dem Pons treten sie aus, in die obere äußere Wand des Sinus cavernosus hinein. Hier haben sie Verbindung mit dem sympathischen Geflecht der Carotis int. In zwei Äste geteilt tritt der Okulomotorius nun durch die Fissura orbitalis superior in die Orbita ein. Der obere schwächere Ast versorgt M. lev. palp. und Rect. sup., der untere stärkere M. rect. int., M. obl. inf. Dieser letzte Zweig sendet die kurze Wurzel zum Ganglion ciliare, das ca. 2 cm hinter dem Bulbus dem N. opt. außen anliegt. Der N. trochlearis tritt von seinem Kern (nach Kreuzung in Velum med. post. ?) hinter dem Corp. quadrigeminum, schlingt sich um das Crus cerebelli ad corp. quadr. und um den Pedunculus cerebri herum, durchbricht die Dura und geht zunächst unten außen vom Okulomotorius in der Wand des Sinus cavernosus nach vorne, um (etwa in der Fiss. orb. sup.) über den III. Hirnnerven hinweg zu seinem Muskel zu gehen.

Der Abduzens hat seinen Kern im Pons, nahe der Mittellinie am Boden des IV. Ventrikels, medial und oben vom Fazialiskern (s. d.). Seine faszikulären Bahnen gehen leicht divergent, um unweit der Mittellinie unmittelbar unterhalb des Pons an die Basis cerbri zu gelangen. Unten außen vom Trochlearis gelangt er in der Wand des Sinus cavernosus in die Fiss. orb. sup. und von da zu seinem Muskel. Das Lageverhältnis in der Wand des Sinus cavernosus geht aus Abb. 22/23 hervor.

Die oberen willkürlichen Bahnen der Augenmuskeln kommen von dem Gyr. angularis und verlaufen mit der Pyramidenbahn durch die Capsula int. in den Pedunculus cerebri ad pontem zu dem Okulomotoriuskern. Vielleicht gehen sie auch zunächst in den Pons hinein bis etwa in die Höhe des Abduzenskerns und kreuzen erst hier (unweit der Kreuzung der zerebralen Fazialisbahn) auf die andere Seite, um von hier dann rückläufige Fasern zum Okulomotoriuskern zu senden. (Med. Längsbündel.) Es untersteht noch der Diskussion,

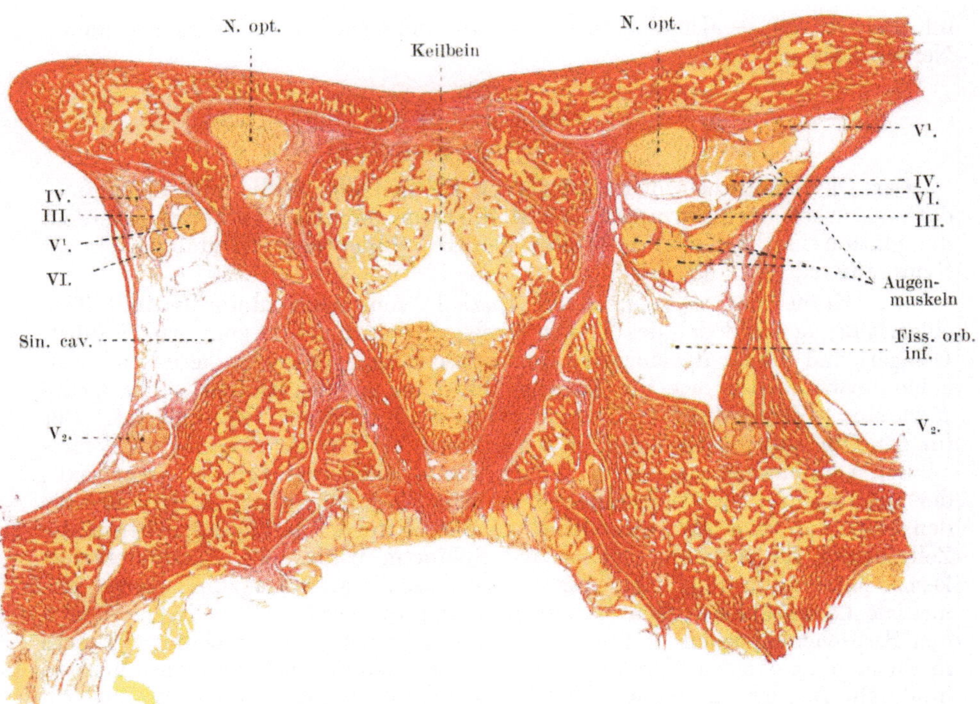

Abb. 22. Frontalschnitt durch rechte Augenhöhle und linken Sinus cavernosus.

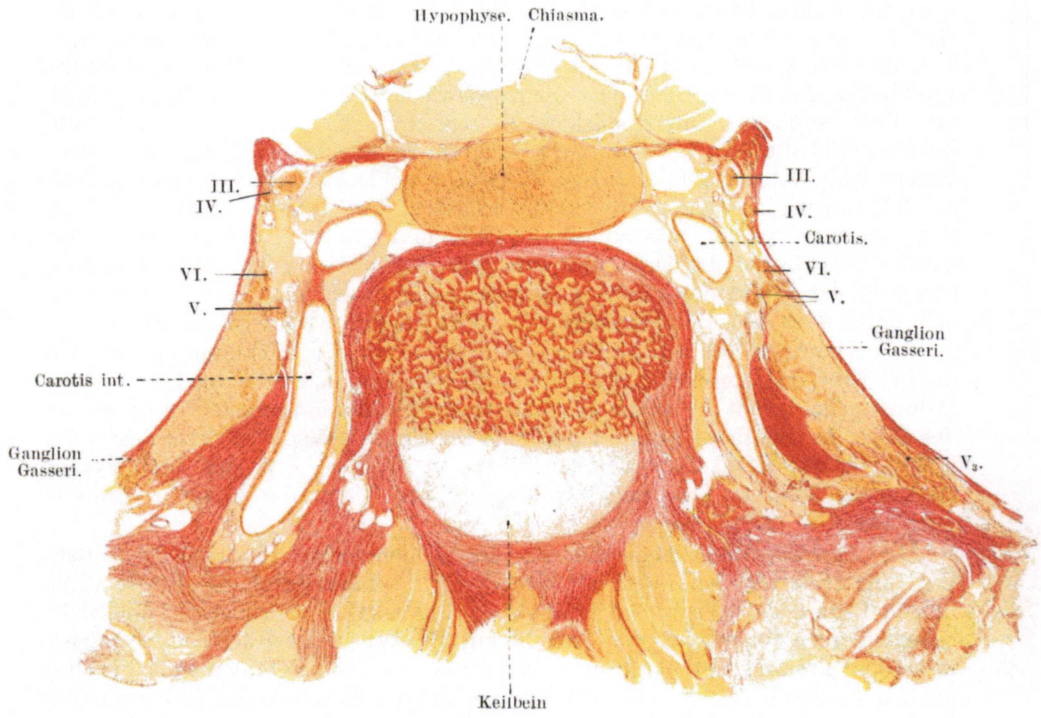

Abb. 23. Frontalschnitt durch Hypophyse, Chiasma, Keilbein usw.

ob es sekundäre Zentren für die reflektorischen (unwillkürlichen) Augenbewegungen gibt. Wenn es solche gibt, — und manches spricht für ihre Existenz — so müssen die für die seitlichen Augenbewegungen in der Nähe des Abduzenskerns, für die Hebung und Senkung des Blickes in der Nähe der Corpora quadrigemina liegen. Sekundäre Zentren für Konvergenz und Divergenz würden wir gleichfalls in der Nähe des Abduzenskerns zu lokalisieren haben.

Wie bei den übrigen Gehirnnerven, besonders dem Fazialis, so prüfen wir auch bei den Augenbewegungen isoliert die willkürlichen und die reflektorisch ausgelösten Bewegungen. Die willkürlichen erfolgen entsprechend der Aufforderung an den Patienten nach rechts, links, oben und unten zu blicken. Man vermeide dabei, entsprechende Bewegungen mit der Hand zu machen, da man damit nicht isoliert die willkürlichen, sondern auch die reflektorisch auslösbaren prüft. Das letztere kann man also auf die angedeutete Weise machen, daß man den Patienten die vorgehaltene Hand ansehen läßt und diese nach der Seite hin bewegt oder noch besser, indem man den Patienten auffordert, geradeaus zu blicken und die Augen still zu halten und den Arzt anzusehen, während man passiv seinen Kopf nach rechts oder links, oben und unten dreht. Der kortikale Reiz geht aus von dem Gyrus angularis und geht durch die oben geschilderten Bahnen (wahrscheinlich durch Vermittlung intra- resp. suprapontin gelegener sekundärer (Reflex-) Zentren zu den Nervenkernen (obere gekreuzte zentrale Bahn). Die zentripetal verlaufenden Bahnen für die reflektorisch ausgelösten Augenbewegungen sind zum großen Teil durch die optischen Leitungsbahnen gegeben, indem aus dem Tractus opticus die die visuellen oder unbewußt bleibenden Lichtreize leitenden Fasern in die Gegend der Corp. quadrigema nach dem postulierten Reflexzentrum und von da zu den Bewegungszentren gehen (cfr. Wilbrands Prismenphänomen bei Hemianopsie.) Aber auch von dem Ohrlabyrinth aus können durch verschiedenste Reize Augenbewegungen ausgelöst werden. Ich erinnere hier nur an den galvanischen, kalorischen usw. Nystagmus (N. vestibul.). Auch durch Schalleindrücke werden bekanntlich Augenbewegungen ausgelöst, wofür als zentripetale Bahn nur der N. cochlearis in Frage käme.

Unter Muskelgleichgewicht verstehen wir den Zustand des Augenmuskelapparates, in dem sich auf eine vorgehaltene Nadelspitze beide Augen genau einstellen, auch wenn das eine durch die Hand verdeckt wird. Wird die deckende Hand weggenommen, so darf das freigegebene Auge also keinerlei Einstellungsbewegungen machen, gleichgültig, ob das andere Auge einen fernen oder nahen Punkt fixiert.

Augenmuskelstörungen[1]).

Solche absolut normalen Verhältnisse finden wir nur selten. Zumal bei Refraktionsanomalien, aber auch ohne solche, weicht unter der deckenden Hand das zweite Auge, wenn das eine einen bestimmten Punkt fixiert, nach außen (Exophorie = dynamische Divergenz = Insuffizienz der Konvergenz) oder innen (Esophorie = dynamische Konvergenz = Insuffizienz der Divergenz), sehr viel seltener nach oben (Hyperphorie) oder unten (Kataphorie) ab, um sich bei Wegnahme der deckenden Hand ebenfalls auf den vom andern Auge fixierten Finger einzustellen.

Solche dynamischen Insuffizienzen (latente Strabismen) können nun höhere Grade annehmen, so daß ihre Überwindung durch entsprechende erhöhte Muskelinnervation zeitweilig oder dauernd unmöglich wird (periodischer und manifester Strabismus concomitans). Daß solches in Zeiten allgemeiner Körper-

---

[1]) Vergl. auch „Subj. Unters.‘, Kap. Doppelbilder S. 258.

schwächung besonders bei Kindern auftritt, kann nicht wundernehmen. So erklären sich die häufigen Angaben, das Kind schiele seit den Masern od. dgl.

Ist ein Auge von Hause aus schwachsichtig oder durch Hornhautflecke geschädigt oder ganz blind, so ist begreiflich, daß es dann um so leichter in Schielstellung geht, da der regulierende Faktor des binokularen Sehens fehlt und die bei Schielstellung entstehenden Doppelbilder leicht ihrer Undeutlichkeit wegen unterdrückt werden können.

Auch bei allgemeinen Nervenkrankheiten und überhaupt nach den verschiedensten Erschöpfungszuständen können sich solche Insuffizienzen der Divergenz oder Konvergenz gelegentlich bemerkbar machen, so beim Morbus Basedowii die dynamische Divergenz, zum Teil vielleicht mechanisch durch den Exophthalmus bedingt, so ferner Strabismus convergens bei der Littleschen Krankheit.

Stehen also beide Augenachsen beim Blick in die Ferne nicht parallel, sondern ist die eine von ihrer normalen Lage nach innen, außen, oben oder unten abgewichen, so besteht Schielstellung (Strabismus convergens, div., sursum oder deorsum verg.). Bleibt der Schielwinkel, d. h. der Winkel, um den die Achse des Schielauges von ihrer Normalstellung abweicht, bei Blickbewegungen nach rechts, links, oben und unten in der Größe konstant, so haben wir es mit **konkomitierendem Strabismus** zu tun, ändert er seine Größe auffallend, so daß beispielsweise beim Blick nach rechts nicht, beim Blick nach links aber um so mehr (konvergent) geschielt wird, so liegt Strabismus paralyt. (linksseitige Abduzensparese) vor.

Wesentlich wichtiger ist die diagnostische Bewertung des **Strabismus paralyticus,** dessen Haupttypen hier besprochen werden sollen.

Der einfachste Fall ist gegeben und zugleich einer der häufigsten, in der — beispielsweise linksseitigen — Abduzensparese. Das linke Auge steht in leichter Adduktion, beim Blick nach links bleibt es in dieser Stellung, wenn die Lähmung vollständig ist, es bewegt sich nur wenig nach außen, wenn es sich um eine Parese handelt, während das rechte Auge mit dem Kornealsklerallimbus den nasalen Winkel der Lidspalte, die Plica semilunaris, berührt. Es vergrößert sich also der Schielwinkel beim Blick nach links. Beim Blick nach rechts gehen beide Augen gleichweit nach rechts, die Augenachsen stehen parallel, der Schielwinkel ist gleich Null. Beim Blick nach oben oder unten ist die Schielstellung ebenso groß wie bei der Ausgangsstellung. Da der Abduzens durch den Musculus rectus externus nur bei der Abduktion des linken Auges mitzuwirken hat, versteht sich dies ja ohne weiteres. Da, wie wir später noch genauer erörtern werden, Doppelbilder hierbei nur beim Blick nach links, oben, unten und geradeaus, nicht aber nach rechts auftreten, so drehen solche Patienten den Kopf nach links, um den Bereich des Einfachsehens gerade vor sich zu haben. Kommt ein Patient mit links gedrehtem Kopf gerade auf uns zu, so kann man schon daraus gelegentlich eine linksseitige Abduzensparese vermuten.

In der Nähe, d. h. beim Lesen und Schreiben, stört diese Lähmung erheblich weniger oder gar nicht, da in gewisser Entfernung, d. h. im Konvergenzpunkt der Augenachsen, in der Mittellinie einfach gesehen wird.

Das Beispiel der linksseitigen Abduzensparese werde hier sogleich zur Ableitung des Begriffes „sekundärer Schielwinkel" benutzt. Beim natürlichen Sehen fixiert ein Patient mit linksseitiger Abduzensparese gewöhnlich mit dem rechten Auge, vorausgesetzt, daß dieses nicht wesentlich schlechter sieht als das andere. Verdeckt man ihm nun das rechte gesunde Auge und fordert ihn auf, mit dem linken zu fixieren, und zwar entweder in der Medialebene oder — wenn der Abduzens nur leicht paretisch ist — beim Blick nach links hin, so braucht der linke paretische Rectus externus einen erhöhten Innervationsimpuls, der sich nach dem Gesetz von der stets gleichmäßigen Innervation beider Augen auch auf den Rectus internus des anderen (rechten) Auges fortpflanzt, da dieser aber nicht paretisch ist, hat der erhöhte Innervationsimpuls hier einen größeren Effekt, das Auge geht in starke Adduktion und schielt jetzt stärker konvergent als das gelähmte Auge bei freiem Blick. Der sekundäre Schielwinkel ist also bei Strabismus paralyticus größer als der primäre. Vorgetäuscht werden können solche Verhältnisse durch Anisometropie, besonders wenn ein Auge hyperopisch, das andere normal oder myopisch ist.

Ähnlich liegen die Verhältnisse bei der — beispielsweise linksseitigen — Trochlearisparese. Entsprechend seiner Insertion — Punctum fixum an der Trochlea, Punctum mobile am hinteren oberen äußeren Bulbusquadranten — bewegt er die Kornea nach unten außen und rollt die obere Bulbushälfte nasalwärts.

Ist er gelähmt, fehlt also seine Mitwirkung bei den Augenbewegungen, so geht der Bulbus unter dem Zuge der anderen Muskeln nach oben-innen, und die obere Hälfte etwas nach außen (temporalwärts). Soll ein auf diese Weise aus seiner Lage gebrachter Bulbus durch eine kompensierende Kopfbewegung wieder in seine Ausgangsstellung gebracht werden, so muß sich der Kopf nach unten links senken, und zwar, damit auch die Rollung ausgeglichen werde, das Kinn etwas mehr als die Stirn. Den anderen Bulbus bringen entsprechende Muskelinnervationen in eine zu jenem passende, d. h. beim Blick in die Ferne, parallele Stellung. So hat auch die Trochlearisparese ihre typische Kopfhaltung und kann in geeigneten Fällen daran erkannt werden.

Bei der Okulomotoriusparese wirken nur noch Abduzens und Trochlearis auf den (z. B. linken) Bulbus, er weicht also nach außen-unten ab, da jedoch auch der Levator palpebrae superior oft mitgelähmt ist, so treten dann keine Doppelbilder auf. Wohl aber kommt es bei leichten Paresen, wenn die Ptosis nicht so hochgradig ist, daß die Pupille gedeckt ist, zur Ausbildung einer typischen Kopfhaltung. Ist das linke Auge nach unten und außen, d. h. links abgewichen, so wird es wieder in seine Ausgangsstellung gelangen, wenn der Kopf nach oben rechts bewegt wird. Da durch die Trochleariswirkung die obere Hälfte des linken Bulbus etwas nasalwärts herübergerollt ist, muß dies durch eine Neigung des Kopfes auf die linke Schulter zu kompensiert werden, d. h. das Kinn geht etwas weiter nach rechts (und oben) als die Stirn. So hat auch die Okulomotoriuslähmung ihre typische kompensierende Kopfhaltung.

Ob bei einer Okulomotoriusparese der Trochlearis mitbeteiligt ist oder nicht, ist leicht an folgendem Verhalten zu entscheiden. Versucht der Patient, den durch die Okulomotoriusparese abduzierten Bulbus zu senken, so erfolgt, wenn der Trochlearis intakt ist, eine Rollung des Bulbus um die Augenachse. Bleibt diese aus, so ist auch der Trochlearis gelähmt.

Lähmungen einzelner Muskeln — abgesehen vom Rectus externus und Obliquus superior, die durch ihre eigenen Nerven versorgt werden —, also z. B. des Rectus internus, superior, inferior und des Obliquus inferior, sind erheblich seltener und meist als partielle Okulomotoriusstammaffektionen anzusprechen (s. unten „Doppelbilder".

Weitere leicht zu diagnostizierende Lähmungen sind die **Ophthalmoplegien:** so die Ophthalmoplegia totalis: das eine Auge steht unbeweglich geradeaus, durch Mitbeteiligung der inneren Augenmuskulatur ist die Pupille weit, die Akkommodation gelähmt, das obere Lid hängt herab.

Unter Ophthalmoplegia externa versteht man dasselbe Krankheitsbild, nur mit dem Unterschied, daß die innere Augenmuskulatur (also Pupille und Akkommodationsmuskel) nicht mitbetroffen ist. Sind diese beiden Muskeln (Sphincter iridis und Ziliarmuskel) allein befallen — bei Intaktheit sämtlicher äußeren Augenmuskeln — haben wir also nur Pupillenerweiterung und Akkommodationslähmung vor uns, so diagnostizieren wir eine Ophthalmoplegia interna.

Mit der Ophthalmoplegia externa ist nicht zu verwechseln eine Lähmung der äußeren Okulomotoriusäste. Wir haben — da Trochlearis und Abduzens intakt sind — dann eine Okulomotoriuslähmung ohne Ophthalmoplegia interna vor uns.

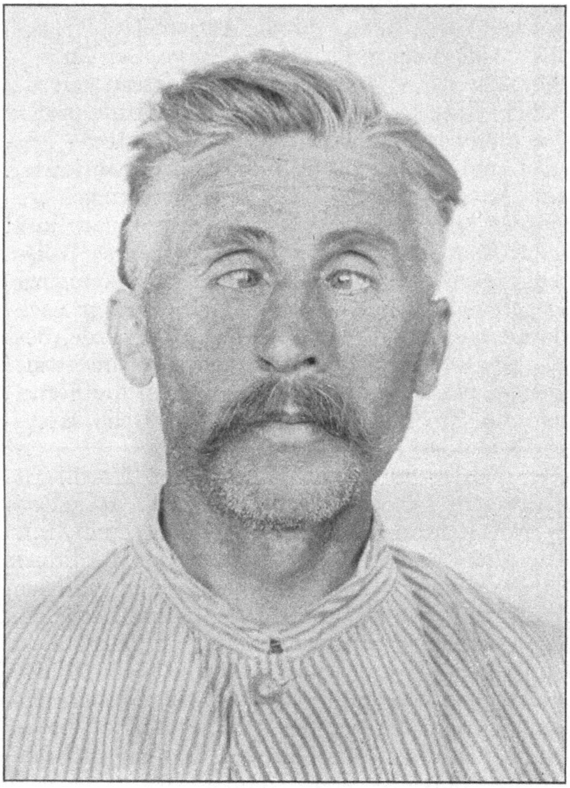

Die bisher besprochenen Lähmungen können nun auch doppelseitig (siehe Abb. 24) auftreten, zumal die Abduzens- und Okulomotoriusparesen sind gar nicht selten doppelseitig, viel weniger die Trochlearisparese. Doppelseitig kann ferner sein: Ophthalmoplegia totalis, interna und einzelne Muskellähmungen, z. B. beider Recti superiores. Letzteres ist besonders zu betonen mit der Bemerkung, daß wir es dann noch nicht ohne weiteres mit den gleich näher zu besprechenden Blicklähmungen zu tun haben.

Abb. 24. Doppelseitige Abduzensparese nach Bruch der Schädelbasis. Kontraktur der Interni.

Blicklähmungen.

Haben wir z. B. an beiden Augen eine Lähmung des Rectus superior, so müssen wir annehmen, daß von den beiden Okulomotorii nur eben jene Fasern symmetrisch ergriffen sind, welche zum Rectus superior gehen. Es ist aber noch eine andere Erklärung möglich: nehmen wir ein Zentrum für die Erhebung des Blickes resp. des Doppelauges an, so können wir die Verhältnisse aus einem Herde erklären: Lähmung der Blickhebung. Entsprechend kann es eine Lähmung der Blicksenkung geben.

Können beide Augen nicht nach rechts blicken, so müssen wir entweder zwei Herde annehmen: einen, der den rechten Rectus externus resp. Abduzens, und einen, der den linken Rectus internus resp. den ihn versorgenden Okulomotoriusast isoliert schädigt, oder ungezwungener erklärt sich das Krankheitsbild als eine Lähmung des Rechtswenderzentrums.

Kann der Blick beider Augen weder nach rechts noch nach links gewendet werden, so brauchen wir dazu entweder vier Herde (beide Recti externi resp. Abduzentes und beide Recti interni), oder wir brauchen zwei Herde, welche die beiden Seitenwenderzentra betroffen haben, oder endlich können wir

unter der nicht unwahrscheinlichen Annahme, daß sich die von den Seiten-
wenderzentren ausgehenden Bahnen kreuzen, mit der Annahme eines Herdes
an der Kreuzungsstelle dieser Bahnen auskommen.

Ferner kennen wir von derartigen binokularen Blickbeeinträchtigungen
eine Konvergenzlähmung: Die Augen können nach oben und unten und
ebenso parallel nach rechts und links blicken. Einzig und allein die Konvergenz
auf einen nahen Gegenstand ist unmöglich.

Zu bedenken ist, daß eine Konvergenzbewegung auch dann ausbleibt, wenn
ein Auge stark amblyopisch oder blind ist, da dann kein Interesse am binokularen Einfachsehen besteht. Das sehende Auge macht dann eine Adduktion, das
Doppelauge also keine Konvergenz, sondern eine seitliche Blickbewegung.

Ferner kennen wir eine Divergenzlähmung, wobei die Augen auf einen
nahen Punkt eingestellt sind, aber die für die Ferne nötige — relative — Divergenz nicht ausführen können, wohl bemerkt bei freier Seitenbewegung.
Alle diese Blicklähmungen betreffen also nie ein Auge allein, sondern stets
beide Augen gleichzeitig, man kann sie auch (Blick-) Lähmungen des Doppelauges oder assoziierte Lähmungen nennen.

Nehmen wir in der Hirnrinde entsprechend den motorischen Zentren für
Arm, Bein usw. auch solche für Rechts- und Linkswendung des Blickes an,
so werden von hier aus die willkürlichen Rechts- und Linkswendungen des
Blickes ausgeführt werden. Da diese Funktionen gelähmt sein können, ohne
daß die subkortikale, reflektorische Rechts- und Linkswendung des Blickes
aufgehoben zu sein braucht, so haben wir allen Grund, untergeordnete Mecha-
nismen anzunehmen.

Betrifft die Schädigung z. B. ein Rindenzentrum, so erhalten wir das Bild
der konjugierten Deviation, d. h. der Seitenwendung der Augen und
des Kopfes. Dabei ist die Blickwendung nach der andern Seite also nicht
völlig unmöglich, sie kann reflektorisch unter günstigen Bedingungen noch
ausgelöst werden, sie geschieht aber nicht willkürlich. Die Patienten blicken
z. B. stundenlang immer nur nach rechts. Stehen die Augen dabei ruhig, so
haben wir es mit einer Lähmung der Linkswender zu tun, deren Zentren
wir in der rechten Hirnhälfte zu suchen haben: „Die Augen sehen also den
Herd an". Haben wir es mit Augenzuckungen oder sonstigen Reizsymptomen
zu tun, während der Blick beständig nach rechts gerichtet ist, so nehmen wir
mit Wahrscheinlichkeit einen Reizzustand im Rechtswenderzentrum
an, welches im linken Hirn zu suchen ist: „Die Augen sehen vom Herd weg."

Befindet sich der — z. B. eine linksseitige Hemiplegie bedingende, also
rechts gelegene — Herd im Pons oder Hirnschenkel und gesellt sich eine Deviation hinzu, so werden jetzt die — bereits bekreuzten — Rechtswenderbahnen
mitbetroffen, die Linkswender bekommen das Übergewicht, und es resultiert
Deviation nach links. Es ist dann als Lähmungssymptom aufzufassen, wenn
die Augen vom Herd wegsehen, als Reizsymptom, wenn sie ihn ansehen, also
umgekehrt wie bei zerebralen Herden.

Die Behandlung des Schielens.

Es erscheint zweckmäßig, das Schielen der Kinder von dem der Erwachsenen gesondert zu besprechen: Die häufigste Form des Schielens der Kinder
ist ohne Zweifel die konkomitierende. Sie hat nur fachärztliche Bedeutung.
Da indes die Behandlung auch allgemein ärztliches Interesse hat, und zweifellos
in den letzten Jahren hier sich neue Prinzipien durchgesetzt haben, so sei eine
kurze Besprechung des Standes der Frage hier eingeschoben. Oberster Grundsatz ist: Die Behandlung setze möglichst früh ein. Der Standpunkt, das
Kind müsse erst ein bis zwei Jahre zur Schule gegangen sein, ist nicht mehr

haltbar. Auch bei dem kleinsten Kind, d. h. innerhalb der ersten Lebensjahre, kann man sich zunächst leicht davon überzeugen, ob der konkomitierende Strabismus einseitig oder alternierend ist. Verdecken wir dem Kind — möglichst ohne es zu berühren — das uns fixierende („führende") Auge, und stellt das Kind darauf das vorher abgewichene Auge nicht ein, so kann dies Auge vermutlich nicht fixieren. Wir müssen uns natürlich alle Mühe geben, durch einen glänzenden Gegenstand etwa, seine Aufmerksamkeit zu erregen. Wird das Auge also nicht eingestellt, macht das Kind hingegen Versuche, das verdeckte Auge zum Sehen freizubekommen, so sieht es mit dem schielenden Auge. erheblich schlechter, es hat also einen einseitigen Strabismus. Stellt es aber — nach Verdecken des führenden Auges prompt das andere ein, so kann dieses also ebenfalls fixieren, muß also eine gewisse Sehschärfe besitzen. Ob diese Sehschärfe wesentlich geringer ist als die des verdeckten Auges, erfahren wir, wenn wir das verdeckte Auge wieder freigeben und dem Kind die Wahl lassen, mit welchem Auge es sehen will. Behält es die zuletzt eingenommene Stellung der Augen bei, so ist keine wesentliche Differenz in den Sehverhältnissen beider Augen gegeben, es handelt sich also um Strabismus alternans. Wird aber nach Freigeben des zuerst fixierenden Auges dieses wieder zum Sehen benutzt, und weicht das zuerst schielende Auge nun wieder ab, so hat letzteres zwar eine gewisse Sehschärfe, aber eine wesentlich geringere als das erstere.

Sehübungen haben bei alternierendem Schielen wenig Zweck, da ja beide Augen gut sehen und abwechselnd gebraucht werden (stereoskopisches Sehen s. u.).

Sehübungen bei einseitigem Schielen sind dagegen jetzt wieder vielmehr in Aufnahme gekommen. Früher war man bekanntlich der Meinung, daß das Auge schwachsichtig werde, weil es schiele, daß das Schielen die Schwachsichtigkeit erzeuge durch Untätigkeit des Auges (Amblyopia ex anopsia) Diese Ansicht wurde verdrängt durch die Auffassung, daß das Auge schiele, weil es schwachsichtig sei (Amblyopia congenita). Die Wahrheit scheint auch hier insofern in der Mitte zu liegen, als eine gewisse Minderwertigkeit des Auges eine Sehschärfe von $\frac{1}{2}$—$\frac{1}{10}$ wohl als angeboren anzusehen ist, daß die hochgradige Schwachsichtigkeit aber dadurch erst zustande kommt, daß die optischen Eindrücke, die das minderwertige und in Schielstellung verfallene Auge empfängt, willkürlich unterdrückt werden und das Auge das Sehen verlernt. Wenn dem so ist, so ist es nur logisch, die Verschlimmerung der angeborenen Schwachsichtigkeit durch das Schielen dadurch zu verhüten, daß man zeitweise das führende Auge verdeckt und das Kind zwingt, mit dem andern Auge zu sehen. Je früher solche Übungen gemacht werden — am besten also schon im zweiten oder dritten Lebensjahr, um so mehr Aussicht auf Erfolg haben sei. Eine durch Heftpflaster über das Auge befestigte Zelluloidschale wird von vielen Kindern ohne weiteres geduldet. Natürlich müssen sie sich während dieser Zeit (zweimal täglich 1—2 Stunden) unter Aufsicht befinden. Bei sehr lebhaften Kindern, zumal wenn das schielende Auge schlecht sieht, wird man freilich gelegentlich auf unüberwindliche Hindernisse stoßen und diese Maßregeln nicht durchsetzen können.

Zweiter Grundsatz der Schielbehandlung ist, möglichst frühzeitiger Ausgleich von Refraktionsanomalien. Diese mit Hilfe der Schattenprobe ev. unter Atropinanwendung exakt zu bestimmen, einschließlich des Astigmatismus, ist sehr einfach; die passende Brille dem Kinde zu geben, dürfte oft schon im zweiten Lebensjahr möglich sein.

Auch Übungen mit Stereoskop und Amblyoskop sind baldmöglichst zu beginnen.

Haben alle diese Maßnahmen keinen sichtlichen Effekt, auch wenn sie ein bis zwei Jahre gewissenhaft fortgesetzt sind, liegt namentlich keine erhebliche Refraktionsanomalie vor, so kommt die operative Behandlung in Frage.

Je jünger das Kind ist, um so mehr ist einseitige oder doppelseitige Vornähung angezeigt, je älter es ist, um so eher dürfte eine Tenotomie erlaubt sein, zumal bei Fehlen von Ametropie. Vor dem 5. oder 6. Jahre dürfte eine Tenotomie bei Strabismus convergens des späteren Supereffektes wegen nur ganz ausnahmsweise in Frage kommen, eher schon bei Strabismus divergens, der aber überhaupt in der Kindheit viel seltener ist. Auch bis zum 10., ja 15. Lebensjahr arbeite man bei Strabismus convergens — zumal wenn Hyperopie vorliegt — nur ganz vorsichtig mit Tenotomie. Die Vornähung der Externi ist auch hier noch die beherrschende Operation. Zwischen dem 15. und 20. Jahre gestehe ich indes der Tenotomie ein größeres Feld zu und kann mich nicht zu dem Standpunkt verstehen, daß auch hier nur vorgenäht werden dürfe. Die Fälle sind nicht selten, wo wir durch eine einzige — ambulant ausgeführte — Tenotomie den Strabismus beseitigen und das binokulare stereoskopische Sehen vollkommen herstellen: eine wirklich ideale therapeutische Leistung. Statt dessen einseitig oder gar doppelseitig vorzunähen, acht Tage lang doppelseitig zu verbinden und zwei Wochen klinisch zu behandeln, halte ich nicht für nötig. Meist ist auch nach erfolgter Korrektur der Schielstellung die Übungstherapie noch — je nach dem Alter und Verhältnissen — monatelang oder jahrelang fortzusetzen. Unser Ziel ist, kein Kind schielend in die Schule gelangen zu lassen, sondern die Anomalie vorher zu beseitigen. Denn manches Kindergemüt ist durch grausame Scherze der Schulkameraden für lange Zeit verschüchtert oder verbittert worden; das ist die psychologische und pädagogische Seite der Sache.

Ätiologie der Augenmuskelstörungen.

Strabismus conc. finden wir nun oft bei Kindern mit sonstigen Störungen auf nervösem Gebiet: Die Schädigungen können die optische Leitungsbahn oder die motorischen Bahnen betreffen. Erstere können z. B. einseitig oder doppelseitig durch Hydrocephalus internus geschädigt werden, sie sind bei gewissen Formen von Idiotie überhaupt nur mangelhaft zur Ausbildung gelangt, zumal der binokulare Sehakt, der beste Regulator der Augenstellung und der Augenbewegungen kann aus angeborenen Ursachen (Aplasie) gestört sein. Auch die Vererbung spielt eine große Rolle bei der einseitigen oder doppelseitigen Schwachsichtigkeit mit und ohne Strabismus. Auch auf motorischem Gebiete scheinen Beeinträchtigungen, aber auch Reizungen vorzukommen. Schwinden doch in der Chloroformnarkose viele Formen von Strabismus convergens, so daß es für den Operateur eine gewisse Überwindung erfordert, bei Parallelstellung der Augen, ja bei Divergenz die Externi zu verkürzen. Auch der Strabismus convergens bei der Littleschen Krankheit scheint seine Ursache auf motorischem Gebiet zu haben, ist er doch geradezu als Konvergenzspasmus in Parallele gesetzt zu den Spasmen der Extremitäten. Als Teilerscheinung einer Diplegia facialis — angeborener oder infantiler Kernschwund — kann Strabismus auftreten, doch handelt es sich hier schon um Übergangsformen zum paralytischen Strabismus, zum Lähmungsschielen.

Die häufigste Form des angeborenen Strabismus paralyticus ist die einseitige oder doppelseitige Abduzenslähmung. Die einseitige Abduzenslähmung betrifft auffallend häufig das weibliche Geschlecht und zwar besonders das linke Auge, was für die Betroffene in Anbetracht unserer geselligen Verkehrsformen besonders lästig ist; sie schielt besonders beim Blick nach links, wo bei der Tafel der ihr zugewiesene Herr seinen Platz hat. Blickbewegungen dahin muß sie, um den Strabismus zu vermeiden, durch Kopfbewegungen ersetzen, was wenig der Sitte entspricht; solche Patienten wenden sich darum mit Vorliebe zu ihrem rechten Nachbarn, was dann leicht den Ruf des Hochmuts gegenüber dem andern mit sich bringt.

Was den Enophthalmus bei angeborener einseitiger Abduzenslähmung anbetrifft, siehe unter Enophthalmus. Tritt also im Falle einer Abduzensparese eine solche Retraktion bei Adduktion des Auges ein, so ist die Parese meist eine angeborene. Kernaplasien, aber auch Geburtstraumen, können die Ursache abgeben. Sehr viel seltener sind angeborene ein- oder doppelseitige partielle oder totale Okulomotoriusdefekte.

Noch seltener sind Blicklähmungen aus angeborener Ursache (s. bei Nystagmus).

Doppelsehen fehlt bei allen angeborenen und in früher Jugend erworbenen Fällen von Strabismus paralyticus.

Erworbenes paralytisches Schielen ist bei Kindern fast immer ein Signum mali ominis. Noch relativ harmlos sind doppelseitige Abduzensparesen nach Diphtherie, doch ist das schon eine nicht häufige Folgeerscheinung der Diphtherie, deren häufigste Nervenlähmung am Auge die Akkommodationsparese ohne Pupillenstörung darstellt (s. unten).

Es gibt wie bei Erwachsenen, so auch schon im kindlichen Alter sehr eigenartige Krankheitsbilder, die man „rezidivierende Augenmuskel- und Nervenlähmungen" oder Ophthalmoplegien nennen· kann und für die auch die sorgfältigste jahrelange Untersuchung keine Erklärung bietet. Die rezidivierende Okulomotoriusparese ist, wo sie nicht basilär bedingt ist, vielleicht nur als ein Sonderfall der rezidivierenden Augenmuskellähmung zu betrachten. Eine Krankengeschichte mag sie erläutern:

2. 2. 1910. S. Olga, 14 Jahre alt. Diagnose: Rezidivierende Okulomotoriuslähmung. Ophthalmoplegie.

Anamnese: Eltern gesund, ein Bruder (jünger) gestorben mit $^1/_4$ Jahr, Ursache unbekannt. Patientin mit 7 Jahren Masern, danach Doppelsehen und linkes Auge geschlossen (Ptosis). Erst nach 2 Jahren ging dieses zurück, nur das Doppelsehen trat noch zuweilen beim Lesen auf. Weihnachten 1908 erkältet, Schnupfen, 2 Tage darauf Doppelsehen, innerhalb 8 Tagen fiel das rechte Auge zu. Nach poliklinisches Journal vom 28. 1. 1909: Rechts Ptosis, Rect. sup. funktioniert, Abduzens paretisch, Trochlearis völlig gelähmt. Exophthalmus r. 19,5, l. 14 mm. Abstand 100, geringe Rötung des Oberlides. Seit November auch linker Abduzens wieder paretisch.

In früheren Jahren öfter Kopfschmerzen, jetzt nicht mehr, die Kopfschmerzen setzten plötzlich ein mit Übelkeit und Erbrechen ohne Sehstörungen oder Halluzinationen. Nie Lähmungen der Extremitäten. Periode seit dem 12. Jahre regelmäßig.

Stat. pr.:

Visus. Rechts 6/7, links 6/7 Nieden I bds. in 10 cm.

Rechts: Ausgesprochene Ptosis, das Oberlid hängt schlaff und fast faltenlos herab. Linke Lidspalte normal. Beide Augen werden gut geschlossen.

Augenbewegungen: Links: Der Bulbus wird nur bis über die Mittellinie abduziert, die Obliqui und Recti sup., inf. und int. funktionieren gut: Abduzensparese.

Rechts: Der Bulbus macht nach oben, unten, nasal und temp. nur ganz wenig ausgiebige Bewegungen, beim Blick nach oben deutliche Rollung im Sinne des Obliquus inf., die Trochleariswirkung bei Blicksenkung ist nur angedeutet: Okulomotoriusparese, Abduzens- und Trochlearisparese ohne Obliq.

Pupillen mittelweit, r = l, reagieren prompt auf Licht und Konv.

Brechende Medien o. B.

Ophthalmosk. o. B. bds.
Gesichtsfeld frei bds.
Allgemeinbefund einschließlich der Nebenhöhlen o. B.
Serum negativ.

10. 2. Lumbalpunktion: Druck 140—160. Flüssigkeit klar, Spur Albumen.
Mikrosk. o. B.

Tuberkulin: 1/50 mg Alt. T. Temp. 37,2.
1/10 ,, ,, ,, ,, 37,6.
$^1/_2$,, ,, ,, ,, 38,4.

Pat. wird entlassen.

7. 4. 1911 Neuaufnahme. Seit 3 Wochen stets Doppelsehen, das linke Oberlid
hängt seit der Zeit bisweilen herab, wechselt aber sehr. Keine Kopfschmerzen.

Rechts: Schlaffe Ptosis, Lid wird gar nicht gehoben.

Links: Beim Blick geradeaus reicht der Lidrand bis zur Pupillenmitte, geringe
Hebung noch möglich.

Rechts: Alle geraden Muskeln gelähmt, Wirkung der beiden Obliqui
deutlich.

Links: Internus funktioniert gut, Rect. sup. und inf. paretisch. Abduzens, obliq. sup. und inf. gelähmt. Beim Blick nach außen oben und unten
sieht man deutlich eine Rollung im Sinne des Obliqu. sup. und inf.

Pupillen r = l, reagieren prompt.

Gehör r = l. gut. Ophthalm. o. B. Trigeminus o. B.

Konjunktival und Kornealrefl. r = l. gut.

15. 7. 1913. Rechts intakt: Rect. ext. Links intakt: Lev. p. s.
Obl. inf. Rect. sup.
Rect. inf. Rect. inf.
Obl. sup. Rect. int.
Paretisch: Lev. p. s. Paretisch: Rect. ext.
Rect. int., Obl. sup.
Rect. sup. Obl. inf.

In diesem Stadium waren also an dem einen Auge alle die Muskeln gelähmt,
die am andern normal waren und umgekehrt.

Pupillen o. B. r = l. Trigeminus o. B. Sensibilität, gr. Kraft r = l.

16. 8. 1918. Letzte Nachuntersuchung:
L. Hebung beeinträchtigt. R. Senkung beeinträchtigt.
L. Abduktion beeinträchtigt. R. Adduktion beeinträchtigt.
L. Spur Ptosis.

Pupillen reagieren prompt,
Prismenbrille verordnet.

Gesellt sich zu einer Okulomotoriusparese eine Abduzensparese derselben
Seite hinzu, so würde das ja schon das Bild einer Ophthalmoplegie bedingen.

Die normale Funktion des Obliquus superior (Rollung des Bulbus oben
nasal bei intendierter Blicksenkung) ist auf der Seite der Okulomotorius- und
Abduzensparese oft nicht überzeugend nachzuweisen, so daß, wo Okulomotorius und Abduzens gelähmt sind, auch der Trochlearis mehr oder weniger
mitbetroffen zu werden scheint. Ein konstanter Unterschied zwischen den
nukleär und den basilär bedingten Ophthalmoplegien scheint mir in dieser
Beziehung nicht erwiesen. Nach dem Bernheimerschen Schema soll von dem
Okulomotoriuskern derselben Seite nur der Levator palp. und Rectus superior,
von dem der gekreuzten Seite der Rectus inferior, von beiden Seiten aber
sollen Rectus internus und Obliquus inferior innerviert werden, der erstere
zum großen Teil gleichseitig, der letztere zum großen Teil gekreuzt. Die klinischen Erfahrungen stimmen mit diesem Schema, auch mit der Annahme
einer Kreuzung des Trochlearis durchaus nicht immer überein.

Einzelne Augenmuskellähmungen sind bei Kindern nicht häufig und können, außer durch Traumen, peripher bedingt sein durch Affektion der Orbita: Tumor, Abszeß (s. Exophthalmus), Karies der Orbitalknochen und der Knochen an der Fissura orbit. sup. und an der Spitze der Felsenbeinpyramide können Okulomotorius-, Abduzens- und Trochlearisparesen bedingen.

Basiläre Prozesse, syphilitische, tuberkulöse und epidemische Meningitis sind seltener Ursachen für Augenmuskel- und Nervenlähmungen im Kindesalter. Faszikuläre, intrapedunkuläre Okulomotorius- und intrapontin bedingte Abduzenslähmungen unterscheiden wir von den eigentlichen Kernlähmungen durch die Begleiterscheinung der gekreuzten Hemiplegie oder anderer Hemisymptome. Auch die Kombination von einseitiger und doppelseitiger Blicklähmung mit Hemiplegie ist ein typisches Symptom der Affektion der vorderen (ventralen) Ponshälfte, während die Kombination der genannten Augensymptome mit Hemianästhesien auf eine weiter dorsal lokalisierte Noxe hinweist. Die häufige Ursache solcher Hirnstammaffektion ist bei Kindern Tuberkulose

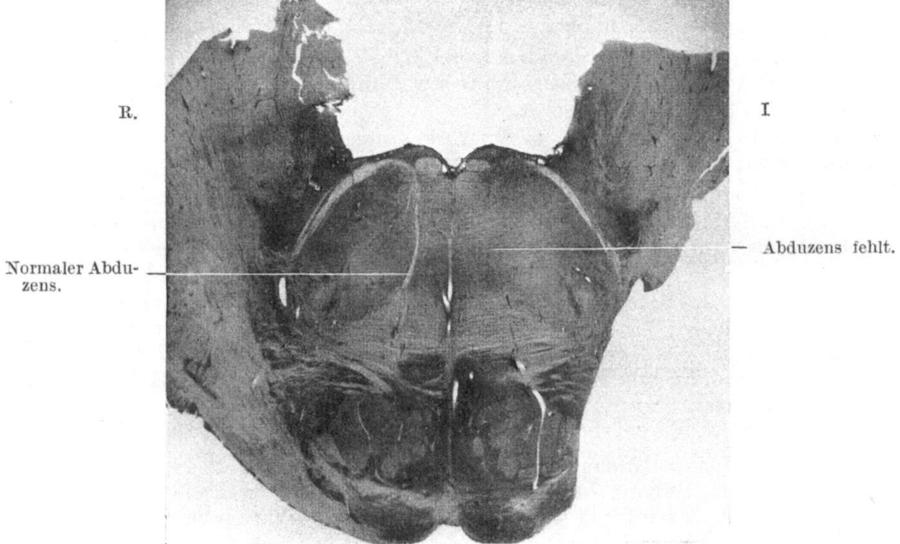

Abduzens R. normal. L. fehlend.
Abb. 25. Tabische Abduzensparese.

(solitäre oder multiple Tumoren), sodann, doch sehr viel seltener, andere Formen von Enzephalitis, Tumoren, hereditäre Lues, Kleinhirntumoren mit Druck auf die Gegend des Pons, Vitium cordis und Endokarditis mit Embolien oder Thrombosen. Auch durch zerebrale und meningitische Prozesse können die Augenbewegungen bei Kindern geschädigt werden in der Form der konjugierten Deviation der Augen nach rechts oder nach links mit mehr oder weniger starker Lähmung der Bewegung nach der anderen Seite. Die willkürliche Bewegung beider Augen nach rechts kann z. B. bei einem Herd des linken Hirns (Gyr. angul.), der zur Lähmung geführt hat, aufgehoben sein, trotzdem kann eine reflektorische Bewegung der Augen z. B. nach einem plötzlich auftretenden Lichtreiz noch erhalten sein und namentlich ist es möglich, eine Bewegung der Kornea bis zur rechtsseitigen Endstellung zu erreichen, wenn der Kopf passiv nach links gewendet und die Fixation geradeaus festgehalten wird.

Meningitis wird solche Deviation mehr im Sinne einer Reizung bedingen mit Nystagmus und ähnlichem, so daß wir bei Abweichung der Augen nach rechts an einen linksseitigen Sitz im Hirn zu denken hätten („Patient sieht vom Herd weg").

Während die Lähmung der Seitenwender, abgesehen von der zuletzt geschilderten Form der Deviation, intrapontin zwischen drittem und sechsten Kern zu lokalisieren ist, ist die Lähmung der Blickhebung und Blicksenkung an die Gegend der Vierhügel geknüpft.

Handelt es sich um einen erwachsenen Patienten, so ist die Ätiologie der verschiedenen Formen der Augenmuskellähmungen meist eine andere: Bei Lähmung einzelner Muskeln oder Nerven wird man auch hier freilich zunächst an periphere Ursachen denken: Orbitale Prozesse, deren Natur öfter eine syphilitische ist, sowie Nebenhöhlenerkrankungen; weit häufiger aber wird man Tabes, progressive Paralyse, oder zerebrospinale Lues finden. Dabei werden Begleitsymptome von seiten der Pupille und der optischen Leitungsbahn wesentliche Fingerzeige geben. Die Bedeutung der Tuberkulose für die Hirnerkrankungen wird von der Lues zurückgedrängt. Für die schon erwähnte Kombination der Okulomotorius- oder Abduzens- oder seitlichen Blicklähmung mit Hemiplegie oder Hemianästhesie kommen statt der Tuberkulose die Lues und zerebrale Gummen oder die syphilitische Apoplexie in Frage. Für die verschiedensten Formen der meist doppelseitigen Ophthalmoplegien, für die chronischen: Tabes, Taboparalyse, Paralyse, Lues, Bulbärparalyse, für die akuten: Alkoholismus, Botulismus und einige Infektionen. Oft läßt sich auch für die akute Form keine sichere Ursache feststellen. Die oben geschilderten Formen der konjugierten Deviation sind bei Erwachsenen meist bedingt durch Apoplexia cerebri, Abszesse, Meningitis und die verschiedenen Formen der intrakraniellen Lues, ferner durch Tumoren aller Art.

Über die rhinogenen und otogenen Läsionen des Okulomotorius, Trochlearis, Trigeminus und Abduzens äußert sich Onodi (Zeitschr. f. Ohrenheilk. 13 Bd. 69) folgendermaßen:

„Die durchscheinende, äußerst dünne Knochenwand der Keilbeinhöhle berührt direkt in einem 12 mm langen Gebiet den Stamm des Okulomotorius, in einem kleinen Gebiet den Stamm des Trochlearis, in einem 7—20 mm langen Gebiet den Stamm des I. Trigeminus, in einem 6—20 mm langen Gebiet den Stamm des II. Trigeminus, in einem 7—20 mm langen Gebiet den Stamm des Abduzens.

In einem Fall berührte die Knochenwand der rechten Keilbeinhöhle die Stämme des Okulomotorius, Trochlearis, I. Trigeminus und Abduzens der linken Seite.

In anderen Fällen zeigte die Keilbeinhöhle gar keine Nachbarverhältnisse zu den genannten Nerven.

Die Knochenwand der Keilbeinhöhle berührte direkt den Clivus in einer Höhe von 10—14, in einer Breite von 8—18 mm, die Dicke der Knochenwand betrug von Papierdünne bis zu 16 mm.

Ein direktes Nachbarverhältnis zwischen den Augennerven und dem das Gehörorgan enthaltenden Schläfenbein resp. Felsenbein ist gegeben durch das Ganglion Gasseri, welches der Felsenbeinpyramidenspitze vorn aufliegt. Periost des Felsenbeins, Hülle des Ganglion Gasseri, Wand des Sinus cavernosus sind Teile der Dura mater. Es besteht also innige Beziehung zwischen Sinus cavernosus, den genannten Augennerven, der Carotis interna, dem Sinus circularis, petrosus superior und inferior und der Keilbeinhöhlenschleimhaut, deren Emissarien in den genannten Sinus einmünden.

Auch die hinteren Siebbeinzellen können im Gebiete der Fissura orbitalis superior und des Foramen rotundum mit Okulomotorius, Trochlearis, Abducens, I. und II. Trigeminus in engerem Nachbarschaftsverhältnis stehen.

Klinisch erklären sich also Schädigungen der genannten Nerven durch Affektionen der gleichseitigen, aber auch der gekreuzten Keilbeinhöhlen und der gleichseitigen hinteren Siebbeinzellen sowie des gleichseitigen Felsenbeins (innen usw.).

Als solche Affektionen kämen in Frage: Empyem, Traumen inkl. Schußverletzungen, Tumoren, Lues, Tuberkulose, Otitis media, Meningitis, Hirnabszeß."

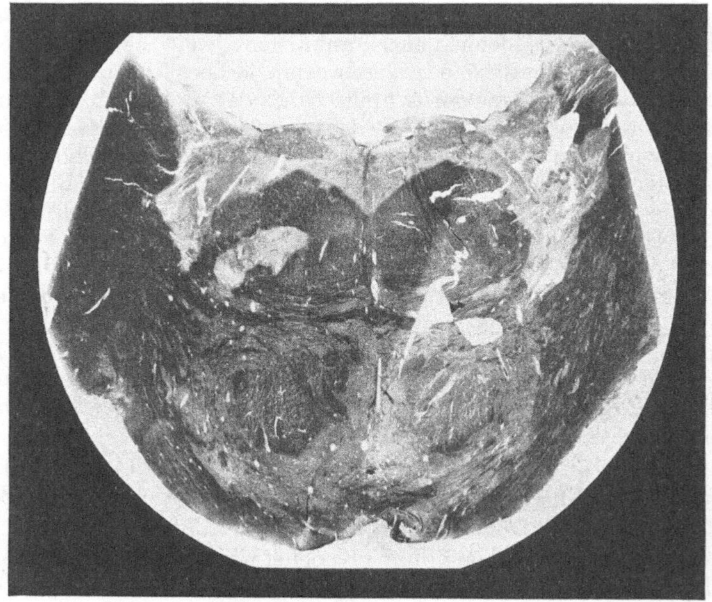

Abb. 26.   Pons bei multipler Sklerose: multiple Herde erklären Störungen der äußeren Augenmuskeln.

Noch ein Symptom in der Blickbewegung sei erwähnt, das sind die diffusen Blickbeschränkungen: Die Augen können zwar in die Endstellungen gebracht werden, aber sie zeigen dann ruckweise Zuckungen und federn langsam zurück. Besonders häufig sind seitliche Blickbeschränkungen, aber auch solche bei Blickbewegungen nach oben und unten kommen vor. Solche Symptome finden sich am häufigsten bei der multiplen Sklerose, aber auch bei den verschiedensten zerebralen Affektionen: Blutungen, Abszessen, Thrombosen, Meningitiden usw.

Nystagmus.

Unter Nystagmus oder Augenzittern versteht man klonische Krämpfe der äußeren Augenmuskeln, die fast stets auf beiden Augen in gegensätzlicher oder gleicher Richtung und Intensität auftreten, seltener verschieden in der Extensität und sehr selten wirklich einseitig sind. Pendeln die Augen gleichmäßig um einen Punkt hin und her, so redet man von oszillierendem oder Pendelnystagmus: horizontalis, vertikalis, diagonalis und rotatorius. Ist aber die eine Komponente der Bewegung wesentlich schneller als die andere (ihr entgegengesetzte), so spricht man von Rucknystagmus oder nystagmusartigen Zuckungen.

Der Pendelnystagmus ist unabhängig von den willkürlichen Augenbewegungen und beeinträchtigt diese nicht, wenn er auch manchmal durch sie verstärkt wird.

In meist sehr ausgesprochenem Maße wird der Rucknystagmus durch die willkürlichen Augenbewegungen verstärkt, indem er bei Primärstellung völlig fehlen, bei seitlichen Blickbewegungen aber sehr ausgesprochen sein kann. Hierbei ist noch zu bemerken, daß der horizontale meist durch seitliche Blickbewegung, der vertikale durch Hebung und Senkung, der diagonale durch entsprechende Augenbewegungen verstärkt wird. Theoretisch ist dies nicht ohne Bedeutung. Aber auch praktisch erklärt sich die schiefe Kopfhaltung mancher Nystagmuspatienten so, daß die Augen nicht in der Primärstellung ihre Ruhelage haben, sondern bei leicht seitlicher — nach oben oder unten diagonal — gerichtetem Blick. Die zu postulierende Blickparese muß demnach in solchen Fällen einseitig oder auf der einen Seite stärker sein als auf der andern. In Zuständen der Aufregung nehmen die Exkursionen der Augen bei den verschiedensten Formen von Nystagmus oft erheblich zu, ja es gibt Formen von Nystagmus, die nur durch Aufregung, Beklommenheit, Verlegenheit bei sonst normalen Menschen auftreten.

Nicht zu verwechseln ist damit ein Pseudonystagmus, welcher dadurch auftritt, daß der Patient abwechselnd unser rechtes und linkes Auge fixiert. Manche Menschen — völlig normale — haben darin eine solche Fertigkeit ohne selbst etwas davon zu wissen, daß sie einen kleinschlägigen horizontalen Nystagmus vortäuschen. Verdeckt man eines seiner eignen Augen mit der Hand oder läßt man einen solchen Menschen eine Fingerspitze fixieren, so verschwindet der „Nystagmus".

Die häufigste Form des Nystagmus ist die angeborene oder in frühester Jugend erworbene. Dabei kann sich volle Sehschärfe finden, eine Herabsetzung des Visus

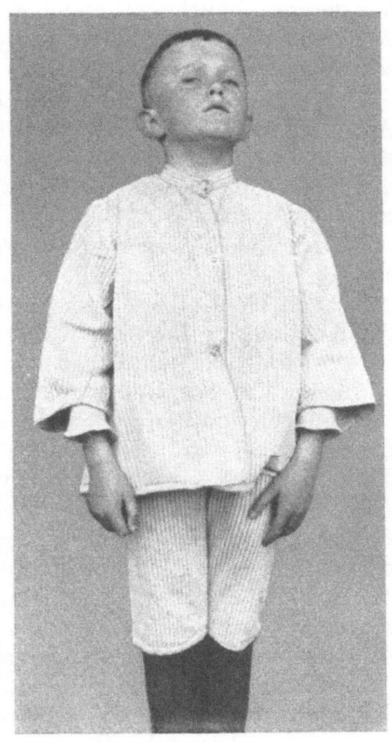

Abb. 27. Schiefe Kopfhaltung.

ist also keineswegs immer die Ursache des Nystagmus, wohl aber kann umgekehrt der Nystagmus das Zustandekommen eines guten Visus verhindern. Andererseits entsteht bei frühzeitiger Erblindung oder starker Herabsetzung des Sehvermögens sehr häufig Nystagmus, aber diese Formen vergesellschaften sich meist mit vagierenden Augenbewegungen, haben also vielfach einen irreguläreren Typ als der gewöhnliche angeborene Nystagmus.

Unter 25 Fällen von Nystagmus, die ich selbst genauer untersucht habe, fand ich den Hirndruck — durch Lumbalpunktion gemessen — (mindestens) 18mal gesteigert (über 150). 21 von diesen Fällen waren angeboren, nur 5 davon zeigten Hirndruck unter 150 H_2O, 4 waren erworben, davon zeigte nur einer normalen Hirndruck. 6 Fälle zeigten gute Sehschärfe und keinerlei Komplikationen von seiten des Nervensystems, des Labyrinths usw. (Lumbaldruck

2 mal normal, 4 mal gesteigert). 9 Fälle zeigten doppelseitige Amblyopie (Lumbdruck 3 mal normal, 4 mal gesteigert).

4 Fälle zeigten Nyst. aus okul. Ursache (Lumb. 2 norm., 2 gest.
3 ,,   ,,   ,,   bei Chorioretinitis (,,   0 ,,   3 .,
3 ,,   Mikrozephalus, Idiotie u. a.   (,,   0 ,,   3 ,,).

Auch der ophthalmoskopische Befund ist oft nicht normal. Unter den 25 Fällen fanden sich 9 mal Abnormitäten, von denen 2 in das Gebiet der kongenitalen Anomalien gehören (Konus nach unten mit Pseudoneuritis optici und Coloboma opt. dpl.) 3 mal wurde Optikusatrophie mit Chorioretinitis syphilit. beobachtet, — also hereditäre Syphilis 5 mal wurde eine leichte temporale Abblassung der Papille festgestellt, 3 mal ohne, 2 mal mit Störungen der Funktionen (Erhöhung der adaptiven Reizschwelle). Nach alledem scheint mir der gewöhnliche, oft angeborene Nystagmus nur ein Symptom einer latenten Affektion des zerebrospinalen Systems zu sein, deren Ursache eine sehr verschiedene sein kann.

Ätiologisch namhaft zu machen ist die Lues hereditaria, in einer geringen Anzahl der Fälle aber vermutlich eine ganze Reihe anderer Noxen, die wir wohl nur zum Teil kennen: Multiple Sklerose, Pertussis, Pneumonie, Influenza, die Behrsche Krankheit (komplizierte infantile Optikusatrophie), Morbilli, Skarlatina, „Nervenentzündung", „Gehirnentzündung".

Wenn der Nystagmus die Folge der Hirndrucksteigerung ist, so muß er sich durch Hirndruckregulierung beeinflussen lassen. In 6 Fällen glaube ich dies auch einwandsfrei konstatiert zu haben, indem der Nystagmus geringer, die Kopfhaltung besser und dadurch gelegentlich auch die Sehschärfe gehoben wurde. Daß bei jahrelangem Bestand der Krankheit nicht jeder Fall zu beeinflussen ist, ist wohl verständlich. Entsprechend den zitternden Augenbewegungen müßten ja eigentlich sämtliche Dinge der Außenwelt beständig in Bewegung sein. Bekanntlich ist dies bei erworbenem Nystagmus auch der Fall. Die den angeborenen Nystagmus gelegentlich begleitenden zitternden Kopfbewegungen in dem Sinne auffassen zu wollen, daß dadurch ein Stillstand des Bildes auf der Netzhaut ermöglicht würde, indem die Augenbewegungen durch gegensinnige Kopfbewegungen ausgeglichen würden, scheint mir den Heilbestrebungen der Natur denn doch zu viel zugemutet. Zumal der Spasmus nutans kleiner Kinder scheint mir in diesem Sinne keineswegs verwertbar, da diese durch Scheinbewegungen am allerwenigsten gestört werden dürften. Wahrscheinlich scheint mir, daß es sich bei solchen — auch gegensinnigen — Kopfbewegungen, die übrigens oft ein ganz anderes Tempo als der Nystagmus haben, um Ausstrahlung irgend eines zerebralen Reizes handelt.

Der angeborene Nystagmus kann nun auch in familiär-hereditärer Form auftreten und sich mit hochgradiger Myopie, Albinismus, Strabismus und mit doppelseitiger Schwachsichtigkeit verbinden.

Betreffs der Theorie des Nystagmus sind diejenigen Fälle von besonderem Interesse, wo ein sehr geringer Nystagmus bei binokularem Sehen vorhanden ist, der bei Verschluß eines Auges wesentlich grobschlägiger wird. Bei freiem Sehen mit beiden Augen kann der Nystagmus so gering sein, daß er nur beim Augenspiegeln im umgekehrten oder aufrechten Bild und auch nur zeitweise zu erkennen ist. Sobald aber ein Auge verdeckt wird, verfällt das andere Auge sofort in grobschlägigen Pendelnystagmus. Selbst wenn das schlechtere Auge verdeckt wird, kann die Aufhebung dieses ganz minderwertigen Binokularsehens noch dieselbe Wirkung haben. Seit Jahren beobachte ich ein Kind von jetzt 14 Jahren, dem ich wegen Strabismus conc. conv. o. s. links eine Vornähung des Rect. externus gemacht habe. Rechts: Hyperopie 4 D. V: 6/6. Links:

V: Fingerzählen exzentrisch. Mit seiner Korrektion bei freiem Blick steht das rechte Auge ruhig, während das linke leichte Schwankungen der Gesichtslinie erkennen läßt, bei Blick nach links tritt Nystagmus auf, nicht beim Blick nach rechts. Sobald nun dieses schwachsichtige Auge verdeckt wird, verfällt das rechte Auge sofort in grobschlägigen horizontalen Nystagmus. Der geringe Grad von binokularem Sehakt, der durch die Beteiligung des linken — hochgradig schwachsichtigen — Auges ermöglicht wird, genügt also in diesem Falle, um den Nystagmus (am rechten Auge) zu unterdrücken.

Ein Krankheitsbild für sich bietet der Nystagmus der Bergleute, der sich als erworbener Nystagmus durch ausgesprochene Scheinbewegungen der Außendinge von den oben besprochenen Formen prinzipiell unterscheidet. Charakteristisch ist, daß der Nystagmus, wenn die Augen bei guter Beleuchtung und entsprechender Adaptation noch ruhig gehalten werden können, sofort in grobschlägigen Nystagmus verfallen, wenn der Blick nach oben oder seitlich oben gerichtet wird, oder aber wenn die Person plötzlich in einen schlecht beleuchteten Raum kommt. Zumal bei dem ungewissen Schein der Grubenlampe tritt alsbald der Nystagmus und damit das Tanzen aller Außendinge ein. Aber auch wenn die Augen durch längeren Aufenthalt im Dunkeln an herabgesetzte Beleuchtung adaptiert waren, und relativ ruhig standen, verfallen sie alsbald in Nystagmus, wenn Patient an das Tageslicht kommt. Es müssen also sowohl vom motorischen Gebiet aus, wie der Einfluß der Blickerhebung beweist — wie auch vom sensorischen, wie der der Beleuchtung zeigt — die Ursachen des Nystagmus ausgehen können. Auf ersterem — dem motorischen — hat man in erster Linie an Überanstrengung der Blickerhebung gedacht, indem durch das für längere Zeit erzwungene Festhalten des Blickes in der gedachten Richtung diese Funktion übermäßig in Anspruch genommen wird. Mit dieser Auffassung stimmt überein, daß in den Gruben mit hohen Flözen, in denen nicht gehauen, sondern gesprengt wird, Nystagmus so gut wie gar nicht vorkommt (Oberschlesien), daß er aber um so häufiger und schwerer ist, je niedriger die Grubengänge sind, in denen der Hauer oft in den gezwungensten Stellungen den Blick nach oben gerichtet haben muß. Außerdem hat man neuerdings bei den erkrankten Bergleuten auch Herabsetzung und Verlangsamung der Adaptation beobachtet, so daß also auch eine Minderwertigkeit der optischen Eindrücke das Entstehen des Nystagmus zu begünstigen scheint.

Von den neueren Beobachtungen Ohms an 500 Fällen von Nystagmus der Bergleute scheint mir besonders bemerkenswert, daß bei vertikalem Nystagmus das eine Auge nach unten geht, während das andere sich nach oben bewegt, und daß beim horizontalen Zittern die Zuckungen im Sinne von Konvergenz und Divergenz erfolgen. Diese Feststellungen waren ihm möglich mit Hilfe einer eigens zu diesem Zwecke konstruierten Vorrichtung, um beide Augen des Patienten gleichzeitig im umgekehrten Bild zu spiegeln. Es liegt nahe, hier die Beobachtungen von Bartels heranzuziehen, der in einer Reihe von Arbeiten seine Beobachtungen über die Regulierung der Augenstellung durch den Ohrapparat niedergelegt hat. Es heißt da: „Die Ohrapparate bewirken ständig einen starken Tonus der Augenmuskulatur (Labyrinthtonus), und zwar sind die Spasmusrichtungen, die von beiden Labyrinthen ausgeübt werden, entgegengesetzt. Jedes Labyrinth zieht durch den auf die Augenmuskulatur ausgeübten Tonus beide Bulbi nach der Gegenseite, außerdem wird der Bulbus derselben Seite nach oben, der der Gegenseite nach unten gezogen, die Wirkung auf den benachbarten Bulbus ist am stärksten." Welche Teile des Labyrinths den Tonus ausüben, wissen wir noch nicht.

Von Elschnig ist neuerdings ein „Nystagmus retractorius" als ein zerebrales Herdsymptom beschrieben worden: „Bei jeder Willkürbewegung, die nur träge und wie unter Überwindung eines Widerstandes und nicht in jeder Richtung in normalem Ausmaße erfolgt, trat eine sehr deutliche Retraktion beider Bulbi ein, verbunden mit leichter Zunahme der Konvergenz

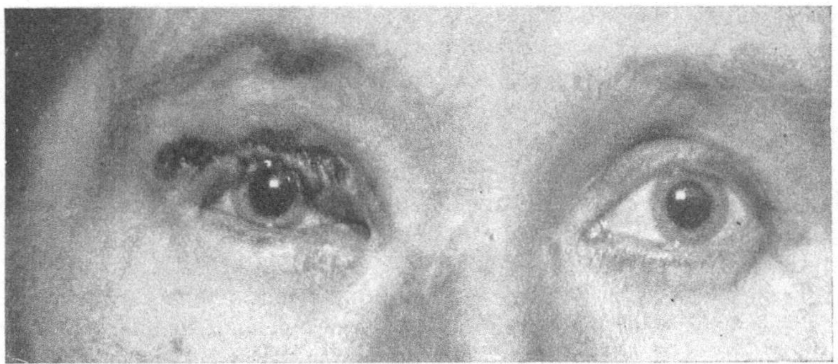

Abb. 28. Gumma des Oberlides.

ohne Pupillenverengerung". Diese sehr interessante Beobachtung bei Tumor des dritten Ventrikels erklärt Elschnig folgendermaßen „Durch einen diffusen Druck auf die im übrigen intakten Augenmuskelkerne und ihre Verbindungsfasern sowie auch auf das hintere Längsbündel wird eine derartige Störung im Ablaufe der Innervation der Blickbewegungen gesetzt, daß bei jeder intendierten Blickbewegung der Willensimpuls in sämtliche äußere, der Willkür unterworfene Augenmuskeln abfließt; zufolge des Überwiegens der Wirkung der Rekti über die Obliqui kommt es hierbei zu einer Retraktion der Bulbi". Nur scheint mir der Name „Nystagmus retractorius" wenig glücklich gewählt, da der sonstige Nystagmus gerade durch seine Unabhängigkeit von Willkürbewegungen charakterisiert ist, nur können die nystagmusartigen Zuckungen bei bestimmten Blickrichtungen besonders ausgesprochen sein, und ferner nicht eine, sondern wiederholte Augenzuckungen das Typische des Nystagmus darstellen.

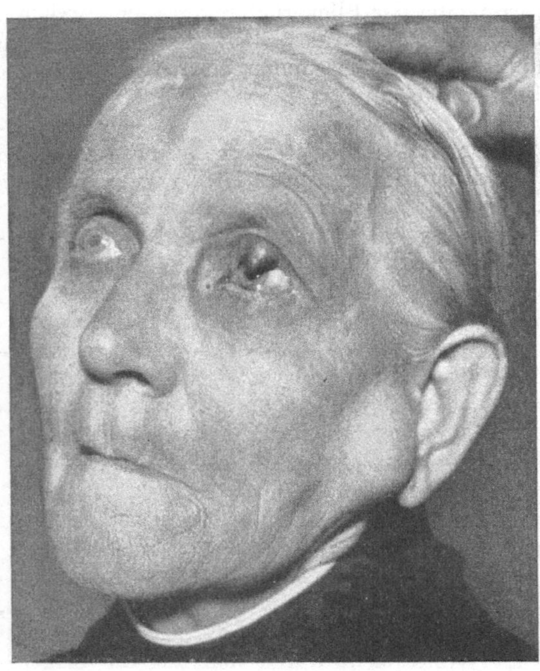

Abb. 29. Lidsarkom mit Metastasen.

Lider.

Die Lider bieten im allgemeinen seltener Gelegenheit zur Konstatierung von Augensymptomen allgemeineren Interesses. Zwei beigegebene Bilder zeigen einige seltene Fälle, wo dieses doch der Fall sein dürfte: ein zerfallenes Gumma des rechten oberen Lides und ein Sarkom; daß letzteres leicht mit den Chalazien verwechselt werden könnte, ersteres mit Karzinom u. a. ist leicht zu verstehen.

Bindehaut und Sklera.

Die Bindehaut stellt eine aus lockerem submukösem Bindegewebe mit niedrigen Papillen und mehrschichtigem abgeplatteten Epithel bedeckte Schleimhaut dar, die einen Sack bildet, der vorne in einer horizontalen Linie — der Lidspalte — geöffnet ist. Vordere und hintere Wand des Sackes sollen sich normalerweise beim Lidschluß berühren. Die vordere Wand besteht aus der Conjunctiva palpebrae superioris und inferioris, die hintere aus der Conjunctiva bulbi und dem Kornealepithel, das ja entwickelungsgeschichtlich zur Konjunktiva gehört. Oben und unten beim Übergang des vorderen in das hintere Blatt befinden sich die sogenannten Übergangsfalten. Temporal an dem Lidwinkel geht der Bindehautsack etwas unter die Lidkommissur hinunter, nasal bildet die Bindehaut die Karunkel und die Plica semilunaris, die wir als rudimentäres drittes Lid ansehen. Feucht gehalten wird die Bindehaut für gewöhnlich durch die Sekrete der Becherzellen, die als schleimig degenerierte Epithelien aufgefaßt werden dürften. Die unter normalen Verhältnissen abgesonderte Tränenmenge ist eine sehr geringe, denn sowohl nach Tränensackexstirpation, wie nach Entfernung der Tränendrüsen treten meist keine dauernden Störungen ein, weder dauerndes Tränenträufeln nach ersterem Eingriff, noch Trockenheit nach letzterem.

Alle Rötungen der Bindehaut nennen wir, soweit sie durch stärkere Füllung der Blutgefäße bedingt sind, Injektionen. Wir unterscheiden eine oberflächliche und eine tiefe, eine zirkumskripte und eine diffuse. Sowohl die oberflächliche wie die tiefe kann zirkumskript oder diffus sein. Die Bedeutung dieser vier verschiedenen Formen, die sich nun auch noch untereinander kombinieren können, ist eine sehr verschiedene und beansprucht ein erhebliches — nicht nur fachärztliches — Interesse. Während die oberflächliche Injektion — partielle wie diffuse — sich bei Konjunktivitis, Blepharitis und Keratitis superficialis findet, deutet die tiefe auf Keratitis profunda, parenchymatosa, Skleritis, Iritis und Zyklitis usw. Klinisch unterscheiden sich die bisher genannten Formen von Injektion, besonders die oberflächlichen von den tiefen durch den Farbenton, welcher bei ersteren ziegelrot, bei letzteren bläulich ist. Dieser Unterschied ist dadurch bedingt, daß wir die stark gefüllten Gefäße im ersten Falle direkt vor uns sehen, im letzteren aber bedeckt durch ein mehr oder weniger trübes Medium, was dem Farbenton eine bläuliche Beimischung gibt. Sind es doch im Falle der oberflächlichen Injektion die Bindehautgefäße selbst, im Falle der tiefen Injektion die subkonjunktivalen und episkleralen Gefäße, die mit den Muskelsehnen an den vorderen Bulbusabschnitt herantreten. Abgesehen von den bisher genannten mehr arteriellen Injektionen kennen wir auch besondere Formen der venösen Injektion, die meist die tieferen — episkleralen — Gefäße betreffen und auf zirkumskripte oder allgemeine Zirkulationsstörungen im Bulbusinnern hinweisen, also auch partiellen und diffusen Charakter haben kann. Die partiellen deuten auf Tumor intraocularis, die diffusen auf Glaukom, besonders hämorrhagischer Natur (s. unten).

Die oberflächlichen partiellen Bindehautinjektionen.

Die oberflächlichen partiellen Injektionen (s. Abb. 30) sind meist die Anfänge oder Reste der skrofulösen, ekzematösen phlyktänulären Prozesse, zumal bei Kindern. Sie lokalisieren sich gern am Korneosklerallimbus, bilden hier Lymphozytenhaufen (Phlyktänen, Gefäßbändchen, büschelförmige Keratitis), sie hinterlassen nach ihrer Abheilung recht charakteristische streifenförmige Narben, denen man den skrofulösen Charakter oft noch nach Jahrzehnten ansehen kann. Eine andere Frage ist es, ob wir aus einer einzigen, wenn auch noch so typischen Phlyktäne auf einen skrofulösen Habitus seines Trägers schließen sollen. Dieses möchte ich nicht befürworten und ganz gewiß verfehlt wäre es, gesunde Eltern eines sonst gesunden Kindes durch das Wort „Skrofulose" dessen Verwandtschaft mit der Tuberkulose schon dem Laien geläufig ist, unnötig Sorge zu machen.

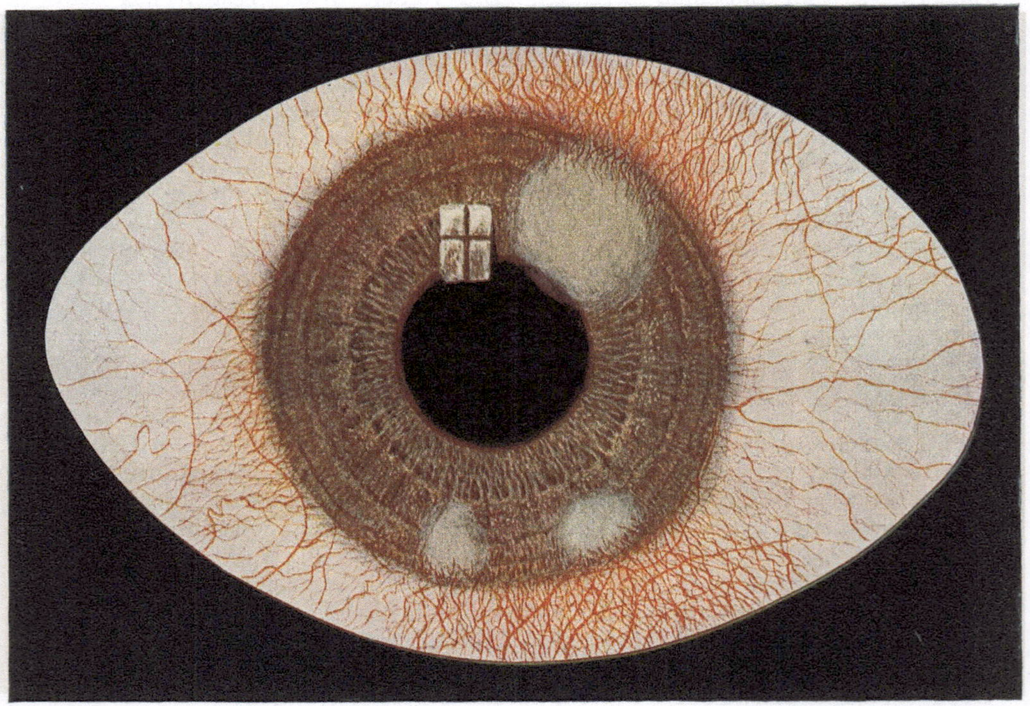

Abb. 30.   Oberflächliche partielle Injektion (cfr. Abb. 37).

Zum Verwechseln ähnlich können diese oberflächlichen Prozesse solchen sehen, wie sie sich in Begleitung der Akne rosacea zeigen. Attackenweise die Anfälle der Rosacea begleitend oder auch vikariierend für diese eintretend, ein bis zweimal im Jahr, besonders in den „Übergangszeiten", quälen solche äußeren Ophthalmien die meist im mittleren oder höheren Lebensalter stehenden Patienten, wobei das weibliche Geschlecht auffallend bevorzugt wird, oft jahrzehntelang. Lokale Behandlung nützt dabei allein wenig, es ist durchaus erforderlich, auch die Hautaffektion der Nase und der Wangen lokal und allgemein diätisch zu behandeln und diese Behandlung durch subkutane Milchinjektionen zu unterstützen. Dann tritt der Erfolg meist sofort ein. Solche Augenkomplikationen sind bei Rosacea nicht sehr häufig, wo sie aber auftreten, beschränken sie sich öfter nicht auf die Bindehaut, sondern befallen die Kornea in immer wiederkehrenden ulzerierenden Infiltrationen, die unter Vaskularisation abheilen, aber erhebliche Trübungen hinterlassen und oft den ganzen Lidspaltenbereich der Kornea einnehmen, so daß die Pupille völlig verdeckt wird. Das Gürtelförmige — ganz analog der gürtelförmigen, nicht entzündlichen Hornhautdegeneration — ist charakteristisch für die Kornealbeteiligung bei Rosacea und weist auch seinerseits auf den Einfluß von Luft, Licht und Wetter hin.

Partielle oberflächliche Bindehautinjektionen treffen wir ferner bei einer Hautaffektion, die mit der Rosacea einzig das gemein hat, daß die Wirkung des Lichtes eine exzessive Reaktion bedingt: Das Xeroderma pigmentosum. Hier sind, in Anbetracht der Seltenheit der Krankheit, wohl relativ häufiger die Konjunktiven temporal unten befallen. Es bleibt aber nicht bei den Injektionen, sondern eine lokale Erkrankung der Bindehaut führt zu einem pterygiumartigen Symblepharon, d. h. zu einer partiellen Verwachsung der palpebralen und bulbären Konjunktiva, einer Verwachsung, von der aus ein progressiver, dem Flügelfell nicht unähnlicher Prozeß auf die Kornea übergreift und die Pupille überziehend zur Erblindung führen kann. Dieser eigenartige, klinisch so charakteristische Prozeß, daß man an den Augen allein das Xeroderma erkennen kann, scheint das Analogon zu der karzinomatösen und sarkomatösen Degeneration der von der genannten Krankheit befallenen Hautpartien zu sein, malignen Bildungen, die übrigens auch die Lidränder und von da aus auch den Bulbus befallen.

Auch das Erythema multiforme exsudativum befällt die Konjunktiva gelegentlich in ganz ähnlicher Weise wie dies oben von der Akne gesagt wurde, doch sind diese Komplikationen meist harmloser Natur.

Eine recht charakteristische partielle Bindehautinjektion auch, unter Bevorzugung des Lidspaltenbereichs, stellt die Conjunctivitis partialis der Feuerarbeiter dar. Heizer, Glasbläser und andere Personen, die ähnlichen Einflüssen des Feuers ausgesetzt sind, stellen die meisten Patienten für diese Form der Bindehautrötung. Wir führen sie auf die Wirkung der langwelligen — warmen — Strahlen des Spektrums zurück. Die Beschwerden sind die der mäßigen Absonderung, es besteht das Gefühl der Wärme oder Hitze, doch sind nicht eigentlich Schmerzen vorhanden wie bei der unten zu erwähnenden Ophthalmia electrica und nivalis (s. tiefe Injektion).

Exquisit partiell in seinem Charakter ist der syphilitische Primäraffekt. Meist findet er sich an der Plica semilunaris; doch habe ich ihn auch temporal unten in der Übergangsfalte gesehen, wo er zuerst für eine artefizielle Konjunktivitis gehalten wurde. Die Entstehung dieses Falles, dessen Krankengeschichte ich anschließe, blieb völlig dunkel. Bei Ärzten und Hebammen handelt es sich wohl meist um Fruchtwasserinfektion bei Entbindung syphilitischer Frauen. In einem Falle hatte ein Fabrikarbeiter einem Mitarbeiter das obere Lid ektropioniert und den an typischer Stelle sitzenden Fremdkörper mit einem angeleckten Zigarettenpapier entfernt. An dieser Stelle entwickelte sich der Primäraffekt. Nimmt die Infiltration zu, tritt Ulzeration auf, so macht präaurikuläre und meist schmerzhafte Drüsenschwellung auf die wenig harmlose Natur der Affektion aufmerksam. Wenn irgend etwas Auffallendes oder Abweichendes bei einer Konjunktivitis auftritt, z. B. eine leichte Ulzeration, so suche man unbedingt nach Spirochäten. In einem solchen Falle, der einen Friseur betraf, fanden sich solche noch zu einer Zeit, wo Wassermannsche Reaktion schon positiv und ein feines makulöses Exanthem aufgetreten war. Obwohl der Patient wegen Chalazion — eine häufige und verständliche Verwechslung — inzidiert war, sich die Ulzeration also gewissermaßen erklärte, war das Bild eben doch „verdächtig", sodaß — und zwar mit Erfolg — nach Spirochäten gesucht wurde. Es glückte in diesem Falle die abortive Behandlung mit Salvarsan, ohne alle sonstigen Sekundärerscheinungen.

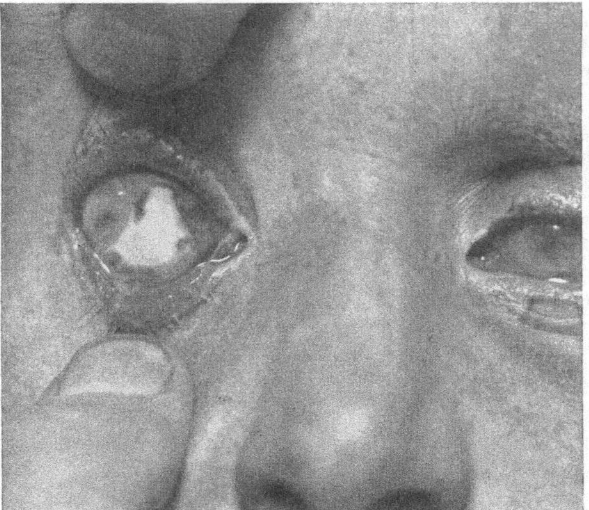

Abb. 31.   Gumma sclerae.

In einem anderen selbstbeobachteten Falle war die partielle Bindehautaffektion vermutlich tertiärer Natur, denn ein ziemlich großes (s. Abb. 31) Geschwür mit geschwulsteten Rändern und speckigem Grund ergriff Kornea und Sklera, perforierte und verheilte dann unter energischer Hg-Jk-Kur. Es war diese Lues völlig monosymptomatisch, die Anamnese auch die Wassermannsche Reaktion negativ.

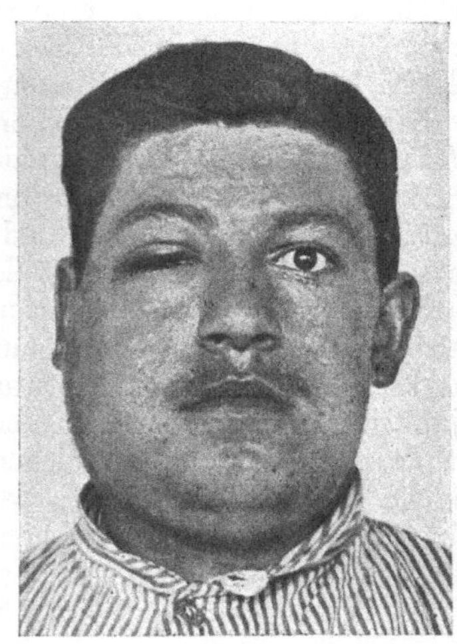

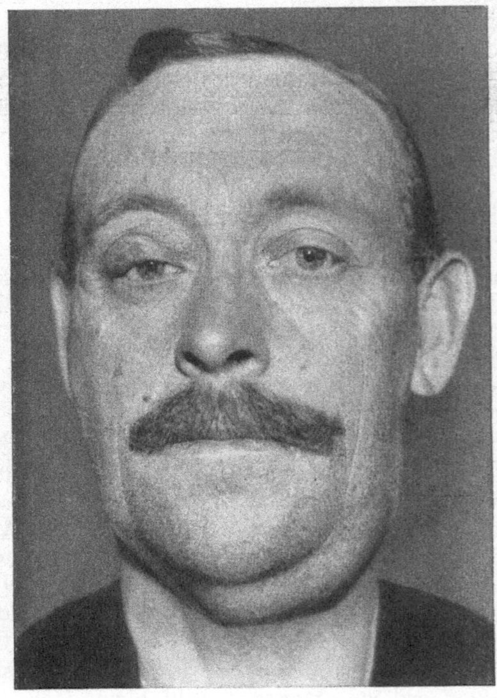

Abb. 32.   Parinaudsche Konjunktivitis.

Abb. 33.   Tuberkulose der Konjunktiva des rechten Oberlides.

Partielle Bindehautaffektion zunächst oberflächlicher Natur finden wir nun auch bei der Tuberkulose, die in den verschiedensten Formen, den sog.
vier Sattlerschen Typen, auftreten kann. Endlich wäre noch zu erwähnen die Parinaudsche Konjunktivitis, die zunächst partiell auftritt und der Tuberkulosekonjunktivitis zum Verwechseln ähnlich sehen kann. Auch präaurikulare (gleichseitige) Drüsentumoren finden sich bei beiden Erkrankungen, doch spricht eine akute Suppuration in letzteren für Parinaud gegen Tuberkulose, vielleicht für die bovine Form der letzteren.

Schließlich wäre noch der Pemphigus conjunct. (s. Abb. 34 u. 35) zu erwähnen. Die Pemphigusblasen selbst stehen bei der Konjunktivitis gewöhnlich nicht im Vordergrund des klinischen Bildes, da sie sehr schnell durch den Lidschlag zerscheuert werden. Es resultieren partielle Verwachsungen zwischen beiden Bindehautblättern, die zur völligen Verlötung führen

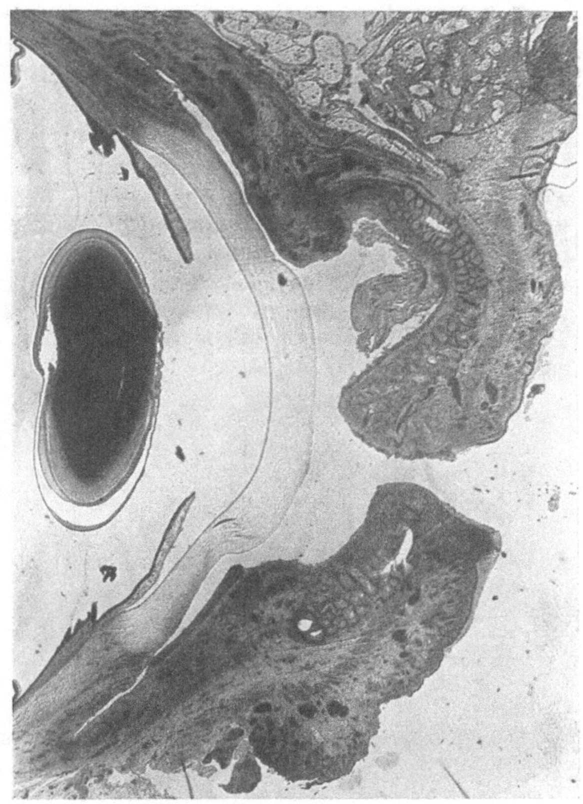

Abb. 34. Pemphigus conjunctiva.

können und die Lider fest an den Bulbus ankleben, so daß der Lidschlag unmöglich wird und Keratitis e lagophthalmo oder Xerophthalmus entsteht. Die gelegentliche Kombination mit Pemphigus der Haut und Schleimhäute hat solche „essentielle Schrumpfung der Bindehaut" als zum Pemphigus gehörig erkennen lassen.

Auf eine besondere Form der meist einseitigen Konjunktivitis bei Neugeborenen sei nochmals ausdrücklich hingewiesen, d. i. die Konjunktivitis des inneren Lidwinkels, die bedingt ist durch Dakryocystitis congenita" (s. o.).

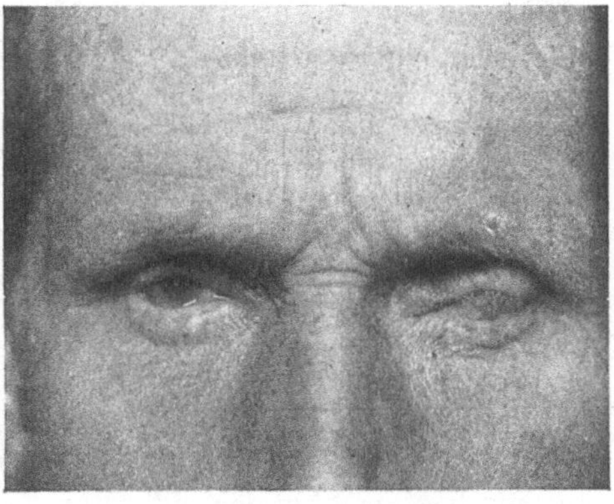

Abb. 35. Pemphigus.

Die Unterscheidung dieser verschiedenen Formen von Konjunktivalerkrankung: Pemphigus, Parinaudsche Konjunktivitis, Tuberkulose der Konjunktiva,

syphilitische Affektionen einerseits, skrofulöse phlyktanuläre, ekzematöse und
Rosaceaerkrankungen andererseits, kann auch dem Kenner der Dinge oft die
größten Schwierigkeiten machen.

Gegenüber diesen — im Anfang wenigstens — partiellen und oberflächlichen Bindehautaffektionen, deren Ätiologie oft eine recht ernste ist, haben
die diffusen oberflächlichen Konjunktivitiden meist eine harmlosere Bedeutung.

Die oberflächlichen diffusen Bindehautinjektionen.

Abgesehen von den durch Pneumokokken (s. Abb. 36), Staphylokokken,
Streptokokken, Diplobazillen, Koch-Wecks, Influenza-, Diphtherie-
und andere Bakterien bedingten Konjunktivitiden, deren klinisches Bild
für den Kenner oft Charakteristisches genug für die ätiologische Diagnose hat,
kommen von allgemeinem Interesse Morbilli, Skarlatina und Heufieber
in Frage. Im Gegensatz zu ersteren durch Infektion von außen (oder von den
Tränenorganen) bedingten Bindehautaffektionen fassen wir die letzteren als
endogen auf

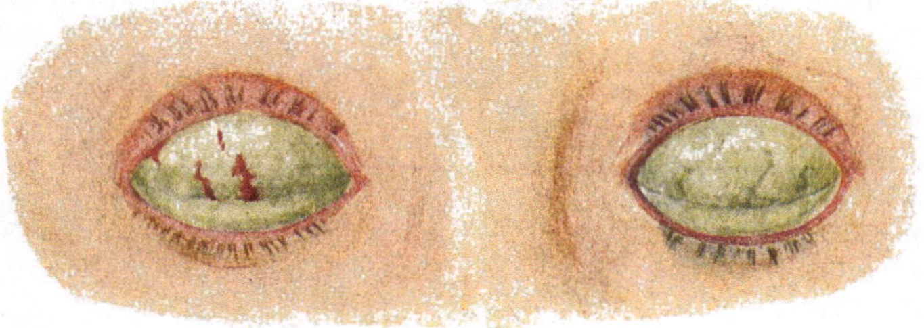

Abb. 36. Chronische Pneumokokkenkonjunctiva mit Hydrozephalus im Gefolge.

Sowohl ektogen wie auch endogen kann die Gonorrhöe die Bindehaut
in Mitleidenschaft ziehen.

1. Die Conjunctivitis gonorrhoica der Neugeborenen ist eine ektogene Infektion, der bis zur Credéschen Argentuminstillation bekanntlich Tausende
von Augen zum Opfer fielen. Die Mehrzahl der Blindeninstitutsinsassen hatte
ihr Augenlicht durch diese wohl verhütbare Infektion der Augen verloren.
Ist auch der große Segen des Credéschen Tropfens (statt der 2 $^0/_0$ Argentum
nitricum-Lösung ist wohl eine 1 $^0/_0$ige als genügend und weniger reizend vorzuziehen) anzuerkennen, und dieser bei jedem Fluor der Mutter auch ohne
weiteres beim Kinde anzuwenden, so ist doch einer zwangsweisen allgemeinen
Einführung keineswegs das Wort zu reden, da erstens keineswegs jeder Partus
als infiziert angesehen werden darf und zweitens keinerlei Allgemeingefahr
vorliegt, so daß der Vergleich mit der Pockenschutzimpfung unangebracht
erscheint.

2. Eine zweite Form der ektogenen Konjunktivitis gonorrhoica betrifft
kleine Mädchen im Alter von 5—10 Jahren. Meist finden wir hier eine Vul-
vitis oder Vaginitis, deren Entstehungsursache oft unbekannt bleiben wird.
Stuprum liegt wohl in den seltensten Fällen vor. Da sich diese Fälle gar nicht
so selten mit Knie-, Schulter- und Ellenbogengelenkaffektionen kombinieren,
so liegt die eminente Wichtigkeit einer frühzeitigen Erkennung der Konjunktivitis auf der Hand. Ein Deckglaspräparat des Bindehautsekrets genügt
meist, um die schwere Infektion zu erkennen.

3. Eine dritte Form der ektogenen Conjunctivitis gonorrhoica ist die der Erwachsenen beiderlei Geschlechts, von der eigenen Urethra wohl meist mit dem Finger inokuliert.

4. Endogene Conjunctivitis gonorrhoica kennen wir bei Erwachsenen beiderlei Geschlechts und bei kleinen Mädchen, nicht bei Neugeborenen. Diese Form der Erkrankung zeigt geringe Sekretion, während bei den ektogenen Formen die Absonderung im Vordergrund des klinischen Bildes steht; der Abstrich zeigt keine Gonokokken, wohl aber sind solche im Punktat des subkonjunktivalen Tenonschen Raumes nachgewiesen worden, es handelt sich also eigentlich um eine Subkonjunktivitis oder Tenonitis. Sie ist stets doppelseitig. Auch diese Form der Konjunktivitis und Urethritis gonorrhoica kompliziert sich gern mit Arthritiden, Endokarditis, ja Iridozyklitis. Ihre eminente praktische Bedeutung liegt auf der Hand.

Da auch bei Neugeborenen sich solche Gonokokken-Blutinfektion finden kann, obwohl keine Vulvovaginitis vorzuliegen braucht, so schließen wir daraus, daß auch von der Konjunktiva aus, wenn auch schwerer, die Gonokokken in den Blutkreislauf gelangen können. Eine doppelseitige, dem klinischen Bilde nach leichtere Konjunktivitis kann also sehr wohl eine recht ernste Ätiologie haben und zumal, wenn eine Arthritis oder Endokarditis auftritt, in einer Vaginitis gonorrhoica ihre erste Ursache haben.

Die tieferen partiellen Injektionen.

Wenden wir uns nun zu den partiellen, aber tieferen Bindehautinjektionen, so sind hier in erster Linie die Skleritiden zu nennen. Es muß noch fraglich bleiben, ob sich die Sklera wirklich selbst primär entzünden kann, oder ob der primäre Herd nicht vielmehr in der Uvea zu suchen ist und die Beteiligung der Sklera eine sekundäre ist.

Die Injektion hat also auch bei diesem Prozesse deutlich partiellen, aber tiefen Charakter, d. h. violetten Ton. Dabei zeigt sich ferner oft eine gewisse Prominenz des Krankheitsherdes: der skleritische Buckel; drittens ist Schmerzhaftigkeit oder Druckempfindlichkeit fast stets vorhanden. Trotz aller dieser Unterscheidungsmerkmale, die sehr verschieden deutlich sein können, gehen die Krankheitsbilder sehr in die der partiellen oberflächlichen Prozesse über. Oft kann nur eine wochenlange Beobachtung die Diagnose sichern, denn erst dann geht gelegentlich ein als Phlyktäne imponierender Reizszustand plötzlich auf das innere Auge über, trübt die tieferen Schichten der Kornea, macht Iritis, Zyklitis mit Descemetschen Beschlägen, ev. Drucksteigerung und entpuppt sich so als „durchschlagende Skleritis". Auf diesem Gebiet geschehen viel Fehldiagnosen, wie die Zinkrezepte beweisen, mit denen solche Patienten oft kommen. Die Ätiologie solcher Prozesse ist wohl öfter eine tuberkulöse, seltener eine syphilitische, noch weniger häufig eine gichtische oder rheumatische.

Charakteristisch sind die nach Abheilung solcher Skleritiden zurückbleibenden schiefrig grauen Verfärbungen der befallenen Stellen, welche durch Verdünnung der Sklera zu erklären sind, zumal wenn sich eine solche am Limbus gelegene Stelle in eine tiefere Hornhauttrübung fortsetzt.

Nicht mit solchen schiefrig graublauen Verfärbungen der Sklera sind Bilder zu verwechseln, wie wir sie bei Argyrose der Bindehaut zu sehen bekommen. Nicht durch innerlichen Gebrauch, sondern durch Instillation von Argentum nitricum, Protargol u. a. entsteht eine Braun- bis Schwarzfärbung des unteren Konjunktivalsacks, besonders der unteren Übergangsfalte, nach oben zu an Intensität abnehmend. Ich erinnere mich, selbst einen sehr hohen Grad von Argyrose gesehen zu haben, wobei die untere Übergangsfalte fast schwarz war und die graublaue Verfärbung sich erst in halber Höhe des Bulbus allmählich verlor, während die obere Übergangsfalte ein florides Trachom zeigte.

Nicht zu verwechseln mit den skleritischatrophischen Stellen sind ferner die „blauen Skleren", wie wir sie in seltenen Fällen infolge familiär-hereditärer Aplasie sehen und die den ganzen vorderen Bulbusabschnitt diffus betrifft. Manche Fälle kombinieren sich mit Keratokonus und hochgradiger Myopie, so daß man an eine Minderwertigkeit der gesamten Bulbushüllen denken muß. Dazu ist neuerdings eine abnorme Brüchigkeit der Extremitätenknochen beschrieben worden, so daß die Entwicklungsanomalie nicht nur die Augen, sondern auch das Knochensystem zu betreffen scheint. (Peters, Kl. M. Bl. f. A. Mai 594.)

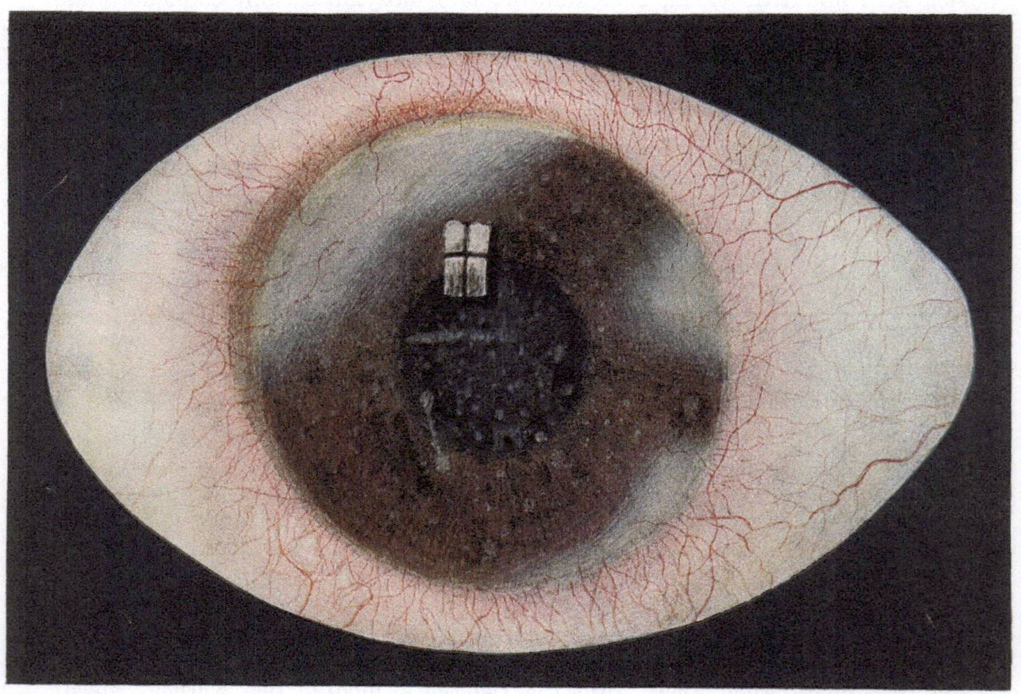

Abb. 37.   Tiefe partielle Injektion (cfr. Abb. 30).

Die Skleritiden sind ausgesprochen rezidivierend und können den ganzen Limbus corneae umgreifen, was dann zumal im Kindesalter zu Buphthalmus, im späteren Leben zu Glaukom führt.

Wenn auch zweifellos Spontanheilungen nicht so extrem selten sind, so wird man doch möglichst frühzeitig mit Hg- und Jk-Therapie auch bei nicht syphilitischer Ätiologie, ferner mit Milchinjektionen und Tuberkulinkur, Schwitz und Lichtbehandlung vorgehen, mindestens sobald Miterkrankung des inneren Auges sich zeigt.

Die tieferen, diffusen Injektionen.

Im Gegensatz zu den partiellen oder zirkumskripten tiefen Injektionen stehen die diffusen tiefen.

Wir finden sie, erkenntlich hauptsächlich am violetten Farbenton, in erster Linie bei Iritis und Zyklitis, namentlich bei akuteren Formen. Hierbei ist also die gesamte Vorderfläche des Bulbus — abgesehen von der Kornea — in leichteren oder chronischen Fällen leicht livid, in heftigen und akuten tief bläu-lichrot. Absonderung besteht nicht, auch ist die palpebrale Bindehaut weniger beteiligt. Auch bei der Keratitis parenchymatosa finden wir diese Injektion.

Eine sehr typische Form der diffusen tiefen konjunktivalen Injektion stellt die Ophthalmia electrica und die Schneeblindheit dar: die kurzwelligen Strahlen der Bogenlampe, zumal solche mit Metalldocht sowie der Quecksilber-bogenlampen, wie in ganz ähnlicher Weise die der Höhensonne üben nach einer Latenz von einigen Stunden einen Reiz auf das Corpus ciliare und die Iris aus, welcher sich in heftigen Schmerzen, tiefer Injektion, Miose, Lichtscheu äußert. Ein mir persönlich bekannter Professor der Chemie hatte sich ca. eine Stunde lang nachmittags unter Assistenz mehrerer Herren mit einer neuen Queck-silberbogenlampe beschäftigt, nachts wachte er vor Schmerzen auf in großer Sorge um seine Augen. Auf meinen telephonischen Rat, sich Kokain zu in-stillieren, schlief er wieder ein und am andern Morgen war alles vorüber. Er war leicht kurzsichtig und hatte bei den Experimenten seinen Klemmer ge-tragen, doch war dieser aus Bergkristall, hatte also die gefährlichen Strahlen nicht abfiltriert. Der Diener, der eine gewöhnliche Schutzbrille getragen hatte, war verschont geblieben, desgleichen ein kurzsichtiger Student, der ein ge-wöhnliches Glas getragen hatte.

Von der Ophthalmia electrica kennen wir nun auch eine chronische Form (Behr), welche wir hauptsächlich bei solchen Arbeitern beobachten, welche viel bei Nacht in geschlossenen Räumen bei künstlichem Licht, besonders Bogenlicht zu arbeiten haben: Die Klagen solcher Patienten sind sehr verschiedener Natur, anscheinend rein neurasthenisch. Flimmern, Unsicherheit beim Sehen, besonders beim Wechsel von Hell und Dunkel, und umgekehrt. Eine leichte ziliare Injektion ist gelegentlich zu sehen, kann aber minimal sein. Sehschärfe, Gesichtsfeld und Farbensinn sind normal, nur die Adaptation des Auges an geringe Helligkeiten zeigt eine schwere Störung (s. unten). Mit der Besse-rung der Beleuchtung verschwinden die Störungen. Dabei kann von Simu-lation nicht die Rede sein, denn eine für zeitlich verschiedene Untersuchungen konstante Reizschwelle zu simulieren, dürfte ein Ding der Unmöglichkeit sein (s. Lichtsinn).

Es ist interessant, wie sich diese Ophthalmia electrica und nivalis prinzipiell von der durch Feuerstrahlung und Insolation bedingten Konjunktivalreizung unterscheidet. Hier die Wirkung der langwelligen Strahlen mit Licht und Wärmewirkung: Blendung und Verbrennung ohne Inkubation, dort die der kurzwelligen chemisch wirksamen mit mehrstündiger Latenz.

Sehen wir statt dieser diffusen lividen oder violetten Verfärbung die Sklera normal weiß oder bläulich (je nach dem Alter) und nur hier und da ein stärker gefülltes, wohl meist venöses Blutgefäß, so ist diese diffuse tiefe Injektion meist erklärt durch intraokulare Drucksteigerung: das in das Auge ein-strömende Blut der Aderhaut kann nicht, oder nur zum Teil, durch die Venae vorticosae das Auge verlassen, da diese schräg die Sklera durchsetzenden Ge-fäße durch den gesteigerten Intraokulardruck ventilartig komprimiert werden. Das Blut verläßt den Bulbus dann durch die Kommunikationen zwischen den vorderen Ziliar- und den Konjunktivalgefäßen.

Narben und andere Veränderungen der Bindehaut.

Narben in der Bindehaut, zumal mit Obliteration der Übergangsfalten finden wir am häufigsten bei oder infolge von Trachom. Es sind meist so charakteristische Veränderungen, daß die Erkennung bei einiger Erfahrung nicht schwierig ist. Die nach Primäraffekt zurückbleibende Narbe ist meist nicht charakteristisch, eher schon die nach Tuberkulose, zumal wenn Lupus der Haut vorliegt und die Lidränder ergriffen sind, oder auf den Knochen gehende Fistelnarben mit Ektropium vorhanden sind. Diffuse, aber wenig charakteristische Narben kann auch die Diphtherie hinterlassen, nie aber die — selbst die schwerste — Gonorrhöe. Von der Art der Vernarbung in Form des Symblepharon part. und totale bei Pemphigus, desgleichen an den charakteristischen Veränderungen bei Xeroderma war oben die Rede.

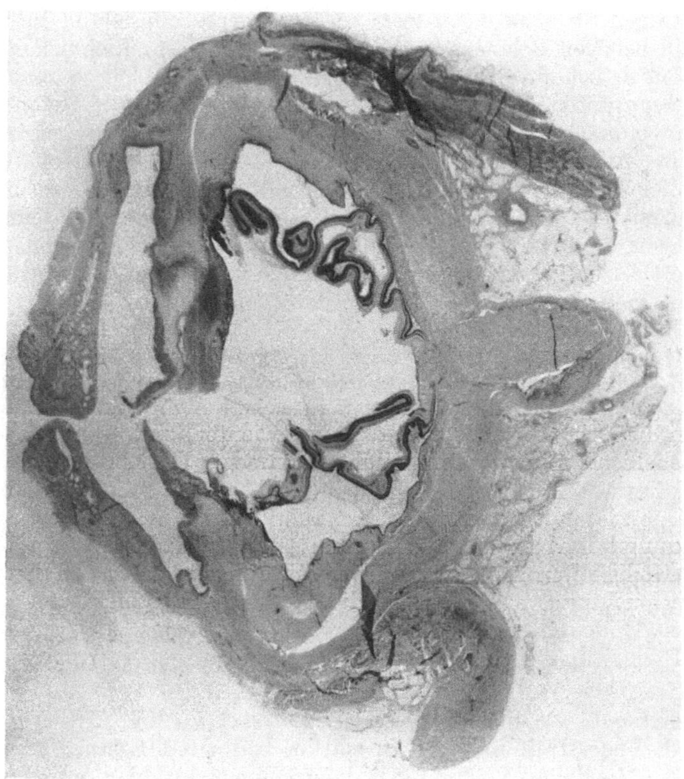

Abb. 38.   Keratomalazie bei Pädatrophie.

Ein gewisses Allgemeininteresse können die von Bitot zunächst bei Xerose der Konjunktiva beobachteten seifenschaumähnlichen Flecke erwecken, da es sich hier meistens nicht um eine Lokalerkrankung, sondern um eine lokale Äußerung einer Allgemeinernährungsstörung handelt. Meist finden sich die Flecke temporal unten am Korneosklerallimbus, in vorgeschrittenen Stadien auch nasal, sie können sich dann über die ganze Konjunktiva bulbi verbreiten und sich auf die Kornea in Form leichtester Trübungen fortsetzen. Im Lidspaltenbereich können sich diese sättigen, ulzerieren, perforieren und zum Verlust des Auges führen (Keratomalazie usw.). Dies ist oft der Zustand des einen Auges (s. Abb. 38), wenn die pädatrophischen Kinder, denn um solche handelt es sich meist, in die Klinik gebracht werden, während das andere Auge entweder nur die Xeroseflecken oder ein weiteres Stadium darstellt.

Unzweckmäßige Ernährung, Gastroenteritis sind die ursächlichen Momente, deren Beseitigung meist sofort eine Wendung zum besseren eintreten läßt.

Ältere Kinder, etwa zwischen dem 5. und 10. Lebensjahr können durch Unterernährung in einen gleichen Zustand geraten, doch verhütet das frühzeitige Auftreten eines „Nachtblindheit" oder „Hühnerblindheit" genannten Torpors der Netzhaut oft das Fortschreiten des Krankheitsprozesses bis zu den geschilderten deletären Zuständen dadurch, daß die Kinder rechtzeitig zum Arzt gebracht werden. Sobald die Sonne gesunken ist, sind solche Kinder blind, leben sie auf dem Lande, so finden sie sich aus der Dämmerung des Waldes nicht mehr nach Hause, werden dann, wenn ihre Abwesenheit auffällt, schreiend aufgefunden. Fragt man in solchen Fällen nach der Ernährung, so handelt es sich meist um einfachste Existenzbedingungen. Wenn die Einnahmen aus irgend einem Grunde besonders gering waren, mußten sich die Kinder mit dünnem Kaffee und Brot oder Kartoffeln begnügen; Milch, Eier, Butter und Fleisch kamen nicht auf den Tisch. Zumal im Sommer, wenn der Stoffverbrauch bei den Kindern infolge langen Aufenthalts in der Luft und Sonne ein recht reger ist, genügt die Nahrungszufuhr dann weder quantitativ noch qualitativ, und eine exquisite Störung des Sehens ist die Folge. Hebung der Ernährung, am besten natürlich klinisch, beseitigt die Hemeralopie in 8—14 Tagen.

Bei Erwachsenen ist dies Krankheitsbild früher nicht selten zur Beobachtung gekommen bei den aus Afrika nach Amerika als Sklaven importierten Negern, wenn die Vorräte nach einer langen Seereise infolge Windstille zur Neige gingen. In der Zeit des Dampfes sind dies seltene Dinge geworden, doch habe ich noch in einem recht heißen Sommer bei den Insassen eines Arbeitshauses das Krankheitsbild der Hemeralopie mit Xerose beobachtet, wobei einige Augen ganz nach der Art der Kinderkeratomalazie zugrunde gingen. Die Xerosis conjunctivae, verbunden mit Hemeralopie und gefolgt vom Keratomalazie, die außerordentlich typische Äußerung der chronischen Unterernährung, ist während des Krieges an der Kieler Klinik jedenfalls nicht häufiger als in Friedenszeiten beobachtet worden. Sie ist hier überhaupt sehr selten.

Während es sich bei der soeben beschriebenen Xerose der Konjunktiva offenbar um einen oberflächlichen Vertrocknungsvorgang der Epithelien handelt, sind die Entstehungsursachen des sog. Amyloids der Konjunktiva vielleicht noch nicht in allen Punkten geklärt, jedenfalls handelt es sich nicht um eine Teilerscheinung des allgemeinen Amyloids der inneren Organe, sondern um einen Lokalprozeß bei sonst gesunden Menschen, so daß er nur spezialistisches Interesse beanspruchen dürfte.

Die Gelbfärbung der Bindehaut bei beginnendem Ikterus, sichtbar auf der helleren Unterlage der Sklera, ist zu bekannt, um hier ausführlich besprochen zu werden. Eine ähnliche Verfärbung kann sich bei Morbus Addisonii finden.

Blutungen in der Bindehaut haben meist gar nichts zu bedeuten, sie entstehen mit und ohne Trauma, deuten vielleicht bei Kindern gelegentlich auf Würg- oder Brechbewegungen, wie man sie am häufigsten bei Pertussis, wohl auch bei Epilepsia nocturna sieht. Keineswegs sind Bindehautblutungen ein Zeichen von Atherom und als solche etwa zu den Retinalblutungen in Parallele zu setzen. Bei Neugeborenen sind tödliche Konjunktivalblutungen nach relativ geringen Geburtstraumen mehrfach beobachtet worden.

Tumoren sind in der Konjunktiva sowohl gutartige wie bösartige zu beobachten. Was jedoch im pathologisch-anatomischen Sinne als gutartig zu bezeichnen ist, kann seinem klinischen Verlauf nach durchaus nicht immer so genannt werden, denn die Papillome des Kornealsklerallimbus können nach operativer Entfernung derartig rapid ins Wachsen kommen, und durch Blutungen sich so unangenehm bemerklich machen, daß zur Enukleation geschritten werden muß. Andererseits sind echte Sarkome selbst melanotischen Charakters durchaus nicht immer so bösartig, wie wir dies von den intraokularen Melanosarkomen wissen. Prädilektionsstelle für die letzteren ist die Plica semilunaris (s. Abb. 39), das in Rückbildung begriffene dritte Augenlid, also ein rudimentäres Organ, wie solche ja mehrfach zu maligner Degeneration neigen. Zu erwähnen wären in diesem Zusammenhang auch die sogenannten Naevi mit oder ohne klinisch erkennbarer Pigmentierung. Da wir nicht wissen, unter welchen Bedingungen ein solcher Naevus bösartig werden kann, so erscheint es richtig, ihn wegzunehmen, wenn man ihn leicht radikal entfernen kann, oder zum mindesten, wenn er anfängt zu wachsen. Ich habe selbst eine größere Anzahl solcher pigmentierter, teils erhabener, teils flacher Flecken anatomisch

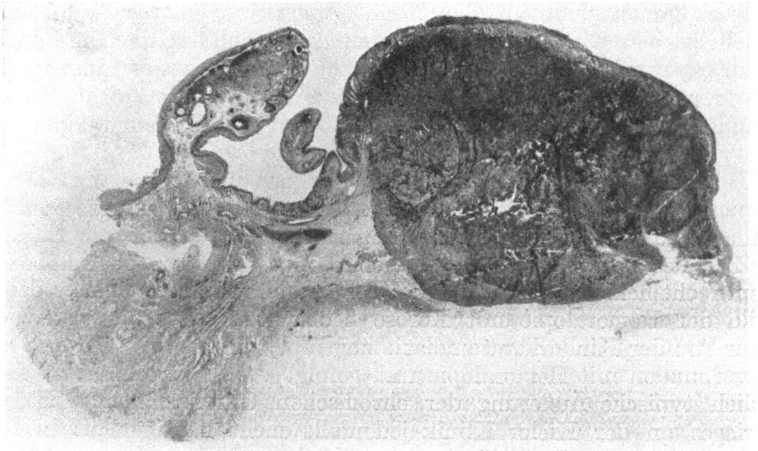

Abb. 39. Melanosarkom der Plica semilunaris.

untersucht und das Pigment bald in den Epithelien gefunden, wo es gewöhnlich Beziehungen zum Kern zu haben schien, dem es haubenförmig aufzusitzen pflegt, teils waren es Zellen mehr mesodermalen Charakters, die in der Submukosa eingelagert waren, teils waren es aber auch Epithelzellen, die sich in der Submukosa wiederfanden und die sich nicht per continuitatem in das Epithel verfolgen ließen, so daß es nahe liegt anzunehmen, daß die pigmentierten Epithelien sich auf die Wanderschaft begeben haben. Sieht man doch auch innerhalb des Epithels pigmentierte Zellen mit Pseudopodien, die ihrer Kernform nach nur als Epithelien anzusprechen sind.

Bei der oft überraschend hohen Malignität der in Frage stehenden Tumoren dürfte es sich empfehlen, nach deren Entfernung vor Schließung der Wunde eine Bestrahlung mit Röntgen, Radium oder Mesothorium vorzunehmen.

Regenbogenhaut.

Die weitere Untersuchung des Auges geschieht am besten im Dunkelzimmer, da Trübungen usw. der Kornea am besten mit dem binokularen Mikroskop und seitlicher Beleuchtung untersucht werden.

In keinem Falle versäume man es aber, vorher noch bei voller Tagesbeleuchtung die Farbe beider Regenbogenhäute miteinander zu vergleichen,

d. i. die Diagnose der Heterochromie zu stellen. Die geringsten kaum wahrnehmbaren Grade können schwer pathologisch sein: Heterochromiekatarakt, Amotio retinae, Siderosis incipiens, Iritis.

In einer Serie von 100 Fällen von Farbdifferenzen zwischen beiden Iriden, die innerhalb von zwei Jahren in unserer Klinik zur Beobachtung kamen, waren nur 34 stationär und kongenital, 56 waren pathologisch, 28 von letzteren zeigten Katarakt, 10 waren durch Glaukom bedingt, die übrigen zeigten iritische Reste, partielle oder diffuse Atrophien, Descemetsche Beschläge, Chorioiditis, Glaskörpertrübungen; dabei kann sowohl die hellere wie die dunklere Iris die pathologische sein. Ist eine ziliare (tiefe, diffuse) Injektion vorhanden, handelt es sich also um einen akut entzündlichen Prozeß, so wird die zugehörige Iris dunkler (hyperämisch und infiltriert) erscheinen, die Pupille eng. In solchen Fällen kann übrigens durch Kontrast zu dem Rot der Umgebung eine rein blaue oder graue Iris grünlich erscheinen und eine Iritis vortäuschen. Vor solchem Irrtum kann man sich schützen, wenn man die rote Umgebung der Iris durch ein graues Diaphragma abblendet. Ist kein Reizzustand vorhanden, so kann aber auch das andere Auge das pathologische sein, indem durch die Atrophie des Irisgewebes und den diese oft begleitenden Pigmentschwund die Iris heller erscheint. Meist ist dann die Pupille dieses Auges durch Atrophie des Pupillarrandes etwas weiter als die des anderen Auges. Ganz besonders bei allen Anisokorien achte man sorgfältig auf Heterochromie. Die Heterochromie als solche darf keine Störungen der Pupillarreaktion bedingen, andererseits genügt eine Störung der Pupillarreaktion und Anisokorie nicht zur Erklärung der Heterochromie, wenn auch zuzugeben ist, daß sich nach langem Bestande einer spinalen Miose eine gewisse Vereinfachung (Atrophie s. unten) des Irisstromas finden kann. Wo sich Heterochromie und Pupillenstarre kombinieren, muß eine gemeinsame Ursache gesucht werden (Lues). Die Heterochromie kann auch durch Resorption eines Hyphäma, d. h. einer Blutung am Boden der Vorderkammer bedingt sein. Die Anamnese wird dann das Vorhandensein eines Trauma angeben. Auch kann der Beginn der Siderosis, der Verrostung des Auges durch eingedrungenes Eisen, sich zunächst unter dem Bilde der Heterochromie darstellen. Die Anamnese, eine perforierende Narbe, ev. ein Loch in der Iris, traumatische totale oder partielle Katarakte, ev. Untersuchung mit dem Sideroskop, dem Riesenmagneten und den Röntgenstrahlen werden hier die Diagnose sichern.

„Bei den mit Miose einhergehenden Fällen von reflektorischer Pupillenstarre entwickelt sich eine charakteristische Veränderung der Zeichnung der Irisoberfläche im Sinne einer wesentlichen Vereinfachung zugleich mit einer leichten (Dehnungs)atrophie des Gewebes. Bei einseitiger reflektorischer Starre kann daraus eine Heterochromie mit der helleren Iris auf der reflektorisch starren Seite entstehen. Die Ursache der Veränderung der Iriszeichnung ist in der chronischen mechanischen Dehnung infolge der Miose (Reizwirkung vom Herd aus, Fortfall der aktiven Hemmungsbahn für die Sphinkterinnervation) zu suchen" (Behr).

2. Seitliche Beleuchtung.

Die Technik der seitlichen Beleuchtung ist durch die Zeißsche Erfindung des binokularen (Korneal-) Mikroskops um ein erhebliches vervollständigt worden. Wir können hiermit das Auge mit über 100facher Linearvergrößerung stereoskopisch sehen, doch ist vielleicht eine 8—10fache Vergrößerung insofern vorzuziehen, als man damit noch die ganze Iris in toto übersehen und die verschiedenen Teile unmittelbar miteinander vergleichen kann. Wesentlich ist, daß die Beleuchtung nicht nur axial, sondern auch wirklich seitlich geschehen kann, dazu ist der Gullstrandsche Bogen, armiert am besten mit zwei gleichstarken Beleuchtungslampen oder mit Nernstspaltlampen, unbedingt nötig. Mit Recht stellt Erggelat (Klin. Monatsblätter f. Augenheilkunde LIII. S. 503) folgenden Vergleich an: Bei diffusem Tageslicht erscheint die Luft in einem Zimmer völlig durchsichtig, wir sehen keinerlei Einzelheiten; fällt dagegen in ein abgedunkeltes Zimmer ein heller schmaler Sonnenstrahl, so sehen wir die unzähligen in der Luft suspendierten Staubteilchen mit großer Deutlichkeit als helles Band zusammengeschlossen. Entsprechend verhält sich das Aussehen der brechenden Medien des Auges bei diffuser Beleuchtung und bei der spaltförmigen

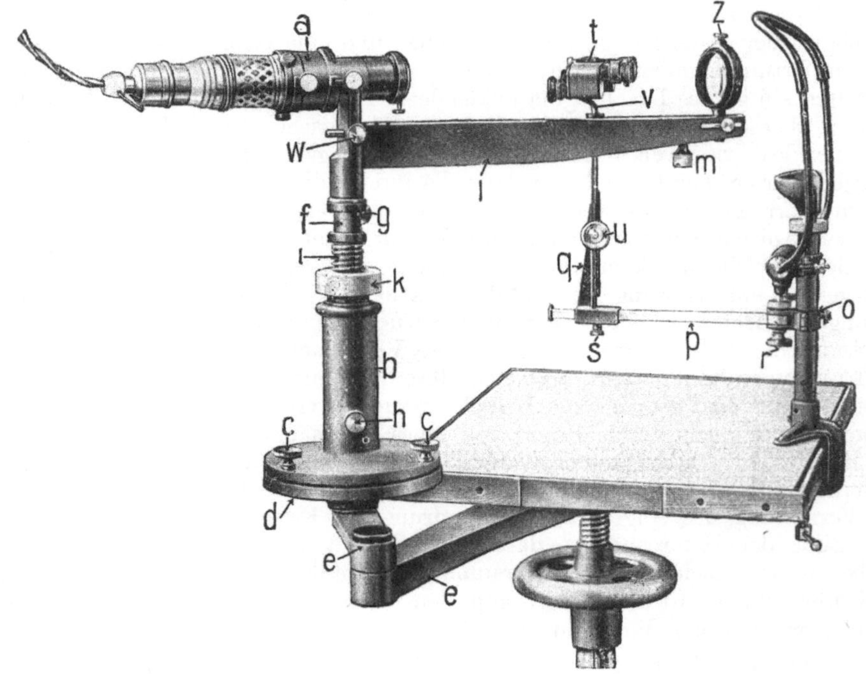

Abb. 40. Seitliche Beleuchtung.
Mikroskop mit Nernst-Spaltlampe (Carl Zeiß, Jena).

Beleuchtung mit Hilfe der Nernstspaltlampe. Selbst vereinzelte Zellen, die unter pathologischen oder sogar physiologischen Verhältnissen im Kammerwinkel suspendiert sind, können wir uns damit sichtbar machen. Die Hornhautnerven, zarteste Blut und Gefäßreste in den verschiedenen Schichten der Kornea, Descemetsche Beschläge, die große Menge der Linsentrübungen, Beschläge auf der Linsenhinterfläche, Glaskörpertrübungen u. a. Aphakie, auch Glaskörperhernien sind auf diese Weise mit überraschender Deutlichkeit zu erkennen. Wollen wir möglichst volles Licht auf das Auge fallen lassen, um z. B. die Pupillarreaktion auf Licht zu prüfen, so stellen wir die Lampe in die Mitte des Bogens, wollen wir aber Trübungen der Kornea oder kleine Knötchen in der Iris oder feine Trübungen in der Linse untersuchen, so stellen wir die Lampe möglichst seitlich, denn bei dieser Stellung wird von den Trübungen das meiste Licht reflektiert, die Nubekula erscheint relativ hell auf dunklem

Grund, während sie bei axialer Beleuchtung einfach durchstrahlt wird. Kleine Knötchen in der Iris erkennt man gelegentlich am besten bei seitlicher Beleuchtung, wenn sie Schatten werfen. Descemetsche Beschläge auf der Hornhauthinterfläche sind von tieferen Infiltrationen der Hornhaut bisweilen kaum zu unterscheiden, ja selbst kleine Fremdkörpernarben in der Kornea können bei sonst klaren brechenden Medien mit Descemetschen Beschlägen leicht verwechselt werden. Wo die Kornea sehr klar und durchsichtig ist, helfen wir uns dadurch, daß wir ein Minimum von Kalomel in das Auge pudern. Durch den Lidschlag verteilt sich dies in feinsten Körnchen auf der Hornhautoberfläche und markiert deren Ort sehr gut. Die Descemetschen Beschläge müssen bei 10facher Vergrößerung 5—10 mm rückwärts davon liegen. (Man vergesse nicht, das Kalomel wieder zu entfernen, wenn Patient Jod innerlich nimmt.) Wo über ein Zeißsches Binokularmikroskop nicht verfügt wird, muß man sich das Auge seitlich mit Hilfe einer Linse von 15—20 D. durch eine Lichtquelle beleuchten, die in einer Entfernung von $^1/_4$—$^1/_2$ m aufgestellt ist. Sein Auge kann man selbst mit einer Lupe von 15—20 D. bewaffnen oder mit einer Hartnackschen Kugellupe, doch gibt man damit den für so viele Fälle sehr wichtigen binokularen Sehakt preis.

Die Hornhaut.

Wenn wir in diesen Ausführungen besonders diejenigen Kornealaffektionen erwähnen wollen, die zu den Allgemeinerkrankungen Beziehungen haben, so müssen wir uns vergegenwärtigen, daß die Kornea vielleicht das allerempfindlichste Organ des gesamten Körpers darstellt, daß sie deshalb auf diffuse, den ganzen Körper treffende Schädlichkeiten gelegentlich zu allererst reagieren kann, und daß sich namentlich zerebrale und meningeale Reizzustände bisweilen einzig und allein in einer Kornealaffektion verraten können. So können wir auch eine Gruppe von Hornhauterkrankungen als ,,neurotische Hornhautleiden'' zusammenfassen. Hierzu gehören der Herpes corneae, die Keratitis dendritica, Keratitis bullosa, der Herpes zoster ophthalmicus, insofern er primär als Herpes corneae oder Keratitis dendritica auftritt, die Keratitis neuroparalytica, vielleicht die Dystrophia epithelialis (Fuchs).

In 25 von mir genauer untersuchten Fällen solcher ,,neurotischer Kornealerkrankungen'' war der Lumbaldruck nur in 3 Fällen normal, doch fand sich in einem von diesen 3 Fällen eine Albuminvermehrung im Punktat, ferner wurde ein Fall von Keratitis neuroparalytica erst $^3/_4$ Jahr nach dem Trauma untersucht, hat früher also vielleicht auch Lumbaldrucksteigerung gehabt, ein 3. Fall (Herpes zoster bei einem 70jährigen Mann) zeigte zwar eine Hirndrucksteigerung bei der Punktion (180, nach 5 Minuten aber nur 120), doch war sein Blutdruck 150 RR, der in Anbetracht seines Alters doch vielleicht schon als etwas gesteigert anzusehen ist, so daß die von ihm geklagten Schwindelanfälle möglicherweise als prämonitorisches Symptom des alle Frühjahr rezidivierten Herpes vielleicht als neurotisches Äquivalent aufzufassen sein dürften. Dies sind die 3 von 25 Fällen, welche eine zu erwartende Hirndrucksteigerung vermissen ließen. Bei den 25 Fällen handelte es sich in 11 Fällen um Herpes corn. spl., normal (nach 5 Minuten unter 150) war der Hirndruck nur 2 mal (einer von diesen beiden zeigte die oben erwähnte Albuminvermehrung im Punktat, der andere betraf den oben erwähnten Mann von 70 Jahren), 4 mal war der Druck wenig (— 200), 4 mal mäßig (— 300) gesteigert, 1 mal über 300. 3 Fälle von Herpes zoster zeigten mäßige Steigerungen (200—300). 7 Fälle von Keratitis dendritica zeigten sämtlich Steigerungen, 4 mal geringe, 2 mal mittlere, 1 mal starke. 2 Fälle von Keratitis bullosa zeigten mittlere, ein Fall von Dystrophia epith. geringe Steigerung. Ein Fall von Keratitis neuroparalytica war wie gesagt normal (punktiert erst nach $^3/_4$ Jahren).

Zur weiteren Charakterisierung der neurotischen Hornhautaffektionen sei noch folgendes erwähnt: Eine Irisbeteiligung fand sich in 15 von den 25 Fällen. Die Tension der Augen wurde genau gemessen in 14 Fällen, 6 mal war sie normal, 5 mal gesteigert, 3 mal herabgesetzt. Eine genaue Sensibilitätsprüfung der Kornea wurde in 21 Fällen vorgenommen, 7 mal war sie außerhalb des befallenen Teils der Kornea intakt, 14 mal war sie herabgesetzt oder erloschen. Der Blutdruck, gemessen nach RR. am Oberarm, fand sich bei 11 Fällen 6 mal gesteigert (150 Hg und mehr), 5 mal normal.

Demnach scheinen die neurotischen Hornhauterkrankungen häufig Begleiterscheinungen von Hirndrucksteigerungen zu sein. Bei der Häufigkeit der iritischen Komplikationen (in 25 Fällen mindestens 15 mal) liegt es nahe, an eine toxische oder infektiöse Noxe zu denken, welcher die beiden so viele Parallelen bietenden Organe die Meningen und die Uvea, ihren Reizzustand verdanken. Hier taucht die Frage auf, ob der Herpes und ähnliche Erkrankungen durch die Hirndrucksteigerung bedingt sind — wie ich glaube — oder ob er vielleicht durch die toxische oder infektiöse Noxe selbst entsteht, ob sie also ein Parallelsymptom zur Hirndrucksteigerung darstellen, wie ich Meningitis und Uveitis als Parallelsymptom auffassen möchte. Eine gewisse Entscheidung in dieser Frage scheint mir der Effekt der künstlichen Herabsetzung des Hirndruckes herbeiführen zu können. In der Tat glaubte ich einige Male eine ganz evident günstige Wirkung der Lumbalpunktion zu sehen.

Besonders überzeugend war mir in dieser Hinsicht die Krankengeschichte eines 60 Jahre alten Kapitäns R., welcher 9 Wochen lang topisch mit allen üblichen Mitteln wegen einer Keratitis dendritica. nach Herpes zoster ophth. behandelt war. Trotzdem ging der Prozeß ständig vorwärts.

Am 28. 4. 1910 wurde er in die Klinik aufgenommen und am 30. 4. punktiert. V. Finger in 1 m. Der Lumbaldruck wurde von 230 auf 150 herabgesetzt. Bereits am 5. 5. wurde Aufhellung der Kornea konstatiert.

Vom 4. 5. an bekam der Patient täglich 5 g Jk.

Am 7. 5. wurde der Lumbaldruck nochmals von 250 auf die Norm herabgesetzt.

Am 10. 5. wurde weitere Aufhellung notiert und Patient entlassen.

Am 12. 5. V. = bereits $^5/_{35}$. Am 30. 5. V. = — 2,0 D. $^5/_{10}$. Später V. = — 3,0 D. $^5/_5$.

Es ist zu betonen, daß der Anfang der Besserung jedenfalls nicht auf die Jodtherapie bezogen werden kann. Ich kann mich dem Eindruck nicht verschließen, daß auch in andern Fällen durch die Lumbalpunktion die Dauer der Kornealaffektion abgekürzt wurde.

Ergänzend erwähnt sei noch, daß in andern Fällen von nicht neurotischen Hornhautaffektionen sich Hirndrucksteigerungen doch viel seltener und geringeren Grades nachweisen ließen, wobei noch öfter mit der Wirkung eines Trauma gerechnet werden muß.

In 22 Fällen von Ulcus corneae serpens und scroph. fand ich 13 mal keine, 5 mal sehr geringe, 4 mal mittlere, 0 mal starke Steigerung. In allen 9 Fällen mit Drucksteigerung lag Trauma und Infektion vor.

Abgesehen von den neurotischen Ursachen gewisser Kornealaffektionen kennen wir eine ganze Reihe von anderen Konstitutionskrankheiten mehr oder weniger definierbarer Noxen, deren bekannteste die Syphilis ist: Die Keratitis interstitialis oder parenchymatosa diffusa ist, wie es scheint, eine echte Spirochäteninfektion, nicht wie man früher annahm, eine toxische Erkrankung.

Auch die Tuberkulose scheint — bazillär oder toxisch — eine solche parenchymatöse Keratitis - bedingen zu können, doch kennzeichnet sich die

Tuberkulosekeratitis wohl häufiger durch eine fleckige, herdförmige, disseminierte Anordnung, seltener zeigt sie den diffusen Charakter. Es überwiegt meist das partielle, wie z. B. auch bei der tuberkulösen sklerosierenden Keratitis. Bei dem Begriff der Skrofulose, mit der wir eine weitere Anzahl von oberflächlichen Hornhautaffektionen erklären, kommen wir schon weit mehr in das theoretische Gebiet hinein. Daß Beziehungen zur Tuberkulose vorliegen, dürfte von augenärztlicher Seite kaum zu leugnen sein, welcher Art diese aber sind, darüber existieren bisher nur Theorien. Ich möchte aber glauben, daß das, was in der Augenheilkunde Skrofulose genannt wird, sich nicht allein durch einen Habitus lymphaticus erklären läßt. Dagegen scheinen mir in erster Linie die Mischfälle und Übergangsformen von Tuberkulose und Skrofulose gerade am vorderen Bulbusabschnitt zu sprechen.

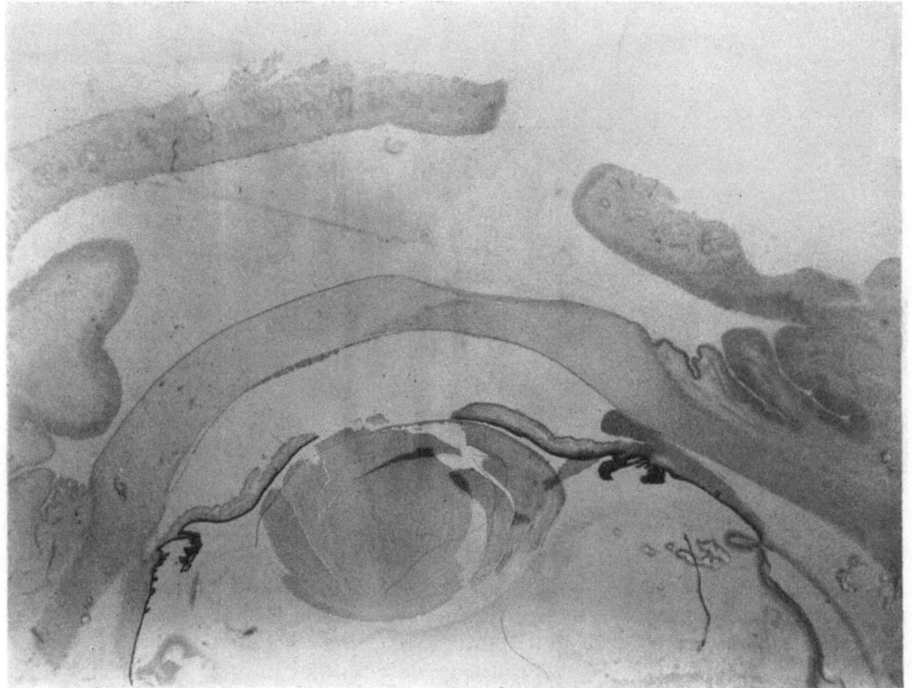

Abb. 41. Skroful. Schwellungskatarrh mit Hypopyonkeratitis.

Auch Gicht, Diabetes und andere Konstitutionsanomalien werden bei verschiedenen — besonders tieferen — Keratitiden ursächlich angeführt.

Die von Groenouw zuerst beobachtete „knötchenförmige Hornhauttrübung", bei der die Hornhautoberflächen beider Augen besonders im Pupillarbereich ohne Reizzustand befallen werden, betrifft anscheinend ganz gesunde Leute. Daß aber doch eine Allgemeinaffektion vorliegt, ergibt sich aus dem familiären Auftreten. Ähnlich liegen die Verhältnisse bei der gittrigen Keratitis von Dimmer und Haab.

Fleischer (Über familiäre Hornhautentartung. Arch. f. Augenheilkunde. Bd. 53. S. 263) faßt die drei voneinander in gewissen Beziehungen verschiedenen Formen von familiärer Hornhautentzündung, die gittrige K. Haabs, die knötchenförmige Groenouws und die eigenen Fälle in einer Gruppe zu sammen; bei letzteren haben wir ein Krankheitsbild vor uns, welches sich von der knötchenförmigen Hornhauttrübung von G r o e n o u w durch wesentliche Merkmale unterscheidet: Durch die Form der Herde, durch das relative Freibleiben der Zwischensubstanz und die damit wohl in Zusammenhang stehende relative Gutartigkeit betreffs des schließlichen Sehvermögens; andererseits aber sind die gemeinsamen Merkmale: In erster Linie der familiäre Charakter, ferner das Befallensein des Zentrums, das Fehlen stärkerer Entzündungserscheinungen, der Beginn in der Jugend, der chronische Verlauf, die dunkle Ätiologie solche, daß es wohl berechtigt ist, diese neuen Formen als der knötchenförmigen oder fleckigen Hornhauttrübung sehr nahestehend zu bezeichnen.

Fleischer glaubt daher, daß wir auf Grund der jetzigen Erfahrungen berechtigt zu dem Satze seien, daß es eine familiäre Hornhauterkrankung gibt, die in sehr mannigfaltigen Formen auftritt, die aber wesentliche Merkmale gemeinsam haben; die anatomischen Befunde sind noch nicht zahlreich genug, um uns die Entscheidung zu gestatten, ob wir in diesen verschiedenen Krankheitsformen ihrem Wesen und ihrer Ätiologie nach verschiedene Formen vor uns haben, oder ob dieselbe Ursache zu verschiedenen Formen führen kann. Da anatomische Befunde nicht zur Verfügung stehen, können über das Wesen der verschiedenen Formen auch nur Vermutungen ausgesprochen werden.

Auch bei dem gewöhnlich in der Pubertät auftretenden doppelseitigen K e r a t o k o n u s , der das weibliche Geschlecht häufiger befällt als das männliche, forscht

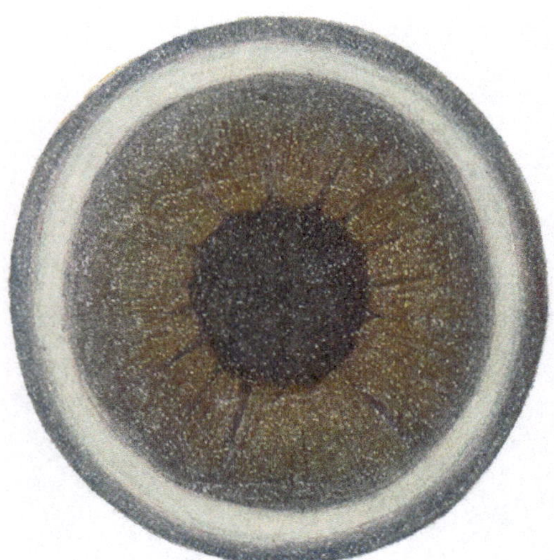

Abb. 42. Arcus senil. mit Dystrophia epithelialis.

man neuerdings nach Noxen des Gesamtorganismus. Von S i e g r i s t wurde ein Hypothyreoidismus angenommen wegen der Vermehrung der weißen Blutkörperchen im Blut, Beschleunigung der Blutgerinnung, einiger nervöser Störungen, trockener Haut, geringer Schweißsekretion und Haarausfall. Man will sogar bei einer 24jährigen Dame, die seit dem 14. Jahr an Basedow litt, einen hochgradigen doppelseitigen Keratokonus durch Thymusdarreichung geheilt haben.

Bei einer Anzahl von Keratokoni in der Hornhaut, ungefähr in der Mitte zwischen Peripherie und Zentrum, ist von F l e i s c h e r ein brauner Ring festgestellt worden, der identisch ist mit dem von ihm in einem anatomisch untersuchten Fall gefundenen Ring. Wie in diesem Fall dürfte es sich um eine ringförmige Diffusion von Hämosiderin ins Epithel der Hornhaut handeln. Einzelne Fälle lassen vermuten, daß der Blutfarbstoff durch Risse in der Bowmanschen Membran ins Epithel gelangt. In anderen Fällen hat sich hierfür kein Anhaltspunkt gefunden. Ein sicheres Urteil über die Art der Entstehung des Ringes ist daher noch nicht möglich. Wahrscheinlich handelt es sich um eine sekundär durch den Keratokonus bedingte Erscheinung, die bei fortgeschrittenen Fällen geradezu regelmäßig anzutreffen ist.

Ein großer bzw. breiter frühzeitig auftretender Greisenbogen mit Dystrophia epithelialis ist in Abb. 42 wiedergegeben.

Eine bräunlich-grünliche Verfärbung der Kornea durch Pigmentierung der Descemetschen Membran (und der Glasmembran der Aderhaut) ist neuerdings von B. Fleischer (D. Z. f. N. 44) bei einer der Pseudosklerose nahestehenden Krankheit mit eigenartigem Tremor und psychischen Störungen beobachtet worden.

Autoptisch fand sich Leberzirrhose, Milzschwellung, chronische Nephritis, zirkumskripte Leptomeningitis, Glykosurie und (in anderen Fällen) Diabetes. In einem ähnlichen von Westphal beschriebenen Falle (Arch. f. Psych. und N.-Kr. 51, Heft I, 1913) fand sich klinisch ein eigenartiges Zittern, Sprachstörung, Verlangsamung willkürlicher Bewegungen und psychische Störungen.

Krabbe fand in einem Fall von Westphal-Strümpellscher Pseudosklerose (zit. n. Zentralbl. f. Augenheilk. 1916. S. 146) einen langsamen, rhythmischen Aktionstremor, Bradylalie und alimentäre Glykosurie bei im übrigen normalem neurologischem Untersuchungsbefund, eine typische Hornhautpigmentierung von 1 mm Breite längs des Limbus auf beiden Augen. Außerdem fand sich eine totale assoziierte Blicklähmung nach rechts, unvollständige nach links. Dazu auch linksseitiger Enopthalmus und ganz aufgehobene Konvergenz.

Krystallablagerungen in der Hornhaut (Urate) finden sich bei Gicht (siehe Abb. 43). In dem vorliegenden Falle war die Gicht völlig latent, nur die endogene Harnsäurekurve war gestört.

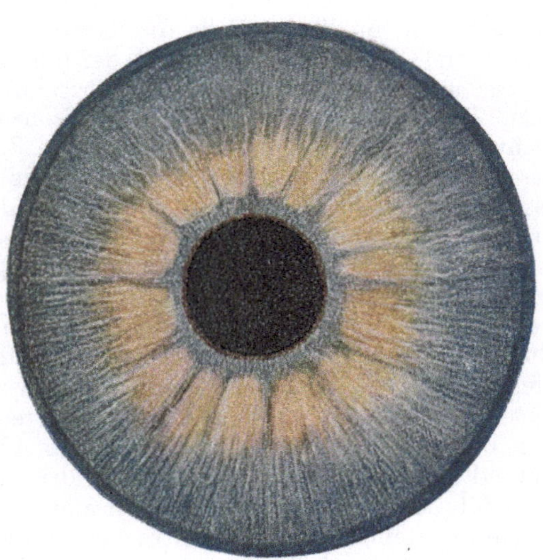

Abb. 43. Hornhautkrystalle bei sonst latenter Gicht.

So spiegelt die Kornea vielfach krankhafte Veränderungen, die mehr oder weniger den Gesamtorganismus betreffen, wieder, doch ist die richtige Deutung gerade dieser Hornhautprozesse vielfach eine ganz besonders schwierige, da lokale Erkrankungen des Bulbus, z. B. die verschiedenen Formen des primären und sekundären Glaukoms, ganz ähnliche Bilder der Keratitis superficialis, bullosa und vesicularis, minimale Verletzungen, z. B. bei jungen Müttern durch den Fingernagel des Kindes, das nach dem Glänzenden im Auge der Mutter greift, rezidivierende Erosionen bedingen können, die oft sehr an herpetiforme Affektionen erinnern. Von der Schilderung dieser einzelnen Krankheitsbilder soll deshalb hier abgesehen werden.

Um aber noch ein Beispiel zu geben, wie die Kornea einerseits in recht ähnlicher, andererseits aber doch auch wieder sehr verschiedener Art und Weise auf die verschiedensten inneren und äußeren Insulte reagiert, sei im folgenden auf die Trias von Kornealaffektionen eingegangen, die wir Keratomalazie (Keratitis xerotica), Keratitis e lagophthalmo und Keratitis neuroparalytica nennen. Fuchs sagt darüber: S. 214 (10. Aufl.).

„Die drei vorstehend geschilderten Erkrankungen der Hornhaut, Keratitis
e lagophthalmo, Keratitis neuroparalytica und Keratomalazie sind vielfach
miteinander verwechselt worden. So hat man die Keratitis e lagophthalmo,
welche bei Kranken während der Agonie eintrat, als Keratitis neuroparalytica
aufgefaßt, indem man ihre Ursache in dem Sinken des Nerveneinflusses sah.
Umgekehrt hat man die Keratitis neuroparalytica und Keratomalazie durch
Vertrocknung der Hornhaut erklären wollen und sie auf diese Weise mit der
Keratitis e lagophthalmo zusammengeworfen.

Die Lehre von der Keratitis neuroparalytica wurde von Magendie be-
gründet, welcher fand, daß nach der Durchschneidung des Trigeminus bei
Tieren eine Keratitis auftrat. Er schob dieselbe auf trophische Störungen.
Snellen und Senftleben erklärten dieselben durch Traumen der Hornhaut,
Feuer durch Austrocknung derselben, beides infolge der Unempfindlichkeit
der Hornhaut. Die Ansicht Feuers wird auch gegenwärtig von den meisten
Autoren geteilt, weil bei Tieren auf der Seite der Trigeminusdurchschneidung
der Lidschlag ausbleibt und die Hornhaut austrocknet. Dementgegen ist zu
bemerken, daß in diesem Falle die Tierversuche für den Menschen nicht beweisend sind: 1. weil beim Menschen der reflektorische Lidschlag immer doppelseitig ist und daher auf der Seite der Trigeminuslähmung nicht seltener erfolgt
als auf der anderen; 2. weil die Keratitis neuroparalytica auch in Fällen beobachtet ist, wo das Auge von Beginn an (z. B. nach Exstirpation des Ganglion
Gasseri) durch einen Verband geschützt wurde oder wo es infolge gleichseitiger
Ptosis dauernd bedeckt war; 3. weil das klinische Bild einer echten Keratitis
neuroparalytica vollständig von dem der Keratitis e lagophthalmo verschieden
ist. — Die durch die Trigeminuslähmung gesetzte Ernährungsstörung der
Hornhaut macht sich zuerst im Epithel derselben bemerkbar. Hält man in
einem Falle von Trigeminuslähmung bei noch gesundem Auge die Lider nur
1 bis 2 Minuten mit den Fingern auseinander und verhindert dadurch die
Befeuchtung der Hornhaut, so treten auf dieser kleine Dellen im Epithel auf,
welche sich bald vergrößern und konfluieren. Dies geschieht rasch, selbst
wenn bis zur Anstellung des Versuchs das Auge unter Verband gewesen war,
während eine gesunde Hornhaut die Grübchen gar nicht oder erst nach langer
Zeit zeigt. Diese Grübchen beweisen eine herabgesetzte Widerstandsfähigkeit
des Hornhautepithels gegen Austrocknung und somit eine schon vor der Austrocknung bestehende Ernährungsstörung desselben. Verminderte Befeuchtung
ist daher für solche Augen gewiß schädlicher als für normale und man sieht
auch tatsächlich in Fällen von Trigeminuslähmung manchmal echte Keratitis
e lagophthalmo, wenn das Auge mehr als sonst der Austrocknung ausgesetzt
ist. Aus demselben Grunde ist auch bei der beginnenden Keratitis neuroparalytica der Verband des Auges angezeigt und oft von guter Wirkung. Aber,
wie oben gesagt, kann Keratitis neuroparalytica auch bei andauernder Be-
deckung der Hornhaut entstehen. Die Austrocknung ist daher nur als ein
begünstigendes Moment, nicht als die letzte Ursache der Keratitis neuroparalytica anzusehen. Diese liegt in einer durch den Wegfall der Innervation gesetzten Ernährungsstörung der Hornhaut (besonders des Epithels), wodurch
deren Widerstandsfähigkeit so herabgesetzt wird, daß sie durch äußere Einflüsse erkrankt, welche so gering sind, daß ein normales Auge durch sie nicht
geschädigt würde. (In gleicher Weise entsteht bei halbseitiger Lähmung auf
der gelähmten Seite zuweilen außerordentlich rasch ein Dekubitus, der auf der
nichtgelähmten, dem gleichen Drucke ausgesetzten Seite ausbleibt.) Daß dieselbe
nicht in allen Fällen von Trigeminuslähmung auftritt, beweist nichts dagegen.
Die Verwechslung der drei Keratitisformen, Keratitis e lagophthalmo,
Keratitis neuroparalytica und Keratomalazie, wurde dadurch begünstigt,

daß dieselben mehrere gemeinschaftliche Züge aufweisen. Zu diesem gehört die Trockenheit, welche die Augen zeigen, sowie die im Verhältnis zur schweren Keratitis sehr geringen Reizerscheinungen, also das Fehlen stärkerer Tränensekretion, das Fehlen des Blepharospasmus und oft auch der Schmerzen. Die Trockenheit des Auges ist aber bei diesen drei Keratitisformen auf ganz verschiedene Momente zurückzuführen.

a) Bei der Keratitis e lagophthalmo besteht eine wirkliche Austrocknung der Hornhautoberfläche durch Verdunstung. Sie betrifft nur die bloßliegenden Teile der Hornhaut und kann durch Verschluß der Lider beseitigt werden. Die Austrocknung ist hier die einzige Ursache aller weiteren Veränderungen.

b) Bei der Keratomalazie ist die Hornhaut nicht wirklich ausgetrocknet, sondern sie sieht nur so aus, weil an ihrer Oberfläche die Tränenflüssigkeit nicht haftet. Dieses trockne Aussehen ist auch vorhanden, wenn das Auge in Tränen schwimmt oder beständig geschlossen gehalten wird, selbstverständlich vermag auch das Verbinden des Auges nichts gegen diese Art von Trockenheit. Dieselbe ist bedingt durch die fettige Beschaffenheit der Epitheloberfläche, welche infolgedessen durch die Tränenflüssigkeit nicht benetzt wird.

c) Bei Keratitis neuroparalytica besteht weder wirkliche Austrocknung der Hornhaut, wie bei Keratitis e lagophthalmo, noch die eigentümliche fettige Beschaffenheit der Oberfläche, wie bei Keratomalazie, das Auge sieht vielmehr nur trocken aus, weil trotz der starken Entzündung der Hornhaut der Tränenfluß fehlt, den wir sonst unter diesen Umständen zu sehen gewohnt sind. Es ist eben die reflektorische Sekretion der Tränendrüse vermindert oder aufgehoben, dabei ist jedoch die Befeuchtung des Auges ganz hinreichend, wie dies ja auch nach Exstirpation der Tränendrüse der Fall ist.

Der Mangel stärkerer Reizerscheinungen, welcher die drei genannten Arten der Keratitis auszeichnet, erklärt sich bei der Keratitis e lagophthalmo schwerkranker Personen und bei der Keratomalazie aus dem allgemeinen Darniederliegen der Kräfte, bei der Keratitis neuroparalytica aus der Empfindlichkeit des Auges. Die Reizerscheinungen, welche sonst von dem sensiblen Nerven aus auf reflektorischem Wege ausgelöst werden, bleiben bei Lähmung des Trigeminus aus.

Die drei Keratitisformen sind also trotz ihrer äußerlichen Ähnlichkeit durchaus voneinander verschieden und lassen sich durch ihr klinisches Bild auch leicht auseinander halten. Die Keratitis e lagophthalmo nimmt in der Regel den untersten Teil der Hornhaut ein. Die Keratomalazie beginnt in der Mitte der Hornhaut und findet sich nur bei Kindern, welche rasch in ihrer Ernährung herabkommen. Die Keratitis neuroparalytica endlich charakterisiert sich vor allem durch den raschen Schwund des Epithels in der ganzen Ausdehnung der Hornhaut und kommt nur gleichzeitig mit einer Trigeminuslähmung vor, welche sich ja sofort diagnostizieren läßt. Die Verwechslung der beschriebenen drei Arten von Keratitis wird auch noch durch die Nomenklatur derselben begünstigt. Die von Feuer gewählte Bezeichnung Keratitis xerotica für die Austrocknungskeratitis (Keratitis e lagophthalmo) wäre ganz gut, wenn sie nicht zur Verwechslung führen würde einerseits mit der einfachen lokalen Xerose der Hornhaut, andererseits mit der Keratomalazie, bei welcher ja gleichfalls Xerose der Bindehaut und Hornhaut besteht. Tatsächlich bezeichnen einige Autoren die Keratomalazie als Keratitis xerotica.‘‘

Die klinisch wichtigen Erscheinungsformen der mit so viel Scharfsinn studierten eigenartigen Keratitis neuroparalytica fassen Wilbrand und Saenger in folgenden Leitsätzen zusammen.

,,Klinisch beobachteten wir:
1. Fälle von Trigeminusläsion, bei welcher trotz erhalten gebliebener Sensibilität der Kornea eine Keratitis neuroparalytica zur Entwicklung kam.
2. Eine Hyperästhesie der Kornea mit Keratitis paralytica.
3. Anaesthesia dolorosa ohne Keratitis paralytica.
4. Anaesthesia dolorosa mit Keratitis paralytica.
5. Einfache Anaesthesia dolorosa ohne Keratitis neuroparalytica nach
   Krausescher Operation.
6. Einfache Anaesthesia dolorosa mit Keratitis neuroparalytica nach Krausescher Operation.

S. 273: § 256.

Als häufigster Angriffspunkt ist das Kern- und Wurzelgebiet des Trigeminus
bei Ponsaffektion zu bezeichnen — Ponstumor, Tabes —, doch können auch
basiläre Schädigungen und Verletzungen (Schädelbasisfraktur, Stich- und
Schußverletzungen), ja auch intraorbitale das Krankheitsbild bedingen.

Eine einheitliche Deutung ist nach alledem bisher nicht zu geben.''

Blutgefäße sollen in der Kornea in keiner Periode ihres Daseins einschließlich des Fötuslebens vorhanden sein. Wir unterscheiden unter pathologischen Verhältnissen oberflächliche und tiefe. Die oberflächlichen oder
dendritischen stammen aus der Bindehaut und entsprechen der oben besprochenen
oberflächlichen konjunktivalen Injektion, haben auch deren roten Ton, während
die tiefen, am Korneosklerallimbus auftretenden und besenreiserartig ausstrahlenden, den violetten Ton der ziliaren Injektion haben.

Kommen oberflächliche Gefäße von oben her in die Hornhaut hinein, so
handelt es sich meist um Trachom, wobei sich gewöhnlich frische Konjunktivalveränderungen zeigen, finden sie sich an irgend einer anderen Stelle der
Kornea, so wird meist Keratitis superficialis scroph., eczem oder phlyct. zu
diagnostizieren sein, aber alle die oben genannten partiellen und diffusen Konjunktivalinjektionen und Konjunktivitiden können die Kornea in Mitleidenschaft ziehen, gehört ja doch diese entwicklungsgeschichtlich zu jener. Die
tiefen Gefäße finden sich dementsprechend bei allen sklerotischen, iritischen
und zyklitischen Prozessen, auch sie treten zirkumskript oder diffus auf und
haben dieselbe Bedeutung wie die entsprechenden tiefen Injektionen. Selbstverständlich können sich auch beide kombinieren und es ist eine gar nicht
so seltene klinische Beobachtung, daß sich eine Blepharokonjunktivitis mit
Keratitis superficialis scrophul. und am selben Auge eine Iridocyklitis tuberculosa mit tiefer Gefäßentwicklung in der Kornea kombiniert. Heilen die
Prozesse, die zur oberflächlichen oder tiefen, zirkumskripten oder diffusen
Vaskularisation der Kornea geführt haben, ab, so resultieren Trübungen, die
in ihrer Anordnung oft etwas so Charakteristisches haben, daß sie noch nach
Jahren, ja nach Jahrzehnten als durch dieses oder jenes Leiden bedingt erkannt werden können. Freilich gehört zu dieser Diagnostik nicht nur eine
größere klinische Erfahrung, sondern auch eine gewisse Technik. Ohne ein gutes
binokulares Mikroskop dürfte die Differentialdiagnose zum mindesten oft sehr
schwierig sein.

Die Vorderkammer.

Die vordere Augenkammer, begrenzt vorn durch die Kornealhinterfläche,
nach hinten durch Irisvorderfläche und Pupille, in der Peripherie durch den
Fontanaschen Balkenraum (Lig. annulare s. pectinatum), soll in der Mitte eine
Tiefe von 4 mm haben; nach der Peripherie zu flacht sie sich langsam ab. Die
Iris soll nicht in einer Ebene liegen, sondern mit der Pupillarebene merklich
vor der Iriswurzel- bzw. Basisebene, so daß die Iris einen vorn abgestumpften

flachen Kegel darstellt. Diese Vordrängung der Pupillarteile geschieht durch die Linsenvorderfläche.

Die Form und Tiefe der Vorderkammer kann in toto oder partiell verändert sein und zwar sowohl vertieft wie abgeflacht. Partielle Abflachungen sind bedingt durch zirkumskripte Irisverdickungen (Gumma, Tuberkulom, Sarkom, metastatisches Karzinom) oder partielle Linsenquellungen, spontane und traumatische.

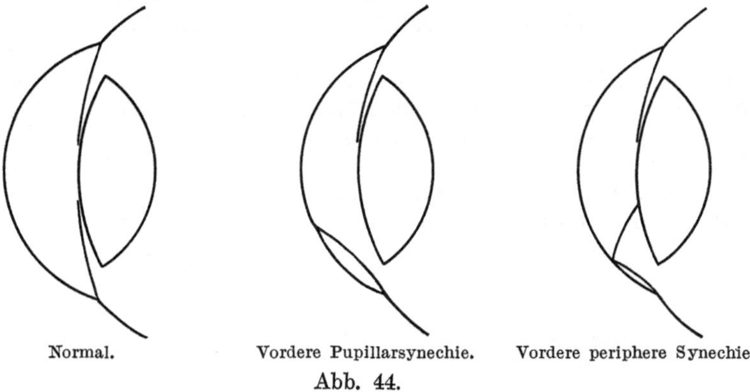

Abb. 44.

Ist die Iris der Kornea adhärent, so sprechen wir von vorderer Synechie: an der Stelle der Verwachsung findet sich dann wohl meist eine mehr oder weniger ausgedehnte Hornhauttrübung. Diese Trübung kann bedingt sein durch ein Ulcus, welches zur Perforation und Kammerwasserabfluß geführt hat oder durch perforierende Verletzung.

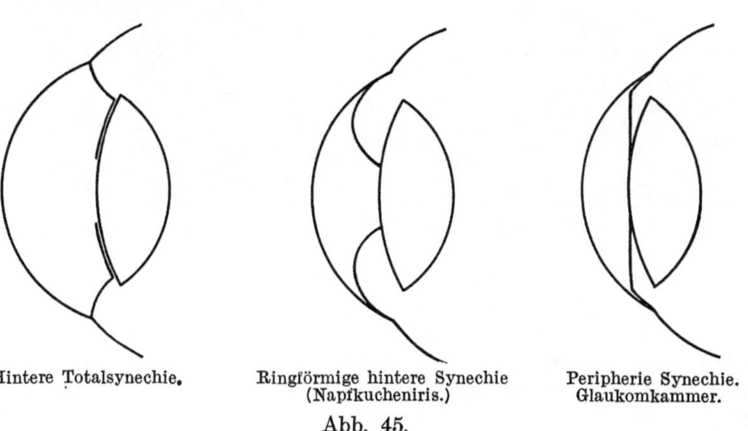

Abb. 45.

Es gibt aber auch eine andere Entstehungsursache für vordere Synechien, die von den geschilderten nur bei sorgfältigster Untersuchung unterschieden werden können. Wenn nämlich keine Kornealtrübung zu sehen ist, oder wenn diese nur die Tiefe der Kornea betrifft, die Oberfläche derselben aber intakt ist, zumal wenn nicht der Pupillarrand, sondern die Irisperipherie adhärent ist, so sind solche Adhäsionen ohne Perforation zustande gekommen: das Irisstroma war an den betreffenden Stellen so stark geschwellt, daß es der Kornea angelegen hatte (partielle Aufhebung der Vorderkammer), beim Abschwellen blieben einige Punkte adhärent. Solche Verhältnisse finden wir besonders bei regressiver Iristuberkulose (s. Abb. 51b u. Abb. 54).

Abflachungen der Vorderkammer in toto, d. h. in allen Teilen gleichmäßig, sehen wir bei Hyperopie, Glaukom, Linsenquellungen (Cataracta intumescens) und bei Prozessen im inneren Auge, die das Linsensystem nach vorne drängen: Amotio durch Tumor malignus: Gliom, Ziliarsarkom.

Partielle Vertiefungen der Vorderkammer sehen wir fast nur bei Linsensubluxationen zugleich mit Iris- und Linsenschlottern. Vertiefungen der Kammerperipherie sehen wir bei Verwachsungen der Irishinterfläche mit der Linsenvorderfläche, infolge Iridozyklitis meist metastatischen Ursprungs (z. B. Meningitis epidemica).

Betreffen die hinteren Synechien nur den Pupillarteil der Iris, so tritt durch die vis a tergo des strömenden Kammerwassers bei Pupillarverschluß (Seclusio pupillae) eine Irisvorbuckelung „Napfkucheniris" ein, also eine Abschließung der Vorderkammer, wobei aber die Pupille an ihrer Stelle bleibt. Ähnliche Folgezustände können sich ergeben bei Verschluß der Pupille durch ein Exsudat (Occlusio pupillae).

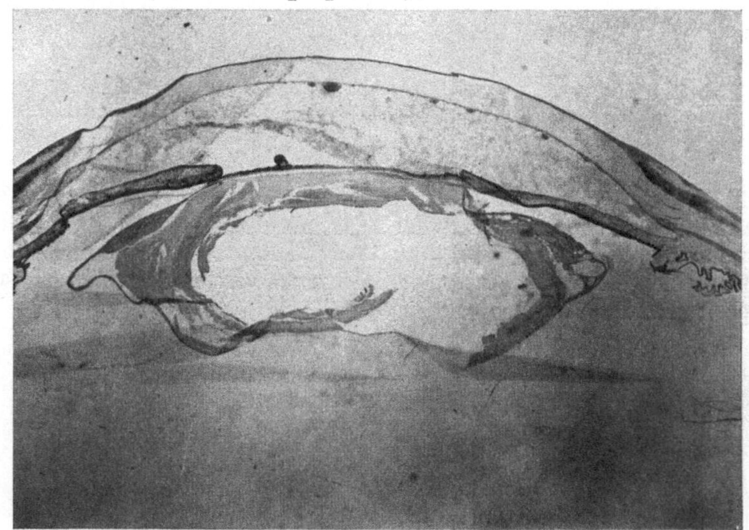

Abb. 46. Zyklitis mit Irisatrophie und Descemetschen Beschlägen.

Vertiefungen der Vorderkammer in toto sehen wir bei Myopie, zumal wenn keine Gläser getragen wurden und wenn die akkommodative Kontraktion des Ziliarmuskels also die Iriswurzel nicht nach vorn verlagert; oft ist dabei leichtes Iris- und Linsenschlottern sichtbar wegen der Glaskörperverflüssigung.

Schürzenförmig in einer Vertikalebene hängt die Iris bei Linsenluxation oder Aphakie, wobei die Vorderkammer in toto vertieft ist. Auch bei Zyklitis, besonders wenn Hypotonie auftritt, ferner bei spontaner Amotio retinae ist die Vorderkammer oft vertieft.

Wie Form und Tiefe, so hat auch der Inhalt der Vorderkammer oft allgemeines Interesse. Blutungen (Hyphäma) sind zwar meist traumatisch bedingt. Eiteransammlung am Boden der Vorderkammer (Hypopyon) kann lokal bedingt sein durch septische, oft traumatische Kornealulzerationen, es kann aber auch eine solche spontan entstehen durch eitrige Iritis, z. B. syphilitischen, diabetischen, metastatischen, gonorrhoischen Ursprungs. Auch ein minimaler gelber Strich am Limbus unten (beginnendes Hypopyon) ist als ein Signum mali ominis anzusehen. Graue, graugelbliche und bräunliche Punkte oder Flecken auf der Hornhauthinterfläche, angeordnet oft in einem dreieckigem Bezirk, dessen Spitze in der Höhe der Pupille und dessen Basis unten im Kornealsklerallimbus liegt — „Descemetsche Beschläge" —, sind stets sehr ernst zu nehmende Dinge, die im Anfang oft übersehen werden (s. Abb. 46). Da aber gerade hier die Therapie um so wirksamer ist, je eher sie einsetzt, so sei kurz auf diese Dinge eingegangen. Was zunächst die Ätiologie betrifft, so liegt stets eine Zyklitis vor, wobei die Iris ganz verschont bleiben, eine ziliare Injektion bei schleichendem Charakter der Affektion auch völlig fehlen kann. Hat das andere Auge vor einigen Wochen eine perforierende Verletzung erlitten, so liegt der Gedanke der sympathischen Ophthalmie nahe, hat kein Trauma stattgefunden, so ist tuberkulöse, syphilitische oder eine sonstige konstitutionell bedingte Zyklitis anzunehmen, also stets recht ernste Sachen. Da solche Patienten oft ganz unbestimmte Klagen haben und oft nichts anderes zu klagen haben als ein Neurastheniker mit mouches volantes, so sei nochmals auf die Wichtigkeit einer guten Technik in der seitlichen Beleuchtung hingewiesen, wobei wir uns die Korneavorderfläche durch Kalomel markieren oder die Nernstspaltlampe zu Hilfe nehmen müssen. So schwierig diese Descemetschen Beschläge auch im Anfang zu sehen sind, so klumpig-fettig und speckig können sie im weiteren Verlauf werden, so daß die Verwechslung mit Ulcus cornea serpens nicht ganz unverständlich erscheint. De facto ist die Kornealoberfläche dabei aber ganz intakt.

Die Regenbogenhaut.

Die Iris zeigt als vom allgemein medizinischen Standpunkte aus beachtenswerte entzündliche Zustände und deren Folgen. Die entzündlichen Zustände sind akute und chronische Iritiden resp. Iridozyklitiden. Da Iritis und Iridozyklitis ätiologisch meist zusammenfallen, so pflegen wir diese Krankheitsbilder zusammenzufassen. Je akuter eine Iritis ist, um so heftiger ist die ziliare Injektion, die Verfärbung der Iris, die Verschwommenheit der Zeichnung, die Trübung des Kammerwassers und die Verengerung der Pupille, wobei der Pupillarrand Neigung hat, mit der Linsenvorderfläche zu verwachsen. Je chronischer die Iritis ist, um so mehr können alle Symptome fehlen bis vielleicht auf wenige Descemetsche Beschläge oder einige kaum sichtbare hintere Synechien oder einzelne staubförmige Glaskörpertrübungen.

Eine Iritis wie die geschilderte ist eine atypische Form, Iritis simplex, d. h. man kann ihr die Ätiologie nicht ohne weiteres ansehen. Je akuter sie ist, um so häufiger ist sie wohl syphilitisch, je chronischer, um so öfter kommt Tuberkulose in Frage. Es gibt aber sicherlich auch akuteste schmerzhafte, mit Blutungen und starken Exsudationen einhergehende Iritiden, wo man keine andere Ursache als Tuberkulose findet.

M. St., Landmann, 45 Jahre alt, vorerst immer gesund, fühlt sich seit einiger Zeit nicht mehr so wohl wie früher. Allgemeinbefund negativ. September 1909 heftige akute, einseitige Iritis mit knötchenartigen Verdickungen, Blutungen und hinteren Synechien. Einzige Ätiologie: Tuberkulose.

Reaktion auf 6 mg Alttuberkulin bis 39,5 mit zweifelhafter Lokalreaktion. Unter Behandlung mit Bazillenemulsion zunächst Sensibilisierung bis 1 mg Alttuberkulin (Reaktion 39,2), dann Abstumpfung bis 3 mg. Das Körpergewicht des Patienten hatte früher nie 70 kg erreicht, sich meist um 68—69 kg gehalten. In der letzten Zeit sei es etwas gesunken. Im Verlauf einer regulären Bazillenemulsionskur hob es sich in einem halben Jahr um 7 kg ohne jede Änderung der Lebensweise. Hand in Hand ging eine Besserung des Allgemeinbefindens und eine Abheilung der Iritis mit Restitutio ad integrum. Patient war drei Wochen aufgenommen, während welcher Zeit seine Nahrungsaufnahme geringer war als zu Hause, teils weil er dort bessere Verpflegung hatte, teils weil er der heftigen Schmerzen wegen ziemlich appetitlos war. Die Hebung des Körpergewichts begann denn auch erst einige Wochen nach der Entlassung.

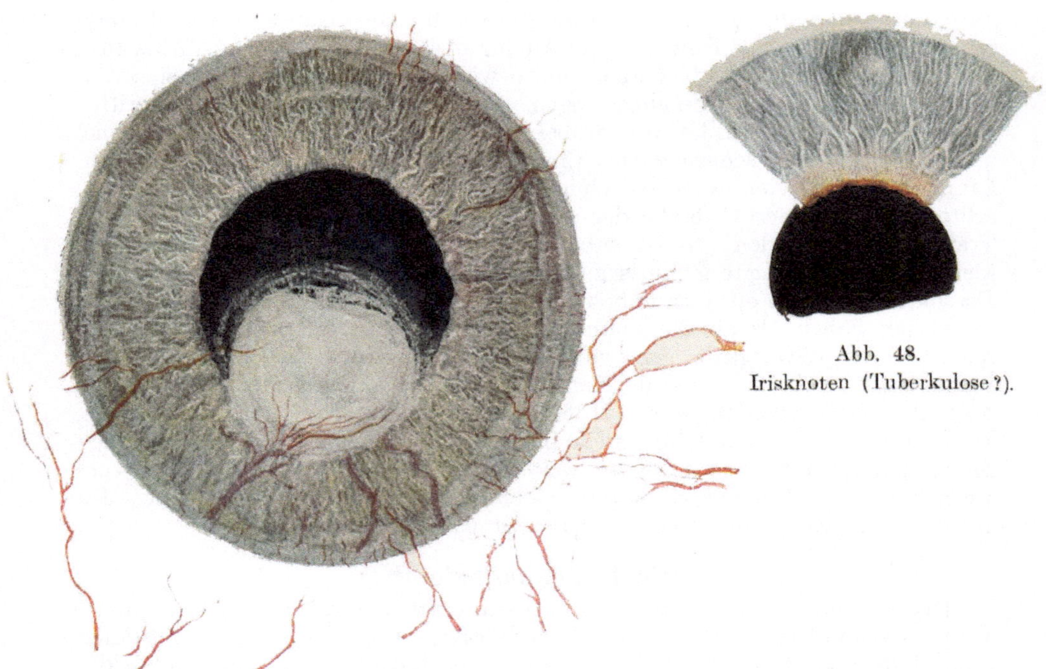

Abb. 48.
Irisknoten (Tuberkulose?).

Abb. 47.   Iritis mit Knötchenbildung am Pupillarrand infolge tiefer
Keratitis (Tuberkulose?).

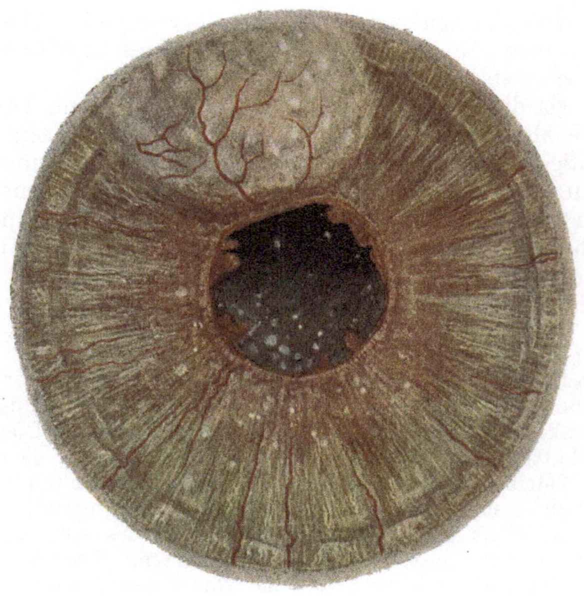

Abb. 51a.   Tuberkulom der Iris (s. a. die nebenstehende Abb. 51 b).

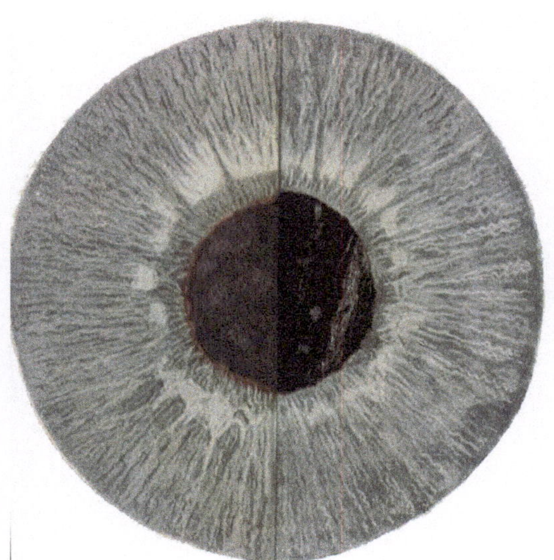

Abb. 49. Heterochromiekatarakt.
R. Aphakie, Nachstar.

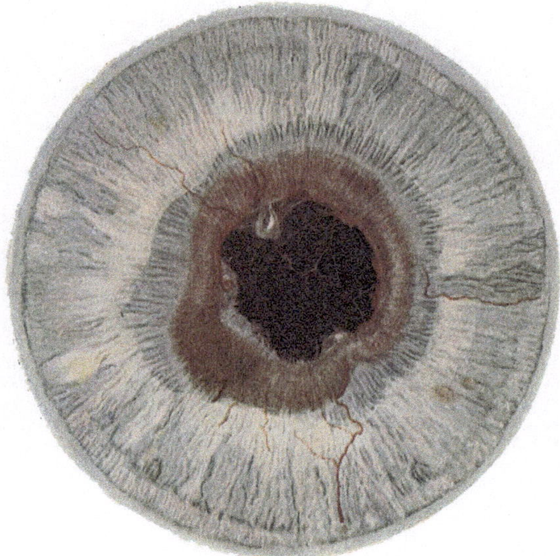

Abb. 50. Iris-Tuberkulose bes. peripupillär.

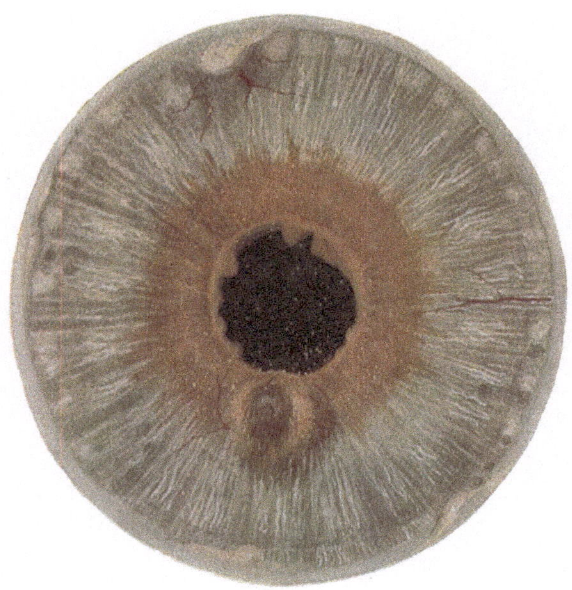

Abb. 51 b. Derselbe Fall wie Abb. 51 a nach Tuberkulinkur.

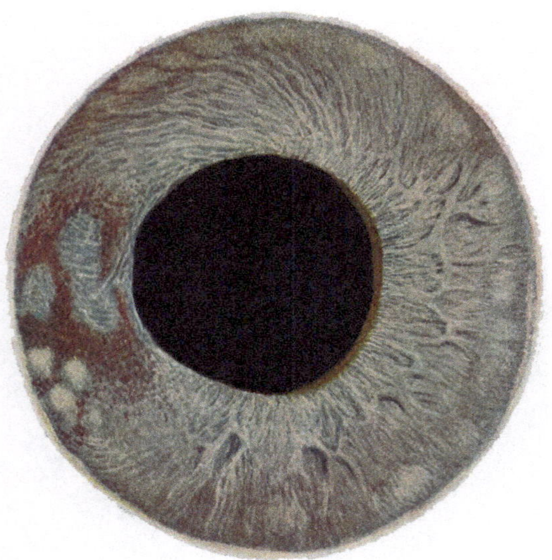

Abb. 52. Iristuberkulose zum Teil abgeheilt.

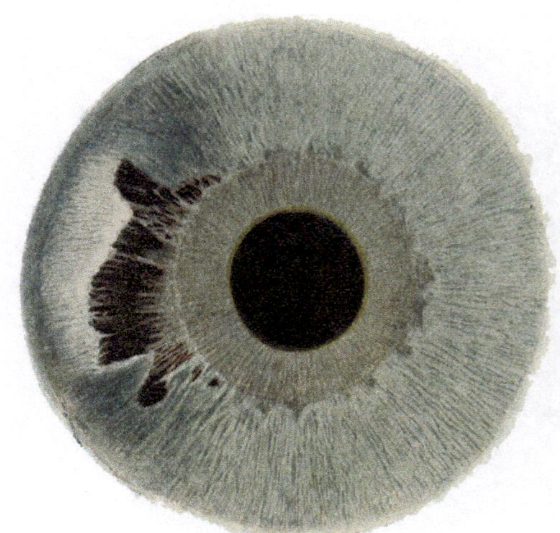

Abb. 54. Leucoma adhaerens, abgeheilte Tuberkul(

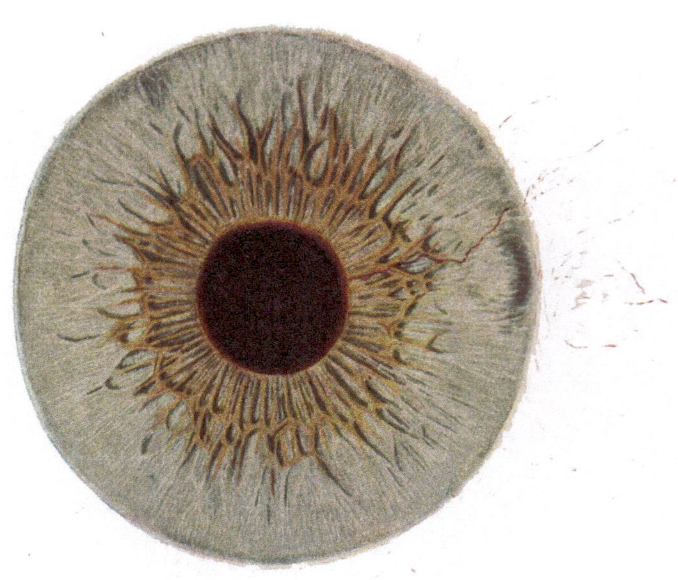

Abb. 53. Iristuberkel und konjunktivale Phlyktäne.

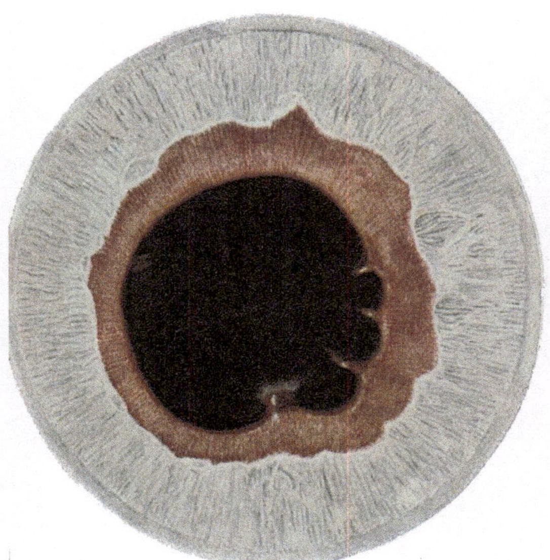

Abb. 55. Partielle Iritis.

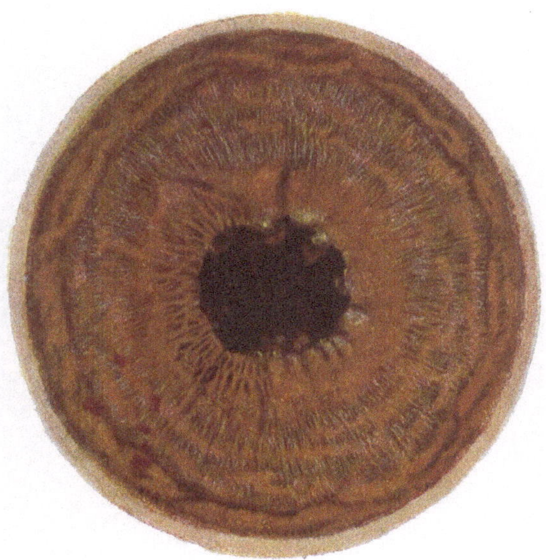

Abb. 56. Iritis mit Pupillarknötchen (Tuberkulose?).

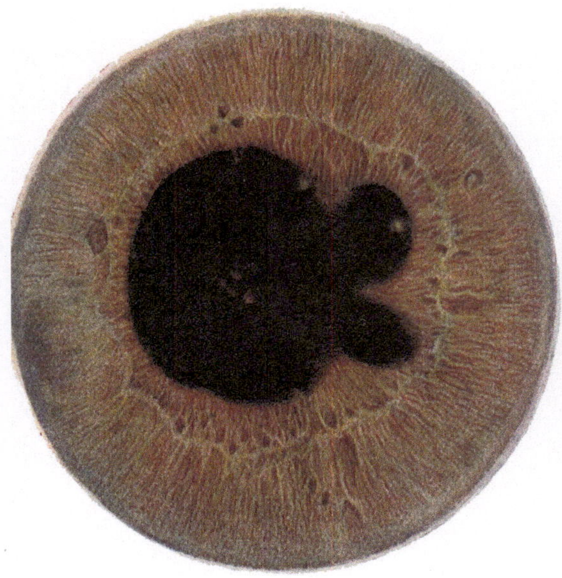

bb. 57. Iritis mit Knötchenbildung (Tuberkulose?)

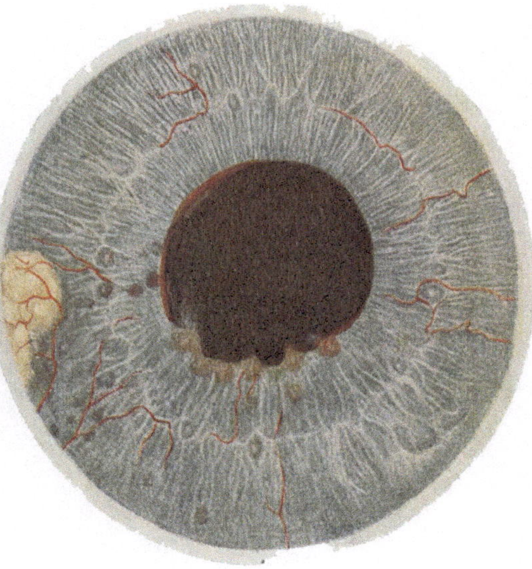

Abb. 58. Iristuberkulose.

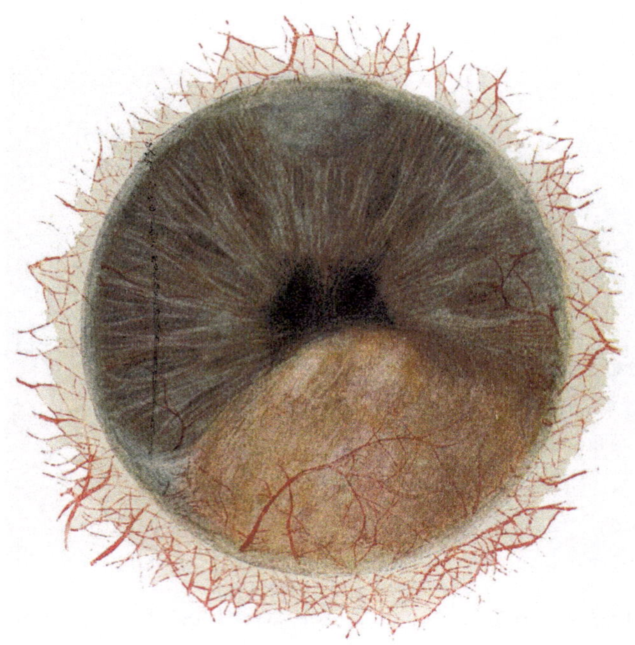

Abb. 59. Tuberkulose der Iris.

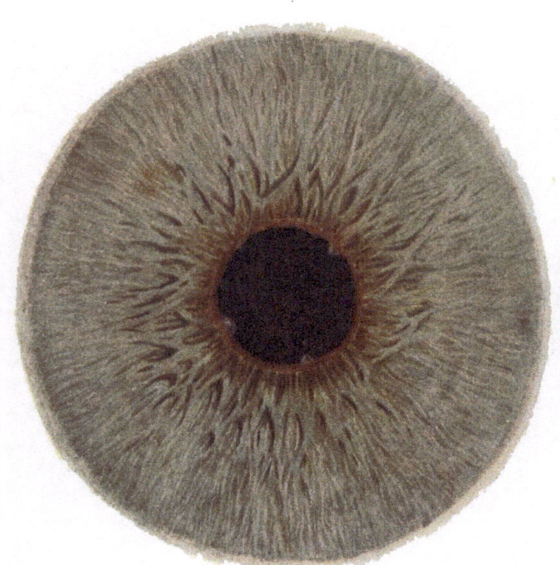

Abb. 60. Tuberkulose der Iris.

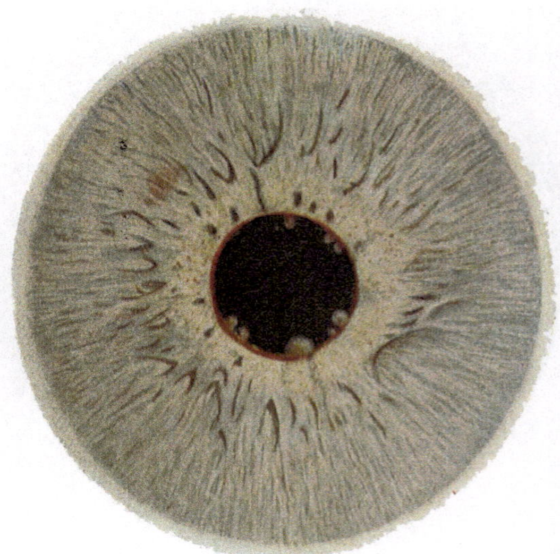

Abb. 61. Tuberkulose der Iris.
Derselbe Fall 3 Monate später.

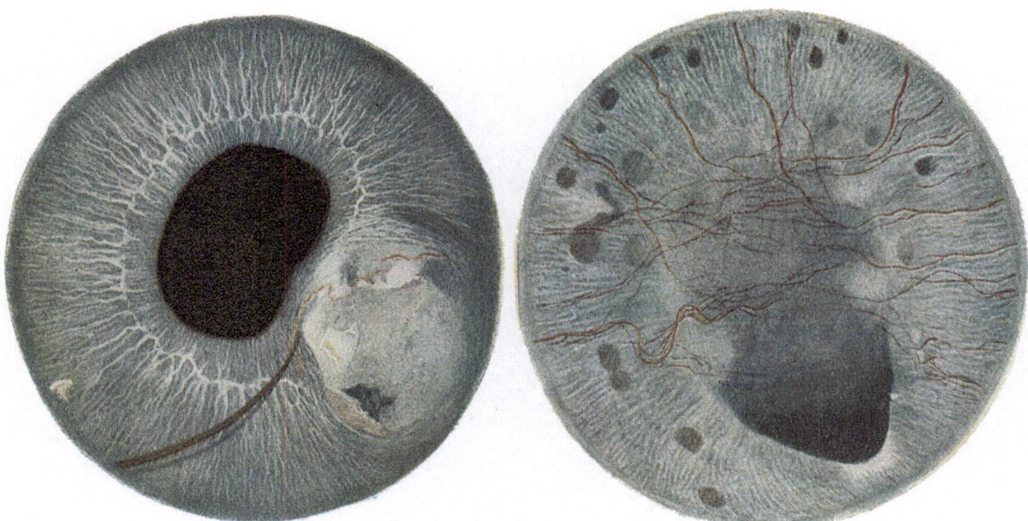

Abb. 62. Fremdkörpertuberkulose (Cilie).

Abb. 63. Getigerte Iris mit optischen Kolobom nach tiefer Hornhauttuberkulose.

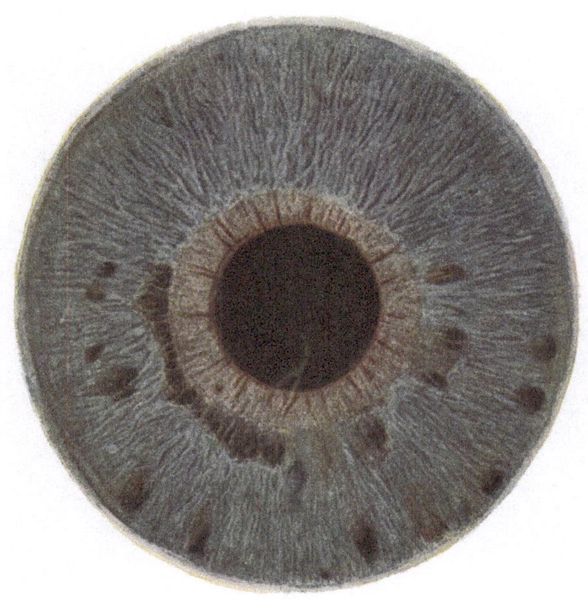

Abb. 64. Getigerte Iris.

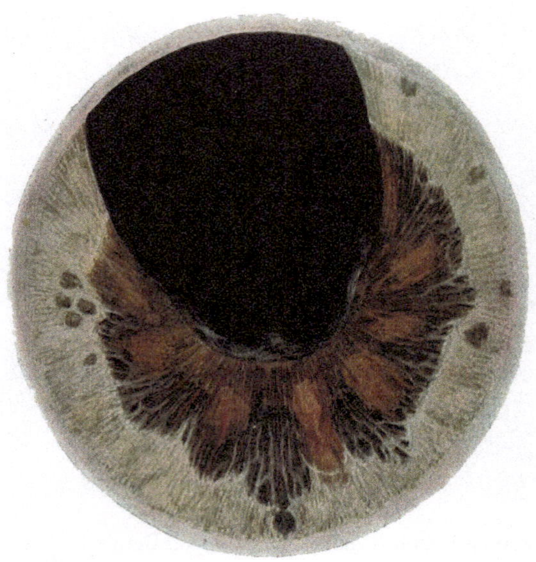

Abb. 65.   Iristuberkulose, peripupilläre Atrophie, oben operatives Kolobom.

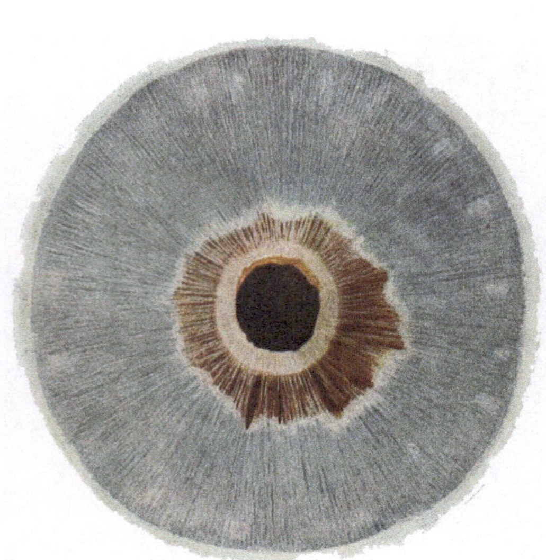

Abb. 66.   Partielle Irisatrophie.

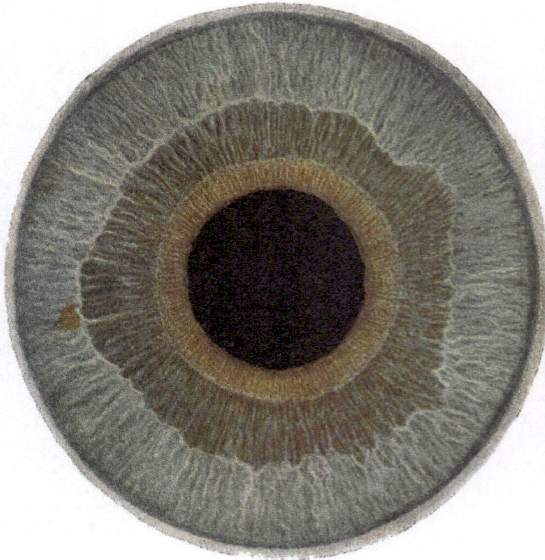

Abb. 67.   Partielle (circum-pupilläre) Irisatrophie.

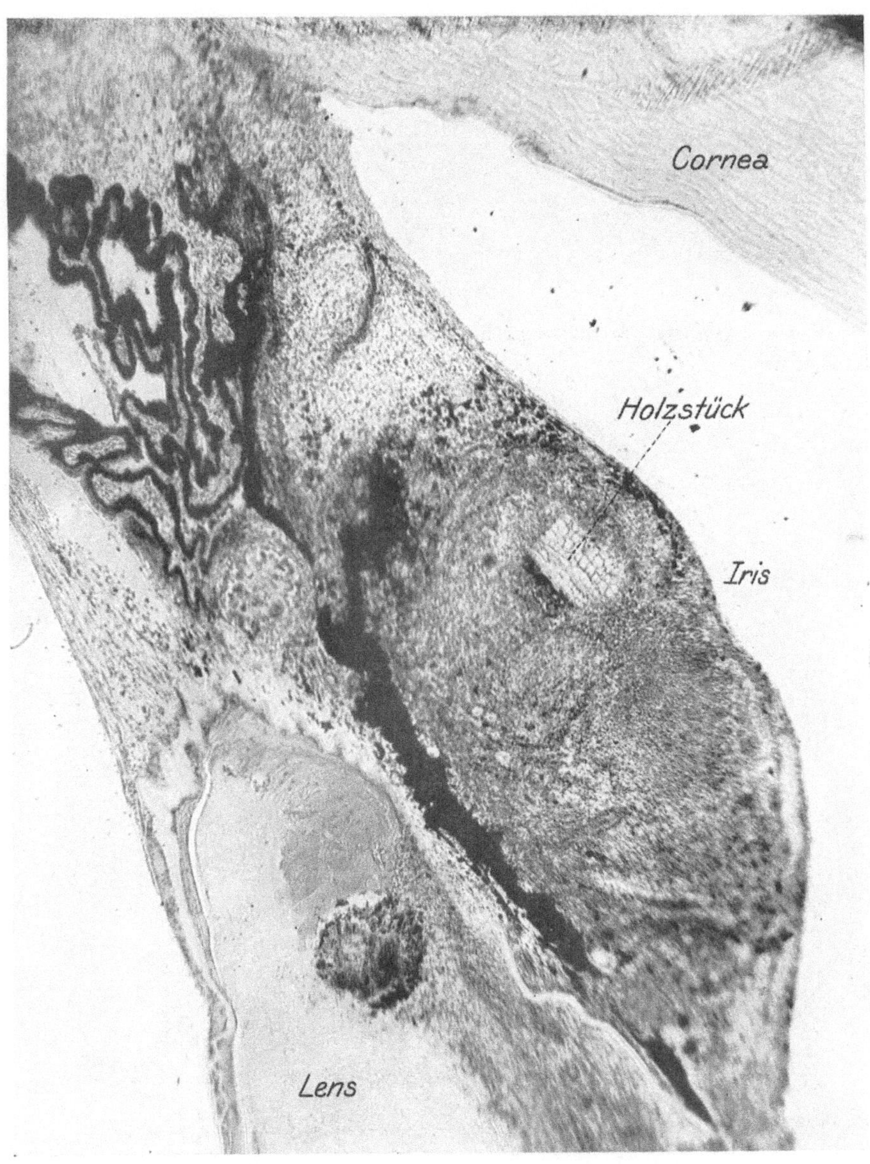

Abb. 68. Fremdkörperchentuberkulose (perforierende Holzverletzung).
(Übersichtsbild s. Abb. 69).

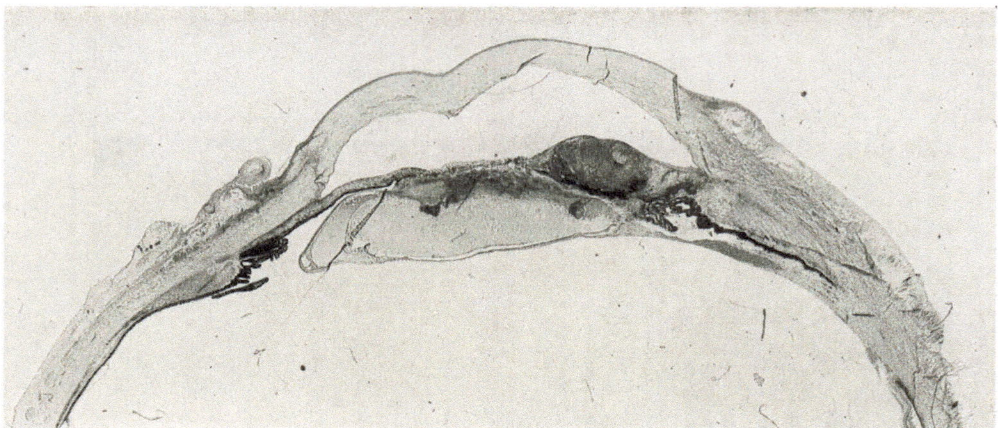

Abb. 69.　Fremdkörperchentuberkulose.　(Übersichtsbild.)

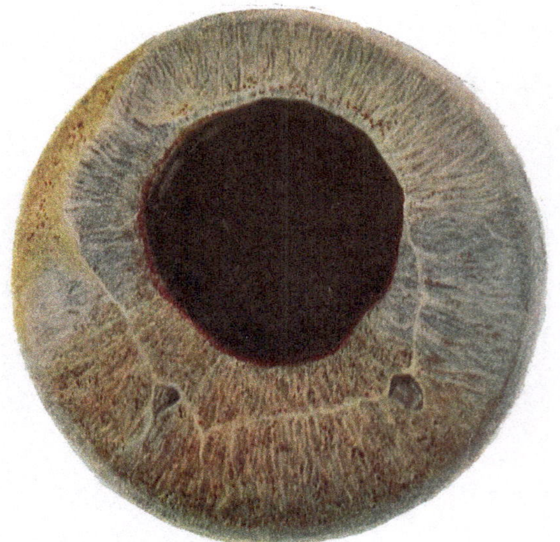

Abb. 70.　Irisatrophie bei Glaukom.

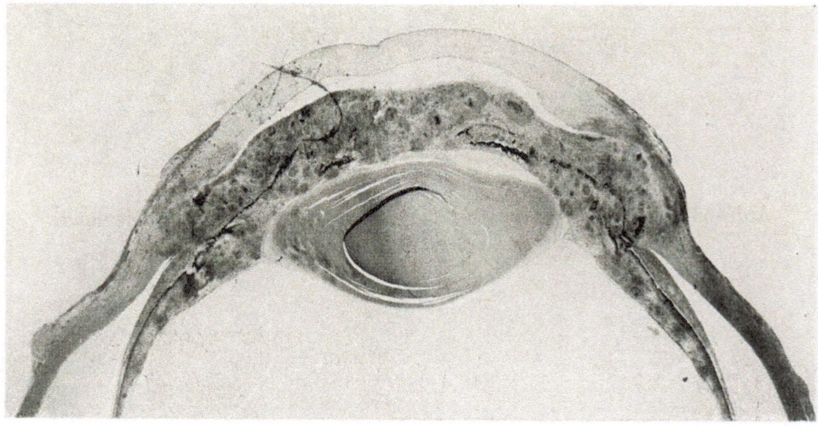

Abb. 71.　Iristuberkulose am Limbus perforierend.

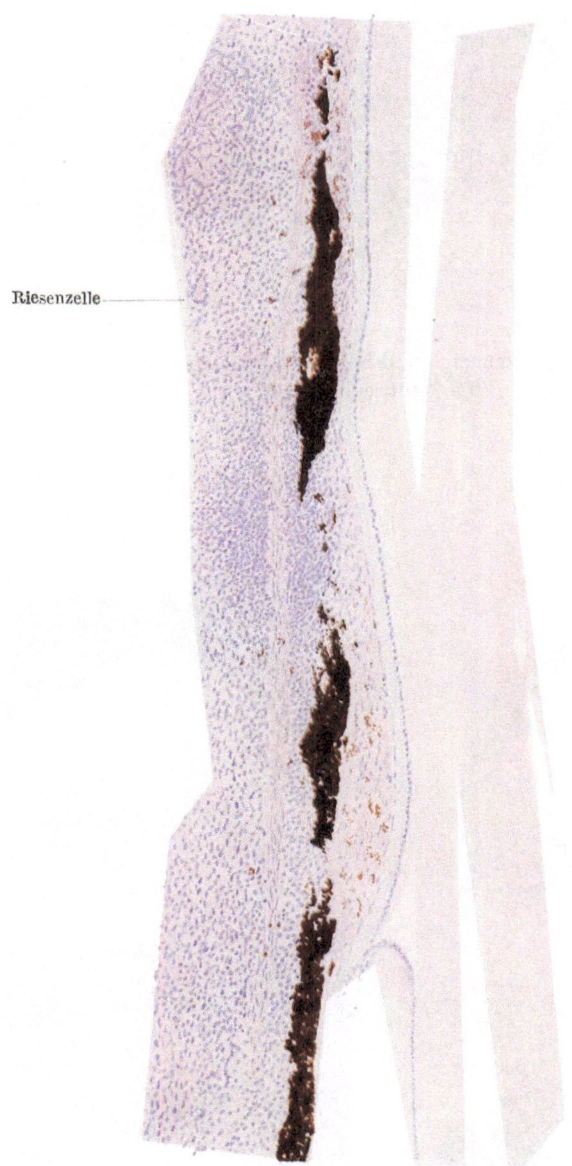

Abb. 72. Iristuberkulose mit Riesenzellen.

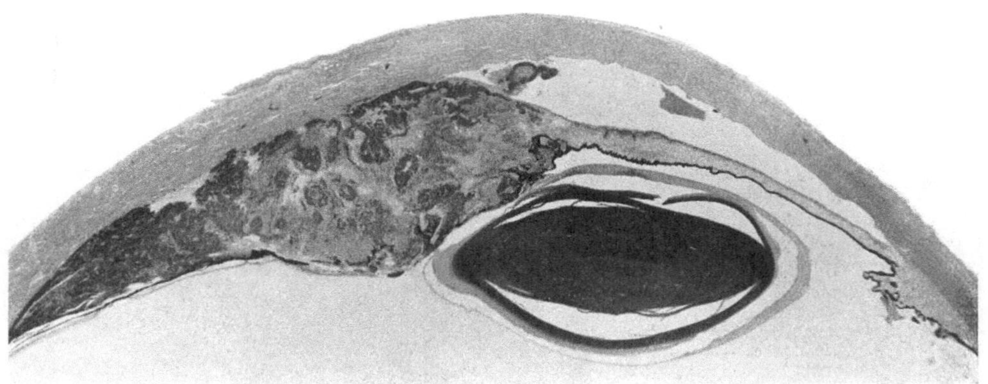

Abb. 73.   Knötchenbildung in der Iris: Iritis carcinomatosa.
(Ca. ventriculi.)

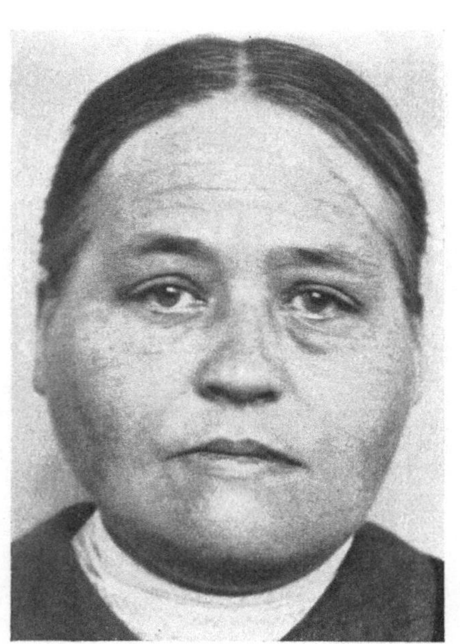

Abb. 74a.

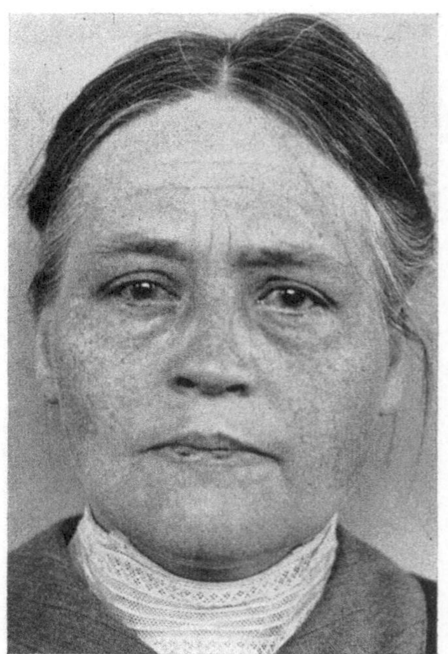

Abb. 74b.

Iritis duplex mit Mikuliczschem Symptomenkomplex vor und nach Tuberkulinbehandlung.

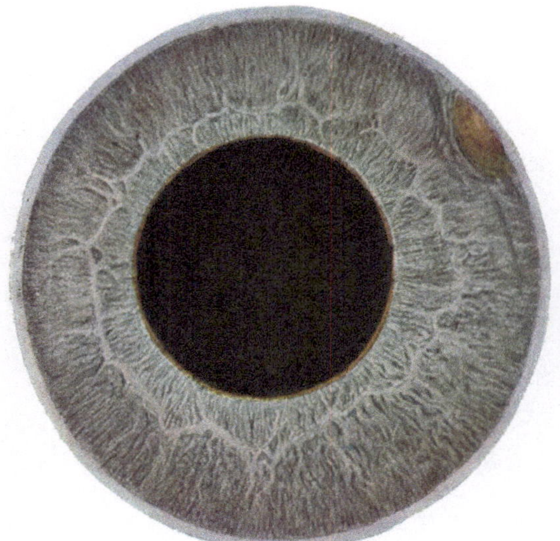

Abb. 75. Gumma der Iris.

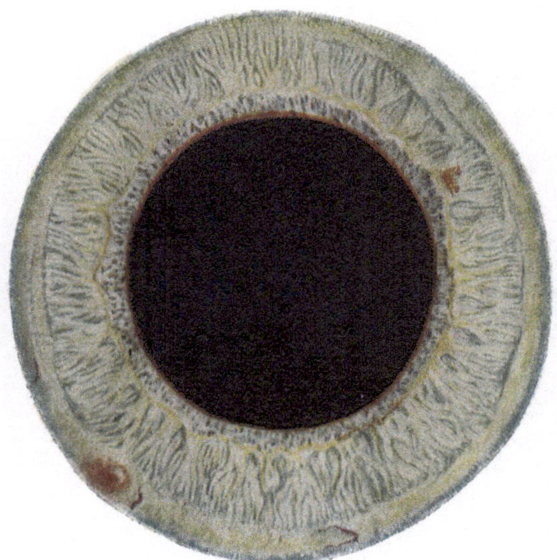

Abb. 76. Gumma der Iris.

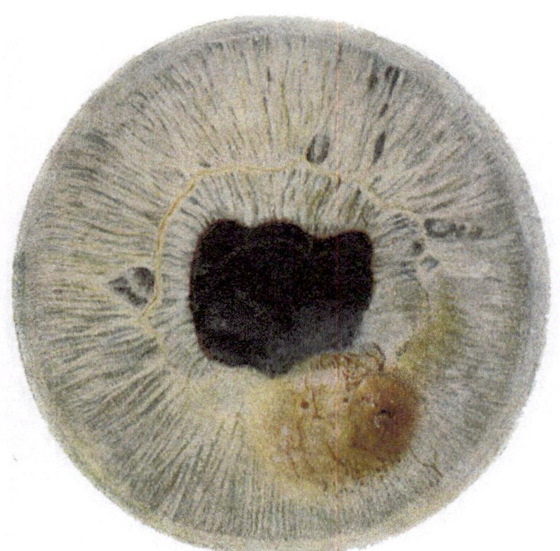

Abb. 77. Gumma der Iris.

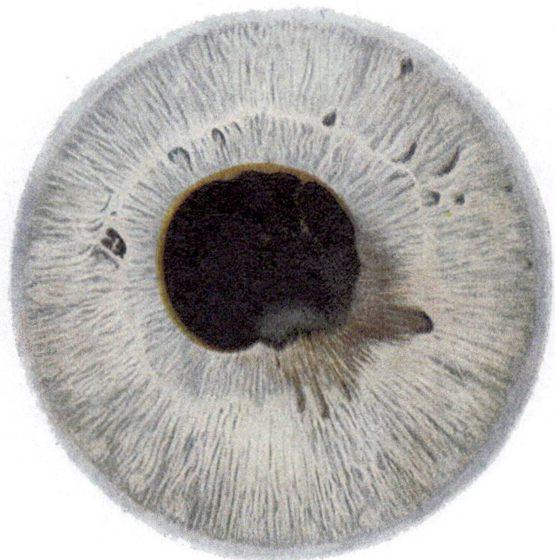

Abb. 78. Dasselbe Gumma, vernarbt.

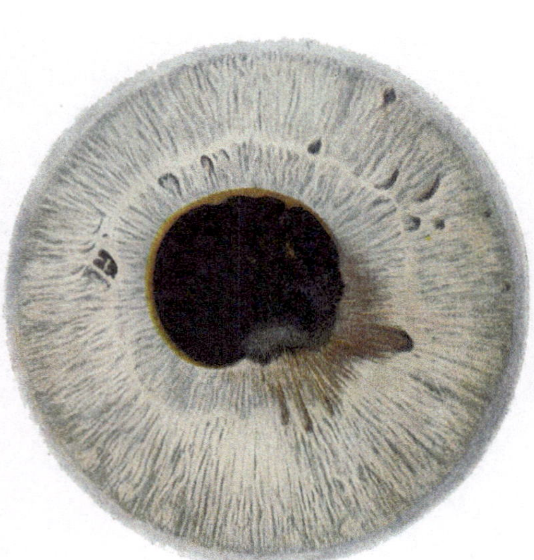

Abb. 79a.   Gumma der Iris.

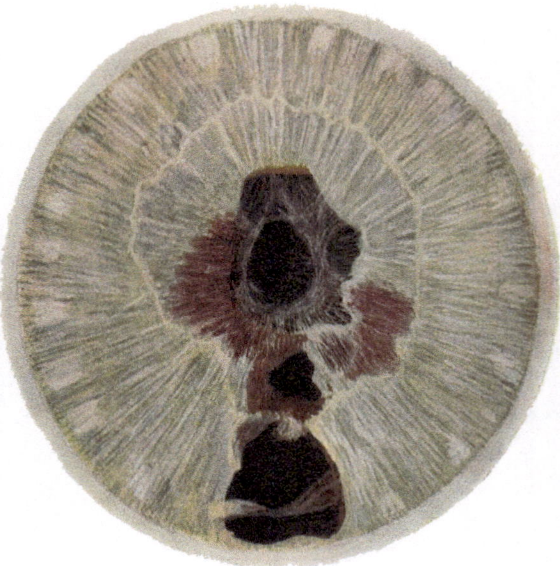

Abb. 79 b.   Derselbe Fall nach Behandlung
und Iridektomie.

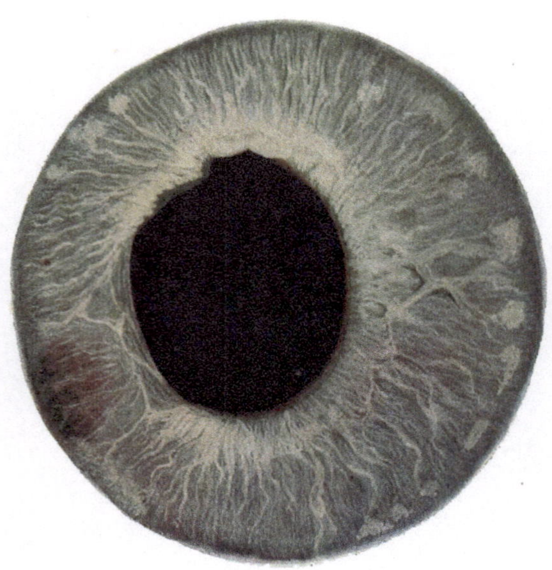

Abb. 80.   Atrophie nach Gumma der Iris.

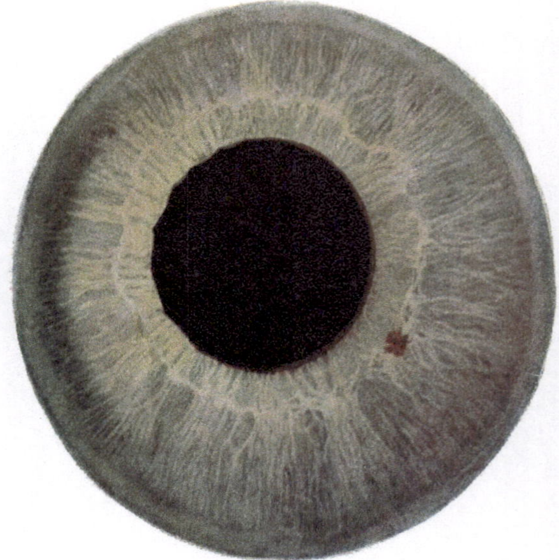

Abb. 81.   Iritis gummosa.

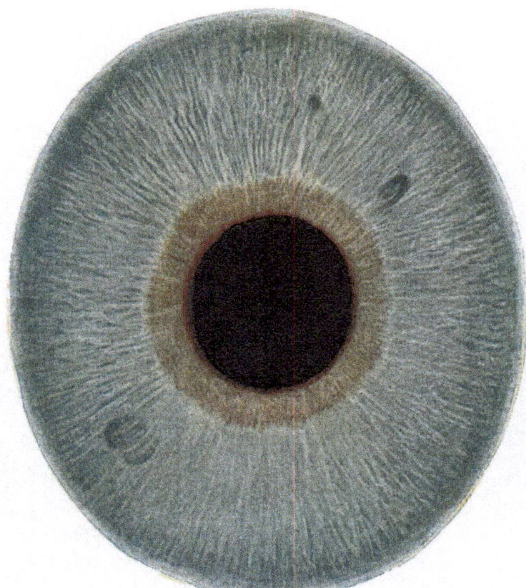

Abb. 82. Vertikal ellipt. Cornea bei Lues
hered. Irisatrophie.

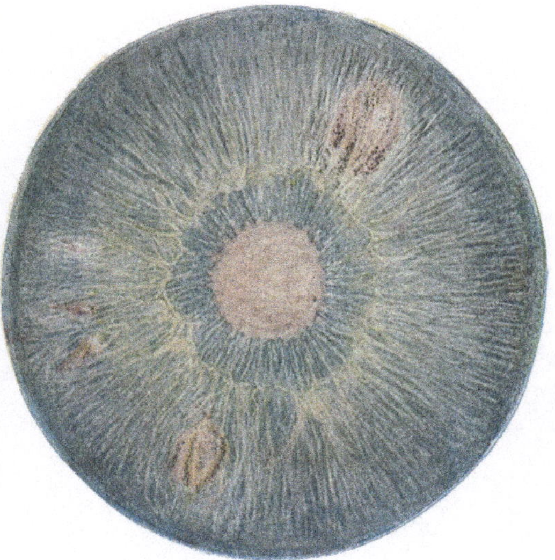

Abb. 83. Metastatische Abszesse.

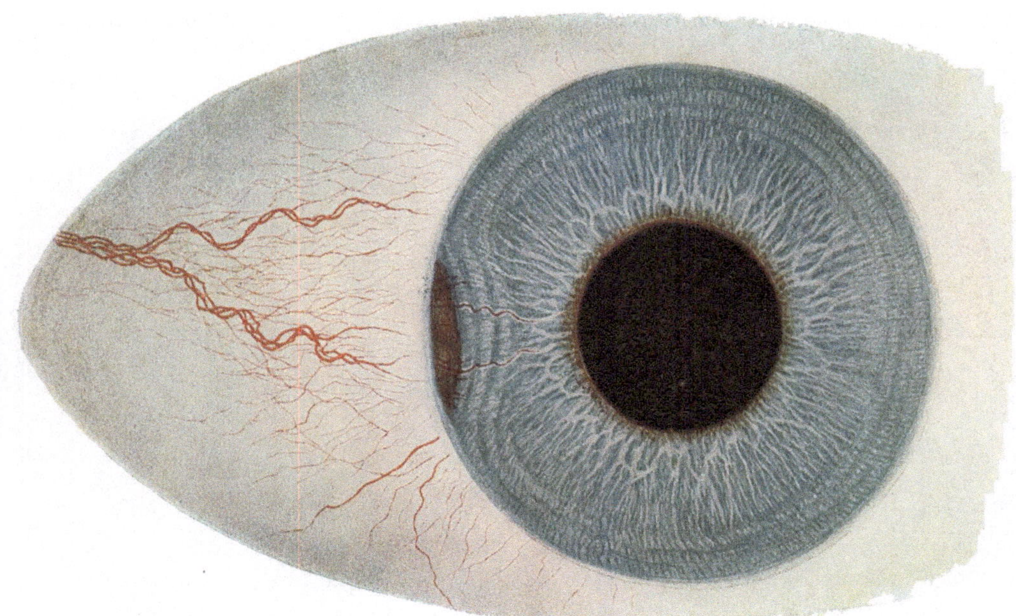

Abb. 84. Tumor des Ziliarkörpers, Sarkom? (Gumma?)
(Auch die anatomische Untersuchung ergab keine völlige Klarstellung.)

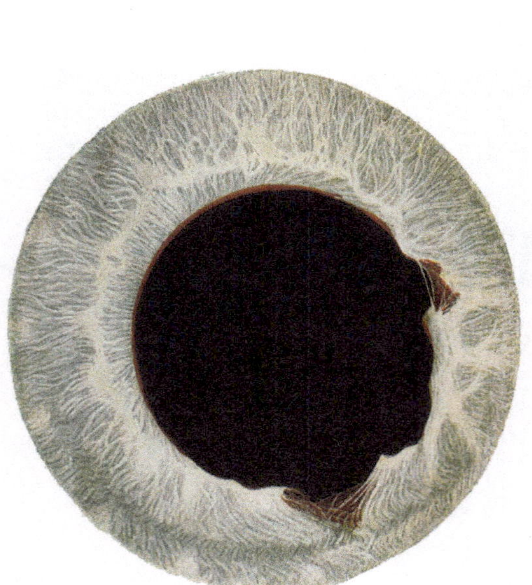

Abb. 85. Traumatische Irisveränderungen.

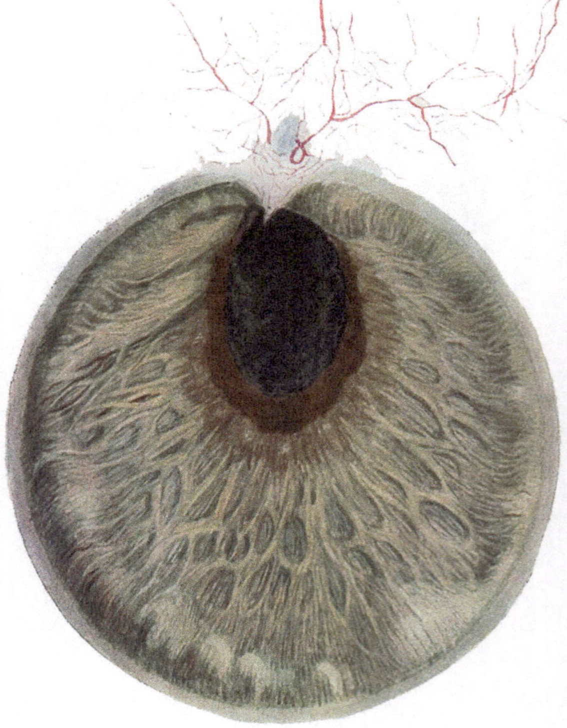

Abb. 87. Sympathisierende Iritis.
(cfr. Abb. 86.)

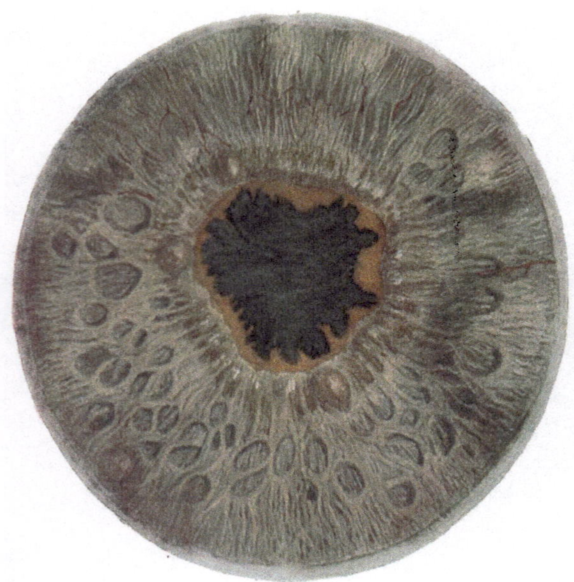

Abb. 86. Sympathisierte Iritis.
(cfr. Abb. 87.)

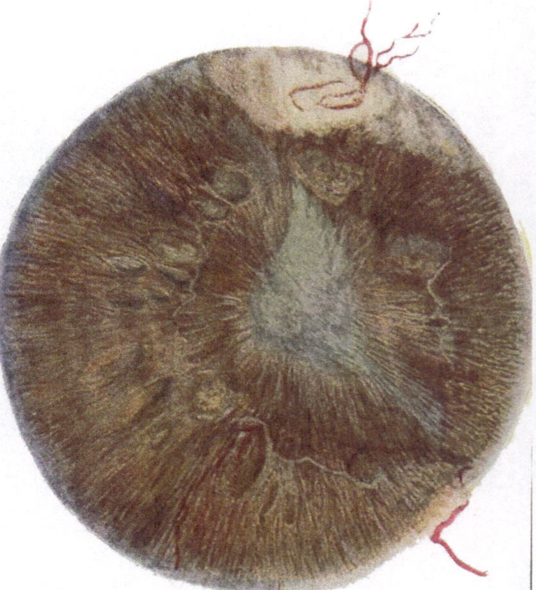

Abb. 88. Iritis sympathica.

Es gibt chronische, torpide, rezidivierende Formen, die sich nur durch positiven Wassermann als syphilitisch erweisen. Als weitere Ursache der akuten Form kommen Meningitis epid., Gonorrhöe, Febris recurrens, Variola, Typhus, Pneumonie, Influenza, für die chronischen sog. Rheumatismus, der Diabetes, die Gicht u. a. in Frage.

Außer der atypischen Form, der Iritis simplex kennen wir aber auch Formen von Iritis, denen der Erfahrene es ohne weiteres ansieht, daß sie spezifischen Ursprungs sind, das sind einerseits exanthematische, kondylomatöse und gummöse, andererseits tuberkulöse Iritiden (s. verschiedene Irisabb. S. 76—90).

Man hat wohl gesagt, daß die Tuberkelknötchen im Stroma iridis, die Syphilome am Pupillar- und Ziliarrande säßen. Es ist das vielleicht das häufigere, zweifellos kommt aber auch das Gegenteil oft vor.

Verwechslungen sind gelegentlich möglich bei malignen, sekundären oder primären Tumoren. So kann ein Leukosarkom des Corp. cil., das an der Iriswurzel in die Vorderkammer vordrängt, einem Gumma zum Verwechseln ähnlich sehen.

Eines Falles von Karzinommetastase in der Iris erinnere ich mich bei völlig latentem Ca. ventriculi, der lange für syphilitische Iritis gehalten wurde (siehe Abb. 73). Dabei ist zu bemerken, daß Sarkom primär und sekundär, Karzinome aber nur sekundär intraokular (metastatisch) auftreten können.

Die Folgezustände der diffusen Iritis spl. sind diffuse Atrophien, deren leichteste Form wir oben schon als Heterochromie kennen gelernt

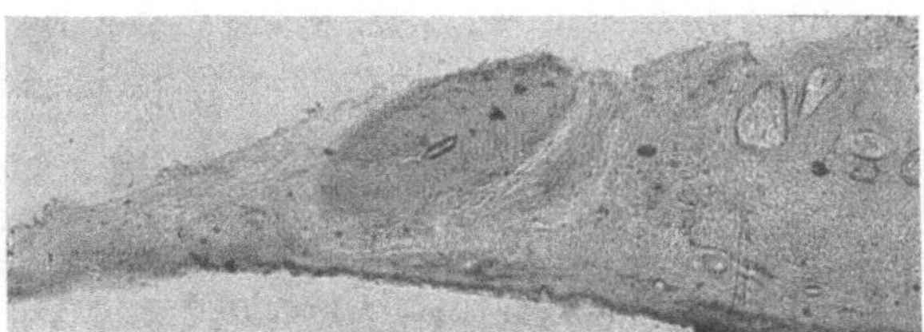

Abb. 89.   Raupenhaarkonjunktivitis.

haben, die Folgen der typischen (meist ja mehr oder weniger partiellen) Iritiden sind partielle Atrophien und Narben. Die partiellen Atrophien können in der Form der getigerten Iris unregelmäßig über die Iris, besonders im Lidspaltenbereich verstreut sein (s. Irisabb. S. 81), sie können das Pupillarbereich betreffen und zwar nur den Pupillarsaum, der dann wie angenagt erscheint, sie können aber auch die innere Hälfte der Iris d. h. den ganzen Bezirk zwischen Pupillarrand und Circulus minor befallen (s. Abb. 66 u. 67).

Haben wir tiefgehende Narben vor uns, so werden wir meist nicht fehlgehen, wenn wir diese auf frühere Gummen und Tuberkulome beziehen (s. Irisabb. 78 u. 79), dabei ist jedoch im Auge zu behalten, daß diese auch ohne alle Folgen, ja ohne Reste hinterer Synechien abheilen können. Ist eine Iris also für die klinische Untersuchung absolut normal, so kann sie gleichwohl schwer pathologisch gewesen sein, was sich gelegentlich anamnestisch feststellen läßt. Andererseits aber kann eine schwere Iritis sogar doppelseitig vorhanden gewesen sein, wie die Folgezustände beweisen, ohne daß der Patient etwas davon gemerkt hat. Diese Verhältnisse haben eine nicht unerhebliche praktische Bedeutung, sind aber vielleicht noch relativ wenig bekannt.

Wollen wir mit Sicherheit Reste überstandener Iritis diagnostizieren, also mit größter Wahrscheinlichkeit eine schwere konstitutionelle Krankheit bei den Betroffenen feststellen, so müssen wir bedenken, daß kongentiale Anomalien ähnliche klinische Bilder bedingen und uns täuschen können. Rudimentäre Kolobome, meist unten innen gelegen, aber auch an atypischen Stellen, können partiellen Atrophien recht ähnlich sehen, Reste der fötalen Pupillarmembran können hinteren Synechien fast gleichen, wenn sie auch nicht vom Pupillarrand selbst, sondern vom Circul. minor zur Linsenkapsel zu gehen pflegen.

Auch eine Cataracta ferrea — also ein erworbener Zustand — und Siderosis bulbi haben zur Verwechslung mit Iritis und iritischen Resten Veranlassung gegeben.

Zu beobachten ist ferner, daß jede septische Kornealulzeration, ja jede skrofulöse Ophthalmie, jedes katarrhalische Hornhautgeschwür bei Konjunktivitis, durch Diffusion der Toxine Iritis bedingen kann. Solche iritischen Reste haben natürlich nur topische Bedeutung, keine allgemeine. Die Art der Kornealtrübungen wird hier meist eine richtige Würdigung der iritischen Reste ermöglichen. Diese letzteren Iritiden hat man wohl auch „sekundäre", obige durch Allgemeinleiden bedingte „primäre" genannt. Diese Benennung scheint wenig glücklich, indem jede Iritis nur ein Symptom ist, die „sekundäre" ein topisch bedingtes, die „primäre" ein durch Allgemeinleiden hervorgerufenes.

Es ist nicht uninteressant, bei den Iridozyklitiden und Chorioiditiden, auch Uveitis anterior und posterior genannt, die Ergebnisse der Lumbalpunktionen zu vergleichen. Der Parallelismus zwischen der gefäßführenden Haut des Auges, der Uvea, der des Gehirns, der Meningen, ist ja in mehrfacher Beziehung theoretisch interessant und praktisch nicht unwichtig.

In 25 Fällen von Uveitis anterior fand ich den Lumbaldruck

<pre>
             unter 150   11 mal,
      zwischen 150 und 200   6 mal,
         „   200   „   300   8 mal,
          über 300   0 mal.
</pre>

In 20 Fällen von Uveitis posterior:

<pre>
             unter 150   7 mal,
      zwischen 150 und 200   3 mal,
         „   200   „   300   9 mal,
          über 300   1 mal.
</pre>

Zusammengezogen also in 45 Fällen normal 18 mal,

<pre>
      wenig gesteigert   9 mal ⎫
      mäßig   „   17 mal ⎬ 27 mal.
      stark   „   1 mal ⎭
</pre>

Ein Vergleich mit den nicht konstitutionellen Erkrankungen des vorderen Bulbusabschnittes, dem traumatisch oder durch sonstige „Zufälligkeiten" entstehenden Geschwüre usw. ergibt eine erheblich häufigere Komplikation mit Meningealreizung.

In 25 Fällen von Ulcus corn. und Keratitis superficialis fand ich den Hirndruck:

<pre>
          14 mal normal,
           6 mal wenig,
           5 mal mäßig gesteigert.
</pre>

In 28 Fällen von Augenverletzungen fand ich:

<pre>
           9 mal normal,
          14 mal wenig.,
           5 mal mäßig gesteigert.
</pre>

Zusammengezogen also in 53 Fällen:

<pre>
          23 mal normal,
          20 mal wenig,
          10 mal mäßig gesteigert.
</pre>

Pupille.

Pupillenweite.

Normalerweise ist die Pupille des Neugeborenen eng: 2—3 mm im Durchmesser, wie im Schlafe ja auch beim Erwachsenen. Allmählich erweitert sie sich, um zwischen dem 5. und 25. Jahre die maximale Weite 4, 5, ja 6 mm zu erlangen, dann verengt sie sich wieder allmählich, um zwischen dem 50. und 75. Jahre eine annähernd konstante „senile Miose" mit 3 mm zu erreichen. In der Agone verengt sie sich noch etwas weiter, um im Momente des Todes maximal weit zu werden (8 mm). Erst 2—3 Tage nach dem Tode nimmt sie wieder eine mittlere Weite wie in der Mitte des Lebens an: 4 mm. Alle diese Zahlen verstehen sich für eine Beleuchtung von 100—110 Meterkerzen. Abhängig ist die Pupillenweite also erstens vom Alter, zweitens von der Refraktion, indem Myopen meist etwas weitere, Hyperopen engere Pupillen haben, drittens vom Temperament, indem leicht erregbare Menschen weitere, ruhige engere Pupillen zeigen. Den stechenden, kalt berechnenden Blick des Geizes stellen die Maler durch enge Pupillen, den enthusiastischen des begeisterten Mannes durch große Pupillen dar. Viertens ist die Pupille weiter abhängig vom inneren Zustand des Auges (Adaptation).

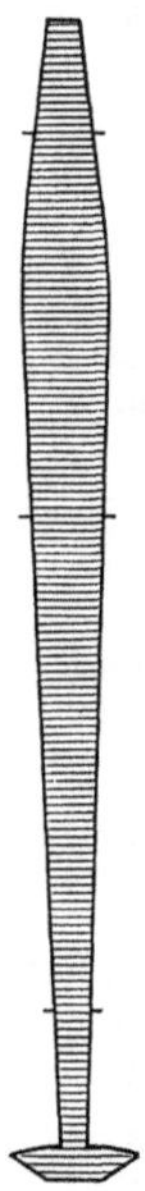

Anatomisch bedingt ist Mydriasis wie Miosis durch Kontraktion oder Erschlaffung des Musculus sphincter und Dilatator iridis, zweier glatter Muskeln, deren ersterer durch den Nervus oculomotorius, deren zweiter durch den Sympathikus innerviert wird. Über die Sympathikusbahn s. oben. Die Okulomotoriusäste kommen von den zentralen Teilen des Okulomotoriuskerns, wo sie unmittelbar rechts und links von der Mittellinie, vielleicht verbunden durch Kommissuren liegen, die Fasern gehen durch das Ganglion cil. und die Nervi cil. breves. Miose kann also durch Sphinkter- oder Okulomotoriusreizung oder durch Dilatator- oder Sympathikuslähmung bedingt sein. Erstere ist hochgradiger als letztere, da der Sphinkter stärker als der Dilatator ist. Die stärkste Miose ergibt sich aus Kombinationen von Sphinkterreizung und Dilatatorlähmung.

Mydriasis kann durch Sphinkter- oder Okulomotoriuslähmung oder durch Dilatator- resp. Sympathikusreizung bedingt sein. Erstere ist hochgradiger als die letztere. Die stärkste Mydriasis ergibt sich aus Kombination von Sphinkterlähmung und Dilatatorreizung.

Die Miosis spastica entsteht reflektorisch auf Lichteinfall, sie begleitet physiologisch die Konvergenz, gelegentlich auch die forcierte Abduktion des Auges, ferner den forcierten Lidschluß als Mitbewegung, sie wird künstlich erzeugt durch Eserin-, Pilokarpininstillation, Morphinismus und Nikotinismus. Die Miosis paralytica ist die gewöhnliche Teilerscheinung der Sympathikuslähmung (Hornerscher Symptomenkomplex) s. oben.

Die häufigste Form der Mydriasis paralytica ist bedingt durch Atropininstillation oder Ophthalmoplegia interna, die häufigste Mydriasis spastica ist die durch Aufregungszustände oder Kokaininstillation bedingte.

Anämie und Hyperämie der Iris beeinflussen die Pupillenweiten nicht direkt, sondern nur durch Einfluß auf die Nerven oder Muskeln, ebensowenig sind die Pupillenweiten durch hydraulische oder elastische Kräfte beeinflußbar.

Geburt.

Tod.

Abb. 90.
Pupillenweite in den verschiedenen Lebensaltern

Die Pupillenweite variiert also innerhalb einer nicht unerheblichen physiologischen Breite, wir messen sie am besten mit dem Haabschen Pupillometer, d. h. eine Serie verschiedener großer, schwarzer, kreisrunder Scheiben.

Eine außerhalb der physiologischen Breite liegende doppelseitige gleich hochgradige Miosis mit erhaltener Lichtreaktion finden wir bei hyperämischen Zuständen des Gehirns, eine Mydriasis bei anämischen. Für die Beurteilung von Benommenheitszuständen ist dieses recht wichtig, denn im letzteren Fall wird man Exzitantien, ev. Amylnitrit anwenden, was im ersten Fall ja kontraindiziert wäre.

Einseitige starke Mydriasis und Miosis geht meist mit Störungen der Reaktion oder mit Akkommodationsstörung einher, und wird unten näher besprochen werden.

Geringe Anisokorie ist häufig bei ganz gesunden Menschen zu beobachten und hat bei Fehlen von Reaktionsstörungen meist keinerlei ernste Bedeutung (vergl. Anisokorie bei Glaukom und Iritis).

Unter Hippus verstehen wir einen meist doppelseitig auftretenden schnellen Wechsel in der Pupillenweite aus inneren Gründen, z. B. bei multipler Sklerose und andern organischen Nervenerkrankungen. Einseitiger Hippus deutet auf Apoplexien in der Hirnrinde der gleichen Seite, zumal im motorischen Gebiet, verbunden mit motorischen Reizerscheinungen (Tremor oder choreatischen Bewegungen der gegenüberliegenden Körperseite).

Auffallend ist Verschontbleiben der Irismuskulatur bei den Erkrankungen der Medulla oblongata.

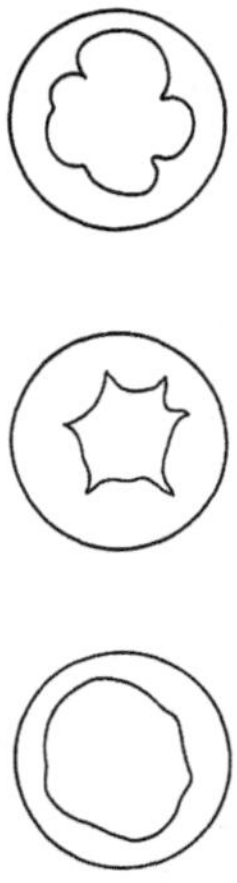

Pupillenformen.

Die normale Pupille soll kreisrund sein, doch sind geringe Abweichungen auch hier keineswegs ohne weiteres pathologisch. Wir unterscheiden von pathologischen Typen:

1. Kleeblattformen, sie treten besonders deutlich hervor auf Kokaininstillation. Die vorspringenden Zacken sind hintere Synechien, es handelt sich also meist um iritische Reste, wenn nicht kongenitale Anomalien vorliegen (s. Abb. 57, 58 u. a.).

1. Kleeblattform.

2. Efeublattform.

3. Entrundete Pupille.

Abb. 91.

2. Epheublattformen. Die einspringenden Ecken entstehen durch Risse im Sphinkter, sind also zumeist durch stumpfes Trauma bedingt. Oft findet sich dabei Vertiefung der Vorderkammer (Subluxatio lentis), Linsentrübungen (Kontusionskatarakt) (s. Abb. 85).

3. Die entrundete Pupillenform findet sich oft mit Störungen der Reaktion (s. unten), bei Lues, Tabes, Paralyse, aber auch lokal bedingt durch Glaukom und nach Traumen (s. Abb. 80).

Reaktionen der Pupille.

Die Reaktionen der Pupille sind folgende:
1. Direkte Lichtreaktion.
2. Indirekte oder konsensuelle Lichtreaktion.
3. Hemiopische Reaktions. (Hemikinese.)
4. Konvergenzreaktion.   } Miose
5. Fazialis- oder Orbikularisreaktion.
6. Abduktionsreaktion.
7. Sensible Reaktion.   } Mydriasis
8. Psych. Reaktion.
1—3: zentripetale, 4—6 zentrifugale Reaktionen.

Was zunächst die Technik anbetrifft, so verdecke man im Dunkelzimmer ein
Auge des Patienten, lasse ihn mit dem andern Auge in eine Lichtquelle direkt
hineinsehen und verdecke ihm dieselbe zunächst mit der Hornfassung der Lupe.
Bringt man dann durch eine geringe Seitenverschiebung der Lupe den Licht-
kegel in die Pupille, so hat man die günstigsten Bedingungen für die ev. mittelst
einer zweiten Lupe zu beobachtende direkte Reaktion der Pupille auf Licht.

Bei der Untersuchung auf indirekte Reaktion der anderen Pupille verfährt
man ebenso und läßt zu der zweiten Pupille nur so viel konstantes Licht zu-
treten, wie nötig ist, um hier die Beobachtung machen zu können.

Die direkte Reaktion der Pupille auf Licht kann ausbleiben, wenn das Auge
blind ist (amaurotische Starre). Sie kann aber auch im selben Falle
erhalten bleiben, obwohl einseitige oder doppelseitige Blindheit besteht, und
sie kann endlich fehlen, obwohl die optischen Leitungsbahnen sonst intakt sind:
(**reflektorische Pupillenstarre sensu strictiori, Argyll Robertsonsches Phänomen.**) Diese Phänomene erklären sich folgendermaßen:

Ist ein Sehnerv völlig leitungsunfähig, so kann ein Lichtreiz auf diesem
Wege nicht mehr zum Okulomotoriuskerngebiet gelangen, also nicht mehr die
Miose hervorrufen. Hat das andere Auge
normale Funktionen, so kann von dessen Optikus ein Reiz zu dem gleichseitigen und gegenseitigen Sphinkterkern gelangen und **direkte**
Verengerung der **gleichseitigen** und **indirekte
(konsensuelle) der gegenseitigen Pupille** bedingen. Wird das sehtüchtige Auge mit der
flachen Hand verschlossen, so muß sich also
die Pupille des anderen Auges erweitern, wenn
es blind ist. In sehr seltenen Fällen geschieht
das nicht. Dieses suchen wir so zu deuten,
daß die Nervenleitung eben nicht völlig unterbrochen ist, daß die pupillomotorische Funktion erhalten geblieben ist oder, wenn man
visuelle und pupillomotorische Funktionen an
zwei Sorten von Nervenfasern gebunden denkt,
daß nur letztere leitungsfähig geblieben sind.

Die pupillomotorischen Fasern biegen nach
der herrschenden Ansicht aus dem Traktus
in die Corpora geniculata externa ein, um an
dem Corp. quadrigeminum vorbei zum Sphinkterkern zu gelangen. Sitzt das die Sehbahnen

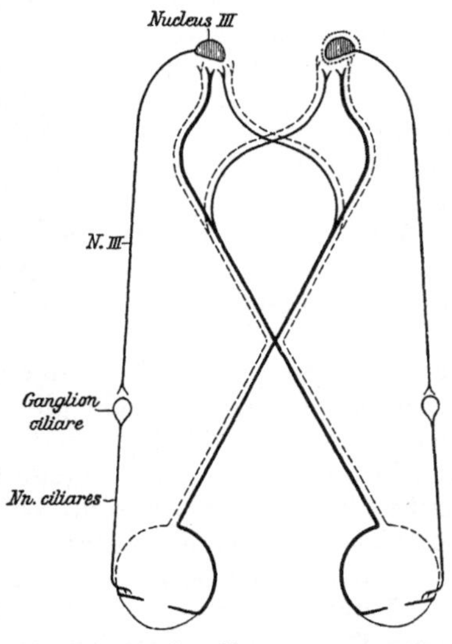

Abb. 92. Pupillenstörung (nach
Bumke).

schädigende Moment oberhalb des Reflexbogens, wird z. B. die Gratiolettsche
Sehstrahlung durch Hydrops der Seitenventrikel oder durch Blutungen oder
Thrombosen geschädigt, handelt es sich schließlich um eine kortikale oder subkortikale Affektion, so kann bei doppelseitigem Auftreten auch doppelseitige
Amaurose (durch doppelseitige Hemianopsie) bedingt sein, ohne daß die Pupillarreaktion die geringste Beeinträchtigung zeigt. Soll der Fall überzeugend
sein, so muß freilich auch das Fehlen des zentralen Flintenröhren-Gesichts-
feldrestes, wie er bei doppelseitiger Hemianopsie gelegentlich sich findet (s. dort),
nachgewiesen sein, was nicht immer leicht ist.

Nun kommt die reflektorische Pupillenstarre im Sinne Argyll-Robertsons
auch einseitig vor, eine klinische Tatsache, die der theoretischen Erklärung
immer noch erhebliche Schwierigkeiten verursacht. Ist die eine Pupille direkt
reflektorisch starr, so ist sie auch indirekt (konsensuell) starr, d. h. auch vom
andern Auge aus ist die Pupillenweite des ersteren durch Licht nicht zu beein-

flussen. Wohl aber ist die Pupille des anderen Auges von dem ersteren her durch Lichteinfall zu verengern. Diese indirekte reflektorische (Licht)-Miose wird nach Behr bedingt durch Erregung der primär ungekreuzten (temporalen) optischen Leitungsbahnen.

Eine einseitige isolierte direkte reflektorische Lichtstarre unter Erhaltenbleiben der indirekten Reaktion dieser selben Pupille scheint bisher nicht beobachtet.

Mit der Aufhebung der Lichtreaktion, der direkten wie der indirekten, kann sich eine Störung der **Konvergenzreaktion** gleichzeitig vorfinden, in seltenen Fällen kann diese letztere auch isoliert auftreten. Eine reflektorische Starre diagnostizieren wir aber nur, wenn die Konvergenzmiose absolut normal ist. Die Konvergenzmiose hat man auch wohl Akkommodationsmiose genannt, da ja jede Konvergenz von einer entsprechenden Akkommodation begleitet ist. A priori ist man vielleicht geneigt, die Pupillenverengerung bei Konvergenz und Akkommodation mehr der letzteren als der ersteren zuzurechnen, in der Meinung, daß die zwei glatten inneren Augenmuskeln: Sphincter pupillae und Ziliarmuskel, wohl nähere Beziehungen zueinander haben dürften als glatter Sphinkter und quergestreifter Rectus internus. Klinisch sehen wir aber, daß die Miose bei der Konvergenz bis ins höchste Alter hinein intakt bleibt, auch wenn Jahrzehnte lang der Presbyopie wegen keine Akkommodation mehr stattfindet oder wenigstens keinen Einfluß auf die Linsenwölbung mehr haben kann. Als postdiphtherische Lähmung sehen wir ferner eine Lähmung der Akkommodation bei Kindern unter Erhaltenbleiben der Miose bei Konvergenz, und bei einem jungen Mann mit einer isolierten Konvergenzlähmung bei intakter Akkommodation konnte ich keine akkommodative Miose konstatieren.

Andererseits aber ist im physiologischen Experimentum hominis durch Hering erwiesen, daß bei festgestellten Gesichtslinien, also bei gleichem Grad von Konvergenz durch relative Akkommodation Miose erzeugt werden kann.

Aus früherer Zeit stammt für die Kombination der reflektorischen und der Konvergenzstarre der Name der absoluten oder totalen Starre. Beide Ausdrücke erscheinen nicht glücklich und sollten möglichst vermieden werden, denn „absolut" dürfte in erster Linie eine Intensitätsbezeichnung darstellen und in „relativ" seinen Gegensatz haben. In diesem Sinne kann eine reflektorische Pupillenstarre absolut oder relativ sein, oder auch komplett oder inkomplett, oder auch vollständig oder unvollständig. Die relative, inkomplette oder unvollständige Starre könnten wir auch „träge Reaktion" nennen.

„Total" hingegen scheint mir eine Extensitätsbezeichnung zu sein und seinen Gegensatz in „partiell" zu haben. Sind also alle Reaktionen der Pupille gelähmt, so wäre sie total starr, sind nur einige gelähmt, so wäre sie partiell starr. Da aber ersteres relativ selten vorkommt, indem die weiter unten zu besprechenden Reaktionen zum Teil erhalten sind, so ist auch die Bezeichnung „total" und „partiell" zweckmäßiger im folgenden Sinne zu gebrauchen: Ist der ganze Sphincter iridis geschädigt, d. h. in seiner ganzen Zirkumferenz, so ist er z. B. für Licht total starr (= in toto starr) oder bei leichten Schädigungen total träge (in toto träge). Demgegenüber kann aber auch eine partielle Schädigung vorliegen, wenn sich z. B. auf Lichteinfall nur die obere oder seitliche Hälfte des Sphinkter prompt kontrahiert, während die andere Hälfte keine oder träge Reaktion zeigt. Mit dem Kornealmikroskop kann man das tatsächliche Vorkommen solcher Verhältnisse leicht konstatieren.

Es würde also eine reflektorische Pupillenträgheit nach dieser Nomenklatur zu bezeichnen sein als relative Pupillenstarre und zwar könnte diese total oder partiell sein, d. h. die ganze Sphinkterzirkumferenz betreffen oder nur einen Teil. Reagiert aber die Pupille auf Licht gar nicht, so läge eine absolute reflektorische Pupillenstarre vor, die ihrerseits natürlich nur total und nicht partiell sein kann, während die relative zum Teil ja absolut sein kann, wenn eine Hälfte des Sphinkter gar nicht, die andere schlecht reagiert.

Die Fälle, in denen die Lichtreaktion schlecht oder aufgehoben, die Konvergenzreaktion aber auch nicht prompt ist, stellen die klinischen Übergänge von der einfachen zur kombinierten Starre dar. Gesellen sich nun außerdem Beschränkungen der Akkommodation hinzu, so reden wir von Ophthalmoplegia oder Ophthalmoparesis interna, dann haben wir es also nicht mehr mit isolierten Pupillenphänomenen zu tun.

Hemiopische Reaktion. Hemikinese (hemianopische Starre, Hemiakinese). Ist ein Tractus opticus, z. B. der rechte, leitungsunfähig, so resultiert bekanntlich beiderseits eine linksseitige Hemianopsie. Dieselben klinischen Ausfallserscheinungen bedingt aber auch eine Unterbrechung der Gratiolettschen Sehstrahlung. Durch eine den Traktus schädigende Affektion werden die pupillomotorischen und die visuellen, im letzteren Falle aber nur die visuellen Bahnen betroffen. Das theoretisch zuerst von Wilbrand aufgestellte Postulat ist also, daß bei Traktusschädigungen eine Differenz in der Pupillarreaktion in folgendem Sinne auftreten muß. Beleuchtet man die beiden rechten Netzhautflächen beispielsweise durch eine links vom Fixierpunkt aufgestellte Lichtquelle, so kann der Lichtreiz, insofern er sich auf den beiden blinden Netzhauthälften abbildet, nicht zum Okulomotoriuskerngebiet gelangen und reflektorisch Miose erzeugen. Eine rechts postierte Lichtquelle bildet sich aber auf der sehtüchtigen Netzhauthälfte ab und kann durch den normalen Traktus hindurch auf das dritte Kerngebiet einwirken. In dem gedachten Falle von Leitungsunterbrechung im rechten Traktus würde also bei Beleuchtung einer oder beider linken Retinalhälften Miose entstehen, nicht so — oder doch weit weniger ausgesprochen — bei Belichtung der einen oder beiden rechter Netzhauthälften. Daß im letzten Falle die Lichtmiose nicht ganz ausbleibt, sondern nur merklich geringer ist, erklärt sich aus der diffusen Lichtzerstreuung im Innern des Auges durch Spiegelung und Brechung. Der Nachweis der hemiopischen Reaktion geschieht auf folgende Weise. Im Dunkelzimmer setzt man den Patienten zwischen zwei gleichstarke Lichtquellen, deren eine in demselben Moment aufleuchtet, wo die andere erlischt. Man kann die Prüfung nun monokular oder binokular anstellen, im ersteren Falle bringt man das zu untersuchende Auge in die Mitte der beiden Reizlichter, im letzteren die Nasenwurzel. Durch einen einfachen Umschalter kann man nun abwechselnd von rechts oder links beleuchten. Sind beide Pupillen bei der Belichtung von der Seite her, z. B. links, konstant weiter als bei Belichtung von der andern, z. B. rechts (rechts und links vom Patient aus), so besteht rechtsseitige hemianopische Starre (= linksseitige hemiopische Reaktion). Bei versuchsweiser Vertauschung der Lichtquellen darf sich das Resultat natürlich nicht ändern. Bleibt bei einer Hemianopsie diese Differenz bei Belichtung von rechts und links her aus, so ist durch die Noxe wahrscheinlich nicht der Traktus getroffen.

Bei hinreichender Versuchstechnik ist das Symptom bei Traktushemianopsie stets nachzuweisen, oder — wo es fehlt — in dem Sinne einer höher gelegenen Schädigung zu verwerten.

Bei der Besprechung der Hemianopsie werden wir auf dieses Symptom im Zusammenhang mit andern differentialdiagnostischen Momenten betreffs Traktus- und Kortexhemianopsien zurückzukommen haben, hier sei nur erwähnt, was zur Erforschung der Pupillenverhältnisse nötig erscheint.

In den vorstehenden Ausführungen handelte es sich um die sog. homonyme oder gleichnamige Hemianopsie, welche in beiden Augen die rechten oder die linken (also gleichnamigen) Hälften betrifft. Demgegenüber ist bei der heteronymen oder ungleichnamigen Hemianopsie in dem einen Auge die rechte, in dem andern Auge die linke Hälfte betroffen. Ist die linke Hälfte der rechten Retina und die rechte der linken blind, so resultiert die bitemporale, ist es umgekehrt, so ergibt sich die binasale Hemianopsie. Erstere sowohl wie letztere zeigen nun, wie nicht anders zu erwarten, ebenfalls eine hemianopische Pupillenstarre, doch ist hier eine binokulare Prüfung natürlich nicht erlaubt, denn eine seitlich aufgestellte Lichtquelle würde sich ja in dem einen Auge auf blinden, im andern auf sehenden Bezirken abbilden, es darf deshalb in solchen Fällen nur jedes Auge für sich untersucht werden. Differentialdiagnostisch hat diese heteronyme hemianopische Reaktion aber keine Bedeutung, da wir allein aus den charakteristischen Gesichtsfeldformen die topische Diagnose stellen können.

Die bei einseitiger amaurotischer Starre gewöhnlich zu beobachtende Pupillendifferenz ist bei gleicher Größe des Reizlichtes in ihrer Art und Größe durchaus abhängig von der Lage der vorwiegend erregten Netzhautelemente im sehenden Auge. Fällt das Reizlicht vorwiegend auf die temporale Netzhauthälfte des letzteren, so wird die Pupille der amaurotischen Seite enger, fällt es dagegen vorwiegend auf die nasale Hälfte, so wird sie weiter. Umgekehrt verhält sich die Pupille des sehenden Auges: Bei vorwiegender Reizung der temporalen Netzhauthälfte ist sie weiter als bei vorwiegender Reizung der nasalen Netzhauthälfte. Der Wechsel in der Pupillenweite geschieht also bei abwechselnder Belichtung der nasalen und temporalen Netzhauthälfte des sehenden Auges auf beiden Seiten gegenläufig. Unter Umständen kann diese zu einer Wechselanisokorie führen: Bei Belichtung der temporalen Netzhauthälfte des sehenden Auges: Pupille des amaurot schen Auges enger, die des belichteten sehenden Auges weiter, ein scheinbar ganz harmloser Zustand. Bei Belichtung der nasalen Netzhauthälfte: Pupille des amaurotischen Auges weiter, die des belichteten enger. Voraussetzung ist gleichmäßige Lichtstärke, gleicher Einfallswinkel zu der Augenachse, Gleichmäßigkeit des die Makula treffenden Zerstreuungslichtes.

Bei einseitiger amaurotischer Starre ruft eine vorwiegende Reizung der nasalen Netzhauthälfte des sehenden Auges eine prompte und ausgiebige Pupillenverengerung im sehenden Auge (direkte Reaktion), im amaurotischen Auge dagegen keine oder eine nur eben angedeutete Verengerung (indirekte Reaktion) hervor. Eine vorwiegende Reizung der temporalen Netzhauthälfte des sehenden Auges führt dagegen im amaurotischen Auge zu einer prompten und ausgiebigen Verengerung (indirekte Reaktion), während die Pupillenverengerung im belichteten sehenden Auge (direkte Reaktion) nur angedeutet und jedenfalls bedeutend schwächer ist.

Die sogenannte indirekte Reaktion ist daher im Grunde genommen ebenfalls eine direkte Reaktion (s. unten). Dasselbe Verhalten zeigen auch die Fälle mit einseitiger reflektorischer kombinierter und einseitiger totaler Pupillenstarre. Durch entoptische Beobachtung des Pupillenspiels des normalen Auges läßt sich feststellen, daß eine Pupillenverengerung (indirekte Reaktion) nur durch Reizung der temporalen Netzhauthälfte zustande kommt, während Reizung der nasalen Hälfte eine Erweiterung der Pupille des sehenden Auges im Gefolge hat.

Es besteht also für die geschilderte Methodik in diesen drei Fällen eine deutliche halbseitige Pupillenstarre (Hemiakinese), ohne daß die entsprechenden visuellen Elemente geschädigt sind.

Bei einseitigen partiellen Gesichtsfelddefekten kann eine Anisokorie mit der weiteren Pupille auf dem normalen Auge auftreten, wenn die Defekte auf dem nasalen Gesichtsfeld entsprechend den temporalen Netzhauthälften gelegen sind.

Aus diesen Beobachtungen geht hervor, daß die von der temporalen Netzhauthälfte ausgehenden Pupillenbahnen vorwiegend auf das Pupillarkerngebiet

der gegenüberliegenden Seite, die von den nasalen Netzhauthälften ausgehenden
Bahnen vorwiegend auf das der gleichen Seite einwirken. Da die ersteren
Bahnen ungekreuzt in den Traktus der gleichen, die von den nasalen Hälften
ausgehenden durch die Kreuzung im Chiasma in den gegenüberliegenden Traktus
eintreten, ist die Annahme eine notwendige Folgerung, daß diese beiden Bahnen
sich zentral vor dem Einstrahlen in das Kerngebiet noch einmal kreuzen. Diese
Annahme stimmt durchaus zu den bereits früher von mir beschriebenen Pu-
pillenstörungen bei Traktushemianopsien (Pupillenerweiterung auf der dem
Herd gegenüberliegenden, mit der Hemianopsie also gleichnamigen Seite,
Herabsetzung der direkten Lichtreaktion dieses Auges im Vergleich zur anderen
Seite bei promptem Anschlag und Ablauf der Verengerung). Der Umstand,
daß bei Traktus und bei bitemporaler Hemianopsie mit einer durch den Fixierpunkt gehenden vertikalen Trennungslinie sowohl die direkte wie die indirekte
Reaktion erhalten ist, macht die Annahme sehr wahrscheinlich, daß die von
der Makula ausgehenden Pupillenbahnen ebenso wie es für die Projektion
der visuellen Fasern auf die Hirnrinde wahrscheinlich ist, mit beiden Kerngebieten in Verbindung treten, daß also auch eine pupillomotorische Doppelversorgung der Makula besteht.

Durch die Annahme einer zentralen Kreuzung der Pupillenbahnen und
einer pupillomotorischen Doppelversorgung der Makula lassen sich alle im
zentripetalen Teil des Reflexbogens lokalisierten Störungen der Pupillenbewegung
einheitlich erklären" (Behr).

Fazialis- oder Orbikularis-Phänomen. Wenn eine Pupille sich weder direkt
noch indirekt, noch bei Konvergenz verengert, wenn sie nach älterer Bezeichnung also „absulut oder totalstarr" wäre, so kann sie sich in gewissen Fällen
dann noch kontrahieren, wenn wir den Patienten auffordern, die Augen fest
zuzukneifen, also durch Vermittlung des Fazialis den Orbikularis krampfhaft
zu kontrahieren. Von einer „totalen" oder „absoluten" Starre kann man bei
einer solchen Pupille also eigentlich nicht reden. Bei der normalen Pupille
wird man diesen Reflex, besser gesagt diese Mitbewegung, wie ja auch die Konvergenzmiose eine Mitbewegung ist, nicht isoliert darstellen können, da man die
Konvergenz schlecht völlig ausscheiden kann, wenn aber in pathologischen
Fällen die Konvergenz die Pupille nicht beeinflußt, so muß es dann wohl die
Orbikulariskontraktion sein. Besonders deutlich tritt dies Phänomen ein,
wenn der Patient imstande ist, seine Augen geradeaus zustellen und wenn
man durch Gegendruck mit dem Finger gegen oberen und unteren Orbitalrand
den Lidschluß verhindert. Bei den meisten Menschen tritt freilich eine Flucht-
bewegung des Bulbus nach oben ein, wodurch die Beobachtung erst ermöglicht
wird, wenn der Blick beim Öffnen der Augen wieder geradeaus gerichtet wird;
man hat dann aber meist noch Zeit genug, die Miose und nachfolgende Erweiterung zu sehen.

Man faßt diese Miose bei Fazialisinnervation als eine Mitbewegung in demselben Sinne auf wie die Konvergenzmiose, also als eine physiologische Erscheinung, die nur unter normalen Verhältnissen gewöhnlich durch andere Reaktionen
der Pupille, zumal der Licht- und Konvergenzreaktion überdeckt wird.

Jede sensible Reizung — ja jede sensorische — kann, wie weiter
unten besprochen werden wird, reflektorisch Mydriasis hervorrufen. Jede Trigeminusreizung, besonders im ersten Ast, wird reflektorisch beantwortet von einer
Fazialis- besonders Orbikulariskontraktion. Die Trigeminusreizung würde Mydriasis, die durch sie ausgelöste Fazialisreizung aber Miose bedingen, so erklärt
sich nach Bumke die eigenartige klinische Tatsache, daß Trigeminusreizung
auch bei entzündlichen Erkrankungen des vorderen Bulbusabschnittes Miose
erzeugt, in Fällen, wo der Fazialis nicht mit innerviert wird aber Mydriasis.

Die praktische Bedeutung des Orbikularisphänomens ist die, daß wir eine peripher z. B. durch Atropininstillation bedingte Mydriasis von einer zentral bedingten z. B. syphilitischen Ophthalmoplegia int. unterscheiden können. Nur bei letzterer ist das Orbikularisphänomen erhalten. Die Deutung dieser Verhältnisse ist noch nicht einwandsfrei zu geben. Entweder müssen wir eine periphere Verbindung des Fazialis zum Ganglion ziliare annehmen, oder falls man die Dinge aus der zentralen Verknüpfung von Fazialis und Okulomotoriuskern erklären will, muß man bei nukleären, basilären oder orbitalen Okulomotoriusparesen für das Erhaltenbleiben des Orbikularisphänomens annehmen, daß die forcierte Fazialisinnervation für den Okulomotorius einen stärkeren Reiz darstellt, als die Konvergenzinnervation.

Das Abduktionsphänomen. Eine weitere Mitbewegung der Pupille in Form der Miose begleitet die Abduktion des Auges. Der Wert dieser Mitbewegung ist noch nicht hinreichend zu erkennen, da noch zu wenig exakte Untersuchungen über dieses Phänomen vorliegen.

Sensible Reaktion. Mydriasis. Die Reaktion der Pupille auf sensible, besonders schmerzhafte Reize irgendwelcher Herkunft besteht in einer Erweiterung, nicht wie die bisherigen Reaktionen in einer Verengerung.

Ein Nadelstich, aber auch spontane Schmerzen irgendwelcher Art erweitern beide Pupillen gleichmäßig. Ebenso wirken aber auch alle möglichen sensorischen, z. B. akustischen Reize, welche eine individuell außerordentlich verschieden hochgradige Pupillenerweiterung hervorrufen, die indes mit Hilfe des Kornealmikroskops bei 10—20facher Vergrößerung konstant zu beobachten ist. Die sensible Mydriasis, wie man wohl zu sagen pflegt, geht nun klinisch Hand in Hand mit der Lichtreaktion, d. h. schwindet diese, so erlischt auch jene, die immerhin nicht angenehme Prüfung mit schmerzhaften Reizen läßt sich meist durch Prüfung der Lichtreaktion ersetzen. Wichtig in erster Linie ist ihre Kenntnis, damit man sich bei der Pupillenprüfung nicht durch die auf diese Weise mögliche Beeinflussung der Pupillen zu Irrtümern verleiten läßt.

Die Erklärung des Phänomens soll unten bei der psychischen Reaktion mitbesprochen werden.

Psychisches Phänomen: Mydriasis. Ebenso wie sensible und sensorische Reaktion stellt auch die psychische eine Erweiterung der Pupille dar: Jeder Schreck, Angst, Aufregung erweitern die normalen Pupillen. Bei erregbaren Menschen finden wir deshalb gewöhnlich weitere, bei sehr ruhigen Naturen engere Pupillen (s. oben Pupillenweiten). Alle nicht nur heftigen Reize, wie die oben genannten, sondern jede geistige Anstrengung, z. B. Lösen einer Rechenaufgabe, jeder Willensimpuls, jede willkürliche Muskelinnervation, z. B. ein kräftiger Händedruck genügt, um die Pupillen merklich zu erweitern. Unter mehr oder weniger pathologischen Verhältnissen können nun diese physiologischen Schwankungen der Pupillenweite ganz extremen Charakter annehmen. Bumke beobachtete lediglich infolge heftiger psychischer Erregung (Angst) eine minutenlange mydriatische Starre in einem Fall von Involutionsmelancholie und von Paranoia. E. Meyer erzielte bei Dementia praecox durch Druck auf den Ileozökalpunkt mydriatische Pupillenstarre. Bei Hysterischen und Epileptikern beobachtete Redlich Mydriasis mit Beeinträchtigung, ja vorübergehender Aufhebung des Lichtreflexes, wenn er sie kräftige Muskelinnervationen ausführen ließ.

Man faßt dieses Verhalten wohl mit Redlich richtig auf als eine krankhafte Steigerung an sich normaler Vorgänge. In diesem Verhalten haben wir auch den Schlüssel für das, was man wohl „willkürliche Pupillenerweiterung" genannt hat.

„Willkürlich" seine Pupillen erweitern kann jeder Mensch durch Entspannung der Akkommodation oder z. B. dadurch, daß er den Atem anhält, starke Muskelaktionen ausführt oder etwa sich auf die Zunge beißt. Soweit die in der Literatur erwähnten Fälle noch anderes gezeigt haben, als eine derartige Pupillenerweiterung (also Pupillenstarre etwa), hat es sich offenbar um ganz ähnliche Vorgänge gehandelt, wie sie Redlich beobachtet hat (Bumke).

Nach Laqueur werden alle diese Erweiterungen durch Kokain gesteigert, durch Pilokarpin nicht beeinflußt, durch Homatropin aufgehoben.

Was nun die Erklärung dieser so interessanten Erweiterungsreaktion anbetrifft, so sind sie nicht allein durch eine reflektorische Reizung des Sympathikus zu erklären, wie man früher wohl gemeint hat, denn sie sind auch bei Sympathikuslähmung noch deutlich, wenn auch weniger ausgesprochen. Experimentelle Untersuchungen sowie klinische Beobachtungen sprechen dafür, daß hier eine kortikal oder reflektorisch bedingte Erschlaffung des Okulomotorius angenommen werden muß, denn unbedingt gehört zum Zustandekommen dieser psychischen und sensiblen Reaktion die Intaktheit dieses Nerven.

Bumke sagt: („Pupillenstörungen" S. 68—69).

„Kurz zusammengefaßt ist also als sichergestellt anzusehen die Abhängigkeit jeder durch nervöse Einflüsse bedingten Pupillendilatation von der Leitungsfähigkeit des Okulomotorius, fraglich ist dagegen, ob zu ihrem Zustandekommen eine Erregung dieses Nerven gerade durch den Lichtreflex unbedingt erforderlich ist, sicher kommt ferner der Hirnrinde bei diesen Vorgängen irgend eine Rolle zu, und wahrscheinlich sind auch hier gewisse individuelle Unterschiede vorhanden, die namentlich das Verhältnis betreffen, das zwischen der physiologischen Bedeutung der spinalen und der zerebralen Bahnen besteht."

Anhangsweise sei hier ein Wort über die paradoxe Reaktion der Pupille auf Licht gesagt: Man versteht darunter eine Erweiterung der Pupille auf Belichtung, eine Verengerung auf Beschattung. Aus der Weltliteratur werden vom Bumke 4 Fälle als beweisend anerkannt. So interessant theoretisch dieses Verhalten ist, so ist ihm eine praktische Bedeutung kaum zuzusprechen.

Beschrieben ist ferner eine perverse Reaktion der Pupille. Man versteht darunter eine Erweiterung bei Konvergenz, eine Verengerung bei Divergenz, ein Verhalten, das ebenfalls sicherlich ganz außerordentlich selten sein muß.

Unter myotonischer Reaktion der — meist lichtstarren — Pupille versteht man das abnorm lange Andauern der Konvergenzmiose.

Unter neurotischer Reaktion versteht man das abnorm lange Andauern der Lichtmiose.

Unter **reflektorischer Starre** versteht man eine schon eben erwähnte Kombination von Lähmung der 1., 2., 3. Reaktion, d. h. der direkten und indirekten Lichtmiose, von denen 3 (Hemikinese) ja nur eine Unterabteilung darstellt. Zu diesen drei reflektorisch bedingten Störungen der Pupillarreaktion gesellen sich meist Störungen der 7. und 8. Reaktion, d. h. der sensiblen und psychischen Mydriasis. Unberührt müssen die Mitbewegungsreaktionen 4, 5 und ev. 6 bleiben, wenn die Starre nur eine reflektorische ist.

Unter **absoluter oder totaler Starre** oder „Sphinkterlähmung" versteht man die Kombination von reflektorischer mit Konvergenzstarre. Also Störungen im Bereich der ersten vier Reaktionen, wobei 5. und 6. (Fazialis- und Abduzensreaktion) intakt bleiben, 7. und 8. (sensible und psychische Reaktion) aber meist wieder gestört sein dürften.

Da diese Nomenklatur die heute noch herrschende ist, so muß man sie kennen, obwohl die hier verwandten Ausdrücke, wie oben dargelegt, wesentlich zweckmäßiger verwendet werden könnten.

Die eminente Bedeutung dieser scheinbar so geringfügigen Störungen liegt darin, daß die **dauernde reflektorische Pupillenstarre** in erster Linie und zwar in 90, ja vielleicht 95 °/₀ ein **metasyphilitisches Symptom** ist, also für **Tabes** oder **Paralyse** spricht, sehr viel seltener für Lues cerebrospinalis. Eine reflektorische Pupillenstarre ohne vorangegangene Lues ist also eine große Seltenheit.

Zu erwähnen ist noch, daß nach totalen oder partiellen Okulomotoriusstammschädigungen eine einseitige reflektorische Pupillenstarre bei erhaltener Konvergenzreaktion als einziger Rest übrig bleiben kann, ein Symptom, das dann in keiner Weise für die Diagnose der Lues, Tabes oder Paralyse verwendet werden darf und von **Bumke** in Parallele gesetzt wird zum Fehlen des Kniephänomens nach peripherer Neuritis (**Bachstez**, Zeitschr. f. Augenheilk. 35. S. 304).

Fraglich erscheint noch, ob **chronischer Alkoholismus** dauernde reflektorische Pupillenstarre bedingen könne. Darüber sind die Akten vielleicht noch nicht geschlossen. Alle übrigen Krankheiten, die man früher ätiologisch für die reflektorische Pupillenstarre verantwortlich machte, sind jetzt insofern völlig ausgeschaltet, als sie den Zustand entweder nur vorübergehend — nicht dauernd — bedingen, oder insofern, als sich dann auch geringe Schädigungen der Konvergenzmiose mit vorfinden, wodurch die diagnostische Bedeutung eine wesentlich andere wird.

Sobald die Störung auch die Konvergenzreaktion betrifft, oder auch nur Trägheit dieser letzten Reaktion nachweislich ist, haben wir es mit der sog. „**totalen oder absoluten Starre**" zu tun, die zwar in erster Linie für **Syphilis**, aber auch für **Tabes** und **Paralyse**, viel seltener für etwas anderes spricht: Senile Demenz, Alkoholismus und einige andere organische Hirnkrankheiten.

Gesellen sich zu der „absoluten = totalen" Pupillenstarre noch Störungen der Akkommodation hinzu, deren Fehlen in jedem Falle von reiner totaler Pupillenstarre besonders betont werden muß, so ist die diagnostische Bedeutung wieder eine ganz andere. Nur noch 25 °/₀ aller derartigen Fälle von **Ophthalmoplegia interna** erklären sich aus Syphilis, ca. 10—15 °/₀ aus Tabo-Paralyse, durch Trauma 5 °/₀, durch irgendwelche sonstigen Hirnerkrankungen 5 °/₀. Etwa 50 °/₀ bleiben ätiologisch dunkel, doch ist für eine Reihe der letzteren nach **Grunert** eine periphere Ursache, besonders Nebenhöhleneiterungen, wahrscheinlich gemacht. Die letzteren Ätiologien verstehen sich zunächst für die **einseitige Ophthalmoplegia int.**, erst in zweiter Linie für die doppelseitige, für die noch einige sonstige ursächlichen Momente existieren, z. B. Botulismus und andere Intoxikationen, wofür besonders Mitbeteiligung der äußeren Augenmuskeln sprechen würde.

Beobachtet man — am besten bei 10facher Vergrößerung mit dem Hornhautmikroskop — die Pupille eines normalen Menschen, so sieht man bekanntlich eine beständige Veränderung in der Größe des Durchmessers derselben: Bald sieht es aus, als atme die Pupille gewissermaßen regelmäßig, bald hat es den Anschein, als erweitere sie sich sprungweise in 3 Absätzen, um dann im gleichen oder anders gsearteten Tempo auf ihre Ausgangsgröße zurückzugehen. Trotz möglichst konstanter äußerer Bedingungen ist die Pupille also immer in Bewegung. Wir nehmen — wohl mit Recht — an, daß dies auf innere Reize zurückzuführen ist und sprechen von psychoreflektorischem Verhalten oder — ohne etwas präjudizieren zu wollen — von der **physiologischen Pupillenunruhe**. Dieses Pupillenspiel erlischt nun unter gewissen von **Bumke** näher studierten Verhältnissen. **Bumke** selbst sagt darüber (Pupillenstörungen, Fischer-Jena 1911, S. 268):

„Die Pupillen sind bei der Dementia praecox durchschnittlich weiter als in der Norm und wechseln in ihrer Weite ungewöhnlich stark und oft. Ob dauernde Störungen des Lichtreflexes vorkommen, steht dahin, vorübergehend wird in seltenen Fällen von schwerem katatonischen Stupor eine katatonische Pupillenstarre beobachtet, die mit Mydriasis oder Miosis oder aber auch mit ovalen, tropfen- oder strichförmigen Pupillenformen verbunden ist. Derartige Formänderungen können auch unabhängig von der katatonischen Pupillenstarre auftreten und wie diese nur ein Auge betreffen.

Die für die Dementia praecox pathognomonische Pupillenanomalie ist das **Fehlen der Pupillenunruhe, der Psychoreflexe und der reflektorischen Erweiterung auf sensible Reize bei erhaltenem Lichtreflex.** Dieses Symptom ist da, wo es einmal entstanden ist, stets dauernd nachzuweisen, es kommt gelegentlich schon in frühen Stadien des Leidens zur Entwicklung, findet sich auf der Höhe der Krankheit in mehr als der Hälfte der Fälle und fehlt fast niemals bei tief verblödeten Kranken. Bei dieser Entwicklung geht die Pupillenerweiterung auf sensible Reize später verloren als die Pupillenunruhe und die Psychoreflexe. Die diagnostische Bedeutung des Krankheitszeichens beruht darauf, daß es außer bei der Dementia praecox nur noch bei anderen, durch schwere organische Gehirnveränderungen bedingten Verblödungsprozessen, niemals aber bei Gesunden, bei manisch-depressivem Irresein oder bei sonstigen funktionellen Geisteskrankheiten vorkommt."

Farbe der Pupille (Linse und Glaskörper).

Die Farbe der Pupille ist normalerweise schwarz und zwar um so intensiver, je jugendlicher der Patient ist. Das Leuchtende des Kinderauges beruht in erster Linie auf dem Kontrast zwischen dem hellen Hornhautreflex und der dunklen und großen Pupille.

Im Alter wird von der Linsenvorderfläche weit mehr Licht reflektiert, so daß die Pupille grau erscheint mit einem Stich ins Grüngelbe. Dies ist meist deshalb weniger auffallend, weil die Pupille im Alter enger wird. Erweitert sie sich im höheren Alter aus irgend einem Grunde, z. B. durch Drucksteigerung, so erscheint sie gelegentlich ausgesprochen grüngelb: daher der Name „grüner Star" für Glaukom. Es ist dieser grüne Reflex aus der Pupille also etwas Physiologisches und keineswegs bezeichnend für intraokulare Drucksteigerung. Der senile Linsenreflex kann im höheren Alter so stark sein, daß Katarakt vorzuliegen scheint. Man hüte sich striktest, diese Diagnose bei seitlicher Beleuchtung ohne Durchleuchtung (s. unten) zu stellen.

Ist die Pupille teilweise oder im ganzen weiß, so wird dies allerdings meist durch Katarakt bedingt sein, man scheue sich aber, diese Diagnose zu stellen, wenn der Pupillarrand mit der Linsenvorderfläche verklebt ist (ringförmige hintere Synechien), denn es kann dann sehr wohl die Pupille durch ein organisiertes Pupillarexsudat verschlossen sein (Occlusio pupillae) und eine klare Linse sich dahinter finden. Die praktische Konsequenz ist die, daß im letzteren Falle die Iridektomie oder Sphinkterektomie, im ersteren die Kataraktextraktion indiziert ist.

Finden sich bei tiefer Vorderkammer und ev. Iriskolobom nach oben unregelmäßige weißlichgraue Trübungen in der Pupille, so liegt wahrscheinlich Aphakie mit Nachstar vor. Sehen wir in der Tiefe des Auges — hinter einer klaren Linse — einen gelblichen Reflex, so liegt in den ersten Lebensjahren, etwa bis zum 4. wohl meist Glioma retinae vor, im späteren Leben, zumal wenn eine Hirnentzündung oder eine septisch-pyämische Erkrankung anamnestisch festzustellen ist, wohl meist Pseudogliom, d. h. Amotio retinae exsudativa. Iritische Reste und der Nachweis der Tensionsverminderung sprechen für Pseudo-Gliom, und das Fehlen iritischer Reste für echtes Gliom. Beide Zustände bezeichnet man auch als amaurotisches Katzenauge.

Es versteht sich von selbst, daß ein maligner Tumor, wie es das Gliom darstellt, die Enukleation ex indicatione vitali erfordert. Da nun aber das Gliom gar nicht so selten doppelseitig auftritt, so wäre die doppelseitige Enukleation in solchen Fällen logisch, zumal wenn durch die anatomische Untersuchung des einen Auges die Diagnose gesichert ist. Zur Entfernung eines noch sehfähigen Auges wird man wohl selten von den Eltern die Erlaubnis erhalten. In solchen Fällen wird man mit Röntgenstrahlen behandeln. Wartet man aber, bis auch das zweite Auge erblindet ist, so dürften sich Rezidive oder Metastasen kaum vermeiden lassen. Ein Pseudogliom bietet zur Enukleation meist keinen Anlaß, da die Entstellung oft gering ist. Ist aber der geringste Zweifel möglich, ob Gliom oder Pseudogliom vorliegt, so muß die Enukleation vorgeschlagen werden.

3. Einfache Durchleuchtung.

Wenn wir das Auge — genauer gesagt die Pupille — auf einfachste Weise mit dem Augenspiegel zum Aufleuchten bringen wollen, so setzen wir uns im Dunkelzimmer dem Patienten auf eine Entfernung von $^{1}/_{2}$—$^{1}/_{3}$ m gegenüber und werfen das Licht einer seitlich aufgestellten Lichtquelle in das zu untersuchende Auge hinein, indem wir den Patienten auffordern, an unserem linken Ohr vorbeizusehen, wenn wir sein linkes Auge, rechts an uns vorbeizusehen, wenn wir sein rechtes Auge untersuchen. Auf diese Weise befinden wir uns jedesmal seinem Optikuseintritt gegenüber, was für die nachfolgenden Untersuchungen von Wichtigkeit ist. Unter normalen Verhältnissen sehen wir die Pupille dann hellrot aufleuchten und kreisrund, ohne irgendwelche Schatten oder Einzelheiten des Augenhintergrundes (s. unten).

a) Ortsbestimmung von Trübungen.

Unter pathologischen Verhältnissen sehen wir in der hellroten Pupille graue oder schwarze Trübungen, deren Ort wir auf folgende Weise bestimmen.

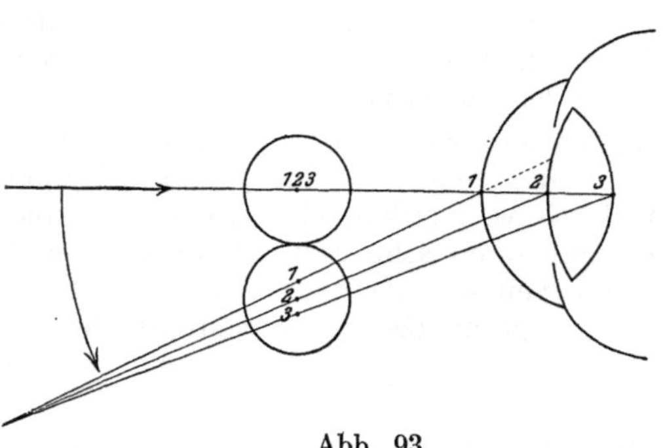

Sehen wir — scheinbar — in der Mitte der Pupille eine Trübung, so ist zu bedenken, daß diese in der Mitte der Kornea, ferner ebenso gut in der Mitte der Linse oder an dem hinteren Pol liegen kann. Bei monokularer Betrachtung sehen wir ja nur die Richtung, nicht die absolute Entfernung. Wenn die Trübung schon bei seitlicher Beleuchtung in der Mitte der Hornhaut von uns gesehen war, oder wenn wir sie bei obiger Untersu-

Abb. 93.

chung an dem vorderen Linsenpol lokalisiert hatten, so wissen wir das Resultat der zur Ortsbestimmung der Trübungen anzuwendenden Methoden im voraus. Wenn wir nämlich unter den geschilderten Verhältnissen mit unserem Kopf eine Seitenbewegung ausführen, indem der Patient seine Augen stillhält, sehen

wir also z. B. von temporal her in das Auge hinein, so behält eine scheinbar
in der Mitte der Pupille gelegene Trübung ihre Lage bei, wenn sie wirklich
in der Mitte der Pupille, also am vorderen Linsenpol gelegen ist. Liegt sie
dagegen in der Kornea, so muß sie bei Kopfverschiebung unsererseits nach
rechts in der Pupille eine Scheinverschiebung nach links machen.

Macht sie statt dessen eine Scheinverschiebung nach rechts, begleitet sie
also unsere Kopfbewegung, so ist sie hinter die Pupille zu lokalisieren. Die
Figur läßt dieses ohne weiteres erkennen.

Linsentrübungen erscheinen also in der Pupille, wenn wir mit unserem
Kopf temporalwärts gehen, vor dem nasalen Pupillarrand, sie verschwinden
hinter diesem, wenn wir unseren Kopf nasenwärts bewegen.

Außer dieser Methode der Ortsbestimmung in bezug auf die Pupillarebene kennen wir eine weitere Methode der genaueren Ortsbestimmung
von Linsentrübungen inbezug auf das Hornhautreflexbild (s. Abb. 95).
Werfen wir in der Richtung der Augenachse Licht in das Auge, so entsteht in
dem Konvexspiegel, den die Hornhaut darstellt, ein virtuelles Bildchen 4 mm
hinter dem Hornhautscheitel (wenn der Radius der Kornea 8 mm beträgt).
Werfen wir von einer Seitenstellung Licht in das Auge, so entsteht der Kornealreflex seitlich, wie die Figur zeigt, und zwar so weit exzentrisch, daß sie dem

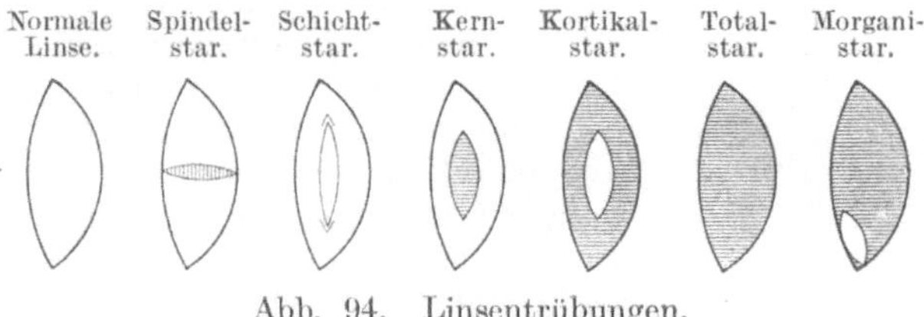

Abb. 94. Linsentrübungen.

in der Richtung der Lichtstrahlen (durch das Loch des Augenspiegels) blicken-
den Auge des Untersuchers stets den hinteren Linsenpol verdeckt. Eine kleine
punktförmige Trübung an diese Stelle wird also sehr leicht übersehen werden
können. Befindet sich hier eine größere Trübung, so muß auch bei Beobachtung
von seitlichen Stellungen aus der Kornealreflex scheinbar die Mitte der Trübung
beibehalten.

Rückt die Trübung aber bei Kopfbewegungen unsererseits nach rechts
nunmehr nach links, und kommt sie, wenn wir nach links gehen, mehr rechts
vom Kornealreflex zum Vorschein, so handelt es sich nicht um hinteren Polstar,
sondern um Kernstar. Es ist durchaus erwünscht, diese Unterscheidung
machen zu können, da die verschiedenen Starformen eine sehr verschiedene
Bedeutung haben.

Die Erkennung und Ortsbestimmung der verschiedenen Linsentrübungen
ist mit den geschilderten Methoden auch bei enger Pupille meist möglich, sie
erfordert nur dann eine Mydriasis, wenn die Untersuchung der Linse bei seitlicher oder axialer Beleuchtung stattfinden soll. Je mehr Linsen man auf
diese Weise untersucht, um so häufiger findet man subkapsulare und perinukleäre punkt- und strichförmige Trübungen, die angeboren sind
und keinerlei pathologische Bedeutung haben. Nun sitzt aber trotz aller Ver-
besserungen unserer operativen Erfolge dem Publikum die Angst vor dem
„Star" noch sehr tief, und es ist Sache des ärztlichen Taktes, dieses ominöse
Wort möglichst zu vermeiden. Zumal von angeborenen Linsentrübungen einem
Laien gegenüber das Wort „Star" überhaupt auszusprechen, dürfte zum mindesten überflüssig sein. Aber auch von den erworbenen, anscheinend pro-

gredienten Formen können wir nie wissen, mit welcher Schnelligkeit sie stärkere Sehstörungen machen werden, und vorher davon zu reden erscheint nicht rätlich. Recht instruktiv war für mich in der Beziehung eine alte Dame, die ich, da sie sich schon in den 80er Jahren befand, auf ihren Wunsch abends in ihrer Wohnung untersuchte. Als ich zu spiegeln versuchte, bekam ich kein rotes Licht aus der Pupille, von dem Sehnerv war nichts zu sehen. Gleichwohl las die Dame mit einem einfachen Altersglase ohne Schwierigkeiten einen englischen Roman in der Tauchnitzausgabe, die bekanntlich nicht den besten Druck zeigt. Den „beginnenden Star" hatte vor ca. 40 Jahren ein bekannter Augenarzt konstatiert und sie damals dadurch recht geängstigt.

Selbst wenn der Star die Sehschärfe schon soweit geschädigt hat, daß operative Entfernung wünschenswert erscheint, läßt sich oft das schlimme Wort vermeiden. Eine Dame kam in großer Angst zu mir, infolge verunglückter Staroperationen hatte sie in ihrer Familie mehrere Erblindungen erlebt, sie fürchtete selbst, den beginnenden Star zu haben. Sie ließ sich dadurch beruhigen, daß ich ihr sagte, es handelte sich nur um einige Linsentrübungen, die man leicht entfernen könne. Die Operation ließ sie in großer Seelenruhe über sich ergehen und merkte erst in der Rekonvaleszenz, daß sie am grauen Star operiert war. Da die ruhige Gemütsverfassung der Patientin bei der Operation für den Operateur von Wert ist, liegt es auf der Hand, welcher Vorteil für alle Beteiligten in der umschreibenden Benennung der Krankheit liegt, die ich nicht mal eine Notlüge nennen würde, denn das Publikum versteht unter Star eine oft zur völligen Erblindung führende und nur durch eine eingreifende Operation ev. zu beseitigende Erkrankung, eine Definition, die wohl kein Augenarzt unterschreiben wird, wenn er sich erinnert, mehrere hundert Kataraktextraktionen ohne Verlust ausgeführt zu haben.

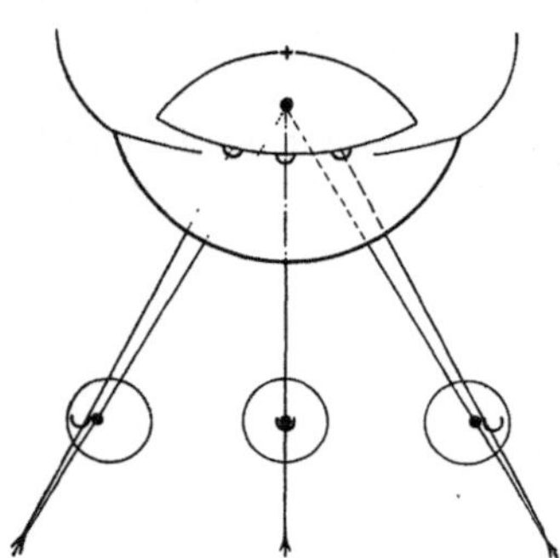

Abb. 95. Lokalisation von Trübungen in bezug auf den Kornealreflex.

Noch ein zweiter praktisch wichtiger Punkt mag hier besprochen werden, über den sich die Augenärzte zum großen Teil wenigstens einig sein dürften, über den aber in den Kreisen der praktischen Ärzte noch die vor 30—40 Jahren üblichen Ansichten zu herrschen scheinen, das ist der Begriff der Starreife. Dieser Begriff hat jetzt kein praktisches Interesse mehr, vielmehr stehen wir auf dem Standpunkt: Jeder Star ist operabel, wenn die Sehstörungen so hochgradig sind, daß eine Verbesserung der optischen Bedingungen nötig wird. Dies tritt in den verschiedenen Fällen sehr verschieden bald ein: Ein Landarbeiter wird mit $^1/_{10}$—$^1/_{20}$ Visus oft noch seine Arbeit voll und ganz ausführen können, obwohl ihn die Gesetzgebung unter solchen Bedingungen, wenn die Herabsetzung der Sehschärfe plötzlich durch Unfall herbeigeführt ist, schon invalidisiert. Jeder Kliniker wird aber die Fälle kennen, in denen durch langsame Linsensklerose oder durch progressive Myopie die Sehschärfe langsam aber hochgradig herabgesetzt ist, ohne daß die Erwerbsfähigkeit nennenswert gelitten hätte. Ein Kaufmann der viel mit Zahlen, ein Gelehrter der mit feinen Schriftzeichen zu tun hat, wird schon durch eine Herabsetzung auf $^1/_2$—$^1/_4$ erheblich geschädigt sein. Bei einer Herabsetzung der Sehschärfe auf $^1/_2$ wird man sich nun freilich kaum schon zur Operation entschließen und auch bei Herabsetzung auf $^1/_4$ dürfte höchstens bei Doppelseitigkeit der Störung eine Operation diskutiert werden. Ist aber der Visus auf einer Seite z. B. $^1/_2$ auf der andern $^1/_{10}$ vermindert, so ist es durchaus angebracht, das schlechtere Auge zu operieren, damit dieses brauchbar ist, wenn das andere später unbrauchbar wird. Auf die Reifung zu warten, darf heute als überwundener Standpunkt gelten. Es gibt kaum etwas Niederdrückenderes für einen sonst noch leistungsfähigen Menschen, wenn er auf die Starreife warten muß und wenn er von Woche zu Woche, von Monat zu Monat sein besseres Auge verfallen sieht.

Typisch in dieser Beziehung ist ein Fall, der einen 52 Jahre alten Kaufmann betraf:

8. Febr. 1913 V.: Links 5/12 (— 1,0 D.). Rechts 5/60 knapp. 19. Febr. 2—3/60. Er war außerordentlich erregt, daß er noch nicht operiert werden könne, da, wie ihm gesagt war, der Star noch zu unreif sei. Das linke Auge genüge keineswegs mehr für seine Arbeit.

20. Febr. Extraktion der sehr immaturen rechten Katarakte ohne Iridektomie.

5. April: Rechts Sekundaria in Aufsaugung begriffen. Visus corr. 1/24. Links — 4,0 D. 5/18 f.

15. April: Rechts mit Starglas 5/18—5/12. Links — 5,0 D. 5/24.

31. Mai: Rechts mit Starglas 5/6. Links — 5,5 D. 5/24.

2. August: Rechts mit Starglas 5/4. Links — 10,0 D! 5/60.

Eine wirkliche Arbeitsunfähigkeit hat sich demnach, abgesehen von den wenigen Wochen, die die operative Behandlung erforderte, völlig vermeiden lassen.

Im Anschluß an die Erörterungen betreffend die „Starreife" sei noch gestattet, auf einen verhängnisvollen Irrtum hinzuweisen, der ärztlicherseits durch die Verwechslung von grauem und grünem Star geschieht. Jeder beschäftigte Augenarzt, zumal der, welcher eine größere Poliklinik zu leiten hat, wird die Fälle von absolutem Glaukom kennen, denen angeblich von ihrem Arzt gesagt ist, es handle sich um grauen Star, dieser müsse erst reif, das Auge also blind sein, dann könne es operiert werden. Die Leute warten dann gewissenhaft, bis das Auge wirklich blind ist. Damit ist es aber dann auch definitiv blind. Nun ist die Verwechslung zwischen grauem und grünem Star nicht so fernliegend, wie es vielleicht von vornherein erscheint. Das Glaukom kann ja derart schleichend verlaufen, daß Schmerzen und Reizzustände völlig fehlen, ja daß ein Auge völlig erblindet, ohne daß der Patient es überhaupt merkt, ganz analog der tabischen Optikusatrophie, so daß er erst aufmerksam wird, wenn das andere Auge schon starke Gesichtsfeldeinschränkung zeigt. Nun kann sich in einem Glaukomauge auch glaukomatöse oder gewöhnliche senile Katarakte entwickeln. Was zur Verschlechterung des Visus führt, ist aber nicht die beginnende Katarakte, sondern das Glaukom. Wieviel in einem gegebenen Falle auf Rechnung der Drucksteigerung zu setzen ist, oder wieviel dioptrisch zu erklären ist, ist oft gar nicht leicht zu entscheiden. Eine weite oder mittelweite Pupille ist ja stets glaukomverdächtig, die Exkavation des Sehnerven kann lange gering sein, hier muß die Gesichtsfeldmessung (nasale Grenzen! blinder Fleck!) und der Lichtsinnbefund den Ausschlag geben. Daß einem Patienten auf Grund einer äußeren Betrachtung gesagt wird, es handle sich um grauen Star, er soll das Auge operieren lassen, wenn es ganz erblindet sei, sollte allerdings nicht vorkommen.

Zu bedenken ist andererseits, daß eine gewöhnliche senile Katarakte sich bei akuten Quellungserscheinungen mit vorübergehender Drucksteigerung komplizieren kann.

Es liegt nicht im Plan dieser Besprechungen, eine ausführliche Darstellung der Linsenpathologie zu geben, zumal eine Beschreibung der verschiedensten Formen der Linsentrübungen nicht genügt, demjenigen eine Differentialdiagnose zu ermöglichen, der nicht viel von diesen Dingen klinisch gesehen hat.

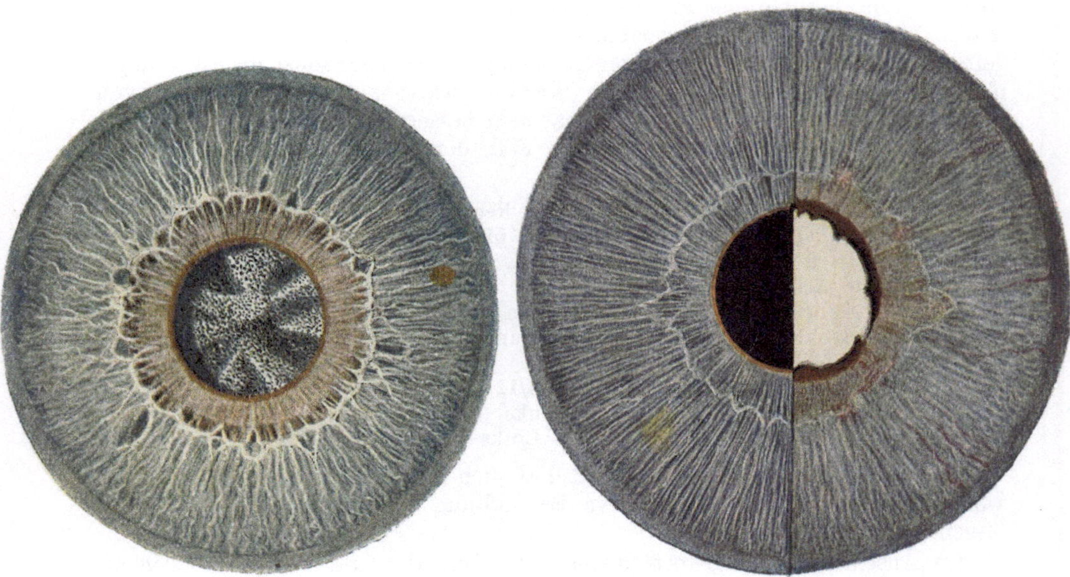

Abb. 96. Cataracta diabetica (Sektorenzeichnung).

Abb. 97.   R. Cataracta reducta (cretacea)
complicata Lks: normal.

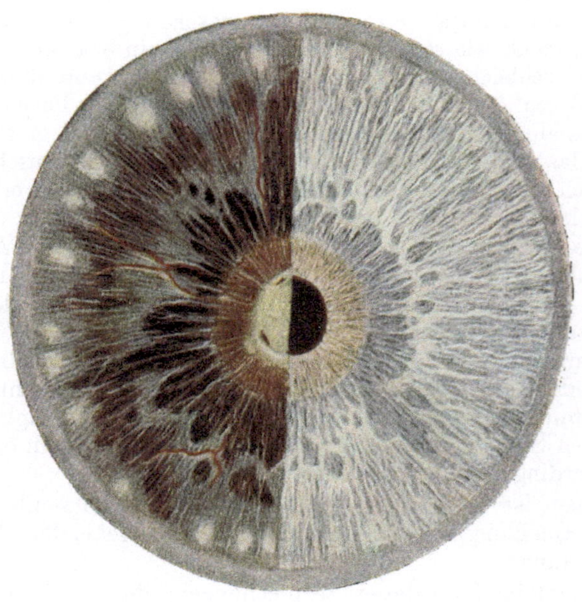

Abb. 98.   Heterochromiekatarakt. Die rechte Hälfte stellt das gesunde Auge dar, die linke
das kranke.   Schwund des vorderen Irisblattes.   Glaukom.

Linsentrübungen verschiedenster Form können, wie gesagt, angeboren und stationär sein, und auch wenn die Sehfunktionen angeblich nachlassen, kann dieses doch sehr wohl bei zentral gelegenen Trübungen in der beginnenden senilen Miose seinen Grund haben, ohne daß die Trübungen selbst an In- oder Extensität zugenommen zu haben brauchen, denn daß die verschiedenen Formen von angeborener Katarakt wirklich progressiv werden, gehört zu den Seltenheiten.

Auch die angeborenen Linsentrübungen haben wohl vielfach eine Noxe zur Ursache, die den Gesamtorganismus betroffen hat, seltener sind es rein lokale Bildungen oder Mißbildungen. So spricht das fast stets doppelseitige Auftreten des Schichtstars mit großer Wahrscheinlichkeit für eine in einer gewissen Zeit des Fötallebens wirksame (toxische) Noxe. In dem zwei- oder dreifachen Schichtstar erblicken wir das erste und zweite Rezidiv dieser postulierten Krankheit. In dieser Beziehung sehr interessant sind die von E. v. Hippel künstlich durch Röntgenstrahlen oder Cholininjektionen bei trächtigen Tieren erzeugten Schichtstare des Wurfes. Demgegenüber ist man von der Auffassung, daß solche Stare durch rachitische Ziliarmuskelkrämpfe mechanisch bedingt seien, zugunsten der Auffassung zurückgekommen, daß rachitische Krämpfe sowohl wie Linsentrübungen Parallelsymptome einer Intoxikation seien. Die Ätiologie der erworbenen progressiven Starformen spricht ebenfalls für diese Auffassung, denn die häufigste Form der progressiven Linsentrübung, die senile Katarakt ist keine physiologische, sondern eine pathologische Alterserscheinung. Sie tritt

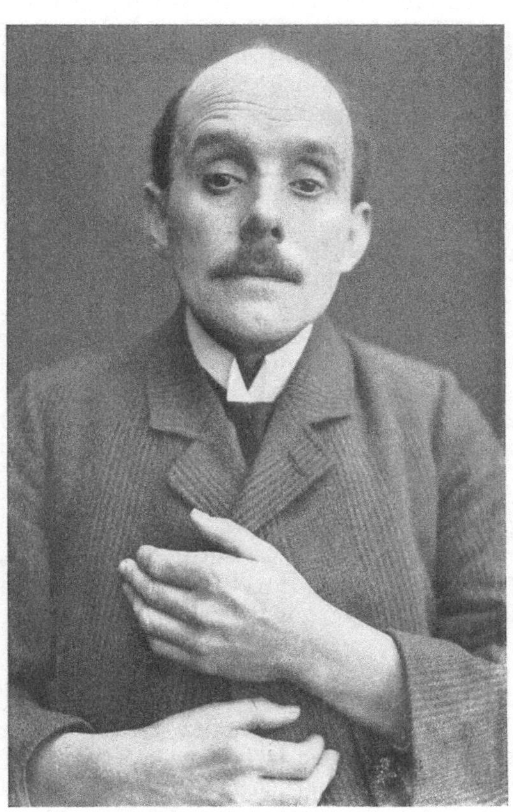

Abb. 99.   Cataracta myotonica.

bekanntlich familiär auf, oft in einem Alter, wo von Senium schlechterdings noch nicht die Rede sein kann, auch nicht von Senectus praematura. Oft findet man Anomalien sonstiger epidermoidaler Gebilde, der Nägel, der Haut usw.

Betrifft Starbildung jugendliche Patienten doppelseitig, so ist am häufigsten Diabetes die Ursache (s. Abb. 96). Auch hier ist man von der Vorstellung der direkten Zuckerwirkung auf die Linse aus gutem Grunde zurückgekommen und nimmt eine Intoxikation an.

Eine weitere Allgemeinnoxe, die Katarakt bedingen kann, kennen wir in der Tetanie, Myotonie (s. Abb. 99), vielleicht auch bei den durch Schilddrüsendegeneration bedingten Schädigungen, bei Ergotismus und Pellagra, bei Naphthalinvergiftung.

Triebenstein (Rostock) berichtet über gemeinsam mit Fischer (Rostock) ausgeführte Untersuchungen über Tetanie und Altersstar. Im Anschluß an die Mitteilungen von Hesse und Phleps aus der Grazer Augen- und Nervenklinik über 43 Fälle von Schichtstar, bei denen in 83% sichere Tetanie gefunden wurde, untersuchten Verff. 50 Fälle mit senilen und präsenilen Katarakten, bei denen sie in 92% Tetanie fanden. Da andererseits die Prüfung einer Anzahl kataraktfreier Patienten auf Tetanie fast vollständig negativ ausfielen, glauben sich Verff. zu der Annahme eines, wenn auch vorläufig noch nicht sicher geklärten ätiologischen Zusammenhang zwischen Altersstar und Tetanie berechtigt.

Scheinbar lokal bedingt ist eine eigenartige Starform, die bei Heterochromie auftritt. Zweifellos haben wir es hier mit einer chronischen Iridozyklitis zu tun, die sich in Descemetschen Beschlägen, leichter Irisatrophie mit Pigmentschwund, Atrophie des Pupillarrandes mit leichter Mydriasis und nachfolgender Linsentrübung ausspricht. Diese Affektion kann indes auch doppelseitig auftreten, wobei die Farbdifferenz beider Irides dann so gering ist, daß von Heterochromie nicht mehr gesprochen werden kann und diese doppelseitige Heterochromiekatarakte gibt uns den Fingerzeig, daß es sich auch hier um eine Allgemeinnoxe, in einzelnen Fällen vielleicht um Tuberkulose handelte, in andern vielleicht um Lues oder irgend eine noch unbekannte Infektion oder Intoxikation (s. Abb. 97).

Ob Starbildung gelegentlich auch auf Albuminurie zurückzuführen ist, ist vielfach diskutiert worden. Die Mehrzahl der Autoren hat sich aber gegen eine solche Auffassung ausgesprochen. Ich möchte glauben, daß Albuminurie als eine seltene Ursache der Cyclitis chronica, auch feiner staubförmiger Glaskörpertrübungen doch wohl in Betracht kommen, und auf diesem Umwege gelegentlich, wenn auch selten, Katarakt bedingen dürfte.

Eine weitere Frage ist die, ob solche progressiven Linsentrübungen, die auf ein Allgemeinleiden zurückzuführen sind, durch Behandlung der letzteren zur Rückbildung gebracht werden oder noch stationär gemacht werden können.

Der Jodtherapie ist, lokal und intern angewandt, viel Gutes nachgerühmt. Im allgemeinen dürften solche günstigen Beeinflussungen, auch wo sie zuverlässig beobachtet sind, doch zweifellos zu den größten Seltenheiten gehören.

b) Unterscheidung von Einzelheiten.

Bei der Untersuchung des Auges mittels einfacher Durchleuchtung sehen wir nun unter gewissen Bedingungen Einzelheiten des Augenhintergrundes, z. B. ein Blutgefäß oder den Rand der Papille u. dgl. Dies kommt zustande bei Refraktionsanomalien und bei Niveaudifferenzen des Sehnervenkopfes (Stauungspapille und Glaukom). Es sei kurz dargelegt, wie diese Erscheinung entsteht. Wenn wir Licht in das zu untersuchende Auge mit dem Augenspiegel hineinwerfen, so kommt aus einem normalen Auge ein paralleles Lichtstrahlenbündel heraus, alle Lichtstrahlen, die von einem gegebenen Punkte der Netzhaut divergent ausgehen, verlaufen in der Außenwelt parallel weiter, denn nach der Definition des normalen (emmetropischen) Auges müssen parallele Strahlen durch die brechenden Medien des Auges in der Netzhaut in einem Punkt vereinigt werden (abgesehen von Aberration usw.). Wird also durch das Licht ein Blutgefäß oder der Papillenrand beleuchtet, so bildet sich das Objekt in der Unendlichkeit ab. Sitzen wir dem Patienten in $^1/_4$—$^1/_3$ m gegenüber, so stellen wir unsere Augen auf diese Entfernung ein. d. h. wir akkommodieren 3—4 D. Das parallele Lichtstrahlenbündel eines solchen Punktes wird aber unter solchen Bedingungen nicht in der Netzhaut des Beobachters scharf zur Vereinigung gebracht, sondern 1 mm vor dieser, er sieht also nicht das scharfe Bild irgend einer Einzelheit des Augenhintergrundes, sondern eine diffus rote Pupille. Würde seine Akkommodation erschlaffen, würden sich seine Augen für parallele Strahlen einstellen und sozusagen durch das Auge des Patienten hindurch in die Unendlichkeit blicken, so würde er auch unter den geschilderten Bedingungen Einzelheiten des Augenhintergrundes scharf sehen können. Leichter ist das bekanntlich, wenn man möglichst nahe an das Auge des Patienten herangeht (s. aufrechtes Bild).

Ist das zu untersuchende Auge nun aber um 1 mm zu kurz, hat es also demnach eine Hyperopie von 3,0 D, da ja 1 mm Axendifferenz 3 D. Reßaktionsdifferenz bedingt, so sind die von jedem Punkte des Augenhintergrundes austretenden Strahlen in der Außenwelt nicht parallel, sondern divergent, und zwar so divergent, als ob sie von einem $^1/_3$ m hinter dem Auge gelegenen Punkt herkämen. Solche Lichtstrahlenbündel können wir aber mit Hilfe einer geringen Akkommodation zu einem durchaus scharfen Bilde in unserer Netzhaut vereinigen. Noch leichter ist dies bei höheren Graden von Ametropie, wenn das virtuelle Bild nicht $^1/_3$ m, sondern bei 10 D. Hyperopie z. B. 10 cm hinter dem Auge liegt. Auf die Pupille des zu untersuchenden Auges müßten wir aus $^1/_3$ m Entfernung 3 D. akkommodieren, auf das 10 cm weiter entfernte Bild

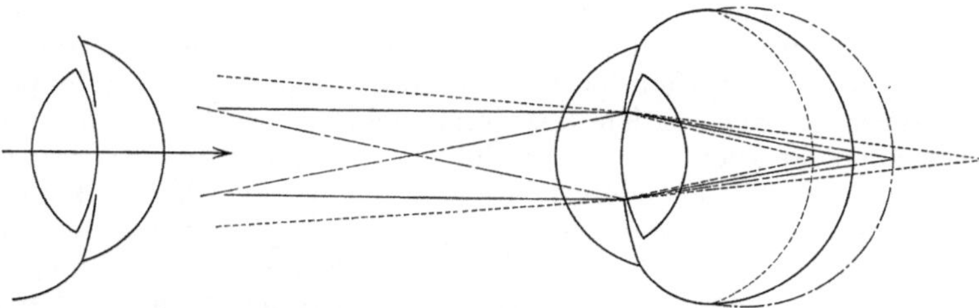

Abb. 100. Unterscheidungen von Einzelheiten bei Refraktionsanomalien.

also 2,5 D., auch bei Einstellung auf die Entfernung der Pupille würden wir das virtuelle Bild also ziemlich scharf sehen. Aber auch bei Myopie von z. B. 9 D., wobei das Auge um 3 mm zu lang wäre, verlassen die von jedem Punkt des Augenhintergrundes ausgehenden Strahlen das Auge nicht parallel, sondern nunmehr in konvergenten Bündeln. Der Konvergenzpunkt liegt in gedachtem Fall 11 cm vor dem Auge (p. r. = Fernpunkt des Auges), von hier an sind die Bündel wieder divergent. Unser auf 30 cm Entfernung eingestelltes Auge vereinigt diese Strahlen also zunächst mit dem relativ geringen Fehler von 2 D., das Bild wird zunächst nicht ganz scharf erscheinen, aber durch leichte Steigerung der Akkommodation scharf abgebildet werden können. Die brechenden Medien eines normalen Auges entwerfen also von dem zugehörigen Augenhintergrund ein Bild in der Unendlichke t, die des kurzsichtigen (langgebauten) Auges ein umgekehrtes vergrößertes reelles Bild in der Endlichkeit und zwar im Fernpunkt des Auges, und die des übersichtigen (kurzgebauten) Auges ein Bild jenseits der Unendlichkeit resp. hinter dem Auge. Dieses letztere Bild ist ein aufrechtes, vergrößertes Lupenbild. Wie unterscheiden wir nun, ob es sich im gegebenen Falle um ersteres oder letzteres handelt? Wir lokalisieren das Bild monokular durch seitliche Bewegungen unseres Kopfes genau so in bezug auf die Pupillenebene, wie dies mit den Trübungen oben ausführlich besprochen ist. Nur brauchen wir hier nur geringere Kopfbewegungen auszuführen, da die in bezug auf die Pupillarebene zu lokalisierenden Bilder ja erheblich weiter von dieser entfernt sind als die nur wenige Millimeter entfernten Trübungen. Sehen wir also bei einfachem Hineinleuchten ein Blutgefäß und bewegt sich dieses in der Pupille scheinbar nach rechts, wenn wir mit unserem Kopf etwas nach rechts gehen, „begleitet es unsere Kopfbewegung", so liegt es hinter der Pupille, es handelt sich um ein aufrechtes Bild, um ein hyperopisches Auge, geht es bei derselben Kopfbewegung unsererseits in umgekehrter Richtung, so handelt es sich um ein umgekehrtes Bild vor der Pupillenebene, also um ein myopisches Auge.

Ganz analoge Verhältnisse liegen vor, wenn die Retina im allgemeinen zwar an ihrer richtigen Stelle, d. h. ca. 24 mm hinter dem Hornhautscheitel liegt, wenn aber der Teil derselben, dem wir uns gerade gegenüber befinden, um ein oder mehrere Millimeter diesseits oder jenseits des normalen Ortes der Retina liegt. Eine Stauungspapille kann eine Prominenz von 2—3 mm, also 6—9 D. relative Hyperopie, eine glaukomatöse Exkavation von 2 mm, also 6 D. relative Myopie haben.

Der Stauungspapille ähnliche Verhältnisse können z. B. auch bei Amotio retinae, die der Exkavation entsprechenden bei ektatischem Coloboma chor. congenitum auftreten.

c) Ableuchtung der Peripherie.

Diese einfache Methode besteht darin, daß wir den Patienten auffordern, nach oben und unten, rechts und links zu sehen. Indem wir währenddessen Licht in das Auge hineinwerfen, leuchten wir die Peripherie ab. Sehr peripher sitzende Linsentrübungen werden erst jetzt sichtbar werden. Was aber die Methode besonders wertvoll macht, ist der Umstand, daß wir die Diagnose der Amotio ret. auf keine andere Weise so bequem und sicher stellen können. Ja es kann optisch sogar unmöglich sein, eine stark prominente Amotio mit Hilfe der Methode des umgekehrten Bildes zu erkennen, da das umgekehrte Bild unserm Auge zu nahe liegt. Mit der einfachen Ableuchtung der Peripherie hat die Diagnose gar keine Schwierigkeiten: Die Pupille erscheint dann bei Blicksenkung, da die Amotio sich meist unten findet, nicht rot, sondern grau, grünlichblau und einige dunkle Striche stellen die Blutgefäße der Retina dar.

Auch Glaskörpertrübungen, besonders Reste von Blutungen, die sich meist der Schwere nach senken, werden bei den Augenbewegungen aufgewirbelt und so sichtbar.

4. Lupenspiegel.

Die Untersuchung des Auges mittels Lupenspiegels stellt eine wesentliche Verfeinerung der einfachen Durchleuchtung dar. Hinter den Spiegel stecken wir eine Linse von + 5, 10 oder 20 D. und nähern uns dem Auge dementsprechend auf 20, 10 oder 5 cm, indem wir durch Spiegeldrehung dafür sorgen, daß die Pupille rot bleibt. Wir sehen dann Trübungen der brechenden Medien bei Lupenvergrößerung, wenn wir sie mit bloßem Auge nicht mehr sehen können. Feinste Descemetsche Beschläge auf der unteren Hornhauthälfte sehen wir bei dieser Untersuchung, zumal wenn Patient nach oben sieht, dann als feinste dunkle Punkte auf rotem Hintergrund, wobei sie gelegentlich leichter zu entdecken sind als bei seitlicher Beleuchtung als hellgraue Punkte vor einer grauen Iris. Das ganze Heer der Linsentrübungen kann mit Hilfe des Lupenspiegels eine weitgehende Differenzierung erfahren. Namentlich aber ist es ein Symptom, das wir oft einzig und allein mit Hilfe des Lupenspiegels erkennen können, das sind die staubförmigen Glaskörpertrübungen zumal in den vorderen Glaskörperabschnitten, ganz besonders in der tellerförmigen Grube hinter der Linse. Von den als „fliegende Mücken" bezeichneten

Glaskörpertrübungen sehen wir mit dem Augenspiegel nichts, auch nicht mit dem Lupenspiegel. Erkennen wir mit dem letzteren wirkliche distinkte Pünktchen oder Streifen, so handelt es sich nun eben nicht mehr um physiologische, sondern um pathologische Prozesse: Chronische Zyklitis infektiöser oder intoxikativer Ätiologie. Solche Patienten haben normale Sehschärfe und freies Gesichtsfeld, ihre Klagen imponieren zunächst nur als funktionell und doch liegt bei positivem Lupenspiegelbefund sicher eine ernste organische Krankheit vor. In einigen solchen Fällen habe ich nur mäßige Arteriosklerose mit geringer Blutdrucksteigerung und leichter Albuminurie gefunden.

5. Schattenprobe.

Wer sich mit der Untersuchung der Augen auch nur oberflächlich bekannt machen will, muß über eine Methode der objektiven Refraktionsbestimmung verfügen, er muß wenigstens unterscheiden können, ob eine nennenswerte

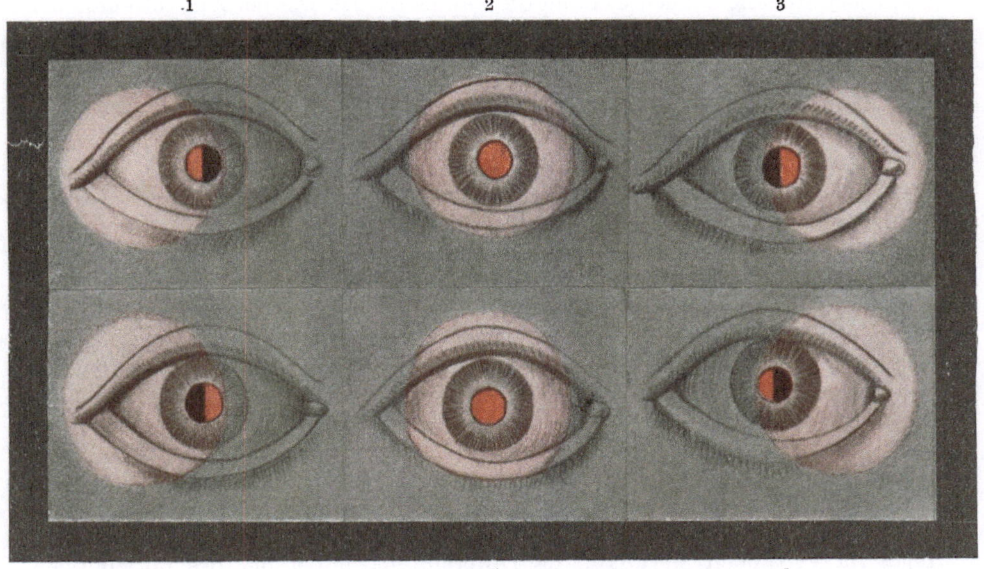

Abb. 101. Schattenprobe.

Hyperopie oder Myopie vorliegt, denn verschiedene Augenspiegelbefunde verlangen, je nachdem, ob eine Ametropie vorliegt oder nicht, eine wesentlich verschiedene Bewertung. So ist eine temporale Abblassung bei Bestehen von Myopie nur mit größter Vorsicht im Sinne einer partiellen Optikusatrophie zu deuten, andererseits ist z. B. eine Neuritis optici bei starker Hyperopie oft nur eine Pseudoneuritis hyperopum. Die einfachste und sehr leicht zu erlernende Methode der objektiven Refraktionsbestimmung ist die Skiaskopie, (Schattenprobe, Pupilloskopie, Retinoskopie).

Ausgeführt wird die Schattenprobe in der Weise, daß wir aus einer Entfernung von $^1/_2$ m mit einem Konkavspiegel von 16—20 cm Brennweite im Dunkelzimmer das Licht einer seitlich hinter dem Patienten aufgestellten Lichtquelle in das zu beobachtende Auge hineinwerfen. Mit seinem rechten Auge lassen wir ihn an unserem rechten Ohr vorbei in die Ferne sehen, dann befinden wir uns mit unserem Auge einer Stelle zwischen Optikus und Makula des untersuchten Auges gegenüber, bestimmen also die Refraktion dieser Stelle.

Beleuchten wir mit dem Spiegellicht zunächst eine Stelle des Gesichts temporal vom rechten Auge (s. Abb. 101) und machen wir nun eine Spiegeldrehung um die vertikale Achse (von oben gesehen: im Sinne des Uhrzeigers), so wandert dieses diffuse Licht über das rechte Auge von der Schläfe zur Nase hin, in der Mittelstellung (2. und 5. Stellung) würde sich das Auge also in der Mitte des diffusen Spiegellichtes befinden. Führen wir diese Bewegung des Spiegels einmal aus, so kann sich die Pupille dabei je nach der Refraktion des Auges verschieden verhalten (s. Abb. 101, 1—3). Es tritt zunächst in der rechten (beim rechten Auge temporalen) Hälfte das rote Licht auf, bei Stellung 2 ist die ganze Pupille rot, bei Stellung 3 dagegen ist die rechte Hälfte wieder dunkel und nunmehr die linke (beim rechten Auge also nasale) Hälfte rot. Licht und Schatten in der Pupille gehen in diesem Falle entgegen der Richtung, in welcher das diffuse Spiegellicht über das Auge hinwandert, kurz gesagt: „der Schatten geht entgegen". Es kann bei der gedachten einmaligen Spiegeldrehung bei Stellung 1—3 auch eine Aufhellung der Pupille in der linken Hälfte (nasalen des rechten Auges) auftreten, bei Stellung 5 leuchtet dann die Pupille ebenso wie bei 2 in toto auf, bei Stellung 6 ist nur noch die rechte Hälfte (temporalen) der rechten Pupille rot. In diesem Falle sagen wir, Licht und Schatten gehen in der Pupille in gleicher Richtung wie das diffuse Spiegellicht, nämlich temporal-nasal oder von links nach rechts, kurz gesagt „der Schatten geht mit". Im letzten Falle liegt Kurzsichtigkeit oder Akkommodation vor, im ersteren Übersichtigkeit, Normalsichtigkeit oder geringe Kurzsichtigkeit von weniger als 2 D. Nun begnügt man sich gewöhnlich nicht mit einer Spiegeldrehung in der eben angegebenen Weise, sondern man dreht den Spiegel mehrmals hin und her, man sieht dann in dem in Abb. 101, 4—6 dargestellten Fall, daß das Licht in der Pupille in gleicher Richtung hin und her pendelt wie das Lichtbüschel auf dem rechten Auge, während es in der Abb. 101 1—3 dargestellten Stellung in einer dem letzteren entgegengesetzten Richtung hin und her geht. Haben wir nun bei einem Kinde einen entgegengesetzten Schattengang konstatiert (Stellung 1—3) und lassen wir nun das Kind einen vorgehaltenen Finger in ca. $^1/_4$ m fixieren, so muß „Schattenumschlag" eintreten, d. h. es müssen sich die skiaskopischen Phänomene jetzt nach Schema 4—6 abspielen, da das Auge nunmehr akkommodativ kurzsichtig geworden ist. Blickt das Kind wieder in die Ferne, so muß wieder Verhalten 1—3 eintreten. Halten wir den Spiegelgriff nun horizontal und machen die Spiegeldrehungen um diese Achse, so bestimmen wir die Refraktion des Auges im vertikalen Meridian, die Differenz gegenüber der des horizontalen ergibt den Astigmatismus. Ging der Schatten z. B. im horizontalen Meridian entgegen, im vertikalen mit, so liegt Astigmatismus myopicus regularis vor, war es umgekehrt: Astigmatismus myop. contra regulam.

Es ist leicht möglich, mit Hilfe einer quantitativen Skiaskopie die Ametropie zahlenmäßig zu bestimmen, indem wir das Glas des Brillenkastens aussuchen, welches das Auge normalisiert resp. auf die Untersuchungsentfernung von $^1/_2$ m einstellt. Ging der Schatten entgegengesetzt, schlägt er aber beim Vorsetzen von $+$ 2 oder 3 D. um, d. h. geht er nun mit, so ist das Auge nun künstlich durch das Glas um 2—3 D. kurzsichtig gemacht, es war also vorher normal. Brauchen wir zum Schattenumschlag aber $+$ 4, $+$ 5 oder $+$ 6, so liegt Hyperopie $+$ 2, $+$ 3 oder $+$ 4 D. vor.

Geht der Schatten von vornherein mit, schlägt er aber mit $-$ 1,0 schon um, so lag der Fernpunkt des Auges ohne Glas in $^1/_2$ m, es hat also eine Myopie von 2. Brauchen wir 2, 3, 6 D., um den mitgehenden Schatten zum Umschlagen zu bringen, so hat der Betreffende 4, 5, 8 D. Myopie, denn sein Fernpunkt lag mit 2, 3, 6 D. in $^1/_2$ m, in der Unendlichkeit also mit 4, 5 und 8. Ausdrücklich betont sei, daß diese Verhältnisse sich nur bei Gebrauch eines

Konkavspiegels in der geschilderten Weise vorfinden und daß bei Benutzung eines Planspiegels alles deshalb umgekehrt ist, weil sich bei letzterem das Spiegellicht bei derselben Spiegeldrehung in entgegengesetzter Richtung bewegt wie bei dem Konkavspiegel.

Hatten wir mit Hilfe der einfachen Durchleuchtung durch Beobachtung von Einzelheiten des Augenhintergrundes und deren Scheinverschiebung in der Pupillarebene Hyperopie diagnostiziert, so muß bei der Schattenprobe unter Benutzung eines Konkavspiegels der Schatten entgegengesetzt gehen, widrigenfalls ist ein Irrtum untergelaufen. Hatten wir mit jener Methode Myopie konstatiert, so muß der Schatten mitgehen.

Es handelt sich bei der Augenspiegeluntersuchung um physikalische Methoden, deren Resultate miteinander übereinstimmen müssen, jede nachfolgende Methode gestattet eine Prüfung der vorhergehenden, unvereinbare Widersprüche dürfen sich dabei nicht ergeben.

Benutzen läßt sich die Schattenprobe praktisch z. B. zur Diagnose der Akkommodationslähmung, der Ophthalmoplegia interna, und zwar der einseitigen wie der doppelseitigen:

Haben wir bei einem Kinde entgegengesetzten Schattengang konstatiert und lassen wir es nun nach dem in ca. 20 cm Entfernung vorgehaltenen Finger sehen, so muß Schattenumschlag eintreten, da beide Augen nun (akkommodativ) kurzsichtig werden. Tritt dieser Schattenumschlag (das Mitgehen des Schattens) bei deutlicher Konvergenz und entsprechender Pupillenverengerung nicht ein, so liegt doppelseitige Akkommodationsparese vor. Verengt sich die Pupille nur auf einem Auge, wo auch der Schattenumschlag eintritt, während auf dem anderen Pupillenverengerung und Schattenumschlag ausbleiben, so haben wir allen Grund, eine Ophthalmoplegia interna oder Atropinwirkung anzunehmen.

Die Diagnose der Refraktion muß dieser Untersuchung freilich vorausgegangen sein, da Anisometropien hier Irrtümer bedingen können.

6. Umgekehrtes Bild.

Technisches: Was die Technik der Untersuchung im umgekehrten Bild anbetrifft, so darf hier vielleicht noch einmal daran erinnert werden, daß man den Optikuseintritt am sichersten findet, wenn man sich zunächst bei „einfacher Durchleuchtung" die Stelle im Raume sucht, wo man den hellsten roten Reflex aus der Pupille erhält. Hier befindet man sich dem Optikus gegenüber, stellt man nun schnell die bildumkehrende Linse von $+ 13$ D. ein, so hat man sofort das Bild des Optikus. Es empfiehlt sich dieses Verfahren besonders bei Blinden und Benommenen, die man nicht zur Fixierung veranlassen kann.

Ein anderes Hilfsmittel bei Blinden (aber nicht Benommenen) ist, daß man sie nach der eigenen hochgehaltenen Hand sehen läßt und sich dann den Optikus sucht.

Es liegt nicht im Plane dieser Besprechungen, die physiologischen Verschiedenheiten des normalen Optikuseintritts durchzugehen. Solches muß der Hauptsache nach als bekannt vorausgesetzt werden. Auf einige Abnormitäten, die Veranlassung zu irrtümlicher Annahme pathologischer Verhältnisse geben können, soll indes kurz hingewiesen werden.

Pseudoneuritis congenita und andere angeborene Anomalien des Augenhintergrundes.

Zu erwähnen ist zunächst die Pseudoneuritis congenita (s. Abb. 102), die in weiteren Kreisen noch zu wenig bekannt zu sein scheint. Wenn wir bei jeder Schilderung der Papille nach „Farbe, Grenzen, Gefäßen" fragen, so ist die in Frage stehende Papille gerötet, die Grenzen sind völlig verwaschen, die Gefäße stark gefüllt und geschlängelt, die Papille kann sogar leicht prominent sein, und doch kann alles noch im Bereich des Physiologischen liegen. Zumal wenn Hyperopie und Astigmatismus vorliegen, ist die Möglichkeit einer kongenitalen Anomalie stets zu bedenken.

Gesellen sich dann, wie ich es in einem Falle fand, noch Drusen des Sehnervenkopfes hinzu — weißlichgelbe Flecke am Rande der Papille — so ist das Bild außerordentlich verführerisch, und selbst der erfahrenste Ophthalmoskopiker wird Bedenken tragen, eine bestimmte Diagnose zu stellen oder aber auch abzulehnen. Einer Patientin war eine eiserne Wage auf den Kopf gefallen:

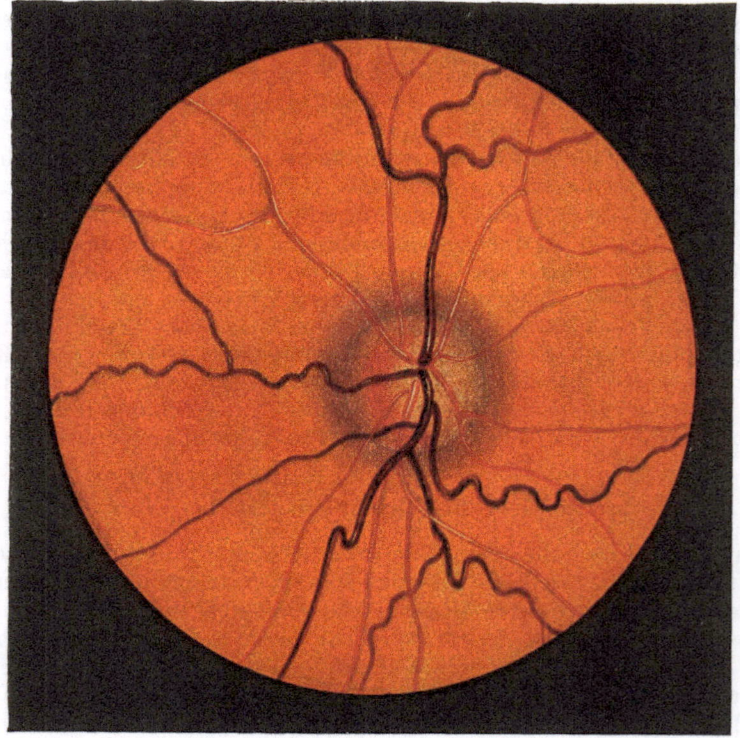

Abb. 102.   Pseudoneuritis optici.

Die Diagnose schwankte zwischen Hirnabszeß, traumatischer Meningitis, Hämatom der Meningea media und Hysterie. Letztere Diagnose war vom Psychiater gestellt, erstere von interner Seite. In Frage kam, zumal wegen der ev. Blutung, Trepanation, weil auch der Sehnerv für pathologisch gehalten war. Da letzteres indes nicht absolut sicher erschien, so wurde einige Tage abgewartet, und da sich in dieser Zeit nichts änderte an der Papille — auch nicht die kleinste Blutung entdeckt werden konnte —, so wurde mit größter Wahrscheinlichkeit eine Pseudoneuritis angenommen. Patientin genas, stellte sich aber als eine typische Hysterika heraus, und noch nach Monaten war der Optikus im selben Zustand wie damals.

Solche extremen Fälle sind freilich selten, doch gibt es zwischen ihnen und dem „sicher Normalen" alle Übergänge. Ich bin der Ansicht, daß man mit der

Diagnose Neuritis optici — besonders von nicht fachärztlicher Seite — oft noch zu freigiebig ist.

Gar nicht so selten findet sich diese Pseudoneuritis optici bei hyperopischer und besonders hyperopisch-astigmatischer Refraktion bei Kindern. Treten dann noch Kopfweh und öfteres Erbrechen auf, wie es einzig schon durch die genannte Refraktionsanomalie sehr wohl gelegentlich, besonders bei anämischen Kindern, bedingt sein kann, so ergibt sich ein nicht unpassend als Pseudotumor cerebri bezeichnetes Krankheitsbild. Die Wichtigkeit einer richtigen Differentialdiagnose gegenüber dem Tumor cerebri (Gliom, Solitärtuberkel) liegt auf der Hand.

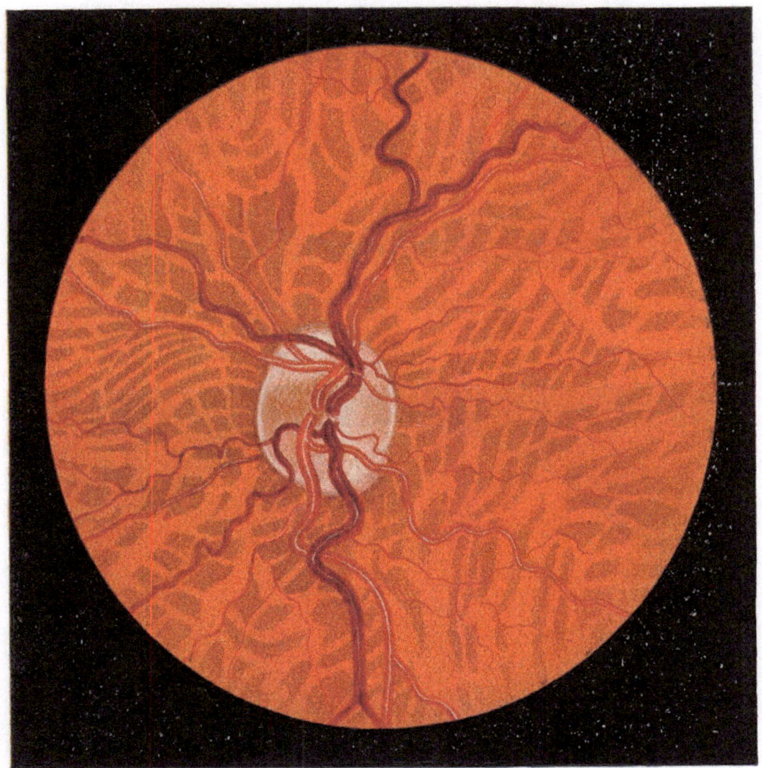

Abb. 103. Tortuositas vasorum bei Turmschädel.

Nicht zu verwechseln ist dieser durch Refraktionsanomalie bedingte Pseudotumor mit den von Nonne beschriebenen Pseudotumoren, die klinisch alle allgemeinen Symptome des Hirntumors mit doppelseitiger Stauungspapille, doch negatives Sektionsergebnis darboten.

Tritt zu dem oben geschilderten Bilde der Pseudoneuritis noch eine grauliche Trübung der benachbarten Retina, tritt auch nur die kleinste Blutung auf, so ist der Prozeß sofort als pathologisch gekennzeichnet und weiterer Irrtum ausgeschlossen. Bei der Diagnose Neuritis optici incipiens sollte also immer ausdrücklich betont werden, ob eine solche Trübung der Retina und ganz besonders, ob Blutungen gesehen worden sind.

Auch einige andere angeborene Anomalien des Augenhintergrundes, besonders der Papille können leicht zu Verwechslungen mit pathologischen Symptomen

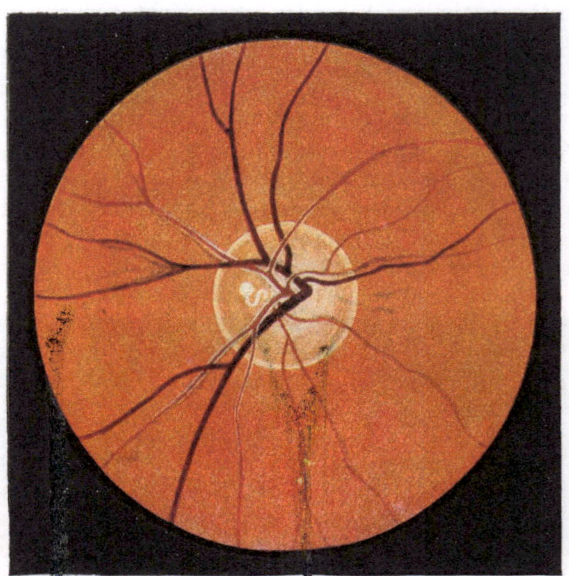

Abb. 104. Angeborene Anomalie auf der Papille.

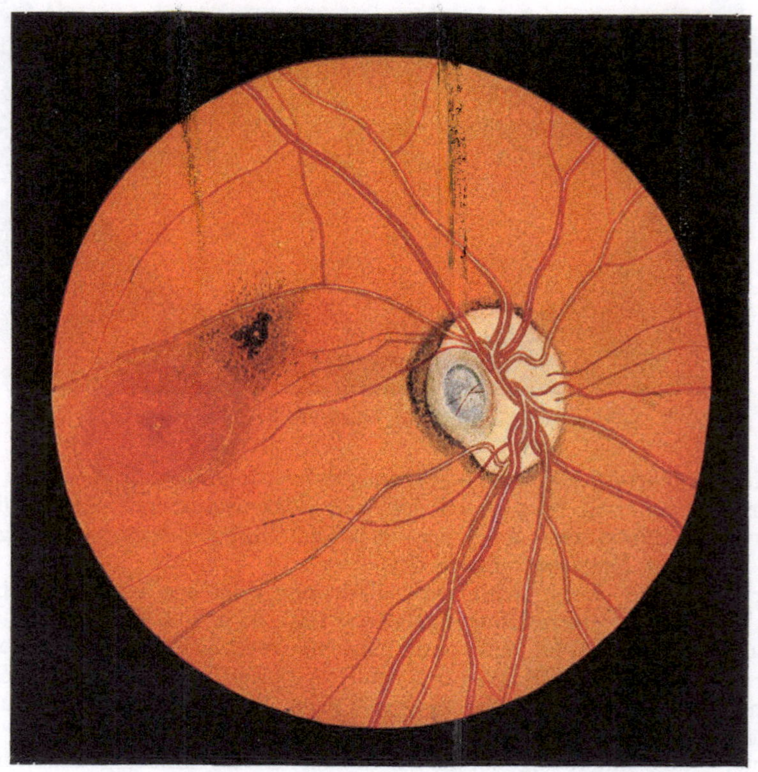

Abb. 105. Kleines Optikuskolobom und Naevus retinae.

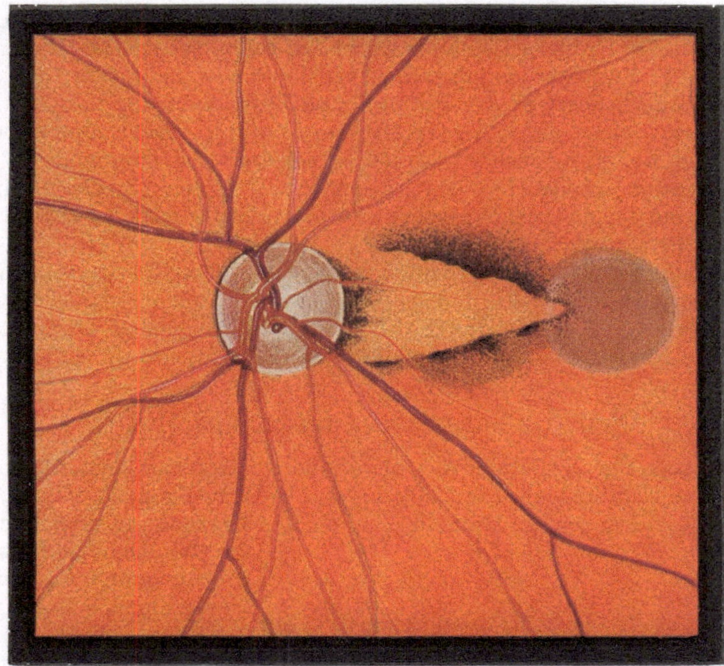

Abb. 106. Angeborene Anomalie.

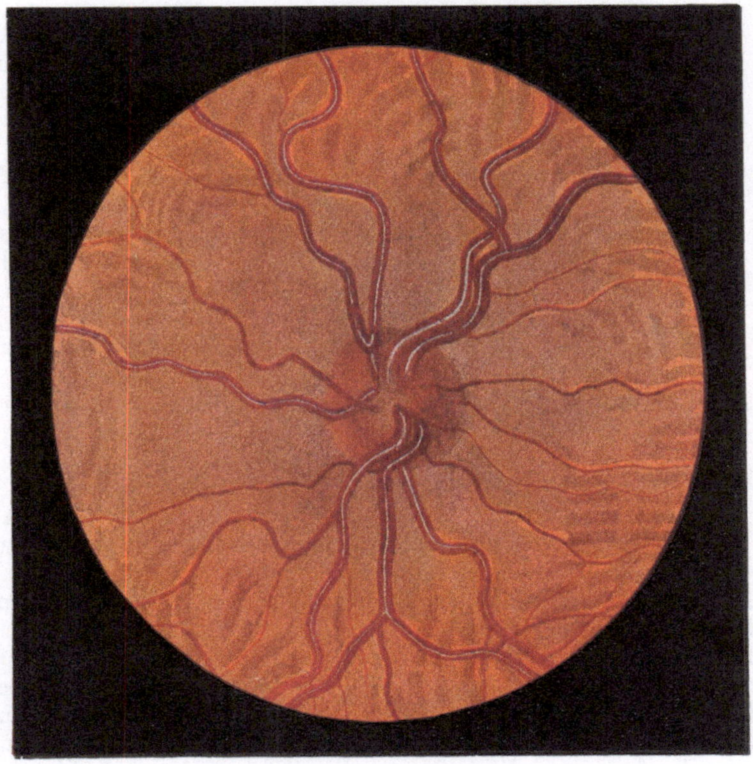

Abb. 107. Cyanosis retinae (Vitium cordis).

Veranlassung geben. Markhaltige Nervenfasern schließen sich ja meist
unmittelbar an die Papille an und werden in den charakteristischen flammenden
Formen leicht erkannt werden können. Ausnahmsweise findet sich ein kleinerer
Plaque aber auch isoliert in der Retina, ohne Zusammenhang mit der Papille
und kann dann leicht mit einer verfetteten Blutung, einem septischen oder
toxischen Herd u. dgl. verwechselt werden. Auch die sog. Drusen oder Warzen
finden sich meist auf der Papille, gelegentlich aber auch in der Retina, sie
können alle möglichen pathologischen Prozesse vortäuschen, während ihnen
selbst keine Bedeutung zukommt.

Aneurysmen und Varizen kommen ebenfalls als recht seltene angeborene
Anomalien vor, die mit Blutungen verwechselt werden können. Exkavationen
oder partielle Ektasien des Sehnervenkopfes können angeboren sein
als Reste der fötalen Augenspalte, sie können mit Glaukom u. a. verwechselt
werden.

Neuritis optici und Stauungspapille.

Die Diagnose der Neuritis optici intraocularis allein mit dem Augenspiegel
objektiv ohne Zuhilfenahme der subjektiven Untersuchung zu stellen, ist in
ausgebildeten Fällen leicht, kann im Beginn der Erkrankung aber auch dem
erfahrenen Ophthalmosko-
piker gelegentlich unüberwindliche Schwierigkeiten
bieten. Es ist eben viel
schwieriger und erfordert
vielmehr Erfahrung, die
ersten Anfänge mit Sicherheit als schon pathologisch
von den vielleicht noch
physiologischen zu unter-
scheiden. Bei der Bedeu-
tung, die ein so ernstes
Leiden wie die Neuritis
optici meist hat, ist deshalb dringend Vorsicht geboten. Man sei sich dessen
recht bewußt, was noch in
das Gebiet der Pseudo-
neuritis fallen kann, also
eine Beunruhigung des Pa-
tienten in keiner Weise
rechtfertigt. Hyperämie,
starke venöse und arterielle
Gefäßfüllung, völlig ver-
waschene Grenzen des Op-

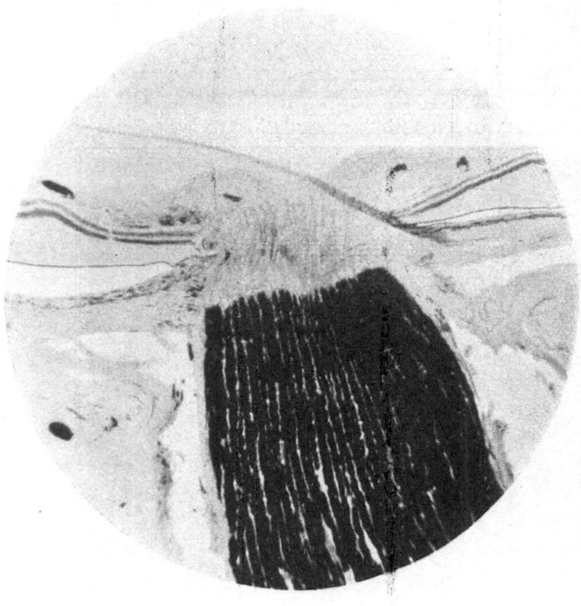

Abb. 108.   Markhaltige Nervenfasern.

tikus, ja selbst eine geringe Prominenz brauchen keineswegs unbedingt pathologisch zu sein, während andererseits eine peripapilläre Trübung der Retina,
wenn sich daneben eine minimale Blutung findet, kaum noch als harmlos anzusehen ist.

Ganz besonders aber ist die Veränderung im ophthalmoskopischen
Bilde (s. Abb. 109 im roten und Abb. 110 im grünen Licht) zu bewerten:
Die Zunahme der Rötung, die Zunahme der Verwaschenheit der Grenzen und
der peripapillären Trübung, die stärker werdende Füllung der Blutgefäße.
Treten im Laufe von einigen Tagen oder Wochen diese geschilderten Ver-

änderungen auf, so bedarf es nicht der Blutungen, um die Diagnose auf einen pathologischen Prozeß mit Sicherheit zu stellen.

So sehr wir Ärzte auch verpflichtet sind, in jedem derartigen Falle an das Schlimmste zu denken, um es wenn möglich zu verhüten, ebenso sehr ist es andererseits Sache des ärztlichen Taktes, solche Gedanken nur dann auszu-

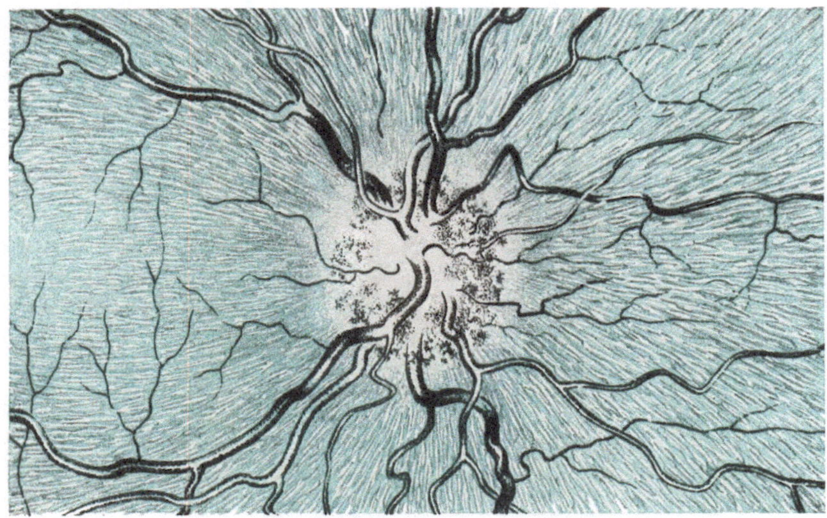

Abb. 109. Stauungspapille nach Affolter.
Man sieht feine kleine Blutungen auf der Papille im grünen Licht.

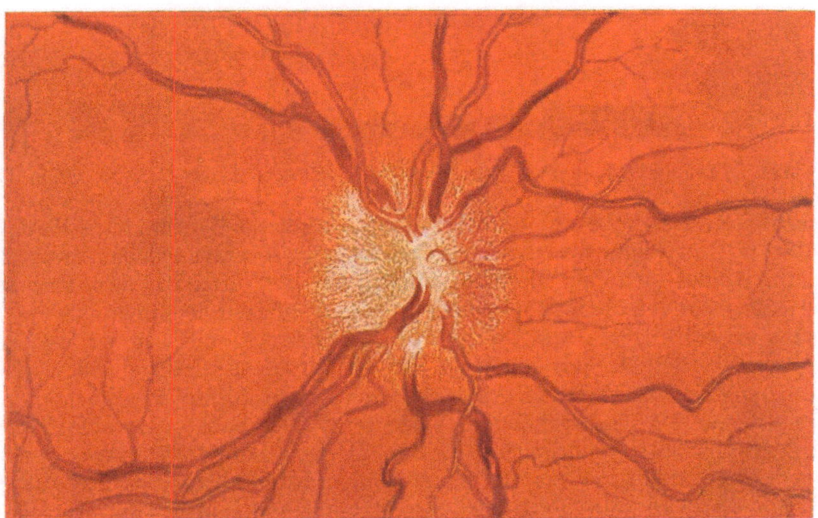

Abb. 110. Stauungspapille desselben Falles im gewöhnlichen Licht.

sprechen, wenn es unbedingt nötig ist, d. h. wenn sie erstens sicherlich nicht irrtümlich sind und zweitens, wenn es therapeutisch notwendig ist, da sonst etwas in der Behandlung versäumt werden könnte. Es war mir ein Bedürfnis, diese allgemein gehaltenen Grundsätze gerade der ophthalmoskopischen Diagnostik voranzustellen, da wir es hier mit den ernstesten Diagnosen zu tun haben, deren Richtigkeit sich einerseits durch sorgfältige Funktionsprüfung oder aber durch die abzuwartende Weiterentwicklung meist recht exakt prüfen läßt.

Gesellt sich zu diesen oben geschilderten Symptomen der Rötung der Papille, der Verwaschenheit der Grenzen, der stärkeren Füllung und Schlängelung der Gefäße ein peripapilläres Ödem hinzu, so erfährt die Papille gewöhnlich bald eine gewisse Schwellung, die man auf eine Stauung der Lymphzirkulation bezieht. Beträgt die Niveaudifferenz des Papillengipfels gegenüber der Retinaloberfläche $^2/_3$ mm (2 D.), so spricht man von Stauungspapille oder Stauungsneuritis oder prominenter Papille. Auch dabei können Blutungen und Exsudationen längere Zeit völlig fehlen. Der Progreß der geschilderten Verhältnisse am Optikus ist, außer nachweislichen Funktionsstörungen, auch hier wieder das für die Diagnose Ausschlaggebende.

Neuritis optici.

Bei der Wichtigkeit des in Rede stehenden Themas sei es gestattet, kurz auf die theoretische Seite der Sache einzugehen. Wir werden sehen, wie gerade in den vorliegenden Fragen, die praktischen Konsequenzen sehr nahe liegen

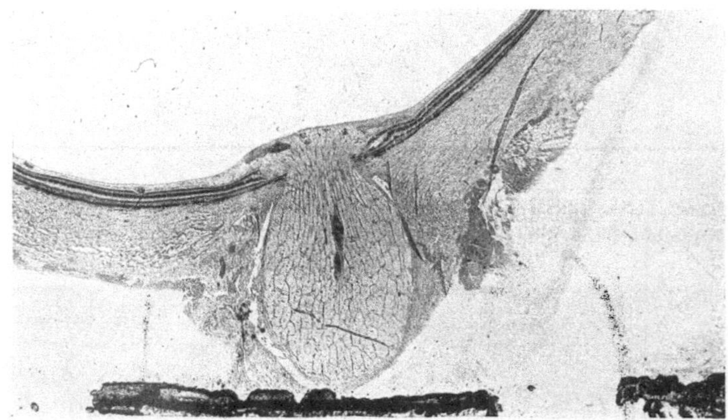

Abb. 111.   Stauungspapille bei Fremdkörpertuberkulose der Iris (s. Abb. 68 u. 69).

und sozusagen die Probe auf das theoretische Exempel liefern. Die Neuritis optici simplex (ohne wesentliche Prominenz, d. h. einer solchen unter 2 D. $= ^2/_3$ mm) findet sich bei allerhand infektiösen und intoxikativen Prozessen, welche auch den retrobulbären Sehnervenstamm affizieren können.

Tritt die Neuritis optici simplex einseitig auf, so ist die Form des Gesichtsfelddefektes oft auch für die Diagnose ausschlaggebend. Finden wir ein zentrales Skotom, so sind die ophthalmoskopischen Erscheinungen wohl meist nur als Teilerscheinung einer retrobulbären sog. axialen Neuritis optici anzusprechen. Ätiologisch käme dann der sog. Rheumatismus in Frage. Da letzterer vielleicht in einer Reihe von Fällen durch abgeschwächte Tuberkulose bedingt ist, so wäre auch für die retrobulbäre Neuritis optici vielleicht diese Ätiologie in diesem oder jenem Falle zu erwägen. Offen bleibt dabei zunächst noch, ob wir es mit bazillärer oder toxischer Wirkung zu tun haben.

Ferner ist die Lues sec. und tert. ätiologisch in Betracht zu ziehen.

Auch eine multiple Sklerose kann sich jahrelang, bevor sie neurologisch diagnostizierbar wird, hinter solchen einseitigen Neuritiden verstecken. Selbst die bei Intoxikationen verschiedenster Art (z. B. Blei), ferner bei Diabetes auftretende (retrobulbäre) Neuritis optici, ebenso die durch chronische Nephritis bedingte Neuritis optici intraocularis kann mehrere Wochen, ja Monate lang einseitig bleiben, wenn auch das doppelseitige annähernd gleichzeitige Auftreten das weitaus häufigere und für die typische Intoxikationsamblyopie (Alkohol und Nikotin) die Regel bildet.

Von fieberhaften Erkrankungen kommen ätiologisch für die einseitige Neuritis optici noch Meningitis, und zwar meist die epidemische Form, weniger die tuberkulöse, ferner Typhus, Malaria, Myelitis, Pneumonie, Variola, Skarlatina, Febr. recurrens, Lues secundaria in Betracht, obwohl hier schon häufiger die doppelseitige Form die häufigere ist. Bei jeder einseitigen Neuritis optici intraokularis sowohl wie retrobulbaris ist sämtlichen Nebenhöhlen die größte Aufmerksamkeit zu schenken. Die Abnormitäten des Gesichtsfeldes, die in dieser Richtung die Diagnose leiten können, sind konzentrische Einschränkung und Vergrößerung des blinden Fleckes. Die den Optikus schädigenden Affektionen der Nebenhöhlen können akut oder chronisch, einfach katarrhalisch oder auch syphilitisch und tuberkulös sein. Letztere beiden Ursachen kämen besonders bei Affektion des Periostes (der Periorbita) oder der Orbita selbst in Frage.

Die Neuritis optici spl. dpl. ist demgegenüber in erster Linie durch Albuminurie bedingt, doch kann sie, wie oben dargelegt, auch bei dieser Ätiologie lange einseitig bleiben und sich erst ganz allmählich mit einer ebensolchen Affektion der anderen Seite kombinieren. In zweiter Linie ist zu untersuchen auf Anomalien der Blutmischung, wie wir sie bei Chlorose, Anämie und nach Blutverlusten finden. Drittens kämen da auch die schon bei der einseitigen Neuritis optici genannten Noxen in Frage, Influenza, Meningitis, multiple Sklerose, Hirnlues, Typhus, Malaria, Myelitis, Pneumonie, Variola, Skarlatina, Febr. recurrens. Von den Intoxikationen steht in erster Linie Blei. Von den andern vielfach eine Neuritis optici retrobulbaris bedingenden Vergiftungen ist zu betonen, daß ophthalmoskopische Veränderungen meist primär fehlen. Ursächlich fahnden wir auf Alkohol, Nikotin usw. (s. temporale Abblassung).

Stauungspapille.

Bei jeder einseitigen und doppelseitigen Neuritis optici intraocularis ist nun aber im Auge zu behalten, daß diese Veränderungen vielleicht nur die erste Phase einer einseitigen oder doppelseitigen Stauungspapille darstellen könnten, damit wird die Ätiologie aber eine wesentlich andere. Entwickelt sich im Laufe von einigen Tagen oder auch Wochen aus der Neuritis optici eine gewisse Prominenz von mindestens 2 D., so reden wir nunmehr von Stauungspapille. Ist diese dauernd rein einseitig, so denken wir zunächst an ernstere orbitale Prozesse: Tumor, Abszeß, Zystizerkus, Gumma, sehr viel seltener liegt multiple Sklerose, Nephritis chronica, Blutanomalien (Chlorose und Anämie), Lues und Tuberkulosis cerebri, Hirntumor und Hirnabszeß vor.

Die Wahrscheinlichkeit der Diagnose einer extraorbitalen Schädigung steigt, wenn sich auf dem andern Auge eine Neuritis optici simplex entwickelt. In solchen Fällen, wenn sich zu einer einseitigen Stauungspapille eine Neuritis optici auf dem andern Auge hinzugesellt, denken wir an Schrumpfniere, Blutanomalien, zerebrale Affektionen (Lues, Tumor, Tuberkulose etc.). Nimmt auch die Neuritis optici der zweiten Seite nunmehr den Charakter der Stauungspapille an, oder tritt von Anfang an die Stauungspapille doppelseitig und annähernd gleichzeitig auf, so ist Tumor, Lues und Tuberkulosis cerebri die häufigste Ursache. Während der Tumor cerebri und cerebelli schon 70—80 % der doppelseitigen Stauungspapillen erklärt, kommen auf Lues cerebri und cerebelli ca. 10 %, auf Tuberkulose (besonders bei Kindern) 5 %, auf Abszeß

3—4 %, ebensoviel auf Hydrocephalus. Die übrigen 3—4 % verteilen sich auf Meningitis, Schädelbasisblutungen, Cysticercus cerebri, Sinusthrombose, Aneurysmen, Turm-, Kahn- usw. Schädel, Nephritis, Bleiintoxikation, Anämie, Chlorose, Nephritis, multiple Sklerose und Pachymeningitis.

Diese Zahlen zeigen, daß eine harmlose Ursache für ein- und besonders doppelseitige Stauungspapille kaum existiert, sind doch schon $^3/_4$ durch Hirntumor bedingt und das letzte Viertel durch andere ernste Dinge. Gleichwohl ist zu beachten, daß nicht jede doppelseitige Stauungspapille unbedingt mit Tod oder Erblindung endigen muß. Die Prognose des Tumors ist, wenn er nicht operativ entfernt werden kann, ja freilich quoad vitam schlecht, auch wo sich die Erblindung durch rechtzeitige Palliativtrepanation vermeiden läßt. Aber gerade die Kleinhirntumoren, die frühzeitig schnell ansteigende Stauungspapille bedingen, sind relativ leicht neurologisch zu diagnostizieren und zu lokalisieren. Einem gewandten Chirurgen dürfte heutzutage eine radikale Entfernung des Tumors unter günstigen Umständen relativ oft gelingen und eine Restitutio ad integrum möglich sein. Was sodann die Lues cerebri, auf deren Konto etwa $^1/_{10}$ aller doppelseitigen Stauungspapillen zu setzen sind, anbetrifft, so ist die Möglichkeit der vollen Heilung ja schon hinreichend bekannt, wenn nur energisch und andauernd behandelt wird; ist dem Körper genug Hg einverleibt, so leistet gelegentlich eine Zittmannkur noch Erstaunliches. Was sodann die Tuberkulose anbetrifft, die namentlich bei Kindern ätiologisch in Frage kommt und etwa $^1/_{20}$ aller doppelseitigen Stauungspapillen erklärt, so mehren sich die Mitteilungen von der Heilungsmöglichkeit. Die Diagnose kann ja freilich nicht immer Anspruch auf völlige Sicherheit machen. Wo sich aber die Stauungspapille mit chorioretinitischen Herden kombiniert, die dem ophthalmoskopischen Bilde nach ganz Tuberkulomen gleichen und welche gleichzeitig mit dem Nachlassen der zerebralen Erscheinungen abheilen, da liegt der Gedanke an eine zerebrale oder meningeale Tuberkulose schon relativ nahe. Auch die Fälle, wo eine doppelseitige Stauungspapille mit typischen zerebralen Erblindungsanfällen auf eine Alttuberkulininjektion mit Temperatur und starken zerebralen Zuständen reagierte, dann aber unter Tuberkulinbehandlung abheilte, würde man leicht als zu dieser Gruppe gehörig betrachten.

M. G., 17 Jahre alt. Diagnose: Stauungspapille beiderseits. 5 gesunde Geschwister, Mutter kein Abort. Keine Tuberkulose in der Familie. Seit dem 7. Lebensjahre Kopfschmerzen, jede Woche einen Tag Erbrechen. Seit $1^1/_2$ Jahren sind diese Beschwerden nur zweimal aufgetreten. Seit 4 Wochen häufig Verdunkelungen, dauern eine Minute. Menstruation regelmäßig seit dem 14. Jahre.

S. beiderseits $^6/_5$. Nieden 1 in 9 cm. Obj. + 2,5 D. in der Makula. Leichte latente Divergenz. Rechte Lidspalte = linke. Rechte Pupille = linke, mittelweit reagieren prompt auf Licht und Konvergenz. Brechende Medien o. B. Augenbewegungen frei. Optikus: beiderseits gerötet, Grenzen verwaschen, Gefäße geschlängelt und mäßig stark gefüllt. Prominenz r. 3, l. ca. 4 D. Bds. keine Blutungen. Peripherie o. B. Kornealrefl. bds. herabgesetzt, rechts mehr als links.

Serum: negativ.

Allgemeinbefund: Kräftiges gesundes Mädchen, Haut von normaler Farbe. Nichts für Tuberkulose oder Lues. Hirnnerven o. B. Reflexe normal. Sensibilität für alle Qualitäten intakt. Grobe Kraft überall gut. Urin o. B. Gesichtsfeld: n.

17. 12. 1909. Lumbalpunktion. Druck: 150, Flüssigkeit o. B.

2. 1. 1910. Links: Stauungspapille 3—3,5 D. Keine Blutung. Rechts: Stauungspapille 2 D. Etwa ein Papillendurchmesser nasal, 2 kleine schwarze Flecke (alte Blutungen?). Nervenbefund o. B.

17. 1. Links: Nasal oben v. d. Papille frische kleine Blutung. S. recht $^6/_{15}$—$^6/_{10}$, l. S. $^6/_7$—$^6/_5$.

Prominenz unverändert. Beiderseits, besonders links, beginnen scheinbar die Optici blaß zu werden.

12. 1. Lumpalpunktion: Druck anfangs 90 nach 3 ccm 20. Es entleert sich wenig getrübte grünliche Flüssigkeit, Albumen 3 %, wenig Erythrocyten. Sonst keine Formelemente.

18. 1. Lumbalpunktion: Druck zu Beginn 220—250. Fließt ab bei 190, nach 3 ccm 170—180, nach 5 ccm 110.

21. 1. S. $^6/_4$ f.

Rechts: Prominenz unverändert. Keine Blutung. Optici nicht blasser geworden.

Links: Prominenz unverändert. Die Blutung nasal oben von der Papille ist etwas dunkler geworden, sonst nicht verändert. Keine neue Hämorrhagie zu sehen.

27. 1. Gesichtsfeld frei.

29. 1. Hatte vorgestern $^1/_{10}$ mg Alttuberkulin. Gestern Kopfschmerzen, die aber zumeist in dem Hinterkopf lokalisiert wurden. Heute Morgen öfters Ohrensausen: es kommt ihr vor, als käme der Schall von weitem. Auch die Verdunkelungen, die seit Weihnachten nicht mehr aufgetreten waren, stellten sich gestern wieder ein. Heute Morgen Kopfschmerzen geringer. Objektiv beiderseits keine Änderung nachweisbar, von Blutungen nichts zu sehen.

30. 1. Keine Kopfschmerzen.

31. 1. Wieder nach Tuberkulininjektion (1 mg) starke Kopfschmerzen mit heftigem Erbrechen ohne Temperaturanstieg.

3. 2. Bekommt wegen des Verdachtes auf Hysterie eine Injektion NaCl. Keine Beschwerden danach.

10. 2. Hat auf 2 mg Alttuberkulin wieder mit Kopfschmerzen und Erbrechen reagiert. Hintergrund unverändert.

27. 3. Verdunkelungen weniger, der Beschreibung nach dabei Zentralskotom. S. bds. $^6/_6$. Prominenz bds. etwa 2 D. Gesichtsfeld frei. Dunkeladaptation: Normal.

9. 4. 1913. S. bds. 6/6 Nieden I. Pupillen o. B. Ophthalmoskopisch: Postneuritische Atrophie. Gesichtsfeld normal. Blutdruck: 135 R. R. Adaptation: Normal.

Außerordentlich interessant ist, daß sich bei dieser Patientin 9 Jahre nach dem ersten Auftreten der Augenstörungen eine multiple Sklerose entwickelte! also keine Tbc.

Außer Tumor, Lues und Tuberkulose gibt es nun aber sicherlich noch eine ganze Reihe anderer Noxen, die vermutlich auf dem Wege der Hirndrucksteigerung Stauungspapille bedingen und einer Beeinflussung nicht unzugänglich sind. Die verschiedenen Formen des Hydrozephalus oder der chronischen Meningitis haben ja offenbar gar nicht so wenig Neigung zur Spontanheilung, oft freilich erst nachdem sie das Sehen vernichtet haben. Hier ist von außerordentlicher Wichtigkeit, rechtzeitig mit den Operationen einzugreifen, die den Hirndruck herabsetzen: Lumbalpunktion, Balkenstich, Trepanation. Wenn wir die multiple Sklerose für eine Infektionskrankheit ansehen, so wäre die Frage, ob deren Erreger ebenso wie mancher andere Mikroorganismus durch Steigerung der Körpertemperatur oder Arsen günstig zu beeinflussen wäre. Dieselbe Erwägung könnte stattfinden betreffs anderer noch hypothetischer Mikroorganismen, denen Meningitis und Hydrozephalus ihre Entstehung verdanken. Jedem Augenarzt ist es eine bekannte klinische Tatsache, daß verschiedene entzündliche Erkrankungen des Auges und besonders der Uvea aufs günstigste reagieren, wenn der Patient eine interkurrente fieberhafte Erkrankung durchmacht, z. B. Bronchitis oder Pneumonie. Bei der schon öfter betonten Übereinstimmung im Verhalten von Meningen und Uvea liegt der Gedanke nahe, daß bei meningealen Reizzuständen eine Steigerung der Körpertemperatur ähnlich günstig wirken könnte. Nun ist das Tuberkulin ein gut zu dosierendes Mittel, auf das die meisten Menschen ja bekanntlich mit einer Steigerung der Körpertemperatur reagieren. Es könnte sich durch diese Wirkung vielleicht manche günstige Beeinflussung einer Krankheit erklären, die wir nicht als tuberkulös ansehen. Auch subkutane Milchinjektionen wären deshalb zu versuchen.

Es rechtfertigt sich durch solche Überlegungen aber auch der Versuch mit einer Tuberkulinkur in Fällen, wo unsere Therapie sonst in ätiologischer Hinsicht noch sehr im Dunkeln tappt, wie es bei multipler Sklerose, chronischer Meningitis und Hydrozephalus ist. Wo sich eine Nephritis mit doppelseitiger Stauungspapille kombiniert, liegt es nahe, an zerebrale Reizzustände zu denken, die zu Drucksteigerung Veranlassung gegeben haben. Solche sind auch bei Bleivergiftung mit doppelseitiger Stauungspapille und bei Chlorose nachzuweisen. Wenn es auch wohl toxische Ursachen gibt, die rein lokal den Optikuseintritt, die Papille in eine Stauungspapille verwandeln, so scheint doch für die größere Mehrzahl der doppelseitigen Stauungspapillen eine Hirndrucksteigerung angenommen werden zu müssen.

Die Diagnose der doppelseitigen Stauungspapille legt uns eine ganz besondere Verantwortung nun auch deshalb auf, weil sie gerade zur Annahme eines Tumors im Gehirn führen kann, wo ein solcher in der Tat nicht vorhanden ist. In dieser Beziehung sei noch einmal ganz besonders auf die Stauungspapille bei Nephritis und Chlorose hingewiesen. Die klinischen Bilder dieser drei Krankheiten können eine geradezu photographische Übereinstimmung bieten: Kopfweh, Erbrechen, Verdunkelungen, Schwindel usw. sind ihnen allen gemeinsam und doch ist die Prognose und Therapie ja natürlich eine diametral verschiedene.

Differentialdiagnostisch wichtig ist dagegen die Konstatierung der doppelseitigen Stauungspapille, wenn obige Symptome irrtümlicherweise auf ein Magenleiden bezogen werden. Ein Magenleiden aber als solches bedingt ja nie eine doppelseitige Stauungspapille, es müßten dann schon zerebrale Metastasen eines Tumor mal. angenommen werden.

Zu den, wenn ich so sagen darf, harmloseren Stauungspapillen gehört ferner die postoperative Stauungspapille, die nach Eröffnung otitischer Abszesse auftritt, oder wenn sie schon vorhanden war, durch die Eröffnung und Entleerung des Abszesses nicht weichen will. Es ist dies eine bekannte klinische Tatsache, die der Deutung noch erhebliche Schwierigkeiten entgegenstellt. Praktisch wichtig ist es, dieses eigenartige Verhalten zu kennen, damit man sich durch das Auftreten der Stauungspapille nicht verführen läßt, zerebrale Komplikationen anzunehmen und daraus womöglich die Indikation zur Trepanation abzuleiten.

Sorgfältigst überwache man bei jeder Stauungspapille die Funktionen und zwar nicht nur die zentrale Sehschärfe, sondern auch das Gesichtsfeld und den Farben- und Lichtsinn. Nehmen die Störungen einen irgendwie bedrohlichen oder fortschreitenden Charakter an, so ist therapeutisch eine druckentlastende Operation angezeigt, und zwar würde ich in erster Linie nur die relativ harmlose und leicht sofort auszuführende Lumbalpunktion in Anwendung bringen. Man setzt den Druck nur langsam und vorsichtig herab. Bei der ersten Punktion z. B. von 500 auf 400, wird dies gut vertragen, so besteht kein Bedenken, am 2. oder 3. Tage eine zweite Punktion zu machen und den Druck, wenn er wieder auf 500 gestiegen war, auf 300 herabzusetzen usw. Handelt es sich nicht um Tumor, sondern um Hydrozephalus mehr oder weniger akuten Charakters, oder um Meningitis, so können dadurch die Sehnerven über die gefährliche Zeit hinweggebracht werden. Erst wenn es durch mehrfach wiederholte Lumbalpunktionen nicht gelingt, den Hirndruck befriedigend herabzusetzen, entschließe man sich, eine eingreifende Hirnoperation zu empfehlen. Die Wahl derselben wird man wohl meist dem sie ausführenden Chirurgen überlassen müssen. Wo sich Symptome finden, die lokalisatorischen Wert haben, z. B. Hemianopsie, Alexie, Aphasie od. dgl. wird man natürlich auf möglichst breite Freilegung der betreffenden Hirnteile dringen, um ev. den Tumor zu finden und zu entfernen. Wo sich nichts lokalisieren läßt, können die einfachen Ersatzoperationen (Balkenstich, Ventrikelpunktion) diskutiert werden.

Die Behandlung der doppelseitigen Stauungspapille dürfte sich demnach etwa nach folgendem Schema gestalten. Auch wenn sich keinerlei Anhalt für Lues findet, wird man möglichst schnell, möglichst hohe Dosen Jod einverleiben (5—10 g Natr. jod. tgl.). Man wird gleichzeitig eine energische Hg-Inunktion oder Arseninjektionen machen. Man kann, um keine Zeit zu verlieren, mit kleinen Dosen Alttuberkulin beginnend, etwa mit $^1/_{100}$ mg anfangen. Auch wird man alsbald mit der Lumbalpunktion beginnen. Schon nach ein bis zwei Wochen kann man, wenn doch Lues vorliegen sollte, die eklatante Wirkung sehen, aber auch wo von Lues keine Rede sein kann, sehen wir durch diese Behandlung günstige Beeinflussung, und zwar nicht nur bei Hydrozephalus, Meningitis, Blutungen usw., sondern auch bei echten Tumoren, indem in diesen Schrumpfungsvorgänge eingeleitet werden, die zu einer Volumenverminderung führen und ein Nachlassen der Reizerscheinungen bedingen. Es ist eine schon den älteren Chirurgen bekannte klinische Erfahrungstatsache, daß zumal Sarkome auf Hg und Jodkalium eine solche Schrumpfung zeigen können, daß man geneigt ist, sie für Syphilome zu halten. Beginnen sie dann wieder zu wachsen, so bietet die Exstirpation günstigere Chancen für eine radikale Entfernung, als wenn die medikamentöse Therapie nicht vorausgegangen wäre.

Nimmt dagegen die Stauungspapille zu, ist allem Anschein nach auch eine alle 2—3 Tage wiederholte Lumbalpunktion nicht imstande, den Hirndruck genügend herabzusetzen, nehmen die genannten Sehstörungen zu, so wäre es eine Unterlassungssünde, den Fall weiterhin dem Chirurgen vorzuenthalten.

Ganz besonders sei noch einmal darauf hingewiesen, daß sich die gesamten Ausführungen über die ein- und doppelseitige Stauungspapille nur auf die isolierten Veränderungen des Sehnervenkopfes (bzw. Stammes mit Beteiligung des Sehnervenkopfes) verstehen, nicht aber auf die Neuritis optici mit Prominenz, wie sie sich vergesellschaftet findet mit verschiedenen Retinitiden.

Gesellt sich z. B. eine Retinitis centralis in Sternform hinzu, so ist Albuminurie die häufigste Ursache, schließt sich an die Neuritis optici eine Retinitis der inneren Schichten an, so ist die Ursache vermutlich syphilitischer Natur, treten vermehrte Blutungen auf, so ist an Atherom oder Chlorose oder auch Anämie, zumal die perniziöse zu denken, treten graue, rot eingerandete Herde besonders am Äquator auf, so ist an Leukämie zu denken, treten markweiße Flecken unregelmäßig zerstreut auf, so ist eine septische Allgemeinerkrankung anzunehmen (Pyämie). Chorioretinitis disseminata würde an Tuberkulose denken lassen, noch eindeutiger Chorioidealtuberkel oder konglobierte Tuberkeltumoren.

Wilbrand und Saenger fassen ihre Meinung über die Theorie der Stauungspapille folgendermaßen zusammen (4, 2. Teil, S. 794, § 251—253).

„Wenn wir noch einmal die bei der Schilderung der Stauungspapille hervorgetretenen Gesichtspunkte in pathogenetischer Hinsicht kurz zusammenfassen, so scheiden sich bei der Beurteilung des Wesens der Stauungspapille die Autoren im großen und ganzen in zwei Hauptgruppen, und zwar in solche, welche für die Entzündungstheorie, und solche, welche für die mechanische Theorie eintreten. Von der neurotrophischen Theorie (Benedikt, Loring, Adamkiewicz) sehen wir ab, weil sie noch gänzlich unbewiesen ist.

Die Anhänger der Entzündungstheorie geben Toxinen die Schuld, welche von Tumoren oder anderen Krankheitsherden im Cavum cranii geliefert und durch den gesteigerten intrakraniellen Druck und die Vermittlung der Zerebrospinalflüssigkeit in die Optikusscheide verschleppt, als dort wirkender Entzündungsreiz die entzündliche Schwellung der Papille verursachen, wobei die letztere sich nur quantitativ von der einfachen Neuritis unterscheidet. Neuerdings gaben die Anhänger dieser Theorie zu, daß der Stauung der Zerebrospinalflüssigkeit dabei eine wichtige Rolle zufalle.

Gegen die Entzündungstheorie sprechen vor allem die Resultate der neuesten daraufhin gerichteten pathologischen anatomischen Untersuchungen von Kampherstein, v. Hippel, Schieck, Behr, Parsons, James Bordley und Harvey Cushing, Leslie Paton und Holmes, die in der Mehrzahl der Stauungspapillen keine entzündlichen Veränderungen gefunden haben. Auch wir hatten unter 54 Augen mit Stauungspapillen 44 mal die Abwesenheit von entzündlichen Veränderungen festgestellt, 8 mal konstatierten wir letztere und 4 mal kombiniert mit Wucherung der Endothelien. Wir schließen uns der von Paton und Holmes geäußerten Ansicht an, daß die Vertreter der Entzündungstheorie in ihren Präparaten die Wucherung der Endothelien wahrscheinlich für echte entzündliche Veränderungen angesehen haben.

Weiterhin spricht gegen die Entzündungstheorie:

Das unerwiesene Vorkommen von Toxinen bei Gehirntumoren, das Auftreten der Stauungspapille bei extraduralen Abszessen, das Fehlen der Stauungspapille bei vielen Fällen von Gehirnabszeß und Meningitis, das so häufige Fehlen von Stauungspapille bei den dem Canalis opticus zunächst sitzenden Tumoren in der mittleren Schädelgrube; und demgegenüber das so häufige, frühzeitige und intensive Auftreten der Stauungspapille bei Tumoren im Klein-, hirn, welches ja doch dem Foramen opticum am entferntesten liegt, ferner das Auftreten der Stauungspapille bei Arteriosklerose, bei Chlorose und in der Form des glasigen, nicht entzündlichen Ödems.

Die meisten Autoren neigen sich, wie die historische Übersicht ergibt, heutzutage der mechanischen Theorie der Stauungspapille zu.

Man kann hierbei verschiedene Grundauffassungen unterscheiden:

Die v. Graefesche Theorie von der Stauung im venösen Abflußgebiet.

Während dieselbe lange Zeit ganz verlassen war, trat 1900 Judeich und 1907 von Krüdener für dieselbe wieder ein. Merz, Yamaguchi, Knape und Deyl suchten die Behinderung des venösen Abflusses beim Durchtritt der Zentralvene durch die Scheiden des Optikus. Auch die jüngsten Autoren Paton und Holmes nahmen zum Teil eine Venenstauung, zum Teil eine Lymphstauung im Optikus an.

Schon Schmidt-Rimpler hat gegen diese Theorie geltend gemacht, daß er in einem Falle, wo die Vena ophthalmica bis zur Fissura orbitalis thrombosiert war, keine Stauungspapille gefunden habe. Bei Thrombose des Sinus cavernosus, bei Obliteration desselben durch ein Aneurysma (Hutchinson) kommt es nicht zur Stauungspapille, wohl aber zu Venenerweiterung der Lider, der Konjunktiva, der Stirne und manchmal zu Exophthalmus. Letztere Erscheinungen vermissen wir bei der Stauungspapille.

Die Lymphraum- und Transporttheorie (Schmidt-Rimpler, Manz, v. Hippel, Cushing u. a.).

Diese hat in letzterer Zeit dadurch eine Erschütterung erlitten, daß die Erweiterung des Zwischenscheidenraums bei Tumoren mit Stauungspapille durchaus keinen konstanten Befund bildet. Wir fanden unter 54 Fällen nur 38 mal eine richtige Erweiterung des Zwischenscheidenraumes, 6 mal keine Erweiterung, 6 mal Blut und 4 mal Lymphe im wenig erweiterten Scheidenraum. Kampherstein konstatierte bei 51 Fällen den Scheidenraum 19 mal nicht erweitert. Dies ist auch einer der Gründe, weshalb er die Transporttheorie aufgegeben hat und zur Parinaud-Sourdilleschen Theorie des vom Gehirn aus in den Optikus absteigenden Ödems übergegangen ist. Paton und Holmes erklären das Fehlen der Ampulle bei Stauungspapille durch die Rückenlage der Leichen. Nach unserer Ansicht müßten dann immer die Ampullen fehlen, da alle Leichen auf dem Rücken liegen.

Die Theorie, die Stauungspapille als ein vom Gehirn aus fortgesetztes Ödem zu erklären, welches die Folge des Hirndruckes sei (Parinaud, Ulrich, Sourdille, Kampherstein u. a.), steht nach unserer Meinung auf schwachen Füßen, weil die pathologisch-anatomische Beweisführung, daß das Ödem im Optikusstamme sich vom Gehirn fortgepflanzt habe, nicht geliefert worden ist. Es ist bis jetzt lediglich eine Annahme.

Die Rückstauungstheorie der Lymphe im Optikus, die zuerst von Knies, dann für einen Fall von Michel, dann besonders neuerdings von Behr vertreten wird, und der wir uns auch zuneigen, wie aus dem Dargestellten hinreichend ersichtlich ist.

Die allerdings bis jetzt vereinzelt dastehenden Angaben von Dupuy-Dutemps und die von Lieto Vollare sprechen gegen diese Theorie. Auch Leslie Paton und Holmes haben sich aus Gründen, die wir nicht anerkennen können, gegen die Rückstauungstheorie ausgesprochen.

Aus dem historischen Überblick geht hervor, daß viele Autoren eine vermittelnde Stellung einnehmen und verschiedene Theorien kombinieren, so Schieck, Liebrecht, Kocher, Horsley, Leslie Paton und Holmes.

Hinsichtlich der mechanischen Theorie im allgemeinen wäre zunächst die Frage zu beantworten, ob und bei welchen Zuständen die Stauungspapille auch ohne gesteigerten Hirndruck vorkommen könne. Diese Frage muß bejaht werden und zwar tritt Stauungspapille ohne Steigerung des Hirndruckes auf:

1. bei Verletzungen des Bulbus,
2. bei Tumoren des Optikus, der Optikusscheiden und der Orbita,
3. bei multipler Sklerose, wenn der Herd unmittelbar hinter der Lamina sitzt (Rosenfels),
4. bei Perineuritis gummosa (Uhthoff),
5. durch Kompression der Optikusscheide bei Orbitalphlegmone,
6. durch Abknickung des Optikus (Birch-Hirschfeld),
7. postoperativ bei otitischen Erkrankungen,
8. bei einzelnen Fällen von Turmschädel (Michel, Ponfik, Manz durch Verengerung des Canalis opticus).

Die Stauungspapillen bei gesteigertem Hirndruck sucht jeder Vertreter der 4 Theorien nach seiner Weise zu erklären, und es erscheint nach dem Vorhergehenden überflüssig, genau noch einmal auf die Pathogenese der einzelnen Anschauungen überzugehen. Aus unserer Zusammenstellung dürfte jedenfalls hervorgehen, daß man bisher in der Theorie zu wenig Rücksicht auf die Stauungspapille ohne gesteigerten Hirndruck genommen hat. Uns ist die Rückstauungstheorie gerade deshalb so sympathisch, weil sie die Genese der Stauungspapille bei gesteigertem wie nicht gesteigertem Hirndruck am besten erklärt. Wir verhehlen aber dabei nicht, daß es Fälle gibt, welche sich nicht so unmittelbar aus dieser Theorie erklären lassen; so das Auftreten der postoperativen Stauungspapille bei otitischen Erkrankungen und das Vorhandensein einer Stauungspapille auf der zum Sitz des Tumors entgegengesetzten Seite, wenn man nicht individuelle anatomische Verhältnisse am Foramen opticum herbeiziehen will.

Daß die Stauungspapille bei Hirntumoren und anderen Affektionen in ursächlichem Zusammenhang mit dem gesteigerten Hirndruck steht, wird durch den sichtbaren Erfolg der druckentlastenden Operationen bewiesen.

Es mag nicht unerwünscht sein, noch auf einige Punkte hinzuweisen, die zum Verständnis der Pathogenese von großer Bedeutung sind.

Die Stauung kann hervorgerufen werden:

1. durch einfache Verdrängung des nicht vermehrten Liquors in die Scheiden (bei irgendwelchen raumbeschränkenden Momenten),

2. durch Verdrängung des vermehrten Liquors in die Scheiden (bei Hydrozephalus, Meningitis serosa, Enzephalitis, Chlorose),

3. durch Blutung mit Scheidenhämatom,

4. durch Volumzunahme des Gehirns bei Tumoren im Cavum cranii, durch Hirnschwellung, durch Hirnblutung, durch Hirnerweichung mit anfänglicher Schwellung desselben, durch Pachymeningitis, durch Hirnschwellung bei Meningitis.

Die Frage, ob bei Hirntumoren ein gesteigerter Hirndruck fehlen kann, ist mit „ja" zu beantworten. Eine Stauungspapille kommt hier nicht zur Entwicklung, wenn bei langsam wachsenden Tumoren, wie z. B. bei Fibroendotheliomen, oder bei Blutungen, wie z. B. bei Pachymeningitis haemorrhagica, das Gehirn Zeit hat, sich den veränderten Druckverhältnissen zu adaptieren.

Als noch weiter zu untersuchende Punkte, namentlich bezüglich der diagnostischen Verwendbarkeit der Lumbalpunktion bei Steigerung des Gehirndruckes wären hier noch die Fragen anzuführen:

a) Kann der Hirndruck gesteigert sein, ohne Steigerung des Lumbaldruckes ?

b) Kann der Hirndruck normal sein bei gesteigertem Lumbaldruck?

Beide Fragen müssen wir nach unsern Erfahrungen bejahen."

Atrophische Zustände des Optikus.

a) Partielle Atrophien.

Die Abblassung der temporalen Papillenhälfte oder kürzer gesagt, die temporale Abblassung ist, wie alle atrophischen Zustände dieser Art, ein sekundärer Prozeß, und zwar die Folge einer retrobulbär gelegenen sog. axialen Neuritis optici, einer Affektion des Bündels von Nervenfasern, welches von der Macula lutea zur temporalen Hälfte der Papille, von da nach der Mitte des Sehnerven und hinter dem Chiasma in die Mitte des Tractus opt. geht. Also gerade die dem zentralen Sehen dienenden Bahnen sind in solchen Fällen betroffen. Bei der Diagnose der temporalen Abblassung bedenke man, daß die Papille in ihrer temporalen Hälfte schon unter normalen Verhältnissen wesentlich blasser ist als die nasale, daß eine große physiologische Exkavation sie noch blasser erscheinen lassen kann, daß bei myopischem Konus eine noch stärkere Abblassung entstehen kann, ohne daß wir von einer partiellen Atrophie sprechen (s. S. 133).

Hat auch nur eine periphere Zone der Papille noch einen rötlichen Schimmer, so sei man mit der Diagnose sehr zurückhaltend. Es handelt sich eben einzig und allein um eine Farbdifferenz, wobei Grenzen und Gefäße der Papille absolut normal sind. Auch in der Retina finden wir in reinen Fällen nichts Pathologisches, jedenfalls nichts, was seinerseits die partielle Optikusatrophie erklären könnte.

Die einseitige temporale Abblassung ist nun sehr viel seltener als die doppelseitige. Erstere ist ein Folgezustand einseitiger axialer Neuritis optici. Ätiologisch kommt der sog. Rheumatismus in Betracht. Man kann sich schwer eine plausible Vorstellung machen, weshalb gerade der so versteckt liegende Nerv. opt. z. B. durch „Erkältung", d. h. Temperaturdifferenzen, und zwar gerade in seinem axialen Bündel, geschädigt werden sollte. Immerhin können wir, wie es scheint, doch diese Ätiologie noch nicht streichen, oder, vorsichtiger gesagt, noch nicht genau definieren. Daß sie in manchen

Fällen nur eine auslösende Bedeutung hat, ist schon daraus ersichtlich, daß in einer Reihe solcher Fälle Nebenhöhleneiterungen konstatiert wurden, deren Abhängigkeit von Witterungseinflüssen ja schon eher verständlich ist. Dabei bleibt es zunächst dahingestellt, ob diffundierende Toxine, seröse Durchtränkung durch kollaterales Ödem oder fortgeleitete Periostitis des knöchernen Kanales das den Optikus in seinen zentralen Bündeln schädigende Moment ist. Als Typus einer solchen Affektion kann ein Gymnasiast gelten, der eines Tages von seinem Arzt zu mir geschickt wurde: Auf einer Schulpartie habe er mit der linken Seite am offenen Eisenbahnfenster sitzen müssen: anderen Tages sei dieses Auge blind gewesen. Ich fand schlechte direkte, gute indirekte Pupillarreaktion, den Optikus normal, großes absolutes, zentrales Skotom, Peripherie frei. Von Schnupfen oder Knochenhöhlenerkrankung war ihm nichts bekannt. Ein trotzdem vorhandenes Empyem der betreffenden Kieferhöhle wurde ausgespült und es ergab sich völlige Heilung.

Solche Dinge kommen nun auch ohne Knochenhöhlenaffektionen vor oder doch ohne klinisch nachweisbare Empyeme. Es dürfte aber selbst für die Untersuchung mit Röntgenstrahlen nicht immer möglich sein, eine entzündliche Erkrankung der hinteren Siebbeinzellen oder der Keilbeinhöhle auszuschließen. Jedenfalls muß auf die sorgsamste Untersuchung sämtlicher Knochenhöhlen — auch die der anderen Seite — der größte Wert gelegt werden, zumal bei den nicht seltenen Rezidiven. Von den Knochenhöhlen der anderen Seite käme in erster Linie die Keilbeinhöhle in Frage, die einen Rezessus nach der Seite des erkrankten Optikus senden kann (Onodi, Zeitschrift für Augenheilk. XXXI, Heft 4 und 5), dasselbe kann vielleicht die Stirnhöhle tun, so daß die Haupterkrankung auf der einen Seite sitzen, die schädigende Wirkung aber gelegentlich bei besonderen anatomischen Verhältnissen den Optikus der anderen Seite betreffen kann.

„Die Ergebnisse unserer 19 Untersuchungen (Onodi, Zeitschr. f. Augenheilk. XXXI. Heft 4 und 5, Über kontralaterale Sehstörungen nasalen Ursprunges). a) Kontralaterale Sehstörungen bei einseitiger Nasenerkrankung. b) Bilaterale Sehstörungen bei einseitiger Nasenerkrankung) haben die verschiedensten innigen Beziehungen zwischen einer hintersten Siebbeinzelle und einer Keilbeinhöhle und zwischen beiden Sehnerven und Chiasma festgestellt. Diese morphologischen Tatsachen sind einzeln beschrieben und zum Teil abgebildet. Diese Tatsachen geben die anatomische Grundlage zur natürlichen Erklärung bilateraler Sehstörungen bei einseitiger Höhlenerkrankung. Es liegt auf der Hand die leichte Entstehung einer bilateralen Kontaktinfektion, einer bilateralen Fortleitung des entzündlichen Prozesses, einer bilateralen Zirkulationsstörung, bilateraler Veränderungen außerhalb und innerhalb der Optikusscheide, einer bilateralen Perineuritis optici, einer bilateralen Neuritis optici, Blutungen usw. bei einseitiger Höhlenerkrankung.“

A. Onodi (Über post-operative Sehstörungen und Erblindungen nasalen Ursprungs. Zeitschrift für Augenheilkunde 1914. XXXI. Heft 3.) beobachtet und erklärt ferner mehr oder weniger intensive Schädigungen des Nervus opticus durch Stirnhöhlenoperation aus dem innigen Verhältnis der Stirnhöhlen zum Canalis opticus und aus der Dünnheit der Knochenwand, welche durch geringe Traumen auf der gleichen, aber auch auf der Gegenseite fissurieren kann. Auch Ausräumungen der hinteren Nebenhöhlen der Nase können zu Optikusläsionen führen, desgleichen Septumoperationen, Polypenexstirpationen und Konchotomien.

In 13 Fällen sind solche Störungen bisher beobachtet worden.

In frischen Fällen ist der Augenspiegelbefund also meist normal, seltener finden sich entzündliche Veränderungen (Neuritis Opt. spl. intraocularis). Daß es sich aber nicht um eine funktionelle Amblyopie handelt, beweist die Differenz zwischen direkter und indirekter Pupillarreaktion. Die ganze Affektion kann auch ohne absteigende Atrophie vorübergehen, hinterläßt sie aber sekundäre Veränderungen, so sind es die der temporalen (seltener der totalen) Abblassung. Trotz Bestehenbleibens der Atrophie kann die Sehschärfe zur Norm zurückkehren und das zentrale Skotom völlig verschwinden.

Von den Infektionen, welche die geschilderten Krankheiten bedingen können, steht die Syphilis an erster Stelle. Besonders Charakteristisches für diese Ätiologie läßt sich indes im klinischen Krankheitsbild meist nicht finden, höchstens könnte man das Hinzutreten einer konzentrischen Gesichtsfeldeinschränkung als Ausdruck einer Perineuritis syphilitica oder das Übergehen des Skotoms in die nasale Peripherie so deuten.

Ferner ist bei allen Neuritiden des Optikus und deren Folgezuständen, den partiellen Abblassungen, zumal bei den alternierenden und rezidivierenden Formen, an die multiple Sklerose zu denken (s. S. 124). Jahrelang können solche Affek tionen der optischen Leitungsbahnen dem Manifestwerden der neurologischen Symptome vorausgehen. So manche „Hysterica" ist dem kundigen Augenarzt in dieser Richtung außerordentlich verdächtig, wenn z. B. während einer einseitig auftretenden Sehschwäche die Pupillarreaktion eine Störung erkennen ließ.

Ganz bedeutend zurück treten gegenüber den genannten Noxen einige andere Infektionen: Tuberkulose, Typhus, Erysipel, Influenza u. a.

Noch seltener kommen in Betracht einige Intoxikationen und Autointoxikationen: Gravidität, Karzinose, Methylalkohol, Filix mas, CO. Häufiger bedingen die letztgenannten Noxen eine doppelseitige temporale Abblassung bei milderem Verlauf, eine totale bei intensiven Schädigungen (s. S. 134).

Der Prototyp der **doppelseitigen temporalen Abblassung** der Papille ist die durch Alkohol und Tabakmißbrauch bedingte.

Diese Form der Vergiftung ist fast stets eine chronische, wenn auch einzelne Fälle von schwerer akuter Alkoholvergiftung mit Sehstörungen beschrieben sind. Fast stets handelt es sich um den Äthylalkohol oder die diesen enthaltenden Spirituosen, besonders in konzentrierterer Form. Es ist aber ausdrücklich zu betonen, daß es nicht die in den Schnäpsen enthaltenen „Beimischungen" allein sind (die höheren Alkohole oder Fusel), sondern daß auch reine Weine und Sekt dieselben Schädigungen bedingen können. Daß das Bier allein diese Form der partiellen Optikusschädigung hervorrufen könne, ist sehr unwahrscheinlich. Meist wird wohl ein gewisser Schnapskonsum und Nikotinmißbrauch mitwirken. Die Schädigung des Sehens in Form von Nebeln in oft blauer und grauer Farbe tritt ganz allmählich ein, das im Gesichtsfeld auftretende zentrale oder parazentrale, meist quer elliptische, zum blinden Fleck hin seitlich verschobene Skotom kann zunächst klein und nur für Farben, besonders rot und grün, nachweisbar sein (s. Abb. 171). Solche Patienten geben an, daß ihnen ein rotes Streichholzköpfchen grau erscheine, wenn sie es ansehen, rot, wenn sie daran vorbeisehen. Auch eine rote Rose erscheint ihnen blasser bei direkter Betrachtung, röter bei exzentrischer. Die Sehschärfe kann dabei noch normal sein und bleiben, wenn auch die temporale Abblassung schon deutlich ist. Gewöhnlich sinkt die Sehschärfe auf $^1/_5$ oder $^1/_{10}$, seltener noch mehr. Die Wirkung der Abstinenz — dem Potator und Gewohnheitsraucher fällt die Abstinenz meist leichter als die Temperenz — wirkt meist schon nach ein bis zwei Wochen prompt. Prädisponiert ist das beste Mannesalter, relativ verschont sind die Frauen, aber nur durch ihre größere Mäßigkeit, nicht durch eine Art Immunität. Erblindungen durch diese Intoxikation kommen nicht vor, wohl aber wird das zentrale Sehen schließlich doch

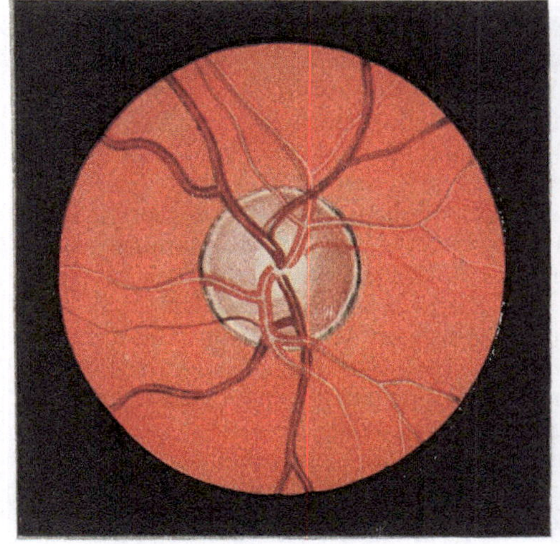

Abb. 112. Normale Papille.

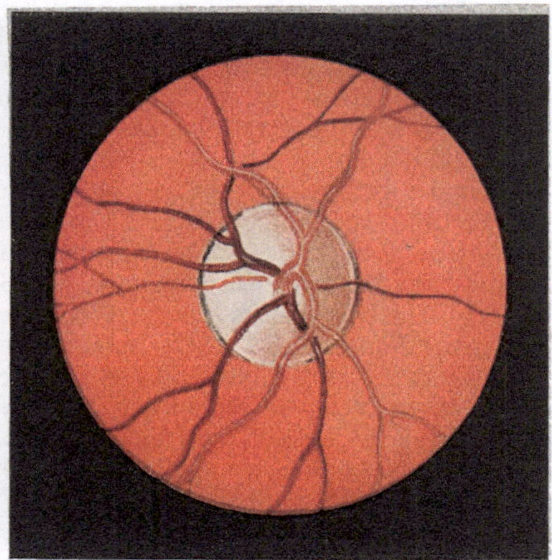

Abb. 113. Temporale Abblassung.

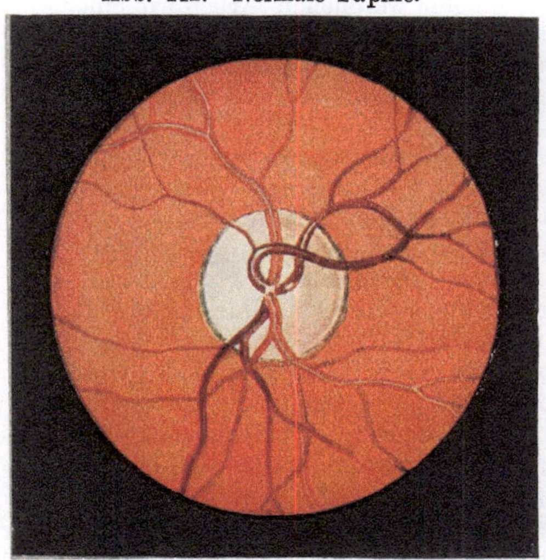

Abb.114. Tempor. u. beginnende nasale Abblassung.

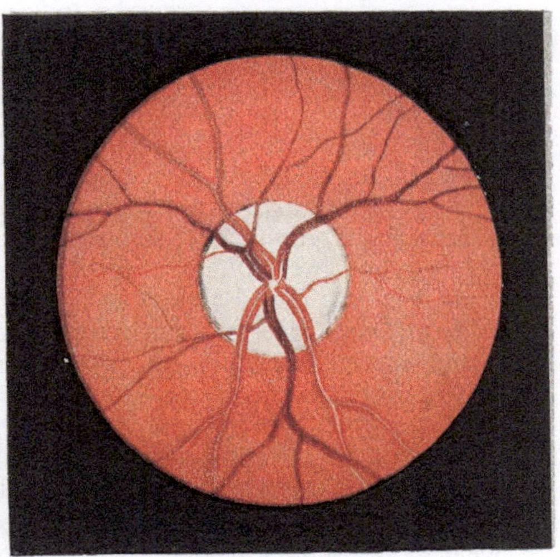

Abb. 115. Totale Abblassung.

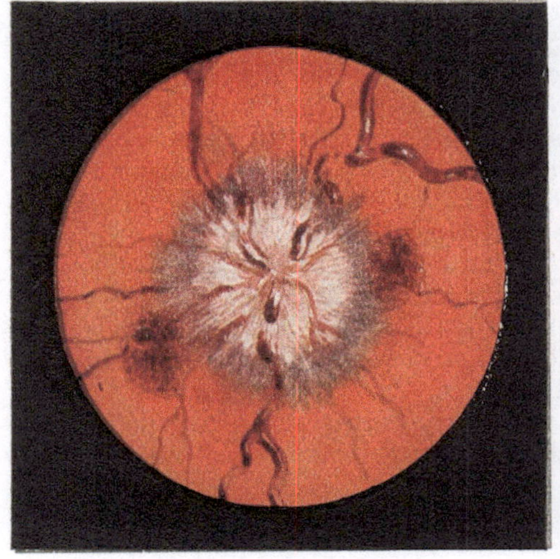

Abb. 116. Stauungspapille.

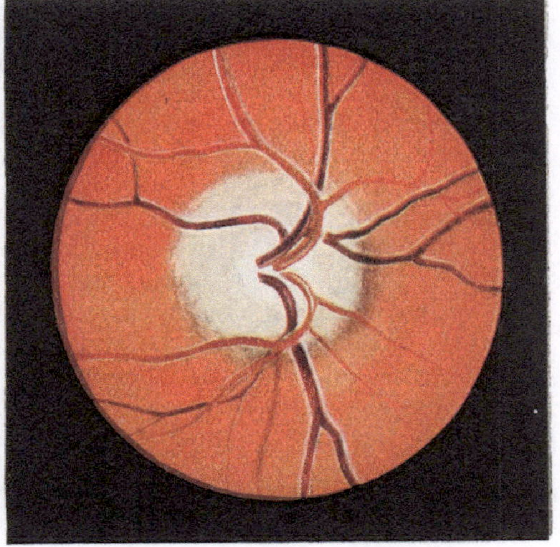

Abb. 117. Neuritische Atrophie.

vernichtet, so daß durch die Herabsetzung auf $^{1}/_{10}$ und weniger Invalidität entstehen kann, die allgemeine Orientierung wird aber nie verloren gehen.

Gelegentlich wird von den Patienten auf das Bestimmteste angegeben, daß sie in der Dämmerung besser sehen als im Hellen, daß sie auf einem hell beleuchteten Papier nicht weit mit der Lektüre kommen, da dann bald alles ineinander liefe. In einem gewissen Grade charakteristisch ist das Verwechseln von Gold- und Silbermünzen, besonders bei künstlichem Licht irren derartige Patienten zwischen Fünfzigpfennig- und Zehnmarkstücken. Doch kommt das auch bei Rot-grün-Blinden vor. Ein Kranker Försters gab an, daß er beim Kegelschieben während des hellen Tages das Hineingehen der Kugel nicht erkennen könne, bald nach Sonnenuntergang hingegen sei er imstande, die stehenden und liegenden Kegel deutlich zu zählen. Die Allgemeinsymptome der Intoxikationen können den Augensymptomen gegenüber sehr zurücktreten: ein gewisser Tremor der Hände oder Lippen, Hyperästhesien u. a.

Der Nikotinismus schädigt die Optici genau in derselben Weise wie der Alkohol, und zwar ebenfalls in allen Formen des Genusses; am schädlichsten sind Zigaretten, zumal wenn der Rauch verschluckt und resorbiert wird, nächstdem stehen Zigarren, Kautabak und Pfeife. Auch als gewerbliche Schädigung ist die Nikotinamblyopie bei einigen weiblichen Arbeitern einer Zigarettenfabrik beobachtet, ohne daß die Patientinnen sonst geraucht oder getrunken hätten. Die Nikotinmiose macht oft auf die schädliche Noxe aufmerksam, während die Beeinflussung der Pupillenweite durch Alkohol recht selten ist.

Interessant ist, daß v. Millingen bei den Türken nie Nikotinamblyopien beobachtete: er erklärt das durch die entgiftende Wirkung der Wasserpfeifen.

Der Methylalkohol oder Holzgeist macht meist akute und schwere Sehstörungen, die oft mit Erblindung einhergehen und durch die gastrointestinalen Schädigungen den Tod bedingen können. Eine Verwechslung der Intoxikation mit dem Botulismus — bei der letzten Berliner Endemie machte die Differentialdiagnose bekanntlich lange Zeit Schwierigkeiten — ist, wo die Augensymptome typisch sind, eigentlich nicht möglich. Die Schädigungen des Holzgeistes liegen ganz auf dem Gebiet der optischen Leitungsbahn, die des Botulismus auf dem der äußeren und inneren Augenmuskeln. Gemeinsam können also die weiten Pupillen sein, deren Ursache ist aber im ersteren Falle Ausschaltung des optischen Reflexes, im letzteren motorische Lähmung.

Nächst dem Alkohol und Nikotin können die diabetischen Gifte in gleicher Weise schädigen, doch sind hier schon öfter größere Differenzen zwischen beiden Augen konstatierbar, was bei Alkohol- und Nikotinamblyopien recht selten ist. Auch ist die Sehstörung oft intensiver, die Prognose schlechter, zumal wenn, was gewiß nicht selten ist, die Schädigungen von Alkohol und Nikotin hinzutreten. Außerdem sind Augensymptome bei Diabetes schon an sich signa mali ominis. Andere Intoxikationen als Ursache für die doppelseitige temporale Abblassung sind selten und sollen hier nur kurz genannt werden: Schwefelkohlenstoff (Kautschuckfabrikation), Arsen (auch als Medikament, besonders Arsacetin), Jodoform, Datura Stramonium, Kaffee und Tee, Chinin (Optochin!), Salicyl, Cortex granati, Blei und einige andere.

Von Autointoxikationen kommt in Frage Gicht, Karzinose, Anchylostomiasis, Gravidität, Laktation, Chlorose, Myxödem, Blutverlust.

Eine häufigere Ursache für die doppelseitige temporale Abblassung geben einige Infektionen ab: Lues, Tuberkulose (?), und wenn die Einreihung statthaft erscheint: multiple Sklerose und Myelitis.

Meistens haben die diesen Atrophien vorangegangenen Entzündungen einen akuten Charakter. Dieselben ätiologischen Momente waren aber schon bei einseitigen Prozessen erwähnt, treten sie nun doppelseitig auf, so kann ihre In- und Extensität sehr verschieden sein, demnach kann sich dann im Stadium der Atrophie einseitig oder auch doppelseitig eine Totalatrophie finden, oder aber bei leichterem Verlauf kann die Sehstörung vorübergehen, ohne eine Spur von Atrophie zu hinterlassen. Die entzündlichen primären Veränderungen können dabei ophthalmoskopisch sichtbar oder aber tief in der Orbita oder gar intrakraniell lokalisiert gewesen sein. Demnach kann die Atrophie, wo sie überhaupt eintritt, nach Wochen oder erst nach einer Reihe von Monaten kommen. Gegenüber der Lues tritt die Tuberkulose in diesen Formen von Atrophie außerordentlich an Bedeutung zurück, wie denn überhaupt der Sehnerv nicht viel Neigung zeigt, lokal tuberkulös zu erkranken.

Sehr viel häufiger lokalisiert sich das Virus der **multiplen Sklerose** im Sehnerven: Fast die Hälfte aller Fälle von multipler Sklerose zeigt Beteiligung der Optici und zwar findet sich die isolierte temporale Abblassung in 20%, die temporale Abblassung, bei welcher aber auch die nasale Hälfte nicht ganz normal ist, ebenso oft (20%), eine Totalatrophie (entsprechend der tabischen) findet sich in 3—4%, Neuritis optici und Stauungspapille ebenso oft (3—4%). Es ist also die partielle Atrophie, einseitig oder doppelseitig, im letzteren Falle auf beiden Augen mehr oder weniger different, ein charakteristisches Symptom für multiple Sklerose. Daß es sicherlich zu den Frühsymptomen zu rechnen ist und oft dem Manifestwerden der Nervenkrankheit, den übrigen bekannten nervösen Symptomen viele Jahre vorauseilen kann, erhöht nur seine Bedeutung. Dabei ist das Vorübergehende der Sehstörungen bei Konstanz des Augenspiegelbefundes besonders bezeichnend. Morgens kann ein solches Auge blind sein, im Laufe des Tages oder einer Woche sich bis zur vollen Sehschärfe wieder erholen.

In ähnlicher Weise kann nun die **Myelitis** die Optici in Mitleidenschaft ziehen, aber es sind meist schwerere Prozesse, die dann oft das Bild der Totalatrophie hinterlassen. Von häufigeren Ätiologien sei noch die **Influenza** erwähnt, doch muß dahingestellt bleiben, ob es sich wirklich in allen Fällen um eine typische Influenzainfektion gehandelt hat oder ob hinter dem klinischen Bild sich eine anderweitige Infektion versteckt hat. Sehr viel seltener kommen Rheumatismus, die verschiedenen Typhusformen, Malaria und die akuten Exantheme noch in Betracht.

Die partiellen Atrophien der Papille können nun gelegentlich nicht den Charakter der einfachen Abblassung, sondern den der **entzündlichen Atrophie** darbieten, d. h. sie zeigen nicht nur eine pathologische Blässe, sondern auch verwaschene Papillengrenzen an den betreffenden Stellen oder auch stärkere Blutgefäßbeteiligung, Dinge, die bei der einfachen Abblassung ja nicht vorhanden sein sollen. Solche partiellen neuritischen Atrophien finden sich also erstens nach Neuritis optici intraocularis, wenn diese nicht den gesamten Sehnervenkopf gleichmäßig, sondern diese oder jene Stelle mehr als die übrigen betroffen hat, zweitens findet sie sich bei embolischen oder thrombotischen partiellen Gefäßverschlüssen der Papille. Das weiter unten zu beschreibende Bild der Embolie oder Thrombose kann einen Quadranten oder zwei benachbarte Quadranten betreffen, in letzterem Falle häufiger die obere oder untere Hälfte der Papille, weit seltener die temporale oder nasale; diese partiellen Optikusatrophien stellen im ophthalmoskopischen Bilde sowohl, wie auch in dem klinischen Entstehungsmodus, die Übergänge zu den verschiedenen Formen der totalen, d. h. den gesamten Sehnervenkopf betreffenden Atrophien dar.

b) Die totalen Atrophien.

Prinzipiell verschieden von den partiellen Atrophien der Papille sind die totalen, d. h. diejenigen, welche die Papille in ihrer ganzen Ausdehnung betreffen.

Dabei brauchen aber freilich keineswegs immer alle Teile der Papille gleichmäßig befallen zu sein. Die Art und Weise, in der die Gesamtpapille befallen wird, kann immerhin recht verschieden sein.

a) Die **einfache (genuine) Atrophie** oder Atrophia spl. ist dadurch charakterisiert, daß einzig und allein die Farbe der Papille sich verändert, das Rot verblaßt erscheint. Denken wir uns aus der ophthalmoskopischen Farbe der Papille alles Rot weggenommen, so erscheint sie rein weiß oder gelb (im Tageslicht), durch den Kontrast vielleicht in geringerem Grade grünlich oder bläulich. In selteneren Fällen hat sie auch eine ausgesprochene grauliche Beimischung, doch ist in solchen Fällen ganz besonders zu betonen, daß die Grenzen scharf und die Gefäße normal sind. Finden sich bei solchen grauen oder graurötlichen Papillen die Grenzen hier oder da verwaschen, abgesehen von der nasalen Seite, wo ja schon unter normalen Verhältnissen die Grenzen oft verwaschen erscheinen (besonders bei Myopie), finden sich namentlich die Blutgefäße irgendwie verändert, so haben wir solche Papillen nicht mehr zu den „einfachen", sondern zu den entzündlich atrophischen zu rechnen, deren Bedeutung eine ganz andere ist. Beim Beginn der einfachen Atrophie braucht nun nicht alles Rot aus der Papillenfarbe verschwunden zu sein. Es kann vielmehr zunächst nur eine Blässe vorliegen. Zwischen der atrophisch weißen Papille und der normalen gibt es also alle Übergänge und es erfordert die größte Erfahrung und Übung, die ersten Anfänge der Abblassung als wirklich außerhalb der Breite des Physiologischen liegend, als wirklich pathologisch zu erkennen. Oft wird man dazu der sorgfältigsten Funktionsprüfung bedürfen. Da nun die normale Papille verschiedener Individuen sehr verschieden gerötet erscheinen kann, da ferner die desselben Individuums zu verschiedenen Zeiten sehr verschiedene Blutfüllung zeigen kann, so versteht sich, daß die leichte Abblassung einer vorher roten Papille schon ausgesprochener pathologisch sein kann als die stärkere Abblassung einer lokal anämischen Papille oder der Papille eines anämischen oder chlorotischen Individuums. In der Tat hat dies öfter zu bedenklichen Irrtümern Veranlassung gegeben. Die lokale Blutfülle und der Gefäßreichtum der Papille, eventuell zum Teil bedingt durch Hyperaemia cerebri, die allgemeine Blutfülle des Körpers — pathologisch gesteigert bei der Hypererythrocytose — müssen berücksichtigt werden und lassen eventuell eine sonst noch vielleicht als normal imponierende Papille doch schon als pathologisch blass erscheinen. Andererseits kann bei lokaler Blutarmut oder bei Anaemia cerebri oder bei allgemeiner Chlorose und Anämie eine geradezu weiß erscheinende Papille noch normal sein. Auch die die Papille umgebende Farbe des Fundus kann leicht zu Täuschungen Veranlassung geben, indem durch Kontrast in einem stark pigmentierten Augenhintergrund der Optikus blaß erscheint, z. B. bei den Affen, deren Fundus eigentlich kein rotes Licht, sondern graues reflektiert. Ferner kann die Lichtquelle Irrtümer veranlassen. Wer gewohnt ist, bei Gas-, Petroleum- oder Kohlenfadenlampe zu untersuchen, ist leicht in Gefahr, beim Glühlicht oder der Metallfadenlampe eine Abblassung zu vermuten. Ja, wer sehr empfindlichen Farbensinn hat, verkennt nicht den Farbenunterschied des Sehnerven, je nachdem das Petroleum der Lichtquelle mehr oder weniger gereinigt ist. Ob also der Sehnerv in einem gegebenen Fall als pathologisch blaß anzusprechen ist, ist eine Frage, deren Beantwortung von recht verschiedenen Faktoren abhängen kann.

Nach sehr langem Bestande einer totalen, und zwar kompletten, d. h. mit Erblindung verbundenen einfachen Optikusatrophie verengern sich wohl die Gefäße, zumal die Arterien in mäßigem Grade, doch kann dies auch nach sehr langem Bestehen der Erblindung völlig fehlen und gehört nicht eigentlich zum Bilde der einfachen Optikusatrophie. Nie erreicht diese Verengerung die Grade,

gänge, wie es scheint, einer weitgehenden Rückbildung fähig, so daß alle Entzündungsreste beseitigt sind und nur eine scheinbar einfache Atrophie übrig bleibt. Sehen wir also z. B. nach Konvexitäts-Enzephalitis der frühen Kindheit später blasse Papillen, so dürfen wir durchaus nicht auf eine einfache absteigende Degeneration schließen, welche ja wahrscheinlich an der Umschaltungsstelle in den subkortikalen Ganglien Halt gemacht haben müßte, sondern wahrscheinlicher wäre die Deutung die, daß die Enzephalitis als Fernwirkung eine Neuritis opt. bedingt hätte, diese aber unter dem Bilde der einfachen Atrophie abgeheilt ist.

In selteneren Fällen, d. h. eben in 3—4% aller Fälle von multipler Sklerose, finden wir das Bild der totalen einfachen Optikusatrophie genau so wie bei der Tabes. Ist aber auch das Bild des Optikus in solchen Fällen nicht charakteristisch, so sind es doch oft die Sehstörungen (zentrales Skotom, was für tabische Atrophie selten ist) oder das Fehlen von solchen trotz ausgesprochenen pathologischen Spiegelbefundes, was bei der Tabes nicht vorkommt (s. Lichtsinn).

b) **Die neuritische (entzündliche, sekundäre, graue) Atrophie.** Die einfache Atrophie zeigt ophthalmoskopisch meist eine weißliche, bläuliche, seltener eine graue Farbe. Nicht deshalb wird sie auch von Pathologen die graue genannt, sondern weil der Optikusquerschnitt an der Leiche nicht weiß, sondern grau aussieht, entsprechend der grauen Verfärbung der Hinterstränge des Rückenmarkes bei Tabes. Die neuritische Atrophie hingegen wird die graue genannt, weil in ihrem ophthalmoskopischen Bilde die graue Farbe vorherrscht. Die neuritische wird sie genannt, nicht weil eine Entzündung des Sehnervenstammes, sondern eine solche seines intraokularen Endes, also der Papille selbst, das Primäre war, deshalb spricht man auch wohl von einer papillitischen Atrophie.

Wie bei der Papillitis sind die Grenzen verwaschen, die Farbe schmutziggrau-rötlich, später schmutziggrau weißlich oder grünlich, die Gefäße sind bei beginnender Atrophie oft auffallend different, d. h. die Arterien meist eng, die Venen stark gefüllt und geschlängelt. Festzuhalten ist, daß auch die stärkste Neuritis opt. oder Stauungspapille restlos ausheilen, der Sehnerv später wieder völlig normal erscheinen kann. Genau wie bei der Iritis behalte man im Auge, daß trotz sicher normaler Verhältnisse sich doch die schwersten Prozesse früher abgespielt haben können. Ferner kann sich bei leichteren Entzündungen — aber auch bei schwereren (s. o.) — an die Papillitis eine einfache Atrophie ohne charakteristische Merkmale anschließen. Endlich aber ist es die Regel, daß sich in der Mehrzahl der Fälle der entzündliche Ursprung der Atrophie noch nach Jahren, ja Jahrzehnten erkennen läßt. Ätiologisch kommt für die entzündliche Atrophie alles in Frage, was für die Neuritis opt. und Stauungspapille angeführt werden mußte (s. o.).

c) **Die arteriosklerotische Atrophie.** Ophthalmoskopisch charakterisiert ist diese Form der Atrophie dadurch, daß erstens die Farbe eine Abblassung im Sinne der einfachen (nicht entzündlichen) Atrophie zeigt, zweitens, daß die Grenzen der Papille scharf sind, daß drittens gelegentlich die Blutgefäße auf der Papille oder in deren nächster Nachbarschaft Wandverdickungen oder Kaliberirregularitäten zeigen. Auf der Papille selbst haben die Blutgefäße schon normalerweise gewisse Wandverdickungen, die sie als weiße Streifen begleiten, gehen diese aber weit in die Netzhaut hinein, fehlt hier oder da auch den Arterien der normale Reflexstreifen, zeigt namentlich eine Arterie geringe Erweiterungen und Verengerungen, indem ihr Lumen nicht ganz regelmäßig nach der Peripherie zu abnimmt, so kann der Grund für die Abblassung der Papille einzig in arteriosklerotischen Prozessen liegen. Wohl kann auch die physiologische Altersatheromatose zu solchen Abblassungen führen, und wenn noch dazu die senile

peripapilläre Atrophie des Pigmentepithels und der Chorioidea auftritt (der Halo
senilis), so liegt eine Verwechslung mit der neuritischen, in anderen Fällen mit
der einfachen Atrophie sehr wohl im Bereich der Möglichkeit. Aber auch bei
jugendlicheren Patienten, wo von Senium noch nicht die Rede sein kann, sehen
wir auf Grund des Atheroms öfter blasse Papillen, an deren Gefäßsystem wir
trotz größter Aufmerksamkeit auch im aufrechten Bilde nichts finden können.
In solchen Fällen nehmen wir an, daß es sich um Kapillarschwund oder um
eine gröbere retrobulbär gelegene Veränderung der Zentralarterie oder -vene oder
der Carotis interna handelt.   Wandverdickungen oder aneurysmatische Erweiterungen können im äußeren Chiasmawinkel oder hinter dem Canalis opticus
solche Schädigungen bedingen.   Solche Zustände finden wir bei Leuten, die
zeitlebens viel mit dem Hirn gearbeitet haben, dabei aber für die Freuden der
Tafel keineswegs unempfänglich waren, auch wenn man ihnen nicht gerade Un-

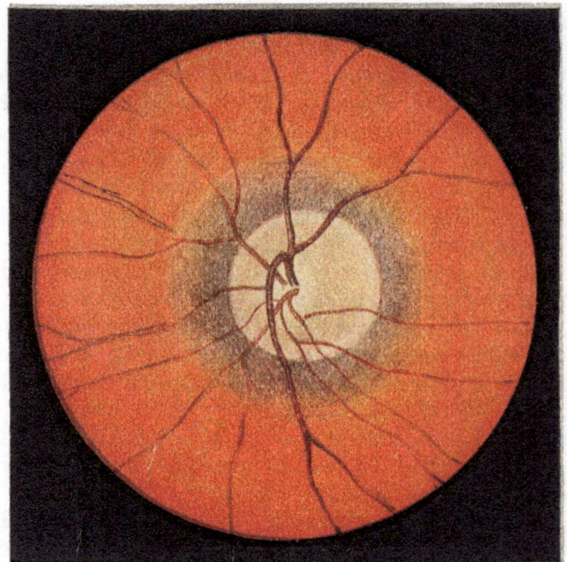

Abb. 118.   Gelbe Atrophie.

mäßigkeit vorwerfen könnte, oder die durch kaufmännische Aufregungen ihre
Hirngefäße etwas vorzeitig aufgebraucht haben. Die kleinste Netzhautblutung
ist in solchen Fällen ein Signum mali ominis, dem der Exitus letalis meist innerhalb weniger Jahre nachfolgt.
     Die genaueste körperliche Untersuchung kann in diesen Fällen absolut
negativ sein. Stehen diese Patienten meist am Ende der 50er oder anfangs
60er Lebensjahre, so kann dasselbe Krankheitsbild nun auch schon in den
40er Jahren oder anfangs der 50er auftreten, ist dann aber häufiger als syphilitische Arteriosklerose oder als nephritisch bedingt aufzufassen. Einer Therapie
sind namentlich diese letzteren Formen atheromatöser Atrophien durchaus nicht
unzugänglich. Nicht als ob der Optikus seine gesunde Farbe wiedererhalten
könnte, von atrophischer Blässe geht nie viel wieder in eine gesunde Farbe
über, wo solches beschrieben ist, handelt es sich wahrscheinlich um Kombinationen mit Chlorose, Anämie und ähnlichen Zuständen, die den Optikus blaß
erscheinen ließen (s. oben unter Atrophie).
     Die Sehstörungen sind oft außerordentlich gering, ja sie können ganz fehlen.

Erst wenn Behinderung der Zirkulation vorübergehend oder dauernd eintritt, kommt es zu schwereren Erscheinungen (s. Embolie und Thrombose).

d) Die **gelbe, retinale** oder **retinitische Atrophie** (s. Abb. 118). Diese Form der totalen Optikusatrophie ist charakterisiert durch die wachsgelbe Farbe der Papille, die Grenzen sind dabei oft unscharf, die Gefäße zunächst normal, später sich allmählich verengernd, fadenförmig werdend, und zwar die Venen ebenso wie die Arterien, so daß sie schließlich schwer zu unterscheiden sind. Die hauptsächlichste Repräsentantin dieser Form von Atrophie ist die bei Pigmentdegeneration der Netzhaut (Retinitis pigmentosa). Aber auch bei sehr lange bestehender Chorioretinitis, besonders aus syphilitischer und hereditärer Ursache, verändert sich der Optikus in der geschilderten Weise. Da

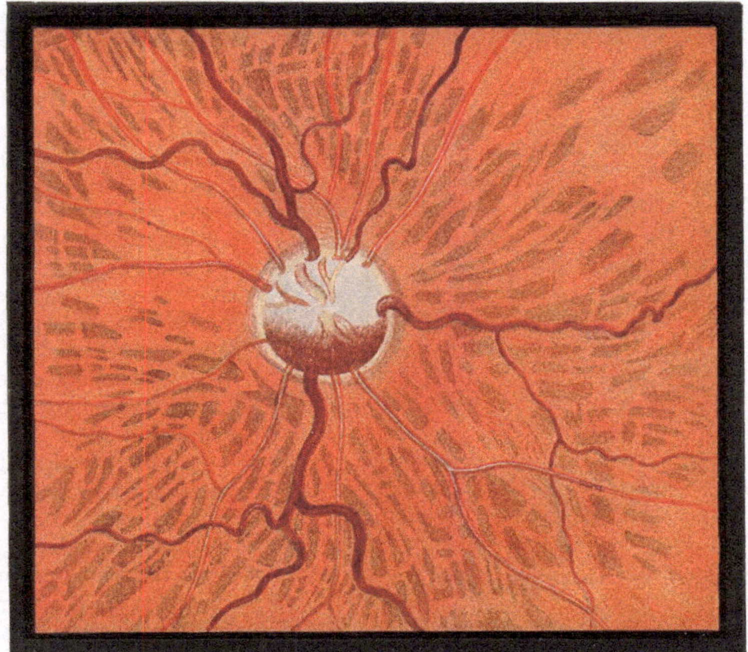

Abb. 119.   Hämorrhagische Glaukom.

die primäre Ursache bei der gelben Optikusatrophie in Retina oder Aderhaut liegt, so kann man sie auch den aszendierenden Atrophien zurechnen, die Ätiologie soll bei Retina und Chorioidea besprochen werden. Nur wo die Pigmentierungen in der Netzhaut fehlen, wie bei der sogenannten Retinitis pigmentosa sine pigmento, macht die Sehnervenatrophie den Eindruck eines primären Leidens.

e) Die **glaukomatöse Atrophie** oder die **Atrophie mit pathologischer Exkavation.** Fast jeder Sehnerv hat physiologischerweise eine Exkavation, welche sich bei atrophischen Zuständen (z. B. auch der einfachen Atrophie) vertieft und verbreitert, indem das Nervenfaserpolster schwindet. So entsteht die einfache atrophische Exkavation. War die physiologische Exkavation schon vorher recht groß (bis zu 3 D Niveaudifferenz ist nicht so selten), so kann eine hinzutretende atrophische Exkavation einer glaukomatösen außerordentlich ähnlich sehen. Die Farbe des Optikus bei letzterer ist einfach blaß bis weiß, die Grenzen sind nicht ganz scharf, doch ist die Verwaschenheit bedingt durch

den Halo glaukomatosus, d. h. eine peripapilläre Druckatrophie von Retina
und Aderhaut; die Exkavation soll — annähernd — bis an den Rand der Papille
reichen und die Blutgefäße sollen am Rande der Exkavation abknicken. Nicht
zu vergessen ist, daß diese Form der Papille durchaus als angeborener Zustand
vorkommen kann. Wenn jede Drucksteigerung fehlt, wenn die Funktionen
sich auch bei längerer Beobachtung nicht verschlechtern, wenn namentlich
der Lichtsinn normal ist, so sei man auch mit der Diagnose Glaukom zurückhaltend. Die Drucksteigerungen können nun aber minimal sein, sie können sich
dem tastenden Finger sicherlich leicht entziehen, sie treten gelegentlich nur
abends oder morgens ein, so daß man, wenn man die sichere Abwesenheit
von Drucksteigerung behaupten will, die Patienten in die Klinik aufnehmen

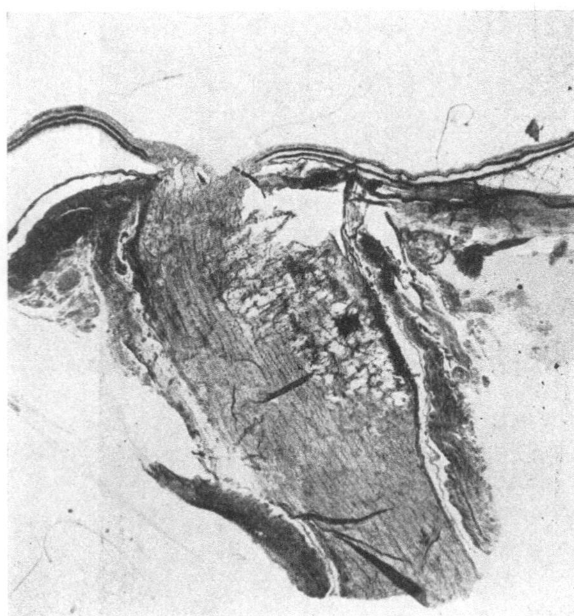

Abb. 120. Kavernen im Sehnerven beim
hämorrhagischen Glaukom.

und zu den verschieden-
sten Tageszeiten eventuell
unter Atropin tonometrie-
ren muß. Es gibt nun aber
sicherlich Fälle, die dauernd
jede Drucksteigerung ver-
missen lassen und doch am
Optikus das typische Bild
der glaukomatösen Exka-
vation zeigen. Wie diese
zu erklären sind, ist Sache
der Theorie. Das Bestehen
dieser Tatsache ist klinisch
praktisch wichtig, da es
kaum Zweck haben dürfte,
solche Fälle operativ zu
behandeln, da wir damit
ja nur die Drucksteigerung
bekämpfen. Allerdings
könnte man annehmen,
daß der normale Druck im
Verhältnis zu einer minderwertigen Lamina cribrosa
immer noch relativ zu hoch
wäre. Man müßte ihn dann
pathologisch erniedrigen,
was auch wieder seine
Bedenken hat, denn diese Form von Glaukom oder — vorsichtiger gesagt — von Sehnervenexkavation finden sich gerade bei Leuten mit gesteigertem Blutdruck, bei denen wir plötzliche oder chronische Herabsetzungen
des intraokularen Druckes ebenso fürchten wie Steigerungen, da die ersteren
durch den gesteigerten Blutdruck zu um so schädlicheren Äußerungen (Blutungen)
Veranlassung geben können. Es würde zu weit führen, hier auf die Therapie des
Glaukoms näher einzugehen: die intraokulare Drucksteigerung ist jedenfalls
nur ein Symptom — wenn auch eines der häufigsten — das auch fehlen kann.
Gewöhnlich ist das Glaukom nicht nur ein Lokalleiden, sondern der gesamte
Körper und die gesamte Lebensweise solcher Patienten bedarf der ärztlichen
Beaufsichtigung. Daß psychische Erregungen einen Glaukomanfall direkt aus-
lösen können, ist ja bekannt, ob daran allein die Pupillenerweiterung schuld ist,
ist doch zum mindesten fraglich. Wahrscheinlich kommt auch Blutdrucksteigerung vorübergehender oder chronischer Art mit in Frage. Der günstige
Einfluß der wiederholten Aderlässe, einer laktovegetabilen Ernährung, einer

möglichsten Einschränkung der Flüssigkeitzufuhr, der Zuführung von Salzen ist oft nicht zu verkennen.

Embolie und Thrombose.

Die Erkrankungen der Blutgefäße des Optikus fassen wir in zwei Gruppen zusammen:

  1. die der Arterie (oder der Arterien),
  2. die der Vene (Venen).

1. Die Erkrankungen der Arterie können embolischer oder thrombotischer Natur, sie können total oder partiell sein, d. h. die Zentralarterie betreffen oder nur einen Ast derselben.

Wir können im allgemeinen vier Typen von Arterienverteilung am Optikus unterscheiden: Im ersten sprechen wir mit Recht von einer zentralen Arterie, die sich in eine superior und inferior teilt, deren jede weiter in eine temporalis und nasalis zerfällt. Im zweiten Typ ist die Arteria centr. selbst nicht ophthalmoskopisch sichtbar, ihre Teilung erfolgt schon in der Tiefe der Papille in eine Arteria superior und inferior, deren jede wieder in eine temp. und nasalis zerfällt. Im dritten Typ ist auch die Teilung der Art. inferior in die

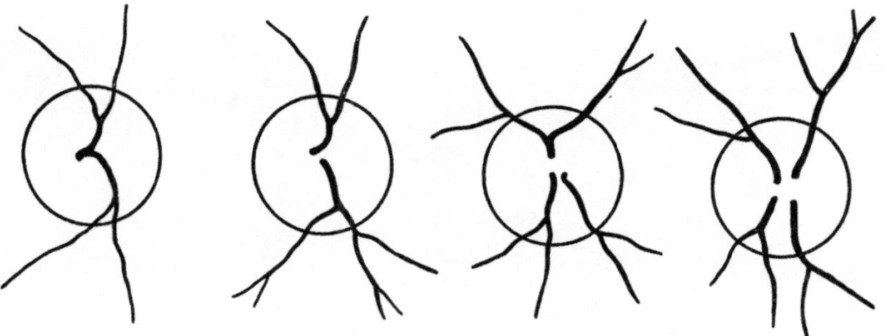

Abb. 121. Schema der Blutgefäße des Sehnerveneintritts.

Tiefe verlegt, auf der Papille sehen wir einer Art. temp. sup., nasalis sup. und eine superior, die dann in eine inf. nasalis und inf. temp. zerfällt. Im vierten Typ endlich treten die Hauptversorgungsäste isoliert auf.

In selteneren Fällen wird die obere oder untere Optikushälfte von drei oder noch mehr Arterien versorgt und noch seltener sind die Optici, auf denen die Blutversorgung primär nach dem Prinzip der nasalen und temporalen Hälften geschieht, d. h. durch zwei Arterien, die nasalis und temporalis zu nennen wären und sekundär je in eine sup. und inf. zerfielen. Für die Deutung der bei Gefäßverschluß auftretenden Gesichtsfelddefekte ist dies nicht gleichgültig. Verstopft sich die Zentralarterie, sieht man z. B. ophthalmoskopisch das Zirkulationshindernis in dieser sitzen, so muß Blindheit resultieren, da die Zentralarterie keine Kollateralen besitzt, sondern eine Endarterie darstellt. Fehlt die obere oder untere Hälfte des Gesichtsfeldes, so muß eine Art. inf. oder sup. verstopft sein, gleichgültig, ob dies ophthalmoskopisch direkt sichtbar ist oder nicht. Gekünstelt wäre es, in einem solchen Falle anzunehmen, daß zwei Arterien verstopft wären. Diese halben Gesichtsfelder mit horizontaler Trennungslinie sind nun keine Seltenheiten, während die halben Gesichtsfelder mit vertikaler Trennungslinie, die eben durch den blinden Fleck gehen müßte, sehr selten sind. Häufig sind nun die Gesichtsfeldstörungen, wo nur ein Viertel des ganzen Gesichtsfeldes ausfällt: die sog. quadrantenförmigen Skotome, die durch eine

vertikale und eine horizontale Linie begrenzt sind und ihre Spitze im blinden
Fleck haben. Aus jedem der vier Typen sind solche Verhältnisse leicht erklärt.

Die Noxen, welche zum arteriellen Gefäßverschluß führen können, sind
sowohl embolischer wie thrombotischer Natur, d. h. es kann durch echte
Embolie, z. B. bei einer Endokarditis, ein losgerissenes Granulum in die Zentralarterie geschleudert werden und hier verstopfend wirken, es kann z. B., wie ich
selbst beobachtet und beschrieben habe, ein Rückensarkom Lungenmetastasen
und eine Optikusmetastase bedingen (s. Abb. 122). Der echte Emboliecharakter
ist damit vielleicht am schlagensten bewiesen, denn über die Art, wie die
Paraffinembolie zustande kommt, sind die Autoren sich immer noch nicht
einig. Wenn es auch sehr wahrscheinlich erscheint, daß das flüssige Paraffin
die Lungen noch in flüssigem Zustande passiert und erst im großen Kreislauf er-
starrt, so daß von vielen Embolien eben nur die Augenembolie bleibende
Symptome macht, so ist doch auffallend, daß die meisten dieser Schädigungen
durch Paraffininjektion im Gesicht und namentlich in den Nasenrücken geschehen sind, was den Gedanken an eine lokale Wirkung nahelegt. Sicher ist

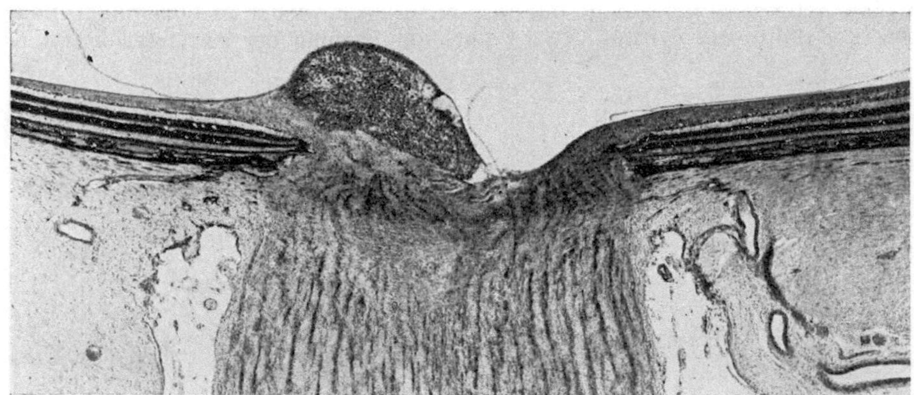

Abb. 122.   Sarkommetastase auf der Papille (wahre Embolie).

also, daß die embolisch-metastatische Verstopfung der Art. ret. totalis oder
partialis möglich ist, sicher ist aber auch, daß dieser Weg der seltenere, und
daß sie häufiger lokal bedingt ist durch Endarteriitis, daß sie also den arteriellen Thrombosen zuzurechnen ist. Die oft fast winklige Abknickung dieses
Gefäßes bei seinem Eintritt in den Optikusstamm, die wiederholte Knickung
bei seinem Durchtritt durch die Lamina cribrosa, die beständigen Zerrungen,
denen das Gefäß bei den Augenbewegungen ausgesetzt ist, schaffen hier vielleicht eine lokale Disposition.

Was die Patienten zu uns führt, ist also bei der Totalembolie die Erblindung
des einen Auges, welche entweder über Nacht eingetreten ist und dann morgens
bei der Toilette, oder aber in dem Moment beobachtet wird, wo sie entsteht.
Erzählt wird uns dann gelegentlich, daß Sehstörungen schon mehrfach vorausgegangen wären, derart, daß die obere oder untere Hälfte des Gesichtsfeldes
verdunkelt gewesen sei, sich aber dann von selbst wieder aufgehellt hätte. Es ist
mir nicht erinnerlich, solche Klagen betreffs der rechten oder linken Gesichtsfeldhälfte eines Auges gehört zu haben. Unbestimmter sind die Klagen, wenn
nur ein Quadrant erblindet ist, zumal wenn eine Art. nasalis (sup. oder inf.)
befallen ist, wenn also der Defekt im Gesichtsfeld außen unten oder oben
sitzt und die vertikalen Begrenzungslinien der Lage des blinden Fleckes ent-

sprechend noch ca. 15⁰ Abstand von der Mittellinie hält, dann kann die Sehstörung eine ganz vage sein. Mehr Störung macht die Verstopfung einer Art. temporalis sup. oder inf., da hier ja gewöhnlich das zentrale Sehen mehr oder weniger geschädigt ist, wenn auch die Makula eine gewisse Verschonung erfahren kann.

.Mit dem Augenspiegel sehen wir in frischen Fällen von Verstopfung der Zentralarterie die sog. ischämische Trübung der Netzhaut, eine weißlichmilchige Trübung, die da besonders ausgesprochen ist, wo die Netzhaut am dicksten ist, nämlich in der Makula, die da fehlt, wo die Retina sehr dünn ist, wie in der Fovea centralis und der Peripherie. Der „kirschrote Fleck" innerhalb der Makula stellt also nichts Pathologisches, sondern die normale Fovea dar. Wenn die Umgebung der Papille weißlich getrübt ist, so versteht man, daß der

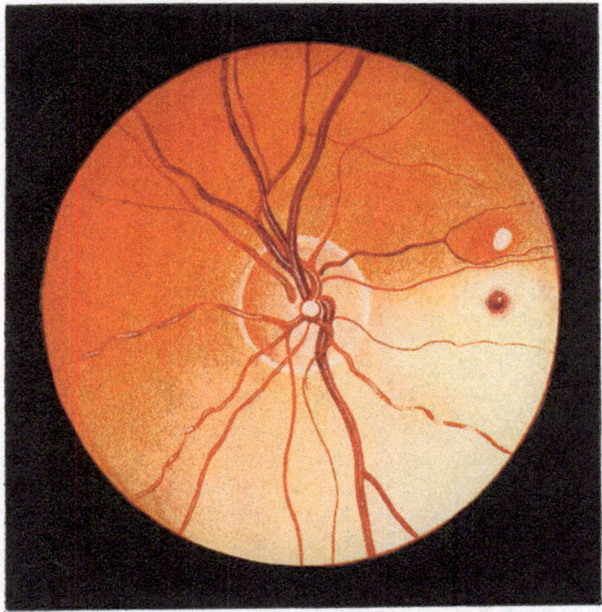

Abb. 123. Embolie der Arteria retinae inferior. Der Embolus ist auf der Sehnervenscheibe sichtbar. Ischämische Trübung, kirschroter Fleck.

Optikus sich mangelhaft abgegrenzt zeigt. In diesem Stadium sind die Blutgefäße also normal gefüllt, erst nach einigen Tagen resorbiert sich deren Inhalt, so daß zunächst die Arterien, sodann die Venen obliterieren. Dieses braucht jedoch nicht zum völligen Verschluß zu führen, denn wenn auch wesentliche Kollateralen nicht bestehen, so ist es doch erstens möglich, daß sich der Embolus oder Thrombus kanalisiert oder zweitens, daß der Zinnsche Anastomosenplexus vor der Lamina cribrosa eine gewisse Blutversorgung von seiten der Aderhautgefäße vermittelt. So erklären sich die Fälle, wo der Optikus nicht einer Atrophie verfällt, wo er eine rosa Färbung beibehält, wo aber gleichwohl die Funktionen des Auges erloschen sind, denn das Neuroepithel nimmt seine Tätigkeit nicht wieder auf, wenn auch nur auf Stunden die Blutzufuhr sistiert war. Ist die Netzhaut, wie es bei Greisen physiologisch ist, sehr dünn, so kann die Retinaltrübung sehr gering sein. Im ersten Stadium sind solche Embolien dann gar nicht so leicht zu erkennen. Daß etwas Organisches vorliegt, beweist ja die schlechte oder fehlende direkte Lichtreaktion der Pupille bei guter indirekter.

Die Diagnose des Gefäßverschlusses selbst ist aber nur dadurch möglich, daß man durch Druck auf den Bulbus den physiologischen Arterienpuls auszulösen sucht, was bei Verstopfung des Rohres nicht gelingen kann.

Blutaustritte gehören also eigentlich nicht zum Bilde der Embolie, gleichwohl finden wir oft kleine Extravasate, die wir auf lokale Brüchigkeit des in seiner Ernährung geschädigten Arterienrohres beziehen.

Dieses typische Bild der Totalembolie kann nun dadurch gewisse Abweichungen erfahren, daß das Vorhandensein von cilioretinalen Arterien eine gänzliche Erblindung verhütet. Wenn nämlich die Retina nicht nur durch die

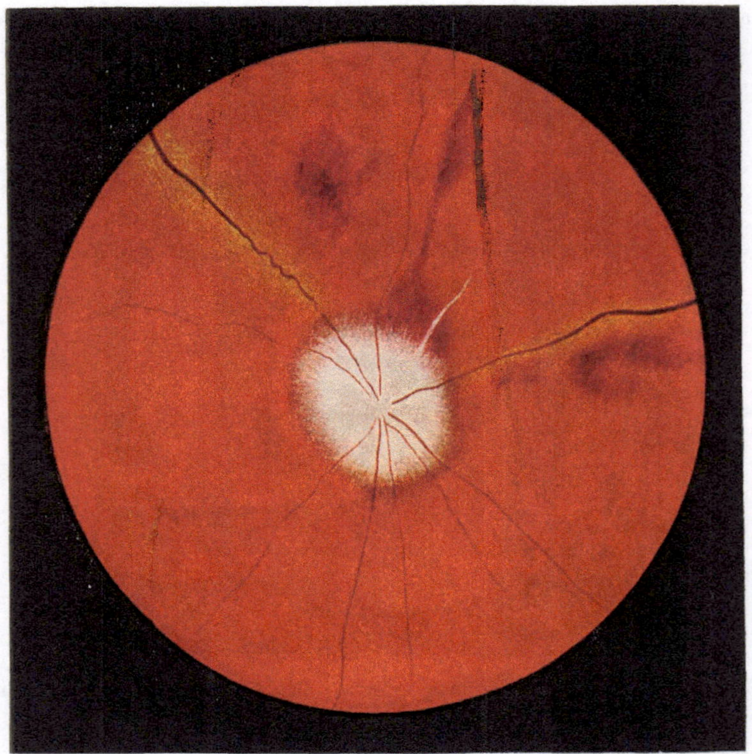

Abb. 124. Totale Embolie mit Atrophia optici und Obliteration der Gefäße.

Art. centralis, sondern zum Teil durch ein dem Ziliarsystem entstammendes Aderhautgefäß versorgt wird, indem meist vom Rande der Papille ein solches bogenförmig in die Retina einbiegt, so kann der diesem Gefäß entsprechende Bezirk in der Netzhaut funktionsfähig bleiben. Versorgt ein solches Gefäß gerade das Netzhautzentrum, so kann volle Sehschärfe übrig bleiben, während die Embolie nur eine hochgradige konzentrische Einengung bedingt. Übrigens ist es nicht unbedingt notwendig, daß dieses Blutgefäß den Ziliararterien entstammt. Dasselbe klinische Resultat muß es ergeben, wenn sich schon in der Tiefe der Papille, also zentralwärts vom Embolieort, das betreffende verschont gebliebene Gefäßchen abgezweigt hat. In jugendlichen Augen hebt sich dieser normale dunkelrote Bezirk dann von der Trübung wie eine Blutung ab. Doch ist dieser Bezirk ebenso normal wie der eben erwähnte kirschrote Fleck.

Der weitere Verlauf der Embolie gestaltet sich nun meist so, daß sich die Trübung nach einigen Tagen wieder aufhellt, daß sich erst die Arterien, dann die Venen verengern und obliterieren. Der Optikus blaßt ab, wobei seine Grenzen in geringerem Grade verwaschen erscheinen. In der Makula sehen wir oft geringe Degenerationen im Pigmentepithel, die indes auch fehlen können, die Funktionen sind nahezu oder völlig erloschen (s. Abb. 124). Über anscheinend glückliche Ausgänge, doch ohne wesentlich bessere Funktionen, war oben berichtet.

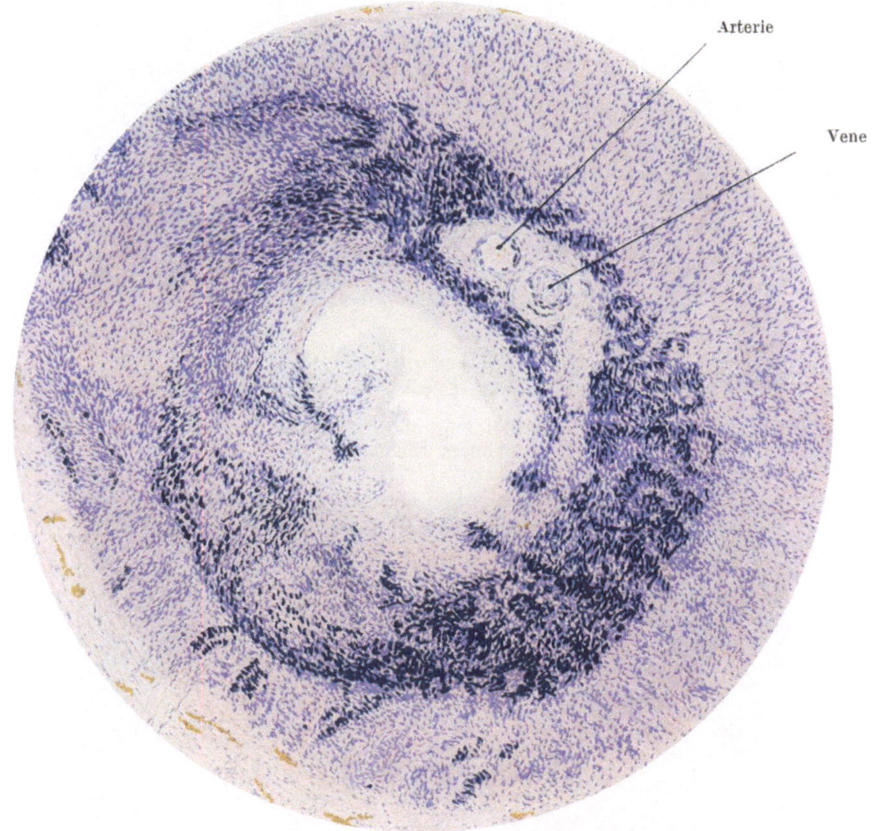

Abb. 125. Venenthrombose (Flachschnitt durch die Optikusscheibe).

In seltenen Fällen ist es nun gelungen, wenn die Patienten ganz frisch in ärztliche Behandlung kamen, durch Massage des Bulbus den Pfropf zu verreiben und in kleinere Äste zu zersprengen, wo der Schaden dann geringer war. Mehrfach habe ich auch — in einem Fall wenige Stunden nach der Embolie — die Punktion der vorderen Kammer gemacht, um den intraokularen Druck auf Null herabzusetzen, habe die Wunde eine Stunde lang offen gehalten und die Herzaktion durch Strophantus möglichst gesteigert, — Amylnitrit anzuwenden, glaubte ich bei dem bejahrten Patienten nicht wagen zu dürfen — doch blieb alles auch in den frischesten Fällen ohne Erfolg. Immerhin würde ich es für richtig halten, alles zu versuchen, da man kaum schaden, vielleicht doch gelegentlich nützen kann.

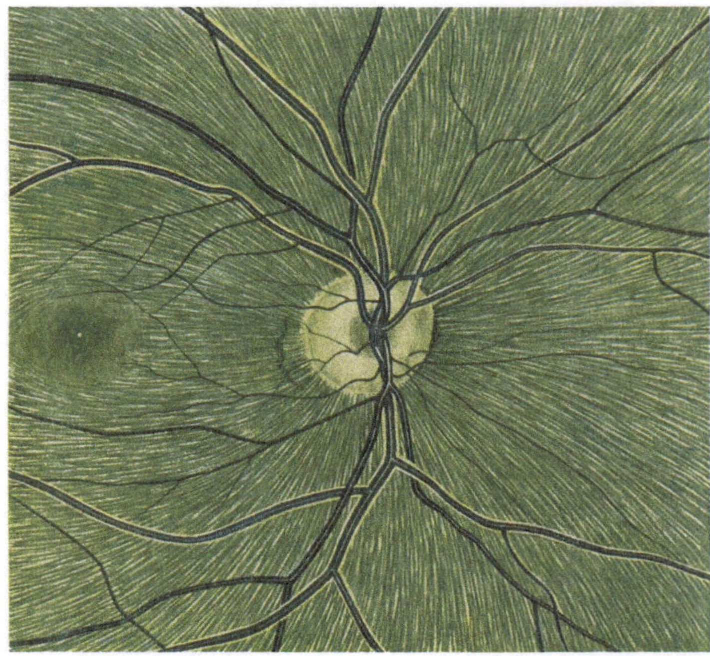

Abb. 126.   Periphlebitis (Veneneinscheidung ohne klinische Symptome nur sichtbar in grünem Licht.)

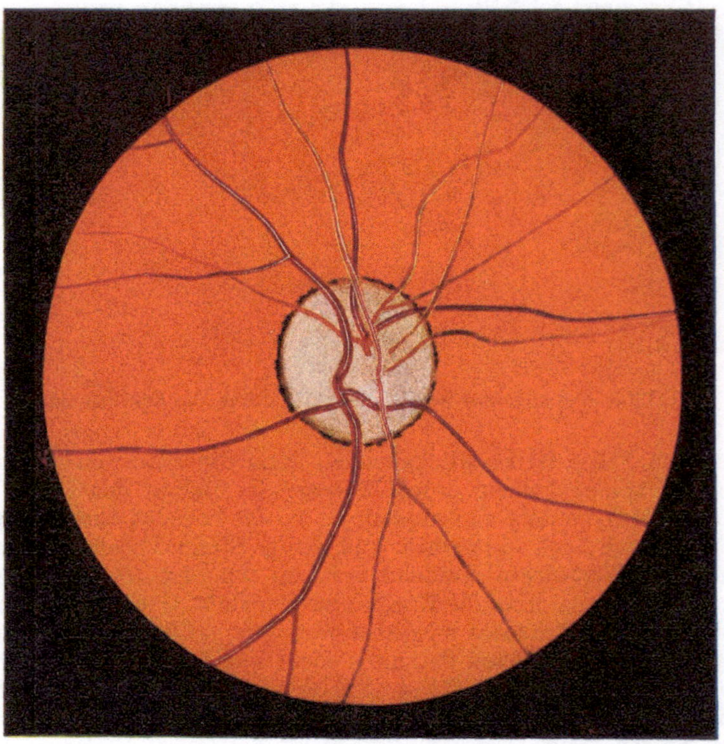

Abb. 127.   Optikus bei Optochinintoxikation.

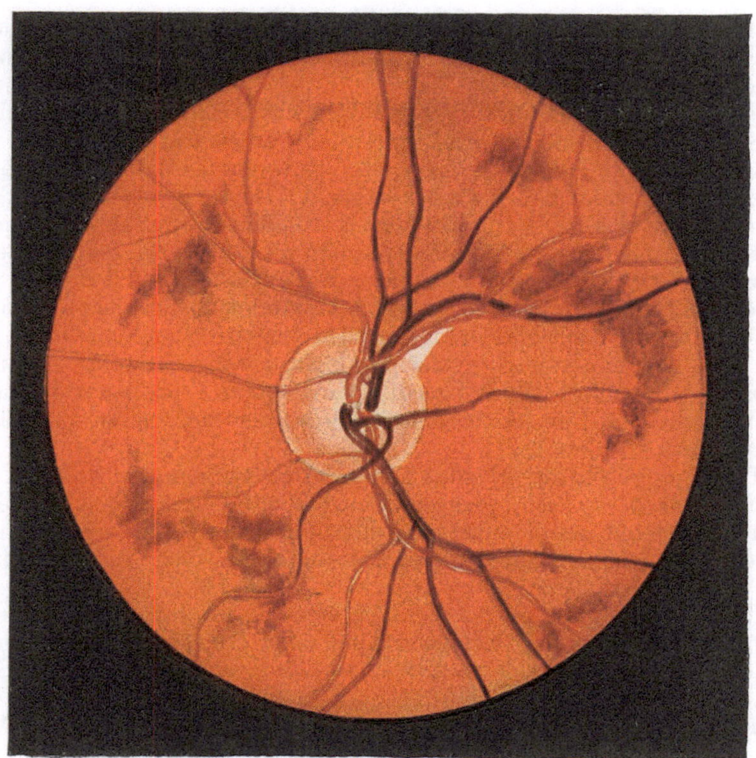

Abb. 128. Kaliberirregularitäten besonders der Arterien, Blutungen. Arteriosklerose.

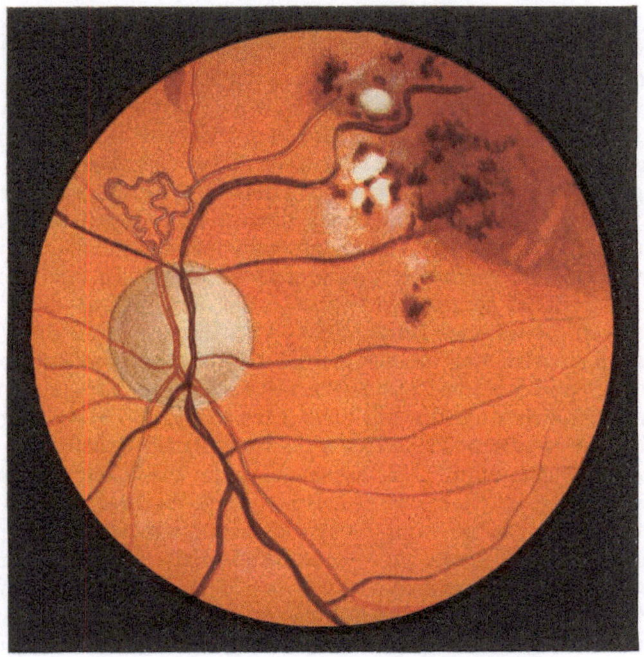

Abb. 129. Partielle Venenthrombose mit neugebildeter arterieller Anastomose.
Kaliberirregularitäten besonders der Venen.

Ätiologisch kommen für die Embolien frische und ältere Herzleiden in Betracht, Atherom sensilen oder syphilitischen Charakters, Atherom bei Schrumpfniere und anderes.

Es ist jedoch zu beachten, daß das Bild des arteriellen Gefäßverschlusses auch durch lokale Entzündungen hervorgerufen werden kann, hatten wir doch schon bei Neuritis optici und Stauungspapille von verengten Arterien gesprochen. Diese Verengerung kann nun bis zur völligen Verlegung gehen. Solche Komplikationen finden sich gar nicht so selten bei syphilitischer Neuroretinitis, die mit Vorliebe die inneren Netzhautschichten und die Blutgefäße befällt. Bei der wunderbaren Wirkung, die gerade in solchen Fällen das Jod hat, sind hohe Dosen dieses Mittels (10 ja 12 g Jk. p. d.) bei akuten syphilitischen Chorio- und Neuroretinitiden zu empfehlen. Auch andere heftige Stammaffektionen des Optikus, die ophthalmoskopisch primär gar nicht sichtbar zu werden brauchen, können bis zu 11 mm hinter der Retina die Zentralarterie beteiligen und dauernde Erblindung bedingen. Das erkennt man dann gelegentlich erst an der späteren Obliteration der Arterien.

Die Tuberkulose scheint bei allen geschilderten Formen der Embolie keine wesentliche Rolle zu spielen, wenn sich auch die Beobachtungen mehren, in denen die Blutgefäße selbst tuberkulös affiziert waren, doch scheint es sich dabei mehr um eine Erkrankung der Venen (Endo- oder Periphlebitis) zu handeln (s. unten).

Der Totalembolie ganz ähnliche Bilder veranlassen einige Intoxikationen: Chinin und Optochin (s. Abb. 127) und Filix mas, besonders mit Rizinus zusammen angewendet. Es erklären sich diese Bilder wohl zweifellos als Gefäßkrämpfe.

2. Die Erkrankungen der Venen. Zirkulationshindernisse in den Venen können nur durch lokale Erkrankungen entstehen, sie fallen also unter den Begriff der Thrombosen und finden sich bei Endo-, Meso- und Periphlebitis (s. Abb. 126).

Das Bild, das uns der Augenspiegel zeigt, ist aber ein wesentlich anderes. Im Vordergrund stehen hier die Blutungen, was ja auch erklärlich ist, denn wenn die Zentralvene verstopft ist, die vis a tergo in der Arterie aber anhält, so müssen die Venen oder Kapillaren platzen. So erklärt sich, daß bei völligem Venenverschluß der Augenhintergrund von großen Blutlachen überschwemmt, der Optikus ganz dahinter versteckt ist. Meist ist das Sehvermögen indes nicht ganz so hochgradig geschädigt wie bei der arteriellen Thrombose oder Embolie, vermutlich ist unter dem arteriellen Druck doch noch eine minimale Zirkulation vielleicht mit Hilfe des Zinnschen Anastomosenplexus möglich, vielleicht ist auch die Thrombose keine völlige. Wenn das Hindernis in der Vene noch ein geringes Lumen freiläßt, so wird es ganz von der Brüchigkeit der Venenwände abhängen, ob wenig oder viel Blutaustritte stattfinden. Sind die Venenwände relativ elastisch, so wird der eingeengte Blutstrom entsprechend beschleunigt werden, ist die Wand aber sehr widerstandsunfähig, so wird sie hier und da platzen. So erklärt sich wohl die klinische Tatsache, daß ein Augenhintergrund ganz das Bild der venösen Thrombose darbieten und doch noch erstaunlich gute Funktionen zeigen kann. Wir sprechen dann von Retinalapoplexien unter dem Bilde der Venenthrombose. Wie bei der arteriellen Thrombose, so kann auch die venöse durch Obskurationen eingeleitet werden. Spiegeln wir ein solches Auge, so sehen wir — auch außerhalb der Obskurationszeit — das Bild der sog. imminenten Thrombose, d. h. die Papille erscheint hyperämisch, die Venen stark gefüllt und geschlängelt. Solche Augen stehen sozusagen unmittelbar vor der Erblindung und es ist keine Zeit zu verlieren, dem zuvorzukommen: Absolute Ruhe, klinische Behandlung, hohe Dosen Jod vermögen hier noch oft das Verhängnis abzuhalten. Auch ist ein Aderlaß gelegentlich von gutem Nutzen. Auch die Venenthrombose kann nur einen Ast betreffen, wobei zu bemerken ist, daß die venöse Blutverteilung der arteriellen meist mehr oder weniger entspricht (s. Abb. 129).

Ätiologisch scheint nun für diese venöse Thrombose, und zwar sowohl für die totale wie für die partielle, die Tuberkulose der Venen öfter in Frage zu kommen als bei den Arterienerkrankungen. Kleine graue Knötchen in der Gefäßwand, daneben variköse Erweiterungen, Blutungen scheinen den Prozeß einzuleiten. Von Tuberkulinbehandlung ist in solchen Fällen schon manche Heilung berichtet worden. Zu bedenken ist, daß bei jugendlichen, sonst gesunden Individuen die Prognose dieser Prozesse an sich nicht schlecht ist.

Oft kombinieren sich nun die Arterien und Venenerkrankungen des Augenhintergrundes miteinander, so daß wir größere, weiße ischämische Flächen als Ausdruck der Arterienaffektion und Blutungen (flächenhafte) als Zeichen der Venenbeteiligung sehen. Auch kann in einem Quadranten der arterielle, in einem anderen der venöse Typ vorherrschen.

Ist auch, wie gesagt, bei jugendlichen Patienten die Prognose nicht schlecht, so trübt sie sich mit zunehmendem Alter ganz erheblich. Die häufigste Folge der Venenthrombose ist das hämorrhagische Glaukom. Nicht als ob die Zentralvenenthrombose selbst unmittelbar die Veranlassung zur intraokularen Drucksteigerung gebe. Dies ist deshalb unwahrscheinlich, weil in frischen Fällen auch von völliger Verlegung des venösen Rückflusses der intraokulare Druck meist nur wenig gesteigert ist. Erst später, nach einigen Monaten, kommt gewöhnlich das Glaukom, so daß wir wohl noch andere ausgedehnte Thrombosierungen in der Aderhaut annehmen müssen. Man wird in solchen Fällen ja zunächst durch Miotika, Laxantia, Aderlässe, vegetarische Lebensweise, möglichste Enthaltsamkeit von Getränken, namentlich alkoholischen, den Blutdruck und damit den intraokularen Druck herabzusetzen suchen, man wird sich vielleicht zu einem operativen Eingriff entschließen, wobei ich die Zyklodialyse als relativ harmlos ansehe, während ich vor der Iridektomie aber direkt warnen möchte. Meistens wird man doch zur ultima ratio, d. h. zur Enukleation gelangen, die in Lokalanästhesie wohl ausführbar ist.

Pulsphänomene.

Solche sehen wir sowohl an den Venen wie an den Arterien. An den **Arterien** sind zweierlei Arten von Puls zu unterscheiden: beide sind als pathologische Erscheinungen anzusprechen:

1. kann ein arterieller Puls derart auftreten, daß die Zentralarterie oder die Arterien während der Diastole des Herzens kollabieren und sich in jeder Systole wieder füllen. Dieses Phänomen können wir künstlich dadurch hervorrufen, daß wir mit dem Finger unserer linken Hand einen Druck auf das untersuchte Auge ausüben. Übersteigt dieser Druck eine gewisse Grenze, so tritt eben dieser geschilderte Arterienpuls ein, steigern wir den Druck noch weiter, so bleibt das Arterienrohr auch während der Systole kollabiert. Diese Art von Arterienpuls kommt also durch ein vermehrtes peripheres Hindernis zustande, in erster Linie durch intraokulare Drucksteigerung. Über die hierzu nötige Höhe des intraokularen Druckes soll sogleich gesprochen werden. Wenn wir nämlich ein normales Auge spiegeln, so ist auch ein Venenpuls gelegentlich zu beobachten, es gehört anscheinend nur eine geringe Beeinträchtigung der Herzaktion dazu, um ihn auftreten zu lassen, denn wir sehen ihn bei Chlorotischen und Anämischen, messen ihm also keine ernstere Bedeutung bei. Aus dem konstanten — nicht pulsierenden — Fließen des Blutstromes in der Zentralvene

muß man m. E. schließen, daß der intravenöse Druck an dieser Stelle den intraokularen Druck noch übertrifft, denn sonst müßte der intraokulare Druck das
Venenrohr zum kollabieren bringen. Dadurch würde dann eine venöse Stase
erzeugt, und durch die so erzeugte Blutdrucksteigerung der Verschluß wieder
gesprengt; bei einem Venenpuls muß also der intravenöse Druck beständig um
die Höhe des intraokularen Druckes herum schwanken, letzteren also konstant
angenommen, was genau genommen nicht der Fall sein dürfte. Das erste, was bei
Glaukom eintritt, ist also der Venenpuls. Steigt der intraokulare Druck noch
weiter, so muß eine weitere Steigerung des Blutdruckes durch die intravenöse
Stase auftreten, um die Venen wieder zu öffnen. Durch diese unter immer
höherem Druck einsetzende Stase werden die Kapillaren erweitert, bis sich der
arterielle Druck (der Art. centr.) ziemlich ungeschwächt bis in die Vene fortsetzen kann. Erst wenn der intraokulare Druck die Arterien selbst an Binnen-
druck übertrifft, kann es zum Arterienpuls kommen; nach klinischen Messungen
zwischen 60 und 80 mm Hg mit dem Schiötzschen Tonometer festgestellt.
Erst noch höhere Steigerungen würden also die Arterien dauernd komprimieren.
Nehmen wir als obere Grenze des auf die genannte Weise zu messenden intraokularen Druckes 15—25 mm Hg, im Durchschnitt also 20 mm, so müßte der
normale Venendruck ca. 25—30, der normale (arterielle) Druck in den Zentralarterien 40—50, der gesteigerte 60—80 betragen.

Auch bei Stauungspapille kann die Arterie so komprimiert werden, daß
Pulsationen entstehen. Es dürfte aber doch sehr fraglich sein, ob das rein mechanische Moment genügen dürfte, um so hohen Druck zu ermöglichen. Ich möchte
eher entzündliche Reizungen oder dergleichen, jedenfalls komplizertere Ursachen, annehmen.

2. Die arteriellen Pulsationen können aber auch einen anderen Charakter annehmen, d. i. den der systolisch verstärkten Schlängelungen. Es ändert sich
dabei also nicht das Lumen des Gefäßes, sondern dessen äußere Gestalt. Der
Gefäßbogen wird während der Systole schärfer gekrümmt, rundet sich wieder
in der Diastole. Solche Pulsationen treten auf bei einer verstärkten vis a tergo,
also bei arterieller Drucksteigerung, wie wir sie bei Aorteninsuffizienz,
Aortenaneurysma, einigen angeborenen Herzfehlern, endlich bei Morbus
Basedowii finden, dazu gehört aber ein biegsames, also noch relativ junges
Arterienrohr. Ferner muß die arterielle Drucksteigerung eine intermittierende,
keine konstante sein, denn bei arteriosklerotischen Drucksteigerungen weit über
200 RR sehen wir keinen Puls.

An den Venen sind derartige Pulsationen in Form verstärkter Schlängelungen bei jeder Systole nicht bekannt, sie füllen sich stärker und zeigen auch
verstärkte Schlängelung, doch sind das chronische konstante Veränderungen
und nicht akute Schwankungen.

Venöse Pulsationen im Sinne des Kollabierens hat in den seltensten Fällen
eine wirklich pathologische Bedeutung und wurde oben — soweit es nötig
erschien — erwähnt.

Blutungen in der Netzhaut.

Blutaustritte in der Netzhaut haben stets eine ernste Bedeutung, wie wir
bereits bei Neuritis opt. und Stauungspapille gesehen haben: Eine einzige
kleine Blutung charakterisiert gewisse Veränderungen am Sehnerveneintritt
sofort als pathologisch. Nun kann aber auch jede sonstige Veränderung am
Augenhintergrunde fehlen und einzig und allein ein Blutaustritt auftreten.
Ob die Netzhautblutungen aus den Arterien oder Venen stammen, ist nach der
Farbe des Blutes schwer zu unterscheiden, denn dichtere Blutansammlungen

sehen dunkler, dünnere Schichten heller aus. Auch nach dem Alter der Blutungen ändert sich die Farbe. Das differentialdiagnostisch Wichtigste erscheint mir die Lokalisation: was sich in der Nähe der Arterien hält, stammt aus diesen, während streifenförmige rote Striche, die die Venen begleiten, aus letzteren stammen dürften. Bei den Konjunktivalblutungen haben wir gesehen, daß diesen eine pathologische Bedeutung kaum zuzusprechen ist, indem sie nach Husten, Niesen usw. selbst bei den gesundesten Kindern auftreten können. Mit den Retinalblutungen hat es eine wesentlich andere Bewandtnis. Natürlich können innere und äußere Traumen gelegentlich eine Retinalblutung bedingen, doch gehören dazu schon recht kräftige Insulte. Bei einem sonst gesunden Mann werden wir für einen, wenn auch noch so kleinen retinalen Bluterguß einen Husten- oder Niesanfall nur in den seltensten Fällen verantwortlich machen, und eine solche anamnestische Angabe überhebt uns nicht der Verpflichtung, eine genaue körperliche Untersuchung zu veranlassen, denn eine Netzhautblutung ist einem Schlaganfall durchaus gleichzusetzen. Die Urinuntersuchung

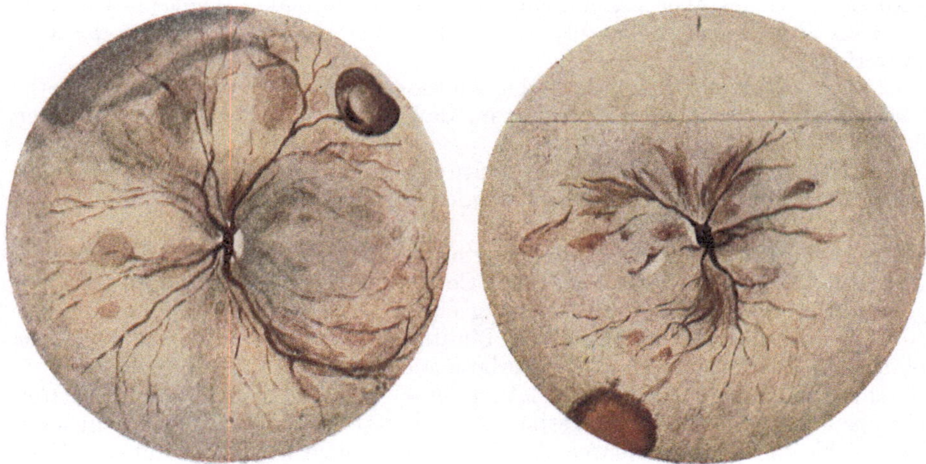

Abb. 130a.
Abb. 130b.

Blutungen im Auge eines Neugeborenen (gezeichnet nach den äquatorial geöffneten Augen).

auf Albumen und Saccharum muß unbedingt vorgenommen werden, die Wassermannsche Reaktion des Blutes ist zu prüfen, der Blutdruck nach Riva Rocci zu messen. Das „Blutbild" muß festgestellt werden bei Verdacht auf Leukämie, Polycythämie, Anämie, besonders perniziöser, Chlorose und Sepsis, Purpura, Morbus maculosus, Skorbut, bei einer Reihe von Intoxikationen (Phosphor, Schwefelsäure, Alkohol, Arsen, Blei), bei Infektionen (Malaria, Influenza, Typhus, Miliartuberkulose, Syphilis u. a.), bei Kachexien verschiedener Ursache (bei Karzinom, Botriocephalus latus, Ankylostomum).

Außerdem kommt in Betracht eine Reihe von lokalen und allgemeinen Zirkulationsstörungen; von lokalen: Gefäßschädigungen bei Neuritis opt. und Stauungspapille, Embolie, Glaukom, von allgemeinen: verschiedene Herzfehler, Pulmonalstenose, Mitralinsuffizienz, Suppressio mensium.

Zu den durch allgemeine Zirkulationsstörungen bedingten zu rechnen sind vermutlich auch die Retinalblutungen bei Neugeborenen, welche doppelseitig und in großer Anzahl bei normalen Entbindungen auftreten können und die man, wenn sie in der Macula lutea auftreten, wohl für die kongenitale Amblyopie vielleicht zum Teil verantwortlich machen kann (s. d.).

Bekanntlich wird die Netzhaut nur in ihren inneren, glaskörperwärts gelegenen Schichten durch das System der Art. centr. ernährt, während die äußeren (aderhautwärts gelegenen) Schichten von der letzteren per diffusionem ernährt werden. Als oberster Grundsatz ist festzuhalten, daß alle Blutungen aus den Netzhautgefäßen selbst stammen. Jedenfalls kann bei intakter Lamina elastica die Aderhaut sich hier nicht beteiligen, wenn auch zuzugeben ist, daß nach Zerreißung dieser Membran durch Traumen oder einen Chorioidalherd eine Blutung zwischen Retina und Aderhaut aus letzterer stammen kann, doch ist dies sicherlich die Ausnahme.

Nach dem ophthalmoskopischen Befund der Blutungen unterscheiden wir vier — auch in der Prognose wesentlich verschiedene — Gruppen:

1. Die Blutungen der ersten Gruppe sind diejenigen zwischen Netzhaut und Pigmentepithel. Nehmen sie größere Dimensionen an, so spricht man wohl von Amotio retinae haemorrhagica. Auch deren Blut stammt aus der Netzhaut, indem sich hier wohl zunächst ein Hämatom der inneren Schichten ausbildet, welches aber pigmentepithelwärts durchbricht. Wenigstens besitze ich zwei Bulbi eines Neonatus, an denen dieser Entstehungsmodus deutlich zu verfolgen ist.

2. Die zweite Gruppe ist die der Blutungen innerhalb der äußeren Netzhautschichten, wir erkennen sie daran, daß die feineren Netzhautgefäße vor ihnen liegen.

3. Die dritte Gruppe ist die der Blutungen innerhalb der inneren Netzhautschichten; wir erkennen ihre Lage daran, daß auch die gröberen Gefäße noch vor ihnen zu erkennen sind.

4. Endlich die Blutungen der vierten Gruppe decken auch die gröbsten Netzhautgefäße, liegen also zwischen Corp. vitr. und Retina oder, wie eine genauere mikroskopische Untersuchung ergeben hat, doch noch innerhalb der Retina, aber unmittelbar unter der Limitans interna, so daß man von einer blutigen Abhebung dieser Basalmembran reden kann (s. Abb. 131).

Die Prognose der Blutungen ist nun eine ganz verschiedene: die der ersten Gruppe ist, wenn die Amotio retinae zentral sitzt — auch wenn sie recht klein ist — schlecht, denn die Neuroepithelien nehmen, auch wenn das Blut resorbiert wird, ihre Funktionen nicht wieder auf. Die Prognose der Gruppe zwei und drei ist besser, aber immerhin noch bedenklich genug, da durch ausgedehnte Blutaustritte die nervöse Substanz zerrissen wird. Diese Wirkung entspricht etwa ihrer Größe und der Nähe zur Fovea maculae. Die Prognose der letzten Gruppe ist — trotz ihrer alarmierenden klinischen Erscheinungen gut. Auch wenn große doppelseitige präretinale Hämatome das Sehen fast vernichtet haben, so kann man dem Patienten doch die beste Hoffnung machen, es kann durchaus Restitutio ad integrum eintreten.

Dieses ist die Prognose quoad visum, anders — nämlich ganz dem ursächlichen Allgemeinleiden entsprechend — ist die Prognose quoad vitam:

Die unten zu besprechenden rezidivierenden Blutungen bei jungen „sonst gesunden" Leuten, besonders männlichen Geschlechtes, haben vielleicht noch die beste Prognose quoad vitam, erheblich schlechter schon ist diese bei Leuten in den 40er Jahren, zumal wenn Nephritis und Atherom vorliegt; ist letzteres syphilitischer Natur, so erscheint, je nach der Therapie, die Prognose vielleicht sogar wieder etwas besser. Am trübsten sind die Aussichten bei Leuten in den 50er Jahren oder anfangs der 60er, denen nach der ersten Netzhautblutung oft nur noch wenige Jahre beschieden sein dürften.

Ein Krankheitsbild für sich bilden die rezidivierenden „Glaskörperblutungen" bei jugendlichen Individuen, bei denen man sonst meist nichts Pathologisches bei der körperlichen Untersuchung finden kann. Auffallend überwiegt das männliche Geschlecht, welches über doppelt soviel Patienten für dieses Leiden stellt als das weibliche.

Plötzlich, ohne irgendwelche äußere Veranlassung, manchmal ausgelöst durch eine geringe körperliche Anstrengung (Niesen u. dgl.) erblindet ein Auge mehr oder weniger vollständig, ja die Schädigung der Sehkraft kann bis zur Amaurose gehen.

Die Iris zeigt dann sehr bald die Zeichen der Imbibition mit Blutfarbstoff, d. h. eine blaue oder graue erscheint grünlich (hämatogene Heterochromie). Wochen und Monate kann es dauern, bis Resorption soweit wieder eingetreten ist, daß der Visus meßbar wird. War im Anfang mit dem Augenspiegel kein rotes Licht zu erhalten, so sieht man nun die groben schwarzen Flecken vor dem roten Augenhintergrund umherschwimmen. Bei seitlicher Beleuchtung, besonders bei weiter Pupille, sieht man, besonders bei frischen Blutungen, oft die dunkelrote Farbe des Blutes hinter der Linse. Einige Monate oder Jahre kann

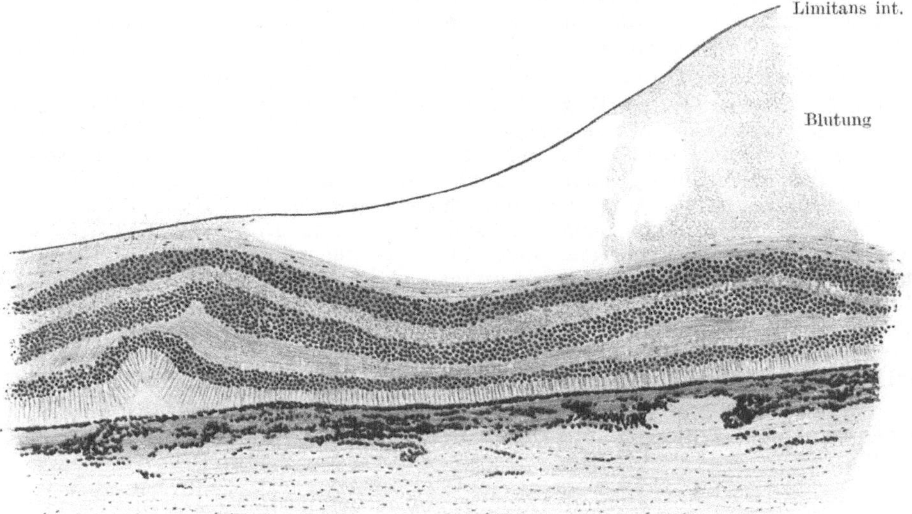

Abb. 131. „Präretinale" Blutung. Abhebung der Limitans interna.

alles gut gehen, dann tritt das Rezidiv auf demselben Auge ein oder die Blutung zeigt sich nun auf dem anderen. Das erste Auftreten fällt meist in die Zeit der Pubertät. Daß diese Blutungen aus dem Corp. ciliare stammen sollen, war früher die allgemeinere Annahme, daß sie aus der Retina kommen, wird jetzt meist angenommen, wobei noch zu erörtern bleibt, ob sie von den Arterien oder von den Venen geliefert werden. Ätiologisch kommt vermutlich eine angeborene sowohl wie eine erworbene Brüchigkeit der Netzhautgefäße in Frage: Hämophilie, Herzhypertrophie und Polycythämie, Anämie, Lues (besonders die hereditäre), Malaria, Tuberkulose, Purpura, endogene Intoxikationen und Infektionen. Angiosklerose von der Art der Periarteriitis und Periphlebitis mit grauen knötchenförmigen Einlagerungen in die Gefäßwände sind mehrfach — auch in unserer Klinik — beobachtet worden. Gerade letztere legten den Gedanken an eine tuberkulöse Erkrankung nahe, zumal bei Tuberkulinreaktion gelegentlich lokale retinale Irritationen auftraten. Ich glaube auch selbst eine günstige Beeinflussung durch lange fortgesetzte Tuberkulinkur öfter gesehen zu haben.

Was oben über die Prognose der Netzhaut- und Glaskörperblutungen quoad visum gesagt wurde, bedarf insofern einer gewissen Erweiterung, als bei den rezidivierenden Formen verschiedenster Ätiologie einige Folgezustände auftreten können, die die Prognose erheblich trüben können, d. i. die sog. Retinitis proliferans externa und interna und die Amotio retinae. Bei älteren Leuten — aber auch bei jugendlichen — kommt dazu noch das Glaukom.

Blutungen, die in den inneren Schichten der Netzhaut entstehen, können sowohl nach dem Pigmentepithel wie nach dem Glaskörper durchbrechen, im ersten Falle können sie zur Retinitis proliferans ext., im letzteren zur Retinitis proliferans int. Veranlassung werden. Es sind bindegewebsartige Organisierungen mit Neubildung von Gefäßen, die bei Schrumpfungsvorgängen leicht zur Amotio retinae führen können. Aber auch, wo eine Amotio retinae sicher noch nicht vorhanden ist, ist die klinische Entscheidung dieser Frage oft schwierig. Es kommt hier sehr auf eine sorgfältige Gesichtsfeldmessung mit Untersuchung des Farben- und besonders des Lichtsinnes an. Auch Tonometrie, Diaphanoskopie, diasklerale Durchleuchtung können die Antwort schuldig bleiben. Zumal die Retinitis proliferans ext. kann leicht mit Amotio ex tumore maligno verwechselt werden und zu unnötigen Enukleationen Veranlassung geben. Die Retinitis proliferans int. ist häufig noch schwieriger von der Amotio ret. zu unterscheiden und geht gar nicht selten in diese über.

Ein 50 Jahre alter Herr B. kam zu mir wegen einer Altersbrille. Es fand sich ein geringer myopischer Astigmatismus, mit Korrektur fast volle Sehschärfe, aber in der Makula einige winzige Blutpunkte, die auf meine Frage, ob er sich sonst gesund fühle und nicht irgendeine Krankheit überstanden habe, auf einen Keuchhusten bezogen wurden. Die Urinuntersuchung ergab 5% Saccharum. Dieser Diabetiker wurde sofort in sachgemäße Behandlung gegeben. Der Zucker ließ sich bald ganz zum Verschwinden bringen. Pat. fühlte sich bei mäßig strenger Diät durchaus wohl, die Blutungen gingen aber weiter und wurden, trotz aller angewendeten Mittel, immer ausgedehnter und führten auf dem einen Auge zu einer den Glaskörper fast ausfüllenden Retinitis proliferans int. mit Erblindung. Auf dem anderen Auge entwickelte sich Retinitis diabetica apoplectica mit Glaskörperblutungen und Amotio retinae.

Der Fall ist ein trauriges Beispiel dafür, daß die Heilungen des Diabetes leider oft keine Heilung der okularen Symptome bedeuten (s. unter Diabetes S. 408).

Ein weiterer, oben schon erwähnter Folgezustand der rezidivierenden Blutungen verschiedenster Ätiologie ist die intraokulare Drucksteigerung. Wenn wir auch im einzelnen vielleicht nicht jeden Fall befriedigend erklären können, wenn wir z. B. bei einer arteriellen Thrombose (oder Embolie) eher Druckverminderung statt des Glaukoms erwarten würden, so ist allen Fällen gemeinsam doch die lokale oder allgemeine Arteriosklerose, deren Beziehung zum Glaukom ja nicht zu verkennen ist.

Weiße Flecke in der Netzhaut.

Eines der häufigsten Augensymptome sind weiße (mehr gelbliche, grauweißliche) Flecke in der Retina. Zum Teil können diese zweifellos aus Blutungen hervorgehen, indem diese verschiedene Rückbildungsprozesse eingehen, die unter Resorption des Blutfarbstoffes zu Verfettungen führen, die, mit dem Augenspiegel betrachtet, als weiße Flecke imponieren. Das gleichzeitige Vorhandensein von Blutungen, namentlich solche älteren Datums (dunkleren Farbtones), die Ausbreitung solcher Flecke in der Richtung und Nachbarschaft der Blutgefäße, besonders der Venen, sprechen sehr für die Herkunft der weißen Flecke aus Blutungen. Fehlen aber letztere, so ist zu bedenken, daß sich ja die Nervenfasern ganz in der gleichen Weise vom Optikus aus in der Netzhaut ausbreiten wie die Gefäße, daß also Veränderungen an den Nervenfasern selbst sehr ähnliche Bilder bedingen können. Zunächst zu erinnern ist hier daran, daß die

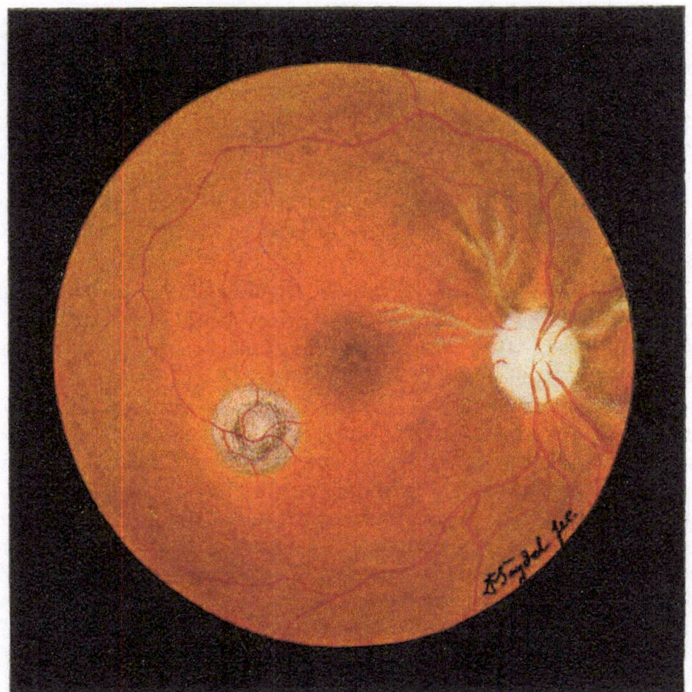

Abb. 132. Tuberculosis retinae abgeheilt (nach Groenow Gr. Sac. S. 705).

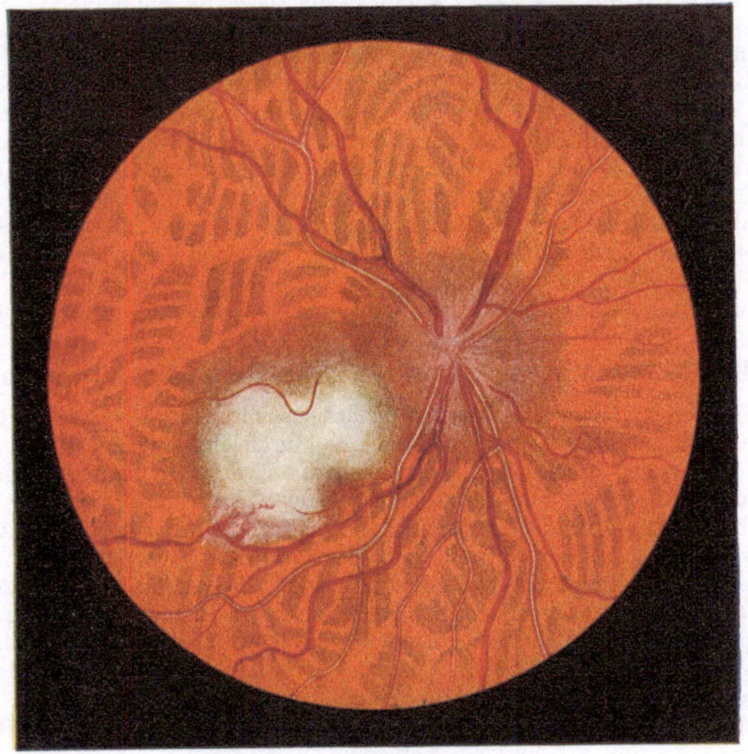

Abb. 133. Tuberculosis retinae.

markhaltigen Nervenfasern nicht unbedingt ihren Anfang an der Papille zu nehmen brauchen, und daß einzelne, namentlich dünnere Büschel, auch plötzlich mitten in der Netzhaut auftreten können. Die Unterscheidung ist hier nicht immer leicht. Ich erinnere mich eines solchen Plaques markhaltiger Nervenfasern, der für eine ischämische Retinaltrübung gehalten wurde, bis die absolute Konstanz des Befundes an obige harmlose Auffassung denken ließ. Jede Veränderung des ophthalmoskopischen Bildes deutet ja auch hier bei der Auffassung des Wesens der weißen Flecke auf etwas Pathologisches, die Konstanz auf harmlose, etwa angeborene Dinge.

Enthält das Blut besonders viel weiße Blutkörperchen, so versteht man, daß die Blutungen von vornherein blasser, graurötlich aussehen, und daß bei Leukämie grauweißliche, oft prominente Herde in der Retina auftreten, die nur eine blutige Einfassung zu haben scheinen.

Weißliche — „markweiße" — Flecken können — ohne daß Blutungen vorangegangen wären — in der Netzhaut auftreten, wenn die Achsenzylinder der Nervenfasern in charakteristischer Weise aufquellen und zur Bildung von rundlichen, oft prominenten Herden führen, der sog. varikösen Hypertrophie der Nervenfasern (s. Abb. 137). Hierfür scheinen in erster Linie toxische oder septische Prozesse in Frage zu kommen. Denn auch eigentliche Kokken- oder Bakterienmetastasen können gelblichweiße, rundliche Herde bedingen, die indes durch die sie bald begleitenden Erscheinungen der akuten Retinitis supp. verschleiert werden dürften. Ferner sehen wir gelblichweißliche Flecke verschiedener Größe mit der Neigung zusammenzufließen, besonders in der Makula bei den als Spritz- und Sternfiguren beschriebenen Veränderungen, die wir auf krankhafte Prozesse in der Zwischenkörnerschicht beziehen, und die wohl meistens als fibrinreiche Transsudate oder geradezu als Exsudate aufzufassen sind. Mit Osmium geben solche Herde keine Schwarzfärbung, wohl aber färben sie sich mit Safranin intensiv rot in Form der sog. „Faserkörbe", die zum großen Teil aus Fibrin bestehen dürften (s. Abb. 134). Auch Lipoidsubstanzen mit Doppelbrechung sind in den letzten Jahren mehrfach beschrieben worden. In seltenen Fällen können auch tuberkulöse Herde in der Netzhaut wie in der Aderhaut in Form runder, gelblichweißlicher Flecke auftreten. Schließlich können auch die als Verrucae oder Drusen der Glaslamelle, meist durch Senium bedingte Prozesse, ähnliche Bilder darbieten. Solche hellen Flecken können also die verschiedensten harmlosen, aber auch schwer zu bewertenden Ursachen haben, so daß sie auch dem geübten Ophthalmoskopiker gelegentlich rechte Verlegenheiten bereiten und eine Entscheidung oft erst nach längerer Beobachtung gestatten können.

Die Netzhautbeteiligung bei Allgemeinerkrankungen.

Alle Retinalerkrankungen hat man früher schlechterdings Retinitis genannt und wenig Rücksichten darauf genommen, daß in vielen — vielleicht den meisten Formen von einer Entzündung nicht wohl die Rede sein kann. Ausgedehnte Netzhautblutungen hat man als Retinitis apoplectica in diese Serie der Retinitiden eingereiht. Aber auch der moderne Begriff der Angiopathia retinalis albuminurica, diabetica usw. will mir nicht unbedingt für alle Fälle passend erscheinen, da er so ausschlaggebenden Wert auf die Gefäße legt und höchstens für die apoplektischen Formen vollberechtigt wäre. Vielleicht ist es noch voraussetzungsloser, einfach von Netzhautbeteiligung bei dieser oder jener Allgemeinerkrankung zu sprechen, da für manche derselben die sichere anatomische Grundlage noch nicht eindeutig festgestellt ist.

Die Retina besteht im wesentlichen, wie schon oben bemerkt, aus zwei Blättern, deren vorderes (inneres) aus Nervenfasern, Ganglienzellen und innerer Körnerschicht besteht und von den Netzhautgefäßen versorgt wird. Das äußere Blatt dagegen setzt sich aus den äußeren Körnern den Neuroepithelien und dem Pigmentepithel zusammen und wird zum großen Teil per diffusionem von der Aderhaut ernährt.

Dementsprechend kann die Netzhaut sowohl von der Aderhaut aus, wie auch vom Sehnerven oder dessen Gefäßen aus in Mitleidenschaft gezogen werden. Daher stammen die noch immer üblichen Begriffe der Chorioretinitis und der Neuroretinitis. Aber auch wenn Aderhaut und Sehnerv keine pathologischen Verhältnisse in irgend einem Stadium der Krankheit dargeboten haben, können wir oft streng zwischen einer Retinitis der inneren oder einer solchen der äußeren Schichten unterscheiden.

In welcher Weise wir nun an den Netzhautblutungen erkennen können, in welcher Tiefe sich die Prozesse hauptsächlich abspielen, wurde oben dargelegt.

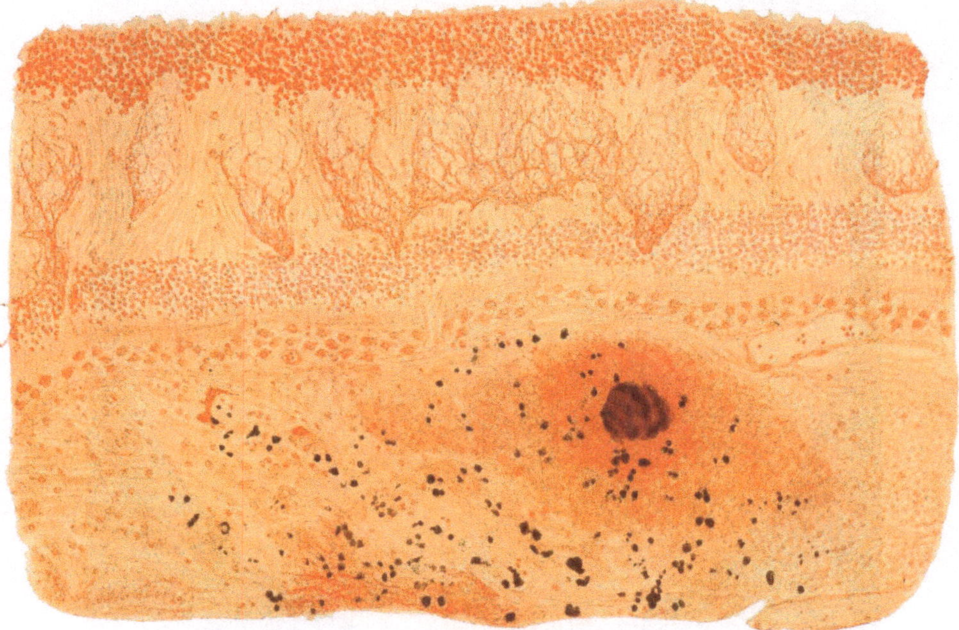

Abb. 134.   Anatomisches Bild von Retinitis albuminurica.   Osmium-Saffraninfärbung. Verfetteter Herd in der Nervenfaserschicht.   „Faserkörbe" in der Zwischenkörnerschicht.

Auch an den weißen Flecken der Netzhaut war besprochen und gezeigt, wie wir aus gewissen Formen und Farben mit einiger Wahrscheinlichkeit auf diese oder jene Ursache hingewiesen werden. Jede derjenigen allgemein wirkenden Noxen, welche die weiter unten zu beschreibenden typischen Netzhautbeteiligungen bedingen, kann sich nun auch dauernd einzig und allein in roten oder weißen Flecken äußern. Dann kann man, wenn diese nicht besonders charakteristisch sind, aus ihnen meist nicht allein die Diagnose stellen. Wo die Netzhautbeteiligung aber recht typisch ist, genügt oft ein Blick mit dem Augenspiegel, um die schwere Allgemeinerkrankung festzustellen.

Die Retinitis der inneren Schichten charakterisiert sich also durch Blutungen und durch Trübungen, welche die Blutgefäße zum Teil verdecken, durch verfettete Blutungen, Transsudationen, Exsudate, Nervenfaserverquellungen. Oft sind die Blutgefäße stärker gefüllt und geschlängelt. Die Retinitis

der äußeren Schichten läßt alles das vermissen, statt dessen stehen im
Vordergrund Veränderungen in der Aderhaut, die ihrerseits primär degenerative
Zustände der Blutgefäße oder auch echte Entzündungen darstellen. Demnach ist
der klinische Verlauf verschieden. Da sich die Anfänge der Erkrankung, die Aderhautveränderungen, hinter der Tapete des Pigmentepithels abspielen, ist zunächst oft sehr wenig zu sehen, obwohl sehr mannigfaltige subjektive Beschwerden
vorhanden sind: Flimmern, Metamorphopsie, Lichtsinnstörungen.   Meist erst,
wenn das Pigmentepithel in Mitleidenschaft gezogen ist, vermag der Augenspiegel die sichere Diagnose zu stellen.   Grauliche, graugelbliche Bezirke heben

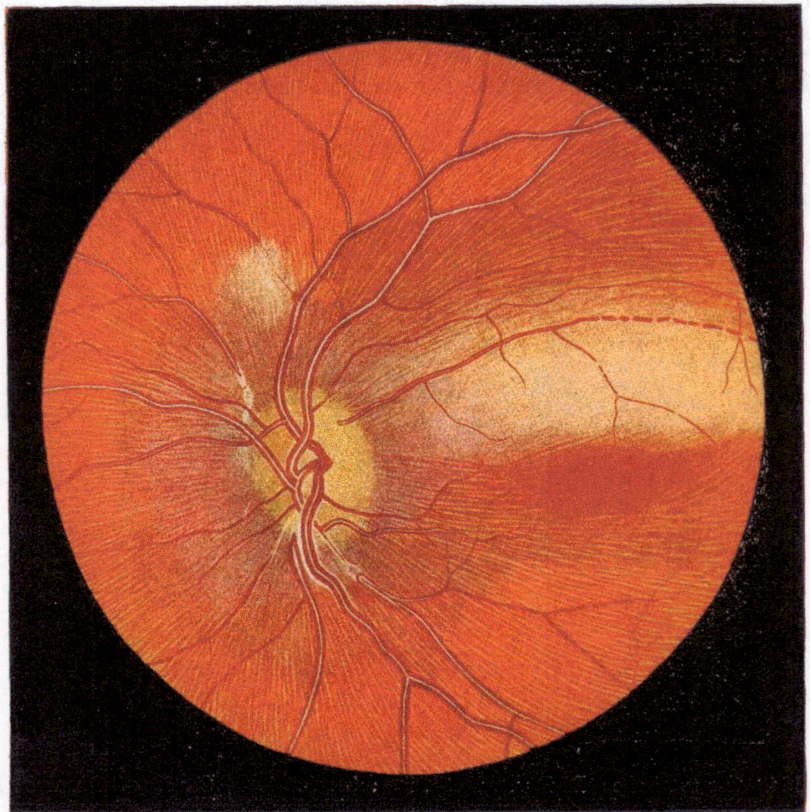

Abb. 135.   Arterielle partielle Thrombose bei Albuminurie.

sich mangelhaft hier und da von der normal roten Umgebung ab. Erst wenn
die Schrumpfung der Infiltrate eintritt, wenn das Aderhautgewebe mitsamt
dem Pigmentepithel atrophiert, zum Teil wohl auch wuchert, wird ein weißer,
schwarz umrandeter Herd sichtbar.

Die Netzhautbeteiligung bei Nephritis.

Optikus und Retina können bei Nephritis in der verschiedensten Weise beteiligt werden. Oben erwähnt wurde die zunächst einseitige Neuritis opt., dann
die doppelseitige, die einseitige Stauungspapille, diese kombiniert mit Neuritis
opt. der anderen Seite, endlich die doppelseitige Stauungspapille. Kombinieren
können sich diese Sehnervenveränderungen nun mit Blutungen oder mit weißen
Flecken in der Netzhaut oder mit beiden gleichzeitig.

Ist nun der Sehnerv gesund oder doch fast gesund, stehen die Blutungen im Hintergrunde und sind in erster Linie charakteristische weißgelbliche Flecke sternfigurenartig in der Makula einsei.ig oder häufiger doppelseitig angeordnet, so sprechen wir von typischer „Retinitis" albuminurica. Es ist ja zuzugeben, daß solche Makulaveränderungen auch bei Stauungspapille infolge Hirntumors vorkommen können, dann ist aber mehr die Stauungspapille als solche differential diagnostisch zu bewerten und spricht ihrerseits ja in erster Linie für Tumor cerebri, nicht für Albuminurie. Zu bedenken ist aber, daß bei Nephritis chronica nicht immer Albumen im Urin vorhanden zu sein braucht, mißt man in solchen Fällen den Blutdruck nach Riva Rocci, so wird man ihn oft erhöht finden, was ja mit einer gewissen Wahrscheinlichkeit für Schrumpfniere oder für Arteriosklerose oder für den zwischen beiden so oft zu beobachtenden Circulus vitiosus spricht. Auch die oben geschilderten Stern- oder Spritzfiguren führt man heutzutage meist auf Blutgefäßerkrankungen zurück. Intima- und wo solche vorhanden, Adventitiaverdickungen bei den Arterien, verbunden mit Wucherung der elastischen Elemente, führen zu Thrombosen in den kleinen Gefäßen, zu Ernährungsstörungen, ischämischen Trübungen, zu Trans- oder Exsudationen, zur varikösen Degeneration der Nervenfasern — also zu Prozessen die sich uns im Augenspiegelbild als weiße Flecke darstellen.

Erhebliche Sehstörungen braucht auch die doppelseitige typische Retinitis alb. nicht zu machen. Treten solche auf, so sind meist größere Gefäßäste thrombosiert, was man mit dem Augenspiegel erkennen kann. Die Urämie als solche bedingt keine Netzhautbeteiligung, sondern durch Zerebralaffektion hervorgerufene Sehstörung; sie macht doppelseitige Hemianopsie. Diese erkennt man daran, daß erstens die Retinae normal sind, daß die Pupillarreaktion normal ist, was eine Stammaffektion des Optikus ausschließen läßt, und daß, wo Restitutio eintritt, dies oft unter dem Bilde der einseitigen Hemianopsie geschieht. Manchmal ist der letzte Rest der urämischen Sehstörung eine einseitige (relative) Farbenhemianopsie, die dann schließlich auch noch verschwinden kann. Das gleiche wäre zu sagen von der eklamptischen Amaurose.

Es kann sich nun bekanntlich eine Nephritis mit Urämie oder Eklampsie kombinieren; hatte die Nephritis eine typische Retinitis bedingt, so ist gleichwohl die schwere Sehstörung nicht auf die Netzhautaffektion zu beziehen.

Die häufigste Form der zugrunde liegenden Nephritis ist die chronische Schrumpfniere, nur ausnahmsweise finden wir ursächlich akutere Prozesse, eher schon noch ab und zu die Nephritis gravidarum.

Die prognostische Bedeutung der typischen Retinitis alb. ist die, daß etwa die Hälfte aller Patienten innerhalb der zwei Jahre nach dem Auftreten der Netzhautbeteiligung ad exitum kommen und daß die wenigsten noch das vierte Jahr erleben. Wesentlich besser ist die Prognose der Ret. alb. bei der Graviditätsnephritis. Wichtig ist dies besonders für die Frage des künstlichen Abortes, der bei reiner Graviditätsnephritis nur selten, bei Schrumpfniere schon eher diskutiert werden dürfte, doch kann eine scharfe Trennung zwischen beiden sehr wohl Schwierigkeiten bieten.

Sicher ist übrigens, daß auch die typische Retinitis alb. und auch die „Schrumpfniere" heilen kann. Ob es sich in solchen Fällen um typische Schrumpfniere gehandelt hat, wird sich meist nachträglich nicht mehr feststellen lassen. Hier dürften wohl meist Verwechslungen mit syphilitischer Nieren- oder Gefäßaffektion, die ähnliche Retinitiden bedingen, vorliegen. Ein Herr beklagte sich bitter darüber, daß er durch das Votum seines Arztes, der Schrumpfniere mit Netzhautentzündung konstatiert habe, in einen weniger verantwortlichen Posten versetzt sei und er könne seine Zurückversetzung nicht durchsetzen, obwohl die Diagnose, daß er ein Todeskandidat sei, nun schon über zehn Jahre zurückliege. War die Diagnose richtig, so gehört dieser teils Bedauerns- teils Beneidenswerte jedenfalls zu den seltenen Ausnahmen, die uns aber das Recht geben, den Patienten nicht alle Hoffnung zu nehmen.

Die Netzhautbeteiligung bei Diabetes.

Diese dürfte in der Mehrzahl der Fälle in atypischer Weise stattfinden: rezidivierende kleinste und größere Blutungen, gelbe und weiße Flecke, Retinitis proliferans int. und ext. Immerhin glaube ich auch eine typische Form annehmen zu sollen, welche häufig einseitig auftritt, den Optikus frei läßt und sich in kleinsten hellen, an der Grenze der Wahrnehmbarkeit stehenden Punkten in der Makula ausspricht. Mit dem Augenspiegel sehen wir dies nur bei stärkerer

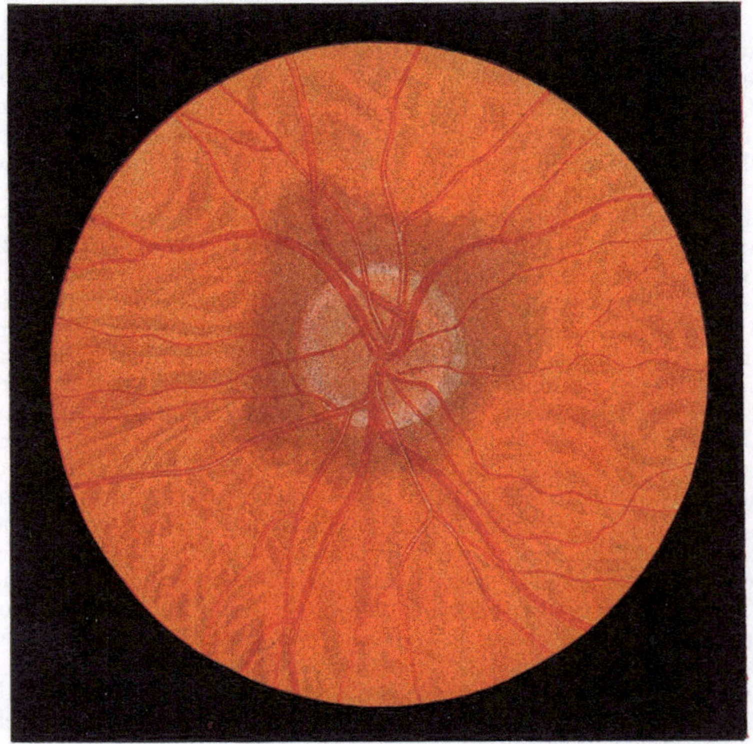

Abb. 136.   Fundus bei Leukämie.

Vergrößerung im aufrechten Bilde. Nur ausnahmsweise werden diese so groß, daß man sie auch im umgekehrten Bild sieht. Dieses Bild ist nicht mit Unrecht dem „Sternhimmel" verglichen worden. Durch geeignete Diät können sämtliche diabetischen Augenaffektionen günstig beeinflußt werden, die Regel ist dies aber keineswegs. Gelegentlich hat man geradezu den gegenteiligen Eindruck.

Die vitale Prognose wird namentlich durch die Beteiligung der optischen Leitungsbahnen recht getrübt, wenn auch nicht im selben Maße wie bei der Albuminurie. Im allgemeinen kann man wohl sagen, daß die Hälfte der Patienten mit diabetischer Augen-, besonders Netzhautbeteiligung innerhalb von zwei bis drei Jahren ad exitum gelangt; das vierte oder fünfte Jahr dürften die wenigsten erleben.

Oft kombiniert sich nun Albuminurie und Diabetes: die Prognose wird dadurch nur trüber, die Deutung der einzelnen Augenspiegelbilder aber schwieriger.

Die Netzhautbeteiligung bei Leukämie.

Sie findet in mehrfacher Weise statt, wovon zwei Formen als typisch gelten können.

Atypische Formen stellen die Neuritis opt., die Stauungspapille, die Neuroretinitis, die zentrale Retinitis (ähnlich der albuminurischen und diabetischen) und die Netzhautblutungen dar. Auch Thrombosen auf leukämischer Basis dürften hierher zu den atypischen Komplikationen gerechnet werden.

Typisch erscheint mir das stets doppelseitige Bild des „Fundus leucaemicus" (s. Abb. 136): Papille hyperämisch, Retina leicht getrübt, Arterien und besonders Venen stark gefüllt und geschlängelt, Reflexstreifen kaum sichtbar, daher besonders die Venen bandartig — nicht zylindrisch — aussehend, Gefäße schlecht begrenzt, leicht eingescheidet, Arterien und Venen in der Farbe wenig different. Die Gesamtfarbe des Augenhintergrundes ist gelblich-bräunlich („Schokoladenfarbe").

Als zweite typische Form möchte ich die öfter schon einseitige, äquatoriale „Retinitis" leucaemica betrachten, graue oder grauweißliche Flecke — von Papillengröße und kleiner — mit blutigem („sanguinolentem") Rand, gelegentlich deutlich prominent nach dem Glaskörper zu, so daß die Bezeichnung als

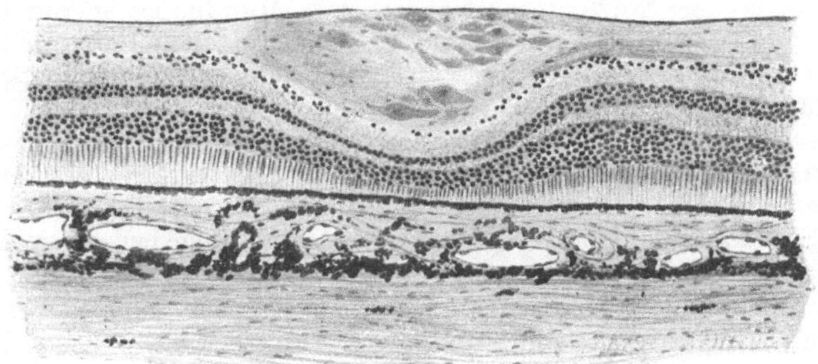

Abb. 137. Variköse Hypertrophie der Nervenfasern.

Netzhautlymphome nicht unpassend erscheint. Diese beiden typischen leukämischen Netzhautbeteiligungen können sich natürlich mit allen atypischen kombinieren, doch sind namentlich die ersten oft so charakteristisch, daß es nicht schwierig ist, aus dem Augenspiegelbild das Allgemeinleiden zu erkennen. Meist handelt es sich um lienale und myelogene, sehr selten um die lymphatische Form der Leukämie.

Wilbrand und Sänger zitieren einen Fall von Leukämie aus der Literatur mit den Erscheinungen eines Gehirntumors mit Sehstörungen auf beiden Augen. Erst die Autopsie ergab die Diagnose der Leukämie mit Lymphom in dem Mark und der Rinde des Gehirnes, desgleichen in den inneren Körnerschichten der Netzhaut. Der Augenspiegel dürfte hier ohne weiteres die Aufklärung gegeben haben.

Erhebliche Sehstörungen sind meist nicht vorhanden. Über die vitale Prognose der Retinalkomplikationen scheinen größere Statistiken, die zahlenmäßige Angaben gestatten, nicht zu existieren.

Netzhautbeteiligung bei Anämie und Chlorose.

Die Anämie kann die Retina und den Optikus in verschiedener Weise beteiligen: Neuritis opt., Stauungspapille, Blutungen, Thrombosen. Charakteristisch dürfte vielleich folgendes Bild besonders für die perniziöse Form der Anämie sein (s. Abb. 138): Der Optikus ist sehr blaß, fast atrophisch, wegen des mangelnden Hämoglobingehaltes des Blutes, die Grenzen erscheinen leicht verwischt wegen der Trübung der benachbarten Netzhautpartien, die Blutgefäße sind weniger deutlich sichtbar, können auf der Papille fast verschwinden, da sie von der weißen Unterlage durchstrahlt werden, sie scheinen am Papillenrand abzubrechen, d. h. plötzlich aufzuhören. Dieses Symptom können wir schon konstatieren, wenn der Prozentgehalt des Blutes an Hämoglobin unter 40 % sinkt, was bei der Anämie und Chlorose ja relativ schnell eintreten kann. Bei hochgradiger Anämie sind die Blutgefäße kaum zu finden, ihr Inhalt erscheint wässrig, man erstaunt, daß unter solchen Bedingungen die Funktionen nicht nennenswert zu leiden brauchen. Treten nun einige Blutungen auf, denen massenhafte Blutaustritte nach einigen Tagen folgen, so dürfte der Exitus letalis unmittelbar bevorstehen.

Netzhautbeteiligung bei Sepsis und Kachexie.

Charakteristisch — bis zu einem gewissen Grade — sind für die Sepsis, kryptogenetische Septikopyämie nach Cholelithiasis, fieberhaftem Ikterus, Nephrolithiasis, Pyelonephritis, zerfallenden Karzinomen der weiblichen Genitalien und andere Erkrankungen, markweiße Plaques, die ohne Blutungen hier und da in der Netzhaut auftreten. Die Anordnung entspricht keiner Regel, die Größe erreicht die der Papille, übertrifft sie selten. Meist scheint es sich um variköse Hypertrophie der Nervenfasern zu handeln, welche durch toxische Einflüsse entstanden zu denken ist.

Gelegentlich scheinen diese indes auch durch septische Metastasen, d. h. durch Kokkenembolie und Leukozytenansammlung bedingt sein zu können. Eine schnell folgende weitere Ausbreitung dieser eitrigen Retinitis dürfte hier bald den Einblick verhindern. Solche Prozesse sind auch bei der epidemischen Zerebrospinalmeningitis zu beobachten.

Bei Typhus abd. — einer der typischsten septischen Infektionskrankheiten — sind Retinalerkrankungen indes auffallend selten. Eines einzigen Falles von septischen Plaques (variköser Hypertrophie der Nervenfasern, wie die mikroskopische Untersuchung ergab [s. Abb. 137]) erinnere ich mich unter einer großen Anzahl (annähernd 100) systematisch untersuchter Fälle von Typhus abd.

Netzhautbeteiligung bei Syphilis.

Abgesehen von der unter den Aderhautaffektionen zu besprechenden Chorioretinitis und abgesehen von der meist durch Hirnsyphilis bedingten Neuritis opt. oder Stauungspapille kennen wir eine Retinitis der inneren Schichten (s. Abb. 139), welche mit einer Rötung der Papille und einer derartigen Trübung der Netzhaut einhergeht, daß man den Ort der Papille nur mühsam findet. Auch die Blutgefäße können von der Trübung ganz vergraben sein. Werden sie sichtbar, so sieht man meist eine erhebliche Peri- oder Endoarteriitis, die zu vollständigen Gefäßverschlüssen — partiellen oder totalen — führen können. Vom Verhalten der Gefäße sind die Funktionen abhängig. Trotz guter Sehschärfe und freien Gesichtsfeldes kann über Nacht Erblindung eintreten. Schnelle und hohe Dosen Jod können hier schwere Katastrophen verhüten: eine rechtzeitige Diagnose und klinische Behandlung sind deshalb striktest erwünscht. Meist ist ja die Krankheit bei jungen Leuten oder solchen in den besten Lebensjahren zu konstatieren, so daß für das eigenartige Bild der graurötlichen Netzhauttrübung und für die Arteriitis in erster Linie an syphilitische Ursache zu denken sein wird. Besonders häufig scheint ein gleichzeitiges Auftreten mit Arteriitis des Hirns, so daß die Retinitis syphil. als prämonitorisches Symptom der Frühapoplexie aufgefaßt werden kann.

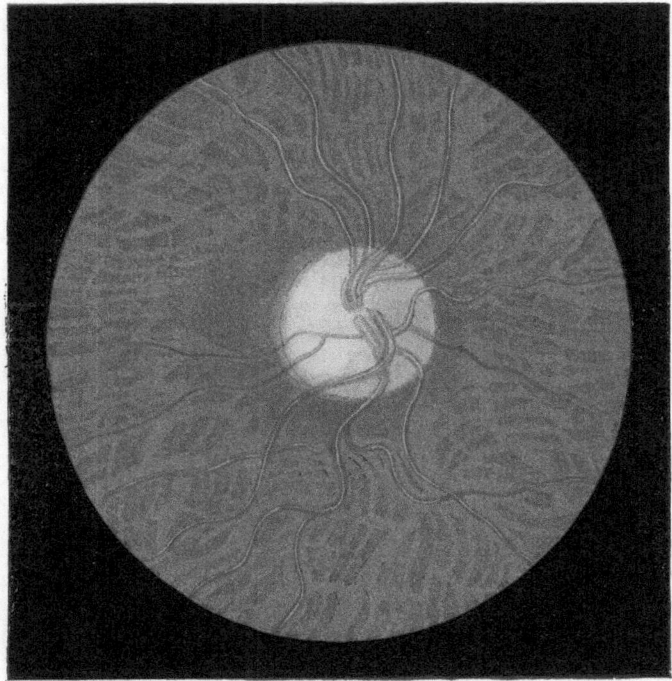

Abb. 138. Fundus anaemicus. „Abbrechen" der Gefäße am Papillenrande.

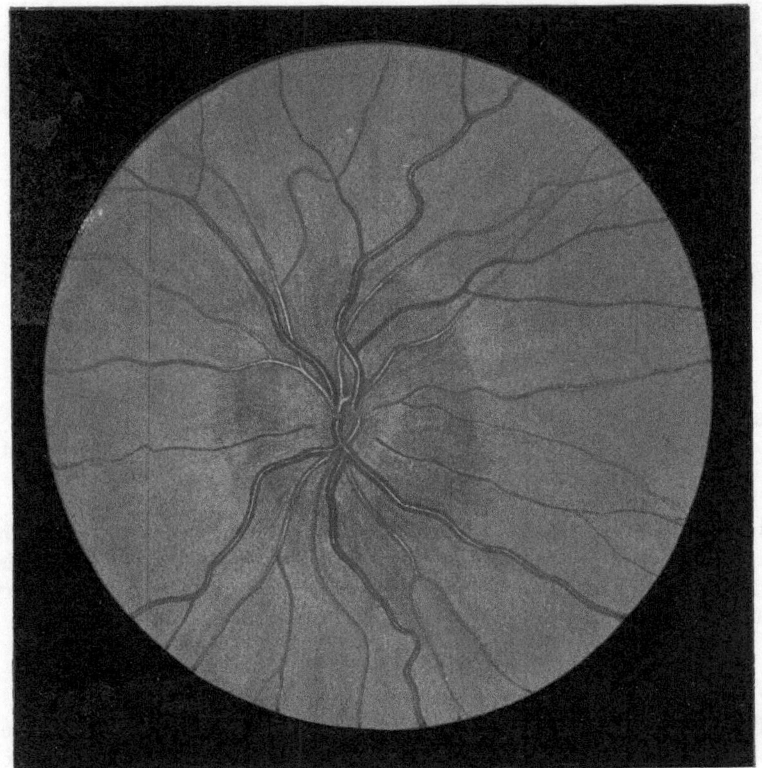

Abb. 139. Stauungspapille mit Übergang in Neuroretinitis syphilitica.

Blutige und gelb-weiße Flecke treten häufig sekundär auf. Staubförmige Glaskörpertrübungen sind eine charakteristische Begleiterscheinung.

Eine nicht seltene Komplikation ist die intraokulare Drucksteigerung.

Netzhautbeteiligung bei Polycythämie.

Der Augenhintergrundsbefund bei Polycythämie ist sehr charakteristisch (s. Abb. 141 u. 149): die Gefäße, ganz besonders die Venen, sind stark gefüllt und geschlängelt, zumal treten Kaliberirregularitäten in der Weise auf, daß die Venen ampullen- und wurstförmige Erweiterungen erkennen lassen. Eine hochgradige venöse Stase chronischer Natur, die zu Ektasierungen der Venen ge-

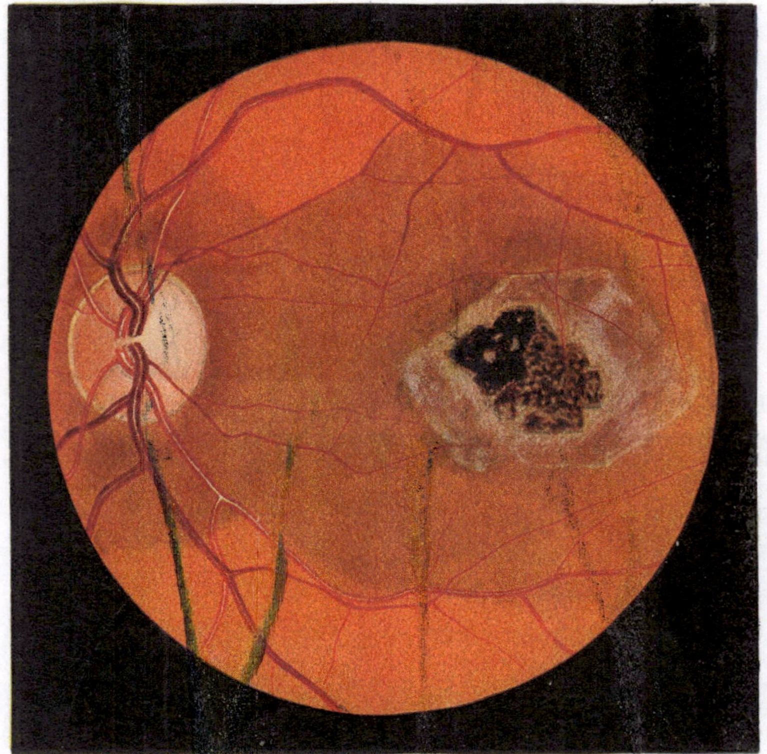

Abb. 140. Chorio retinitis centralis syphilitica.

führt hat. Blutungen gehören nicht eigentlich zum Bilde des Fundus polycythaemicus. Auch der Optikus braucht nicht beteiligt zu sein, kann aber das Bild der Neuritis opt., ja der Stauungspapille zeigen. So sehr das allgemeine klinische Bild der Polycythämie dem der Nephritis chron. ähneln kann, so ist die Differentialdiagnose doch wohl meist möglich, wenn man nur an das immerhin relativ seltene Krankheitsbild der Polycythämie denkt. Gelegentlich kann bei der Differenz der Augenspiegelbefunde der Augenhintergrund den ersten Hinweis bieten. Sehstörungen fehlen.

Netzhautbeteiligung bei Lipämie.

Noch seltener als die vorgenannte Blutanomalie scheint die Lipämie zu sein. Die Netzhautbeteiligung ist aber so charakteristisch, daß in ausgesprochenen Fällen ein Blick mit dem Augenspiegel genügt, um die Diagnose zu stellen (siehe

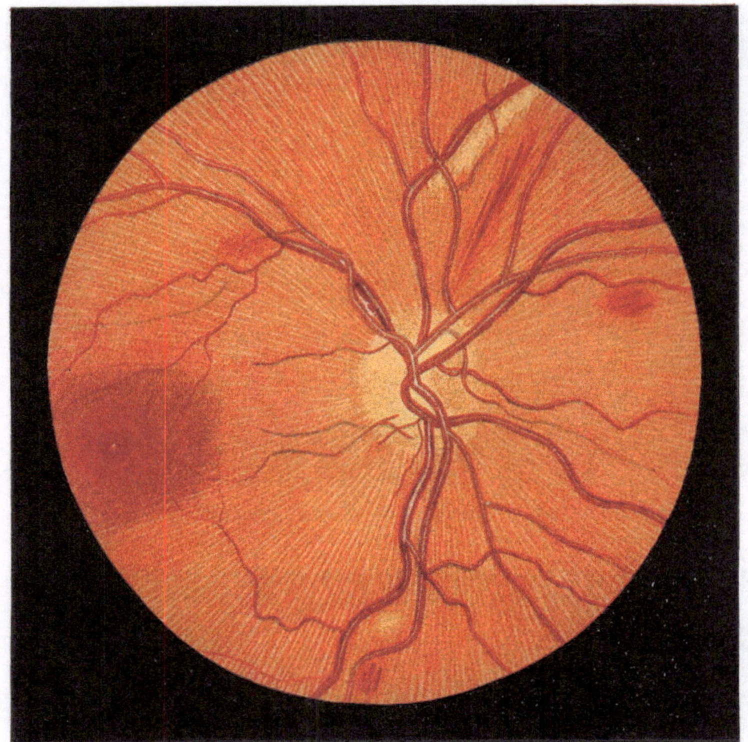

Abb. 141. Fundus bei Polyzythämie und Nephritis.

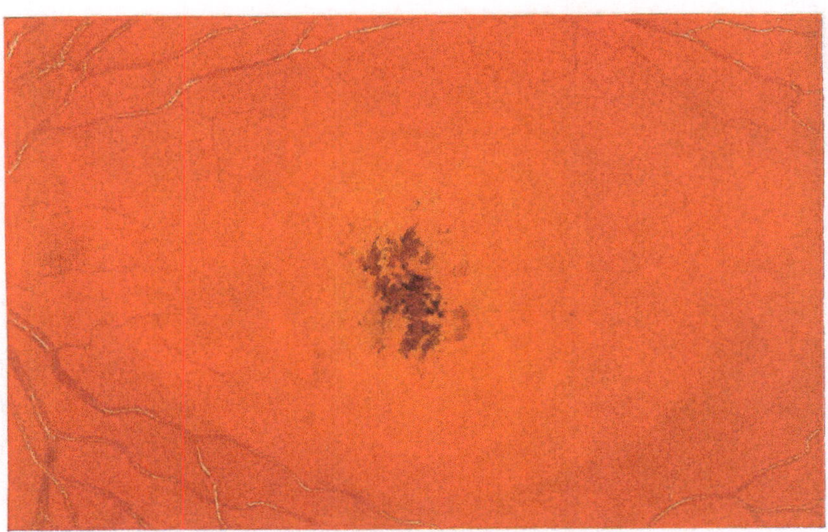

Abb. 142. Retinitis centralis (Affolter, v. Graefes Archiv Bd. 94. Taf. XIII).

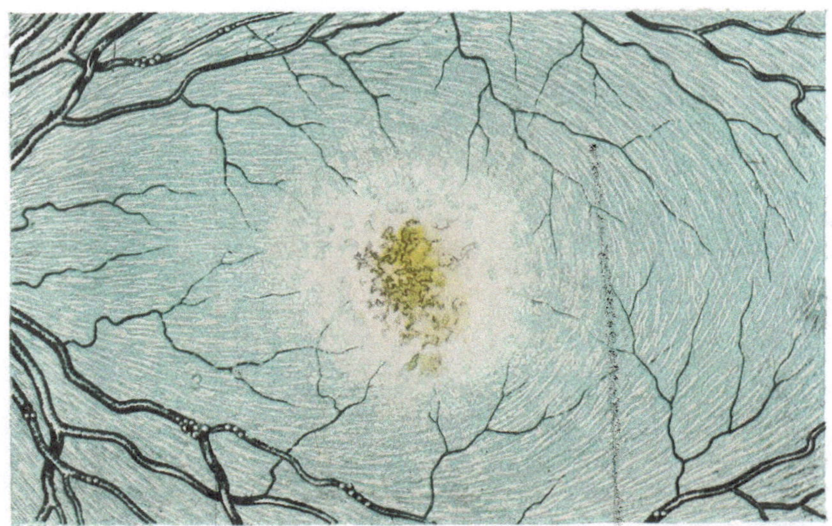

Abb. 143.   Derselbe Fall wie in Abb. 142.

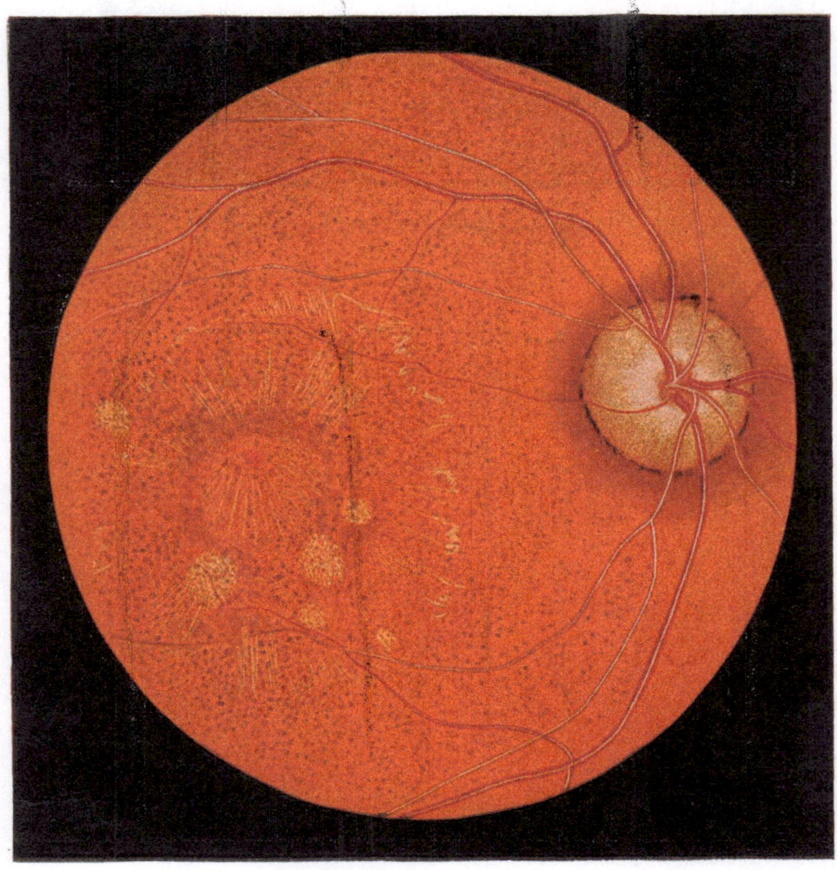

Abb. 146.   Retinitis centralis im gewöhnlichen Licht.

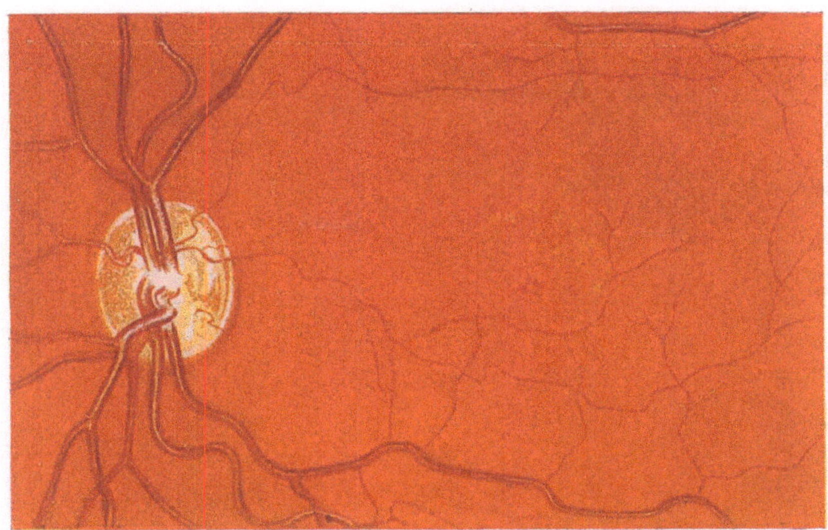

Abb. 144. Chorioretinitis centralis im gewöhnlichen Licht (Affolter).

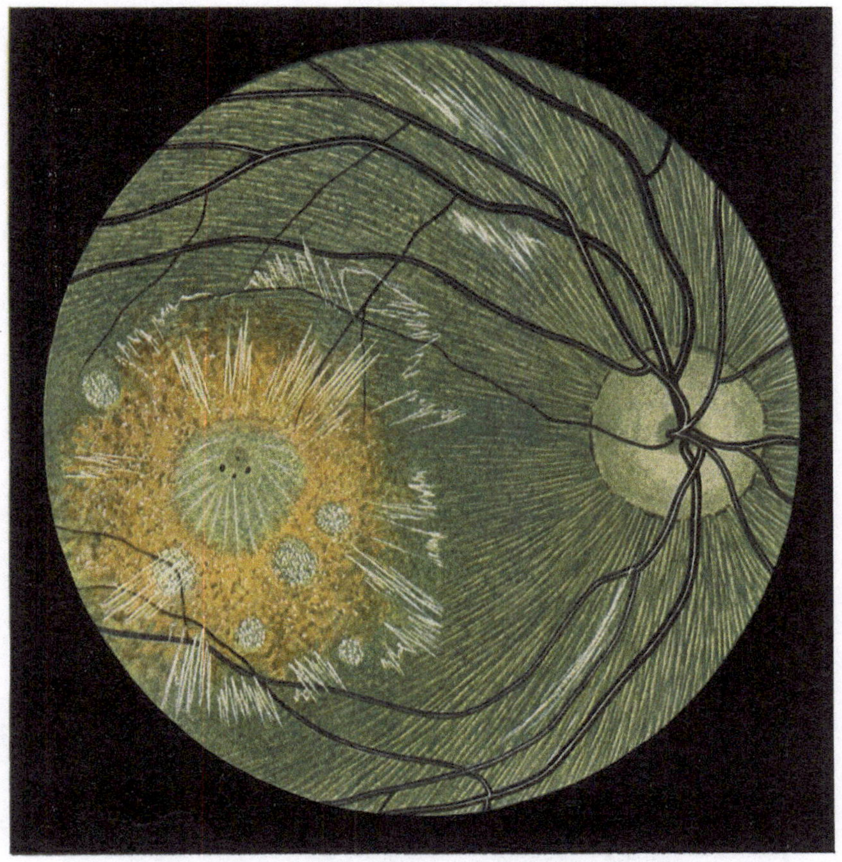

Abb. 147. Retinitis centralis im grünen Licht.
(Der gleiche Fall wie der in Abb. 146.)

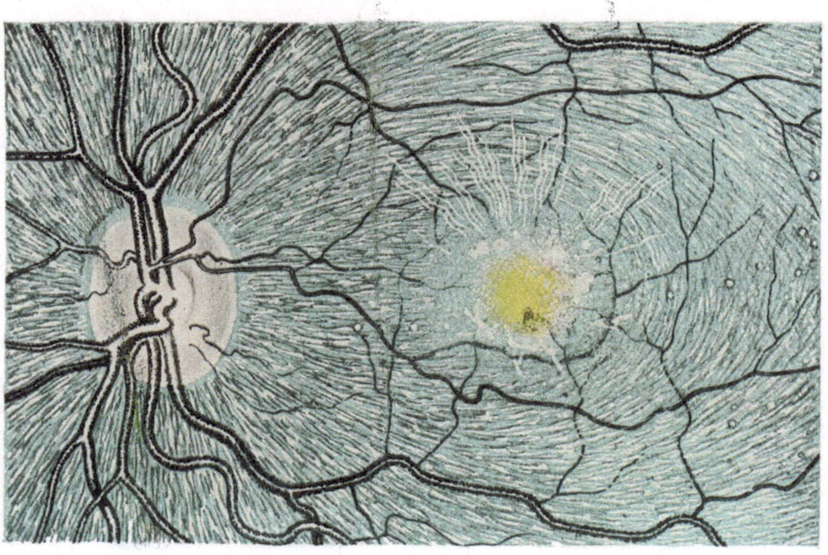

Abb. 145. Chorioretinitis centralis im grünen Licht (Affolter).
(Der gleiche Fall wie der in Abb. 144.)

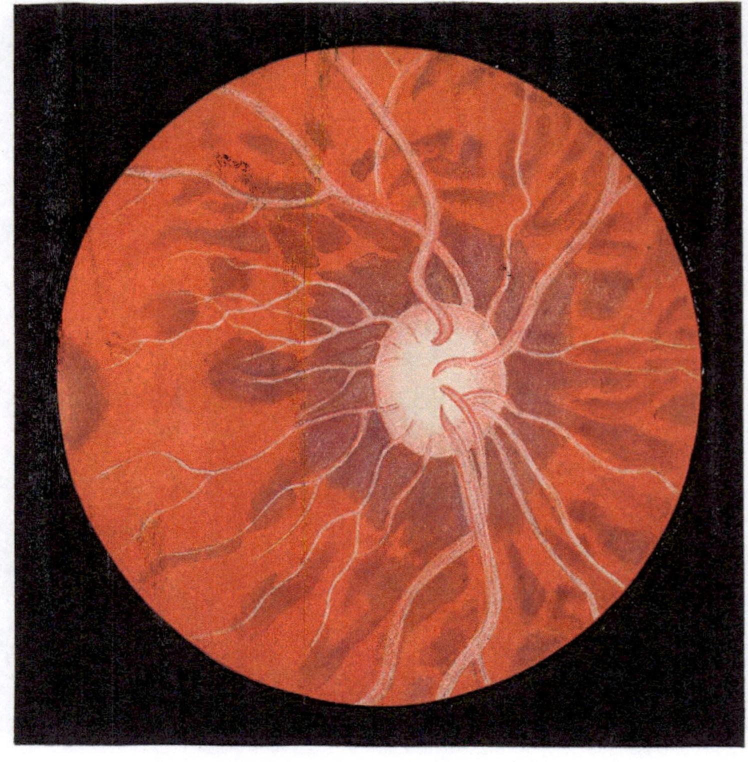

Abb. 148. Fundus lipaemicus.

Abb. 148) und ein Leiden zu erkennen, das an sich ja nur ein Symptom einer schweren Allgemeinerkrankung darstellt, selbst aber sonst klinisch ganz symptomlos verläuft. Die Farbe des Augenhintergrundes ist normal; um so heller, wie mit Milch gefüllt oder „lachsfarben", erscheinen Arterien und Venen, beide wenig different (s. Abb. 148). Die Farbdifferenz gegenüber der Norm wird erkennbar, wenn der Prozentgehalt des Blutes an Fett 4 bis 5 beträgt. Beschrieben sind Fettgehalte des Blutes bis zu $20^0/_0$.

Zumeist dürfte Diabetes zugrunde liegen, und wenn sich Hypotonie der Bulbi hinzugesellt, das Koma unmittelbar bevorstehen.

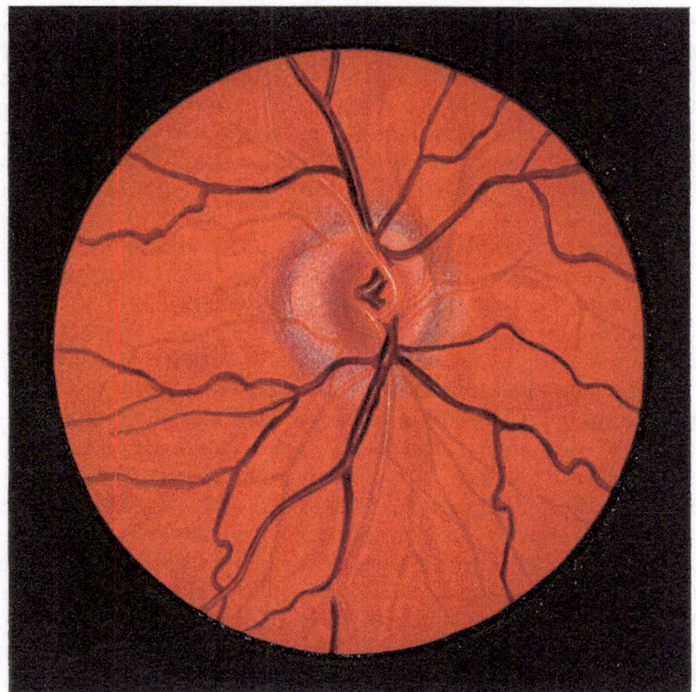

Abb. 149. Fundus polycythaemicus.

Die Netzhautablösung.

Der Netzhautablösung, über deren objektive Diagnose bereits anfangs gesprochen ist, kann ein Allgemeinleiden zugrunde liegen, wenn lokale Erkrankungen fehlen oder zu fehlen scheinen. Wir unterscheiden zweckmäßig Netzhautablösungen mit Tensionsvermehrung und Tensionsverminderung.

Erstere sind in hohem Grade tumorverdächtig. Es kann sich um einen primären Chorioidaltumor handeln, der die Netzhaut zunächst mechanisch vorwölbt und nach Durchbrechung der Lamina elastica unter entzündlichen Erscheinungen eine plötzliche Vergrößerung der nunmehr ex- und transsudativen Amotio bedingt.

Zweitens aber kann der Tumor malignus eine Metastase darstellen, und zwar sehr viel häufiger von einem Karzinom als von einem Sarkom. Nach latenten Karzinomen des Digestionstraktus, der weiblichen Genitalien, der Mamma, nach branchiogenem Karzinom ist hier zu suchen. Auch die Leber verdient sorgfältige Beachtung. In so manchem Fall ist die Aufmerksamkeit erst durch die auftretende Amotio auf den sonst latenten Tumor malignus gelenkt worden. In den ersten Kinderjahren kommt als bösartiger Tumor noch das Gliom, besonders der exophyte Typ in Betracht.

Amotio ret. mit Druckherabsetzung finden wir bei albuminurischer Retinitis und Chorioiditis, wenn sich allgemeine Stauungserscheinungen einstellen. In einem Falle von Retinitis alb., den ich in der medizinischen Klinik in Breslau zu beobachten Gelegenheit hatte, gesellte sich eine doppelseitige Netzhautablösung hinzu, indem allgemeine Ödeme auftraten. Durch subkutane Drainage mit der Curschmannschen Kanüle wurden ca. 20 Liter Transsudat innerhalb einiger Tage abgelassen. Fünf Tage nach diesem Eingriff legte sich die Netzhaut langsam innerhalb von zwei Monaten wieder an. Es traten die für diese Prozesse so charakteristischen Heilungsvorgänge unter subretinaler Streifenbildung ein, indem sich der Visus nicht unwesentlich hob (Fingerzählen in 3 m), nach einiger Zeit traten erneut Ödeme auf, doch rezidivierte die Amotio nicht. Patient kam später ad exitum. Ophthalmoskopischer und anatomischer Befund sind von Uhthoff ausführlich mitgeteilt (Heidelberger Bericht von 1903.

Das Auftreten einer Amotio ret. alb. ist quoad vitam von schlechter Bedeutung. Auch wenn vorübergehend Besserung, ja Heilung eintritt, erfolgt doch bald Exitus unter allgemeinen Stauungsödemen.

Nun kann auch die Ret. alb. gravidarum sich mit Amotio komplizieren, doch ist dann die Prognose wesentlich besser. Von diesen Fällen ist eine ganze Reihe mit Ausgang in Heilung beschrieben worden.

Es kann wohl keinem Zweifel unterliegen, daß es sich in diesen Fällen von Amotio um einen transsudativen Prozeß in der Aderhaut handelt.

Wir kennen aber auch exsudative Prozesse in der Aderhaut, die zur Abhebung der Retina führen können, d. i. z. B. die metastatische Ophthalmie bei Zerebrospinalmeningitis. Ebenso wie wir bei dieser Erkrankung eine eitrige Retinitis beobachten, so sehen wir auch gelegentlich die Metastasen sich primär in der Aderhaut ansiedeln, es bildet sich eine echt entzündliche Amotio chorioideae et retinae mit Ausgang in amaurotisches Katzenauge (Pseudogliom) oder Phthisis bulbi (Uhthoff, Heidelberger Bericht 1905, 32. Versammlung, S. 84).

In dritter Linie kann die Netzhaut durch einen Bluterguß abgehoben sein. Dieses recht seltene Vorkommnis ist stets, wenn nicht traumatisch, durch Arteriosklerose bedingt. Es liegt gewöhnlich ausgedehnte Erkrankung der Retinal- und Chorioidealgefäße vor, doch dürfte das Blut bei intakter Lamina elastica meist aus der Retina stammen.

Im Anschluß an solche größeren retroretinalen Blutungen ist das hämorrhagische Glaukom eine meist verhängnisvolle Komplikation, indem das Auge trotz aller Eingriffe schnell zugrunde geht. Auch die Prognose quoad vitam ist zweifelhaft — ad malam vergens.

Amotio retinae durch Cysticercus cellulosae im Glaskörper (s. Abb. 150) oder hinter der Retina ist heutzutage eine seltene Krankheit, die im Kriege wieder etwas häufiger geworden ist.

Die Ursache zu erkennen, ist, zumal bei retroretinalem Sitz und erheblichen Entzündungserscheinungen manchmal nicht möglich, leicht dagegen im Beginn und besonders bei Sitz der Finne im Glaskörper, wo Kopf und Saugnäpfchen meist deutlich zu erkennen sind. Auch die runde blaugrüne Blase mit dem goldgelben Rand dürfte meist leicht als Cysticerkusblase zu erkennen sein.

Für die **spontane Netzhautablösung** ist in erster Linie die Bulbusdehnung verantwortlich zu machen, wie wir sie bei Myopen finden. Es hat ja auch etwas außerordentlich Plausibles, wenn man berechnet, daß bei einer Myopie von 20 D. die Retina von 5 auf 9 qcm gedehnt wird, daß sie dann einreißt, der verflüssigte Glaskörper sich unter die Retina ergießt und diese ablöst. Die tatsächlich oft zu konstatierenden Risse scheinen ja sehr dafür zu sprechen. Auffällig bleibt immerhin, daß es nicht eben die höchsten Grade der Myopie sind, bei denen wir die Amotio finden, sondern die mittleren von 6—12 D.

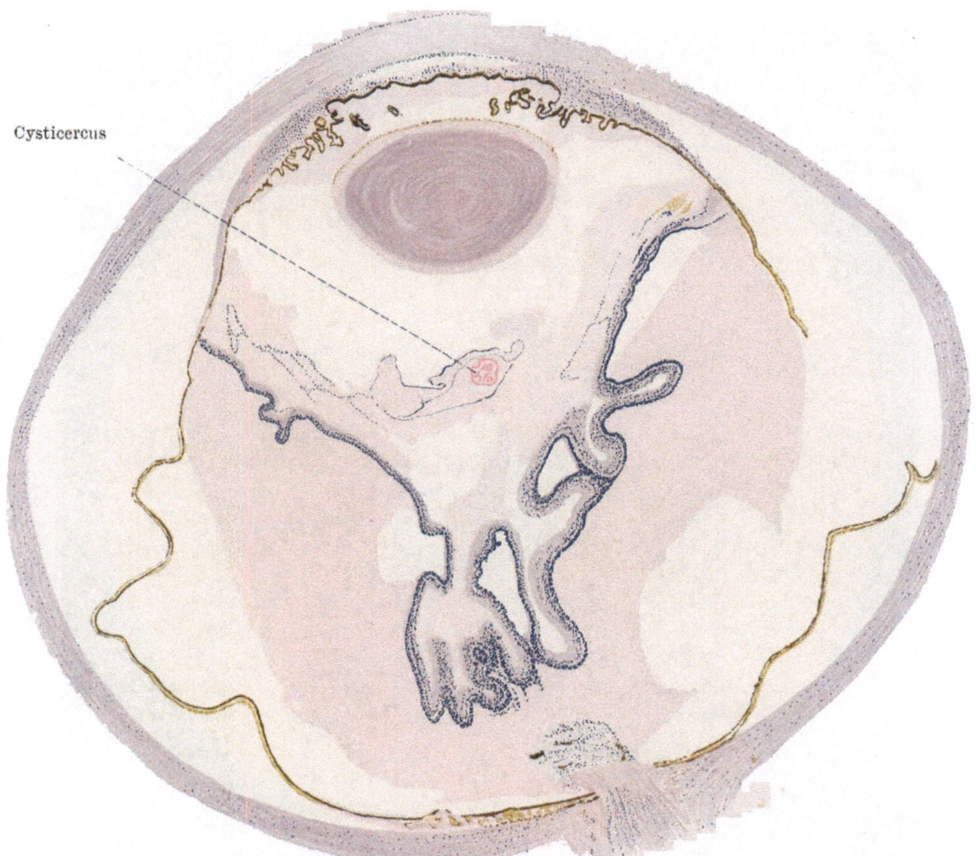

Abb. 150. Cysticercus und amotio.

Möglich ist ja, daß die höheren Grade von Myopie dadurch einen gewissen Schutz gegen diese Gefahr erhalten, daß sich bei starker Bulbusdehnung Dehiszenzen in der Lamina elastica bilden, die zu Verwachsungen zwischen Ader- und Netzhaut führen. Es sind das doch immerhin vereinzelte Stellen, die auf diese Weise festgelötet werden, und daneben wäre meines Erachtens für die Ablösung noch reichlich Platz. Die faserige Degeneration des Glaskörpers, besonders in den vorderen Partien, die fibrilläre Schrumpfung, sagt man, reißt die Netzhaut an der Ora serrata ein. Hat man durch solche Gedankengänge für die myopische Amotio auch mehrfache Deutungsmöglichkeiten, so versagen diese doch mehr oder weniger bei der „spontanen" Amotio im

emmetropen und hyperopen Auge. Bei diesen Überlegungen muß man die Frage
diskutieren, wie erklären sich die Iritiden, die so oft bei der Amotio retinae
sekundär zur Bildung hinterer Synechien führen, und wenn sich dann auch
noch die Linse trübt, zu dem bekannten Bilde der Cataracta complicata führen?
Die verschiedenen hierüber aufgestellten Theorien scheinen mir wenig überzeugend. Da wir subakute und chronische, meist rezidivierende Iritiden kennen,
die sekundär zu Glaskörperstörungen und zu Amotio retinae führen, da ferner
jede, auch die schwerste Iritis, noch leichter aber die chronische, ohne Reste

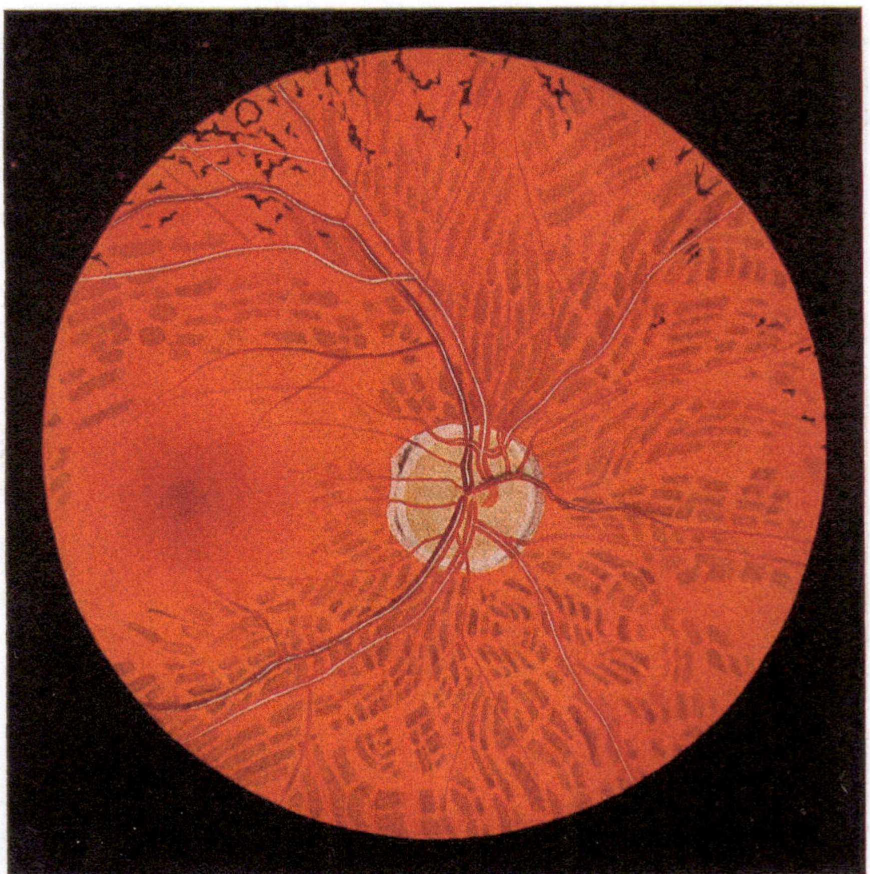

Abb. 151. Retinitis pig. sine pig. im gewöhnlichen Licht.

zu hinterlassen, ausheilen kann, so liegt es nahe, für die „spontane" Amotio
eine latente — oder unbemerkt überstandene — primäre Iridocyklitis anzunehmen und die „sekundären" Iritiden bei Amotio einfach als Rezidiv der
ersteren anzusehen. Manches spricht dafür, so z. B. der positive Ausfall des Ura-
ninversuches. Gibt man (nach Hamburger) einem Erwachsenen 5 g Uranin
(Fluoreszeinnatrium) per os, so verfärbt sich die gesamte Epidermis genau wie
beim Ikterus, in das normale oder nur äußerlich entzündete Auge tritt der
Farbstoff nicht über, wohl aber in das innerlich entzündete oder apoplektische.
Von 6 Ablösungen, die ich selbst auf diese Weise untersuchte, fiel der
Uraninversuch zweimal positiv aus, viermal negativ. Ob der Farbstoff in den

Glaskörper übertritt, entscheidet man, indem man im Dunkelzimmer mit Tageslicht (mit Hilfe eines Loches im Fensterladen) spiegelt. Tritt der Farbstoff in die Vorderkammer, so wird das Kammerwasser grünlich fluoreszieren. 16 Patienten wurden mit Tuberkulin — zunächst mit Alttuberkulin — diagnostisch untersucht: 14 reagierten typisch mit Temperaturanstieg, 3 davon lokal, darunter fanden sich 5 Myopen, 7 Nichtmyopen, bei zwei Fällen ließ sich die Refraktion nicht feststellen. Eine Iritis war primär vorhanden gewesen 2mal, sekundär — wahrscheinlich Rezidiv — 5mal, in 4 Fällen war die Ent-

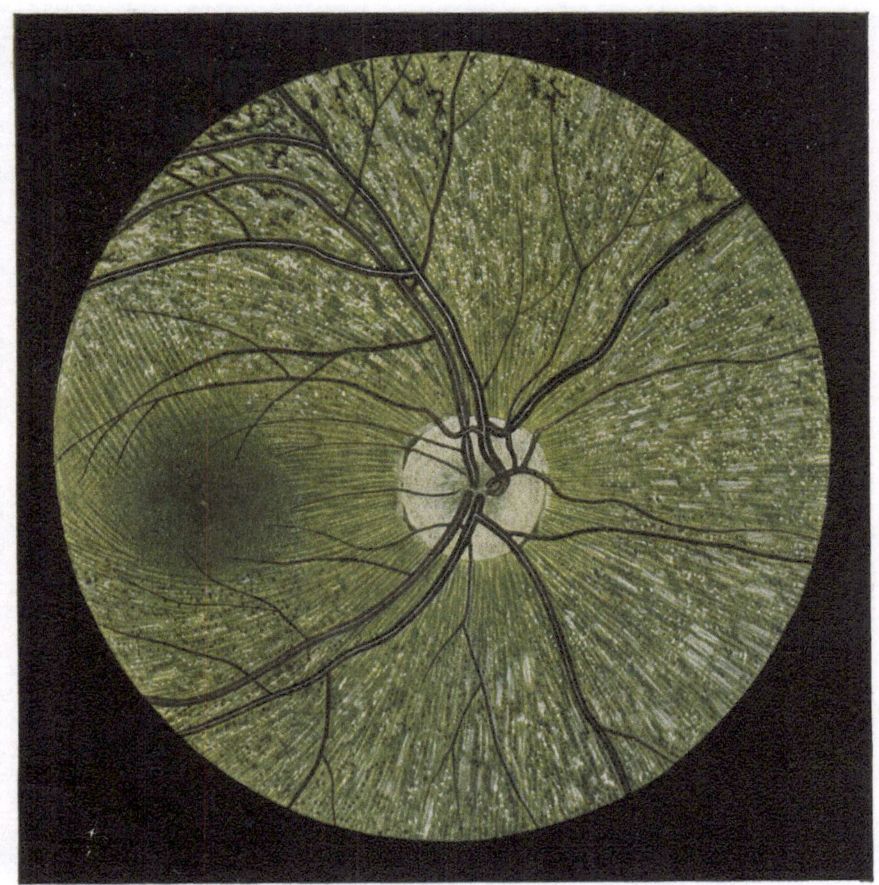

Abb. 152. Retinitis pigmentosa sine pigmento im grünen Licht.
(Derselbe Fall wie Abb. 151.)

scheidung dieser Frage unmöglich. Ein auf $^1/_{20}$ mg A.T. bis 38° C. reagierender Fall von Amotio (mit geringer Myopie) war hervorgegangen aus der Retinitis proliferans int. nach rezidivierenden Glaskörperblutungen bei einem sonst ganz gesunden Postbeamten von 21 Jahren. Ein auf Tuberkulin nur leicht reagierender Fall hatte eine syphilitische Iritis durchgemacht, daran schloß sich später die Amotio, Wassermann war positiv. Es ist dies einer der wenigen Fälle, wo ich die Lues direkt für die Amotio ret. verantwortlich machen möchte. Uraninversuch war stark positiv.

Somit erscheint mir die Lues selten ätiologisch in Frage zu kommen, betreffs der Tuberkulose erlauben die kleinen Zahlen noch kein endgültiges Urteil,

fordern aber dringend zu weiteren Untersuchungen auf (Przygode D. i. Kiel
1912). Als Ursache für die „spontane Amotio" sah man früher auch die Chlorose
an, nach dem oben Dargelegten würde ich beide — die Chlorose wie die Amotio —
mehr als Folge einer latenten Tuberkulose ansehen, doch sind die Akten darüber noch nicht geschlossen.

Das über Amotio Gesagte dürfte genügen, um in jedem Falle eine Allgemeinuntersuchung zu veranlassen. Dor will mehrere Fälle von Amotio durch Tuberkulinkur geheilt haben, doch haben andere Autoren nicht viel Günstiges bisher

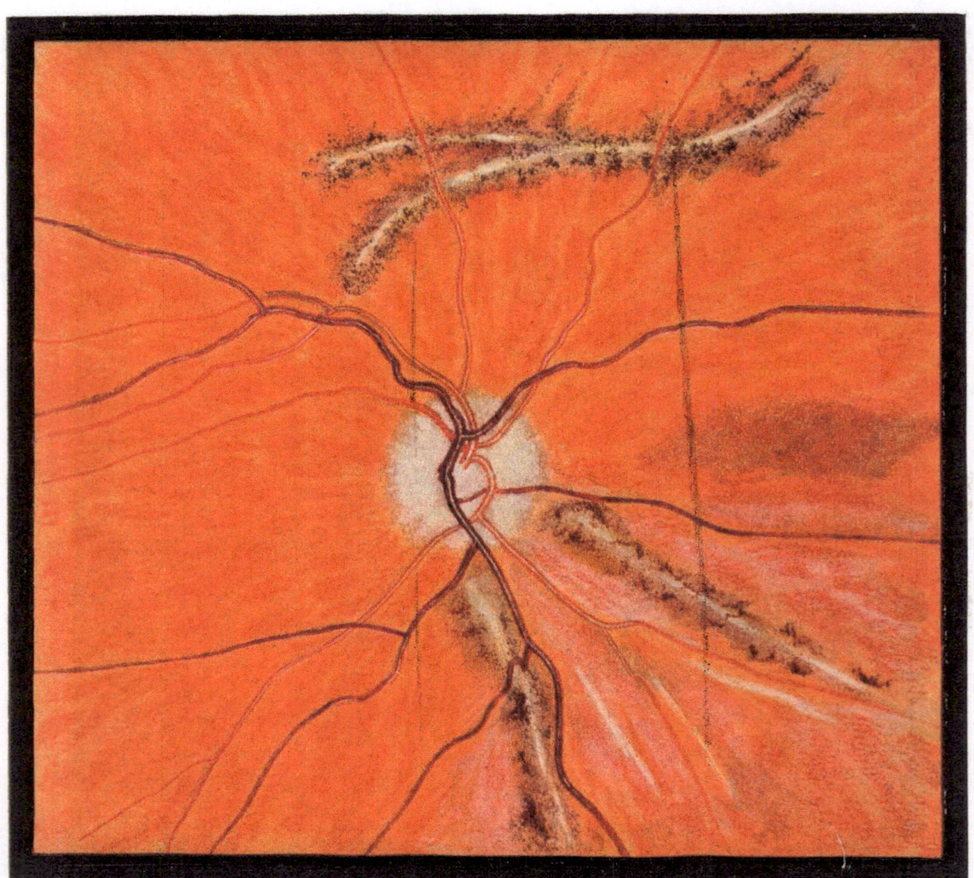

Abb. 153. „Retinitis striata". Netzhautstreifen bei geheilter Ablösung.

berichten können. Zu berücksichtigen ist, daß etwa $10^0/_0$ aller solcher Fälle
Neigung zur Spontanheilung haben, und daß nach therapeutisch herbeigeführter
Heilung die Neigung zu Rezidiven vielleicht noch etwas größer ist als nach
Spontanheilungen, doch ist das natürlich schwer zahlenmäßig nachzuweisen, da
die meisten Fälle nicht dauernd unbehandelt geblieben sind (s. Abb. 151).

Pigmentdegeneration der Netzhaut.

Die Pigmentdegeneration der Netzhaut (früher Retinitis pigmentosa genannt) stellt einen meist typischen, in selteneren Fällen atypischen Symptomenkomplex dar, dessen augenfälligstes Symptom die Pigmenteinwanderung in der
Peripherie der Netzhaut ist: die knochenkörperchenförmigen Pigmen-

tierungen, verbunden in fortgeschrittenem Stadium mit gelber (retinaler) Optikusatrophie. An dieser Stelle sei in erster Linie auf die charakteristischen ophthalmoskopischen Erscheinungen hingewiesen, die in typischen Fällen nicht zu verkennen sind. In seltenen Fällen kann nun die Pigmenteinwanderung ganz in den Hintergrund treten, ja fehlen, so daß man von einer Retinitis pigmentosa sine pigmento gesprochen hat. In solchen Fällen besteht nur die eigenartige Form der Optikusatrophie. Hören wir außerdem von einem außerordentlich langsamen Verlauf der Sehstörung, besonders in der Dämmerung, finden wir eine konzentrische Einschränkung des Gesichtsfeldes, in selteneren Fällen Ringskotom oder atypische Defekte, schlechten Farbensinn und relativ gute Sehschärfe, so dürfte die Diagnose keine weiteren Schwierigkeiten machen. Wohl aber können die größten Schwierigkeiten für diese entstehen, wenn eine chronische Chorioretinitis atrophicans atypischer Form nicht sowohl die für Lues charakteristische Marmorierung oder die „Pfeffer- und Salzperipherie", auch nicht die klumpigen Flecke, sondern Knochenkörperchen ähnliche Pigmentierungen zeigt. Nach langem Bestande kann dabei der Optikus gelb-atrophisch erscheinen. Das Gesichtsfeld ist meist frei, doch kann sich gelegentlich eine konzentrische Einschränkung, sehr viel seltener ein Ringskotom finden. Die Hemeralopie, der schlechte Farbensinn bei leidlicher Sehschärfe können sich auch sehr ähnlich verhalten und doch ist es sehr erwünscht, diese Dinge unterscheiden zu können, denn das zuletzt geschilderte Krankheitsbild ist typisch für hereditäre Lues, eine Noxe, die für die typische Pigmentdegeneration kaum je in Frage kommt. Zwar sind auch Fälle von einseitiger Retinitis pigmentosa beschrieben worden, ferner solche mit zentralen Skotomen, solche mit atypischen Gesichtsfelddefekten, solche auf angeblich hereditär syphilitischer Basis, doch sind das sicher seltenere Ausnahmen, die den Satz nicht umstoßen können, daß die Retinitis pigmentosa fast stets doppelseitig, und zwar sehr gleichmäßig auf beiden Augen ausgesprochen ist, daß zentrale Skotome und atypische Gesichtsfelddefekte gegenüber der konz. Einschränkung und den Ringskotomen sehr zurücktreten, und warum sollte sich schließlich Retinitis pigmentosa und Lues nicht auch einmal nebeneinander finden, ohne daß ein direkter Kausalnexus unbedingt nötig ist. Die genannten Abweichungen im ophthalmoskopischen Bilde wie im Gesichtsfelde bilden aber die Regel bei der Chorioretinitis syph. hered. Auch die Einseitigkeit ist hierbei nicht ungewöhnlich, die Skotome können die verschiedensten Formen zeigen, so daß es nicht allzu schwer sein dürfte, aus allen klinischen Symptomen zusammen zur richtigen Diagnose zu gelangen. Man hüte sich aber, einen etwas abweichenden Augenspiegelbefund allein zu stark zu bewerten.

Über die Ätiologie der typischen Retinitis pigmentosa sind sich die Autoren nicht einig. Die meisten glauben wohl in der Blutsverwandtschaft der Eltern die Hauptursache zu sehen, wenn auch angegeben wird, daß die Krankheit bei den Hindus sehr häufig sei, obwohl dort aus religiösen Gründen dieses Moment völlig wegfalle.

Durch Blutsverwandtschaft werden von verschiedenen Autoren 25—50% aller Fälle erklärt. Von anderen Autoren wird dies Moment ganz geleugnet, aber Einfluß der hereditären Verhältnisse bis zu 50% angegeben, dabei ist es mehr die indirekte und kollaterale Form, seltener die direkte.

Auch die Begleiterscheinungen der Krankheit sprechen dafür, daß es sich nicht um eine lokal bedingte Augenkrankheit, sondern um eine allgemeine, oft familiäre Noxe handelt: angeborene Defekte des Nervensystems, Mißbildungen des Auges und der Glieder, Glaukom, Taubstummheit, Schwerhörigkeit, mangelhafte Intelligenz oder Idiotie, Mikrozephalie, Hydrozephalie, Epilepsie, familiäre amaurotische Idiotie u. a.

Die Netzhautbeteiligung bei der familiären amaurotischen Idiotie.

Unter den Krankheiten, welche sich zur Retinitis pigmentosa als Komplikation hinzugesellen, war soeben die amaurotische Idiotie genannt. In der Tat kann sich diese typische von Tay und Sachs beschriebene Idiotie mit einer Retinitis pigmentosa kombinieren, doch ist das die Ausnahme. Die Regel ist, daß die Netzhaut und der Optikus in anderer Form beteiligt werden, und zwar unter einem sehr charakteristischen Bilde: „In beiden Augen war in der Gegend der Macula lutea ein auffälliger, ziemlich scharf begrenzter großer weißer Fleck, mehr oder weniger rund, der im Zentrum einen braunroten, ziemlich

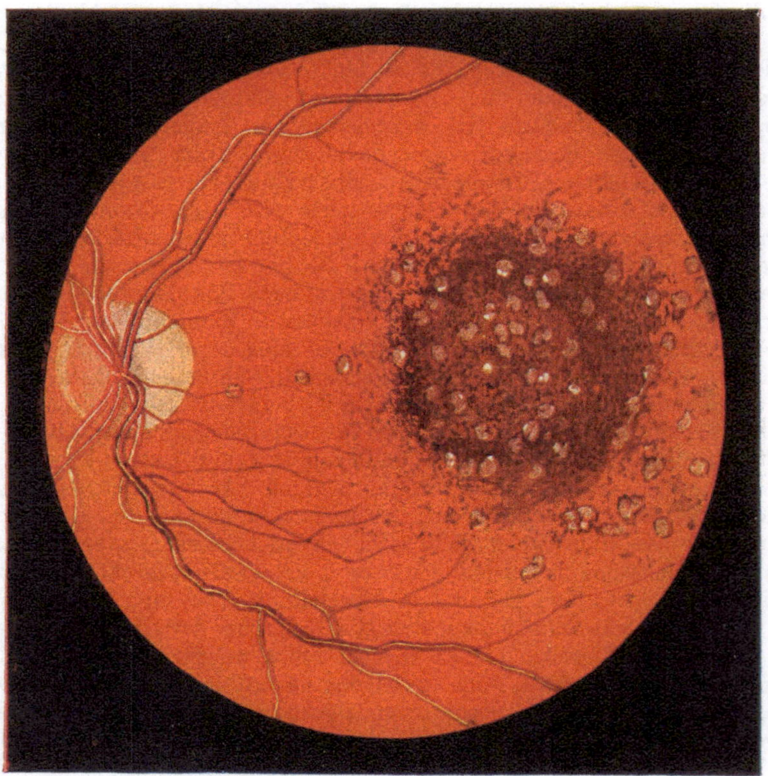

Abb. 154a.   Senile Makuladegeneration im gewöhnlichen Licht.

runden Punkt zeigte, welcher stark mit dem weißen Fleck seiner Umgebung kontrastierte. Dieser mittlere Punkt sah durchaus nicht wie eine Netzhautblutung aus, noch wie eine Pigmentbildung, sondern erschien wie eine Lücke in dem weißen Areal, durch welches man gesundes Gewebe sah. Der Optikus ist zunächst partiell (temporal), dann total atrophisch (Stock).“   Oft tritt Nystagmus auf.

In der Mehrzahl der Fälle von familiärer Idiotie scheint der Retinalbefund der typische oben geschilderte zu sein, namentlich bei der infantilen Form der Krankheit, so daß die Allgemeindiagnose schon allein durch den Augenspiegelbefund gestellt werden dürfte. Wie schon gesagt, wird die Netzhaut bei der familiären Idiotie aber auch in der Form der Retinitis pigmentosa beteiligt, doch ist dieses entschieden seltener und kommt anscheinend nur bei der juvenilen Form vor.

Anatomische Bemerkungen betreffend die Netzhautbeteiligung bei familiärer Idiotie und Pigmentdegeneration der Netzhaut.

Bei der Retinalbeteiligung durch die familiäre Idiotie findet sich in erster Linie Quellung der Ganglienzellen in den inneren Retinalschichten (Desintegration der Nißlkörper, Verlängerung des Kernes, Aufblähung der Zellen, Verwischung der Konturen, Homogenisierung des Zellprotoplasmas, Ödem der Makula mit Verbreiterung der Nervenzellenschicht). Die Optikusdegeneration wird demnach als eine sekundäre angesehen, die im Beginn der Erkrankung fehlen kann.

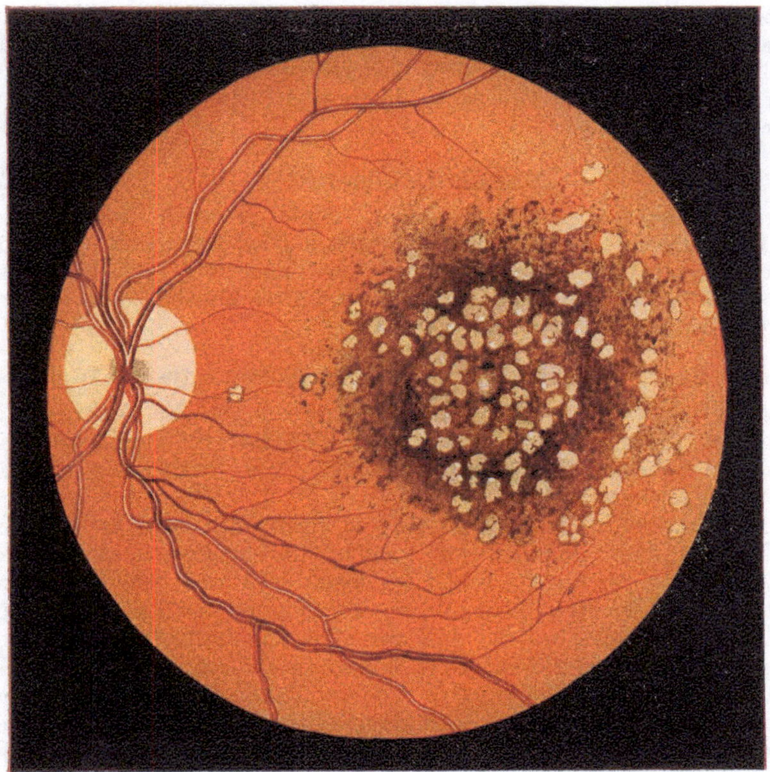

Abb. 154 b.   Senile Makuladegeneration im weißen Licht.

Demgegenüber ist bei der Retinitis pigmentosa die innere Netzhaut und Aderhaut intakt, degeneriert erweisen sich primär die Neuroepithelien. Stock betont ausdrücklich die normalen Verhältnisse der Choriokapillaris und der inneren Netzhautschichten. Es war also im Körper eine Schädlichkeit vorhanden, die primär nur die Stäbchen und Zapfen angriff und zugrunde richtete, ohne daß vorher die Chorioidea oder das Pigmentepithel geschädigt war. In anderen Fällen war zwar auch die Chorioidea stark beteiligt, desgleichen die inneren Netzhautschichten und der Optikus, doch scheint auch in diesen Fällen der Schwerpunkt der Veränderungen in den Neuroepithelien zu liegen. Diese gehen durch einfache Atrophie zugrunde: in den äquatorialen Retinalpartien oft zuerst, das Pigmentepithel atrophiert teils, teils wuchert es und wandert in die Netzhaut ein. Arterien wie Kapillaren zeigen in der Aderhaut wie in der Netzhaut hyaline Wandveränderung, die Nervenfasern schwinden und das Stützgerüst hypertrophiert. Vielleicht darf man vermuten, daß die eigenartige wachsgelbe Farbe des Optikus durch eben diese hyalinen Kapillaren oder Arterien bedingt sei. Immerhin dürfte es große Schwierigkeiten machen, am Optikus allein die Diagnose der gelben Atrophie auf mikroskopischen Wege zu stellen, während die Diagnose mit Hilfe des Augenspiegels selbst in wenig vorgeschrittenen Fällen für den Geübten keinerlei Schwierigkeiten bietet.

Somit scheinen die Netzhautbeteiligung bei der familiären Idiotie wie auch die typische Pigmentdegeneration primär Netzhauterkrankungen darzustellen, wobei eventuelle Aderhautaffektionen sekundärer Natur sind. Es ist aber nicht zu verkennen, daß die Fälle nicht immer typisch zu sein brauchen, daß es eine Retinitis pigmentosa sine pigm. gibt, und daß in den klinischen Bildern alle Übergänge zu den primär die Aderhaut betreffenden Krankheiten existieren, welche die Netzhaut erst sekundär in Mitleidenschaft ziehen. Bei der Verschiedenheit der Ätiologie ist eine Differentialdiagnose der Grenzfälle sehr erwünscht, oft aber recht schwierig.

Makula-Degeneration.

Sehr verschiedenartige Bilder kann die senile, präsenile, juvenile und infantile Makuladegeneration darbieten, wofür 2 Beispiele in Abb. 154a und b gegeben sind. Im Alter tritt die Sehstörung unter dem Bilde des zentralen Skotoms meist sehr allmählich, in der Jugend öfter plötzlich auf. Öfter sind familiäre Häufungen zu beobachten.

Netzhautbeteiligung in der Makulagegend bei familiärer progressiver Degeneration.

Als familiäre progressive Degeneration in der Makulagegend des Auges hat Stargardt im Jahre 1909 im Archiv für Ophthalmologie ein Krankheitsbild beschrieben, das sich durch eine Reihe charakteristischer Merkmale auszeichnet (s. Abb 155).

Bei der Erkrankung handelt es sich um einen im 8.—14. Lebensjahre beginnenden und dann unaufhaltsam fortschreitenden Degenerationsprozeß in der Makulagegend des Auges. Dieser Degenerationsprozeß befällt in auffallend symmetrischer Weise stets beide Augen und schreitet auch auf beiden Augen stets in gleicher Weise fort, so daß das ophthalmoskopische Bild des einen Auges geradezu das Spiegelbild des anderen Auges darstellt, und zwar in allen Stadien. Das Augenspiegelbild ist je nach der Dauer der Erkrankung ein sehr verschiedenes. Im Beginn der Erkrankung finden sich nur sehr geringe Unregelmäßigkeiten in der Pigmentierung, dann treten zarte gelblichgraue Flecke auf, die sich zuerst kaum vom Augenhintergrund abheben, allmählich aber deutlicher werden und schließlich zu einem scharf begrenzten Herd in der Makulagegend zusammenfließen. Dieser Herd stellt gewöhnlich ein liegendes Oval dar mit einem horizontalen Durchmesser von 2 und einem vertikalen von $1^1/_2$ PD. Die Farbe des Herdes ist ein eigenartiges Schmutziggrau bis Bleigrau. Gewöhnlich scheinen noch einige gelbliche Aderhautgefäße hindurch und finden sich feine amorphe Pigmenthäufchen über den Herd verteilt. Um den Makulaherd herum sieht man noch weißliche wolkige Flecken von etwa $1/_{10}$ PD. Größe und solcher Zartheit, daß man sie in umgekehrtem Bilde gar nicht oder nur schwer wahrnehmen kann.

Die Erkrankung ist durchaus familiär.

Aderhaut.

Die Aderhaut ist nach der Netzhaut zu begrenzt durch das — entwicklungsgeschichtlich zur Retina gehörige — Pigmentepithel. Diesem liegt die Lamina elastica, eine doppelt konturierte dünne, aber sehr feste Haut, dicht auf. Dann schließt sich die Choriokapillaris, sodann die Schicht der kleinen, mittleren, großen Gefäße und vor der Sklera der suprachorioidale (oder subsklerale) Lymphraum an. Die Blutgefäße, die die Aderhaut mit Blut versorgen, treten als Arteriae ciliares posteriores durch die Sklera hindurch. Die Art. ciliares posteriores breves verteilen sich in der Chorioidea, die Art. ciliares longae gehen zum Corp. ciliare und zur Iris, anastomosieren aber vorn mit den breves einerseits und mit den Arterien ciliares anteriores andererseits, die seitlich am Bulbus vorbei mit den Muskeln und Sehnen an den vorderen Bulbusabschnitt herantreten. Diese wieder anastomosieren mit den Konjunktival- und Lidgefäßen.

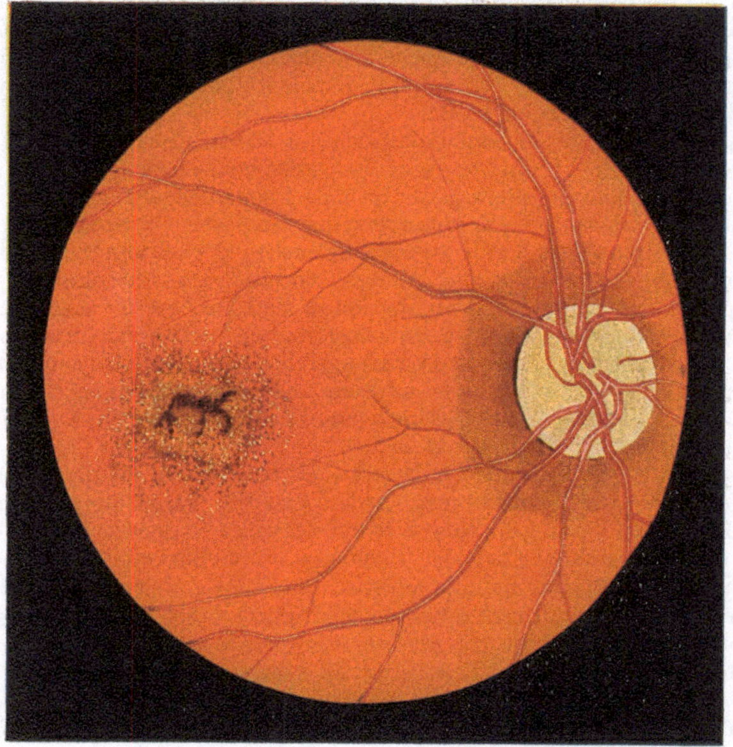

Abb. 155. Familiäre juvenile Makuladegeneration (gezeichnet in weißem Licht).

Sämtliche Arterien entstammen der Art. ophthalmica, die mit dem Sehnerven durch das For. opt. aus der Carotis int. in die Augenhöhle gelangt. Das venöse Blut sammelt sich aus der Aderhaut in den vier auf den Äquator verteilten Venae vorticosae, die die Sklera schräg durchsetzen und sich in der Vena orbitalis sup. (entsprechend der Art. ophth.) sammeln. Das venöse Blut der Iris, des Corp. cil. und der vordersten Aderhautpartien fließt zum großen Teil in den Schlemmschen Kanal und durch Anastomosen in die Venae cil. anteriores ab, die sich in der Vena orb. inf. sammeln und Anastomosen mit den Venen des Gesichtes und der Nase unterhalten. Die sensiblen Nerven entstammen dem Trigeminus I (s. oben).

Die Aderhautentzündungen, Chorioditiden oder besser Chorioretinitiden, teilt man zweckmäßig in diffuse und disseminierte. Die ersteren brauchen nun durchaus nicht immer die ganze Aderhaut diffus zu betreffen, das ist in den seltensten Fällen der Fall, vielmehr beschränken sie sich gewöhnlich entweder auf die Gegend der Makula oder sie nehmen den hinteren Pol in mehr oder weniger großer Ausdehnung ein, oder sie befallen die ganze hintere Hälfte der Aderhaut, wobei sie das Zentrum freilassen können, oder sie befallen unter Verschonung des hinteren Poles einen äquatorialen ringförmigen Bezirk, oder endlich sie lokalisieren sich nur in den vor dem Äquator gelegenen Aderhautpartien. Ferner können die Veränderungen quadranten- oder sektorenförmige Anordnung zeigen.

Bei den disseminierten Formen hingegen haben wir eine ausgesprochene multiple Lokalisation, eine Anordnung in Plaques, die zwar konfluieren können, aber doch meist zwischen sich intakte Bezirke bestehen lassen. Die Anordnung der einzelnen Herde ist dabei eine völlig willkürliche, vielleicht mit der einzigen Einschränkung, daß der Fundus speziell in der Gegend der Makula durch den Blutreichtum einerseits zur Erkrankung disponiert ist, andererseits aber auch bessere Heilungsbedingungen besitzt.

Es liegt in der Natur der Sache, daß sich die Aderhautveränderungen, zumal sie häufiger chronischen Charakters sind, lange der Beobachtung mit dem Augenspiegel entziehen, solange nämlich die retinale Pigmenttapete intakt ist. Flimmern, Mikropsie, Makropsie, Metamorphopsie, Adaptationsstörungen, Gesichtsfelddefekte — oft nur bei herabgesetzter Beleuchtung nachweisbar — eilen oft lange dem ophthalmoskopischen Befunde voraus. Da intraokulare Drucksteigerungen keine seltenen Komplikationen sind, so ist es manchmal gar nicht so leicht, Glaukom diagnostisch auszuschalten. Ophthalmoskopisch sichtbar werden zunächst graue oder graugelbliche, im Vergleich zum sonstigen Fundus oculi hellere oder dunklere schlecht abgegrenzte Bezirke, deren Farbe sich verschieden darstellen kann, je nachdem die Exsudation, die Transsudation oder Blutungen im Vordergrund stehen.

Erst allmählich hellen sich die Bezirke auf, indem die entzündlichen Veränderungen zurückgehen, resorbiert werden und die Vernarbungen eintreten. Hand in Hand mit diesen geht einerseits ein Schwund, andererseits eine Wucherung des retinalen und chorioidealen Pigmentes. Die chorioidalen Herde durchbrechen nun vielfach die Lamina elastica chorioideae, finden am Pigmentepithel keinen Widerstand und zerstören das Neuroepithel. Das Schlußergebnis ist eine bindegewebige Narbe, die die inneren Netzhautschichten mit der Sklera verbindet. Je nach der In- und Extensität des Prozesses können die Sehstörungen demnach ganz verschieden sein. Wo das Sinnesepithel zerstört ist, ist keinerlei Lichtwahrnehmung mehr möglich, aber auch wo die Choriokapillaris flächenhaft zugrunde gegangen ist, dürfte trotz intakter Netzhaut kaum eine normale Funktion zu erwarten sein, da die äußeren Netzhautschichten durch die Choriokapillaris ernährt werden.

Nach Leber gehen die hinteren Ciliararterien nur am hinteren Augenpol und in den vorderen Teilen der Aderhaut Anastomosen ein, während sie in der dazwischen liegenden Zone nur kapillär zusammenhängen. Ähnliche Beobachtungen betr. der Venen scheinen nicht zu existieren, doch müssen wir hier wohl zum Teil eine andere Territorialeinteilung annehmen, die sich den auf dem Äquator verteilten Strudelvenen (Venae vorticosae) angliedert. Jedenfalls erscheint es zur Erklärung des klinischen Krankheitsbildes — zumal der Gesichtsfeldstörung — nötig, mehrere Zonen der Blutverteilung anzunehmen, die sich um die Fovea centralis herum konzentrisch gruppieren: eine zirkumzentrale, eine äquatoriale und eine periphere, dabei kann der zentrale (foveale oder makuläre oder zirkummakuläre) Bezirk sehr verschieden groß sein. Dementsprechend muß dann natürlich auch die zirkumzentrale Zone verschieden breit oder auch verschieden gelegen sein. Letzteres wird außerdem bestimmt durch die Breite der äquatorialen und peripheren Zone.

Zunächst kann sich also der Prozeß im Zentrum der Aderhaut unmittelbar hinter der Fovea maculae abspielen unter Flimmern und besonders schweren Sehstörungen, die ihren klinischen Ausdruck in Form eines großen zentralen Skotoms finden bei negativem Spiegelbefund. Vor der Zeit, wo die Sehstörung so hochgradig wurde, wird vielfach Verzerrtsein gerader Konturen und schwere Störungen im Dämmerungssehen angegeben. Dieser ganze schwere Symptomenkomplex kann restlos verschwinden, zumal bei energischer Jodmedikation, denn die Ätiologie ist meist eine syphilitische. Bisweilen erholt sich die Sehfunktion wieder fast bis zur Norm, und wenn wir allein aus guter zentraler Sehschärfe und freien Außengrenzen des Gesichtsfeldes auf ein normales Organ schließen wollten, so würden wir uns sehr täuschen können, denn zwischen Zentrum und Peripherie können sich die größten Ringskotome verstecken. Ein Ringskotom kann man sich also entstanden denken aus einem zentralen Skotom, indem sich die Sehfunktionen zentral wiederhergestellt haben, häufiger entsteht es aber primär als solches und ist sowohl für Retinitis pigmentosa wie auch für Chorioretinitis diffusa charakteristisch. In manchen Fällen — zumal älteren — kann man aus der Lokalisation der chorioretinitischen Prozesse in einer am Äquator oder dahinter gelegenen Zone den ringförmigen Gesichtsfelddefekt direkt postulieren, in anderen entsprechen sie sich nicht, was aus dem oben dargelegten ja ohne weiteres verständlich ist. Heilt die zentrale Chorioretinitis auch unter mehr oder weniger deutlichen ophthalmoskopischen Veränderungen ab, so rezidiviert sie doch mit Vorliebe, und das ist ein zweiter Punkt, der für ihren syphilitischen Charakter spricht, desgleichen natürlich, wenn sie sich mit Iritis oder Iridocyclitis acuta und subacuta kombiniert. Ausgeschlossen ist eine tuberkulöse Ätiologie dabei aber durchaus nicht, zumal wenn die Iritis oder Cyklitis chronischen Charakter darbot, vielleicht sich nur in Form einiger Descemetscher Beschläge äußerte und wenn sich eine sklerosierende Keratitis anschloß, während andererseits eine parenchymatöse sehr für Lues, besonders hereditäre sprechen würde.

Außer der zentralen (eventuell rezidivierenden) und der primär in Ringform auftretenden — eventuell äquatorialen — Chorioiditis kennen wir nun drittens eine Chorioretinitis peripherica. Diese kann mit klumpigen Pigmentierungen einhergehen, sie bietet aber alle Übergänge durch Marmorierungen und feinsten pfeffer- und salzähnlichen Bestäubungen bis zu der völlig pimentlosen Atrophie der Aderhaut, so daß die Unterscheidung von Retinitis pigmentosa sine pigmento unmöglich wird. Dieses sind die schwierigen Grenzfälle, wo die Ätiologie zweifelhaft und dunkel wird. Während nun die klumpigen Pigmentanhäufungen sich in erster Linie bei Lues finden, und die feinen pfeffer- und salzähnlichen Marmorierungen für die hereditäre Form geradezu charakteristisch sind, kann man das von der Atrophia spl. peripherica nicht mehr sagen, da kommen eben schon die familiären und hereditären Noxen in Frage, deren chemischen Charakter wir nicht kennen und für die eine Infektion wohl weniger in Betracht kommt. Diese peripheren Chorioretinitiden zeigen oft konzentrische oder exzentrische Einschränkung und periphere Defekte im Gesichtsfeld. Diese verschiedenen Formen der Chorioretinitis können sich nun miteinander kombinieren, auf dem einen Auge kann sich diese, auf dem anderen Auge jene Form oder Kombination finden, ohne daß uns das veranlassen würde, eine disseminierte Form zu diagnostozieren. Intermittens und Lepra werden als seltenere Ursachen der Chorioretinitis diffusa angeführt. Auch die sympatische Chorioretinitis atrophicans, die sich in peripher gelegenen gelblichen Flecken ausspricht und eine sympathisierende Ophthalmie des anderen (verletzten) Auges zur Ursache hat, ist zu den diffusen Chorioretinitiden zu rechnen.

Findet sich eine zentrale Chorioretinitis in einem stark kurzsichtigen Auge, so liegt meist etwas ganz anderes vor: es handelt sich dann gar nicht um eine Entzündung, sondern um die Folgen der die mechanische Dehnung des kurzsichtigen Auges begleitenden Aderhaut-Netzhautzerreißungen, die als primäre Dehiszenzen der Lamina elastica Chorioideae usw. ihren anatomischen Ausdruck finden. Ophthalmoskopisch sehen sich diese Prozesse nun aber außerordentlich ähnlich, so daß es vom Grade der Myopie abhängt, ob diese oder jene Ätiologie wahrscheinlich ist: zwischen 5—10 D Myopie werden die meisten Fälle von Chorioretinitis centralis noch syphilitisch (seltener tuberkulös) sein, aber schon mit 10 D wird sich manche einfach durch die myopische Dehnung erklären. Natürlich gibt es auch eine syphilitische Chorioretinitis central. im hochgradig kurzsichtigen Auge.

Eine wesentlich andere Bedeutung hat nun die Chorioretinitis disseminata: Regellos über den ganzen Augenhintergrund oder einen Teil desselben zerstreut, finden sich zunächst meist rundliche, graue, graugelbliche Herde verschiedenster Größe, die klinisch ganz ähnliche Symptome machen können wie die Chorioretinitis diffusa, zumal wenn sie sich in der Gegend der Makula lokalisieren. Fließen größere Flächen zusammen, so können Bilder zustande kommen, die den diffusen oft zum Verwechseln ähnlich sehen. Oft kann man jedoch aus dem Gesichtsfeld noch auf den disseminierten Charakter der Affektion schließen. Auch diese Chorioretinitis disseminata kann einseitig und doppelseitig auftreten, auch sie kann sich mit Iritis und meist chron. Cyklitis, mit sklerosierender Keratitis kombinieren und dokumentiert durch Vergesellschaftung mit skrofulösen Prozessen ihre Zugehörigkeit zu den tuberkulösen Erkrankungen. Stock hat gezeigt, daß man das typische Bild der Chorioretinitis disseminata durch Injektion von virulenten Tuberkelbazillen in die Ohrvene des Kaninchens experimentell hervorrufen kann, daß neben knötchenförmiger Iritis und Cyklitis eine typische Affektion des Augenhintergrundes auftrat, die indes nicht zur Verkäsung, sondern durch Spontanheilung zu Narbenbildungen führte, die nichts für die tuberkulöse Ätiologie Charakteristisches im anatomischen Bau erkennen ließen, die Bazillen aber im Schnitt zeigte. Somit glauben wir jetzt, daß trotz der fehlenden anatomischen Charakteristika bei den chorioretinitischen Herden doch in erster Linie Tuberkulose und zwar hämatogene Infektion in Frage kommt.

Diese tuberkulösen Affektionen des Auges sind nun nicht primärer, sondern metastatischer Natur und zwar scheint öfter eine Drüsentuberkulose (Bronchial- und Hilusdrüsen), seltener Lungenaffektion die Ursache darzustellen.

Akute eitrige Chorioiditiden kommen bei den verschiedensten Formen septischer und pyämischer Allgemeininfektion vor, ferner bei Zerebrospinalmeningitis; hierbei bleibt aber auch der vordere Bulbusabschnitt nicht verschont, vielmehr treten hier schon frühzeitig meist so starke iridocyklitische Exsudationen auf, daß der Einblick ins Augeninnere unmöglich wird. Der Endausgang ist dann auch meist ringförmige Synechie mit Glaukom oder Katarakt, Amotio ret., Phthisis bulbi oder aumaurotisches Katzenauge.

Unter die akuten Chorioiditiden muß man auch die miliare Form der Chorioiditis disseminata bei Miliartuberkulose rechnen: graue, runde, nicht scharf abgesetzte Knötchen unter Papillengröße, die sich am hinteren Augenpol meist in der Mehrzahl auf einem oder beiden Augen finden und deren Zentrum sich im Laufe der Beobachtung gelblich sättigt. Erfolgt kein Exitus letalis, so wird das Zentrum weiß und die Peripherie des kleinen Areals pigmentiert sich. Schon in frischen Fällen, d. h. wenn die Herde noch im ersten Stadium

der graugelblichen Prominenz sich befinden, ist es recht mißlich, mit voller
Sicherheit zu sagen, daß es sich wirklich um Tuberkulose handelt (s. Abb. 156).
In vielen Fällen wird man dieses ja mit größter Wahrscheinlichkeit tun können,
andererseits darf man sich aber nicht verhehlen, daß Verwechslungen mit
septischen Plaques (varikös-hypertrophische Nervenfasern) zu Verwechslungen
Veranlassung geben können. Recht selten sind größere tuberkulöse Herde
in der Aderhaut, die sekundär die Sklera infiltrieren und so bei tumorartiger
Ausbreitung zu Exophthalmus führen können. Durch entzündliche Beteiligung
des inneren Auges tritt dann meist frühzeitig Amotio retinae auf. Was wir
am vorderen Bulbusabschnitt als „durchschlagende Skleritis" kennen lernten,
das kann sich eben auch am hinteren Bulbusabschnitt lokalisieren und zu
obigen Bildern Veranlassung geben.

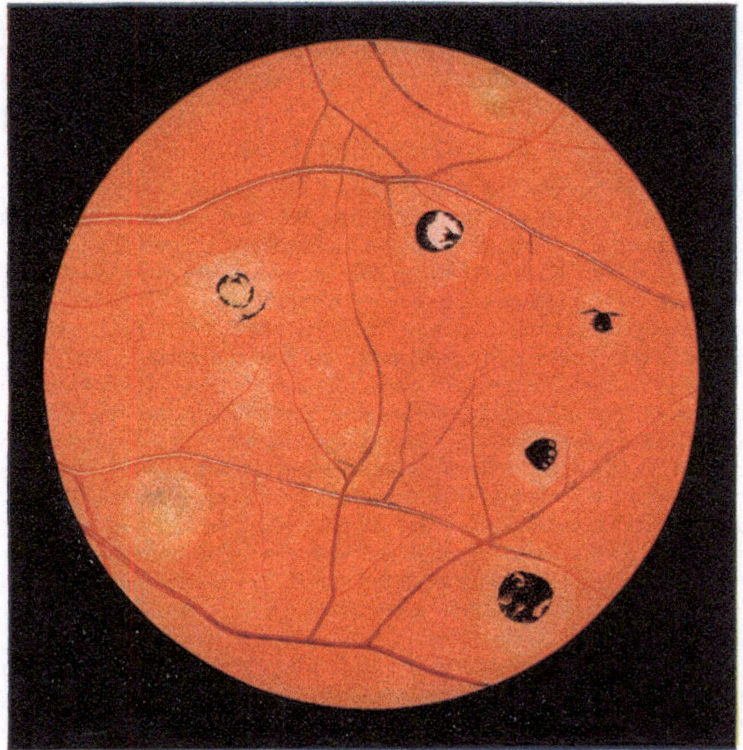

Abb. 156. Chorioiditis disseminata tuberc. ?

In seltenen Fällen können ähnliche Bilder durch Gummenbildung entstehen.
Die Verwechslung mit malignen Tumoren ist sehr naheliegend.

Die primären Tumoren der Aderhaut sind meist maligner Natur:
Melanosarkome (cf. oben Amotio retinae), die oft schon latente Metastasen
gesetzt haben, auch wenn das Auge im ersten Stadium, dem der Netzhautablösung, enukleiert wurde; sie bleiben selten ohne solche, wenn erst im zweiten
oder dritten Stadium, dem der Drucksteigerung und Skleraldurchbrechung, die
Entfernung vorgenommen wurde. Das Stadium der Metastasen nennt man
wohl auch das vierte.

Auch die metastatischen Tumoren, häufiger Karzinome, sehr viel seltener
Sarkome, wurden oben schon erwähnt. Sie deuten auf Karzinom der Mamma,

des Digestionstraktus, der weiblichen Genitalien. Die Unterscheidung gegenüber den lokal entstandenen Sarkomen ist meist unmöglich. Jede Amotio retinae, besonders solche in den 40er und 50er Jahren, erfordert eine sorgfältige Allgemeinuntersuchung, da ein primärer Augentumor Körper- (besonders Leber-) metastasen gesetzt haben kann, oder aber der Augentumor nur die Metastase eines latenten Tumor mal. darstellt. Zunahme des intraokularen Druckes bei Amotio ret. spricht sehr für Tumor. In blinden Augen mit trüber Kornea, flacher Kammer, eventuell getrübter Linse, leichter ziliarer Injektion findet man nach der Enukleation nicht so selten einen Tumor malignus als Ursache. Können wir in das Auge nicht hineinsehen und ist es absolut blind, so ist stets an Amotio dieser Ursache zu denken: ein solches Auge hat keine Existenzberechtigung, die schleunigste Entfernung müssen wir dringend anraten ex indicatione vitali.

In dieser Beziehung wird noch viel durch Unterlassung gesündigt: Auch mit Staphylomen werden Tumoren des dritten Stadiums verwechselt. Bei Kindern der ersten Lebensjahre kommt noch das Gliom in Frage (s. oben).

7. Aufrechtes Bild.

Die Methode des aufrechten Bildes bedarf hier keiner weiteren Besprechung, da alle Symptome, die wir mit ihr beobachten können, schon beim umgekehrten Bild besprochen sind. Daß man ophthalmoskopische Feinheiten gelegentlich nur bei der stärkeren Vergrößerung des aufrechten Bildes erkennen kann, wurde an verschiedenen Stellen erwähnt.

Für die Spiegeluntersuchung, besonders im aufrechten Bild, ist neuerdings von Vogt auf die Vorteile hingewiesen, die die Benutzung einer rotfreien (grünen) Lichtquelle für gewisse Fälle mit sich bringt. Im Vordergrund des Interesses stehen hier alle Angiopathien der Netzhaut, indem das Blut schwarz, die Gefäßwände außerordentlich scharf erscheinen, die geringsten Kaliberirregularitäten, abnorme Reflexstreifen, Wandverdickungen, Einscheidungen fallen deutlichst in die Augen. Besonders lebhaft markieren sich die Reflexe der vorderen Netzhautoberfläche, die Ausbreitung der Nervenfasern usw. Hat somit die grüne Lichtquelle unleugbare Vorteile gegenüber der gewöhnlichen in gewissen Fällen, so hat sie in anderen, z. B. bei Farbenbeurteilungen, auch ihre Nachteile. Sie erhebt auch keineswegs den Anspruch, eine Universalmethode darzustellen.

Eher könnte man das fordern für die Spiegeluntersuchung mit farblosem weißem Licht, d. h. künstlichem Tageslicht, welches man sich mit Hilfe einer Mikrobogenlampe herstellt, deren gelblichen Farbton man durch ein blaues Mattglas mittlerer Sättigung filtriert. In der Tat zeigt dieses Licht viele Farbtöne, besonders die Unterschiede von rötlich, gelblich und weißlich weit deutlicher als jede andere Lichtquelle. Zwecks Beurteilung der leichten Grade von Atrophie muß man sich allerdings erst sehr an dieses Licht gewöhnen, da der Optikus wesentlich gelber aussieht als im gewöhnlichen Licht, wo er weit mehr Rot zeigt. Je röter eine Lichtquelle ist, um so ungeeigneter dürfte sie zur Erkennung von ophthalmoskopischen Feinheiten sein.

Für die Bestimmung der Refraktion kommt nächst der Schattenprobe das aufrechte Bild in Anwendung; für die Bestimmung von Niveaudifferenzen ist das aufrechte Bild die eigentliche Methode, doch sind dieses Untersuchungen, die schon der Technik wegen dem Spezialisten vorbehalten bleiben dürften.

Prinzip der Untersuchung im aufrechten Bild ist, daß sowohl Arzt wie Patient das seine eventuelle Refraktionsanomalie voll korrigierende Glas trägt. Dann können beide als emmetropisiert angesehen werden. Bei der praktischen

Ausführung der Untersuchung läßt der Arzt den Patienten kein Glas tragen, sondern trägt selbst beide Gläser in einem vereinigt (Recoßsche Scheibe des Refraktionsophthalmoskops).

War durch „Unterscheidung von Einzelheiten" oder Schattenprobe Hyperopie diagnostiziert, so sucht der Arzt das stärkste Konvexglas, mit dem er den Fundus noch deutlich sieht.

War Myopie festgestellt, so sucht er das schwächste Konkavglas, mit dem der Fundus eben scharf erscheint, das schwächste, da die zerstreuende Wirkung stärkerer Minusgläser durch die Akkommodation des Untersuchers neutralisiert werden könnte. Die auf diese Weise gefundenen Gläser geben die Refraktion des untersuchten Auges an und müssen dem Auge bei der subjektiven Untersuchung den — relativ — besten Visus verschaffen.

Parallaktische Verschiebung im aufrechten Bild.

Technik: Bei Musterung der Papille im aufrechten Bilde führen wir mit unserem Kopfe seitliche (oder vertikale) Bewegungen gegen die Gesichtslinie aus, so daß wir bald von rechts, bald von links her (oder bald von oben, bald von unten her) durch die Pupille des Patienten blicken; alles uns näher Gelegene verschiebt sich dabei — scheinbar — in einer unserer Kopfbewegung entgegengesetzten Richtung gegen das ferner Gelegene.

Messung der Niveaudifferenz im aufrechten Bilde.

Wollen wir die Niveaudifferenzen zahlenmäßig feststellen, so steht uns dafür das „aufrechte Bild" zur Verfügung. Ein Beispiel möge dies erläutern: Haben wir an einer Stelle nicht zu ferne der Papille — oder auch mit Hilfe der subjektiven Methode — Emmetropie konstatiert, und sehen wir, wenn wir uns dem Optikus gegenüber befinden, mit Hilfe der einfachen Durchleuchtung Einzelheiten im aufrechten Bilde, so liegt eine Niveaudifferenz vor, deren Größe wir in folgender Weise bestimmen. Erscheint der Gipfel der Papille noch mit $+ 3,0$ D deutlich und wird er erst mit $+ 4,0$ D verwaschen, so liegt eine Refraktionsdifferenz von 3 D vor: dieses entspricht im etwa emmetropischen (linsenhaltigen) Auge einer Niveaudifferenz von 1 mm.

Wir bestimmen auf diese Weise zahlenmäßig, ob eine Stauungspapille noch im Zunehmen oder im Rückgang begriffen ist. Da der Geübte Refraktionsdifferenzen von 0,5 noch sicher festzustellen vermag, so kann man Niveaudifferenzen von $^1/_6$ mm noch gut erkennen.

Niveaudifferenzen im negativen Sinne — Exkavationen — haben nur spezialistisches Interesse (Glaukom).

Damit sind wir am Ende der objektiven Untersuchung angelangt und haben uns die Frage vorzulegen: Welche Leistungen können wir von dem Auge verlangen und was haben wir bei der subjektiven Untersuchung besonders zu beachten?

Sind die brechenden Medien normal, liegt keine unkorrigierbare Refraktionsanomalie (z. B. Astigmatismus irregularis) vor, so erwarten wir, eventuell mit korrigierenden Gläsern, volle Sehschärfe zu finden, ist diese nicht zu erreichen, so muß die genaue Gesichtsfeldmessung dafür die Erklärung bringen.

Aber auch bei normaler Sehschärfe können subjektive Sehstörungen bestehen, die eventuell durch die Perimetrie zu bestimmen sind (z. B. Hemianopsie). Ergibt auch die sorgfältigste Farbenperimetrie normale Gesichtsfelder, so können noch Störungen des Lichtsinnes oder des binokularen Sehens oder des Muskelapparates vorliegen, welche sehr wohl allgemeinere Bedeutung haben können.

B. Subjektive Untersuchung.

Einleitung.

Der subjektiven Untersuchung, d. h. der Bestimmung der sensorischen und motorischen Funktionen des Sehorganes, sei eine kurze Einleitung vorausgeschickt über die Klagen der Patienten und deren Verhältnis zum objektiven und subjektiven Befunde.

Die Schmerzen.

Über Schmerzen wird oft von Patienten geklagt, für die wir objektiv wenig Ursache finden. Die Schmerzen sind ja überhaupt das subjektivste aller Symptome, das zeigt sich auch auf dem Gebiet der verschiedensten Augenkrankheiten.

Brennen und Jucken, besonders abends bei der Lampe oder im Zigarrenrauch, macht empfindlichen Patienten oft derartige Schmerzen, daß ihnen jede Freude an der Geselligkeit verdorben wird. Gleichwohl kann die meist zugrunde liegende Blepharitis oder seltener Konjunktivitis so minimal sein (Blepharitis sicca oder catarrh. sec.), daß man geneigt ist, eine Behandlung abzulehnen. Aber gerade in den erwähnten Fällen kann man mit Pinselung des Zilienbodens mittels Arg. nitr. viel nützen. Viele Patienten vertragen das Arg. nitr. auf der Konjunktiva selbst nicht, ihre Empfindlichkeit an den Lidern wird aber ausgezeichnet abgestumpft durch Arg. nitr. in 2—5%iger Lösung. Man neutralisiere mit Kochsalz (2—5%) und lasse sorgfältig abwaschen, um die Schwärzung der Lider zu vermeiden. Ist dies trotzdem einmal eingetreten, so kann man sie durch sorgfältiges Betupfen mittels gesättigter Jodnatriumlösung beseitigen. Anderen Patienten ist mehr mit Salbenbehandlung gedient, wofür sich Borsalbe, Byrolin, Kaloderma oder 1—3%ige Kokainsalbe empfiehlt.

Ist die Konjunktiva selbst chronisch verändert, so wird oft am angenehmsten eine leicht schmerzstillende Lösung von Alypin oder Novokain 2% mit Zusatz von Sol. Suprarenin oder Adrenalin 1 : 1000, gtt Nr. 3 auf 10 ccm Lösung.

Aber solche subjektiven Beschwerden nehmen noch zu bei längerem Lesen, zumal bei künstlichem Licht, sie steigern sich weiter, wenn Hyperopie oder Astigmatismus vorliegt, so daß sie zum Teil mit Gläsern bekämpft werden müssen.

Schmerzen zwischen den Augen über der Nasenwurzel deuten auf Refraktionsanomalien oder Anomalien der äußeren Augenmuskeln. Auch kann sich ein Stirnhöhlenkatarrh auf diese Weise verraten. Supra- und infraorbitale Druckpunkte, namentlich einseitige oder ausgesprochene Differenz zwischen beiden Seiten sprechen für chronische oder akute Empyeme der Knochenhöhlen. Auch kann es sich natürlich um eine selbständige Trigeminusneuralgie, z. B. nach einem Herpes zoster. ophthalm., handeln. Ein dumpfer Druck im Auge wird bei den verschiedenen Erkrankungen des Auges, des Optikus, der Orbita oder der Knochenhöhlen angegeben. Das Glaukom kann Augenschmerzen machen, tut das aber entgegen der allgemeinen Annahme meist nicht, eher erklären sich Kopfschmerzen, besonders halbseitige, aus intraokularen Drucksteigerungen.

Schmerzhafte Augenbewegungen sind ein Symptom, das öfter geklagt wird, z. B. bei Nebenhöhleneiterungen, im Beginn von Entzündungen der Orbita, bei Neuritis opt. retrobulbaris, endlich — freilich recht selten — bei Trichinose der äußeren Augenmuskeln.

Selbstverständlich muß in jedem Fall der vordere Bulbusabschnitt auf das sorgfältigste mit dem binokularen Mikroskop und seitlicher Beleuchtung auf

Fremdkörper abgesucht werden. Das Hineinfliegen eines solchen ist oft vom Patienten nicht bemerkt worden. Solche negativen Versicherungen können uns in unserem Handeln nicht im geringsten beeinflussen. Das Corp. al. sub. palp. superiori, in cornea, der Kalkinfarkt der Konjunktiva, beginnender Herpes corneae, die Cilia incarcerata, eingeklemmt ins untere Tränenröhrchen, sind häufig Ursachen der unangenehmsten Empfindungen und meist leicht zu beseitigen, wenn sie nur richtig erkannt werden.

Sehstörungen mit objektivem Befund.

Haben wir mittels unserer objektiven Untersuchungsmethoden irgendein Symptom konstatiert, so werden wir uns nicht wundern, wenn dadurch gewisse subjektive Störungen bedingt sind. Die äußerlich sichtbaren Augensymptome geben, wenn sie nicht Schmerzen machen, oft zu Klagen über den kosmetischen Defekt Veranlassung, so Exophthalmus, Fazialislähmung und -reizung, Ptosis, Lidödeme, Strabismus. Doch kommt bei der paralytischen Form des letzteren schon das stark störende subjektive Symptom des Doppeltsehens in Betracht. Schwäche der äußeren Augenmuskeln kann Kopfschmerzen bedingen. Auch bei der Erkrankung der Kornea, Iris und Linse ist es oft nur das Entstellende, was die Patienten zum Arzt führt.

Die so außerordentlich wichtige Pathologie der Pupille macht indes meist gar keine subjektiven Beschwerden.

Trübungen der brechenden Medien bedingen verschleiertes Sehen, sitzen sie in der Linse, so resultiert monokulares Doppeltsehen oder dreifaches Sehen, Glaskörpertrübungen bedingen Mückenfliegen und flottierende Trübungen, sind sie sehr fein, so brauchen sie aber gar keine subjektiven Symptome zu bedingen und können doch schwer pathologisch sein.

Haben wir mit dem Augenspiegel pathologische Verhältnisse des Sehnerveneintritts oder des Fundus oculi konstatiert, haben wir z. B. eine Neuritis opt. oder Stauungspapille festgestellt, so werden wir oft über Verdunkelungen klagen hören, die anfallsweise auftreten, ist eine Optikusatrophie vorhanden, so wird über Abnahme der Sehkraft geklagt werden. Sind größere Blutungen oder Gefäßverschlüsse vorhanden, so werden plötzlich aufgetretene Sehstörungen angegeben werden, bei Netzhautablösung über einen Schleier oder Vorhang, der sich — meist von oben — herabgesenkt hat, bei Retinitis int. — Intoxikationsamblypie u. a. — ist „alles nebelig geworden", bei Chorioiditis steht gewöhnlich das Flimmern an erster Stelle, oft sind es aber ganz vage Klagen, die Patienten mit objektiven Symptomen vorbringen, und oft ist trotz solcher objektiver Symptome überhaupt keine subjektive Störung vorhanden, das Leiden wird zufällig entdeckt — wie so manche Pupillenstarre, wenn die Leute wegen einer Altersbrille kommen — oder es wird bei irgendeinem anderweitigen Leiden eine Augenuntersuchung veranlaßt. Wenn schwere objektive Symptome gar keine subjektiven Störungen zu veranlassen brauchen, so ergibt sich daraus auch, daß objektive und subjektive Symptome in gar keinem Verhältnis zueinander zu stehen brauchen.

Sehstörungen mit subjektivem Befund.

Aber auch die in folgenden Kapiteln zu beschreibenden subjektiven Symptome brauchen durchaus nicht immer subjektive Beschwerden zu bedingen. Wir nennen sie subjektiv, weil sie mit subjektiven Methoden (mittels der Funktionsprüfung) festgestellt werden, sie brauchen aber, wie gesagt, deshalb subjektiv gar nicht bemerkt zu werden. Wenn wir eine einseitige Schwachsichtigkeit, von der der Patient nie etwas gemerkt hat, bei der subjektiven Untersuchung erst feststellen, so ist das ein subjektives Symptom ohne subjektive Beschwerden, finden wir ein zentrales Skotom auf dem Auge, so ist das Symptom subjektiv erklärt, ist auf dem zugehörigen Auge auch die direkte Pupillarreaktion schlechter als die indirekte, so ist das subjektive Symptom durch ein objektives bewiesen, ist endlich noch Retinitis oder eine temporale Optikusatrophie vorhanden, so ist das objektive Symptom der schlechten Pupillarreaktion erklärt. Von alledem braucht der Patient gar nichts gemerkt zu haben, die subjektiven Beschwerden können fehlen. Man unterscheidet also zweckmäßig zwischen subjektiven Symptomen und subjektiven Beschwerden.

Die Hemianopsie ist ein subjektives Symptom, welches gar keine Beschwerden zu machen braucht aber zu Klagen Veranlassung geben kann, die uns nur auf falsche Fährte locken: so sagen solche Patienten mit linksseitiger Hemianopsie meist, sie sähen mit dem linken Auge nichts. Also auch die subjektiven Beschwerden stehen zu den subjektiven Symptomen durchaus nicht immer in einem richtigen Verhältnis.

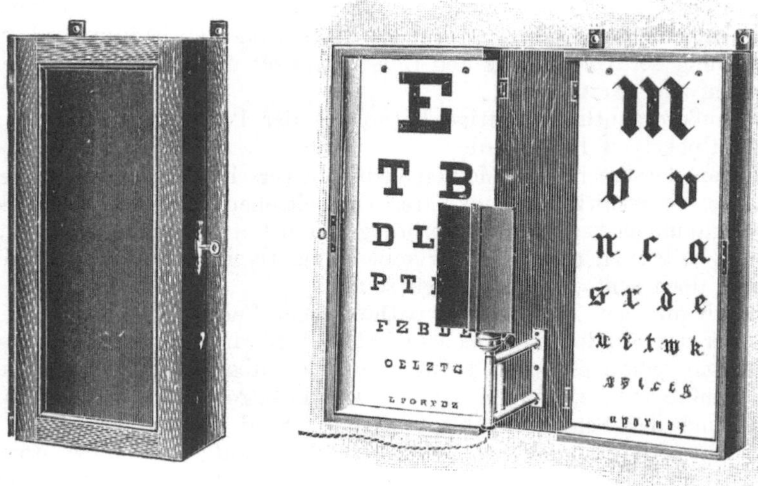

Abb. 157.

Sehstörungen ohne objektiven und subjektiven Befund.

Fehlen alle objektiven und alle subjektiven Symptome, so können gleichwohl noch subjektive Beschwerden oder Störungen vorliegen, denen wir dann, je nach dem Stande der Wissenschaft mit mehr oder weniger Recht, neurasthenischen oder hysterischen oder „funktionellen" Charakter zusprechen, wenn wir nicht direkte Simulation anzunehmen haben.

Es ist nicht zu verkennen, daß das Gebiet dieser zuletzt genannten funktionellen Störungen um so kleiner ist, je besser neben den objektiven auch die subjektiven Untersuchungsmethoden ausgearbeitet sind. Die Augenärzte sind in der Lage, über die besten und exaktesten subjektiven Methoden zu verfügen, es erhöht das freilich auch ihre Verantwortung.

1. Sehschärfe.

a) Für die Ferne: Refraktion.

Die Sehschärfe für die Ferne und mit deren Hilfe die Refraktion jedes einzelnen Auges bestimmen wir unter Benutzung der Snellenschen Sehproben,

deren Buchstaben oder Zahlen nach dem Prinzip konstruiert sind, daß jeder
schwarze Strich und ebenso jeder weißer Zwischenraum dem Auge unter einem
Winkel von 1 Minute, der ganze Buchstabe also der Höhe und Breite nach
unter 5 Winkelminuten erscheint. Unter den anatomischen Voraussetzungen
eines Zapfenquerschnittes von 4 μ und eines Knotenpunktabstandes von 16 mm
bildet sich dann ein schwarzer und weißer Strich je auf einer Zapfenreihe der
Fovea maculae ab.

Eine Entfernung von 6 m nehmen wir hier als für praktische Zwecke genügend
„unendlich groß" an. Liest ein Patient auf 6 m Entfernung den obersten
mit 60 bezeichneten Buchstaben, so hat er eine Sehschärfe von $^6/_{60}$, denn dieser
soll noch auf 60 m Entfernung erkannt werden.

Liest er auf 6 m Entfernung noch die zweite, dritte, vierte, fünfte, sechste
Reihe, so hat er je nachdem eine Sehschärfe von $^6/_{36}$, $^6/_{24}$, $^6/_{18}$, $^6/_{12}$, $^6/_8$.

Liest er endlich die auf 6 m zu erkennende siebente Reihe, so hat er „normale" Sehschärfe, d. h. $^6/_6$.

Nicht selten sind „übernormale" Sehschärfen von $^6/_4$—$^6/_3$ oder $^{12}/_8$—$^{12}/_6$, je
nach der Art der Prüfung auf 6 oder 12 m Entfernung.

Die internationale Kommission hat einige leicht voneinander zu unter-
scheidende Zahlen (1, 4, 7, 0) in verschiedenen Größen auf eine Tafel vereinigt,
die für 5 m Entfernung benützt wird. Die neben der Sehprobe notierte Zahl
gibt den Visus nach dem Dezimalsystem an, $V = 1$ (normal), $= 0{,}5$ (halb) usw.

Für Analphabeten und Kinder sind Hakentafeln in entsprechender Größe
zu verwenden.

Haben wir auf diese Weise die Sehschärfe für die Ferne normal oder über-
normal gefunden, so kann die Refraktion trotzdem noch anormal sein. Myopie
kann allerdings nicht vorliegen, denn ein Kurzsichtiger sieht in die Ferne nie
gut, ebensowenig kann ein wesentlicher Astigmatismus, wohl aber kann noch
Hyperopie vorliegen.

Hyperopie.

Die Hyperopie kann, wenn sie nicht zu hochgradig ist, für die Ferne durch
die Akkommodation gedeckt werden, sofern letztere des Alters wegen noch
vorhanden und nicht durch pathologische Verhältnisse gelähmt ist. Die Hyperopie muß also für jedes Auge einzeln bestimmt werden, wenn wir später ein
Urteil über dessen Akkommodation abgeben wollen.

Zu dem Zwecke setzen wir vor das Auge $+ 1{,}0$ D: Verschlechtert dieses
das Sehen bereits, so sind wir nunmehr zur Diagnose Emmetropie berechtigt;
sieht Patient mit $+ 1{,}0$ D ebensogut oder besser und verschlechtert erst $+ 2{,}0$ D
den Visus, so hat er eine Hyperopie von 1,0 D. Verschlechtert erst $+ 6{,}0$ D
den Visus, so beträgt die Hyperopie 5,0 D. Handelt es sich um einen
Patienten von 60 Jahren, so gibt das auf diese Weise gefundene Glas die totale
(der Achsenlänge resp. Achsenverkürzung des Auges entsprechende) Hyperopie
an, denn die Akkommodation, die einen Teil der Hyperopie habituell für die
Ferne decken (überwinden) könnte, besteht in dem Alter nicht mehr. Bei
Kindern ist das anders: oft über die Hälfte der Totalhyperopie wird habituell
für die Ferne durch die Akkommodation gedeckt und wird durch die Gläserprüfung somit nicht nachgewiesen. Finden wir also bei einem Kinde subjektiv
eine Hyperopie von 3,0 D, so hat es ca. 6 D Hyperopie, was bei der Akkommodation zu beobachten ist, denn wenn hier schon beständig 3 D Akkommodation
für die Ferne gebraucht werden, so fehlen diese bei der Einstellung des Auges
für die Nähe.

Nennen wir nun im Gegensatze zu der — der Achsenlänge des Auges entsprechenden — Totalhyperopie (T. H.) die durch die subjektive Gläserprüfung

mittels der Sehschärfe für die Ferne gefundene die „manifeste Hyperopie" (M. H.), endlich die habituell durch Akkommodation gedeckte die „latente Hyperopie" (L. H.), so ergibt sich die Regel, daß entsprechend dem Nachlassen der Akkommodation während des Lebens um so mehr von der Hyperopie „manifest" werden muß, je älter der Patient wird. Die Augen werden also nicht eigentlich „schwächer", sondern die angeborene Schwäche tritt infolge Wegfalles der physiologischen Ausgleichung durch die Akkommodation nur mehr zutage.

Beträgt bei Kindern die M. H. zirka die Hälfte der T. H., so ist sie im zweiten Lebensdezennium zirka zwei Drittel, im dritten zirka drei Viertel, im vierten nähert sie sich dann schon der T. H., d. h. von der Hyperopie wird habituell nichts mehr durch die Akkommodation gedeckt.

Anders kann man die Verhältnisse folgendermaßen ausdrücken:

$$
\begin{aligned}
\text{L. H. im 1. Dezennium} &= \tfrac{1}{2} \text{ T. H.} \\
\text{„ „ 2. „} &= \tfrac{1}{3} \text{ „} \\
\text{„ „ 3. „} &= \tfrac{1}{4} \text{ „} \\
\text{„ „ 4. „} &= 0 \text{ „}
\end{aligned}
$$

Doch ist zu bemerken, daß das Verhältnis der M. H. zur T. H. noch von anderen Faktoren abhängig ist, z. B. von der Höhe der T. H., von Muskelinsuffizienzen, vom Brillentragen usw. Eine genaue Bestimmung der Akkommodation stößt deshalb bei Hyperopie oft auf Schwierigkeiten, zumal bei Kindern.

Finden wir bei der Bestimmung der Sehschärfe für die Ferne nicht vollen Visus, so kann Hyperopie vorliegen, wenn keine Akkommodation vorhanden ist, um die Hyperopie für die Ferne zu kompensieren. Der Mangel an Akkommodation kann durch das Lebensalter oder bis zum ca. 40. Lebensjahre durch die Akkommodationsparese bedingt sein. In diesen Fällen verbessert das Konvexglas den Visus für die Ferne.

Haben wir also objektiv (s. o.) Hyperopie festgestellt, und finden wir nicht volle Sehschärfe, so suchen wir dieses durch Konvexgläser zu erreichen.

Myopie.

Die Diagnose des Grades der Myopie gestaltet sich folgendermaßen: Haben wir objektiv Myopie konstatiert, so können wir nie normalen Visus für die Ferne erwarten — wenn der Patient nicht blinzelt, was die Myopen bekanntlich oft meisterhaft verstehen. Liest er — mit offenen Augen — $^6/_{60}$, so hat er höchstens 3 D, liest er $^6/_{36}$—$^6/_{24}$, so hat er ca. 2 D, liest er $^6/_{18}$—$^6/_{12}$, so hat er ca. 1 D Myopie. Zählt er nur die Anzahl der vorgehaltenen Finger in 3 m (Visus: Finger in 3 m), so besteht Visus $^3/_{60}$ und ca. 6 D Myopie. Erfahrungsgemäß entsprechen diese genannten Sehschärfen für die Ferne den daneben genannten Myopiegraden.

Es kann ein Patient natürlich auch aus ganz anderen Ursachen entsprechende Herabsetzungen der Sehschärfe haben, dann korrigieren ihn die betreffenden Gläser nicht; nur für den Fall, daß die Herabsetzung der Sehschärfe für die Ferne durch den Langbau des Auges bedingt ist bei klaren brechenden Medien und „sonst normalen Verhältnissen", also eben nur durch unkomplizierte Kurzsichtigkeit, treffen obige Berechnungen zu.

Finden wir also bei einem Auge z. B.

$$
\begin{aligned}
\text{ohne Glas} &\qquad \text{V} : {}^6/_{60} \\
\text{mit „} -1{,}0\,\text{D} &\qquad {}^6/_{36} \\
\text{„ „} -2{,}0\,\text{D} &\qquad {}^6/_{12} \\
\text{„ „} -3{,}0\,\text{D} &\qquad {}^6/_{6} \text{ (oder } {}^6/_{4}\text{),}
\end{aligned}
$$

so gibt letzteres Glas die Myopie an.

Hat Patient mit — 4,0 D ebenfalls $^6/_6$ oder $^6/_4$, so ist er bereits überkorrigiert, also künstlich hyperopisch gemacht, und überwindet die eine überkorrigierende D durch seine Akkommodation. Ist letztere nicht mehr ausgiebig genug — aus irgendeinem Grunde — so verschlechtert ihm dieses Glas den Visus oder die Buchstaben erscheinen ihm kleiner.

Bei der Myopie suchen wir also das schwächste Glas, welches den besten Visus erzielt, bei der Hyperopie das stärkste, welches den Visus noch nicht verschlechtert.

Für die Bestimmung der Myopie steht uns noch eine andere Methode, die der Bestimmung des Fernpunktes, zur Verfügung, die sich besonders für die höheren Grade eignet, wo die Myopie für die Ferne eine Visusverschlechterung von ca. $^1/_{20}$ und mehr bedingt, also die Höhe von 5—6 D überschreitet. Zu diesem Zwecke besitzen wir außer den oben erwähnten Sehproben für die Ferne auch solche für die Nähe, z. B. für 1,0, 0,5, 0,4, 0,3 m. Wird die Sehprobe 1,0 nicht mehr in 100 cm, sondern z. B. nur in 50 cm gelesen, so diagnostizieren wir V : $^{50}/_{100}$ oder $^5/_{10}$, und falls durch Myopie bedingt: — 2 D Myopie, denn der Fernpunkt 50 cm $= ^1/_2$ m entspricht einer Myopie von 2 D.

Ist dies richtig, so muß, wenn der Visus normal ist, auch Leseprobe 0,5 m in 50 cm Entfernung gelesen werden.

Wird die Leseprobe 0,3 m in 30 cm Entfernung gelesen, so kann das mit Hilfe der Akkommodation geschehen bei Emmetropie, es kann aber auch Myopie — 3,0 D vorliegen, dann liest das Auge sie in seinem Fernpunkt. Dies letztere ist der Fall, wenn dieselbe Leseprobe nicht mehr in 40 oder noch mehr cm Entfernung gelesen wird. Wird dieselbe Leseprobe nicht in 30 cm gelesen, sondern muß der Patient sie dem Auge sogar bis auf 10 cm nähern, so hat er Myopie — 10,0 D.

Der Visus würde im letzteren Falle mindestens 10/30 betragen: ich sage „mindestens", denn vielleicht läse er im Fernpunkt 10 cm noch feineren Druck, wenn wir solchen hätten. Aus technischen Gründen hat man von der Herstellung solcher Leseproben bisher Abstand genommen.

Liest der Patient unseren feinsten Druck (der in 30 cm Entfernung etwa unter dem Winkel von 5 Min. erscheint) nur bis 20 cm ($^1/_5$ m), so hat er — eventuell — Myopie — $^{100}/_{20} = — 5$ D, liest er ihn nur bis 12 cm ($^1/_8$ m), so hat er — eventuell — Myopie — $^{100}/_{12} = — 8$ D, liest er ihn nur bis 5 cm ($^1/_{20}$ m), so hat er — eventuell — Myopie — $^{100}/_5 = — 20$ D.

Dabei ist stets zu berücksichtigen, daß die Patienten, deren Sehschärfe aus irgendeinem anderen Grunde schlecht ist, ihre Sehbedingungen durch stärkere Annäherung der Sehproben zu bessern suchen und so eine höhere Myopie vortäuschen. Bei Kindern ist dies der Leichtigkeit der Akkommodation wegen besonders zu beachten. Solche Patienten sind deshalb unter Atropin, zur Ausschaltung der Akkommodation zu untersuchen. Es gehört also zur Diagnose Myopie — 6,0 D und höher der Nachweis der relativ besten Sehschärfe für die Ferne mit Hilfe eben dieses Glases oder des entsprechend höheren Glases.

Das bisher über Myopie Gesagte bezieht sich auf die durch Dehnung des hinteren Bulbusabschnittes, also durch Verlängerung der Augenachse bedingte Kurzsichtigkeit. Demgegenüber steht die durch Erhöhung der Brechkraft der brechenden Medien bedingte „Brechungsmyopie", die ihre Ursache in einer zu starken Wölbung der Kornea (Keratokonus) oder in einer Erhöhung der Linsenbrechkraft haben kann. Auch der Keratokonus ist vielleicht weniger eine lokale als eine Allgemeinerkrankung, bei der Familiarität oder Heredität nicht selten nachgewiesen sind. Auch die Komplikation mit „blauen Skleren", d. h. abnorm dünner Sklera des vorderen Bulbusabschnittes, mit Achsenmyopie, d. h. abnorm gedehnter Sklera des hinteren Bulbusabschnittes, mit abnormer Knochenbrüchigkeit u. dgl. deuten auf eine allgemein wirkende Noxe oder Entwicklungsstörung.

Die durch Keratokonus entstehende Myopie beginnt meist erst in der Pubertät und hat durchaus die Neigung, noch in den 20er bis 30er Jahren, ja oft noch länger fortzuschreiten.

Die anderen Fälle der Brechungsmyopie, die lentalen, sind bedingt durch Erhöhung des Brechungskoeffizienten der Linse. Eine vorzeitige Kernschrumpfung, eineLinsenkernsklerose kann in dieser Richtung wirken, wir finden sie mit und ohne eigentlichen Trübungen der Linse z. B. bei Diabetes. Eine Kurzsichtigkeit, die sich in den 30er oder 40er Jahren entwickelt, ist stets sehr verdächtig auf Diabetes, zumal wenn sich einige Linsenspeichen finden. Sehr viel seltener kommen Ergotismus, Pellagra, Tetanie, Morbus Basedowii in Frage. In den 40er oder 50er Jahren ist dann an eine präsenile Katarakt zu denken. Wer in der Ferne stets gut gesehen hat, braucht Mitte, spätestens Ende der 40er Jahre ein Altersglas, was ein Myop von 1 bis 2 D erst 5 bis 10 Jahre später nötig hat. War nur ein Auge in mäßigem Grade kurzsichtig (z. B. 3 D), das andere aber normal, so braucht ein solcher Patient zeitlebens kein Glas, denn er kann das kurzsichtige für die Nähe benutzen. Waren aber beide Augen früher normal und braucht er Ende der 40er Jahre kein Nahglas, so ist das durchaus kein Zeichen für besonders starke Augen, sondern legt dem Augenarzt den Verdacht der präsenilen Katarakte nahe. Man sollte

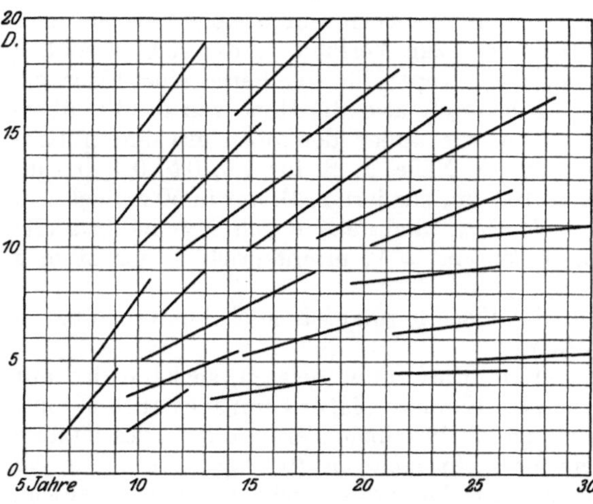

Abb. 158. Verlauf der Myopie. a) Schematisiert.

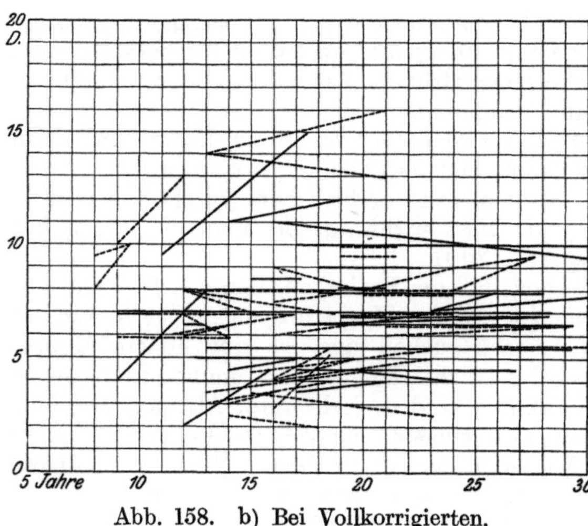

Abb. 158. b) Bei Vollkorrigierten.

denken, daß solchen Patienten die Verschlechterung des Sehens für die Ferne auffallen müßte, einerseits kann aber der Prozeß auf beiden Augen verschieden weit vorgeschritten sein, so daß das eine Auge noch leidlich gut in die Ferne sieht, während das andere schon stärker (2 bis 3 D) kurzsichtig geworden ist, andererseits wird durch die im Alter engere Pupille und eventuell durch dichte Trübungen der Linse, die nur noch enge Spalten freilassen, gewissermaßen ein stenopäisches Sehen ermöglicht.

Die Behandlung der Refraktionsanomalien sollte ja allerdings im allgemeinen dem Augenarzt vorbehalten bleiben, leider gehen ja selbst Gebildete oft nicht diesen Weg. Da aber der Arzt (Hausarzt) in dieser Angelegenheit wenigstens gelegentlich befragt wird, so ist es wünschenswert, daß er über die modernen Ansichten der Augenärzte einigermaßen unterrichtet ist. In verschiedener Richtung haben sich die Ansichten in den letzten 30 Jahren geändert. Außerdem ist es ganz unmöglich, die Leistungen eines Auges richtig zu würdigen, wenn man nicht imstande ist, sich über seinen Bau, d. h. seine Refraktion, ein eigenes Urteil zu bilden.

Was zunächst die Hyperopie anbetrifft, von deren zahlenmäßigen Feststellung oben die Rede war, so verordnen wir grundsätzlich das die manifeste Hyperopie voll korrigierende Glas, also das stärkste Glas, welches die Sehschärfe für die Ferne noch nicht verschlechtert. Will der Patient dieses Glas nicht immer, sondern nur bei Naharbeit tragen, so ist dagegen kein schwerwiegendes Bedenken geltend zu machen, denn die Hyperopie ist nicht, wie die Myopie, eine eventuell progressive Krankheit, sondern ein angeborener, der Hauptsache nach, stationärer Zustand, der nur durch die physiologische Abnahme der Akkommodation mit der Zeit immer mehr manifest wird. Dieses ängstigt aber die Patienten oft sehr, da sie den Unterschied gegenüber der Myopie nicht verstehen.

Erhält ein Hyperop von 4 D mit 20 Jahren sein erstes Glas, z. B. 2,0 D, mit dem er subjektiv am besten sieht, so braucht er mit 30 Jahren etwa + 3,0 D, mit 40 Jahren 4,0 D, mit 50 Jahren, entsprechend der Presbyopie, + 5,0 D, also geradeso wie der progressive Myop immer

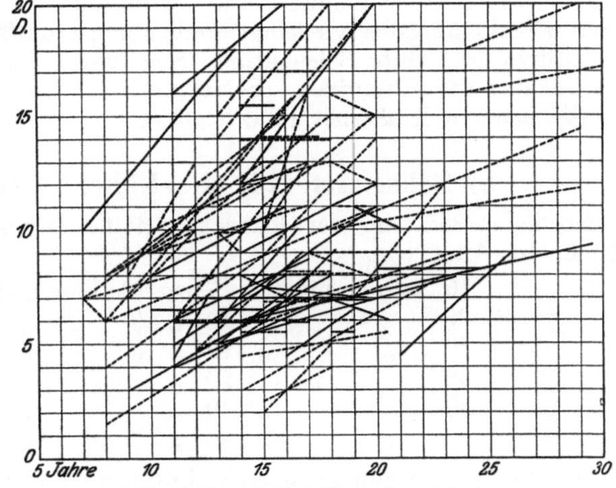

Abb. 158.   c) Bei Unterkorrigierten.

stärker werdende Gläser, wenn auch in langsamerem Tempo.

Bei höheren Graden von Hyperopie ist das Tempo natürlich ein entsprechend schnelleres. Am wohlsten fühlen sich meistens die Patienten, wenn sie das ihre manifeste Hyperopie voll korrigierende Glas immer (für die Ferne und Nähe) tragen.

Anders bei der Myopie: die meisten Myopien entstehen zwischen dem 5—10. Lebensjahre. Daß eine gewisse Veranlagung häufig vorhanden ist, daß viele Naharbeit auf solcher Basis die Myopie erzeugt, daß Mißbrauch der Augen, ebenso eine allgemein schwächende Krankheit, Bleichsucht, schlechte Körperhaltung die Myopie verschlimmern, sind anerkannte Erfahrungstatsachen. Die Kurve (s. Abb. 158a) besagt, daß die Neigung zu Progreß um so stärker ist, je höher die Kurzsichtigkeit und je jugendlicher der Patient ist. Anfang der 20er Jahre des Lebens kommen die meisten Myopien ja allerdings zum Stehen, und normale Augen werden in den 20er Jahren meist nicht mehr kurzsichtig. Beide Regeln sind jedoch nicht ohne Ausnahmen. Jeder erfahrene Praktiker kennt die Fälle von Myopie, die erst innerhalb der 20er ja 30er Jahre auftraten, und manche nahm erst in diesen Jahren deletären Verlauf.

13*

Das beste — wenn auch nicht unfehlbare — Mittel, die Myopie stationär zu machen, ist und bleibt nach Förster die Vollkorrektion. Diese Lehre war schon in der 80er Jahren des vergangenen Jahrhunderts klinisch begründet, aber im Auslande mehr zur Anerkennung gelangt als in Deutschland selbst. Erst die neueren Arbeiten über den Akkommodationsmechanismus und das Verhalten des intraokularen Druckes, nämlich das Fehlen der akkommodativen Drucksteigerung führten zu einer Revision der Ansichten über Nutzen und Schaden vollkorrigierender Gläser. In zwei Kurven habe ich in Breslau das zum großen Teil aus der Försterschen Zeit stammende Material zusammengestellt: Die Tabellen der Vollkorrigierten (s. Abb. 158 b) zeigen, daß ein weiterer Progreß der Myopie die Ausnahme darstellt, umgekehrt stellten bei den Unterkorrigierten (s. Abb. 158 c) die stationären Fälle die Ausnahme dar. Wenn sich Patienten aus Furcht vor den starken Gläsern gegen die Vollkorrektion sträubten, haben oft diese zwei Tabellen überzeugend gewirkt. Bei jungen Mädchen wird man ja oft auf Widerstand stoßen und, wo die strikte Vollkorrektion nicht durchzuführen ist, doch das Glas bei der Arbeit tragen lassen. Durch das Glas wird ein genügender Arbeitsabstand von 30—40 cm ermöglicht, aber nicht erzwungen, bei Kindern sind wir deshalb oft auf Hilfsmittel angewiesen, deren zweckmäßigstes vielleicht und wenigst auffallendes die Sönneckensche Kinnstütze ist. Gute Beleuchtung (Spiritusglühlicht, Auer, Metallfadenlampe) von linksher ist anzuordnen. Betreffs der Form der korrigierenden Gläser sei auf die neueren Zeißschen Punktalgläser hingewiesen.

b) Sehschärfe für die Nähe. Akkommodation.

Normalerweise soll der Emmetrop feine Druckschrift dem Auge nähern können im Alter von

```
10 Jahren bis auf   7 cm (Akkommodation = 15 D)
20    ,,    ,,   ,,  10  ,,  (        ,,        = 10 D)
30    ,,    ,,   ,,  15  ,,  (        ,,        =  7 D)
40    ,,    ,,   ,,  20  ,,  (        ,,        =  5 D)
50    ,,    ,,   ,,  40  ,,  (        ,,        = 2,5 D)
60    ,,    ,,   ,,   —  ,,  (        ,,        =  0 D)
```

Da wir für gewöhnlich in einer Entfernung von $^1/_3$ m lesen und schreiben, also bequem über 3 D Akkommodation verfügen müssen, so tritt zwischen dem 40. und 50. Lebensjahre die Presbyopie ein, die im Alter von

```
45 Jahren durch + 0,75 D
50    ,,      ,,  + 1,5  D
55    ,,      ,,  + 2,25 D
60    ,,      ,,  + 3,0  D
```

zu korrigieren ist.

Wegen der normalerweise mit dem höheren Alter auftretenden senilen Hyperopie von 1—2 D geben wir

```
im Alter von 70 Jahren + 4,0 D
   ,,    ,,   ,, 80   ,,  + 5,0 D
```

Bei Hyperopen und Myopen prüfen wir die Akkommodation in derselben Weise wie beim Emmetropen, nachdem wir sie durch volle Korrektion zunächst „emmetropisiert" haben.

Störungen der Akkommodation.

Die Störungen — in erster Linie Lähmungen oder Beeinträchtigungen der Akkommodation, sehr viel seltener Reizungen — machen sich bei den verschie-

denen Refraktionszuständen in sehr verschiedener Weise geltend. Einen Kurzsichtigen veranlassen sie höchstens, sein Glas bei der Naharbeit und Lektüre
abzusetzen oder sich ein schwächeres vom Optiker geben zu lassen. Da
aber viele mittel- und hochgradig Kurzsichtige schon von Hause aus ein zu
schwaches Glas tragen, so fällt auch dieses oft fort. Wesentlich stärkere Beschwerden verursacht eine Akkommodationslähmung bei Normalsichtigen,
die, wenn die Lähmung eine vollständige ist, nichts mehr lesen können; setzt man
ihnen aber + 3,0 D auf, so muß nun feinster Druck in $^1/_3$ m Entfernung fließend
gelesen werden, wenn keine Komplikation vorliegt. Ist der Patient schon in
den 40er Jahren, so prüft man am besten auch auf diese Weise, daß man ihm
+ 3,0 D beiderseits aufsetzt und ihn lesen läßt. Liest er noch in 25 und 20 cm,
so hat er noch 1 oder 2 D Akkommodation, liest er nur in $^1/_3$ m, so ist die
Akkommodation = 0. Die größten Beschwerden macht die Akkommodationslähmung dem Hyperopen, dessen Sehen für die Ferne schon dadurch geschädigt
wird, daß ihm die Selbstkorrektion der Hyperopie durch die Akkommodation
unmöglich gemacht wird. Hat er 3 D Hyperopie, so sinkt seine Sehschärfe
durch die Lähmung auf ca. $^1/_{10}$, mit dem korrigierenden Glase + 3 muß er für
die Ferne volle Sehschärfe haben, für die Nähe braucht er dann + 6,0 D, um
in $^1/_3$ m zu lesen. Kann er mit diesem Glase in $^1/_4$ m nicht mehr lesen, so ist
die Lähmung komplett. Jenseits des 50. Lebensjahres dürfte die Diagnose der
Akkommodationslähmung die größten Schwierigkeiten haben. Meist ist die
Lähmung doppelseitig und betrifft Kinder. Dieses Krankheitsbild ist
außerordentlich typisch und ist fast ausnahmslos als postdiphtherische Nach-
krankheit aufzufassen, auch wenn die Angina, die vor vier Wochen vielleicht gar
nicht behandelt wurde, sehr harmlos erschien. Nasale Sprache, Schluckbe-
schwerden, Fehlen einiger Reflexe, Herzschwäche und Albuminurie komplizieren
nicht so selten diese allgemeine Intoxikation, vor der die Seruminjektionen
nicht zu schützen scheinen, doch sollen später wiederholte Seruminjektionen
die Lähmung schneller zum Schwinden bringen.

Zu betonen ist, daß die Pupillenreaktion auf Licht und Konvergenz im
Bilde der reinen Akkommodationsparese nicht gestört sein darf. Ist auch in
der Pupillenreaktion eine Störung vorhanden, ist namentlich die Pupille weit
und starr, so sprechen wir von einer Ophthalmoplegia interna. Während
die oben geschilderte Akkommodationslähmung bei Kindern nicht selten ist,
ist sie bei den Erwachsenen kein häufiges Vorkommnis; bedingt sein dürfte
die letztere, besonders wenn sie einseitig ist, bei den Erwachsenen meist durch
Lues, Tabes, Paralyse. Kombiniert sich die Akkommodationsparese
mit Pupillenstörungen, z. B. mit isolierter reflektorischer Starre, so spricht
das sehr für Tabes und ist sie ein- oder doppelseitig, kombiniert sie sich mit
Totalstarre, so ist sie meist tertiär syphilitisch, zumal wenn sie einseitig ist.
Ein Viertel aller Fälle dürfte sich auf diese Weise erklären, ein Zehntel durch
Tabes, ein Viertel oder mehr durch Nebenhöhlenerkrankung, einige durch progressive Paralyse, intrakranielle Noxen unbekannter Ursache, und einige sind
lokal traumatisch bedingt. Seltenere Ursachen bieten der Botulismus, die Atropinintoxikation (hier aber immer doppelseitige Ophthalmoplegia int.), doch
ist bei jeder Ophthalmoplegia int. zuerst an diese Droge zu denken, denn oft
bemerkt der Patient gar nicht, daß ihm vom Arzt etwas eingetropft ist oder
stellt es aus irgendeinem Grunde in Abrede. Bevor man die gravierende Diagnose
der Ophthalmoplegia int. stellt, schärfe man dem Patienten ein, sich keinesfalls
irgendwelche Tropfen in die Augen zu tun, und erst nach acht Tagen wieder-
zukommen. Manche Ophthalmoplegia int. wird dann verschwunden sein.

Ist die Akkommodationslähmung oder Ophthalmoplegia int. einseitig, so
kann sie gelegentlich Störungen ganz isolierter Art machen, z. B. nur beim

Einfädeln der Nadel oder ähnlichen Funktionen, die den binokularen Sehakt in Anspruch nehmen.

Eine Therapie der Akkommodationslähmung und der Ophthalmoplegia interna richtet sich natürlich ganz nach dem Grundleiden. Ist sie einseitig, so wird sie eine lokale Behandlung gelegentlich aus „kosmetischen" Gründen wünschenswert erscheinen lassen, da die Pupillendifferenzen beim Publikum schon ein gewisses Odium haben, in solchen Fällen kann man ein Miotikum verschreiben und den Patienten selbst ausprobieren lassen, wieviel er braucht, um die Pupillendifferenz auszugleichen. Man kann statt dessen auch die andere Pupille mit Kokain erweitern.

Ist die Störung doppelseitig, so wird man bei Kindern von Verordnung von Gläsern wohl meist absehen und in der Schule die Patienten während dieser Zeit mehr mit den Ohren lernen lassen. Bei Erwachsenen wird man wohl meist ein Glas für die Nähe, eventuell bei Myopen oder Hyperopen ein Glas mit doppeltem Brennpunkt („unibifo") verordnen.

Astigmatismus.

Zu einer exakten Bewertung der Sehschärfenverhältnisse gehört auch die Berücksichtigung eines eventuell vorhandenen Astigmatismus, d. h. einer Refraktionsdifferenz zwischen dem vertikalen und horizontalen Meridian oder bei schräger Achsenstellung zweier aufeinander senkrecht stehender Meridiane. Eine gewisse Herabsetzung der Sehschärfe kann ebensowohl durch die genannte Refraktionsanomalie, wie z. B. durch ein rel. zentrales Skotom (s. u.) bedingt sein; die Bedeutung des letzteren ist aber natürlich eine fundamental andere als die eines Astigmatismus. Objektiv ist der Astigmatismus leicht zu erkennen. Halten wir dem zu untersuchenden Auge ein gut beleuchtetes Placidosches Keratoskop gegenüber (ein System konzentrischer schwarzer und weißer Ringe, eine Schießscheibe), indem wir den Patienten mit dem Rücken gegen das Fenster stellen und die Spiegelfigur der Kornea durch ein Loch in der Mitte der Scheibe (eventuell unter Benutzung einer schwachen Lupe) betrachten, so sehen wir bei einer sphärisch gewölbten Hornhaut eine kreisrunde Spiegelfigur, bei gewöhnlichem Astigmatismus eine liegende, bei ungewöhnlichem eine stehende Ellipse. Zahlenmäßig messen kann man nach diesem Prinzip den Astigmatismus mit Hilfe des Ophthalmometers (Helmholtz oder Javal). Da bei weitem am meisten der Astigmatismus durch Verbiegung der Kornea bedingt ist, so ergibt der Kornealbefund meist den Astigmatismus ziemlich richtig an, nicht gemessen wird damit ein eventuell durch die Linse bedingter Astigmatismus. Keratoskop und Ophthalmometer können uns nur sagen, ob ein Astigmatismus vorliegt und wie hochgradig er in Dioptrien ausgedrückt ist, über die Art des Astigmatismus aber nur, ob es ein gewöhnlicher (nach der Regel) oder ein ungewöhnlicher (d. h. gegen die Regel) ist, je nach der Lage des Meridians, d. h. welcher Meridian der stärker gewölbte, also stärker brechende ist. Finden wir also, daß die keratoskopische Spiegelfigur eine liegende Ellipse darstellt, so ist ein Astigmatismus nach der Regel zu diagnostizieren, geht bei der Ophthalmometeruntersuchung die Treppenfigur bei Drehung aus der horizontalen in die vertikale Rollung um vier Stufen übereinander, so beträgt dieser Astigmatismus 4 D. Es ist aber damit noch nichts darüber gesagt, welcher Art dieser Astigmatismus im genaueren ist; es kann sein:

1. vertikale Myopie von 4 D bei horizontaler Emmetropie.
2.   „   Emmetropie bei horizontaler Hyperopie von 4 D.
3.   „   Myopie von 1 D und horizontale Hyperopie 3 D.
4.   „   „   „ 2 D „   „   „ 2 D.

5. vertikale Myopie von 3 D und horizontale Hyperopie 1 D.
6.   „   „   „ 5 D „   „   Myopie 1 D.
7. usf. alle Fälle, bei denen Myopie oder aber Hyperopie in beiden Achsen sich
   finden, und zwar mit einer Dioptriedifferenz von 4 D.

Schließlich kommen noch halbe Dioptrien in Frage. Welche von diesen vielen Möglichkeiten in Frage kommt, entscheidet man am einfachsten mittels der Schattenprobe. Machen wir bei dieser die Spiegeldrehung um die vertikale Achse, so bestimmen wir die Brechkraft des horizontalen Meridians, machen wir sie um eine horizontale Achse, so bestimmen wir die des vertikalen Meridians. Die Differenz ist der Astigmatismus.

Die objektive Bestimmung des Astigmatismus mittels der Skiaskopie macht die subjektive nicht überflüssig: man kann diese mit sphärischen Gläsern ganz nach der oben geschilderten Art machen, wenn man jeden Meridian einzeln untersucht, indem man einen 1—2 mm breiten stenopäischen Spalt in ein Probierbrillengestell drehbar einsetzt. Stellt man ihn zunächst horizontal, so prüft man isoliert den horizontalen Meridian, der z. B. normale Sehschärfe $^5/_5$ haben mag, dann kann dieser Meridian nicht myopisch sein, wird das Sehen mit $+ 1$ schlechter, so liegt auch keine Hyperopie, sondern Emmetropie vor. Nun stellen wir den stenopäischen Spalt vertikal und prüfen isoliert den vertikalen Meridian, finden wir hier $^1/_5$—$^1/_{10}$ Visus und verschlechtern sphärische Plusgläser noch mehr, so werden sphärische Minusgläser vermutlich bessernd wirken; wir versuchen der Reihe nach sph. $— 1, — 2, — 3,0$ D und suchen das schwächste Glas, das den Visus am meisten verbessert. Ist dies $— 3,0$ D, so liegt ein Astigmatismus nach der Regel und zwar ein vertikaler myopischer Astigmatismus von 3 D vor.

Korrigiert wird dieser durch ein Zylinderglas von $— 3,0$ D Achse $\rightarrow$ für die Ferne. Durch ein Zylinderglas $+ 3,0$ D Achse $\downarrow$ würde ein solches Auge bei einem 60jährigen Patienten auf $^1/_3$ m Entfernung eingestellt sein.

Will man ohne stenopäischen Spalt den Astigmatismus subjektiv bestimmen, so benötigt man Zylindergläser, deren Achse horizontal gestellt werden muß, wenn man den vertikalen Meridian korrigieren will und umgekehrt.

2. Gesichtsfeldmessung oder Perimetrie.

Mit der Bestimmung der Sehschärfe untersuchen wir die Funktion des Zentrums der Netzhaut, der Fovea máculae. Diese kann sich als normal erweisen, und doch kann der Patient praktisch genommen blind sein, wenn ihm nämlich das periphere Gesichtsfeld fehlt. Dieses dient zur Orientierung im Raum. Die meisten Objekte bilden sich mehr oder weniger exzentrisch, mehr oder weniger peripher auf der Netzhaut ab, erst wenn unsere Aufmerksamkeit erregt wird, wird reflektorisch unbewußt die Fovea eingestellt: es wird fixiert. Aber auch wenn diese Reflexbewegung gar nicht stattfindet, wird der exzentrische Seheindruck doch unter normalen Verhältnissen verwertet, wenn wir z. B. einem auf dem Wege stehenden Baum ausbiegen, ohne ihn zu fixieren, ja vielleicht, ohne ihn zu bemerken, d. h. ohne daß uns sein Netzhautbild zum vollen Bewußtsein gekommen wäre.

Sowohl das zentrale Sehn (die Sehschärfe), wie auch das periphere (das Gesichtsfeld) können nun isoliert oder kombiniert in sehr mannigfaltiger Weise geschädigt sein: So bietet uns die Perimetrie für die topische Diagnose die wertvollsten Fingerzeige.

In der Wahl der Mittel zur Prüfung des Gesichtsfeldes richten wir uns ganz nach der vorhandenen Sehfähigkeit des Auges: Ist z. B. die Pupille durch einen

undurchsichtigen weißen Hornhautfleck (Leukom) verdeckt, oder besteht vor-
geschrittene Katarakt, so können wir gleichwohl noch prüfen, ob im Dunkelzimmer das mit dem Spiegel aufs Auge geworfene Licht noch in allen Richtungen
erkannt und richtig lokalisiert wird. Bei dieser sog. Projektionsprüfung
kann, wenn sie nicht normales Ergebnis bietet, zweierlei eintreten: Die Projektion
ist entweder falsch oder unvollständig (defekt). Wir nennen sie falsch, wenn
von nasal kommendes Licht z. B. als „oben" bezeichnet wird. Die Projektion
nennen wir aber defekt, wenn z. B. nasale Lichteindrücke nicht erkannt, andere
aber richtig erkannt und lokalisiert werden. Im letzteren Falle sind Teile der
optischen Bahnen blind, im ersteren Falle sind Teile der optischen Bahn verlagert. Wo die Störung dieses qualitativen Sehens (Erkennens von Hell und
Dunkel) typisch ist, kann man bei falscher oder fehlerhafter Projektion auf

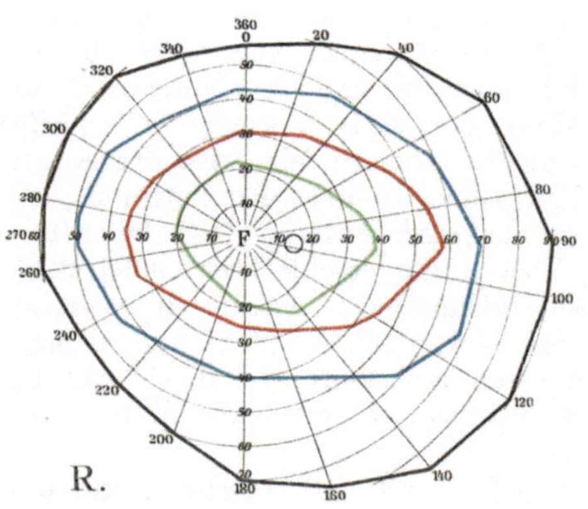

R.

Abb. 159.   Normales Gesichtsfeld.

Amotio retinae schließen, bei defekter
auf Glaukom und ähnliche partielle
absolute Gesichtsfelddefekte, bei binokularer fehlender Projektion auf Hemianopsie. Ist das Sehvermögen noch
besser, werden z. B. Handbewegungen
oder Fingerbewegungen gesehen, so
prüfen wir, ob diese auch überall peripher wahrgenommen werden. Ist die
Sehschärfe noch besser, so wenden
wir weiße und farbige Perimeter-
objekte an: Quadrate von 500—5 mm
Seitenlänge oder punktförmige, je
nach der Größe der zu erwartenden
Defekte.

Eine für viele Fälle zweckmäßige
Vereinfachung der Perimetrie ist die
des Parallel- oder Kontrollversuches: Wir setzen den Patienten mit dem
Rücken gegen das Fenster, lassen ihn ein Auge mit der Hand oder einer Binde verdecken, setzen uns ihm gegenüber, so daß er mit seinem anderen, beispielsweise
linken Auge in unser rechtes Auge hineinsieht. In halber Entfernung zwischen
dem Auge des Patienten und dem unsrigen führen wir nun ein weißes Objekt
von der Peripherie nach dem Zentrum vor und haben an unserem Gesichtsfeld
einen Vergleich, wo der Defekt sitzt und wie groß er etwa ist. Für zahlenmäßige Feststellung ist dies Verfahren nicht genau genug, dazu ist eine peri-
metrische Untersuchung erforderlich. Für Bettlägerige sind eigene Bettperi-
meter konstruiert worden. Für die Untersuchung des Zentrums empfiehlt sich
sehr die Uhthoffsche Scheibe, auf der man die Defekte direkt aufschreiben kann.

Für gewisse Fälle — einseitige kleine zentrale oder parazentrale Defekte —
empfiehlt sich die binokulare Perimetrie mit dem Stereoskop (nach
Haitz) oder mit Farben (nach Schlösser).

Erstere beruht darauf, daß das fixierende Auge nicht sieht, was dem anderen
Auge gezeigt wird, da die Gesichtsfelder künstlich isoliert sind. Zumal wenn
das schwachsichtige Auge bei Verschluß des anderen in Nystagmus verfällt, ist
es unmöglich, auf zentrale Gesichtsfelddefekte zu untersuchen. Man benutzt
deshalb das gut sehende Auge zur Fixierung und bietet dem auf diese Weise
ruhig gestellten schwachsichtigen Auge optische Eindrücke, die das fixierende
Auge nicht sehen kann.

Nach Schlösser erreicht man dasselbe dadurch, daß man das gutsehende
Auge eine weiße Marke durch ein grünes Glas fixieren läßt, perimetriert

man nun binokular mit einem roten Objekt, dessen Farbe durch das grüne
Glas gerade ausgelöscht wird, so wird die rote Farbe als solche nur von dem
schwachsichtigen Auge erkannt werden können, wo sie nicht erkannt wird,
z. B. im Zentrum, ist ein Defekt, dessen Größe sich leicht bestimmen läßt.

Zur Verfeinerung der Perimetrie empfiehlt Bjerrum den Patienten in ca.
1 m Entfernung vor einer mattschwarzen (oder grauen) Fläche zu postieren
und mit kleinen weißen (oder schwarzen) Objekten die Ausdehnung der Skotome
in der Nähe des Fixierpunktes, besonders des blinden Fleckes, festzustellen.
Der normale blinde Fleck befindet sich bei dieser Methode 25—34 cm vom fixierte
Punkt schläfenwärts, hat also einen Durchmesser von ca. 9 cm.

Bringt man ein normales Auge in die Mitte eines halbkreisförmigen
Perimeterbogens und läßt den Mittelpunkt fixieren, so hat das normale
Gesichtsfeld für 1 qcm große Objekte

nach oben und nasal für weiß 60 unten 70, temporal 90⁰,
,, ,, ,, ,, ,, blau 50 ,, 50 ,, 70⁰,
,, ,, ,, ,, ,, rot 40 ,, 40 ,, 50⁰,
,, ,, ,, ,, ,, grün 30 ,, 30 ,, 40⁰.

Individuell erweist sich das Gesichtsfeld nicht unwesentlich verschieden je
nach der Höhe des Nasenrückens, Prominenz des Orbitaldaches, der Bulbi,
Güte des Farbensinnes, äußere Beleuchtung, endlich Größe und Leuchtkraft
der Farbobjekte.

Skotome.

Alle Defekte im Gesichtsfeld nennen wir nun Skotome, und zwar unterscheiden wir subjektive oder positive und objektive oder negative.

Die subjektiven oder positiven Skotome werden von dem Patienten
selbst als Dunkelflecke im Gesichtsfeld bemerkt, die objektiven oder negativen
erst durch die Perimetrie festgestellt, sie können zwar auch gewisse Beschwerden machen, werden aber nie als schwarze Schatten selbst wahrgenommen. Der Typus eines kleinen subjektiven = positiven Skotoms sind die
,,fliegenden Mücken'', Schatten, welche kleinere oder größere Glaskörpertrübungen auf die Netzhaut werfen: bewegliche Skotome. Aber auch feststehende
Trübungen, z. B. der Linse, können als dunkle Flecke gesehen werden.
Ferner retinale oder präretinale Blutungen bedingen große schwarze oder
dunkelrot erscheinende Flecke.

Demgegenüber bedingen die objektiven oder negativen Skotome meist
ganz unbestimmte oder gar keine Störungen, eine Hemianopsie kann von dem
Patienten z. B. völlig unbemerkt bleiben.

Abgesehen von dem subjektiven und objektiven Charakter kann ein Skotom
nun absolut oder relativ sein, d. h. in seinem Bereich wird ein weißes Objekt
gegebener Größe entweder gar nicht gesehen, oder es wird nur undeutlich eventuell
grau gesehen. Ist ein Skotom für weiß relativ, so kann es für die Farben gleichwohl absolut sein, da die Farbenwahrnehmungen die höheren Funktionen der
Netzhaut darstellen. Und ist das Skotom für Gelb und Blau relativ, so kann es
für Rot und Grün schon absolut sein, denn Rot und Grün sind im allgemeinen
die feineren Farbenfunktionen, Gelb und Blau die gröberen, doch kann z. B.
bei Amotio auch Blau zuerst verloren gehen, wenn Rot noch gesehen wird.

Eine die Netzhaut oder den Optikus betreffende Schädigung der optischen
Leitungsbahn würde sich also zunächst in einer Herabsetzung des Grünsinnes
aussprechen, während Grün dann völlig verloren ginge, könnte der Rotsinn
herabgesetzt erscheinen. Geht auch dieser verloren, wird der Blausinn leiden
und erst nach diesem wird der Schwarz-Weißsinn an die Reihe kommen.

Bei diffusen, langsam wirkenden Noxen, z. B. bei der tabischen Atrophie, ist diese Reihenfolge gut zu beobachten und in der Beurteilung der Gesichtsfeldform differentialdiagnostisch wichtig.

In den Gesichtsfeldschemata pflegen wir die absoluten Skotome durch doppelte, die relativen durch einfache Schraffierung darzustellen.

1. Zentrale Skotome.

Langenbeck stellt 176 Fälle von Neuritis retrobulbaris mit zentralem Skotom (unter Ausschluß der intoxikativen) zusammen (Graefes Archiv für Ophthalmologie Bd. 87, S. 278):

1. Multiple Sklerose . . . . 58 Fälle 33,0% $\Big\}$ $= 41\%$
   einschließlich der verdächtigen . . . . 14 ,, 8,0 ,,
2. Chronische, idiopathisch bzw. hereditäre
   Erkrankung . . . . 32 ,, 18,0 ,,
3. Lues . . . . 13 ,, 7 ,,
4. Erkrankungen der hinteren Nebenhöhlen . 6 ,, 3,5 ,,
5. Orbitalprozesse primärer und sekundärer Art 6 ,, 3,5 ,,
6. Plötzlicher Blutverlust . . . . 5 ,, 3,5 ,,
7. Menstruationsstörungen . . . . 4 ,, 2,3 ,,
8. Graviditas . . . . 3 ,, 1,7 ,,
9. Laktation . . . . 3 ,, 1,7 ,,
10. Diabetes . . . . 4 ,, 2,3 ,,
11. Trauma . . . . 4 ,, 2,3 ,,
12. Gelenkrheumatismus . . . . 1 ,, 0,6 ,,
13. Erkältung . . . . 1 ,, 0,6 ,,
14. Ohne erkennbare Ätiologie . . . . 36 ,, 20,0 ,,
    Nach Abzug der auf multiple Sklerose verdächtigen 14 Fälle . . . . 22 ,, 12,0 ,,

Ohne hier auf eine Kritik im einzelnen einzugehen, möchte ich glauben, diese Statistik etwa folgendermaßen vereinfachen zu dürfen:

Multiple Sklerose . . . . 50—60%
Lebersche Form u. ä. . . . . 20 ,,
Lues . . . . 10 ,,
Knochenhöhlen . . . . 5 ,,
Alle übrigen (zum Teil noch unbekannt) . . . . . . 10 ,,

Dabei möchte ich noch bemerken, daß sich die Prozentzahl für die Knochenhöhlenaffektion vermutlich noch heben wird. Da diese aber nicht nur akut eitrig, sondern auch subakut und chronisch, tuberkulös oder syphilitisch erkranken können, so ist für sie z. T. Lues oder Tuberkulose verantwortlich zu machen. Auch die ,,Erkältungen" sind sicher zum Teil in der Rubrik der Knochenhöhlen unterzubringen, desgleichen die Orbitalprozesse primärer und sekudärer Art.

Demgegenüber möchte ich glauben, daß Menstruation, Gravidität und Laktation noch geringere Bedeutung haben als der Tabelle Langenbecks (zusammen fast 6%) entspricht, indem hier entweder auch Nebenhöhlenaffektion oder Blutverlust oder multiple Sklerose vorliegt, sagt doch Langenbeck selbst, daß ein Drittel der Fälle, in denen die retrobulbäre Neuritis als durch Gravidität, Laktations- oder Periodenstörung bedingt erschien, die Patienten später an multipler Sklerose erkrankten. Die Rolle der Traumen bei der Entstehung des zentralen Skotoms ist noch gänzlich problematisch.

Langenbeck faßt die Resultate in folgenden Sätzen zusammen, in denen sich offenbar Uhthoffs Erfahrung widerspiegelt:

„Beim Vorliegen einer nicht durch ektogene Intoxikation bedingten Erkrankung unter dem Bilde der Neuritis retrobulbaris ist von vornherein mit 30 bis 40% Wahrscheinlichkeit damit zu rechnen, daß das Leiden ein Symptom oder vielmehr Frühsymptom der multiplen Sklerose bildet.

Wenn sich differentialdiagnostisch weiterhin ergibt, daß es sich nicht um die in ihren Erscheinungen wohlcharakterisierte chronische idiopathische oder hereditäre Form handelt, wenn Lues und Diabetes ausgeschlossen werden, und Nebenhöhlenerkrankungen, die sich eventuell durch Vergrößerung des blinden Flecks äußern, nicht vorliegen, wenn schließlich die nur selten in diesem Zusammenhang auftretenden und durch Anamnese, sowie Nebenerscheinungen leicht festzustellenden Orbitalprozesse, Menstruationsanomalien, Graviditäts- und Laktationszustände, sowie Folgen akuten Blutverlustes als Ursache der Erkrankung nicht in Betracht kommen, dann ist mit mehr als 75% Wahrscheinlichkeit zu schließen, daß das Leiden auf multipler Sklerose beruht.

Eine neurologische Untersuchung dieser Fälle wird zunächst nur in etwa einem Drittel Erscheinungen des Nervenleidens bereits erkennen lassen, während in der Hälfte dieser Erkrankungen erst nach langer Zeit mit dem Ausbruch des noch latenten Grundleidens zu rechnen ist. Nur in einem Fünftel dieser Fälle läßt sich hoffen, daß Komplikationen seitens des Nervensystems ausbleiben.

Charakteristische Augensymptome, die auf das Bevorstehen oder Vorliegen einer multiplen Sklerose hindeuten, sind der Nystagmus und die nystagmusartigen Zuckungen, das durch längere Zeit getrennte Nacheinandererkranken beider Augen, die Rezidive, die Augenmuskelparesen, besonders unter dem Bilde der assoziierten Lähmung und das Uhthoffsche Symptom der Zunahme der Sehstörung nach körperlicher Anstrengung. Ist eine retrobulbäre Neuritis gar mit zweien dieser Erscheinungen kombiniert, so ist der Ophthalmologe in der Lage, allein aus den Augensymptomen mit größter Wahrscheinlichkeit dieFrühdiagnose eines Nervenleidens zu stellen, das neurologisch vielfach erst nach Jahren nachweisbar wird."

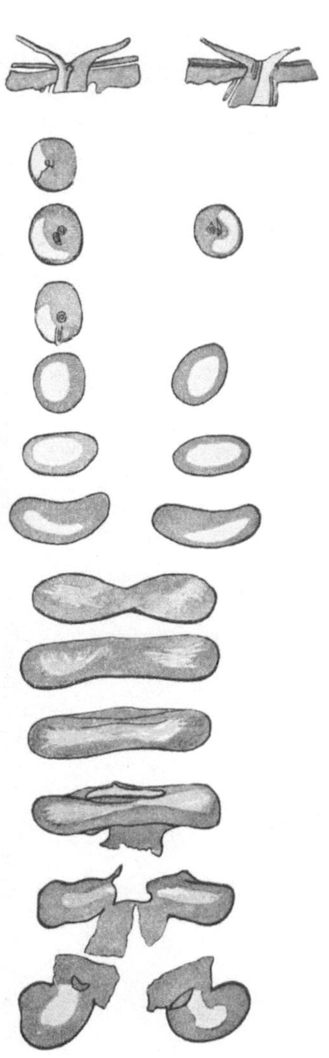

Abb. 160. Verlauf des papillomakulären Bündels im Sehnerv. Chiasma, Tractus opt. (n. Uhthoff).

a) Das **einseitige zentrale Skotom** ist seltener als das doppelseitige. Es ist ein subjektives (positives) bei flottierenden Trübungen des Glaskörpers, wenn sie gerade prämakulär ihren Ruhepunkt haben. Ob auch eine feststehende Hornhaut- oder Linsentrübung sich als subjektives zentrales Skotom darstellen kann, diese Frage ist wohl für gewisse Ausnahmen zu bejahen, die Regel ist indes, daß optische Hindernisse mehr diffus schädigend die

Sehfunktionen beeinflussen, nicht nur das zentrale Sehen, denn zur Diagnose des
zentralen Skotoms gehört der Nachweis, daß bei einer gewissen Exzentrizität
besser gesehen wird als bei Fixierung, daß ein Gegenstand, besonders in der
Farbe, deutlicher gesehen wird, wenn Patient daran vorbei sieht.

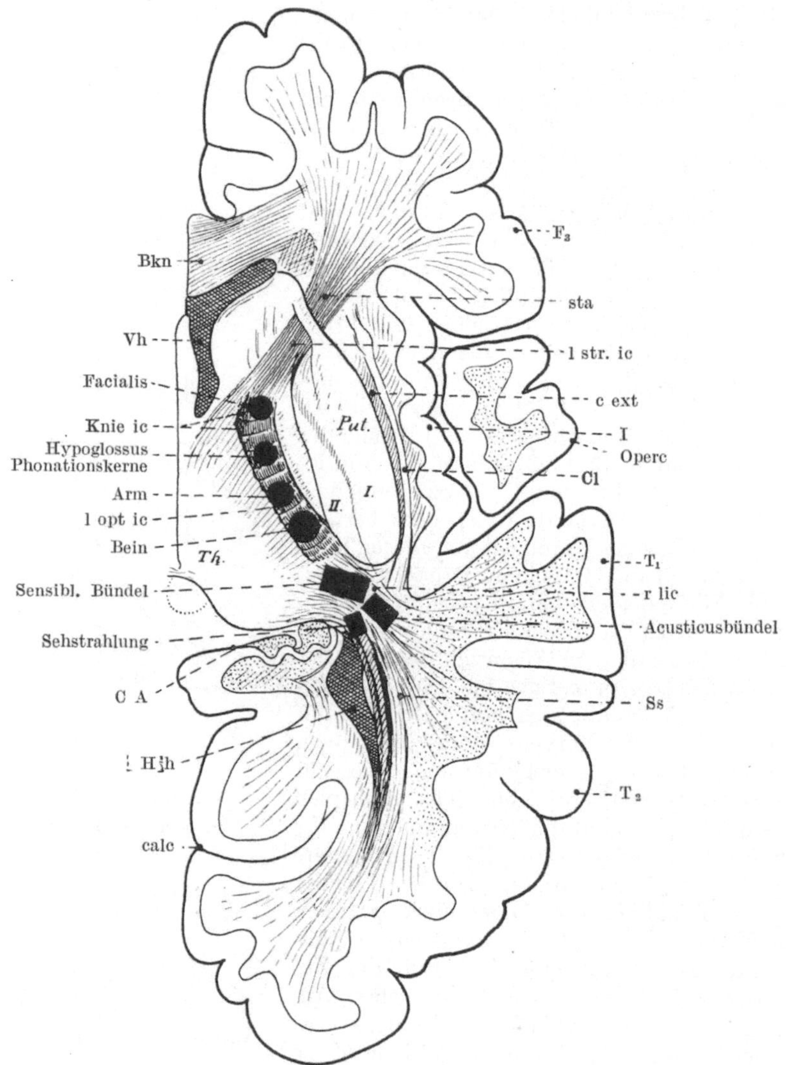

Abb. 161.   Hauptsegmente der inneren Kapsel.   (Nach v. Monakow.)

Bkn = Balkenknie, Vh = Vorderhorn, Knie ic = Knie der inneren Kapsel, l opt ic = lenticulo-optischer
Abschnitt der inneren Kapsel, C A = Ammonshorn, H h = Hinterhorn, calc = Fissura calcarina, F₂ = dritte
Stirnwindung, sta = Stabkranz, l str. ic = lenticulo-striärer Abschnitt der inneren Kapsel, c ext = Capsula
externa, I = Insel, Operc = Operculum, Cl = Claustrum, T₁ = erste Temporalwindung, r lic = retro lenti-
culärer Abschnitt der inneren Kapsel, Ss = Sehstrahlungen, T₂ = zweite Temporalwindung.

Das kleinste zentrale Skotom sah ich bei einem Diabetiker, der auf einem
Auge (myopische?) Amotio ret. hatte, auf dem anderen in der Makula — nur
im aufrechten Bild zu erkennen — einige glitzernde Punkte: Er gab an, mit
diesem Auge den Punkt über dem i zu sehen, wenn er den Buchstaben fixiere,
wolle er aber den Punkt selbst fixieren, so verschwinde er. Subjektiv sichtbar

war das Skotom übrigens nur unter besonders günstigen Beobachtungsbedingungen auf gleichmäßig heller Fläche. Das Neuroepithel ist demnach selbst noch nicht affiziert gewesen, man muß wohl eine minimale Ansammlung undurchsichtiger Substanz genau vor der Mitte der Fovea annehmen (Lipoid?). Blutungen in oder vor der Makula können einseitige und doppelseitige positive zentrale Skotome

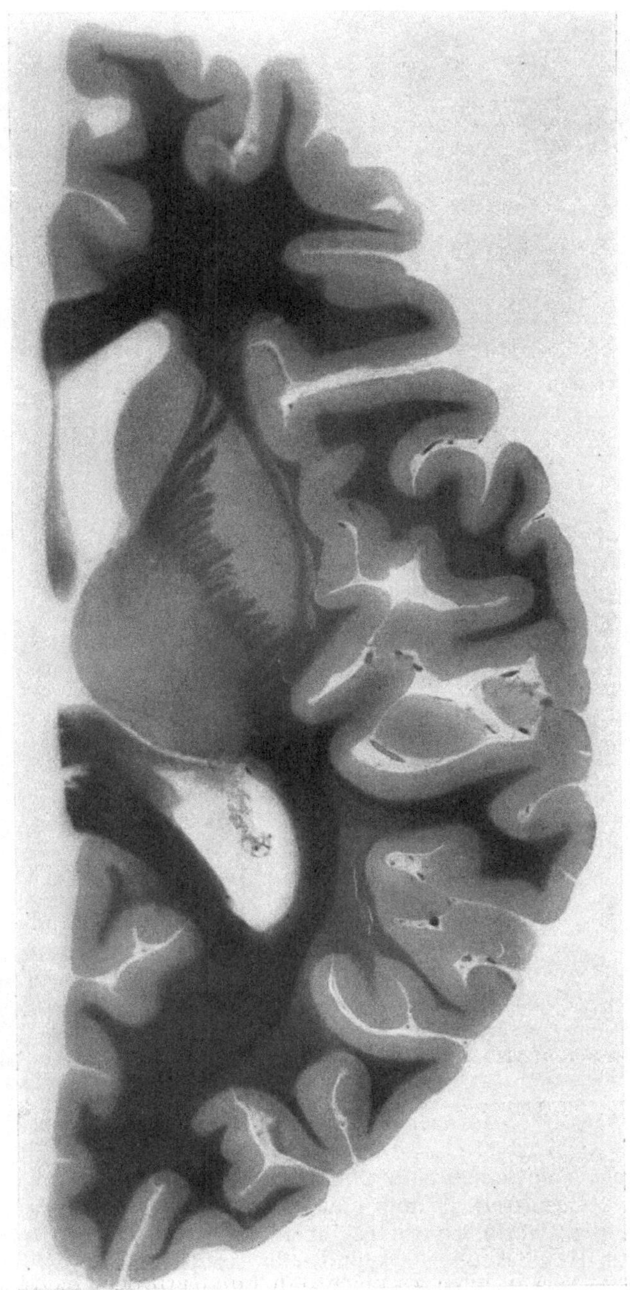

Abb. 162. Normales Hirn. Gratioletsche Sehstrahlung.

verschiedener Größe bedingen, sie sind meist absolut für Weiß und Farben.
Eine (oft syphilitische) Chorioretinitis centralis kann sich einleiten durch zentrales Flimmern und Metamorphopsie, Makro- und Mikropsie, sie führt dann zu
Zerstörung des Pigmentes und Neuroepithels, und so entsteht ein negatives (obj.)
meist absolutes zentrales Skotom. Dasselbe entsteht, wenn sich bei Chorio-

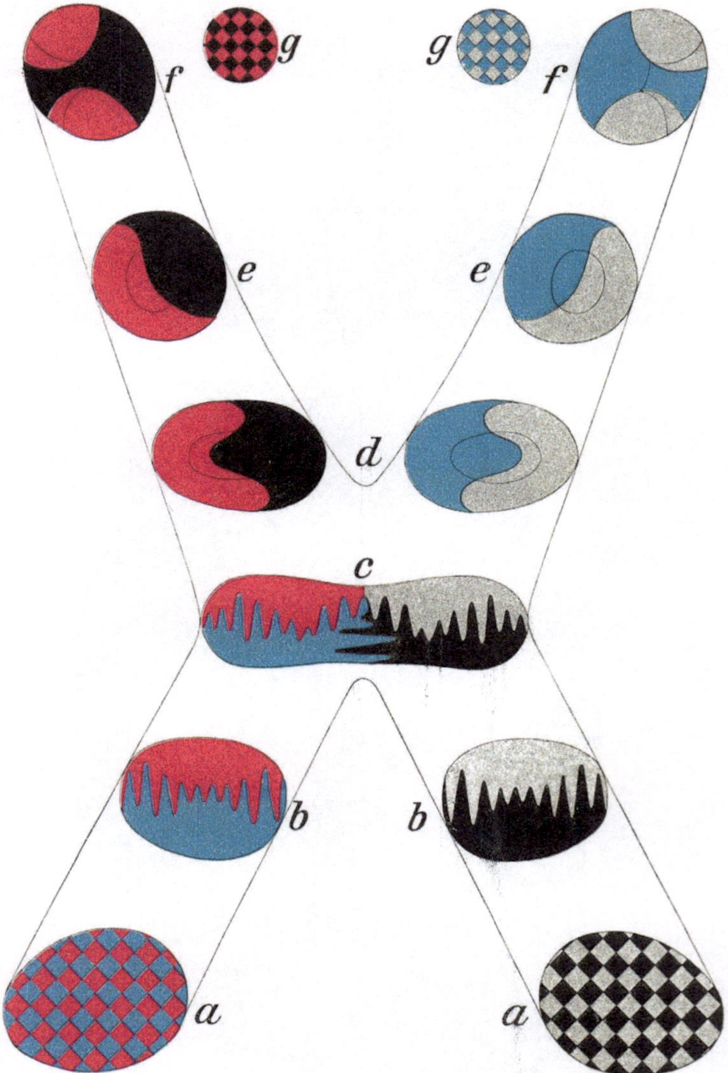

Abb. 163. Mischung der Sehnervenfasern (nach Knoblauch).

retinitis diffusa oder disseminata die Krankheit am hinteren Augenpol etabliert.
Eine Amotio ret. centralis (Tumor malignus?) kann mit ganz ähnlichen Erschei-
nungen, wie die Chorioretinitis beginnen. Seltener bedingt ist ein zentrales
Skotom durch Retinitis interna syphil. oder apoplectica, es ist dann meist ein-
seitig subjektiv, relativ klein, es macht ein Flimmern oder metamorphoptische
Erscheinungen.

Häufig haben einseitige zentrale Skotome ihre Ursache in einer Neuritis opt. axialis retrobulbaris, wobei wir ophthalmoskopisch oft gar nichts, meist erst später die absteigende Atrophie sehen, die bei akuten Fällen auch

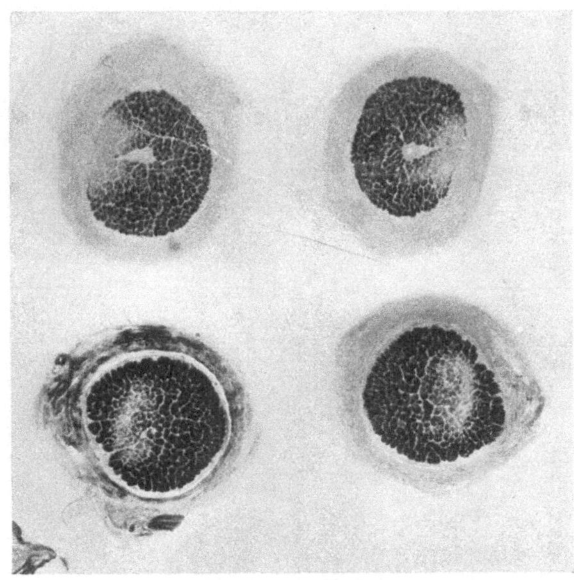

Abb. 164. Degeneration des papillomakulären Bündels direkt hinter dem Bulbus. (Präp. von Wilbrand.)

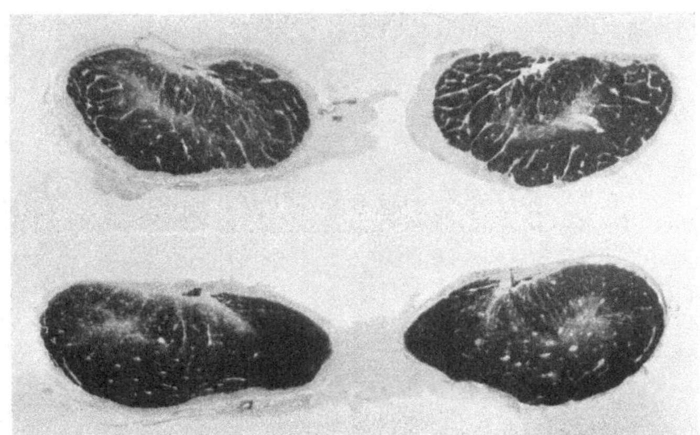

Abb. 165. Degeneration des papillomakulären Bündels. Opticus intracraniell. (Präp. Wilbrand.)

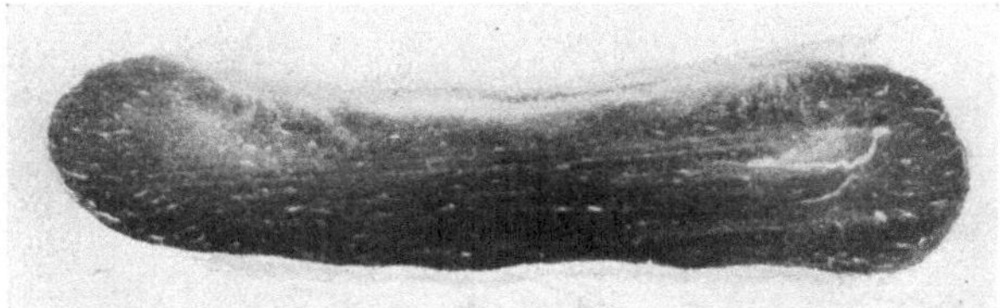

Abb. 166. Degeneration des papillomakulären Bündels. Chiasma. (Präp. Wilbrand.)

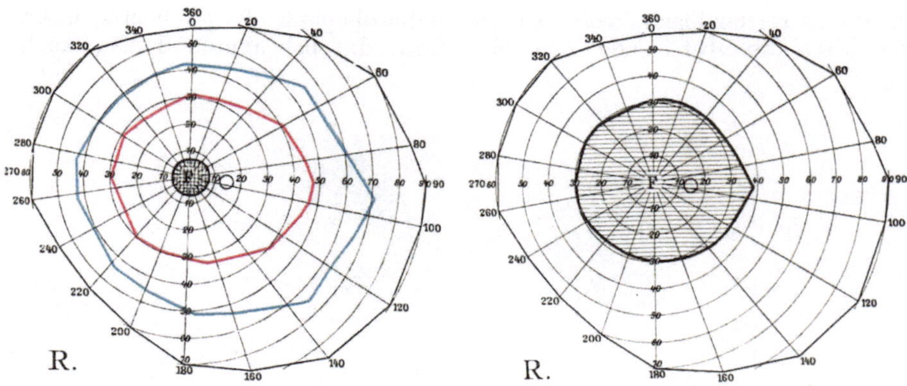

Abb. 167. Absolutes zentrales Skotom
für weiß und alle Farben.

Abb. 168. Großes relatives
Zentralskotom.

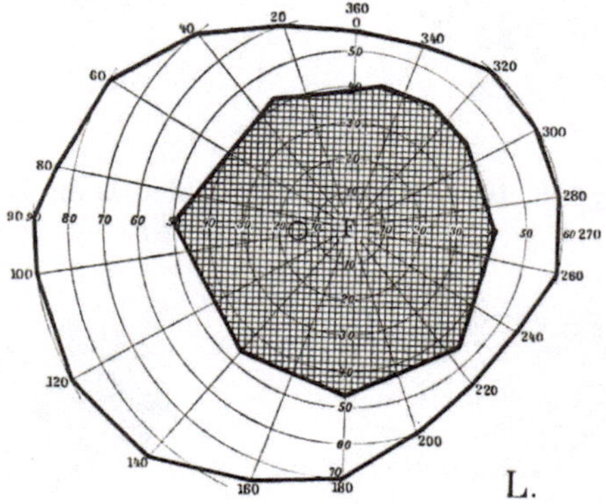

Abb. 169. Großes absolutes Zentralskotom bei retrobulbärer Neuritis optici.

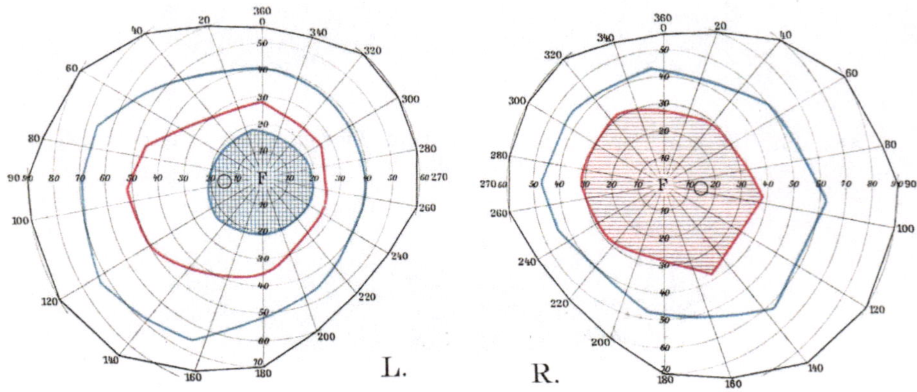

Abb. 170. Links absolutes Blauskotom. Rechts relatives Rotskotom (multiple Sklerose).

ausbleiben kann. Diese Skotome können verschiedene Größen haben, sind teils relativ, teils absolut, stets objektiv (negativ). Beim Fehlen aller sonstigen objektiven Symptome kann die herabgesetzte reflektorische Pupillarreaktion sehr wichtig sein. Die Ursachen solcher Optikusstammaffektionen kann eine multiple Sklerose sein, die im übrigen noch jahrelang latent bleiben kann. Zumal plötzliche Erblindungen eines Auges, welche morgens beobachtet werden

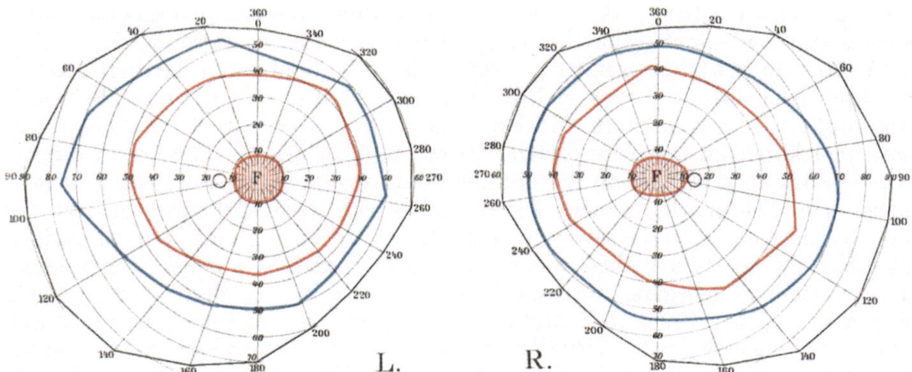

Abb. 171. Relative Rotskotome (Intoxikationsamblyopie).

und die dann im Laufe des Tages unter dem Bilde des zentralen Skotoms zurückgehen, sind für diese Krankheit sehr bezeichnend.

Empyeme der Kiefer-, Stirn- und Siebbeinhöhlen können zweifellos solche zentrale Skotome und hochgradige Sehstörungen bedingen. Rheumatismus ist früher vielfach als Ursache dieser akuten axialen Neuritis, zumal bei schmerzhaften Augenbewegungen, beschuldigt worden und noch können wir

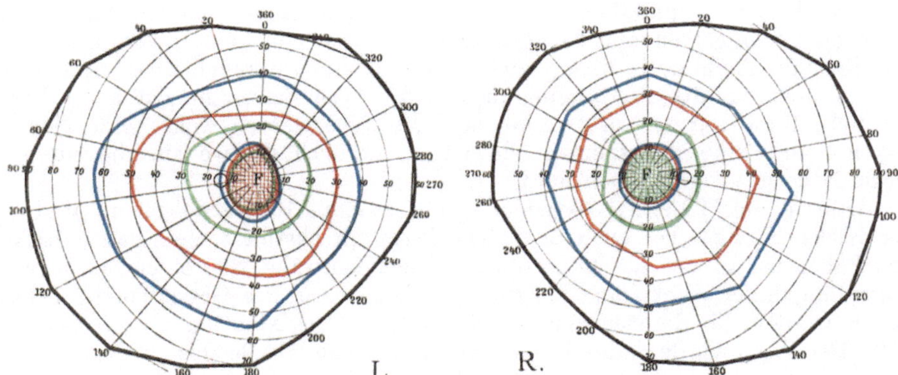

Abb. 172. Doppelseitiges Zentralskotom für Rot und Grün absolut, Gelb und Blau relativ bei multipler Sklerose.

ihn nicht ganz aus der Ätiologie streichen, mit seiner Konstatierung dürfen wir uns aber bei keinem Fall eines zentralen Skotoms begnügen. Aufs sorgfältigste müssen die Knochenhöhlen — eventuell durch Röntgenaufnahme — untersucht werden. Da der Diabetes dasselbe Krankheitsbild vorübergehend einseitig bedingen kann, so ist eine Urinuntersuchung erforderlich. Da Lues mit Sicherheit, Tuberkulose mit Wahrscheinlichkeit axiale Neuritis opt. mit zentralem Skotom bedingen kann, so muß eine Untersuchung des ganzen Körpers inklusive Blutuntersuchung nach Wassermann und Röntgendurchleuchtung der Lungen betreffs der Hilusdrüsen erfolgen. Die Tabes ist eine seltenere Ursache des einseitigen zentralen Skotoms.

Sehr viel seltener hat das einseitige zentrale Skotom eine Ursache, die mit einer Allgemeinerkrankung nichts zu tun hat. Hierher gehört zunächst die angeborene oder in früher Jugend erworbene Amblyopie (s. d.), ferner das Coloboma maculare, das wir als Entwicklungsanomalie auffassen, und drittens das zentrale Skotom bei dem Vitium maculae ex myopia.

b) Das **doppelseitige zentrale Skotom** ist am häufigsten bedingt durch die chronische Tabak- oder Alkoholintoxikation. Es beginnt als negatives (obj.) relatives Skotom für Rot und Grün: Eine rote Rose, ein rotes Streichholzköpfchen erscheint zentral fixiert gelblich oder farblos, bei geringer Exzentrizität aber, d. h. wenn Patient dicht daran vorbei sieht, in seiner richtigen Farbe. Die Sehschärfe braucht dabei noch nicht wesentlich herabgesetzt zu sein. Bestimmen wir am Perimeter den Bezirk, in dem kleine, punktförmige, besonders grüne Farbobjekte verschwinden, so finden wir meist eine zentral oder parazentral gelegene horizontale Ellipse, die bis an den blinden Fleck reichen kann (über diesen siehe unten). Diese zentralen Skotome sind meist auf beiden Augen gleich groß. Wird der Abusus eingeschränkt, so kann man Heilung versprechen, geschieht die Einschränkung oder Abstinenz — was gewöhnlich leichter durchzusetzen ist als die Temperenz — nicht, so tritt nach einigen Wochen Abblassung der temporalen Papillenhälften ein: Herabsetzung der Sehschärfe auf $^1/_{10}$ bis allenfalls $^1/_{20}$. Erblindung tritt nicht ein, da die Peripherie des Gesichtsfeldes erhalten bleibt, wo wirklich einseitige oder doppelseitige Erblindung eintritt, müssen wir Komplikationen mit Arteriosklerose, Syphilis oder Methylalkohol annehmen. Diese chronische Intoxikationsamblyopie ist eine Erkrankung des sog. besten Mannesalters, sie ist selten in den 20er Jahren, selten in den 60er Jahren, hat ihre größte Häufigkeit in Mitte und Ende der 40er Jahre (s. Kurve bei Uhthoff, Graefe-Saemisch 5. XXII. S. 6).

Sowohl der Nikotinmißbrauch in seinen sämtlichen Formen (Kauen, Schnupfen, Rauchen von Zigarren und Zigaretten, auch sogar von Pfeife), vermag allein dies Krankheitsbild zu bedingen, ebenso der Alkoholmißbrauch allein, und zwar sind es nicht nur die „Verunreinigungen", d. h. die Beimengungen, sog. Fusel (Propyl-, Butyl-, Amyl- usw. Alkohole). Meistens werden wohl beide Noxen Alkohol und Niko in zusammen einwirken, oft auch da, wo nur die eine — meist Nikotin — zugegeben wird.

Während des Krieges, besonders in der zweiten Hälfte desselben, sind in der Kieler Klinik, aber auch in meiner Privatsprechstunde, eine ganze Reihe von Fällen mit großen absoluten doppelseitigen zentralen Skotomen mit sekundärer temporaler Abblassung bei freien Außengrenzen des Gesichtsfeldes beobachtet worden, für die sich keine andere Ursache als Nikotinabusus feststellen ließ. Der Visus wurde dadurch in erheblich höherem Grade (bis auf $^1/_{20}$, ja $^1/_{50}$) herabgesetzt als sonst von der Alkohol- und Nikotinintoxikation bekannt ist. Auch betrifft die Krankheit oft Patienten in höherem Alter, zwischen 60 und 70 Jahren. Trotz sorgfältigster Allgemeinuntersuchung einschließlich Wassermannscher Reaktion, Nervenstatus usw. wurde keine sonstige Ursache gefunden. Auch den Tabaksurrogaten glaube ich weniger die Schuld zuschieben zu sollen als der verminderten Widerstandsfähigkeit. Auch von anderer Seite wurde auf dieses eigenartige Krankheitsbild der großen absoluten Zentralskotome in höherem Alter hingewiesen.

Pathologisch-anatomisch steht noch zur Diskussion, ob es sich um eine primäre Schädigung der Nervenzellen der Netzhaut und deren zentripetalen

Fasern mit sekundärer Gliawucherung oder um eine primär interstitiell auftretende toxische Entzündung mit sekundärer Beteiligung der nervösen Elemente handelt.

Unter dem Bilde des doppelseitigen zentralen Skotoms kann eine schwere Schädigung beider Optici bei der — meist akuten — Holzgeist-Methylalkoholintoxikation eintreten, doch sind es häufiger noch schwerere Schädigungen, die nicht nur das papillomakuläre Bündel, sondern den gesamten Sehnervenstamm betreffen, so daß ein- oder doppelseitige Blindheit oder einseitige Blindheit mit atypischen oder zentral gelegenen Gesichtsfelddefekten auf der anderen Seite resultiert.

Doppelseitige absolute Skotome von 10—20° Radius bedingt ferner Schwefelkohlenstoff (Kautschuckarbeiter) und Bleivergiftung. Von Autointoxikationen wären zu erwähnen Diabetes und Karzinomkachexie, von Infektionen Lues, multiple Sklerose, vielleicht Tuberkulose, Rheuma, Myelitis. Große zentrale, absolute Skotome mit schweren Sehstörungen finden wir bei der Leberschen Form der hereditären oder familiären Optikusatrophie, bei der trotz des ausgesprochenen elektiven (partiellen) Charakters der Optikusschädigung doch die ganze Papille atrophisch erscheint. Es betrifft diese eigenartige Krankheit hauptsächlich männliche Individuen in der Zeit der Pubertät. Neuerdings ist eine Vergrößerung der Keilbeinhöhlen röntgenologisch festgestellt, doch fehlt noch jede Deutung. Diese zentralen Skotome können so groß werden, daß sie nasal, oben und unten bis zur Peripherie reichen und nur temporal außen eine periphere Sichel übrig lassen.

Die bisher genannten Formen doppelseitiger zentraler Skotome hatten ihre Ursache in einer doppelseitigen Affektion des papillomakulären Bündels im Optikusstamm.

Doppelseitige zentrale Skotome können nun, ebenso wie die einseitigen, auch durch Chorioiditis und Retinalerkrankungen bedingt sein.

Metamorphopsie, Mikro-, Makropsie und Flimmererscheinungen geben die wertvollen Fingerzeige, denn die objektive Diagnose ist oft sehr schwierig (s. oben bei einseitigem zentralen Skotom). Was bei der einseitigen Chorioretinitis und Retinitis int. gesagt wurde, verdient hier wiederholt zu werden, denn diese Dinge kommen nicht selten doppelseitig vor. Nicht zu verwechseln mit solchen durch irgeneine der genannten Allgemeinerkrankungen (Syphilis, Tuberkulose u. a.) bedingten Chorioretini iden sind die durch hochgradige Myopie gesetzten Schädigungen, deren nicht entzündliche Natur schon von Förster erkannt war: er nannte sie deshalb Vitium maculae ex myopia. Ophthalmoskopisch können sich diese Dinge in gewissen Stadien übrigens zum Verwechseln ähnlich sehen, wenn auch die Entwicklung eine verschiedene ist. Die myopischen Veränderungen beginnen oft mit dem Fuchsschen schwarzen runden Fleck in der Macula lutea oder mit Dehiszenzen, die wie Lacksprünge aussehen und sich zickzackartig oder dendritisch verzweigt als helle Streifen darstellen, die sich sekundär an ihren Rändern pigmentieren, während der schwarze Fuchssche Fleck sich meist sekundär im Zentrum lichtet. Im Endresultat kann er ganz einer Chorioretinitis atrophicans gleichen, differentialdiagnostisch wichtig ist die Bestimmung der Refraktion, denn die Angaben der Patienten, stets kurzsichtig gewesen zu sein, können sich auch durch kongenitale, hereditäre, zentrale Chorioretinitis erklären, ohne daß Achsenmyopie vorliegt.

Auch das doppelseitige seltene Coloboma maculare kann doppelseitige zentrale Skotome bedingen und ophthalmoskopisch Bilder zeigen, die leicht mit zentraler Chorioretinitis verwechselt werden können. Drittens kommt differentialdiagnostisch in Frage die senile Makuladegeneration — allerdings nur bei Leuten jenseits der 70er Jahre, selten in den 60er Jahren.

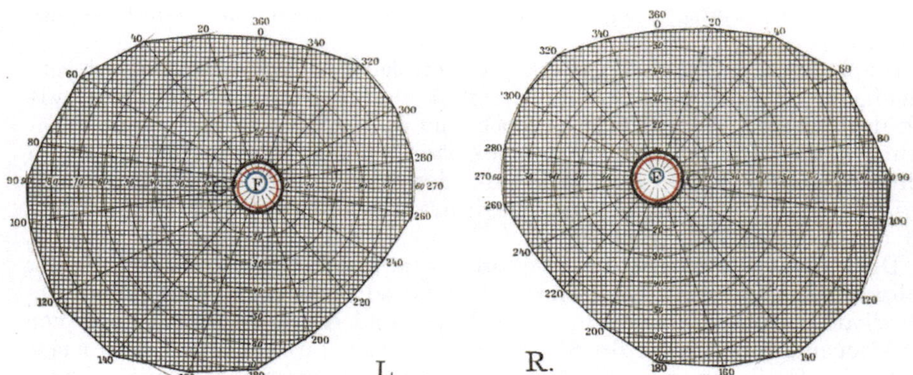

Abb. 173. Hochgradige konzentrische Einschränkung bei Pigmentdegeneration der Retina mit Inversion der Farben.

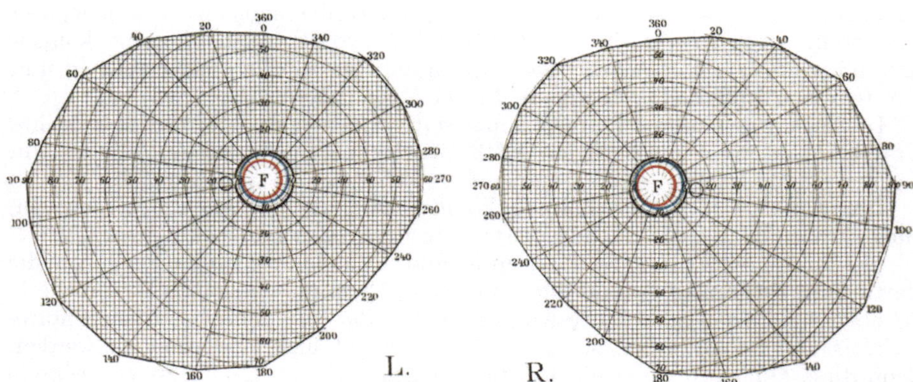

Abb. 174. Konzentrische Gesichtsfeldeinschränkung bei Retinitis pigmentosa.

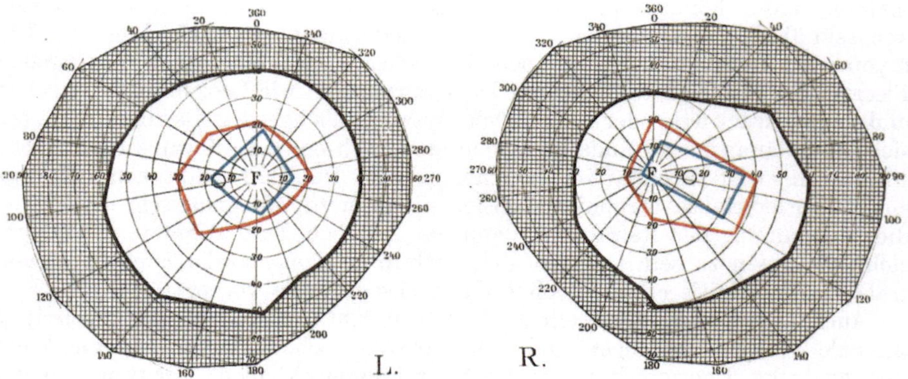

Abb. 175. Konzentrische Einschränkung mit Inversion der Farben bei Choirioretinitis peripherica et aequatorialis.

Viertens ist zu nennen die Retinitis circinata.

Fünftens bei negativem ophthalmoskopischen Befund die doppelseitige Amblyopie, wozu auch die bei kongenitaler totaler Farbenblindheit zu rechnen wäre.

Seltener ist das zentrale Skotom (einseitig und) doppelseitig bei der Tabes. Wo wir bei der Tabes zentrales Skotom finden, beziehen wir es wohl mit mehr Recht auf die überstandene Lues (als tertiäre Reste dieser) oder auf Komplikationen mit chronischer Alkohol- oder Nikotinintoxikation.

Leicht mit zentralem Skotom verwechselt werden können homonyme oder heteronyme hemianopische insuläre Skotome, wenn die Patienten nicht gut angeben und wenn die vertikale Trennungslinie einmal nicht charakteristisch verläuft. Da die Ätiologie dieser Prozesse aber meist eine andere ist, so ist eine Unterscheidung dringend erwünscht, ist aber oft erst nach wiederholtem Exerzieren am Perimeter möglich, zumal wenn zerebrale Prozesse die Intelligenz beeinflussen.

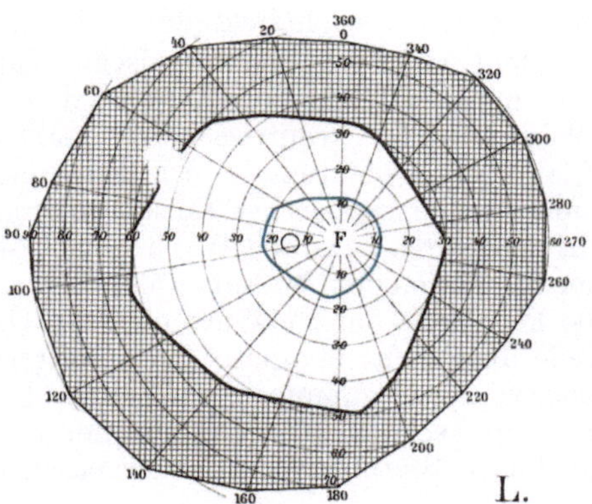

Abb. 176. Konzentrische Einschränkung, rot und grün fehlt bereits, Tabes.

2. Konzentrische Einschränkung.

Die konzentrische Einschränkung des Gesichtsfeldes, auch periphere Beschränkung genannt, ist oft eine funktionelle, d. h. durch mangelhafte Aufmerksamkeit bedingte. Perimetriert man z. B. einen Potator auf dieselbe Weise wie einen Normalen, so wird man meist eine konzentrische Einschränkung konstatieren, durch beständiges Zureden muß die Aufmerksamkeit solcher

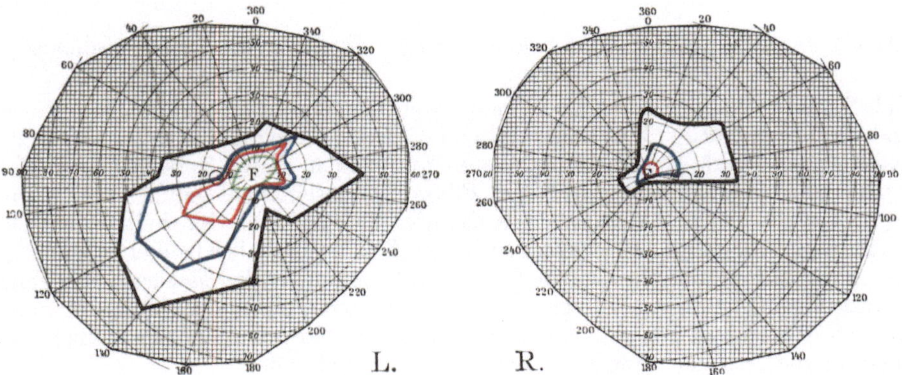

Abb. 177. Konzentrisch-exzentrische Einschränkung bei Pseudotabes luetica, später Tabes.

Patienten rege gehalten werden, dann werden sich die Grenzen erweitern im Gegensatz zu den Patienten mit traumatischer Neurose und Hysterie, wo sie sich bei fortgesetzter Untersuchung meist durch Ermüdung immer mehr verengern. Die konzentrische Einschränkung kann sehr verschieden hochgradig sein. Auch wenn das Gesichtsfeld temporal bis 90 reicht, kann gleichwohl schon ein geringer Grad von Einschränkung vorliegen, denn Gesichtsfeldgrenzen temporal bis 100 ja bis 110° sind keine Seltenheiten. Von diesen geringsten

bis zu den höchstgradigsten Einschränkungen (Flintenröhrengesichtsfeld) gibt es
alle Übergänge. Es ist nicht ausschlaggebend, ob die Beschränkung des Gesichtsfeldes überall gleich hochgradig ist, sie kann sehr wohl in einigen Meridianen
20—30 betragen, in anderen minimal oder gar nicht nachweisbar sein, prinzipiell
wäre solches Gesichtsfeld doch als konzentrisch eingeschränkt anzusprechen.

Nicht mehr von konzentrischer Einschränkung reden wir dagegen, wenn
z. B. nur die Hälfte oder ein Viertel der Peripherie pathologisch ist, wir nennen
solche Defekte exzentrische oder sektorenförmige Skotome, und diese haben
eine andere Bedeutung (s. u.). Prinzipiell wichtig ist das Verhalten des Farbensinnes bei konzentrischer Einschränkung. Ist die Schädigung des Gesichtsfeldes
auf den Schwarz- und Weißsinn beschränkt, sind die Farben dagegen relativ
normal vorhanden, so haben wir es meist mit einer Noxe zu tun, die eben nur
die Peripherie der Netzhaut oder des Optikusstammes befallen hat, die übrigen
Teile aber nicht tangiert. Am häufigsten dürfte dies bedingt sein durch Perineuritis optici gummosa, descendens bei Meningitis, bei Stauungsprozessen am
For. opt. sclerae oder am knöchernen Kanal (Stauungspapille, Turmschädel,
Rachitis), Blutungen im Sehnervenscheidenraum. Abgesehen von Turmschädel

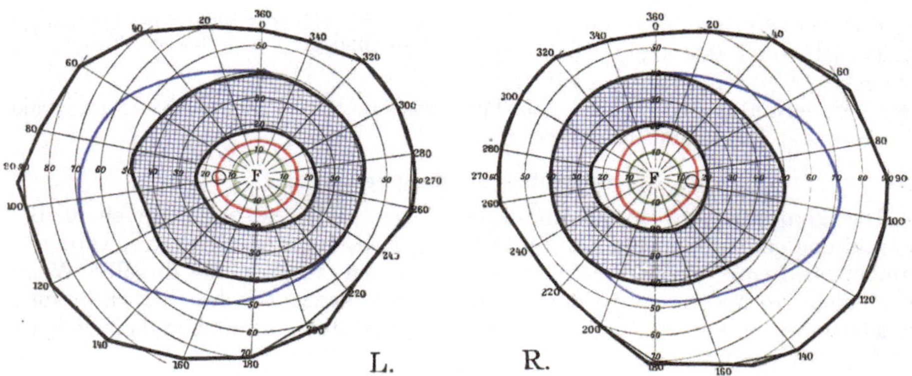

Abb. 178. Ringskotom z. T. absolut für Blau bei Chorioretinitis syph. aequatoralis.

und Rachitis können diese Prozesse gelegentlich einseitig vorkommen, öfters
sind sie doppelseitig. Die konzentrische Einschränkung kann dabei die verschiedensten Grade annehmen, sie kann auf beiden Seiten verschieden hochgradig sein, aber selbst wenn es zum Flintenrohrgesichtsfeld geführt hat, kann
noch gute Sehschärfe und guter Farbensinn vorhanden sein. Ophthalmoskopisch
braucht primär gar nichts sichtbar zu sein. Es kann sich aber bald eine Neuritis
opt. oder Stauungspapille einstellen, oder wir bekommen, aber erst nach Wochen,
die absteigende Atrophie zu sehen, die bei intrakraniellem Sitz einige Monate
auf sich warten lassen kann. Trotz des partiellen Charakters der Optikusschädigung ist die Atrophie eine die ganze Papille betreffende.

Konzentrisch verengte Gesichtsfelder mit und ohne die genannten Optikusveränderungen finden wir auch bei der multiplen Sklerose.

Prinzipiell verschieden von diesen Einschränkungen sind diejenigen, bei denen
der Farbensinn entsprechend, d. h. relativ noch schwerer geschädigt ist.
Finden wir z. B. bei einer Einschränkung des Gesichtsfeldes auf 30—40⁰, daß
schon alle Farbenwahrnehmung für 1 qcm große Objekte verloren gegangen ist,
oder daß nur noch Blau zentral gesehen wird, finden wir namentlich eine einfache Optikusatrophie dabei, so ist eine diffuse, den Optikusstamm betreffende
Noxe anzunehmen, die zunächst die höchste Funktion des Optikus, den Rot-

grünsinn, dann den Gelbblausinn und dann erst den Schwarzweißsinn angegriffen hat: Tabes und progressive Paralyse.

Von intraokularen Schädigungen kann die Retinitis pigmentosa beide Typen konzentrischer Einschränkung bedingen, das Glaukom, Chorioretinitis periph. den ersten Typ, die Amotio ret. nur den letzteren.

Eine leichte konzentrische Einschränkung kann auch allein durch hochgradige Myopie bedingt sein. Von Intoxikationen kommen Chinin und Filix mas in Frage, meist nach 1. Typ.

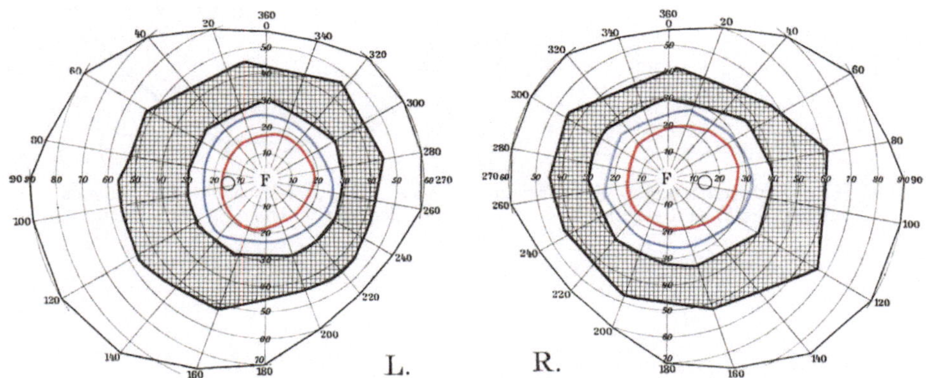

Abb. 179. Absolutes Ringskotom.

Doppelseitige Flintenröhrengesichtsfelder finden wir bei doppelseitiger Hemianopsie (s. u.). Eine hochgradige Einschränkung kann auch dadurch entstehen, daß die Arterie oder Vene thrombosiert, in dem befallenen

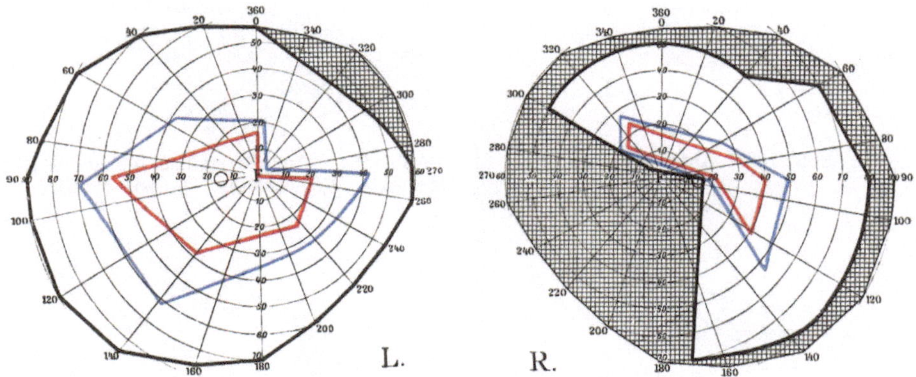

Abb. 180. Sektorenförmige Skotome links für Farben, rechts auch für Weiß absolut bei Arteriosklerose der Retinalgefäße.

Auge aber zufällig die Makula durch ein cilioretinales Gefäß gespeist wird, die deren Funktion dann erhält.

Über die konz. Einschränkung bei Hysterie wird unten gesprochen werden (s. funktionelle Gesichtsstörungen).

3. Ringförmige Skotome.

Wollte man daraus, daß die Sehschärfe normal und die Peripherie frei ist, auf ein normales Gesichtsfeld schließen, so könnte man in schweren Irrtum

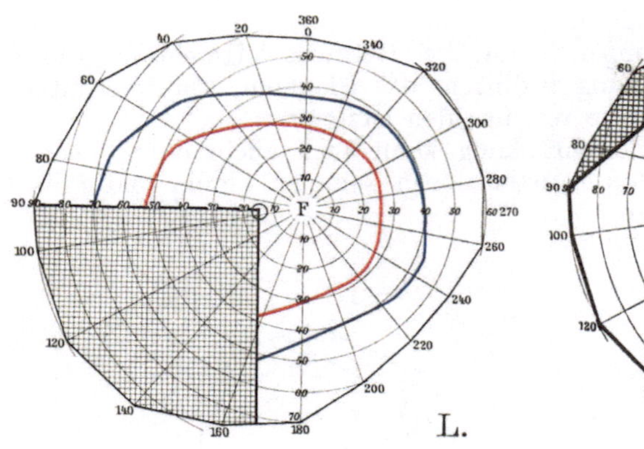
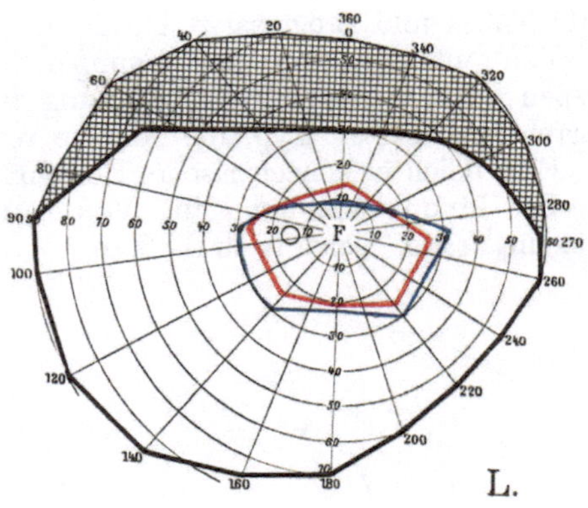

Abb. 181. Sektorenförmiger Gesichtsfelddefekt bei Gefäßverschluß.

Abb. 182. Defekt nach oben, ebenda
Inversion der Farben bei Amotio retinae.

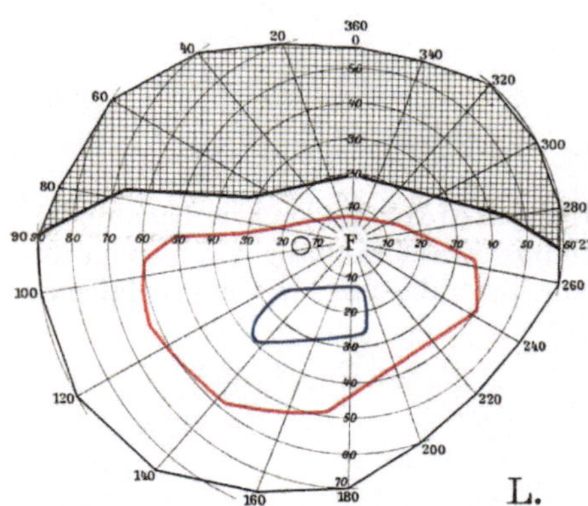
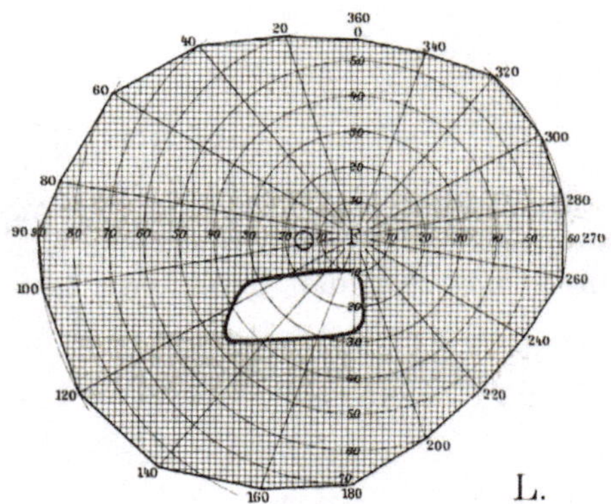

Abb. 183. Amotio retinae.

Abb. 184. Amotio retinae bei herabgesetzter Beleuchtung. Torpor retinae.

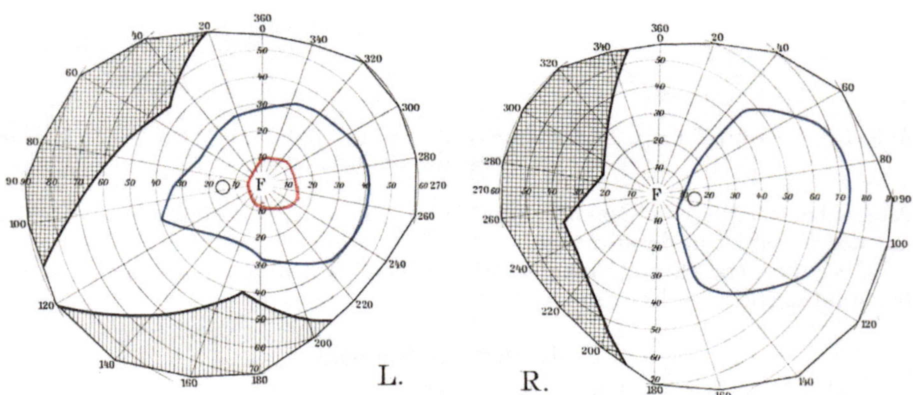

Abb. 185. Exzentrische Skotome bei Tabes.

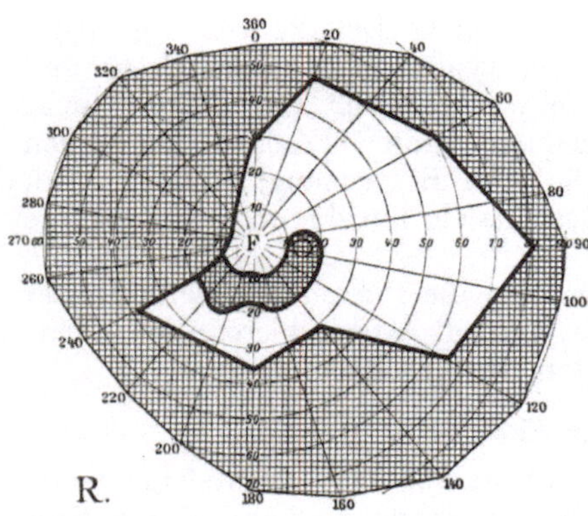

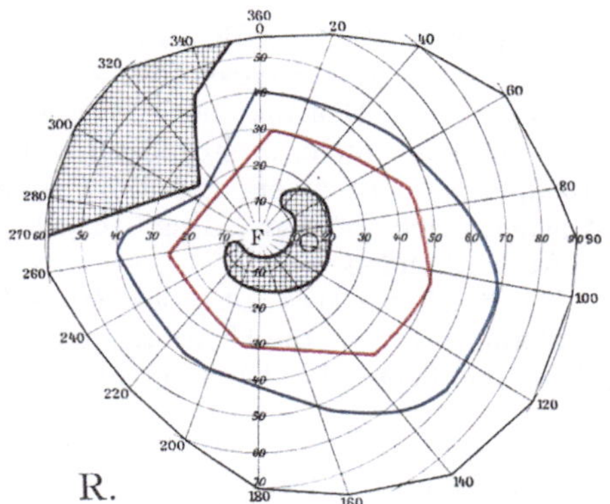

Abb. 186. Vergrößerung des blinden Fleckes, konzentrische besonders nasale Einschränkung bei Glaukom.

Abb. 187. Glaukom: Vergrößerung des blinden Fleckes und „nasaler Sprung", ähnlich den sektorförmigen Defekten.

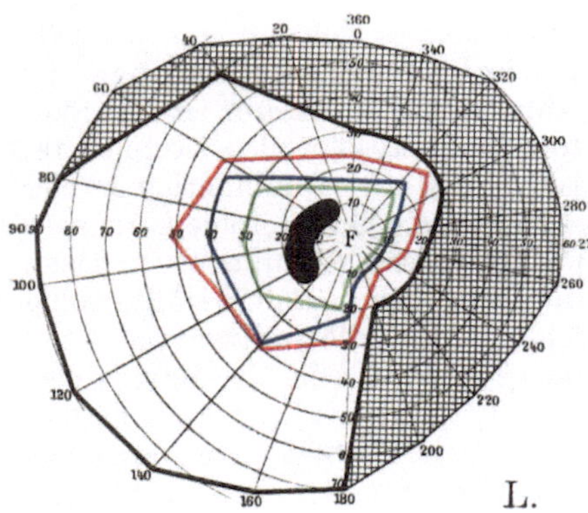

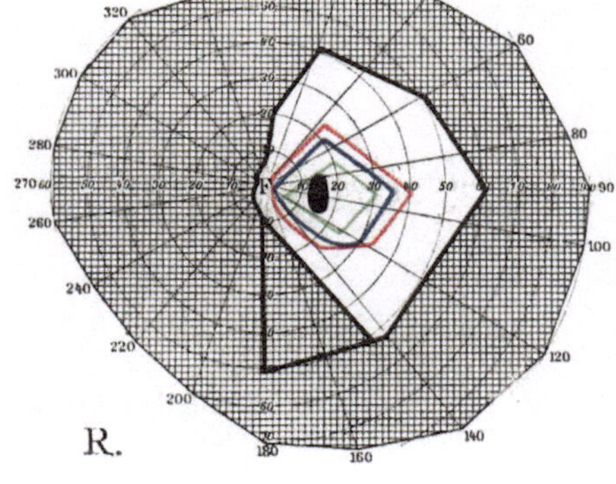

Abb. 188. Nasale bzw. konzentrische Einschränkung mit Vergrößerung des blinden Fleckes bei Glaukom.

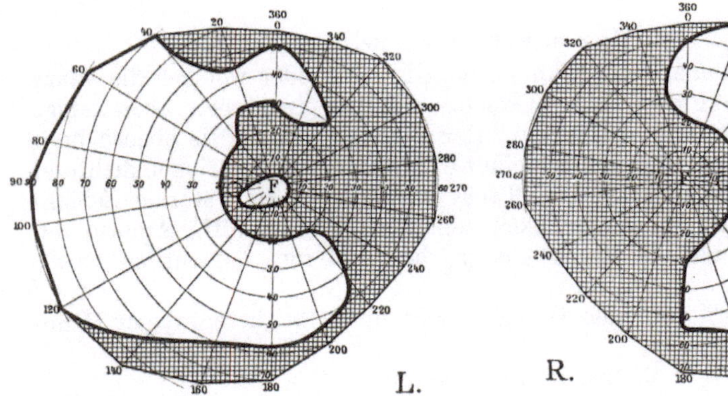

Abb. 189. Nasale Einschränkung, links den Fixierpunkt umgreifend, rechts Zentrumsverlust bei Glaukom.

verfallen. Zwischen Zentrum und Peripherie können sich geschlossene oder offene Gürtel oder ringförmige absolute oder relative Defekte verschiedenster Breite finden. Das Ringskotom hat also keine typische Lage oder Größe und das macht der Deutung noch erhebliche Schwierigkeiten. Der Ring braucht auch durchaus nicht drehrund zu sein, vielmehr kann er Zacken und Ecken haben, also mehr einem Stern (in seiner äußeren Begrenzung) ähneln. Auch ist gelegentlich von dem „Ring" in jedem Gesichtsfeld nur die obere oder untere Hälfte vorhanden.

Die häufigste Ursache des Ringskotoms ist die Pigmentdegeneration der Netzhaut, seltener die Chorioretinitis syph. diffusa, Arteriosklerose der Ziliargefäße bei Lues oder Diabetes am seltensten Optikusleiden.

4. Sektorenförmige Skotome.

Unter sektorenförmigen Skotomen versteht man solche Gesichtsfelddefekte, bei denen ein mit der Basis der Peripherie des Gesichtsfeldes mehr oder weniger dem blinden Fleck oder dem Zentrum zukehrt. Liegt die Spitze direkt im blinden Fleck und ist der Sektor durch eine annähernd horizontale und eine vertikale Linie begrenzt, so handelt es sich um eine partielle Embolie oder Thrombose (s. Abb. 181), bei ersterer ist das Skotom meist absolut, bei letzterer relativ. Als die Kombination zweier sektorenförmiger Skotome kann man die Gesichtsfelder auffassen, in denen die obere oder die untere Hälfte völlig fehlt, wobei die horizontale Trennungslinie entweder die Makula verschont, „ausspart", oder im Gegenteil durch Einbeziehung besonders schädigt. Im Gesichtsfeldrest sind die Farben normal vorhanden.

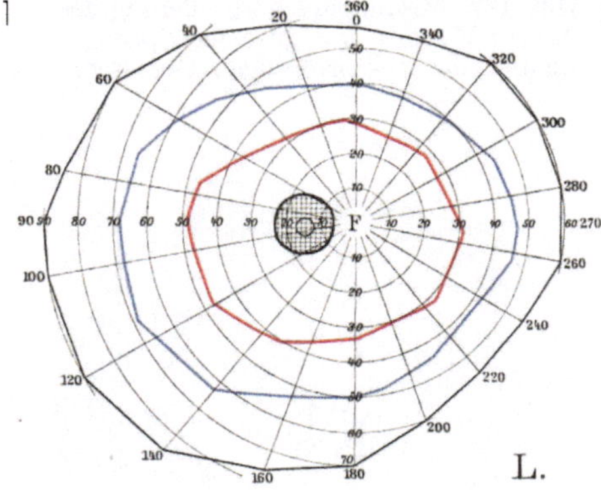

Abb. 190.   Vergrößerung des blinden Fleckes bei Stauungspapille.

Sektorenförmige Skotome mit unregelmäßigen Konturen finden wir bei Tabes (wobei der Farbensinn meist in weit größerer Ausdehnung geschädigt ist), multipler Sklerose, Glaukom. Über doppelseitige — homonyme und heteronyme — Skotome mit der Spitze im Fixierpunkt s. unten (Hemianopsie).

5. Exzentrische Skotome.

Exzentrische Skotome nennt man solche, die mehr oder weniger die ganze nasale, temporale, obere oder untere Gesichtsfeldhälfte einnehmen, aber wellige oder gezackte Begrenzungslinien haben. Der Peripherie sitzen sie ebenso breit auf wie die Sektoren, können auch aufgefaßt werden als Kombinationen mehrerer Sektoren. Klinisch finden wir sie bei Tabes und Paralyse (mit starker Schädigung des Farbensinnes), multipler Sklerose, Chorioretinitis diff., Amotio ret. (besonders Skotome nach oben), Glaukom, bei letzterem namentlich nasale Beschränkung.

Über exzentrische bitemporale Skotome siehe unten bei heteronymer Hemianopsie.

6. Inselförmige Skotome.

In einer normalen Umgebung finden wir absolute oder relative inselförmige Defekte in der Ein- oder Mehrzahl zentral, exzentrisch oder peripher gelegen, ganz willkürlich zerstreut bei der Chorioiditis disseminata, seltener bei der diffusen.

Auch die Vergrößerung des blinden Fleckes (s. Abb. S. 217) bei der Stauungspapille, dem myopischen Konus, den markhaltigen Nervenfasern, dem Glaukom kann zu den inselförmigen Skotomen gerechnet werden, hat indes in erster Linie spezialistisches Interesse. Über homonyme und heteronyme hemianopische inselförmige Skotome (s. unten).

7. Hemianopsie.

Die im folgenden zu besprechenden Gesichtsfeldstörungen unterscheiden sich prinzipiell von den oben geschilderten dadurch, daß, während dort zwei Skotome (auf ein oder beide Augen verteilt) zwei Herde zur Ursache hatten, hier ein einziger Herd Skotome in beiden Gesichtsfeldern bedingt. Möglich ist dieses nur durch die bekannte Semidecussatio nervorum opticorum (s. Abb. 192), d. h. die Halbkreuzung der Nervenfasern, da nur die von den temporalen Retinalhälften kommenden Nervenfasern ungekreuzt in die gleichseitige Hirnhälfte einmünden, die von den nasalen Retinalhälften kommenden sich aber in der Mitte des Chiasma kreuzen, so kann ein Herd hier leicht beide sich kreuzenden Bahnen schädigen, beide nasalen Netzhauthälften also beide temporalen Gesichtsfeldhälften mehr oder weniger intensiv beeinträchtigen.

a) Heteronyme Hemianopsie. Die bitemporale Hemianopsie kann auf zweierlei Weise entstehen:

1. Entweder die temporalen Gesichtsfeldhälften erfahren von

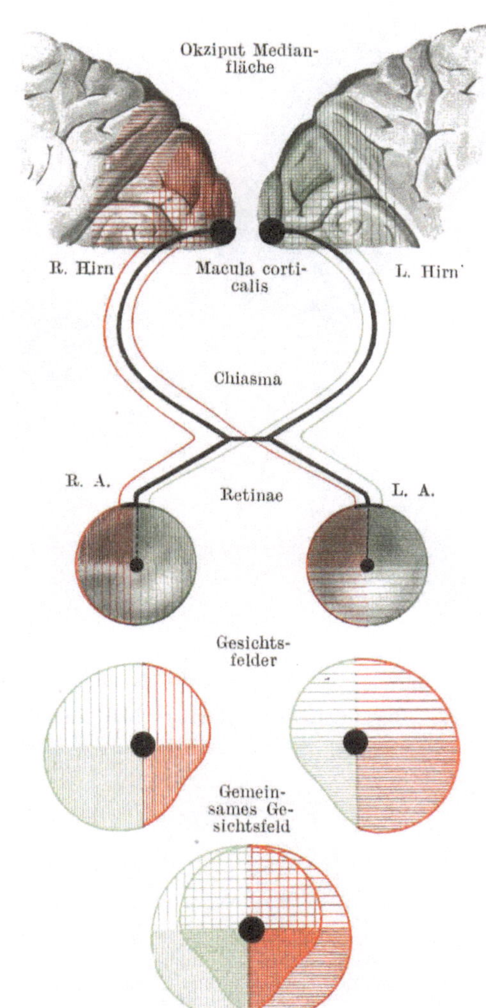

Abb. 191. Gesichtsfeld und optische Leitungsbahnen.

der Peripherie her eine Einschränkung, die progressiv nach der Mitte, d. h. nach der vertikalen Mittellinie des Gesichtsfeldes zu fortschreitet.

2. Oder aber es bildet sich in jedem Gesichtsfeld sozusagen ein halbes zentrales Skotom, d. h. ein temporaler Defekt, der nasal durch die vertikale Trennungslinie begrenzt ist, dabei ist also das Gesichtsfeld des linken Auges das Spiegelbild des rechten (s. Abb. 194). Dieses Skotom kann im Anfang nur für kleine Farbobjekte nachweisbar sein, es macht subjektiv sehr unbestimmte „Beschwerden“,

„leichte Verschleierung des Sehens, Flimmern", dabei ist die Sehschärfe annähernd normal.   Solche bitemporalen, insulären rel. Farbenskotome werden
sicherlich oft übersehen, und doch sind sie, wenn sie richtig erkannt werden, ab-

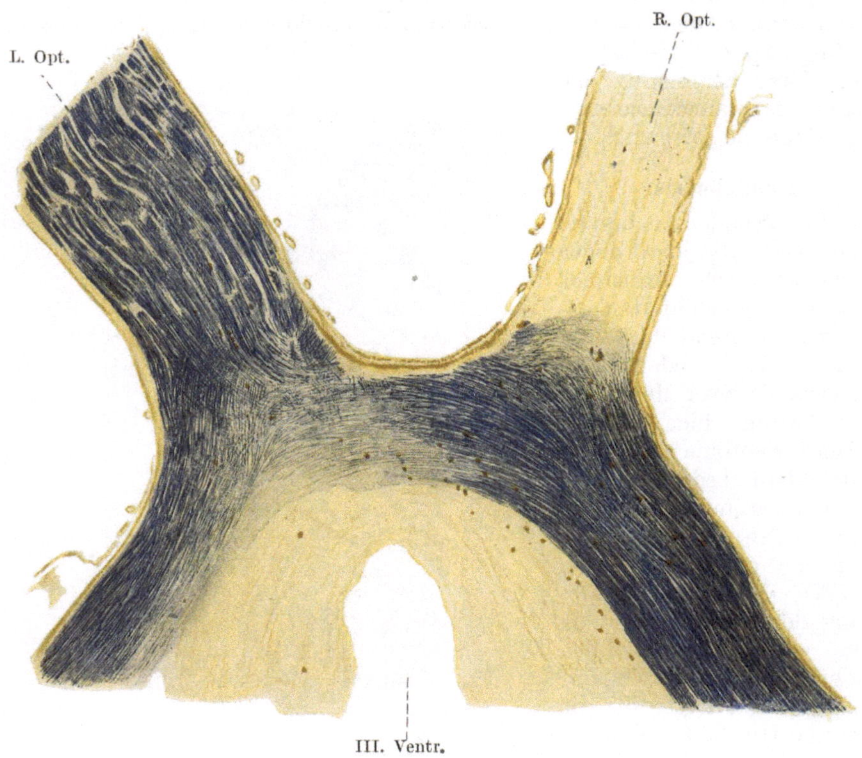

Abb. 192. Rechtsseitige Optikusatrophie. Semidecussatio nervorum opt. (Präparat von
Wilbrand.)

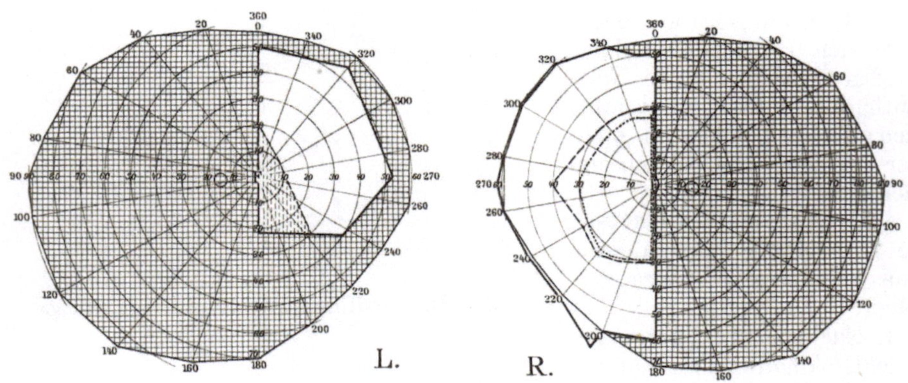

Abb. 193. Bitemporale Hemianopsie (bei Basisfraktur).

solut eindeutig im Sinne einer Chiasma- oder Hypophysenerkrankung. Oft
werden heftige Kopfschmerzen und Haarausfall geklagt, es dürfte dann der Gedanke an Hirnlues naheliegen. Wachstums- und Entwicklungsstörungen und
zwar Hemmungen sowohl wie eine partielle Steigerung (Akromegalie), Adipositas,

stärkere und gehemmte Genitalentwicklung, femininer Typ bei Knaben deuten
auf die Hypophyse hin. Auch Hydrops des 3. Ventrikels kann in ähnlicher
Weise schädigend auf das Chiasma wirken. Auch traumatische Schädigungen
(Basisfraktur) sind beschrieben worden. Ich selbst habe folgenden eigenartigen
Fall von traumatischer Chiasmaaffektion beobachtet.

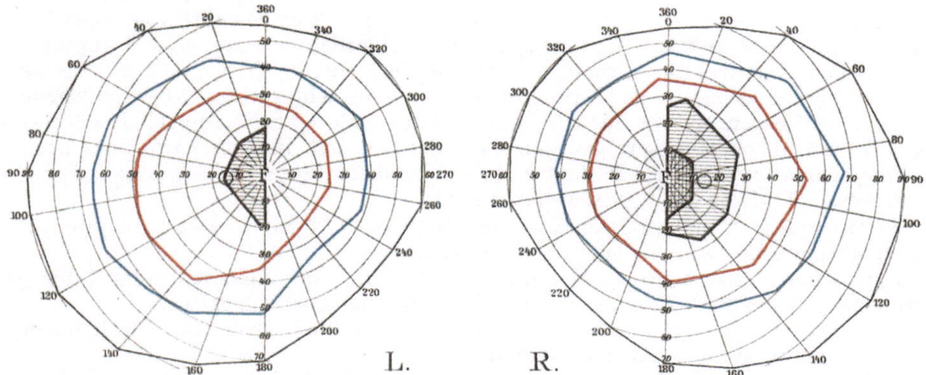

Abb. 194. Bitemporale partielle Hemianopsie (Hypophysentumor).

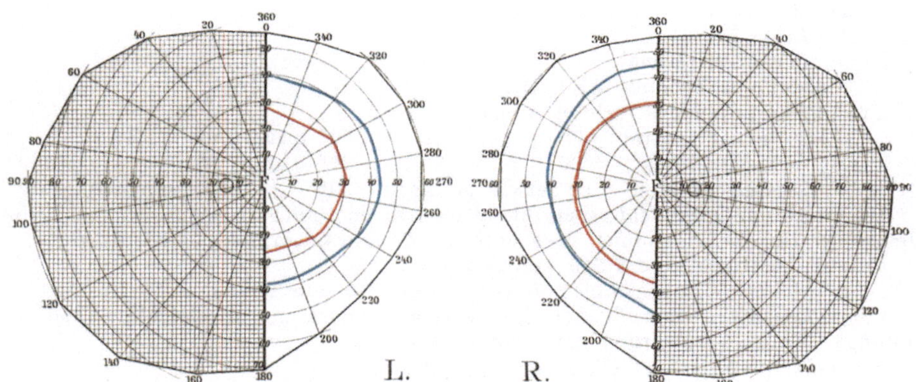

Abb. 195. Bitemporale totale Hemianopsie.

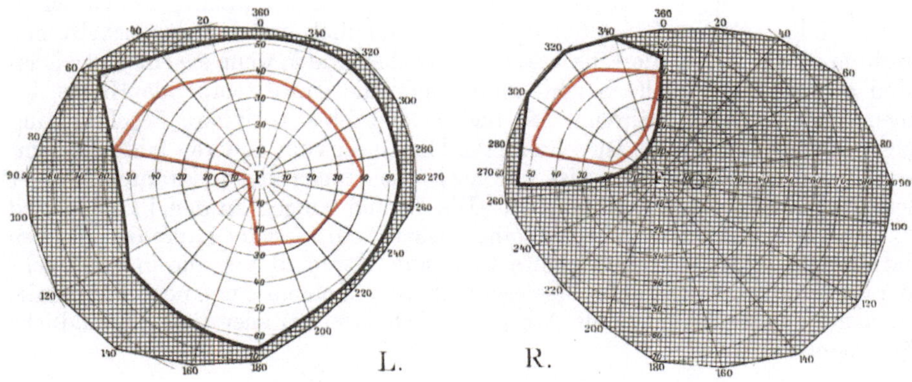

Abb. 196. Progrediente bitemporale Hemianopsie bei Hypophysentumor.

H. M. 39 Jahre alt, Fahrradhändler.

Früher angeblich guter Visus beiderseits bis zum 24. 10. 1909. Patient war damals mit Motorrad des Nachts in voller Fahrt gegen zwei Kälber auf der Chaussee angerannt. Über nähere Einzelheiten nach diesem Unfall vermag Patient nichts anzugeben. Er ist mit seinem Motorrad ohne fremde Hülfe wieder zurückgefahren. Aus dem Umstand, daß er für den in Frage kommenden Weg unter gewöhnlichen Verhältnissen 20 Minuten mit seinem Rade braucht und er in der betreffenden Nacht zwei Stunden fortgeblieben war, geht hervor, daß er längere Zeit bewußtlos gewesen ist. Nach dem Unfall bestand Unbesinnlichkeit. Äußerlich waren keine Symptome einer Schädelbasisfraktur vorhanden. Einige Tage später Doppeltsehen. Einige Wochen darauf bemerkte er beim Versuch, eine in sein rechtes Auge geflogene Fliege zu entfernen, daß er auf dem linken Auge schlecht sah. Angeblich soll das linke Auge früher das bessere gewesen sein. Seitdem hat die Sehschärfe links noch immer mehr abgenommen. Patient sieht im Dunkeln besser als am Tage. Sonst immer gesund. Lues wird entschieden negiert.

Status praes. Pupillen: Rechts weiter als links (8 : 7 mm). Reaktion prompt Lichtreaktion links weniger ausgiebig als rechts.

Lidspalten: Links weiter als rechts (12 : 9 mm). Auf Kokain erfolgt beiderseits eine gleichmäßige Erweiterung der Pupillen und der Lidspalten.

Augenbewegungen: Der linke Bulbus bleibt beim Blick nach oben, nach innen und nach unten zurück. Kein Nystagmus.

Ophthalmoskopisch: Beiderseits totale Abblassung der Papillen, am ausgesprochensten temporal, links mehr als rechts, bei normalen Grenzen und Gefäßen. Peripherie ohne Befund.

Visus: Rechts mit — 0,5 D = $^5/_{18}$.

„   Links = $^1/_{50}$.

Akkommodation normal.

Gesichtsfeld (s. Schema, Abb. 193).

Dunkeladaptation des rechten Auges:

Sofort zentral	60	20^0 nasal	60	
nach 20 Min	73	20^0 „	90	
nach 60 Min.	96 (etwas gering)	20^0 „	107 (normal).	

Die Allgemeinuntersuchung ergibt, abgesehen von einer Hypästhesie und Hypalgesie des linken Trigeminus, besonders des 2. Astes, normale Verhältnisse.

Lumbalpunktion: Sofort 315 mm Druck,
                nach Ablassen von 5 ccm 210 mm Druck.

Flüssigkeit klar. Eiweißgehalt fast normal (Opaleszenz mit leichter Flockenbildung). Keine Vermehrung der Lymphocyten.

Serumdiagnose negativ (Prof. Klingmüller).

Das Röntgenbild des Schädels zeigt eine Verbreiterung der Sella turcica.

Vielleicht noch charakteristischer für die Chiasmaaffektion, und zwar für Lues, sind die Fälle, wo von der Peripherie her die Einschränkung des Gesichtsfeldes erfolgt. Solche Patienten kommen gewöhnlich erst im vorgeschrittenen Stadium zu uns, da sie die Einschränkung erst bemerken, wenn sie einen gewissen Grad erreicht hat. Vielfach fehlt dann schon die ganze temporale Hälfte des einen Gesichtsfeldes, während das andere erst eine periphere Beschränkung zeigt, oder das eine Auge ist schon ganz blind und vom anderen fehlt die temporale Gesichtshälfte oder es ist nur noch oben innen ein quadrantenförmiger Gesichtsfeldrest übrig (s. Abb. 196). Die Veränderungen an den Papillen sind oft sehr geringe, können zunächst ganz negativ sein, erst im Laufe der Wochen und Monate bildet sich eine leichte temporale Atrophie aus, die in eine mehr oder weniger totale übergeht. Gelegentlich ist auf einem Auge noch temporale, auf dem anderen schon totale Atrophie. Sehr viel seltener sind entzündliche Störungen der Papille.

Heteronyme hemianopische Gesichtsfeldreste, z. B. beiderseits nasal oben, weisen auf Chiasmaaffektionen hin, zumal wenn die vertikale

Begrenzungslinie mehr oder weniger senkrecht und geradlinig durch den Fixierpunkt verläuft, doch ist zu beachten, daß bei Tabes der Prozeß doppelseitig symmetrisch auftreten und dann zur Bildung ganz ähnlicher Gesichtsfelder Veranlassung geben kann.

Eine binasale Hemianopsie ist ein sehr seltenes Vorkommnis, wo sie mit Sicherheit zu konstatieren ist, müssen wir je einen Herd an den beiden äußeren Chiasmawinkeln annehmen, sie verdient den Namen der Hemianopsie insofern also gar nicht, als die Defekte beider Gesichtsfeldhälften nicht durch einen einzigen Herd erklärt werden.

Doppelseitige Aneurysmen der Carotis int. oder doppelseitige Gummen können die sog. binasale Hemianopsie erklären.

Auch von einer Hemianopsia superior hat man gesprochen, nämlich da, wo traumatisch oder durch Basistumor (Keilbein) die untere Chiasmahälfte und dadurch beide oberen Gesichtsfeldhälften geschädigt waren.

Auch diese Formen dürften zu den größten Seltenheiten gehören, desgleichen die Hemianopsia inferior (s. unten).

Die heteronyme Hemianopsie hat ihren Namen daher, daß in beiden Gesichtsfeldern die Hälften mit verschiedenen Namen fehlen, in einem die linke, im anderen die rechte Hälfte. Fehlen in beiden Gesichtsfeldern die gleichnamigen Hälften, d. h. in beiden die rechten oder in beiden die linken, so spricht man von homonymer Hemianopsie.

b) Homonyme Hemianopsie. Die homonymen hemianopischen Skotome können nun, wie jedes Skotom, relativ oder absolut sein, subjektiv oder positiv zum Bewußtsein gelangen sie indes nicht, nur das Flimmerskotom, welches man zu den hemianopischen Skotomen rechnen kann, macht darin eine gewisse Ausnahme. Wie jede bitemporale Hemianopsie mit Flimmern und Lichterscheinungen beginnen kann, so kann das auch die homonyme Hemianopsie, meistens beginnt sie aber sofort mit dem Ausfall im Gesichtsfeld unter Verdunkelungserscheinungen, dabei wird bei linksseitiger Hemianopsie meist nur über Verdunkelung des linken Auges geklagt, bei rechtsseitiger Hemianopsie oft nur über gewisse Unbequemlichkeiten beim Lesen. Daß ein Patient selbst die Angaben gemacht hätte, er sähe weder mit dem rechten noch mit dem linken Auge z. B. nach rechts hin, ist jedenfalls die Ausnahme. Die Skotome können ferner total oder partiell sein, d. h. es können die gesamten beiden rechten oder linken Gesichtsfeldhälften fehlen oder nur Teile, ja nur kleine inselförmige Defekte, die entweder in unmittelbarer Nähe des Fixierpunktes oder beliebig weit davon entfernt sein können.

Sowohl aus der Intensität wie aus der Extensität der Störungen können wir nun Schlüsse auf den Sitz der Schädigung ziehen, denn es bedingt prinzipielle Unterschiede, ob die optischen Leitungsbahnen basiliär, d. h. im Bereich des Tractus opt., oder oberhalb — dorsal — der subkortikalen Ganglien, also im Bereich der Gratioletschen Sehstrahlung oder an der Hirnrinde betroffen sind. Eine völlige Durchtrennung eines Traktus bedingt völliges Fehlen jeder Lichtempfindung in den Gesichtsfeldhälften der dem Herd gegenüberliegenden Seite, dabei geht meistenteils die vertikale Trennungslinie senkrecht durch die Makula und halbiert somit die zentrale Sehschärfe. Ist nur die untere Hälfte eines Traktus opt. leitungsfähig, so fehlt in jedem Gesichtsfeld der rechte oder linke obere Quadrant derart, daß sich die Spitze des rechten Winkels im Fixierpunkt findet. Selten sind kleinere durch den Sitz des Herdes im Traktus zu erklärende Defekte im homonymen hemianopischen Sinne.

Macht bei einer totalen Hemianopsie die vertikale Trennungslinie einen Bogen um den Fixierpunkt, so daß die Sehschärfe nicht halbiert wird, sondern normal bleibt, so sprechen wir von einer „Aussparung der Makula", oder, wenn der verschonte Bezirk größer ist, von einem überschüssigen Gesichtsfeld. Diese finden wir um so häufiger und um so ausgedehnter, je näher der Herd der Hirnrinde sitzt.

Kleine, meist mathematisch genau übereinstimmende Defekte unmittelbar neben dem Fixierpunkt oder inselförmige Defekte in einer gewissen Entfernung davon finden wir ausschließlich bei kortikalen oder unmittelbar subkortikalen Läsionen. Relativ leichte hemianopische Störungen, die schnell zurückgehen und einer Restitutio ad integrum Platz machen, finden wir gar nicht so selten als Fernwirkungen bei Blutungen in der inneren Kapsel oder bei Konvexitätsblutungen (subduralen Hämatomen).

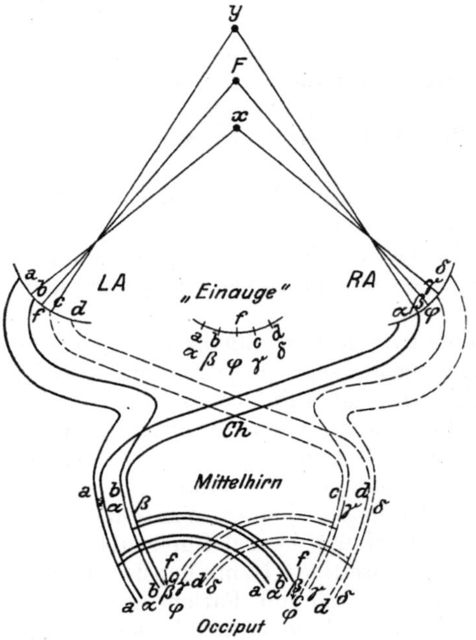

Ob das erste oder zweite Neuron geschädigt ist, darüber läßt sich folgendes sagen:

1. Können wir also — wenn wir die Bahn von der Hirnrinde bis zu den subkortikalen Ganglien als erstes, von da an bis zur Netzhaut als zweites Neuron rechnen — Schädigungen des zweiten Neurons von denen des ersten oft an der Form der Skotome unterscheiden. Besteht eine rechtsseitige Hemianopsie mit vertikal durchgehender Trennungslinie, so ist also der linke Traktus gestört, schließen sich dann Schädigungen im temporalen Gesichtsfeld des linken Auges an, so hat die Noxe den linken Sehnerv ergriffen, sich also nach vorn ausgedehnt, auch in das Chiasma kann sie gewuchert sein, treten dagegen entsprechende Skotome auch im nasalen Gesichtsfeld des rechten Auges auf, so entwickelt sich eine linksseitige Hemianopsie, d. h. rechter Traktus ist mitbefallen. In solchen Fällen greift die Noxe primär unmittelbar hinter dem Chiasma an.

Abb. 197. Schema der nervösen Doppelversorgung der Makula.

2. Tritt bei Schädigungen des zweiten Neurons, wenn die Zerstörung intensiv genug ist, nach einigen Wochen, seltener erst nach einigen Monaten, die absteigende Atrophie ein. Dazu ist nur zu bemerken, daß die Optici ophthalmoskopisch intakt gewesen sein müssen, d. h. es darf nicht etwa — durch Blutung oder Meningitis bedingt — eine Neuritis opt. oder Stauungspapille vorhanden gewesen sein, die die Atrophie als lokal bedingt erklären könnte. Kortikale und subkortikale Hemianopsie (Hemianopsie des oberen Neurons) führen auch nach langem Bestehen nicht zu Optikusatrophie durch absteigende Degeneration.

3. Steht uns zur Verfügung die hemianopische Starre der Pupille bei Schädigungen des zweiten Neurons, das Fehlen derselben bei solchen im ersten Neuron.

Die Technik ist dabei folgende: Im völlig dunklen Raum postieren wir rechts und links gleich weit von den zu untersuchenden Augen entfernt zwei (elektrische) gleichstarke Lichtquellen, deren eine in dem Moment aufleuchtet, wo die andere erlischt (Wechselbeleuchtung durch einfaches Umschalten). Bei Belichtung von der sehfähigen Seite her wird die Pupille enger, bei Belichtung von der anderen weiter. Es kann jedes Auge einzeln oder beide zusammen untersucht werden.

4. Steht uns zur Verfügung der Wilbrandsche Prismenversuch: Lassen wir auf einer großen gleichmäßig gefärbten Fläche den Patienten mit z. B. rechtsseitiger Hemianopsie eine Marke fixieren und halten wir ihm jetzt plötzlich vor jedes Auge ein Prisma von 10—20° (je nach der Größe der Aussparung) mit der Basis nach links (brechende Kante rechts), so daß durch die prismatische Ablenkung die Fixiermarke plötzlich auf den blinden Netzhautbezirken abgebildet wird, so erfolgt bei Schädigung des zweiten Neurons keine automatische Einstellung des Auges auf die Marke. Diese verschwindet und wird erst gesucht, wenn wir fragen und dazu auffordern. Lassen wir die Marke wieder mit dem Auge fixieren und halten wir nun plötzlich beide Prismen umgekehrt vor, so daß die Fixiermarke auf die sehenden Netzhauthälften aber etwas exzentrisch abgebildet wird, so erfolgt prompt automatische Augeneinstellung, von der der Patient meist selbst gar nichts merkt. Ist die Hemianopsie durch Läsion des ersten Neurons zu erklären, so läßt sich beim Prismenversuch keine Differenz der seitlichen Einstellung konstatieren. Der Mechanismus funktioniert automatisch.

Es handelt sich also um einen Reflex von den optischen Leitungsbahnen auf die äußeren Augenmuskeln, ganz analog dem Reflex auf den Sphinkter der Pupille bei der hemiopischen Reaktion.

5. Zu allen diesen differentialdiagnostischen Merkmalen hat Behr noch eine klinische Beobachtung hinzugefügt, die sich bei allen Traktushemianopsien fand, nämlich auf der Seite der Hemianopsie, also gegenüber dem Herd, eine größere Weite der Lidspalte und der Pupille.

Wie dieses eigenartige Verhalten zu erklären ist, ist vielleicht noch nicht ganz sicher. Behr selbst möchte es durch den Wegfall solcher optischen Reize erklären, die reflektorisch Verengerung der Pupille und Lidspalte bewirken. Mir persönlich erscheint die Annahme nicht unmöglich, daß es sich um eine Reizung in der oberen Sympathikusbahn handeln könnte (Thalamus opt.?). In der oberen Hälfte des Pons müßte dieser Reiz dann auf die andere Seite übertreten durch die Medulla in den Grenzstrang und mit der Karotis zu dem glatten H. Müllerschen Orbitalmuskel und Dilatator pupillae gehen. Wie die Deutung auch sein möge, jedenfalls scheint es erwiesen, die Seite der Lidspalten- und Pupillenerweiterung als die pathologische anzusehen, nicht die der zwar engeren, aber doch nicht pathologisch verengten Lidspalte und Pupille. Später kann sich dieses Behrsche Phänomen mehr oder weniger vollständig wieder ausgleichen.

Abgesehen von dieser rein okulistischen Differentialdiagnose gibt es nun auch weitere Komplikationen, die auf neurologischem Gebiete liegend die Lokalisation der Hemianopsie noch genauer präzisieren. So deutet bekanntlich die Komplikation mit Hypoglossuslähmung auf Sitz der Läsion in dem vorderen Schenkel der inneren Kapsel, also auf Traktusbeteiligung, eine Komplikation mit Hemianästhesie oder Hemianalgesie, mit Hemiplegie auf Sitz in dem hinteren Schenkel der inneren Kapsel (Gratioletscher Sehstrahlung), eine Kombination mit Aphasie, Alexie auf Sitz temporal von der Sehstrahlung (transkortikale Bahn). Auch das Auftreten von Orientierungsstörungen oder Gesichtshalluzinationen ist in diesem Sinne zu deuten.

Besteht eine hochgradige Sehschwäche mit homonymen hemianopischen Gesichtsfeldresten, normalem Spiegelbefund und normaler Pupillarreaktion, so

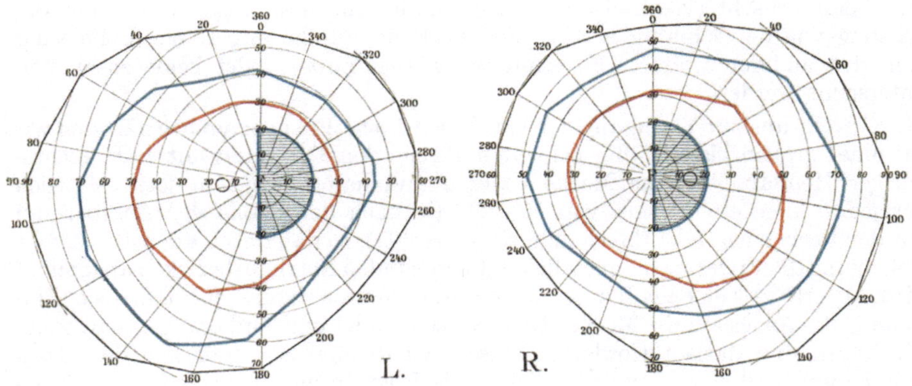

Abb. 198.   Rechtsseitige partielle homonyme Blauhemianopsie.

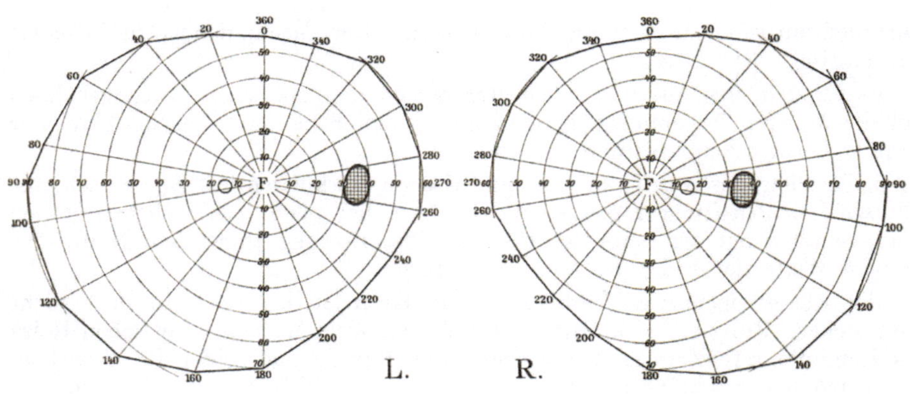

Abb. 199.   Kortikale partielle insuläre Hemianopsie (nach Wilbrand).

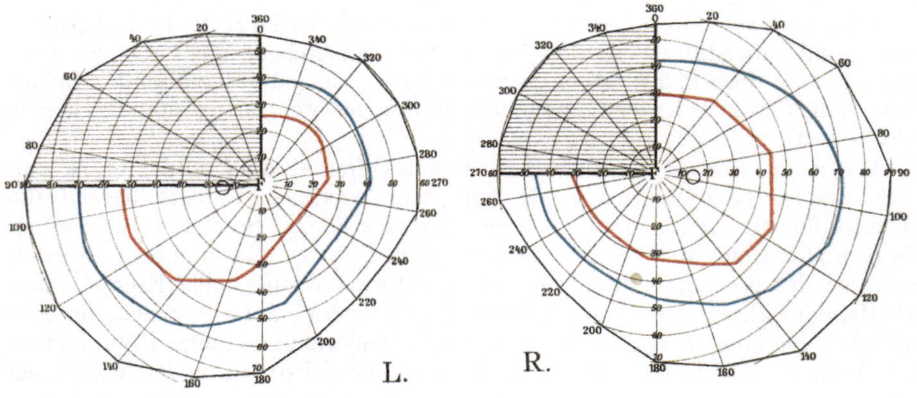

Abb 200.   Linksseitige relative sektorenförmige Traktushemianopsie (Schädigung einer
unteren Traktushälfte).

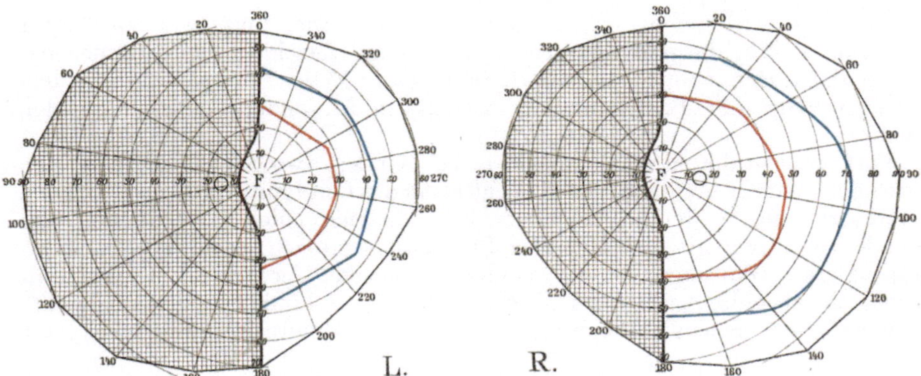

Abb. 201. Linksseitige absolute und totale kortikale Hemianopsie mit Makulaaussparung.

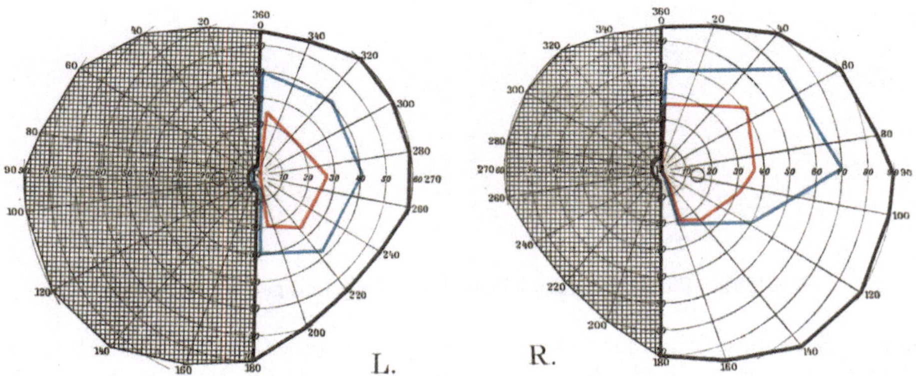

Abb. 202. Linksseitig absolute, totale Hemianopsie mit Aussparung der Makula (kortikaler Typ).

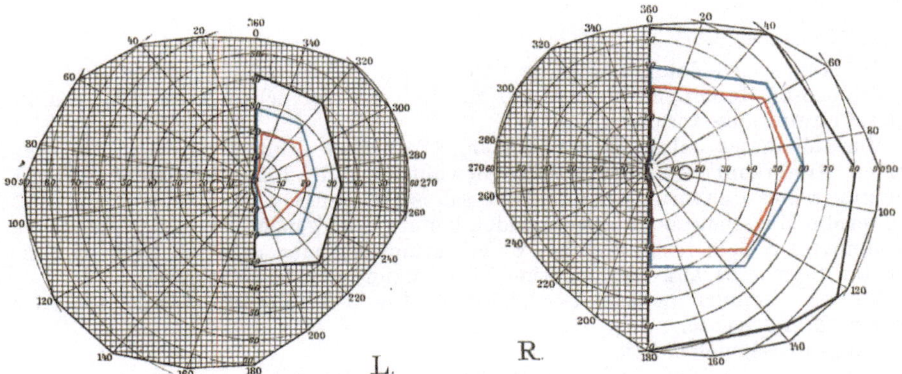

Abb. 203. Linksseitige Hemianopsie mit linksseitiger Einschränkung. Rechts Okzipital-läsion mit linksseitigem Scheidenhämatom.

15*

ist eine zum größten Teil doppelseitige Hemianopsie anzunehmen infolge Enzephalitis oder Meningitis der Okzipitalkonvexität.

Ätiologisch kommt für die Traktushemianopsie, und zwar sowohl für die totale wie für die partielle, ebenso wie für die verschiedensten Formen der bitemporalen Hemianopsie die basiläre Lues in Frage, so daß wohl in jedem Falle eine Hg- und Jk-Behandlung zunächst in Anwendung gebracht werden dürfte.

Verletzungen durch Stich, besonders bei Kindern, wo Schieferstifte u. dgl. durch das zarte Orbitaldach relativ leicht bis in das Cerebrum vordringen können, Schußverletzungen (rechts besonders bei Conamen suicidii), Tumoren der Schädelbasis, Meningitis basilaris (von Stirnhöhlenempyem ausgehend), Schläfenlappenabszeß, Blutungen in den vorderen Schenkel der inneren Kapsel (mit Hypoglossusbeteiligung) in das Knie der inneren Kapsel (mit Fazialisbeteiligung), in den hinteren Schenkel der inneren Kapsel (mit Hemiplegie, Hemianästhesie

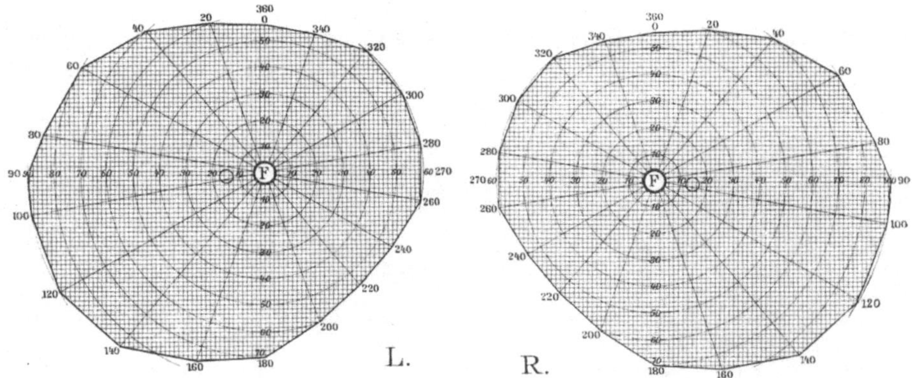

Abb. 204.   Flintenröhrengesichtsfeld bei doppelseitiger Hemianopsie.

usw.). Sind diese Blutungen präsenile, so kommt außer der sonstigen Arteriosklerose ja auch die syphilitische in Frage, doch spielt die Lues bei der Hemianopsie des ersten Neurons nicht die große Rolle wie bei der basilären. Zumal die kortikalen Hemianopsien sind sehr viel seltener syphilitisch, öfter, entsprechend der relativ exponierten Lage, traumatisch. Interessant in letzterer Beziehung ist eine schon von Behr veröffentlichte Krankengeschichte aus unserer Klinik:

4. November 1907.

Z., August, 29 Jahre alt, Maler, Kiel.

Diagnose: Homonyme linksseitige Hemianopsie bei Schädelverletzung (im Beginn Orientierungsstörungen).

Im Mai dieses Jahres Kopfverletzung (Fall einer „Bütze" aus 7 m Höhe auf seinen Hinterkopf rechts). 12 Tage Bewußtlosigkeit. Dann hochgradige Herabsetzung seines Sehvermögens: Patient sah seine Umgebung, aber so undeutlich, daß er die Menschen nicht unterscheiden konnte. Die ganze linke Körperhälfte war gelähmt. Auf dem rechten Auge, d. h. vermutlich nach „rechts" oder „auf der rechten Seite", begann langsam eine Verbesserung des Sehvermögens.

St. pr.: Pupillen beiderseits gleichweit. Die linke Pupille reagiert auf Licht träger als die rechte.

Augenbewegungen frei.

Ophthalmoskopisch: Linke Papille blasser als die rechte.

Visus: Links Fingerzählen in ½ m.

Rechts = 6/18.

Sensibilität: Taktil und für spitz und stumpf in Ordnung, bds. gleich.

Motilität: Grobe Kraft im rechten Schultergürtel leicht schwächer als rechts. Handdruck und grobe Kraft der oberen Extremitäten aber gleich. Grobe Kraft des Hüfthebers links deutlich schwächer als rechts, sonst in der groben Kraft der unteren Extremitäten kein Unterschied.

Reflexe: Vorderarm-Trizeps-Patellar-Achilles l. sehr lebhaft, r. vorhanden.

Linksseitiger Fußklonus.

Leichte Ataxie im linken Arm und Bein.

Das Lagegefühl der linken Hand und das stereognostische Vermögen ist aufgehoben.

Fazialis: Ungleichheit der Innervation des Mundfazialis. Lidschluß links schwächer als rechts.

Geruch: Scheinbar in Ordnung, beiderseits gleich.

Hemiopische Pupillarreaktion nicht vorhanden. Gesichtsfeld s. Abb. 203.

Wilbrandsches Prismenphänomen: Keine Differenz zwischen links und rechts.

Adaptation am Piperschen Apparat nach 3 Min. 80 (etwas wenig).

Auf dem Hinterkopf über dem rechten Parietalhirn findet sich eine handbreite, von oben nach unten verlaufende Narbe, innerhalb des Bereiches derselben deutliche Pulsation sichtbar.

9. 3. 1908 S: R. $> {}^6/_{10}$, Nieden I von 40 bis 15 cm.

S: L. Finger in $^1/_2$ m.

Wilbrandsches Phänomen mehrfach nachgeprüft, jedesmal R = L.

L. Pupillarreaktion träger als R.

9. 10. S $= {}^6/_7$ bis ${}^6/_5$ rechts.

Im Gesichtsfeld ist eine Aussparung von 2^0 mit aller Sicherheit nachweisbar.

7. 1. 1909. R. — 0,75 S $= {}^6/_5$.

L. Fingerzählen 2 m.

Eine seltenere Ätiologie der kortikalen Hemianopsie ist die chronische Bleivergiftung: Encephalopathia saturnina, die, wenn sie das Okziput befällt, Hemianopsie, eventuell doppelseitige, relative, bedingen kann.

Eine noch seltenere Ursache dürfte die CO-(Kohlenoxyd)intoxikation darstellen.

Daß sowohl die durch Fernwirkung bei Blutungen in die innere Kapsel entstandenen, wie aber namentlich die bei Konvexitätsblutungen auftretenden Hemianopsien bald völlig verschwinden können, wurde schon erwähnt.

Hemianopsien sind also auch passagere Symptome, und daß sich z. B. eine urämische Amaurose unter dem zeitweiligen Bilde der Hemianopsie entwickeln und zurückbilden kann, wurde oben schon erwähnt.

Der bekannteste Typus der vorübergehenden Hemianopsien ist das **Flimmerskotom**. Wenn auch nicht in Abrede gestellt werden soll, daß es ein peripheres (monokulares) Flimmerskotom gibt, so ist dieses sicher die seltenere Form, meist schließt sich an das Flimmern und an das Zickzacksehen (Teichoskopie) eine typische gleichseitige partielle oder totale Hemianopsie an, die Stunden oder Tage anhalten kann. Daß sie stationär bleibt, kommt vor, gehört aber zu den Seltenheiten. Diese Fälle bilden den Übergang der einfachen Zirkulationsstörungen (Ischämie und Hyperämie) zu der Embolie und Thrombose. Bei den schweren Formen treten bekanntlich gar nicht so selten halbseitige Sensibilitäts- und Motilitäts-, ja sogar Sprachstörungen auf. Als Frühsymptom werden solche Zustände beobachtet bei Lues cerebrospinalis, Tabes, Paralyse und anderen ernsten Nervenkrankheiten. Verschiedene Prozesse, die im Gehirn öfters einseitig auftreten, können nun, besonders chronische, auch doppelseitig auftreten. Namentlich die Arteriosklerose der Okzipitalgefäße ist häufig doppelseitig und kann dann auch zur doppelseitigen Hemianopsie führen. Ist diese auf beiden Seiten eine absolute, so ist Patient gleichwohl dank der makularen Aussparung nicht immer absolut blind, vielmehr kann ein sehr kleines zentrales

Gesichtsfeld in Flintenrohrform noch erhalten sein (s. Abb. 204). Solche für ganz blind gehaltene Patienten erstaunen den Arzt plötzlich durch die Bemerkung, der eintretende Wärter habe eine Tasse oder ein Glas in der Hand, und zwar in einem großen Krankensaal von 15 m Länge: Bei der Kleinheit des Gesichtsfeldes darf der zu erkennende Gegenstand ja um so größer sein, je weiter er entfernt ist. In der Nähe sehen sie daher auch oft nur unter Korrektion der Presbyopie und unter Benutzung der taktilen Orientierung, wenn wir ihnen die Fingerspitze auf die Zahlenreihe halten, eine einzige Zahl oder ein kurzes Wort. Oft komplizieren sich derartige Fälle aber auch mit Dyslexie, Alexie und hochgradiger zerebraler Ermüdbarkeit, so daß es oft unmöglich sein wird, solche Gesichtsfeldreste nachzuweisen, auch da, wo sie noch vorhanden sind.

Wenn wir entsprechend der schon erwähnten Doppelversorgung der Macula lutea (s. Abb. 197) annehmen, daß sich eine jede Makula auf jede von beiden Hirnrinden projiziere, so kann man ja annehmen, daß, wenn der Prozeß auf der einen Seite weniger hochgradig ist, hier das kortikale Zentrum für die Makula beider Augen erhalten geblieben sein kann.

Von Förster wurde bekanntlich eine besonders gute Blutversorgung der betreffenden Hirnpartien angenommen, von Monakow ein vikariierendes Eintreten anderer Hirnteile für den gestörten Bezirk. Demgegenüber ist es vielleicht nicht überflüssig, auf folgendes hinzuweisen: Die Macula lutea ist nicht nur die wichtigste Stelle des Augenhintergrundes, sie ist vielleicht die feinst organisierte Stelle des gesamten Sinnesgebietes.

Erstens hat sie die höchste Sehschärfe, die theoretisch nach der Querschnittsgröße der Zapfen zu erwarten ist. Zweitens hat sie den bestentwickelten Farbensinn. Drittens muß sie allen physiologischen und klinischen Beobachtungen nach für jeden einzelnen Zapfen eine isolierte Leitung bis in die Hirnrinde haben. Viertens ist sie dank ganz besonderer Einrichtungen fähig, im Interesse einer Tiefenwahrnehmung (Wahrnehmung der dritten Dimension) Werte auf der Netzhaut auszunutzen, die auf ein Zehntel des obigen für die Sehschärfe angenommenen Betrages herabgehen, diesen also noch um den zehnfachen Wert übertreffen.

Alle diese Wahrnehmungen sind auch bei momentaner Beleuchtung möglich, haben also mit den motorischen Einrichtungen zunächst nichts zu tun.

Außerdem gehört aber zu dieser außerordentlich feinen sensorischen Einrichtung eine noch kompliziertere motorische, denn entsprechend den verschiedenen Entfernungen oder bei kleinen körperlichen Gegenständen minimaler Entfernungsdifferenzen kann das Doppelauge Konvergenzen resp. Divergenzen von wenigen Sekunden absolut exakt auf Grund der optischen Bilder ausführen, es kann abgesehen von diesen gegensinnigen Einstellungsbewegungen beim exzentrischen Auftauchen eines optischen Reizes beide Sehorgane gleichsinnig in jeder verlangten Richtung derartig bewegen, daß das zunächst peripher abgebildete Objekt sich foveal abbildet. Ferner ist diese höchst komplizierte motorische Einrichtung aber keineswegs nur von den optischen Eindrücken abhängig, auch ein akustischer Reiz zieht die Augen auf sich, ebenso ein taktiler, wenn eine Fliege über unsere Hand läuft, psychische Vorstellungen, z. B. religiöser Natur, erheben den Blick; kurz es ist nicht nur der sensorische Augenapparat eine der kompliziertesten Einrichtungen des Körpers, es kommt außerdem ein noch komplizierterer motorischer hinzu und diese beiden sind nicht nur unter sich, sondern mit dem gesamten Nervensystem auf das innigste verknüpft, und zwar nicht willkürlich, je nach Bedürfnis, sondern in erster Linie reflektorisch-automatisch, erst in zweiter Linie willkürlich und bewußt. Die Kernstelle dieses ganzen Apparates ist nun die kortikale Abbildung der Foveae macularum. Daß für diese Stelle, wenn sie zerstört ist, ohne weiteres irgendeine andere eintreten kann, erscheint mir ganz unmöglich, vielmehr muß, wenn auf irgendeinem Sinnesgebiet, gerade hier die strengste kortikale Projektion jedes einzelnen fovealen Zapfens garantiert sein, wenn ein so feiner Apparat automatisch funktionieren soll. Dabei ist auf die jetzt vielfach zur Diskussion stehende Verknüpfung des Augenbewegungsapparates mit dem Labyrinth noch nicht einmal eingegangen, und doch ist an deren Bestehen ja gar nicht zu zweifeln (s. Nystagmus).

Abgesehen von diesen mehr physiologischen Betrachtungen liefert uns aber auch die Klinik Beweise, wie wir sie uns kaum besser wünschen können: wahre Experimenta hominis. Von Wilbrand sind mehrere homonym-hemianopisch-inselförmige Gesichtsfelddefekte nach Okzipitaltrauma, z. B. Nagelverletzung, beschrieben, deren Spitze in den Fixierpunkt des Gesichtsfeldes hineinreicht und die mit mathematischer Genauigkeit sich im rechten und linken Gesichtsfeld gleichen. Derartige Störungen lassen sich auf keine andere Weise als durch strengste Lokalisation erklären, sie scheinen häufiger zu sein, als sie erkannt werden (s. Hemianopsia sup. und inf.).

Wenn wir demnach ein vikariierendes Eintreten einer beliebigen Kortexstelle für die Makula ablehnen müssen, so ist doch möglich, daß die kortikale Fovea durch besonders reichliche Blutversorgung vielleicht vor Schädigungen durch Zirkulationsstörungen mehr geschützt ist als die sonstigen Teile der kortikalen Retinalprojektion.

In das Gebiet der doppelseitigen Hemianopsie gehören auch die durch Hydrops der Seitenventrikel bedingten Sehstörungen, die dann zur doppelseitigen Erblindung führen können: Die Pupillarreaktion ist in solchen Fällen erhalten, die Optici normal, und doch kann Amaurose bestehen.

5. 4. 1910. M., Käte, 1½ Jahre, Vater Arbeiter.

Diagnose: Hydrocephalus internus. Doppelseitige Läsion der Gratiolettschen Sehstrahlung durch Hirndrucksteigerung nach Pertussis.

Zehn ältere Geschwister leben und sind gesund (22 bis 4 Jahre alt). Mutter hat einmal abortiert vor 7 Jahren. Eltern leben und sind gesund. Geburt war leicht. Laufen mit einem Jahr, sprechen seit einem Vierteljahr. Brustkind, war immer gesund bis vor neun Wochen. Damals Keuchhusten, vor drei Wochen Lungenentzündung mit Krämpfen (Zungenbiß). Verziehung der Gesichtsmuskulatur und der Augen. Seit vier Tagen bemerkten die Eltern, daß das Kind nicht mehr sieht, es beobachtet nicht mehr, was in der Umgebung vorgeht, sieht es nicht mehr, wenn ihr etwas gereicht wird, sieht auch nicht hin, wenn sie gerufen wird. Hat für den Keuchhusten Bromoformsirup (stündlich einen Teelöffel) täglich mehr als zehn Teelöffel bekommen.

St. pr. Kräftiges, wohlgenährtes Kind. Kann ohne Führung nicht allein gehen, setzt sich jedoch gut im Bett auf.

Kopfumfang: Circumferenz 47 cm.
   Von Ohr zu Ohr 26 cm.
   Von Glabella bis Occiput 30 cm.
   Fontanellen geschlossen.

Geistig völlig normal, spricht bekannte Worte nach und spricht diese auch spontan in logischer Zusammenfassung (Vater, Peitsche) nach. Dagegen beobachtet es optisch die Umgebung in keiner Weise. Es hat gewöhnlich die Augen nach unten gesenkt, so daß sie zum Teil von den Lidern bedeckt sind.

Augenbefund:

Pupillen im Hellen 2—3 mm rechts = links. Pupillen im Halbdunkeln 4—5 mm, reagieren prompt auf Licht.

Augenbewegungen (spontane) frei, kein Nystagmus.

Ophthalmoskopisch: Optikus: Links etwas grauer gefärbt als rechts, sonst beiderseits ohne Befund. Gefäße bei normalem Kaliber o. B. Peripherie o. B.

Motilität: Normal. Vielleicht besteht in den Extremitäten eine geringe Hypertonie.

Reflexe: Links Patellar- und Achillesreflex etwas lebhafter als rechts.

Vorderarmtrizepsreflex beiderseits +.
Plantarreflex beiderseits vorhanden, kein Babinski.
Bauchdeckenreflexe fehlen.
Fazialis o. B. rechts = links.
Gang o. B.
Schmerzempfindung erhalten, rechts = links.
Kornealreflex beiderseits auffallend herabgesetzt. Ohrbefund normal. Schädel nicht klopfempfindlich.

10. 4. Lumbalpunktion: Druck über 500 mm.
Flüssigkeit fließt andauernd ab, der Druck bleibt dabei auf 500 stehen. Flüssigkeit klar.
Mikroskopisch im Zentrifugat keine Pleocytose. Albumen leicht vermehrt (geringe Flockenbildung). 5 ccm abgelassen.
Durch fünfmal wiederholte Lumbalpunktion kam langsam das Sehen wieder zurück und der Druck ging langsam herunter.

7. 6. 1910. Andauernd Wohlbefinden. Sehvermögen tadellos.

1. 9. 1910. Optici graurötlich, Grenzen scharf, Gefäße o. B. Augenbewegungen frei. Visus normal.

In das Gebiet der doppelseitigen Hemianopsien gehören ferner die Verdunkelungen, wie sie bei Tumor cerebri auftreten, desgleichen die bei Urämie und Eklampsie, wo wir eine mechanische (Hirnschwellung?), chemische oder toxische Läsion der kortikalen Ganglienzellen annehmen.

c) Hemianopsia inferior und superior. Durch den Krieg ist die Hemianopsia inferior (und superior), die früher eine große Seltenheit darstellte, vielfach zur Beobachtung gekommen. Ein Schuß, der quer durch beide Okzipitalhirne in den oberen Teilen der kortikalen Retina geht, bedingt Schädigungen der unteren Teile des Gesichtsfeldes, deren Eindrücke zu den oberen Netzhautbezirken gehen, die sich ihrerseits in die oberen Teile der zugehörigen Rindenbezirke einsenken. Die Hemianopsie kann mit einer wirklich horizontalen Trennungslinie abschließen, häufiger sind aber symmetrische Defekte, die nur einen Teil der unteren Gesichtsfeldhälften einnehmen und mit einer Spitze an den Fixierpunkt heranreichen können. Die Hemianopsia superior ist demgegenüber sehr viel seltener zur Beobachtung gekommen. Der Grund ist wohl darin zu suchen, daß dafür eine Verletzung der untersten Teile des Okzipitalhirnes in Frage käme, wodurch wohl meist die lebenswichtigen Zentren der Med. obl. derartig geschädigt würden, daß das Leben nicht erhalten bleiben dürfte. Auch das Vorkommen der Hemianopsia inferior und superior spricht für eine strenge Projektion der Retina in die Cortex cerebri (s. Schema, Abb. 191).

Streng genommen ist der Ausdruck Hemianopsie für die geschilderten Schädigungen nicht ganz korrekt, wenn wir die Hemianopsie als eine doppelseitige Gesichtsfeldstörung bei einseitiger Hirnschädigung definieren, da bei dieser Form eine Schädigung beider Hirnhälften, wenn auch durch ein Trauma, vorliegt.

Eine andere, auch im wesentlichen erst durch den Krieg öfter zur Beobachtung gelangte Störung im Gesichtsfeld ist der sog. temporale Halbmond. Dieser besteht in dem binokularen Gesichtsfeld aus den nur monokular vertretenen, schläfenwärts gelegenen Teilen, die durch die größere Ausdehnung der nasalen Retinalhälften bedingt ist. Der äußerste Punkt im Gesichtsfeld des linken Auges nasal (60°) hat in der linken Hirnhälfte seine Lokalisation an derselben Stelle wie der 60° temporal im Gesichtsfeld des rechten Auges. Der Bezirk temporal zwischen 60 und 90° des rechten Gesichtsfeldes hat also im linken Gesichtsfeld keine Vertretung: Er projiziert sich nur in die nasale Retina des rechten Auges und von da in das linke Hirn (s. Schema).

Desgleichen hat der Teil des linken Gesichtsfeldes zwischen 60 und 90⁰ temporal keine Vertretung im Gesichtsfeld des rechten Auges. Er projiziert sich durch Vermittlung der nasalen Retina des linken Auges in die rechte Hirnhälfte, wo er isolierter Beschädigung ausgesetzt ist. Eine témporale Einschränkung des rechten Gesichtsfeldes bis 60⁰ kann also sehr wohl eine Hemianopsie, d. h. Schädigung des linken Okzipitalhirnes darstellen, es kann aber auch durch eine Schädigung der Retina oder des Optikus oder schließlich des Chiasma bedingt sein. Im ersteren Falle haben wir dann öfter eine totale (oder partielle) rechtsseitige Farbenhemianopsie, die auch das Gesichtsfeld des linken Auges nicht ganz intakt läßt.

Ferner ist bei einer rechtsseitigen Hemianopsie ein Freibleiben des rechten temporalen Halbmondes beschrieben bei Defekten vom Fixierpunkt bis 60⁰ nach rechts in den Gesichtsfeldern beider Augen. Auch dieses spricht dafür, daß die temporalen Bezirke beider Gesichtsfelder eine isolierte Vertretung im Gehirn haben, wie das aus dem Schema ja auch zu ersehen ist.

8. Funktionelle Gesichtsfeldstörungen.

Gesichtsfeldstörungen, denen eine anatomisch nachweisbare oder zu postulierende Ursache nicht zugrunde liegt, nennen wir funktionell, von der vorgefaßten Meinung ausgehend, daß eben nur die Funktion der Maschine versage, diese selbst aber gesund sei. Das Unzulängliche dieser Form der Vorstellung braucht nicht besonders betont zu werden. Bleibt man sich der Schwäche des zur Zeit bestehenden Standpunktes der Wissenschaft bewußt, so mag man immerhin diese Unterscheidung beibehalten. Richtig daran ist ja, daß eine funktionelle Störung höchsten Grades momentan verschwinden und momentan wiederkehren kann, und daß die Beschwerden oft in gar keinem Verhältnis zu den angeblich vorhandenen Defekten des Gesichtsfeldes stehen, daß ein Auge z. B. angeblich so gut wie blind sein kann, unwillkürlich aber doch seine optischen Eindrücke verwertet.

Die häufigste funktionelle Gesichtsfeldstörung ist die konzentrische oder periphere Einschränkung. Daß diese auch organisch bedingt sein kann, und unter welchen Verhältnissen sie auftritt, wurde oben dargelegt. Charakteristisch für diese Form ist, daß die Größe des Gesichtsfeldes linear gemessen bei doppelter Entfernung doppelt so groß wird, bei vierfacher viermal so groß usw. Bei der funktionellen Gesichtsfeldeinschränkung ist dies nun meist nicht der Fall, sondern, wenn wir am Perimeter ein Gesichtsfeld von 20⁰ Radius, d. i. auf 35 cm Entfernung von ca. 24 cm Durchmesser festgestellt haben, so ist es auf 1 m Entfernung gemessen durchaus nicht dreimal so groß, sondern nur ebenso oder sogar kleiner als vorher.

Haben wir am Perimeter ein solches Gesichtsfeld von 20⁰ oder gar 10⁰ Radius festgestellt, so würde ein Patient, der eine solche Gesichtsfeldeinschränkung aus organischer Ursache hätte, erheblich in seiner Orientierung gestört sein, d. h. an Tischen und Stühlen würde er anstoßen, da er von ihnen keine optischen Bilder in der Peripherie seines Gesichtsfeldes erhalten würde. Der funktionell konz. Eingeschränkte dagegen verwendet unbewußt diese Eindrücke doch und geht den Hindernissen aus dem Wege, auch wenn man ihm sein besseres — vielleicht normales — Auge verbindet, so daß er auf das stark konz. eingeengte allein angewiesen ist.

Es ist sehr die Frage, ob man aus einem solchen Verhalten direkt auf Simulation schließen darf, ich möchte davor warnen, denn man findet es auch bei Hysterischen, die gar kein Interesse daran haben, zu simulieren. Verdächtig ist das Symptom aber auf jeden Fall.

Charakteristisch bis zum gewissen Grade ist für die funktionelle Einschränkung eine während der Perimeteruntersuchung fortschreitende Einengung des Gesichtsfeldes. Untersucht man von der Peripherie her, indem man die Meridiane der Reihe nach im Sinne des Uhrzeigers abtastet, so findet man, wenn man einmal ringsherum gekommen ist, eine stärkere Einschränkung als bei Beginn, nach einer zweiten Runde eine weitere Einschränkung, so daß, wenn man diese Punkte auf dem Schema durch eine Linie verbindet, sich eine spiralige Kurve ergibt (s. Abb. 205).

In der Differentialdiagnose zwischen Hysterie, traumatischer Neurose und Simulation sind diese Befunde nur mit allergrößter Vorsicht zu verwenden.

Noch eher darf in diesem Sinne als charakteristisch für traumatische Neurose vielleicht der Förstersche Verschiebungstypus angesehen werden. Er basiert darauf, daß das Auftauchen eines Objektes einen stärkeren Reiz darstellt als das Verschwinden desselben: Perimetrieren wir das rechte Auge von außen her in der Horizontalen, so wird das Objekt z. B. bei 90° Exzentrizität erkannt, führen wir es jetzt langsam über den ganzen Perimeterbogen hin, so

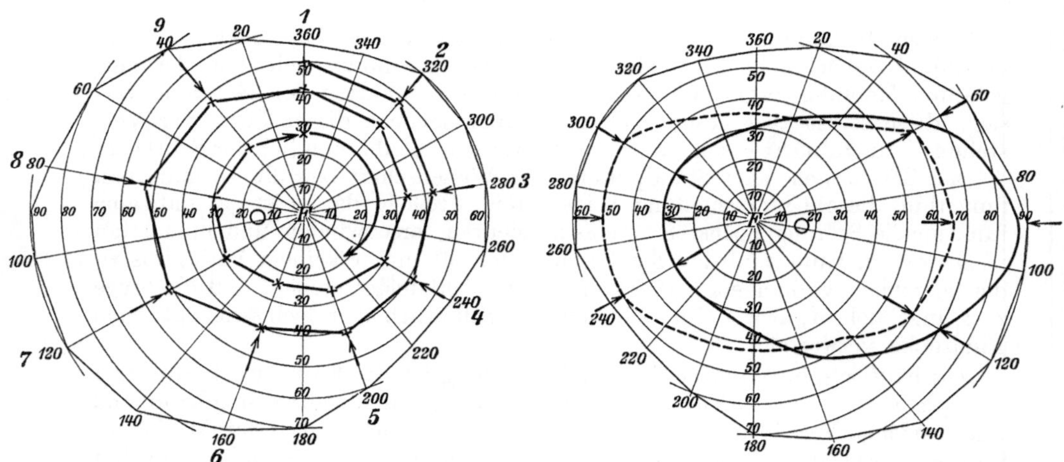

Abb. 205. Ermüdungstypus.   Abb. 206. Förstersche Verschiebungstypus.

verschwindet es dem Patienten z. B. schon bei 30° oder 40° nasaler Exzentrizität. Beginnen wir nun aber die Perimetrie bei 90° nasal, so taucht schon bei 60° oder 50° auf, um — in der Horizontalen langsam vorübergeführt — nun temporal schon bei 60° oder 70° Exzentrizität zu verschwinden. Das Entsprechende findet auch in den vertikalen und schrägen Meridianen statt.

Ob das zentrale Skotom als eine funktionelle Störung auftreten kann, ist vielleicht eine noch nicht definitiv beantwortete Frage. Ich möchte sie in beschränktem Sinne bejahen.

Leber sagt, „auch zentrale Skotome ohne ophthalmoskopischen Befund mit freier Gesichtsfeldperipherie, aber mit ausgesprochener Störung des Farbensinnes kommen bei Hysterischen vor“.

Wilbrand und Sänger „können diesen Satz nur in der Weise auffassen, daß mit einer organischen Läsion des papillomakulären Bündels hysterische Erscheinungen parallel verlaufen, nicht aber, daß das zentrale Skotom als von der Hysterie abhängig hingestellt werden darf“.

Dazu möchte ich bemerken, daß ich mich nicht erinnere, ein hysterisches zentrales Skotom gesehen zu haben, daß ich aber ganz allgemein das Vorkommen eines funktionellen zentralen Skotoms nicht in Abrede stellen möchte. Es braucht ja nicht jede funktionelle Störung hysterisch zu sein. Als ein funktionelles zentrales Skotom möchte ich z. B. die kongenitale Amblyopie in den Fällen auffassen, wo sich ein zentrales Skotom nachweisen läßt. Dieses geschieht meist sehr leicht mit binokularer Perimetrie nach Schlösser, monokular ist es oft schwer zu konstatieren. In den meisten Fällen von kongenitaler Amblyopie habe ich solche zentralen Skotome gefunden (in 90%) und zwar verschiedenster Größe, je nach der Herabsetzung des Visus. Auch die Auffassung, daß nur ein gewisser Grad von Minderwertigkeit eines Auges angeboren sei, und daß die hochgradigen Amblyopien durch willkürliche (aber unbewußte) Unterdrückung der optischen Eindrücke (durch „innere Hemmung") zustande kommen, spricht nicht dagegen, sondern dafür, daß eine Herabsetzung der Sehschärfe einseitig funktionell bedingt sein kann. Ob ein abzugrenzendes zentrales Skotom in solchen Fällen nachzuweisen ist, scheint mir weniger wichtig, als daß die Peripherie frei befunden wird. Ein solches funktionelles zentrales Skotom kann seine Ursache nur in der Cortex cerebri oder genauer gesagt in beiden Cortices haben, dafür spricht das Fehlen von Pupillenstörungen, die inkonstante Größe des Defektes, je nach der angewandten Prüfungsmethode und nicht zuletzt die Besserungsfähigkeit der „kongenitalen" oder in früher Jugend erworbenen Amblyopie. Sie ist durch Verschluß des führenden Auges (bei Schielenden) tatsächlich zu bessern, sie bessert sich auch gelegentlich durch Richtigstellen des schielenden Auges durch Operation. Wenn ich das funktionelle zentrale Skotom in die Cortex oder beide Cortices lokalisieren zu sollen glaube, so stehen dem prinzipielle Bedenken vom anatomischen Standpunkt aus nicht entgegen, denn auch die allgemein anerkannte hysterische konzentrische Gesichtsfeldeinschränkung eines Auges müssen wir in beide Cortices verlegen, sofern wir nicht eine einseitige Ermüdbarkeit des peripheren Sinnesorganes annehmen wollen. Auch die hysterische Amblyopie — ohne daß ein zentrales Skotom nachweisbar wäre — können wir nicht durch eine einseitige zerebrale Affektion erklären, wir müssen eine Beeinträchtigung funktionell zusammengehöriger Nervenzellen annehmen. (Vergleiche die handschuhförmigen Gefühlslähmungen und ähnliche Störungen.)

Wenn ich somit die Annahme funktioneller Amblyopien unter dem klinischen Bilde des zentralen Skotoms nicht von der Hand weisen möchte, so bemerke ich doch ausdrücklich noch einmal, daß ich die hysterische Amblyopie nicht auf diese Weise zu erklären suche, und daß ich da, wo ich bei einem anscheinend hysterischen Patienten ein zentrales Skotom finden würde, dieses nicht auf Hysterie, sondern auf eine organische Schädigung, oft wohl auf multiple Sklerose beziehen würde. Während des Bestehens des zentralen Skotoms müßten wir allerdings auch meist eine Beeinträchtigung der Pupillarreaktion in solchen Fällen verlangen.

Als eine doppelseitige, gewissermaßen funktionelle Hemianopsie fassen wir auch die Amaurose nach Blepharospasmus auf. Kinder in den ersten Lebensjahren, welche einige Wochen oder Monate beständig die Augen krampfhaft geschlossen gehalten und das Gesicht vor jedem Lichteinfall in die Kissen vergraben haben, erscheinen, wenn der Reizzustand vorüber ist und die Augen geöffnet werden, völlig blind. Dabei reagieren die Pupillen und die Sehnerven erscheinen normal. Das Krankheitsbild ist ein außerordentlich alarmierendes, hat indes eine durchaus gute Prognose, indem meist innerhalb einiger Tage oder Wochen Genesung eintritt. Die plausibelste Erklärung des eigenartigen Zustandes ist wohl die (Leber-Uhthoff), daß die Sehbahnen noch nicht genügend gefestigt sind, so daß ein Zerfall — Lockerung des Kontaktes der Neurone? — eintreten kann. Die Kinder müssen also das

Sehen erst wieder lernen, was allerdings meist erstaunlich schnell geht, gelegentlich aber Monate in Anspruch nimmt. Das zentrale Sehen stellt sich zuerst wieder her, einige Zeit kann dann noch eine sich allmählich erweiternde konzentrische Einschränkung bestehen. Hemianopsie ist dabei indes nicht beobachtet worden, dürfte auch der Jugend der Patientin wegen nur zufällig diagnostiziert werden können. Aus den Erscheinungen der peripheren Druckwirkung der krampfhaft geschlossenen Lider auf den Augapfel oder durch Ischämie der Retina (v. Graefe) oder als „Reflexamaurose" dürften sich die Erscheinungen kaum erklären lassen.

9. Die kombinierten Gesichtsfelddefekte.

I. Die Kombination mehrerer organischer Gesichtsfelddefekte.

II. Die Kombination eines oder mehrerer organischer Gesichtsfelddefekte mit funktionellen.

I. Kombiniert sich ein zentrales Skotom mit einer peripheren Einschränkung, so ist das — einseitig sowohl wie doppelseitig — charakteristisch für Perineuritis und Neuritis opt. axialis syphilitica, es kann sich aber auch aus einer Chorioretinitis centralis und peripherica disseminata oder diffusa erklären. Der Augenspiegelbefund kann in beiden Fällen lange Zeit negativ sein. Flimmern, Metamorphopsie usw. Lichtsinnstörungen würden für letztere Diagnose, Fehlen solcher Beschwerden für die erstere sprechen. Auch eine multiple Sklerose könnte ersteres erklären.

Kombiniert sich ein zentrales Skotom mit einem Ringskotom, so kommt eine Optikusaffektion für das ringförmige Skotom kaum in Frage, aus einer Optikusaffektion würde sich allenfalls das zentrale Skotom erklären, hat aber das ringförmige Skotom eine Chorioretinitis zur Ursache, so hat vermutlich das zentrale Skotom dieselbe Ursache, wenn auch der Optikus temporal blaß erscheint, dann müssen wir hier eine aszendierende Atrophie oder eine deszendierende nach Neuritis opt. axialis annehmen, möglicherweise ist die Ursache für beide eine syphilitische. Kombiniert sich ein zentrales Skotom mit einem sektorenförmigen Skotom vom Typus der Gefäßverschlüsse, so liegt vermutlich Chorioretinitis centr. oder Retinitis centr. int. mit starker Gefäßbeteiligung, also eine syphilitische, albuminurische, arteriosklerotische usw. Angiopathia retinalis vor. Sind die Skotome atypisch, so handelt es sich öfter um Stammaffektion des Optikus: Perineuritis part. oder Neuritis opt. axialis. Auch an multiple Sklerose wäre zu denken.

Zentrale Skotome mit Vergrößerung des blinden Fleckens deuten auf Stauungspapille, auf myopische Veränderungen, seltener auf Glaukom.

Zentrale Skotome mit inselförmigen irregulären Defekten finden sich bei Chorioretinitis disseminata. Der Augenspiegelbefund kann dabei wochenlang normal bleiben, doch deutet oft Flimmern, Metamorphopsie und Lichtsinnstörungen auf die Aderhaut hin.

Zentrale Skotome bei Hemianopsie (homo- und heteronymer) würden einseitig und doppelseitig den Verdacht auf Lues verstärken (Neuritis axialis), doch kann sich natürlich auch eine Intoxikationsamblyopie hinzugesellen.

Kombination von konzentrischer Einschränkung mit ringförmigem Skotom findet sich bei Retinitis pigmentosa und Chorioretinitis diffusa, mit sektorenförmigem Skotom bei Tabes, Paralyse, Lues, multipler Sklerose, Angiopathien. Etwa dasselbe wäre zu sagen für Hinzutreten von exzentrischen Skotomen. Zeigt auch der blinde Fleck eine

Vergrößerung, so ist auf Stauungspapille, Glaukom und hohe Myopie zu untersuchen.

Kombiniert sich eine einseitige konzentrische Einschränkung mit Hemianopsie, so kann diese peripher bedingt sein: Chorioretinitis oder Perineuritis oder Scheidenblutungen.

Kombinationen von doppelseitiger konzentrischer Einschränkung bei Hemianopsie kann durch dieselben doppelseitigen Schädigungen bedingt sein oder aber als Beginn der Hemianopsie der anderen Seite.

Die Ringskotome vergesellschaften sich mit Vorliebe, wie oben schon erwähnt, mit konzentrischem und zentralem Skotom, seltener mit sektorenförmigen, exzentrischen und inselförmigen Skotomen. Solche Kombinationen haben aber keine andere Bedeutung als die Ringskotome für sich allein.

II. Treten zu den durch organische Schädigungen bedingten Skotomen nun noch solche funktionellen Charakters hinzu, so können für die Diagnose gelegentlich erhebliche Schwierigkeiten erwachsen, und es bedarf oft wiederholter Untersuchungen, um das Konstante oder konstant Progressive und Regressive von dem Wechselnden (Funktionellen) zu trennen. Namentlich ist es die konzentrische Einschränkung, die sich öfter mit zentralem Skotom kombiniert, sowohl einseitig wie auch doppelseitig. Ist das letztere wohl öfter als organisch bedingt anzusehen, so kann ersteres trotzdem bei demselben Patienten, und zwar auf demselben oder dem anderen Auge, funktionell sein, kompliziert sich doch gerade die so häufige Ursache des zentralen Skotoms, die multiple Sklerose, gar nicht selten mit funktionellen Störungen.

Auch bei Hemianopsie kann eine sich hinzugesellende konzentrische Einschränkung, und zwar die ein- wie die doppelseitige, funktionell sein, sie hat dann nicht die Bedeutung einer peripheren Komplikation bei Einseitigkeit und einer beginnenden doppelseitigen Hemianopsie bei Doppelseitigkeit. Man wird also auf alle Momente achten müssen, die uns die Unterscheidung zwischen funktioneller und organischer Einschränkung ermöglichen. Zumal bei einseitiger starker konzentrischer Einschränkung wird man das andere Auge verbinden und beobachten, ob beim Umhergehen Orientierungsstörungen eintreten. Man wird die Größe des Gesichtsfeldes für verschiedene Entfernungen feststellen usw., wie dies oben schon dargelegt wurde.

Die leichte Ermüdbarkeit ist ein häufiges Symptom organischer Hirnläsion und kann die verschiedensten typischen und atypischen Skotome vortäuschen. Man darf aber den Patienten durch die Perimetrie nicht ermüden und muß sich oft mit der Parallelprüfung begnügen, wo eine genaue Feststellung am Perimeter unmöglich ist.

3. Farbensinn.

Die Störungen der Farbenempfindung teilen sich naturgemäß in zwei Gruppen:
1. die angeborenen,
2. die erworbenen.

A. Die angeborenen Störungen.

Der Intensität der Störung nach können wir verschiedene Typen unterscheiden.

a) Die totale (kongenitale, familiäre) Farbenblindheit.

Für die überragende Mehrzahl der Fälle läßt sich behaupten, daß es sich hier um einen typischen Symptomenkomplex handelt.

Erstens wird keine Farbe als solche, sondern einzig als Helligkeit gesehen, und zwar werden Gleichungen zwischen jeder Farbe und einem Grau oder Schwarz gemacht. Im Spektrum erscheint am hellsten das Grün und nicht — wie dem Normalen — das Gelb, sehr dunkel das Rot, daher die Verkürzung des langwelligen Endes; nach dem kurzwelligen zu zeigt das Spektrum keine Abkürzung oder Verlängerung. Die total Farbenblinden sehen das Spektrum also genau so wie der Normale, wenn seine Augen ausgiebig dunkeladaptiert sind, und die Lichtintensität des Spektrum entsprechend herabgesetzt ist.

Zweitens zeigen fast alle Totalfarbenblinden eine eigenartige Lichtscheu, so daß man auf einige Meter Entfernung in der Poliklinik glaubt, einen Fall von skrofulöser Ophthalmie vor sich zu haben und erstaunt ist, zwei reizfreie Augen zu finden.

Drittens zeigen fast alle eine Herabsetzung der Sehschärfe auf $^1/_5$ bis $^1/_{10}$ trotz Korrektion oft vorhandener Refraktionsanomalien.

Viertens läßt sich meistens ein kleines zentrales absolutes Skotom nachweisen, zumal bei leicht herabgesetzter Beleuchtung.

Fünftens besteht meist ein kleinschlägiger horizontaler Pendelnystagmus, der den Nachweis dieser Skotome oft sehr erschwert.

Sechstens zeigt die kongenitale Farbenblindheit oft ausgesprochen familiäres Auftreten.

Siebentens sind ophthalmoskopische Anomalien der Makula oft — wenn auch nicht konstant — nachzuweisen.

Da diese kongenitale totale Farbenblindheit nun auch einseitig vorkommt, da andererseits eine angeborene Farbenhemianopsie bisher nie beobachtet ist, so liegt es ja sehr nahe, hierfür eine periphere Aplasie anzunehmen.

Es muß aber dahingestellt bleiben, ob in diesen Fällen die Zapfen — als farbentüchtiger Apparat — überhaupt fehlen, oder ob sie vorhanden sind, aber vielleicht nur Schwarzweißempfindungen zu vermitteln vermögen. Vielleicht kann beides vorkommen, denn es ist nicht zu bestreiten, daß es auch Fälle von totaler Farbenblindheit mit voller Sehschärfe gibt, dazu aber gehört der oben erwähnte (Beckersche) Fall von einseitiger und einige andere Fälle von doppelseitiger Anomalie.

b) Die partielle Farbenblindheit und die Farbenschwäche.

Die häufigste Störung partiellen Charakters betrifft bekanntlich den Rotsinn und Grünsinn oder Rotgrünsinn (je nachdem man mehr der Helmholtzschen oder Heringschen Theorie der Farbenwahrnehmung zuneigt). 3—4% aller Männer zeigt diese Anomalie, aber nur 0,3—0,4% aller Frauen. Solche Anomalen verwechseln Rot mit Grün und beides mit Grau, wir dürfen also annehmen, daß ihnen Rot und Grün eine ebenso farblose Empfindung vermittelt wie ihnen und uns farbloses Grau. Selbstverständlich kann man auch behaupten, Grau und Grün vermitteln ihnen dieselbe Empfindung wie das Rot, ob aber diese Empfindung der Rot-, Grün- oder Grauempfindung der Normalen in Parallele zu setzen ist, dürfte kaum zu entscheiden sein.

Diese „daltonistischen“ Augen sind sonst ganz normal, sie besitzen normale Sehschärfe, freies Gesichtsfeld und normalen Lichtsinn; daß man zwei Typen unterscheiden kann, die man Rot- und Grünblinde zu nennen pflegt, und wie dies etwa zu erklären ist, soll hier nicht weiter erörtert werden. Prinzipiell wichtig ist, daß jeder Anomale Gleichungen zwischen Rot und Grün macht, nur sind die Farbenpaare verschieden.

Eine sehr seltene Störung des Farbensinnes ist der isolierte Ausfall des Gelbblausinnes, nur einige wenige Fälle sind beschrieben bei wohlerhaltenem

Rotgrünsinn, wohl aber sind Schwächen im Gelbblausinn bei Fehlen des Rotgrünsinnes (s. o.) sehr häufig.

Nun gibt es aber ferner Farbenanomale, die nicht Rot und Grün miteinander, wohl aber eines von beiden mit Grau verwechseln, wenigstens bei einer gewissen Sättigung der Farben, und daß man, um Verwechslung beider Farben miteinander zu erreichen, die Farben erheblich mehr verdünnen muß. Solche sind teils farbenblind, teils farbenschwach. Sie bilden den Übergang zu den total farbenschwachen, d. h. denen, deren Farbensinn überhaupt schwach entwickelt ist, doch ist bei solchen auch wieder meist die Rot- oder die Grünempfindung oder beide besonders schwach gegenüber der Gelb- und Blauempfindung. Solche Patienten, die nur noch eine gewisse leichte Schwäche für Rot oder Grün zeigen können, stellen den Übergang zu den Normalen dar.

Daß auch bei der Masse der „Normalen“, nehmen wir an 80 bis 90 % aller Menschen, der Farbensinn sehr verschieden gut entwickelt ist, ist eine Erfahrung, die man täglich machen kann.

Aus dem Gesagten geht hervor, daß es unmöglich ist, eine scharfe Grenze zwischen Normalen und Anomalen zu ziehen. Wollen wir aber eine Störung auf dem Gebiete des Farbensinnes in dem unten näher dargelegten Sinne verwerten, so müssen wir uns in jedem einzelnen Falle fragen: Könnte es sich nicht um eine angeborene Anomalie handeln: Die Anamnese wird in diesem Punkt oft versagen. Jeder Augenarzt kennt die Fälle, daß hochgebildete Patienten erst in vorgeschrittenem Lebensalter zufällig als farbenschwach erkannt werden. Wer sich also dieses außerordentlich feinen Reagens der Farbensinnprüfung bedienen will, muß notwendigerweise über die Hauptgrundlagen der angeborenen Farbenanomalien orientiert sein und sie konstatieren können. Ob diese oder jene Methode „besser“ ist, wie neuerdings vielfach diskutiert wird, kann völlig außer Diskussion bleiben, wenn man als oberstes Prinzip anerkennt, nicht nur mit einer, sondern mit möglichst vielen Methoden zu untersuchen. Die wichtigsten seien deshalb kurz erwähnt.

Eine der leichtest anzuwendenden Methoden ist die der Holmgreenschen Woll- oder Wahlproben. Aus einer möglichst großen Menge bunter Wollbündel nimmt man eine — grüne oder rote — Probe heraus, legt sie gesondert und fordert den Patienten auf, alle in der Farbe ähnlichen, nur heller oder dunkler erscheinenden möglichst schnell dazu zu legen. Die Farbe braucht dabei gar nicht benannt zu werden. Zu einer grünen Probe werden von solchen Patienten graue und rotbraune hinzugelegt, andere grüne, die der Normale ohne weiteres dazu legen würde, dagegen zurückgewiesen, wenn bei ihnen eine geringe Beimischung von Gelb oder Blau auffällt oder wenn sie eine Verwechslung mit Rot fürchten. Aus dem Benehmen der Patienten bei dieser Untersuchung, aus der Schnelligkeit und Sicherheit des Sortierens einerseits und der Langsamkeit, Unvollständigkeit, Bedenklichkeit andererseits, wird man meist leicht auf Anomalien des Farbensinnes aufmerksam werden, auch wenn eigentliche Fehler nicht gemacht werden, wenn auch eine genaue Feststellung der Anomalie hierdurch selbst dem geübten Untersucher Schwierigkeiten machen kann.

Der Prüfung mit farbigen Signalen auf der Bahnstrecke und auf dem Wasser kommen wir am nächsten, wenn wir im mäßig abgedunkelten Zimmer eine höher oder niedriger brennende Petroleumlampe oder Kerze durch verschieden gefärbte Gläser verdecken und auf mehrere Meter Entfernung — eventuell unter Benutzung eines Spiegels — den Patienten die Farben schnell benennen lassen. Zumal blaugrüne und blaurote oder auch gelbgrüne und gelbrote Gläser, in denen rot oder grün vorherrscht, werden oft als gelb oder blau bezeichnet, wodurch die Diagnose gesichert ist.

Die Adlersche Farbstiftprobe besteht darin, daß man aus einer größeren Menge verschiedener farbiger Stifte einen mit einer Verwechslungsfarbe auswählt, damit auf weißem Papier einen oder mehrere Striche zieht und den Patienten auffordert, mit dem Stift den Namen der Farbe dahinterzusetzen. Sich selbst überlassen kann er mit beliebig vielen Stiften auf solche Weise eine protokollarische Darstellung seiner Farbenwahrnehmung geben. Vom Patienten mit Namen unterzeichnet, hat das Blatt den Wert eines Dokumentes.

Stillings pseudoisochromatische Tafeln, Daaes pseudoisochromatische Reihen, Nagels Farbentäfelchen sind Modifikationen der auf obigem Prinzip beruhenden Methoden, sie erfordern einen gewissen Apparat, dem die Gebrauchsanweisung beigegeben ist. In Deutschland ist im Heer, in der Marine, im Eisenbahndienst die Untersuchung mit den Nagelschen Proben obligatorisch (Verlag von Bergmann Wiesbaden), dieselben werden den beamteten Ärzten von den Behörden geliefert, doch sollen auch andere Methoden angewendet werden.

Der Pflügersche Florpapierversuch besteht darin, daß helle Buchstaben oder Felder auf sattfarbigem Grunde durch ein Seidenpapier betrachtet, in dem zum Grunde gegenfarbigen Kontrast erscheinen. Der Farbenblinde sieht diese subjektiven Farben meist nicht.

Das Vollkommenste leistet der Heringsche Farbenmischapparat mit farbigen Gläsern und der spektrale Mischapparat nach Helmholtz oder Hering und Nagels Anomaloskop.

Nach diesen einleitenden Bemerkungen über die angeborenen Farbensinnstörungen wenden wir uns zu den erworbenen:

B. Die erworbenen Farbensinnstörungen.

Eine gute Vorstellung von der Art und Weise, wie der Farbensinn durch Einflüsse leiden kann, die peripher vom Chiasma eingreifen, kann man sich an der Hand der Figuren (s. Abb. 207) machen.

RR stellen Abszissen der normalen Retina dar, deren Zentrum F die beste Schwarzweißempfindung (Sehschärfe) und den besten Farbensinn sowohl für Gelb und Blau wie auch für Rot und Grün besitzt. Vom Zentrum F nach der Peripherie zu fallen nun alle Funktionen schnell ab und schon bei R. G. hört die Rotgrünempfindung auf, bei G. Bl. hört die Gelbblauempfindung auf, d. h. die Peripherie der Retina ist — für gewisse Objektgrößen — farbenblind.

Schieben wir von der Peripherie her ein gelbgrünes Farbobjekt durch das Gesichtsfeld nach F zu vor, so erscheint es zunächst in farbloser Helligkeit, bei G. Bl. nimmt es eine gelbe Farbe an, um sie bei R. G. gelbgrün erscheinen zu lassen. Ebenso erscheint ein orangefarbenes Objekt in der Peripherie farblos hell, dann gelb, erst in den mittleren Bezirken des Gesichtsfeldes gelbrot. Am deutlichsten erscheint die Farbe als solche in F., d. h. wenn wir das Objekt fixieren.

Abb. 207b zeigt uns die graphische Darstellung eines Gesichtsfeldes mit freier Peripherie, normalen Farbengrenzen, aber einer auf die Hälfte herabgesetzten Sehschärfe. Auch der Farbensinn ist dementsprechend geschädigt. Man könnte versucht sein, dieses durch eine Halbierung der Abb. 207a mittels einer horizontalen Linie H. H. darstellen zu wollen, doch würde die unter dieser Horizontalen übrig bleibende Kurve besagen, daß die Sehschärfe in einem gewissen Bereich der Retina gleich groß (= $^1/_2$) ist, daß der Gelbblausinn wenig, der Rotgrünsinn gar nicht gelitten haben. Solche Verhältnisse sind klinisch nie zu beobachten, vielmehr ist strikte daran festzuhalten, daß, wenn die Sehschärfe auf $^1/_2$ herabgesetzt ist, doch noch immer foveal am besten gesehen wird —

mit dem Fixierpunkt, nicht einer Fixierfläche, was in einem Kurvengipfel und nicht in einem Plateau seinen Ausdruck findet, daß ferner der Gelbblausinn noch intensiver und am meisten der Rotgrünsinn geschädigt ist. Dieses kommt in Abb. 207 richtig zum Ausdruck.

Abb. 207c will zur Darstellung bringen, daß nur die Peripherie der Retina oder des Optikus geschädigt ist, daß das Zentrum völlig und der Farbensinn zum großen Teil intakt ist.

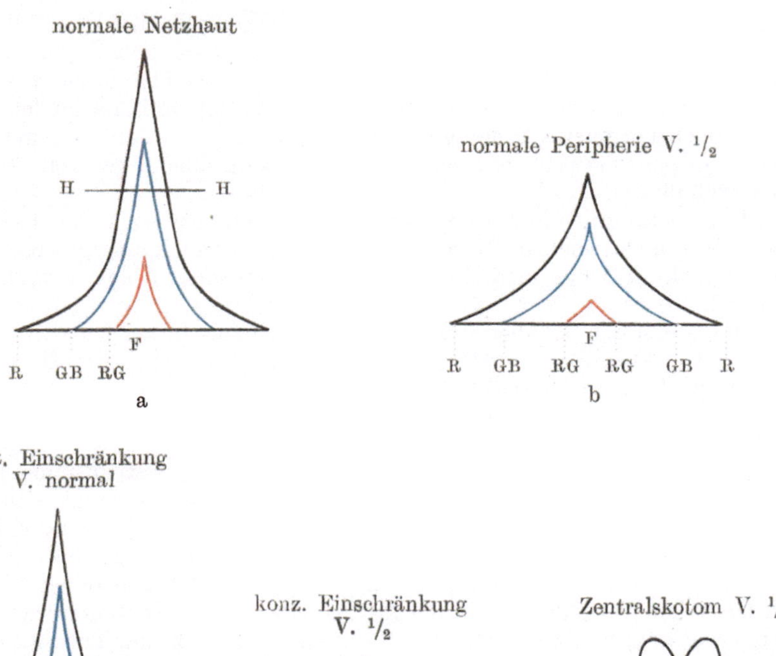

Abb. 207. Kurvenmäßige Darstellung der Netzhautfunktionen.

Abb. 207d zeigt eine Herabsetzung sämtlicher Funktionen auf etwa ¹/₂ mit entsprechender konzentrischer Einschränkung des Gesichtsfeldes.

Abb. 207e endlich zeigt eine Herabsetzung nur der zentralen Funktionen (zentrales Skotom), wodurch die Sehschärfe auf ca. ¹/₂, der Farbensinn aber um so stärker geschädigt ist, so daß für Gelbblau eine relatives, für Rotgrün ein absolutes zentrales Skotom entstanden ist, bei freier Peripherie. Trotz der relativ guten Sehschärfe wird in diesem Falle nicht zentral am besten gesehen, sondern leicht parazentral, indem der Patient am besten die Zahlen oder Buchstaben entziffert, wenn er um ein geringes an ihnen vorbei sieht; orange oder gelbgrüne Objekte erscheinen zentral fixiert gelb, exzentrisch fixiert in ihren Farben, gelb und blau zentral weniger gesättigt als exzentrisch, die rote und grüne Farbe eines Objektes verschwindet zentral völlig, taucht exzentrisch auf.

In ähnlicher Weise lassen sich ringförmige und exzentrische Skotome, ferner die hemianopischen Gesichtsfeldformen darstellen. Was daraus aufs Deutlichste hervorzugehen scheint, ist folgendes: Ein Gesichtsfeld wie b und d entsteht durch eine diffuse Noxe, die etwa gleichmäßig alle Funktionen schädigt (d) oder die gröbsten Funktionen der Peripherie vielleicht etwas schont (2), vielleicht nur scheinbar schont, da leichte Schädigungen erst bei herabgesetzter Beleuchtung hier nachweisbar werden würden. Typen: Tabische und ähnliche Optikusatrophie. Abb. c und e zeigen exzentrische partielle Schädigung. Abb. c die der Peripherie, wobei der Farbensinn relativ wenig zu leiden braucht: Chorioretinitis peripherica, Perineuritis gummosa, Hämatom der Optikusscheide. Abb. e zeigt bei freier Peripherie Schädigung der zentralen Funktion, am wenigsten hat dabei der Schwarzweißsinn, am meisten der Rotgrünsinn gelitten: Neuritis axialis retrobulbaris.

Würde im letzten Falle sowohl der Schwarzweiß- als auch der Gelbblau- und Rotgrünsinn in gleichem Maße und in gleicher Ausdehnung geschädigt, so würde das mehr für eine intraokulare Affektion sprechen (Chorioretinitis centralis u. a.).

Also in erster Linie bei allen diffus wirkenden Noxen, ferner bei allen partiell elektiv die Optikusmitte betreffenden Schädigungen werden wir die ersten Störungen der Funktionen am Farbensinn nachweisen können, während Intaktheit des Farbensinnes auf partielle zirkumskripte, meist die Peripherie befallenden Ursachen hinweist.

Aus dem Gesagten geht hervor, daß eine Störung des Farbensinnes keineswegs immer durch eine Schädigung der Neuroepithelien bedingt sein muß, obwohl die kongenitale Farbenblindheit vermutlich in einem Fehlen der Zapfen oder in einer rudimentären Entwicklung derselben ihren Grund hat. Farbensinnstörungen können also sowohl in den perzipierenden Sinneszellen wie auch in den leitenden Nervenfasern ihre Ursache haben. Die Nervenfasern können im Sehnervenstamm sowohl wie im Chiasma, wie auch im Traktus elektiv betreffs ihrer Farbenfunktionen geschädigt werden. So entstehen die klinischen Bilder, die man Hemiachromatopsie (homonyme und heteronyme) genannt hat. Entsprechende totale oder partielle, relative und absolute, ein- und doppelseitige Farbenhemianopsien können nun auch subkortikal und kortikal bedingt sein, so daß auch für die Erkrankung der basilären, intrazerebralen, kortikalen und meningealen Affektionen die Untersuchung des Farbensinnes gelegentlich die wichtigsten Aufschlüsse geben kann.

Es liegt die Frage nahe, haben wir uns ein spezielles Farbenzentrum, z. B. in der Hirnrinde, getrennt vom Schwarzweißzentrum, vorzustellen, liegt ersteres vielleicht über letzterem der Hirnoberfläche am nächsten, wie sich dies z. B. Wilbrand denken möchte? Darauf ist zu erwidern, daß manches dafür, manches auch dagegen spricht, so daß die Frage als noch ungeklärt anzusehen ist.

4. Lichtsinn.

Die Bedeutung der Adaptationsvorgänge für die Diagnostik der Sehstörungen.

Wilbrand und Sänger, Neurolog. des Auges, III. 2. S. 571—574. 578, 579, 580—583.

„Wir hatten (Bd. 3, S. 299 und besonders S. 318) bereits hervorgehoben, daß bei allen etwas intensiveren atrophischen Zuständen der optischen Leitung auf der Strecke zwischen der Ganglienzellenschicht der Netzhaut und der Einstrahlung in die primären Zentren zugleich mit den durch die organische Läsion bedingten Sehstörungen (Gesichtsfelddefekt, Störung des Farbensinnes und Verminderung der zentralen Sehschärfe), auch Störungen in der Adaptation aufträten. Letztere lassen sich durch einen bei Lichteinwirkung schneller verlaufenden Dissimilierungsvorgang als dies beim normalen Auge der Fall ist (Blendung, Nebelsehen, schlechteres Sehen an hellen als an trüben Tagen), und durch einen zugleich verlangsamten Assimilierungsvorgang erklären (verlangsamte Erholung der Netzhaut: konzentrische Gesichtsfeldeinschränkung für Untersuchungsobjekte von einer bestimmten Größe, schnelleres Verschwinden der fixierten Buchstaben beim Lesen, längere Andauer der Nachbilder). Ferner wissen wir, daß diese Störungen der Adaptation nicht hervortreten bei denjenigen homonymen Hemianopsien, welche aus organischen Läsionen der optischen Bahnen zwischen den primären Zentren und der Cortex hervorgegangen sind.

Diese Adaptationsstörungen lassen sich hinsichtlich unserer klinischen Untersuchungsmethoden in lokale und allgemeine trennen.

Die mehr örtliche Adaptationsstörung erläutert einesteils die Tatsache, daß Läsionen der optischen Leitung objektive bzw. negative Skotome zur Folge haben, andererseits, daß die durch chorioretinale Herde gesetzten Skotome subjektive bzw. positive sind. Ferner erklärt sich daraus das Auftreten nyktalopischer Erscheinungen bei Läsionen der optischen Bahnen und das Vorkommen hemeralopischer Phänomene im Bereiche chorioretinitischer Herde bei verminderter objektiver Beleuchtung.

Die allgemeine Adaptationsstörung findet ihren Ausdruck in der allgemeinen konzentrischen Gesichtsfeldeinschränkung für weiße und farbige Objekte und der Veränderung des Farbentones der letzteren, sowie in dem Phänomen der Hemeralopie und der Nyktalopie im allgemeinen.

Ferner werden wir uns hierbei mit dem prinzipiellen Unterschiede zwischen rein funktionell nervösen Sehstörungen und den aus organischer Läsion der optischen Bahnen hervorgegangenen zu befassen haben.

Aus dem Grunde, daß bei allen homonymen Hemianopsien nach Läsionen im Hinterhauptslappen Adaptationsstörungen vermißt werden, dagegen bei denen zwischen Papille und Corp. genic. extern. gelegenen Herderkrankungen dieselben sehr prägnant hervortreten, sind wir (Bd. 3, S. 324) zu folgendem Satze gelangt: Das Corpus geniculat. extern. ist dasjenige Organ, in welchem zentripetal fortgeleitete Reize auf zentrifugal optische Bahnen umgeschaltet werden. Durch Selbststeuerung werden da ohne Einfluß des Willens die Substanzen in den Stäbchen und Zapfen der Retina im großen produziert. Für die jeweilige, den Bedürfnissen entsprechende, lokale Anhäufung derselben, wie sie im Interesse der lokalen Erhaltung größtmöglichster Lichtempfindlichkeit der einzelnen Netzhautpartien durch die Erscheinungen des simultanen und sukzessiven Kontrastes resp. der simultanen und sukzessiven Lichtinduktion sich vollzieht, hat dann das amakrine Zellensystem der Netzhaut zu sorgen.

In dem Auftreten von Adaptationsstörungen bei vorhandener inkomplizierter homonymer Hemianopsie liegt somit, wenn angeborene Hemeralopie auszuschließen war, eines der differential-diagnostischen Momente, welche neben der hemiopischen Pupillenreaktion und dem hemianopischen Prismenphänomen zugunsten einer Läsion des Tractus opticus, also der Sehbahn zwischen Chiasma und Corp. genic. externum, zu verwerten sein möchte gegenüber einer Hemianopsie durch Läsion der Sehstrahlungen im Hinterhauptlappen.

Warum wir durch retinale Erkrankungen bedingte Gesichtsfelddefekte positiv, also als verdunkelte Flecke im Gesichtsfelde wahrnehmen, hatten wir Bd. 3 S. 321 klarzulegen versucht, weil aber ihr Auftreten und ihre Existenz subjektiv wahrgenommen und umgrenzt werden kann, kommt ihnen auch die letztere Bezeichnung zu. Alle positiven s. subjektiven Skotome weisen daher auf eine Erkrankung der Netzhaut hin.

Sind diese Skotome groß und zum Teil über die Netzhaut zerstreut, so rufen sie, wie bei der von Förster beschriebenen Form der Chorioiditis luetica und bei der Retinitis pigmentosa geradezu die Erscheinungen der Hemeralopie hervor.

Warum nun die durch Zerstörung der optischen Leitung zwischen Papille und Cortex hervorgerufenen Gesichtsfelddefekte ihrer Form und Dunkelheit nach von uns nicht subjektiv empfunden werden, sondern sich bei zentralen Skotomen nur durch einen Ausfall oder Verminderung der Sehschärfe und bei peripheren Gesichtsfelddefekten durch eine nach gleicher Richtung im Raume sich geltend machende Orientierungsstörung manifestieren, ferner warum bei verminderter Beleuchtung die Sehschärfe sich bis zu einem gewissen Grade hebt (Nyktalopie), hatten wir Bd. 3, S. 321—325 auseinandergesetzt. Aus dem Grunde nun, weil wir bei Gesichtsfelddefekten, abhängig von Läsionen der optischen Leitung, in unserer Sehschärfe und der Orientierung im Raume zwar geschädigt werden, den Defekt oder das Skotom aber nicht als dunklere, vom normalen Gesichtsfeld abstechende Fläche empfinden, sondern sein Vorhandensein und seine Begrenzung nur objektiv durch die Gesichtsfeldaufnahme konstatieren können, bezeichnen wir dieselben auch als objektive resp. negative Skotome.

Negative Skotome beobachten wir also bei Erkrankungen der optischen Leitung zwischen Papille und Sehzentrum.

Gehen bei einem subjektiven Skotom im Bereiche des Krankheitsherdes alle retinalen Elemente allmählich zugrunde und fehlt nun innerhalb des ursprünglich subjektiv gewesenen Skotoms alle und jede Lichtempfindung, so verliert dasselbe seinen subjektiven Charakter und wird von uns ebensowenig empfunden wie die Stelle des blinden oder Mariotteschen Fleckes.

Sind bei einem negativen (objektiven) zentralen Skotom, also z. B. bei einer Läsion des papillomakulären Bündels im Nervus opticus sämtliche das Skotom bedingende Leitungsfasern total degeneriert, ist also das Skotom ein absolutes geworden, dann werden wir auch die nyktalopischen Erscheinungen im Bereiche des Skotoms aus naheliegenden Gründen vermissen. Sind aber auf dem Optikusquerschnitt innerhalb des nachgewiesenen Gesichtsfelddefektes nur teilweise die Nervenfasern degeneriert, teilweise in ihrer Leitungsfähigkeit herabgesetzt und dazwischen zerstreut noch andere völlig leitungsfähig und gesund, dann wird das nyktalopische Phänomen deutlich hervortreten. Da nun bei einem zentralen Skotom und freier Gesichtsfeldperipherie die Orientierungsfähigkeit im Raume aus früher erörterten Gründen nicht gelitten hat, so wird sich bei dem relativen zentralen Skotom das nyktalopische Phänomen dem Patienten nur bezüglich der zentralen Sehschärfe bemerkbar machen. Patienten mit einem doppelseitigen Skotom bei Intoxikationsamblyopie sehen daher bei trüben Tagen und beginnender Dämmerung auffallend besser.

Bei allgemeinen Adaptationsstörungen unterscheiden wir zwei Formen: eine angeborene und eine erworbene.

Bezüglich der angeborenen, auch kongenitale Hemeralopie genannten, wissen wir über die anatomische Ursache nichts. Der Augenspiegelbefund erscheint normal oder zeigt unwesentliche Veränderungen. Die zentrale Sehschärfe und die Gesichtsfeldausdehnung im diffusen Tageslicht aufgenommen, können normal erscheinen. Bei Verminderung der objektiven Beleuchtung sinkt aber ganz unverhältnismäßig rasch die zentrale Sehschärfe und schränkt sich das Gesichtsfeld aufs äußerste konzentrisch ein. Sinkt die objektive Be-

leuchtung bis zu einem gewissen Grade, bei welchem die Sehschärfe des normalen
Auges und die Orientierung desselben im Raume noch kaum behindert erscheint, dann wird von derartigen Patienten überhaupt nichts mehr unterschieden und sie tappen in absoluter Finsternis umher. Dabei zeigt im diffusen Tageslicht ein blaues Untersuchungsobjekt am Perimeter eine stärkere
konzentrische Einschränkung als ein gleich großes rotes. Eine dieser ganz gleiche
Form kann durch schlechte Ernährung unter gleichzeitigen Blendungseinflüssen
e r w o r b e n werden, wie bei Matrosen auf Segelschiffen in den Tropen und bei den
russischen Bauern zur Zeit der österlichen, strenge innegehaltenen Fasten.

Bei beiden Zuständen vollzieht sich der Erholungsvorgang der Netzhaut,
am Försterschen Photometer im Dunkelzimmer beobachtet, viel langsamer als
im normalen Auge und erreicht überhaupt nur einen gewissen Grad. Der Erholungsvorgang bleibt also immer ein relativer im Gegensatze zum absoluten
des normalen Auges. Die Diagnose dieses Zustandes ist nicht mit Schwierigkeiten verknüpft, da sie in den Klagen der Patienten schon begründet liegt.

Eine andere Form erworbener allgemeiner Adaptationsstörung beobachten
wir bei den Neurosen, in specie bei der Hysterie. Die hier gewöhnlich unter der
Bezeichnung n e r v ö s e r A s t h e n o p i e zusammengefaßten Erscheinungen bestehen in allgemeiner gleichmäßiger konzentrischer Gesichtsfeldeinschränkung.·
Die Patienten klagen über Abnahme der zentralen Sehschärfe, über Blendungs-
erscheinungen schon im gewöhnlichen Tageslicht, über allzu leichtes Verschwinden
der fixierten Gegenstände und über Bessersehen an trüben Tagen und in der
Dämmerung. Auch diese Patienten sind nyktalopisch.

Bei solchen rein funktionell nervösen Zuständen ist durch eine uns unbekannte
Ursache der Wiederersatz des verbrauchten Stoffes der Sehsubstanzen ver-
langsamt und dadurch wird der gesamte Symptomenkomplex der nervösen
Asthenopie hervorgerufen.

Eine eigenartige Mischung der Symptome von Hemeralopie mit sinkender
Lichtempfindlichkeit bei längerem Aufenthalt im Hellen beobachten wir bei
denjenigen Formen von Retinitis pigmentosa, welche mit hochgradiger konzentrischer Gesichtsfeldeinschränkung einhergehen, aber noch gute zentrale Sehschärfe besitzen.

Bei reiner nervöser Asthenopie sind die klinischen Erscheinungen den Sehstörungen gewisser Formen von progressiver Sehnervenatrophie so ähnlich, daß
beide Zustände in früheren Dezennien häufig zu diagnostischen Irrtümern Veranlassung gegeben haben. Dies konnte um so leichter zu einer Zeit geschehen,
in welcher man z. B. von der Bedeutung der reflektorischen Pupillenstarre und
der Patellarreflexe noch nichts wußte, über das Wesen der Hysterie nur un-
genügende Erfahrungen besaß und überhaupt den übrigen Körpererscheinungen
bei vorhandenen Sehstörungen nur geringe Aufmerksamkeit zuteil werden ließ.

Wenn nun bei einer anämischen Hysterischen die Papillen blaß waren, das
Gesichtsfeld sich hochgradig konzentrisch verengt zeigte und die zentrale Sehschärfe schwer beeinträchtigt erschien, dann lag es nahe, derartige Sehstörungen
als progressive Sehnervenatrophie zu deuten. Aber auch jetzt noch kommen
wir zuweilen in die Lage, die D i f f e r e n t i a l d i a g n o s e z w i s c h e n r e i n
f u n k t i o n e l l e r S e h s t ö r u n g u n d e i n e r b e g i n n e n d e n p r o g r e s s i v e n
S e h n e r v e n a t r o p h i e b e i T a b e s nicht ohne weiteres stellen zu können.
Wissen wir doch, daß häufig neben schweren organischen Läsionen des
Nervensystems rein funktionell nervöse Störungen parallel verlaufen. Auch
haben wir erfahren, daß bei einzelnen Fällen von Tabes mit progressiver
Sehnervenatrophie ein Gesichtsfeld gefunden wird, das dem der allgemein
gleichmäßig konzentrischen Einschränkung bei Hysterie sehr ähnlich ist, und
daß bei diesem Zustande die zentrale Sehschärfe auch oft nur wenig oder gar

nicht alteriert erscheint. Außerdem können bei Tabes mit progressiver Sehnervenatrophie die Pupillen und Patellarreflexe normal gefunden werden. Es kann daher die Differentialdiagnose zwischen funktioneller Sehstörung und progressiver Sehnervenatrophie bei gewissen Fällen von Tabes und an gewissen Zeitpunkten der Krankheit auch jetzt noch große Schwierigkeiten bereiten.

Trotz dieser anscheinend so großen Ähnlichkeit bestehen aber folgende, glücklicherweise meist sehr markante Unterschiede zwischen der progressiven Sehnervenatrophie und den rein funktionellen Sehstörungen:

Bei allen organischen Läsionen des Optikus beginnt einige Wochen nach dem Eintreten der Sehstörung die atrophische Verfärbung der Papille. Von den Kontinuitätstrennungen des Sehnerven im Canalis opticus z. B. wissen wir, daß spätestens drei Wochen nach erfolgter Schädelfraktur die Verfärbung der Papille ihren Anfang nimmt, um nach 6 Wochen das volle Bild der Atrophie darzubieten.

Auch für die Differentialdiagnose zwischen den Symptomen rein nervöser Asthenopie und einer beginnenden Optikusatrophie spielt das Aussehen der Papille eine Hauptrolle. Wenn nämlich die Tabiker wegen ihrer Sehstörung den Augenarzt zu Rate ziehen, ist die Papille meist schon lange verfärbt. Letztere Tatsache ist darin begründet, daß fast durchgängig die atrophischen Veränderungen ringförmig in der äußersten Peripherie des Sehnervenquerschnittes beginnen (vgl. Abb. 252, S. 564), denn hier sind die degenerativen Vorgänge am ältesten und intensivsten (vgl. Abb. 258, S. 570). Wie wir bereits oben ausgeführt hatten, resultiert daraus eine periphere konzentrische Gesichtsfeldeinschränkung. Diese wird jedoch von den Patienten nicht bemerkt wegen der normalen Sehschärfe und der noch relativ großen Ausdehnung des Gesichtsfeldes bei meist völlig normalem Zustande des anderen Auges. Kontinuierlich, aber nur allmählich, vergrößert sich nun der Degenerationsherd auf dem Optikusquerschnitt. Später wird dann meist durch Zufall die Erkrankung des Auges bemerkt, wenn entweder sektorenförmige Defekte im Gesichtsfeld dazu Veranlassung gegeben hatten, oder wenn die Degeneration das makuläre Areal befällt und die Herabsetzung der zentralen Sehschärfe den Patienten zum Arzt treibt. Zu diesem Zeitpunkte hatten aber schon lange die degenerativ veränderten Optikusfasern eine merkliche Verfärbung der Papille hervorgerufen.

Bei der nervösen Asthenopie wird niemals eine Atrophie der Papille eintreten, mag auch immerhin eine noch so hochgradige konzentrische Einschränkung gefunden werden und dieser Zustand mit Herabsetzung der zentralen Sehschärfe das ganze Leben andauern. Jedoch kann durch eine hochgradige Anämie der Papille, wie gesagt, eine Atrophie vorgetäuscht werden.

Organische Läsionen des Optikus zeigen meist unregelmäßige konzentrische Einschränkungen mit einspringenden sektorenförmigen Defekten, während der Typus der nervösen Asthenopie das allgemein gleichmäßig konzentrisch eingeschränkte Gesichtsfeld darstellt. Dies beruht (vgl. Bd. 3, S. 324) auf dem Umstande, daß die ganze Netzhautfläche gleichmäßig ihrer geringeren physiologischen Dignität zufolge, früher für ein gleichmäßig weißes Untersuchungsobjekt eine relativ bedeutendere Unterempfindlichkeit zeigt, als die der Fovea näher gelegenen und physiologisch besser ausgestatteten zentralen Retinazonen. Sofern jedoch bei der nervösen Asthenopie ein Gesichtsfeld mit ungleichmäßig konzentrischer Einschränkung gefunden wird, liegt ein Fehler in der Deutung vor, denn dann sind einspringende Defekte bei der Untersuchung durch allzu leichte Ermüdbarkeit des Patienten hervorgerufen worden (Försterscher und Wilbrandscher Ermüdungstypus).

Ferner zeigen die nervösen asthenopischen Sehstörungen nie einen hemianopischen Charakter, d. h. es treten nie isoliert auf den homonymen Gesichtsfeldhälften oder isoliert auf den temporalen die konzentrischen Einschränkungen auf, sondern sie befallen stets die beiden Hälften einer Retina gleichmäßig. Wohl aber kann die allgemeine gleichmäßige konzentrische Gesichtsfeldeinschränkung auf dem einen Auge sehr viel intensiver als auf der anderen Seite ausgeprägt sein. Aus diesem Grunde können auch die Nervenbahnen, welche wohl zu dem Wiederersatze der verbrauchten Sehstoffe in den Stäbchen und den Zapfen in Beziehung stehen (zentrifugale Optikusfasern), der Halbkreuzung im Chiasma nicht unterworfen sein. Aus der Analogie mit Hemianästhesie bei Hysterie im Verein mit hochgradiger konzentrischer Gesichtsfeldeinschränkung auf Seite der intensiveren Sensibilitätsstörung könnte man auf eine Totalkreuzung dieser Fasergattung schließen.

Wenn auch die allgemein konzentrische Gesichtsfeldeinschränkung noch so stark sein sollte, so macht die nervöse Asthenopie doch keine Orientierungsstörungen im Raum, weil sie nur die Folge einer temporären Herabsetzung der Lichtempfindlichkeit der ganzen Retina ist. Demzufolge ist das Gesichtsfeld hier durch Erholung auch der Erweiterung und völligen Restitution fähig.

Die Farbeneinschränkung im Gesichtsfeld ist hier ebenfalls stets eine allgemein gleichmäßig konzentrische und steht im relativen Verhältnis zur Einschränkung der weißen Objekte. Es kommen also keine sektorenförmigen oder zonulären oder skotomartigen Gesichtsfelddefekte für Farben bei der nervösen Asthenopie vor, weil die Adaptationsstörungen nie lokal, sondern stets über die ganze Netzhautfläche gleichmäßig verbreitet sind. Über das Zurückweichen der Farbengrenzen von der Peripherie des Gesichtsfeldes bei funktionellen und organischen Sehstörungen vgl. Bd. 3, S. 376. Es wird bei nervöser Asthenopie nie ein zentrales Skotom beobachtet (vgl. Bd. 3, S. 492). Im Gegenteil, immer ist hier die Farbenempfindlichkeit in der makulären Region stets am besten, daher auch nie exzentrisch fixiert wird. Indem nun viele Nervenkrankheiten organischer Natur im Beginne sowohl wie bei vorgeschrittenen Leiden oft lange Zeit unter der Maske der Hysterie einhergehen, so ändert der Nachweis eines zentralen Skotoms bei derartigen Fällen nicht allein mit einem Male die Diagnose, sondern wirft auch noch dazu ein Licht auf den pathologisch-anatomischen Vorgang, welcher der Sehstörung als solcher zugrunde liegt.

Auch Ringskotome werden nie bei der nervösen Asthenopie gefunden. Allerdings könnte das, bei manchen Zuständen allzuleichter Ermüdbarkeit hervorgerufen, von Wilbrand beschriebene oszillierende Gesichtsfeld ein derartiges Ringskotom vortäuschen. Hier sind aber die Skotome zu flüchtig, zu unbestimmt und veränderlich, als daß sie zu einer Verwechslung mit dem wirklichen Ringskotom führen könnten. Das letztere ist fast immer retinaler Herkunft (Chorioretinitis, Retinitis pigmentosa) und wird nur äußerst selten bei der multiplen Sklerose gefunden (vgl. S. 498 § 346). Am Dunkelperimeter untersucht, tritt bei dem allgemein gleichmäßig konzentrisch verengten Gesichtsfeld der nervösen Asthenopie in gleichmäßig wachsender Ausdehnung eine sog. Gesichtsfelderholung ein, mit anderen Worten, es gebraucht das Gesichtsfeld relativ zur Intensität der Störung eine längere oder kürzere Zeit, bis die völlige Ausdehnung zur Norm erreicht wird. Demgegenüber können die auf völligen Untergang der betreffenden Nervenfasern basierenden absoluten Gesichtsfelddefekte nach organischen Läsionen am Dunkelperimeter selbstverständlich nicht ausgeglichen werden, auch nach einer noch so langen Erholung der Netzhaut.

Gewisse Schwierigkeiten macht oft auch die Differentialdiagnose zwischen Hysterie und multipler Sklerose, weil die auf anatomischen

Veränderungen beruhenden Gesichtsfeldstörungen bei der multiplen Sklerose zuweilen auch ohne ophthalmoskopischen Befund unter der Form der konzentrischen Gesichtsfeldeinschränkung auftreten und die Sehstörung in der Intensität schwanken kann. So hat Uhthoff bei zwei Beobachtungen von multipler Sklerose mit normalem ophthalmoskopischem Befunde unmittelbar hinter der Lamina cribrosa schon anatomische Veränderungen, wenn auch geringeren Grades, nachgewiesen. Dagegen ist der Nachweis einer partiellen Verfärbung der Papille und der Nachweis eines zentralen Skotoms bei sonst der Hysterie wie der multiplen Sklerose zukommenden Erscheinungen ein sehr bedeutungsvolles differentialdiagnostisches Merkmal zugunsten der letzteren Erkrankung.

Auch bezüglich der hysterischen Amaurose muß darauf hingewiesen werden, daß nach unserer Erfahrung gar nicht selten bei multipler Sklerose plötzliche vorübergehende Erblindungen auftreten können. Es könnte aber dann vorkommen, daß auch die Pupille auf Licht nicht reagiert, ein Zustand, der aber auch als Spasmus der Irismuskulatur bei Hysterie vorgetäuscht werden könnte."

Soweit Wilbrand-Sänger.

Diese Ausführungen der genannten beiden Autoren habe ich in extensio wiedergegeben, da sie durchaus originell und noch wenig bekannt sind. Die reichen klinischen Erfahrungen von Wilbrand und Saenger setzen sich in diesen Fragen des Lichtsinnes „der Adaptationsvorgänge" also zusammen aus den subjektiven Angaben der Patienten über Blendung, Nebelsehen, schlechteres Sehen an hellen als an trüben Tagen — was als beschleunigter Dissimilierungsvorgang aufgefaßt wird — und dem subjektiven Untersuchungsbefund einer konzentrischen Gesichtsfeldeinschränkung, Verschwinden der fixierten Buchstaben beim Lesen, längerer Andauer der Nachbilder, was als verlangsamter Assimilierungsvorgang angesprochen wird.

Es ist nicht zu verkennen, daß den rein klinischen Beobachtungen schon eine stark theoretische Note beigegeben ist. Suchen wir das rein Klinische noch weiter zu isolieren, so kommen wir etwa zu folgenden Feststellungen:

Aus der Physiologie wissen wir, daß die Erregbarkeit der Retina eine sehr verschiedene sein kann, je nachdem sie Zeit gehabt hat, sich der äußeren Befeuchtung anzupassen. Geht man in einen dunklen Raum, so sieht man zunächst last nichts, doch bessern sich sehr bald die Funktionen des Auges durch Dunkeladaptation, gehen wir wieder ins Helle, so sehen wir auch wieder zunächst nichts, doch bessern sich hier die Sehfunktionen noch schneller: Die Helladaptation geht schneller vor sich als die Dunkeladaptation.

Klinisch gibt es nun zwei große Gruppen von Abweichungen:

1. Die Patienten sehen bei einer gewissen Abdunkelung besser als im Hellen: Nyktalopie.

2. Die Patienten sehen schon bei relativ geringer Herabsetzung der äußeren Beleuchtung ungenügend: Hemeralopie.

Diese beiden Zustände können sehr verschiedene Ursachen haben. Dioptrisch erklärt sich z. B. die Nyktalopie folgendermaßen: Hat ein Patient eine zentral gelegene, scheibenförmige, intensive Hornhaut- oder Linsentrübung, so sieht er bei enger Pupille („gegen das Licht") sehr schlecht, bei weiter Pupille, d. h. das Licht im Rücken („mit dem Licht") besonders in der Dämmerung, erheblich besser.

Dioptrisch erklärt sich aber auch die Hemeralopie, indem eine diffuse Hornhauttrübung bei weiter Pupille (abends) das Sehen weit mehr schädigt als bei hellem Sonnenschein, wo durch die enge Pupille ein stenopäisches Sehen ermöglicht wird.

Bei klaren brechenden Medien sind solche Zustände, wie wir sie als Hemeralopie und Nyktalopie bezeichnen, nun abhängig vom Zustand der optischen Leitungsbahn, der Netzhaut, der Aderhaut und des in dieser zirkulierenden Blutes. Um nun die Adaptation des Auges an verschiedene Helligkeit messen zu können, gibt es theoretisch zwei Wege: Der Weg vom Dunkeln ins Helle und umgekehrt. Die neuen klinischen Methoden, das Adaptometer von Nagel und Piper, weisen uns mit Recht auf den letzteren. d, h. wir passen unsere Augen durch längeren Aufenthalt im hellen Tageslicht diesem möglichst an, begeben uns nun schnell in einen absolut dunklen, durch Doppeltür verschlossenen fensterlosen Raum und bestimmen die Lichtmenge, welche das Auge eben wahrzunehmen imstande ist. Sie wird relativ groß sein müssen, da das Auge noch helladaptiert und an das Dunkle noch nicht gewöhnt ist, seine Empfindlichkeit ist also noch gering, die primäre Reizschwelle „Hellschwelle" hoch. Nach einer Minute finden wir die Verhältnisse wenig verändert, ebenso nach 5 Minuten, erst nach 10—15 Minuten setzt eine relativ schnelle Zunahme der Empfindlichkeit oder mit andern Worten eine Erniedrigung der Reizschwelle ein, welche nach weiteren 15 Minuten bei Normalen etwa ihr Maximum erreicht. Die primäre Reizschwelle ist nun sehr verschieden hoch, je nach der äußeren Helligkeit, an die das Auge möglichst gut „helladaptiert" war. Nennen wir die maximale Lichtmenge des Adaptometers 10 000 (0 der Skala) und die zu dessen Wahrnehmung nötige Erregung 1, so gestattet das Instrument eine Verminderung der Lichtmenge auf 0,25 (130 der Skala), was einer Erregbarkeitssteigerung auf 40 000 entsprechen würde. Ein helladaptierter Normaler hat, nach obiger Technik untersucht, eine primäre Erregbarkeit, „Hellschwelle", von 5—10, war er jedoch vorher im Augenspiegelzimmer oder war der Himmel sehr bedeckt, das Wetter sehr trübe, so kann man sehr wohl mit derselben Methode eine primäre Erregbarkeit von 50 finden. Etwas weniger inkonstant ist die Erregbarkeit nach 15 Minuten, und wenn man die Untersuchten noch 30 Minuten, im ganzen also 45 Minuten, im absolut dunklen Raum läßt, so gleichen sich die Differenzen immer mehr aus, die Befunde werden konstanter, wir finden dann Erregbarkeiten zwischen 4000 und 8000.

Lichtmengen	absolute Werte		Erregbarkeit	Skala
10000,00	= 0,06	MK (Meterkerze)	1,00	0
7413,00			1,35	10
5169,00	= 0,03	,,	1,93	20
3341,00	= 0,017	,,	2,99	30
1901,00		Hellschwelle	5,26	40
870,00			11,5	50
837,00	= 0,0012	,,	42,2	60
68,89			145,00	65
15,20			659,00	70
11,10	= 0,00006	,,	903,00	80
7,64			1309,00	90
4,84			2067,00	100
2,66		Dunkelschwelle	3755,00	110
1,14	= 0,000006	MK	8764,00	120
0,25	= 0,0000006	,,	40000,00	130.

Finden wir also bei einem Patienten als primäre Reizschwelle weniger als 1. d. h. ist er nicht imstande, die helle Fläche des Adaptometers bei größter Öffnung aller Blenden und größter Lichtmenge (Skala 0) zu erkennen, so ist das pathologisch, wenn nicht Patient etwa bis zur Untersuchung in hellster Sonne spazieren gegangen ist. Finden wir 5 bis 10, so ist das normal, auch 20 würde noch nicht sicher als gesteigert anzusehen sein, bei 30 oder 40 würde

man schon von einer Steigerung der Adaptationsgeschwindigkeit sprechen
dürfen, wenn nicht sehr trübes Wetter ist. Doch ist zuzugeben, daß überhaupt
die Bestimmung der primären Reizschwelle nicht die Bedeutung derjenigen
hat, die wir nach 15 Minuten finden. Ist auch dann Erregbarkeit = 1 noch
nicht nachzuweisen, so ist die Sachlage schwer pathologisch. Sehr bedenklich
ist es auch, wenn sie dann noch nicht die Größe von 50—100 erreicht hat. Hat
sie dagegen nunmehr 300—600 erreicht, so sind die Verhältnisse noch unentschieden.

Das Ausschlaggebende ist die Reizschwelle oder die Erregbarkeit nach
45 Minuten (bei Normalen meist schon nach im ganzen 30 Minuten), findet
sich auch dann nur Erregbarkeit 300—600, so liegt eine schwere Lichtsinnstörung vor, verlangen müssen wir jetzt schon mindestens 2000—3000, mindestens, denn meist finden wir unter normalen Verhältnissen jetzt 4000
bis 8000.

Gegenüber diesen neuen Methoden der Adaptationsprüfung nach Nagel
oder Piper können die Bestimmungen mittels des Försterschen Photometers
(besser Photoptometers) nicht mehr als befriedigend angesehen werden. Von
ihrer Darstellung soll deshalb grundsätzlich Abstand genommen werden.

Auf sehr einfache Weise kann man sich, wenn sehr schwere Störungen
der Adaptation vorliegen, dann dadurch überzeugen, daß man den Patienten
im Dunkelzimmer (bei mäßiger Abdunklung) einen Wattebausch
suchen läßt, oder man läßt ihn auf einer Zahlentafel lesen und benutzt sein eigenes Auge als normales Vergleichungsobjekt.

Ohne sich auf irgendeine Theorie festzulegen, kann man meines Erachtens
ungezwungen zwischen einer primären und einer sekundären Adaptation unterscheiden, einer primären während der ersten, einer sekundären
während der zweiten viertel oder halben Stunde. Hauptsächlich die Schädigungen der ersten sind es, welche die Hemeralopie oder Nyktalopie bedingen, während es sehr fraglich bleiben muß, ob die letzteren überhaupt
eine praktische Bedeutung für den Menschen haben, denn daß jemand länger
als 15 Minuten in einem absolut dunklen Raum zubringt, dürfte einen Labo-
ratoriumsversuch darstellen, der im praktischen Leben kaum stattfindet.
Gleichwohl hat diese sekundäre Adaptation ihre große diagnostische Bedeutung.

Die **primäre Adaptation** ist herabgesetzt bei allgemeinen Ernährungsstörungen. Es ist ein typisches Krankheitsbild, welches früher oft beobachtet
wurde, wenn ein Segelschiff bei unerwartet langer Windstille nicht vorwärts
kam, wenn die Vorräte aufgezehrt und namentlich Fleisch und Fett zu Ende
ging. Das allererste Symptom ist dann die Unfähigkeit des Auges, in der Dämmerung nach Untergang der Sonne zu sehen, besonders in den Tropen, wo
die Nacht dem Tage so plötzlich folgt. Die an Bord befindlichen Neger, denen
man zuerst ihre Ration verkürzte, boten meist zuerst das Symptom. Jetzt
in der Zeit des Dampfes ist diese Ursache selten geworden. In Arbeitshäusern, deren Speisezettel ein sehr einfacher ist, zum großen Teil aus Gemüsen
besteht, wird die Hemeralopie noch gelegentlich beobachtet, wenn die Leute
gleichzeitig im hellen Sonnenschein bei großer Hitze viel im Freien zu tun haben.
Der Aufenthalt in freier Luft und strahlender Sonne scheint überhaupt dazu zu
gehören, um den Symptomenkomplex voll zur Entwicklung gelangen zu lassen.
So erklärt es sich wohl auch, daß die Kinder der ländlichen Bevölkerung im
Frühjahr, wenn die Sonne recht hell und warm scheint, die Kinder sich viel im
Freien aufhalten und die dürftige Ernährung — Kartoffeln und Kaffee —
den Kräfteverbrauch nicht zu decken vermag, von der Störung befallen werden.
Sie finden sich dann gegen Abend, wenn sie von der Dämmerung überrascht
werden, nicht wieder nach Hause, verirren sich in dem ihnen sonst wohlbekannten

Walde, da sie mit Untergang der Sonne nicht mehr genug sehen können. In diesem Stadium werden sie dann oft schon zum Augenarzt gebracht, der sich auf obige einfache Weise mit dem Wattebausch im Dunkelzimmer von der vorhandenen Störung überzeugen kann. Besichtigt man die Bindehaut, so sieht man oft schon jetzt die seifenschaumartigen Bitotschen Flecken in der Bindehaut, die ersten Vertrocknungserscheinungen — Xerose —, die im weitern Verlauf die ganze Conjunctiva bulbi, dann die Übergangsfalte und zum Teil die der Lider befallen kann. Auch das Kornealepithel verliert seinen Glanz, stößt sich ab und ulzeriert besonders im Lidspaltenbereich. Dieses ist das Stadium, in dem uns gewöhnlich die pädatrophischen Großstadtkinder von den Engelmacherinnen gebracht werden, wenn den Kindern durch die Unterernährung die Augen eintrocknen. Natürlich kann es auch die Folge einer subakuten oder chronischen Gastroenteritis sein, welche dasselbe Bild hervorruft, nur fehlt uns zu solchen Fällen die Beobachtungsmöglichkeit betreffend der Hemeralopie. Meist aber zeigt das eine Auge die Erscheinungen der partiellen oder totalen Xerose, wenn das andere schon in das Stadium der sog. Keratomalazie eingetreten ist.

Tritt keine Besserung der Ernährung ein, so geht das Auge meist durch Perforation der Hornhautulzerationen zugrunde oder heilt mit Leucoma corneae adh. aus unter mehr oder weniger starker Störung des Sehens. Kommen die Kinder mit dem Zeichen der schwersten Hemeralopie, so ist gleichwohl durch gute Ernährung — Eier, Milch — alles in einigen Tagen zu beseitigen. Das ist der Wert der Frühdiagnose.

Ähnliche Bilder der Hemeralopie mit oder ohne Xerosis oder Keratomalazie sehen wir nun auch bei Kachexie aus anderer Ursache: bei Magen- und besonders Ösophaguskarzinom, bei Potatoren mit chronischer Gastritis, bei Leberzirrhose und sonstigen schweren erschöpfenden Krankheiten.

Mit größter Wahrscheinlichkeit müssen wir annehmen, daß es die Blutdyskrasie ist, die in den geschilderten Fällen die Hemeralopie bedingt. Wir nehmen an, daß die Absonderung der zur Adaptation nötigen chemischen Stoffe von seiten der Choriokapillaris und des Pigmentepithels (Sehpurpur) stockt, doch wäre demnach die Adaptation in erster Linie Sache der purpurhaltigen Stäbchen, während manches dafür spricht, daß auch die Zapfen einer gewissen (der primären?) Adaptation fähig sind. Nun ist zuzugeben, daß die Tätigkeit der Stäbchen schon zu einer Zeit einsetzt, wo die Tätigkeit der Zapfen noch nicht aufgehört hat, so daß es schwierig ist, die Tätigkeit beider zu trennen. Auch die Fälle der Hemeralopie bei Pigmentdegeneration der Netzhaut und chorioretinaler Atrophie geben hierfür keine wesentliche Deutung, doch finden wir hier die sehr bemerkenswerten klinischen Tatsachen, daß ausgesprochene Hemeralopie vorliegt, die primäre Reizschwelle sich stark erhöht, die sekundäre Adaptation aber normal erscheint. Es liegt nahe, anzunehmen, daß hier nur die primäre Adaptation (der Zapfen?) gelitten hat, daß die intakte sekundäre (Stäbchen?) aber keine größere praktische Bedeutung für den Patienten haben. Ähnliches finden wir bei gewissen Formen der (neuritischen) Optikusatrophie.

Einseitige Lichtsinnstörungen (mit und ohne Hemeralopie, je nach Intensität) finden wir bei Amotio retinae und Glaukom. Halbseitige bei partiellen oder relativen Traktushemianopsien.

Was nun die **Störungen der sekundären Adaptation** anbetrifft, so brauchen diese, wie gesagt, gar keine charakteristischen klinischen Erscheinungen zu machen: allgemeine neurasthenische Klagen über Blendungsgefühl, Flimmern u. a. bei Wechsel von hell und dunkel werden angegeben: Das Auge paßt sich angeblich zu langsam den veränderten Beleuchtungsverhältnissen an. Bestimmt man nach Piper oder Nagel die Adaptation, so findet man die primäre Reizschwelle nicht wesentlich erhöht, es wird vielleicht etwas verspätet eine Empfindlichkeitssteigerung auf den 50fachen Betrag erreicht — die sekundäre Adaptation aber, d. h. eine weitere Steigerung auf das mindestens 500fache, fehlt, die sekundäre Adaptation ist vernichtet.

Solche Verhältnisse finden sich bei Metallarbeitern, die zum großen Teil bei künstlichem Licht, besonders Bogenlampen, aber auch Metallfadenlampen, in dunklen Räumen, Schiffsunterwasserräumen stundenlang zu arbeiten haben. Die Annahme ist ja wohl berechtigt, daß es sich hier um eine Wirkung der kurzwelligen Strahlen handelt, welche zum großen Teil zwar durch die menschliche Linse, noch gründlicher durch Euphos- und ähnliche Gläser abfiltriert werden. Wird das normale Auge lange Zeit solchen Noxen ausgesetzt, so scheint zunächst die sekundäre Adaptation die Schädigung der optischen Leitungsbahnen zu zeigen. Wird das grelle punktuelle Metallicht durch diffuseres, weniger ultraviolette Strahlen enthaltendes, ersetzt, so stellt sich auch die sekundäre Adaptation wieder her und die subjektiven Beschwerden verschwinden.

N. T., Fräser, 27 Jahre.

War früher immer gesund. 1899 bis 1901 als Unteroffizier bester Schütze in der Division. Seit $^3/_4$ Jahren arbeitet Patient abwechselnd acht Tage lang Tag- und acht Tage lang Nachtschicht, letztere bei starker elektrischer Beleuchtung (Bogenlampe mit Eisenstab im Kohlenstift). Vorher war das Sehvermögen andauernd gut. Seit 6 Monaten bemrekte er nun, daß sich langsam zunehmend eine Störung des Sehens bei seiner Arbeit im künstlichen Licht einstellt. Hat er während seiner Arbeit den Arbeitsgegenstand fixiert und sieht er dann für einige Augenblicke fort auf entfernter stehende, weniger hell beleuchtete Gegenstände, so ist es ihm, wenn er seine Arbeit fortsetzen will, zunächst nicht möglich, die Einzelheiten des vorher fixierten, hell beleuchteten Arbeitsgegenstandes genau wieder zu erkennen, wo er mit seiner Arbeit fortzufahren hat. Die Störung tritt ein, wenn er längere Zeit ununterbrochen auf den von der Bogenlampe hell beleuchteten und stark reflektierenden Bronzestahl gesehen hat („derselbe ist wie ein Spiegel"). Die Einzelheiten verschwimmen vor seinen Augen, so daß er nichts mehr deutlich erkennt. Er muß längere Zeit in dunkle Ecken sehen oder seine Augen schließen, ehe er seine Arbeit fortsetzen kann. Gewöhnlich stellt sich bei dieser auch das Gefühl von Brennen in beiden Augen ein. Seitdem sind die Augen andauernd und zunehmend gerötet. Pat. ist sonst gesund.

Stat. praes.

Visus beiderseits $^6/_{10}$.

Die Conjunctivae bulbi zeigen im Lidspaltenbereich eine leichte, aber deutliche Hyperämie, die um so auffallender ist, als sie in den von den Lidern bedeckten Teilen des Bulbus völlig fehlt. An der Korneoskleralgrenze gleicht sie sogar einer leichten ziliaren Injektion. Die Lidkonjunktiven sind hyperämisch. Mikroskopisch finden sich keine pathogenen Keime. Abgesehen von einer latenten Divergenz von 2^0 ist der Augenbefund normal.

Die Dunkeladaptation zeigt folgende Werte bei Beginn des Dunkelaufenthaltes:

		37 Adaptometereröffnung	= 4,36 Empfindlichkeitseinheiten,
nach	15 Min.	67 ,,	= 331 ,,
,,	30 ,,	67 ,,	= 331 ,,
,,	45 ,,	69 ,,	= 644 ,,

Die Werte gelten sowohl für die monokuleare wie für die binokulare Prüfung und blieben auch bei zahlreichen Nachuntersuchungen, von ganz geringen Schwankungen abgesehen, immer von demselben Betrage.

Nach Verordnung von Euphosgläsern und Veränderung der Lichtqellen verschwanden die Beschwerden und war die Adaptation folgende:

```
Anfangswert    beiderseits 32 =    3,31 Empfindlichkeitseinheiten,
nach  5 Min.        „      50 =  11,49              „
  „  10  „          „      65 = 145,0              „
  „  45  „          „     125 = 16267             „
```
Der Wert war auf beiden Augen der gleiche.

Wenn wir die durch starke Einwirkung von ultravioletten Strahlen (Hg-Bogenlampen, Höhensonne) entstehende Ophthalmia electrica eine akute Ophthalmie nennen, so haben wir hier offenbar die chronische Form vor uns. Wenn oben angenommen wurde, daß die Krankheit eine Schädigung der optischen Leitungsbahnen bedeute, so ist zu bedenken, daß die akute Form jedenfalls mehr eine primäre Iridozyklitis darstellt, daß also auch für die chronische eine Chorioretinitis als Ursache diskutierbar erscheint.

Eine isolierte Schädigung der sekundären Adaptation finden wir ferner bei einer Form der Optikusatrophie, wie sie ausschließlich bei der Tabes vorkommen dürfte. Wenn es auch im allgemeinen richtig ist, daß sich beim Auftreten tabischer Sehstörungen ein ophthalmoskopischer Befund (Abblassung) findet, so ist das doch nicht ausnahmslos richtig. In selteneren Fällen treten die Sehstörungen vor der Abblassung auf und je mehr man danach sucht, um so öfter findet man die Fälle von rötlichen oder etwas grauen Sehnerven, die nur dem Erfahrenen etwas verdächtig vorkommen. Ist auch die Sehschärfe normal und das Gesichtsfeld nicht wesentlich pathologisch, vielleicht nur für Farben etwas eng, so kann in solchen Fällen ohne hemeralopische Beschwerden und ohne Schädigung der primären Adaptation doch die sekundäre schon vernichtet sein. Es braucht meist mehrere Monate, bis die Optikusatrophie sicher diagnostizierbar wird. Untersucht man aber sorgfältig zu der Zeit, wo der Optikus noch nicht pathologisch war, so wird man öfter eine träge Lichtreaktion oder eine partielle Starre (Starre der temporalen oder nasalen Sphinkterhälfte) finden, oder ein Mißverhältnis zwischen (guter) Konvergenzmiose und (träger) Lichtmiose.

Ist die Adaptationstörung eine vorübergehende, so kann es sich um multiple Sklerose handeln, ist sie dauernd, so dürfte Tabes, Paralyse oder Lues cerebrospinalis vorliegen.

Wir haben hier also eine ganz außerordentliche Verfeinerung der Frühdiagnose schwerer Nervenkrankheiten vor uns. Dabei dürfen wir indes nicht vergessen, daß es eine familiäre Hemeralopie gibt, die sich in einer Schädigung der primären Adaptation äußert, ein Symptomenkomplex, den wir bei dem ophthalmoskopischen Befund mit einer gelben Optikusatrophie wohl auch als Retinitis pigmentosa sine pigmento bezeichnen. Dementsprechend scheint es auch eine familiäre Form der Störungen der sekundären Adaptation zu geben, wo die Symptome der Hemeralopie nur eben angedeutet sind. Gleichzeitig wurde mir in solchen Fällen öfter angegeben, daß ein Bruder „hühnerblind" sei.

In anderen Fällen schien mir eine chronische Affektion der Siebbeinzellen (bei einseitigen Störungen), der Keilbeinhöhle bei doppelseitigen zugrunde zu liegen, ohne daß sich sonst irgend etwas finden ließ. Begrenzt sich die Störung auf die nasale Hälfte des Gesichtsfeldes, so ist an Glaukom, beginnende Amotio ret. oder an Chorioretinitis latens zu denken, hat sie bitemporalen Charakter, so ist das Chiasma irgendwie affiziert, ist sie homonym, so ist es der Traktus.

Zu bedenken ist, daß bei mittlerer und hochgradiger Myopie der Lichtsinn oft sehr schlecht ist, daß also allein diese Befunde einer geschädigten primären und sekundären Adaptation bei dem genannten Refraktionszustand sehr wohl eine wesentlich harmlosere Deutung erfahren können.

Auch die **Aphakie**, die Linsenlosigkeit des Auges, z. B. nach Staroperation, bedingt starke Störungen der sekundären Adaptation, was sich wohl dadurch erklärt, daß das durch die normale Linse gegebene Filter für die kurzwelligen Strahlen wegfällt. Auch unter solchen Bedingungen büßt die Schädigung der sekundären Adaptation also ganz erheblich an diagnostischer Bedeutung ein.

5. Zweiäugiges Sehen.

Hatten wir uns bisher der Hauptsache nach mit jedem Auge einzeln beschäftigt, so hatten uns doch schon die Hemianopsien auf den Begriff des **Doppelauges** geführt, wenn dieser Ausdruck dort auch noch nicht gerade gebraucht wurde. Diese enge Verknüpfung beider peripheren Augen zu einem einheitlichen Organ, zum Doppelauge, wie sie in der Semidecussatio, zum Teil wenigstens, zum anderen Teil in der motorischen Einrichtung, ihren Ausdruck findet, befähigt das Sehorgan erst zu seiner feinsten Wahrnehmung, zu der der Tiefe (der 3. Dimension).

Gerade dadurch, daß beide Augen nicht identische Bilder der Außenwelt bekommen — wodurch sie sonst die Welt flächenhaft sehen würden — daß vielmehr jedes die Welt von einem anderen Standpunkt aus betrachtet, kommt die binokulare Perspektive in das Weltbild, und die Räumlichkeit ist nicht nur eine Form unserer Vorstellung, sondern ein Akt der Wahrnehmung.

Es würde uns hier zu weit führen, wollten wir näher auf dieses interessante Gebiet eingehen, wird es doch selten Veranlassung zur genauen Analyse zum Zwecke der Allgemeindiagnose geben.

Immerhin ist es vielleicht nicht überflüssig, schon jetzt auf Störungen des binokularen Sehaktes zu achten, da diese möglicherweise auf Erkrankungen der hinteren Balkenstrahlungen hindeuten könnten, wo wir mit Wahrscheinlichkeit eine koordinative Verknüpfung beider Sehzentren anzunehmen haben. Teils aus diesem Grunde, teils zum besseren Verständnis des im folgenden Kapitel über die Augenbewegungen zu Sagenden, werde ich die hauptsächlichsten Methoden der Untersuchung des binokularen Sehaktes kurz besprechen.

1. Verdecken wir das eine Auge des Patienten mit der Hand und lassen wir das andere Auge die vorgehaltene Fingerspitze — oder besser Stecknadel — fixieren, so weicht das verdeckte Auge unter der deckenden Hand meist um eine Kleinigkeit nach außen oder — seltener innen ab (sehr viel seltener nach oben oder unten). Ein ideales „Muskelgleichgewicht" ist also meist nicht vorhanden. Lassen wir das verdeckte Auge nun wieder frei, so wird es eine Einstellungsbewegung auf das Fixierobjekt machen, wenn es Interesse am binokularen Einfachsehen hat, wenn also ein gewisser Grad von binokularem Sehakt vorhanden ist.

2. Lassen wir beide Augen nach einer Lichtflamme sehen und halten wir vor das eine Auge ein **Höhenprisma** von ca. 10° (Basis oben oder unten), so entstehen vertikal-distante Doppelbilder in dem Falle, daß ein gewisser Grad von Binokularsehen vorhanden ist.

3. Halten wir das Prisma mit der brechenden Kante nasal, mit der Basis temporal gerichtet (**Adduktionsprisma**), so werden gekreuzte Doppelbilder erzeugt, die eine Konvergenzinnervation auslösen, falls ein gewisser Grad von binokularem Sehen vorhanden ist.

4. „**Sammelbilder**" im Stereoskop werden nur von zwei Augen gebildet, die ein Interesse an gemeinsamer Arbeit haben (Stereoskopbilder für Schielende).

Hatten wir es bisher nur mit „einem gewissen Grade von Binokularsehen" oder mit „Sammelbildern" zu tun, so gestatten uns die folgenden Methoden ein Urteil, ob stereoskopisches Sehen im engeren Sinne vorhanden ist.

5. Im Stereoskop können wir z. B. auch einfache mathematische Figuren betrachten: Jedem Auge können wir drei vertikale Parallellinien zeigen, von denen die beiden äußeren gleichen Abstand voneinander haben, während von den mittleren die des linken Bildes etwas nach rechts, die des rechten Bildes etwas nach links von der Mitte gezeichnet ist. Bei binokularer Betrachtung scheint die mittlere Linie dann vor der Ebene der beiden anderen zu stehen. Hier haben wir es also mit eigentlicher körperlicher Wahrnehmung zu tun. Solche Figuren haben Dahlfeld und andere für Schielende konstruiert.

6. Befindet sich ein Patient zwei oder drei Stricknadeln gegenüber, deren obere und untere Enden ihm verdeckt sind, so muß er sofort richtig erkennen, wenn wir eine davon nach vorn oder hinten verschieben, nachdem sie zunächst in einer Front gestanden hatten. Auf einige Meter Entfernung kann man auf diese Weise schon Entfernungsdifferenzen von einigen Millimetern erkennen (Stäbchenversuch).

7. Lassen wir einen Patienten durch ein schlitzförmiges Diaphragma nach einer, in einiger Entfernung von einem schwarzen Hintergrund aufgestellten Fixationsmarke blicken und lassen wir diesseits oder jenseits derselben Erbsen oder Perlen herunterfallen, so muß er — ohne Fehler zu machen — erkennen, ob die Erbse vor oder hinter der Fixationsmarke fiel (Fallversuch).

8. Ein letzter Versuch belehrt uns, ob die normale angeborene Korrespondenz beider Netzhäute vorhanden ist: Binokulares Sehen braucht deshalb — z. B. bei Schielstellung eines Auges — nicht vorhanden zu sein.

Lassen wir einen Patienten mit dem rechten Auge unter Verschluß des linken einen vertikalen weißen (ca. $\frac{1}{2}$ cm breiten) Papierstreifen auf schwarzem Grunde 15 Sekunden lang, mit dem linken Auge unter Verschluß des anderen dann einen horizontalen ebensolchen Streifen mit ruhig gehaltenem Blick fixieren, so sieht das geschlossene Doppelauge ein Kreuz (Nachbildversuch).

Störungen des binokularen Sehaktes können angeboren oder erworben sein. Die Güte des stereoskopischen Sehens ist ja bekanntlich angeborenermaßen bei verschiedenen Menschen außerordentlich verschieden. Es kann z. B. jederseits volle Sehschärfe und keinerlei Schielstellung vorhanden sein und trotzdem das binokulare Sehen nur ein sehr mangelhaftes sein, so daß z. B. nur Sammelbilder gemacht werden, daß Stäbchen- und Fallversuch aber nicht bestanden werden. Noch häufiger sind solche Verhältnisse bei alternierendem Strabismus concomitans, wo wir beiderseits gleiche Sehschärfe haben, auch dabei kann ein recht rudimentäres Binokularsehen vorhanden sein, indem durch Vertikalprisma vielleicht künstlich Doppelbilder erzeugt werden können, aber auch nicht mehr. Wird in solchen Fällen die Schielstellung beseitigt, so kann sofort auch der Fall- und Stäbchenversuch bestanden werden, oder aber, es kann nur zu „Sammelbildern" kommen; das kann man in keinem Fall mit Sicherheit voraussagen.

Verschieden ist das Binokularsehen auch bei den verschiedenen Formen der Anisometropie: bei einseitiger Myopie oder Hyperopie oder bei einer Differenz der Refraktionsanomalie zwischen rechts und links, finden wir eine dementsprechende Herabsetzung des feineren stereoskopischen Sehens.

Erworbene Störungen finden wir sowohl aus peripheren wie aus zentralen Ursachen und solchen auf optischem wie auf motorischem Gebiet.

So beeinträchtigt jede Herabsetzung der Sehschärfe, und zwar die einseitige in gleichem Maße wie die doppelseitige, das Binokularsehen, desgleichen die Hemianopsie, sowohl die basiläre (homo-, u. heteronyme) wie die kortikale, doch letztere wegen der Aussparung der Makula meist weniger als erstere. Schließlich scheinen sich Störungen des Binokularsehens gelegentlich dadurch einzustellen, daß die Verbindungsbahnen bei den optischen Wahrnehmungszentren in der hinteren Balkenstrahlung durch Tumor oder Blutung geschädigt werden.

Auf motorischem Gebiet ist es die Ophthalmoplegia int., die den binokularen Sehakt in der Nähe schädigt (Nadeleinfädeln), Lähmung der Konvergenz würde dasselbe bedingen, die Divergenz sich besonders für die Ferne geltend machen, Lähmungen einzelner oder mehrerer Augenmuskeln oder Nerven bedingen meist Doppelbilder, wodurch der normale binokulare Sehakt aufgehoben wird. Der binokulare Sehakt ist durch die Fusionstendenz ein sehr wirksamer Regulator für die Bewegungen und die Stellungen der Augen, davon war schon beim Nystagmus die Rede: Manches Auge verfällt sofort in Nystagmus, wenn das andere verdeckt wird. Wollen wir daher im folgenden die Funktion der äußeren Augenmuskeln untersuchen, so müssen wir den binokularen Sehakt, wo dieses durch die Krankheit noch nicht geschehen ist (Doppelbilder), künstlich aufheben (s. unten Maddox).

6. Äußere Augenmuskeln.

Inwieweit wir uns durch die objektive Untersuchung über die Funktion der äußeren Augenmuskeln ein Urteil bilden können, war oben dargestellt. Es handelte sich dabei um den schon durch die äußere Betrachtung erkennbaren Beweglichkeitsdefekt, den sekundären Schielwinkel und die schiefe Kopfhaltung.

An diese drei objektiven Symptome schließen sich nunmehr drei subjektive, das Schwindelgefühl, die Taststörung, die Doppelbilder.

1. Schwindelgefühl.

Das Schwindelgefühl ist bei den verschiedenen Lähmungen sehr verschieden ausgeprägt, bei einer kompletten Okulomotoriuslähmung, wenn zugleich schlaffe Ptosis vorhanden ist, fehlt es meist ganz, es fehlt ferner, wenn die Lähmung ein Auge betrifft, welches überhaupt minderwertig ist, so daß das andere als das führende zu betrachten ist, es fehlt ferner, wenn durch schiefe kompensierende Kopfhaltung die Doppelbilder vereinigt, oder im Gegenteil so weit auseinander gebracht werden, daß sie nicht stören. Am ausgesprochensten ist das Schwindelgefühl, wenn die Lähmung das führende Auge betrifft.

Es ist nicht ganz leicht, das Schwindelgefühl zu erklären. Treten unerwartete Scheinverschiebungen der Außendinge ein oder treten erwartete nicht ein, so resultiert eine Orientierungsstörung, die oft mit Schwindelgefühl einhergeht.

Die im ersten Fall angedeutete Möglichkeit tritt ein, wenn wir im Eisenbahnbahnwagen sitzen und der Zug so langsam anfährt, daß wir unsere passive Bewegung nicht merken. In diesem Falle scheint sich z. B. die ganze Bahnhofhalle über uns zu verschieben. Sobald wir die Bewegung des Zuges gewahr werden, indem beim Passieren einer Schienenverkoppelung ein leichter Stoß eintritt, steht die Halle wie mit einem Ruck still und wir empfinden unsere eigene (passive) Bewegung. Die Schwindelgefühle treten hierbei meist nicht in den Vordergrund, doch sind die Menschen dagegen sehr verschieden empfindlich. Daß sich das Zimmer um uns herum bewegt, ist sicher eine unerwartete Bewegung, ohne daß wir glauben, uns selbst zu bewegen. Bekanntlich ist dieser Versuch mit erheblichen Schwindelgefühlen verknüpft, z. B. wenn ein kleines

Versuchszimmer aus Pappe um eine Horizontalachse gedreht wird. Daß andererseits erwartete Scheinverschiebungen oder Bewegungen nicht eintreten und dadurch Orientierungsstörungen mit Schwindelgefühlen entstehen, kennen wir aus dem Panorama. Gehen wir z. B. aus dem Zentrum eines Rundgemäldes in der Richtung des Radius auf die Wand zu, so schiebt sich die Gegend rechts und links in ganz anderer Weise als in der Wirklichkeit hinter uns zusammen und die Verschiebung des Vordergrundes gegen den Hintergrund bleibt uns, was zu unangnehmen Sensationen mit Schwindelgefühlen führen kann. Auf ähnliche Weise werden sich die Schwindelgefühle erklären, welche wir bei Augenmuskellähmungen beobachten. Mit einer gewissen Energie innervieren wir unsere äußeren Augenmuskeln und sind gewohnt, einen ganz bestimmten Ertrag von Bewegung des Auges dadurch zu erzielen, das Bild der Außenwelt verschiebt sich auf der Netzhaut, da aber deren Bewegung in Rechnung gesetzt wird, so resultiert die Vorstellung der Ruhelage der Außendinge. Ist nun ein Nerv oder Muskel paretisch, so erfordert er, damit sich der erwünschte Effekt ergebe, eine stärkere Innervation, dieser letztere entspricht aber der Vorstellung größerer Bewegung des Auges, verschiebt sich das Netzhautbild gleichwohl um einen verhältnismäßig geringen Betrag, so ergibt sich die Vorstellung einer (Schein-) Bewegung der Außendinge, oder wenn die Erfahrung dem widerspricht, die Vorstellung einer Bewegung des eigenen Körpers.

2. Taststörung und Tastversuch.

Der Tastversuch hat den Vorteil, wenigstens bei frischen Lähmungen, auch dann noch anstellbar zu sein, wenn das andere Auge nichts oder schlecht sieht, wenn kein binokularer Sehakt vorhanden ist und sich keine binokularen Doppelbilder erzeugen lassen.

Angenommen das linke Auge sei blind oder schwachsichtig. Im letzteren Falle verschließe man es mit einer Binde. Am rechten Auge möge es sich um eine leichte Abduzensparese handeln. Das einzige Symptom, welches unter diesen Verhältnissen auftreten kann, ist ein gewisses Schwindelgefühl. Dieses untersuchen wir auf folgende Weise näher. Wir lassen den Patienten mit seinem rechten Auge unseren vorgehaltenen Finger in der Horizontalen verfolgen, bei 50—60⁰ Exzentrizität fordern wir ihn auf, schnell mit seinem rechten Zeigefinger nach unserem Finger zu stoßen.

Man kann den Versuch zweckmäßig auch in folgender Weise modifizieren: Man verdeckt dem Patienten das rechte Auge, hält ihm den Finger temporal vor, läßt das Auge frei, fordert ihn auf, den Finger anzusehen und dann sofort mit seinem Finger danach zu stoßen.

Handelt es sich um eine frische Lähmung, so stößt er außen vorbei, da der Nerv erhöhte Innervationen beansprucht und so die Vorstellung einer größeren Exzentrizität ausgelöst wird: der Finger wird also zu weit exzentrisch vorgestoßen.

Unter der ständigen Kontrolle des Auges wird dieser Irrtum jedoch schnell korrigiert, deshalb muß der Tastversuch rasch ausgeführt werden und versagt bei längerem Bestehen einer Parese bald.

Man sollte denken, Augenmuskellähmungen am schwachsichtigen Auge würden überhaupt keine Störungen machen, da durch sie die Innervationsverhältnisse des führenden Auges nicht gestört würden. Dem widersprechen aber klinische Erfahrungen an Patienten, an deren Augen wir operativ eine Parese künstlich setzen. Nach Operationen besonders des konkomitierenden Schielens z. B. nach einer einfachen Tenotomie kommt es oft bei Kindern, auch wenn das operierte Auge verbunden ist, einige Stunden später zu Schwindel und

Erbrechen. Man hat wohl gemeint, dieses als Schockwirkung, Folge der Aufregung oder der Kokainwirkung erklären zu können. Ich glaube eher, daß durch die Tenotomie auch die Innervationsverhältnisse des führenden Auges nicht absolut unverändert bleiben, und daß sich diese Zustände zum Teil dadurch erklären.

3. Doppelbilder.

Bei Paresen, bei denen ein binokulares Einfachsehen — also eine richtige Einstellung auch des kranken Auges — nicht mehr möglich ist, muß man zur Prüfung der Doppelbilder schreiten, um die Ursache des Doppelsehens zu erforschen.

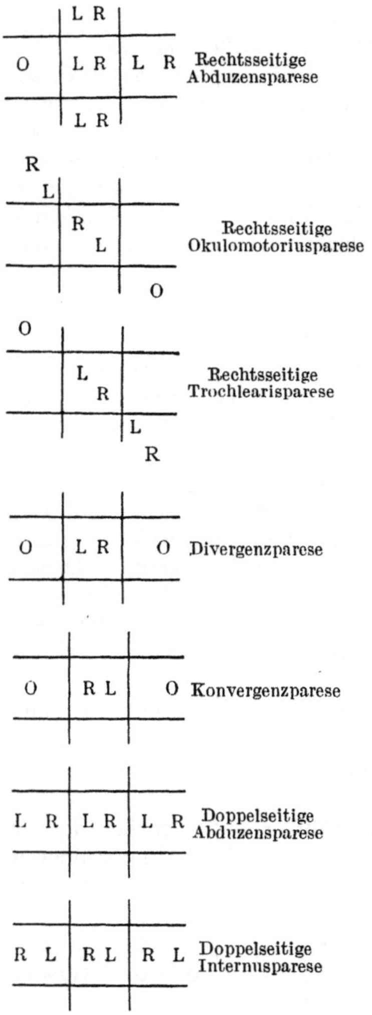

Grundsätzlich geben wir — um die Verständigung zu erleichtern — vor das rechte Auge ein rotes (r), vor das linke ein grünes Glas. Damit ist nichts über die Frage präjudiziert, auf welcher Seite die Lähmung zu suchen ist. In ein Schema von zwei vertikalen und zwei horizontalen (s. Abb. 208) sich schneidenden Linien tragen wir nun die Lage der Doppelbilder ein, wie sie der Patient auf der ihm vorgehaltenen Fläche sehen würde. „Rechts" und „links" ist also vom Standpunkt des Patienten aus gerechnet.

1. Das rote Licht steht rechts und entfernt sich beim Blick nach rechts (oder bei Kopfdrehung nach links), während es sich beim Blick nach links (oder Kopfdrehung nach rechts) dem grünen nähert oder sich mit ihm vereinigt. Beim Blick nach oben und unten finden sich dieselben Verhältnisse wie beim Blick geradeaus.

Diagnose: Rechtsseitige Abduzensparese, die linksseitige Abduzensparese gibt das Spiegelbild der besprochenen.

2. Das rote Licht steht links über dem grünen, der Abstand wachse beim Blick nach links oben, nach rechts unten: Einfachsehen.

Diagnose: Rechtsseitige Okulomotoriusparese, die linksseitige Okulomotoriusparese gibt das Spiegelbild.

3. Das rote Licht steht rechts unten von dem grünen, der Abstand wachse beim Blick nach rechts unten, die Bilder gehen zusammen beim Blick nach links oben. Eventueller Schrägzustand eines Lichtes wird größer, wenn der Kopf auf die rechte Schulter geneigt wird.

Abb. 208. Doppelbilder.

Diagnose: Rechtsseitige Trochlearisparese, linksseitige Trochlearisparese: Spiegelbild.

4. Gleichnamige Doppelbilder (d. h. rotes Licht rechts, grünes Licht links) nur beim Blick geradeaus, nicht in den seitlichen Endstellungen, bei Annäherung des Objektes nimmt der Abstand der Doppelbilder ab.

Diagnose: Divergenzparese.

5. Gekreuzte Doppelbilder (rotes Licht links, grünes rechts) nur in der Nähe geradeaus, in der Ferne und nach der Seite Einfachsehen.

Diagnose: Konvergenzparese.

6. Von der doppelseitigen Rectus internus-Parese, welche dieselbe Augenstellung veranlaßt, unterscheidet sich die Konvergenzparese also dadurch, daß die Doppelbilder hier beim Blick nach rechts und links fehlen, während sie bei jener dann gerade den größten Abstand zeigen.

7. Von der doppelseitigen Abduzensparese unterscheidet sich die Divergenzparese durch das entsprechende Zusammengehen der Doppelbilder, während sie bei jener (bei der doppelseitigen Abduzensparese) dann auseinandergehen.

Hieraus ergeben sich zwei Regeln für das Verhalten der Doppelbilder:

1. Das Bild des gelähmten Auges steht in der Zugrichtung des betroffenen Muskels.

2. Der Abstand der Doppelbilder ist am größten bei Blickbewegungen in dieser Richtung.

In den Endstellungen (besonders den seitlichen) ändert sich das Verhalten der Doppelbilder dadurch, daß die Insertionsverhältnisse der Augenmuskeln nun nicht mehr dieselben sind wie in der Ausgangsstellung. So hat der Obliquus superior auf den abduzierten Bulbus nur rotierende, auf den adduzierten nur senkende Wirkung, daher ist bei rechtsseitiger Trochlearisparese der Höhenabstand der Doppelbilder am größten beim Blick nach links unten, der Schrägstand (und Seitenabstand) beim Blick rechts.

Ähnliches wäre für die Heber zu sagen, die nur auf den abduzierten Bulbus rein hebende, auf den adduzierten besonders rollende Wirkung haben.

Paresen einzelner Muskeln.

Die Analyse der Doppelbilder bei Paresen einzelner Muskeln gestaltet sich demnach sehr einfach, wenn man die Insertionen der äußeren Augenmuskeln kennt.

Nun inserieren die Rekti an der vorderen Bulbushälfte oben, unten, innen und außen.

Rectus externus und internus bewegen die Kornea (und damit die Gesichtslinie) nach außen und innen.

Rectus superior und inferior bewegen die Kornea (Gesichtslinie) nach oben und unten, aber, ihrem etwas nasal verlagerten Ursprung in der Orbitalpyramide entsprechend, etwas nach innen.

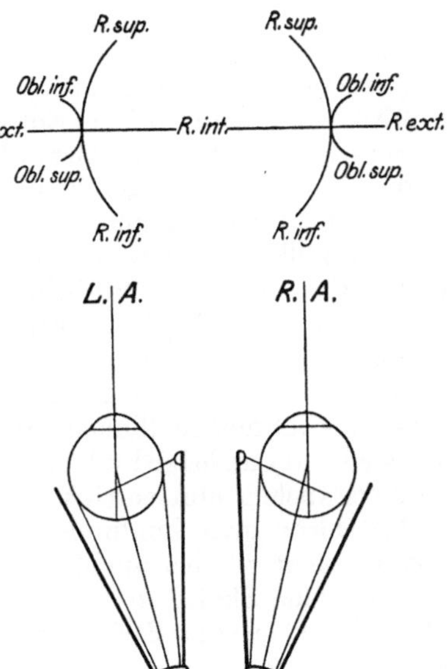

Abb. 209. Wirkung der einzelnen Augenmuskeln.

Die Obliqui inserieren am hinteren äußeren Bulbusabschnitt und haben ihr Punctum fixum nicht hinten, sondern vorn. Daher bewegt der Obliquus superior die Kornea nach unten außen (und rollt die obere Bulbushälfte nach innen), der Obliquus inferior dagegen nach oben außen (und rollt die obere Bulbushälfte nach außen).

Denken wir uns die Gesichtslinie als Schreibhebel, so könnte jeder einzelne Muskel, isoliert innerviert, seine Wirkung selbst aufschreiben. Wir erhielten die vorstehende bekannte Figur (s. Abb. 209).

17*

Befindet sich eine Lähmung am rechten Auge, so steht das zum linken Auge gehörige Bild im Schnittpunkt aller Kurven des rechten Auges, das dem rechten Auge gehörige steht dann in der Richtung der Kurve des betreffenden Muskels, also bei Lähmung des Rectus internus links davon, des Rectus externus rechts, des Rectus superior oben links, des Rectus inferior unten links, des Obliquus superior unten rechts, des Obliquus inferior oben rechts. In den letzten vier Fällen wäre noch der Schrägstand im Sinne der Kurve zu bemerken.

Haben wir eine Lähmung am linken Auge diagnostiziert — auf die oben beschriebene induktive Methode mit rotem und grünem Glase — so steht nun das dem rechten Auge gehörige Bild im Schnittpunkt aller Kurven des linken Auges und das dem kranken zukommende — wie oben — in der Kurve des betreffenden Muskels.

Der Abstand der Doppelbilder muß zunehmen, wenn Blickbewegungen in der Zugrichtung des gelähmten Muskels ausgeführt werden.

Man kann auf diese Weise die Probe darauf machen, ob die aus dem — vom Patienten angegebenen — Verhalten der Doppelbilder gezogene Diagnose richtig ist.

Analyse der Doppelbilder.

Handelt es sich nur um gelegentliches „Doppelsehen", z. B. nach längerem Arbeiten, so genügt es bisweilen nicht, durch ein rotes und grünes Glas den binokularen Sehakt aufzuheben, wir müssen dann, um dieses zu erreichen, das Bild des einen Auges optisch so destruieren, daß kein Interesse vorliegt, dieser mit dem des anderen Auge zu verschmelzen. Wie erreichen dieses durch die astigmatische Verzerrung mittels eines Glasstäbchens nach Maddox. In der Mitte einer, meist auf 5 m Entfernung berechneten Tangentenskala bringen wir eine Lichtquelle (Mattbirne) an, die dem einen Auge ohne weiteres sichtbar ist, dem anderen aber durch das Stäbchen in eine rote Linie verwandelt erscheint. Geben wir grundsätzlich wieder das rote Glasstäbchen vor das rechte Auge, so stellen sich jetzt die leichtesten Insuffizienzerscheinungen zahlenmäßig heraus: Halten wir die Stäbchen horizontal, so steht der rote Strich vertikal, geht er durch die Mattbirne senkrecht hindurch, so besteht Muskelgleichgewicht der Seitenwender. Geht er rechts durch 1, 2 oder 3, so bestehen 1, 2 und 3⁰ „dynamische" Konvergenz, also vermutlich Hyperopie oder Akkommodationsparese des führenden (linken) Auges. Geht der Strich durch 1, 2 oder 3 links, so besteht „dynamische Divergenz", also eventuell Myopie. Halten wir das Maddoxstäbchen nun vertikal, so erscheint der Strich horizontal, geht er durch die Mattbirne quer hindurch, so besteht Muskelgleichgewicht der Heber und Senker. Geht er über die Mattbirne hin oder durch 2 oder 3 der oberen Hälfte der vertikalen Skala, so besteht Ablenkung des rechten Auges nach unten um 2 bis 3⁰. Geht der Strich unter der Mattbirne hin, so ist das rechte Auge nach oben abgewichen. Damit ist nun freilich noch nicht gesagt, daß das rechte Auge das abgewichene ist: denn bei einer Vertikaldifferenz kann ebensowohl das nach unten wie das nach oben abgewichene das pathologische sein. Wir untersuchen deshalb weiter, wie sich die Dinge verhalten, wenn wir das Maddoxsche Stäbchen vor das linke Auge setzen. Sind die Abweichungen des Striches von der Mattbirne nun größer, so betrifft die Parese das rechte Auge, denn dank der Vergrößerung des sekundären Schielwinkels (gegenüber dem primären) ist die Differenz in der Stellung beider Augen größer, wenn das paretische Auge zur Fixierung gezwungen wird. Ähnliche Verhältnisse können aber bei ungleicher Brechkraft beider Augen eintreten, eine exakte Refraktionsbestimmung (objektiv und subjektiv) muß also dieser Untersuchung vorangegangen sein.

Bisher hatten wir die dynamische Insuffizienz (Konvergenz oder Divergenz oder Höhendifferenz) nur beim Blick geradeaus untersucht. Lassen wir jetzt unter Fixierung der Mattbirne den Kopf (die Nase) nach rechts drehen, so untersuchen wir bei Blickbewegung nach links und umgekehrt. Nur wenn sich der Abstand des Striches von der Mattbirne hierbei vergrößert, haben wir es mit der paretischen Form der Insuffizienz zu tun, bleibt der Abstand aber gleich, so liegt die konkomitierende Form vor. Lassen wir den Strich horizontal verlaufen (Maddoxsches Stäbchen vertikal), so lassen wir nun unter Fixierung der Mattbirne den Kopf (die Nase) heben und senken und untersuchen so bei gesenktem oder erhobenem Blick. Nur bei zu- oder abnehmendem Abstand des Striches von der Mattbirne ist die Vertikalinsuffizienz eine paretische, sonst eine konkomitierende.

Eine solche Maddoxsche Tangentenskala ist auch für die Nähe konstruiert, so daß man die Verhältnisse der äußeren Augenmuskeln auch für eine Konvergenz und Akkommodation auf $^1/_3$ m untersuchen kann.

Die Ätiologie der leichten Paresen einzelner Augenmuskeln ist keine im wesentlichen andere als die der gröberen Schädigungen, die schon oben besprochen wurden. Nur sind wir mit Hilfe der geschilderten subjektiven Methoden imstande, eine Lähmung oft in den allerersten Anfängen zu erkennen, also auch um so schneller zu beeinflussen. Es empfiehlt sich daher bei allen Fällen von Schwindel, Kopfschmerzen und ähnlichen, oft als neurasthenisch angesprochenen Symptomen eine genaue Analyse der äußeren Augenmuskelverhältnisse am besten nach Maddoxscher Methode. Findet man z. B. eine leichte Parese des Rect. sup. einer Seite mit oder ohne Proptosis, so deutet das sehr auf die Stirnhöhle hin, eine Parese des einen Rect. int. auf die nasale Orbitalwand (Siebbeinzellen), eine solche des Rect. inf. auf die Kieferhöhle, eine Abduzensparese auf Tränendrüse, Sinus cavernosus, Felsenbeinpyramide, Pons. Soll die ätiologische Deutung zu Recht bestehen, so muß das Leiden mit der Heilung des Grundleidens verschwinden.

Die Behandlung ist also zunächst eine ätiologische. Aber auch die symptomatische kann sehr wohl in Frage kommen, und zwar sowohl die Behandlung durch Prismenbrillen, wie auch die operative. Die Prismenbehandlung kann in Abduktions- und Adduktionsprismen bestehen, aber auch Höhenablenkungen können wir prismatisch behandeln. Da sich solche Höhenablenkungen meist mit Konvergenzen oder Divergenzen kombinieren, so kann man die Behandlung in folgender Weise kombinieren. Besteht eine manifeste Divergenz von 6^0, so wird meist zunächst ein Abduktionsprisma von 3^0 jederseits angenommen werden,

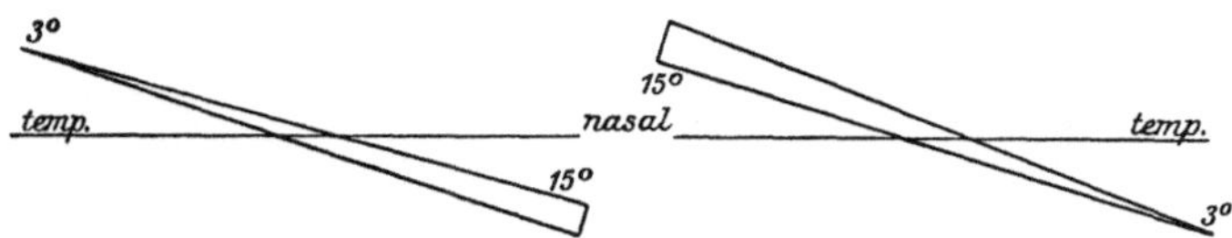

Abb. 210. Abduktionsprisma mit Höhenwirkung.

wodurch also die Hälfte der Abweichung korrigiert wird. Ist nun das rechte Auge noch etwas nach oben abgewichen, so wird man das Prisma des rechten Auges nasal etwas senken, temporal aber heben, d. h. in einem Drehgestell so weit drehen lassen, daß der Strich des mit Maddoxstäbchen bewaffneten Auges genau horizontal durch die Lichtquelle geht, wenn er vorher tiefer stand. Nehmen wir an, das Prisma mußte dazu 30^0 gedreht werden, so kann man diese 30^0 in der Weise auf beide Augen verteilen, daß man das rechte Prisma nasal um 15^0 nach unten, das linke aber nasal um 15^0 nach oben dreht. Aufzeichnen kann man dies in folgender Weise (s. Abb. 210).

Nach einiger Zeit wird man die Verhältnisse meist verändert finden, so daß man die Prismen am besten in runder Fassung drehbar verschreibt. Wird noch mehr Höhenabweichung manifest, so muß der Winkel von 15° vergrößert werden. Wird das Abduktionsprisma dadurch zu sehr geschwächt, so muß dieses verstärkt werden. Geht die Höhenablenkung zurück, so muß der Winkel von 15° eventuell bis auf 0° reduziert werden, geht auch die dynamische Divergenz zurück, muß das Abduktionsprisma geschwächt werden. Außerdem sind solche Prismen in Fällen von Refraktionsanomalie mit dem voll, über- oder etwas unterkorrigierendem Glase sphärich oder zylindrisch oder endlich kombiniert zu benutzen.

Hier ist der Therapie ein sehr dankbares aber auch recht schwieriges Terrain geboten. Wer die Brillenpatienten lieber gleich dem Optiker zusendet, beweist nur, daß er dieses ganze Gebiet nicht kennt, denn ob paretische oder konkomitierende Insuffizienzen vorliegen, ist für diese symptomatische Therapie nicht von durchgreifender Bedeutung. Bei empfindlichen Patienten treten solche Beschwerden oft bei einfachen oder kombinierten Refraktionsanomalien auf und wenn die Brille nur richtig ist, so ist eine ,,Gewöhnung an das Glas'' meist nicht erst nötig.

Schließlich können auch die operativen Behandlungsmethoden der Tenotomie und Vornähung sehr wohl in Frage kommen, ja manche Fälle sind gar nicht anders zu beeinflussen. Ein Schutzmann mit tabischer Abduzensparese, die als stationär anzusehen war (bestand fast ein Jahr), erhielt durch Vornähung binokulares Einfachsehen im größeren Teil des Gesichtsfeldes, namentlich geradeaus, und eine kleine Vertikalinsuffizienz konnte ihm durch Prismenbrille ausgeglichen werden. Der Betreffende hat noch jahrelang seinen Dienst getan, wozu er ohne diese Therapie sicher nicht imstande gewesen wäre.

Zweiter Teil

Allgemeinerkrankungen und Augensymptome (Nosologie).

A. Intoxikationen[1]).

I. Genußmittel.

Äthyl-Alkohol.

Das weitverbreitetste Genußmittel ist zweifellos der in neuerer Zeit so heftig angefeindete Alkohol. Das Sehorgan kann er in der verschiedensten Weise schädigen, und zwar so charakteristisch, daß die Diagnose des chronischen Alkoholismus oft aus den Augensymptomen allein möglich sein dürfte.

Es ist nicht zu bezweifeln, daß es der Äthylalkohol (C_2H_5OH) in jeder — reiner oder verunreinigter — Form ist, welcher die Schädigungen hervorbringt, und daß es nicht nur die „Verunreinigungen" mit Fuselölen und höher zusammengesetzten Alkoholen sind. Ebenso kann auch der noch einfacher als der Äthylalkohol zusammengesetzte Methylalkohol (CH_3OH) bekanntlich die schwersten Sehstörungen bedingen. Der Häufigkeit wegen sei der Äthylalkohol vorausbesprochen. Je konzentrierter die Form ist, in der der Alkohol genossen wird, je mehr die genannten Verunreinigungen beigemischt sind, und — nicht zu vergessen — je schlechter der Organismus und sein Ernährungszustand beschaffen ist, um so leichter treten die Schädigungen des Nervensystems und der Augen ein. Daß die Männer eine besondere Disposition für die Erkrankung hätten, ist wohl mit Unrecht behauptet worden, denn wo sich die Frauen denselben Noxen aussetzen, erkranken sie in derselben Weise. Nach Uhthoffs Erfahrungen, die ich acht Jahre lang in Breslau teilen durfte, war dort die Weiblichkeit mit $10\,^0/_0$ beteiligt, während derselbe in Berlin und Marburg selten einen Fall von alkoholischer Sehstörung beim weiblichen Geschlecht sah.

Die Augenstörungen beim Alkoholismus lassen sich folgendermaßen einteilen:

1. Alkoholamblyopie, a) akute, b) chronische.
2. Augenmuskellähmungen.
3. Pupillenstörungen.
4. Hemeralopie mit oder ohne Xerosis conj.
5. Halluzinationen resp. Illusionen.

---

[1]) Man vergleiche Uhthoff im Gr. S. Bd. XI.

Sehstörungen.

a) Die **akute Alkoholamblyopie** ist eine seltene Krankheit, persönlich habe ich nie einen reinen Fall gesehen: gewöhnlich haben die verschiedensten Noxen gleichzeitig eingewirkt. Vielleicht ist zum großen Teil die Schädigung der optischen Leitungsbahn in solchen Fällen den Beimischungen von Methylalkohol zu verdanken.

Eine recht häufige Erkrankung ist dagegen die **chronische Alkoholamblyopie,** oft vergesellschaftet und klinisch nicht von dieser zu unterscheiden, mit dem chronischen Nikotinismus. Welche von beiden Schädlichkeiten die häufigste Ursache der Intoxikationsamblyopie darstellt, darüber sind sich die Autoren nicht recht einig, auch ist wohl anzunehmen, daß das je nach den nationalen Gewohnheiten verschieden ist. So soll bei den Türken diese Amblyopie besonders selten sein, was sich aus der Alkoholabstinenz ja auch erklären würde, daß aber auch die Nikotinamblyopie dort selten ist, erklärt sich aus dem Gebrauch der Wasserpfeifen. Uhthoff zählt unter 327 Fällen nur 41 reine Tabakamblyopien, die übrigen 286 verteilen sich ungefähr zu gleichen Teilen auf Alkohol allein oder Alkohol- und Nikotinabusus. Uhthoff betont, daß die Patienten den Nikotinabusus meist ohne weiteres zugeben, daß aber chronisches Potatorium etwas Beschämendes an sich habe und deshalb mehr oder weniger energisch in Abrede gestellt werde. Man soll sich also nicht auf die Angabe der Patienten verlassen, sondern objektive Symptome zu finden bestrebt sein: Tremor manuum et linguae, Foetor alkoholicus.

Was die Frage der Häufigkeit des Vorkommens anbetrifft, so wird durchschnittlich $^1/_2$ $^0/_0$ aller Augenkranken für die Tabakalkoholamblyopie angegeben. Disponiert ist besonders das Alter von 40—50 Jahren, während die Krankheit vor dem 20. Lebensjahre ebenso selten ist wie nach den siebziger Jahren.

Welche Mengen von Gift ein Patient konsumieren muß, um die Augen in der zu schildernden Weise zu schädigen, dürfte individuell außerordentlich verschieden sein. Sicher ist, daß auch die stärksten Potatoren nicht an den Sehnerven zu erkranken brauchen; so fand Uhthoff unter „Tausenden von Deliranten nur 10—13$^0/_0$". Sicher ist aber auch, daß Patienten eine Intoxikationsamblyopie akquirieren können, die keineswegs den Eindruck des Potatoren machen, sonst auch keine Zeichen von chronischen Alkoholikern darbieten, auch Nikotin nur mäßig benutzen, vermutlich also eine individuell ganz besonders geringe Widerstandsfähigkeit gegen die genannten Gifte besitzen, was ja übrigens betreffs der allgemeinen Wirkung hinreichend bekannt ist.

Die Entwicklung der Schwachsichtigkeit ist meist eine allmähliche. Auf 1—2 Wochen genau kann der Beginn meist nicht angegeben werden. Allmählich sei „alles so neblig" geworden; seltener wird über Flimmern oder Blendung, besonders in der Sonne, geklagt, in der Dämmerung sei das Sehen wesentlich besser, jedenfalls angenehmer. Prüft man die Sehschärfe, so findet man stets eine auf beiden Augen gleichmäßige Herabsetzung auf $^1/_4$ bis $^1/_{10}$, seltener $^1/_{20}$. Bestehen Differenzen auf beiden Augen, die sich nicht als angeboren präexistierend oder aus Refraktionsdifferenzen erklären, so muß das sehr den Verdacht erwecken, daß etwas anderes vorliege, z. B. Lues, Diabetes, multiple Sklerose. Geringe Differenzen beider Augen können übrigens vorkommen. Wird Abstinenz eingehalten, so pflegt meist binnen wenigen Wochen Heilung einzutreten, doch kann selbst bei fortgesetztem Alkoholabusus die Sehstörung wesentlich zurückgehen. Bei erneutem Alkoholabusus können schwere Rückfälle eintreten, doch scheinen wirkliche Erblindungen überhaupt nicht vorzukommen. Der Verlauf der Krankheit erstreckt sich über Monate, seltener über Wochen oder Jahre.

Tritt ein- oder doppelseitige Erblindung ein, so sind Komplikationen anzunehmen (Tabes, Lues, Lebersche Neuritis opt. retrobulbaris u. a.).

Das Gesichtsfeld ist in durchaus typischer Weise geschädigt, nämlich in Form der peri- oder parazentralen Skotome; diese können rund oder elliptisch sein. In letzterem Falle stellt das Skotom meist eine liegende Ellipse dar, die dem blinden Fleck genähert erscheint, gelegentlich den Fixierpunkt nicht in sich schließt (z. B. während der Rückbildung). Geschädigt ist am intensivsten der Rotgrünsinn, weniger der Gelbblausinn, am wenigsten der sog. Raumsinn, d. h. die Sehschärfe. Ob die Skotome als relative oder absolute erscheinen, ist davon abhängig, mit welcher Objektgröße man untersucht: für größere Objekte mit gesättigten Farben ist der Defekt relativ, indem Orange z. B. gelb erscheint, für kleinere kann er absolut sein.

Prinzipiell wichtig ist, daß die Peripherie des Gesichtsfeldes frei ist. Wo konzentrische Einschränkungen gefunden sind, sind sie entweder funktioneller Natur: mangelhafte Aufmerksamkeit der chronischen Alkoholisten, oder aber, wenn sie konstant nachzuweisen sind, sprechen sie dafür, daß noch ein anderes organisches Leiden dahintersteckt (z. B. Perineuritis gummosa).

Ophthalmoskopsch findet sich in ganz frischen Fällen meist gar nichts, gelegentlich eine leichte Verschleierung der Papillengrenzen; besteht die Affektion einige Wochen, so bildet sich die Abblassung der temporalen Papillenhälfte oder richtiger des Keiles aus, der den papillo-makulären Sehnervenfasern entspricht (siehe Abb. 113). Eine solche partielle Abblassung muß jedoch durchaus nicht immer zurückbleiben, andererseits braucht die Sehschärfe trotz bestehenbleibender temporaler Abblassung nicht dauernd herabgesetzt zu sein. Retinale Veränderungen gehören nicht zum Bilde der Intoxikationsamblyopie und müssen, wo sie auftreten, den Verdacht der Komplikation erwecken (Albuminurie, Lues, Diabetes).

Pathologisch-anatomisch findet sich eine Degeneration des papillo-makulären Nervenfaserbündels, dessen Lage eine recht konstante zu sein scheint (s. Abb. 160, 164 u. ff.). Auf der Papille und unmittelbar hinter dem Bulbus Keilform (Basis in der Peripherie, Spitze in der Mitte des Optikus), dann Bohnenform, an der Eintrittsstelle der Gefäße in den Sehnerven stehend, ovale Form in den mittleren orbitalen, runde in den hinteren orbitalen, liegendovale in dem intrakraniellen Sehnerven. Auch in dem Traktus behält das Bündel seine zentrale Lage bei. Bisweilen kann die Degeneration in der Gegend des knöchernen Kanales besonders ausgesprochen sein. In anderen Fällen hingegen waren die Störungen am ausgesprochensten unweit hinter dem Bulbus, so daß die Annahme einer primären Schädigung des intrakraniellen Optikus nicht haltbar erscheint.

Anatomisch sind gefunden worden: Interstitielle Neuritis optici, ferner einfache atrophische Degeneration, vielleicht aufzufassen als „absteigende", indem oberhalb an irgend einer Stelle eine interstitielle Entzündung als Ursache anzuschuldigen ist; auch Gefäßveränderungen sowohl im Bereich der Arteria und Vena centralis, wie auch der Vena centralis postic. sind gefunden, endlich Gliawucherungen. Mit neueren feineren histologischen Methoden hat man auch Nervenzelldegeneration — doch nur bei den experimentellen Untersuchungen — gefunden, menschliches Material ist mit diesen modernen Methoden noch nicht erforscht. Zur Diskussion steht die Frage, was das Primäre dieser anatomischen Veränderungen ist. Da das — zunächst wenigstens — anatomisch schwer zu entscheiden ist, hat Uhthoff die klinischen Gründe zusammengestellt, die ihn bestimmen, eine primäre interstitielle Neuritis anzunehmen mit sekundärer Läsion der Nervenfasern im Sehnervenstamm mit eventueller sekundärer Degeneration der Ganglienzellen in der Retina.

Relativ häufig, d. h. in 5—6%, kompliziert sich die Alkoholamblyopie mit peripherer und multipler Neuritis. Uhthoff veranschlagt die Optikusschädigungen bei chronischem Alkoholismus mit 14%, während die multiple Neuritis periph. nur in etwa 4% auftrete.

Augenmuskelstörungen.

Störungen in den äußeren Augenmuskeln sind recht seltene Vorkommnisse bei chronischem Alkoholismus, nach Uhthoff bleibt ihre Prozentzahl unter 1. Aber auch bei diesen Kranken handelte es sich in ungefähr der Hälfte der Fälle um vorübergehende Diplopie, die nur anamnestisch nachgewiesen werden konnte, während in der anderen Hälfte länger andauernde ausgesprochene Augenmuskellähmungen vorlagen. Am häufigsten wird der Abduzens befallen, und zwar stets doppelseitig. Einseitige Abduzens- und Okulomotoriuslähmung kommen nicht vor, sie würden direkt für Komplikationen sprechen.

Die relativ häufige Komplikation der doppelseitigen Abduzenslähmung mit peripherer multipler Neuritis sowie auch mit der temporalen Abblassung der Papillen scheinen ja allerdings dafür zu sprechen, daß auch die Abduzenslähmung ihrem Wesen nach eine periphere Neuritis darstellt. Anatomisch sind solche Entzündungen des Abduzens indes noch nicht nachgewiesen und der klinische Charakter der sonstigen Augenmuskellähmungen spricht mehr für den nukleären Sitz; häufiger findet sich nämlich Ophthalmoplegia externa mit intakter innerer Augenmuskulatur, ein klinisches Bild, das fast ausschließlich nukleär bedingt ist. Sodann sind es die klinischen Symptomgruppen, die seit Wernicke als Polioencephalitis haemorrhagica superior acuta und subacuta bekannt sind. Wernicke war der Meinung, daß diese Affektion stets letal endige, während später die Erfahrungen zeigten, daß die subakuten Fälle prognostisch nicht so ungünstig zu liegen brauchen. Anatomisch finden sich Blutungen im zentralen Höhlengrau, speziell im Kerngebiet des III. und VI. Hirnnerven.

Auch die Fälle von Bulbärparalyse ohne anatomischen Befund mit Ophthalmoplegia exterior sind bisweilen durch Alkohol zu erklären.

Auch Pachymeningitis haemorrhagica mit Herpes zoster ophthalm., Keratitis dendritica kann gelegentlich sich auf der Basis einer alkoholischen Arteriosklerose entwickeln.

In einem geringen Prozentsatz aller Fälle von Alkoholismus fand sich Nystagmus (0,2%) und nystagmusartige Zuckungen (1,5%).

Pupillenstörungen.

Die typische reflektorische Pupillenstarre auf Licht führt Uhthoff in 1% aller Fälle auf Alkoholismus zurück, die Pupillenträgheit und Ungleichheit wesentlich häufiger, doch ist es nicht angängig, aus solchen Verhalten diagnostische Schlüsse betreffs des Alkoholismus zu ziehen. Meistens spricht das Vorhandensein typischer und deutlicher Pupillenstörungen für Komplikationen (Lues, Tabes u. a.), ganz besonders bei Beteiligung der Akkommodation.

Hemeralopie mit und ohne Xerosis conj. part.

fand sich in 5% aller Fälle von schwerem chronischen Alkoholismus. Beide Symptome können auch unabhängig voneinander auftreten, häufig aber sind sie beide gleichzeitig vorhanden. Auf die bei Potatoren so häufigen Ernährungsstörungen (gastrische Störungen, Leberleiden) glaubt Uhthoff diese Symptome allein nicht zurückführen zu können und nimmt deshalb eine direkte toxische Wirkung des Alkohols an.

Die Gesichtshalluzinationen und Illusionen,

wie sie auch infolge des Alkoholismus, besonders im Delerium auftreten, sind mehr den Geisteskrankheiten als den Intoxikationen zuzuzählen.

Methylalkohol.

Ein wesentlich anderes Bild bietet die — stets akute — Methylalkoholvergiftung, von der eine chronische Form bisher nicht beobachtet zu sein scheint.

Im Vordergrund des klinischen Bildes steht hier die Gastroenteritis, die indes nicht sofort, sondern oft erst nach einigen Tagen Latenz aufzutreten braucht. Das Bild ähnelt außerordentlich der sog. Fleischvergiftung. Deshalb kommen gerade die Augensymptome differentialdiagnostisch sehr in Betracht, denn sie sind von denen bei Fleischvergiftung durchaus verschieden. Während bei letzterer gerade der motorische Apparat der Augen, besonders die äußeren Augenmuskeln — aber auch die inneren in Form der Ophthalmoplegia interna — befallen werden, die optische Leitungsbahn aber intakt bleibt, ist es beim Methylalkohol gerade umgekehrt: Die äußeren Augenmuskeln sind überhaupt nicht befallen und die innere Augenmuskulatur beteiligt sich auch nur insofern, als die Pupillen die durch die Schädigung der optischen Leitungsbahn bedingte amaurotische Starre und Erweiterung zeigt, während die Akkommodationsmuskulatur, wo sie der Untersuchung zugängig war, sich intakt erwies. Geschädigt und zwar oft bis zur sofortigen oder nachfolgenden Erblindung werden die Sehnerven mit oder ohne Beteiligung der Zentralgefäße.

Naturgemäß ist bei der Schwere der Allgemeinsymptome in den seltensten Fällen das Gesichtsfeld aufgenommen worden. Meist scheint es sich um mehr oder weniger intensive Schädigungen des gesamten Optikusquerschnittes, und zwar der Nervenfasern selbst, zu handeln, seltener um isolierte Schädigung des papillomakulären Bündels.

In etwa der Hälfte aller Fälle scheint Exitus letalis oder Erblindung oder beides einzutreten.

Meist geschieht die Einverleibung des Giftes in Form verfälschter Schnäpse, doch sind auch gewerbliche Intoxikationen beobachtet worden.

Nikotin.

Nikotinintoxikation, und zwar fast nur in der chronischen Form, findet sich ganz analog der Amblyopie bei Äthylalkoholismus bei allen Formen des Tabakabusus: Rauchen, Kauen, Schnupfen, endlich — doch entschieden selten — auch als gewerbliche Schädigung.

In abnehmender Stärke wirken: Zigaretten, Zigarren, Pfeifen, Wasserpfeifen. Das klinische Bild der Nikotinamblyopie stimmt also völlig mit der Alkoholamblyopie überein.

Anders jedoch verhalten sich die äußeren Augenmuskeln, die Störungen so gut wie gar nicht beobachten lassen.

Pupillenstörungen sind bekanntlich in der Nikotinmiose mit erhaltener Lichtreaktion gegeben, doch erkennt Uhthoff auch eine reflektorische Pupillenstarre lediglich auf Grund chronischen Nikotinismus an.

Multiple Neuritis scheint bei Nikotinismus nicht vorzukommen, so daß deren Auftreten bei einer Intoxikationsamblyopie auf Alkohol — nicht auf Nikotin — zu beziehen wäre.

Tee, Kaffee, Schokolade, Haschisch.

Alle übrigen Genußmittel treten gegenüber dem Alkohol und Nikotin sehr in den Hintergrund. Auf die in der Überschrift genannten sind einige wenige Fälle von Sehstörungen zurückgeführt worden, die indes wenig Typisches zeigen und sich zum Teil als Migraene ophthalm. oder dgl., nicht aber als direkte Optikusschädigungen ansprechen lassen.

Die durch verdorbene Genußmittel bedingten Vergiftungen werden unten als infektiöse Intoxikationen besprochen werden (Botulismus, Pellagra u. a.).

Ist schon die Unterscheidung zwischen Genuß- und Arzneimitteln nicht strikte durchzuführen, indem Alkohol, Koffein u. a. in beider Hinsicht verwendet werden, ist ferner die Nikotinschädigung nicht nur durch einen übermäßigen Genuß, sondern auch gewerblich möglich, so ist die Grenze zwischen medikamentösen und gewerblichen Giften vielfach noch fließender. Trotzdem erscheint mir die gedachte Einteilung immerhin noch als die praktisch brauchbarste. Ich wende mich somit zu den Medikamenten, welche Augenschädigungen bedingen können.

II. Medikamente.

1. Metalle und Metalloide.

Arsen, Atoxyl, Arsazetin, Salvarsan.

Die häufigsten Augenkomplikationen bei der Arsenintoxikation sind Lid- und Konjunktivalaffektionen: Lidödeme und Konjunktivitis. Auch Herpes zoster ist beobachtet worden. Der Optikus wird entzündlich befallen in der Form der Neuritis optici retrobulbaris mit zentralem Skotom. Die unter dem Namen Atoxyl in den Handel gebrachte organische Arsenverbindung bedingt einen subakuten Verfall des Sehvermögens unter dem Bilde der progressiven konzentrischen Gesichtsfeldeinschränkung. Der ophthalmoskopische Befund kann noch normal sein, auch wenn schon Erblindung eingetreten ist; sekundär entwickelt sich dann die Atrophie, wobei die Arterien häufig verengt sind. Die Pupillarreaktion soll gelegentlich noch prompt gewesen sein, auch wenn schon Amaurose bestanden hat. Geradezu verhängnisvoll wirken Atoxyl u. a. in Fällen beginnender Optikusatrophie bei Tabes, bei der die fortschreitende Degeneration sichtlich beschleunigt wurde. Abelsdorffs mikroskopische Untersuchungen haben eine primäre, meist entzündliche Nervendegeneration ergeben. Im Fall Nonnes schien die Degeneration beim Chiasma zu beginnen, im Falle Birch-Hirschfelds und Kösters war das ganze Neuron zwischen Netzhaut-Ganglienzellenschicht und Kniehöcker degeneriert. Da das Arsen als solches nicht diese deletären Folgen auf das Sehorgan ausübt, so nimmt man eine spezifische Wirkung von seiten des Atoxyls als solchen an.

Das Arsazetin ist durch Einführung einer Azetylgruppe in das Atoxyl weniger giftig geworden, aber auch nach Arsazetin sind Erblindungen beobachtet worden.

Nur das ähnlich zusammengesetzte Arsenobenzol oder Salvarsan scheint den Optikus wirklich nicht zu schädigen, dafür aber veranlaßt dieses eine eigenartige, als Neurorezidive bezeichnete Manifestation der Krankheit, so z. B. Augenmuskellähmungen. Da nun aber solche keineswegs zum Bilde der Arsenintoxikation gehören, so müssen wir auch hier entweder eine spezifische Wirkung des Salvarsans als organische Verbindung annehmen oder aber eine, vielleicht durch die Therapie ausgelöste Luesmanifestation (durch Mobilisierung der Spirochäten?)

Quecksilber, Kalomel, Sublimat, Jodquecksilber.

Betreffs des Quecksilbers taucht immer wieder die Frage auf, ob es den normalen Sehnerven schädigen oder die Atrophie des kranken, besonders tabischen, beschleunigen kann. Beides ist nicht erwiesen. Zweifellos kommt es vor, daß eine tabische Sehnervenatrophie während einer Inunktionskur sich plötzlich verschlechtert. Dieses kommt aber auch ohne Inunktion spontan vor, so daß es nicht möglich ist, die Schuld daran dem Hg zuzuschreiben. Bekanntlich gehen manche Autoren so weit, deshalb den Gebrauch von Hg bei tabischer Atrophie abzulehnen. Auch wenn wir zugeben, daß gewisse Formen der tertiären oder tabischen Sehnervenatrophie vielleicht gelegentlich ungünstig beeinflußt wurden, indem reaktive Prozesse ausgelöst wurden, die die Sehnervenfasern schädigen, so sind das doch gewiß seltene Dinge. Bei der großen Schwierigkeit, die oft für die Differentialdiagnose zwischen tabischen und tertiären Prozessen bestehen, bei der Möglichkeit, letztere auch durch Hg günstig zu beeinflussen, muß man meines Erachtens die relativ geringen Gefahren, die das Hg für den Sehnerven haben mag, mit in den Kauf nehmen.

Das Kalomel wird subkutan oder intramuskulär appliziert. In dieser Beziehung ist seine Hg-Wirkung der Inunktion analog zu setzen. Schädigungen der optischen Leitungsbahn möchte ich dadurch ebensowenig annehmen, wie beim Hg salicylicum, Sublimat, Asurol usw. Gefährlich ist aber die Kalomeleinstäubung in den Konjunktivalsack, wenn gleichzeitig Jodkali innerlich gegeben ist. Es bilden sich dann stark ätzende Jod-Quecksilberverbindungen, die zur Nekrose der Konjunktiva und Kornea führen können. Das Kalomel nimmt dabei eine eigenartige graugelbliche Verfärbung an.

Das Sublimat wird von der Konjunktiva nur in sehr schwachen Lösungen vertragen: 1 : 10 000, höchstens 1 : 5000, welch letzteres schon recht erhebliche Beschwerden macht. 1 : 3000 wirkt schon ätzend auf Konjunktival- und Kornealepithel.

Auf dem Umwege durch eine Hg-Nephritis kann eine Hg-Intoxikation das Auge durch albuminurische Retinitis u. a. schädigen.

Argentum.

Das Silber scheint zu dem Optikus keine Affinität zu besitzen. Die eine einzige Mitteilung Bresgens (Berl. klin. Wochenschr. 1872 S. 72) steht isoliert da und verliert ihre Bedeutung gegenüber den Mitteilungen von weitgehender Argyrose bei Glasperlenversilberern, wo nie Sehstörungen beobachtet sind. Bekannt ist die Argyrose der Konjunktiva nach Argentum- und Protargolgebrauch als kosmetischer Defekt.

Bor.

Auch die Krankengeschichten, die Schädigungen des Sehorganes durch Borsäure und deren Salze beweisen sollen, erscheinen bei kritischer Durchsicht nicht einwandfrei.

2. Halogene und ähnliche Stoffe.

Jod, Jodnatrium, Jodkalium, Bromkali, Jodoform, Joduret, Thiuret.

Während die ersten drei der genannten Medikamente das Auge höchstens gelegentlich des Jodismus in der Form der Konjunktivitis u. dgl. in Mitleidenschaft ziehen, sind Jodoform, Joduret und Thiuret imstande, eine doppelseitige retrobulbäre Neuritis opt. ax. mit schweren Schädigungen der Funktion (zentrales

Skotom bei freier Peripherie) und sekundär temporale Abblassung zu bewirken. Wir werden dafür also wohl weniger das Jod als die mehr oder weniger basische organische Komponente anzuschuldigen haben.

Die Augenmuskeln scheinen nicht beteiligt zu werden. Die letztgenannten organischen Jodverbindungen führen uns über zu den Medikamenten der

3. Kohlenstoffverbindungen.

Die einfachste Kohlenstoffverbindung ist CO (Kohlenoxydgas), das toxische Prinzip des Leucht- und Grubengases; die dadurch bedingten Augenstörungen werden unter den gewerblichen Schädigungen besprochen werden.

Von den als Medikamenten verwandten C-Verbindungen kommen außer den oben erwähnten Jodverbindungen zunächst einige von den **Schlafmitteln** in Frage, die außer Lidschwellung, Konjunktivitis als auffallendes und diagnostisch nicht unwichtiges Symptom Miose bedingen, in erster Linie Chloralhydrat, ferner Sulfonal, Trional, Paraldehyd. Bei akuten schweren Intoxikationen kann natürlich auch Mydriasis als Signum mali ominis eintreten.

In einer zweiten Gruppe möchte ich zusammenfassen **Antifebrin, Antipyrin, Aspirin, Salizyl und Karböl,** bei denen einerseits Konjunktivitis mit Lidschwellung und Gesichtsödem, andererseits vorübergehende Pupillen- und auch in einzelnen Fällen Sehstörungen beschrieben sind, die nach einer gewissen Zeit wieder verschwinden.

Bei den Salizylpräparaten ist auf eine gewisse Analogie zur Chininwirkung hinzuweisen, nur scheinen dauernde Erblindungen und Ertaubungen durch Salizyl nicht vorgekommen zu sein.

Eine dritte Gruppe enthält die **Inhalationsnarkötika.** Chloroform und Äther sind hinreichend bekannt durch ihre Wirkung auf die Pupillen: Erweiterung im Exzitationsstadium, Miose in der tiefen Narkose, langsame Erweiterung beim Erwachen, schnelle in der Asphyxie. Ähnlich ist die Wirkung von Stickstoffoxyd, Bromäthyl, Bromoform, doch soll man sich hier nicht so sehr auf die Pupillen verlassen, da gelegentlich schon Asphyxie bei Miose eingetreten ist. Außerdem ist starke Hyperämie der Konjunktival- und Retinalgefäße beobachtet, so daß diese Narkotika gerade für Augenoperationen weniger in Frage kommen dürften. Bei Inhalationsnarkose mit Äthylenchlorid und -chlorür endlich sind eigentümliche Trübungen der Hornhaut beschrieben worden, die angeblich durch Schädigung des Endothels von seiten des Kammerwassers entstanden sind und meist schnell vorübergingen, in einzelnen Fällen aber monatelang bestanden haben sollen.

Von mehreren dieser Narkotika sind Beeinflussungen des intraokularen Druckes beobachtet worden, und zwar Herabsetzungen. Ich selbst habe folgende erlebt:

Ein Patient mit Aphakie nach Fukaloperation kam längere Zeit danach mit einem akuten heftigen Glaukom, das auf mehrmalige Instillation von Eserin so wenig reagierte, daß ich sofortige Iridektomie für nötig erachtete. In der eingeleiteten Chloroformnarkose klärte sich die Kornea, und für die Fixierpinzette erschien der Bulbus so weich, daß von der Operation Abstand genommen wurde: Das Glaukom kam nicht wieder. In anderen Fällen von Glaukom blieb diese Wirkung aber aus, leider auch in einem solchen von Glaukom mal., wo das eine Auge trotz aller operativen Eingriffe inkl. Sympathektomie zugrunde gegangen war, und wo ich deshalb des zweiten Auges wegen den Patienten längere Zeit chloroformieren ließ. Eine solche Wirkung allein aus der Herabsetzung des Blutdruckes erklären zu wollen, erscheint mir nicht gerechtfertigt.

4. Pflanzliche Arzneimittel.

Von den pflanzlichen Arzneimitteln bilden eine erste Gruppe Chinin, Filix mas, Cortex Granati, Ergotin.

Chinin, (Optochinum mur.).

Das Chinin (Cinchonin, Chinidin, Optochin u. a.) bedingt eine sehr diffuse typische Optikusschädigung: Atrophie unter starker Beteiligung des Gefäßsystems. Die Affektion ist fast stets doppelseitig. Die schädliche Dosis ist sehr verschieden, sie schwankt zwischen 5 g innerhalb 30 Stunden und 78 g innerhalb von 3 Tagen (Maximum). Individuelle Verschiedenheiten, körperliche Widerstandsunfähigkeit in Zeiten der Kachexie scheinen hier sehr mitzuspielen.

Einen typischen Fall von Chininerblindung beschreibt Uhthoff (Vergiftungen S. 77), übrigens den einzigen, den er unter ca. 100 000 Augenkranken sah.

Tritt, wie es meist der Fall ist, eine gewisse Restitution ein, so stellt sich zunächst das zentrale Sehen bis zu einem gewissen Grade, meist aber nicht völlig wieder her und es resultiert starke konzentrische Einschränkung.

In frischen Fällen sieht man mit dem Augenspiegel das Bild der sog. Embolie: Ischämische Netzhauttrübung, kirschroter Fleck der Fovea entsprechend, bald darauf Verengerung der Retinalgefäße bis zur Obliteration mit Papillenabblassung.

Was das Primäre der Schädigungen darstellt: die Hemmung der Blutzufuhr oder die Vernichtung der nervösen Elemente, ist noch nicht ganz klar. Uhthoff beschuldigt in erster Linie die Herabsetzung des Blutdruckes und die Beeinträchtigung der Herzaktion. Vielleicht tritt sehr bald ein Gefäßkrampf ein. Später zeigen sich an den Gefäßen ausgesprochene anatomische Veränderungen. (Wandverdickungen, Endovaskulitis, Obliteration u. a.). Außerdem findet sich Degeneration der inneren Retinalschichten, vor allem der Ganglienzellen der Retina. Experimentell sind solche schon 10 Stunden nach der Intoxikation beim Hund festgestellt worden. Zurückgeführt werden diese in erster Linie auf den Mangel an Nahrungszufuhr, in geringerem Grade der veränderten Qualität der Nahrung.

Pupillen- und Augenmuskelstörungen gehören nicht zum Bilde der Chininvergiftung.

Über die Sehstörungen unter dem Bilde der Optikusatrophie und Hemeralopie nach innerlichem Optochingebrauch schreibt Schreiber (Münch. med. Wochenschr. 1916, Nr. 17):

„An der Hand von drei eigenen Beobachtungen will ich nun zeigen, daß selbst bei sachgemäßer Dosierung des Optochins toxische Erscheinungen am Sehorgan auftreten können, die durchaus nicht flüchtigen Charakter tragen, sondern mit dauernder Störung der Funktion sowie mit dauernd objektiv nachweisbaren Veränderungen des Sehnerven und des Netzhautgefäßsystems verbunden sind.

Vor einer harmlosen Auffassung der Sehstörungen nach Optochinvergiftung muß ich auf Grund meiner Erfahrungen dringend warnen. Es kann kein bloßer Zufall sein, daß ich in allen drei von mir beobachteten Fällen trotz relativ kleiner Optochingaben noch nach Monaten ausgesprochene Veränderungen gefunden habe, während fast alle Autoren von völliger Heilung sprechen. Ich vermute, daß eine in allen Fällen von Optochinintoxikation sorgfältig ausgeführte fachärztliche Augenuntersuchung meine Erfahrung bestätigen wird, und möchte insbesondere daran erinnern, daß die von mir als Optochinstörung gefundene Hemeralopie bisher noch keine Beachtung gefunden hat.

Hemeralopie war in allen Fällen noch nach Monaten nachzuweisen, und zwar ist dieselbe in Fall 1 die einzig subjektive und objektive Veränderung. In Fall 2 und 3 kommt hinzu funktionell eine starke konzentrische Gesichtsfeldeinschränkung und dementsprechend objektiv eine starke Veränderung der Papille vom ophthalmoskopischen Bilde der Optikusatrophie mit hochgradiger Verengerung des Netzhautgefäßsystems. Daß diese Erscheinungen denen der Chininintoxikation entsprechen, ist bekannt und bei der Verwandtschaft der chemischen Präparate sehr erklärlich.

Vollste Beachtung erfordert die Tatsache, daß die Veränderungen am Auge in Fall 2 und 3 sich während einer längeren Beobachtungszeit nicht weiter gebessert haben. Bezüglich der Hemeralopie möchte ich es nicht ganz von der Hand weisen, daß diese sich noch zurückbilden könnnte.

Dagegen ist mir eine Rückbildungsfähigkeit der übrigen Veränderungen — wenigstens in nennenswertem Grade — durchaus unwahrscheinlich. Augen mit so ausgesprochen entfärbter Papille und so hochgradiger, monatelang bestehender Verengerung des Netzhautgefäßsystems, müssen meines Erachtens als dauernd geschädigte betrachtet werden, selbst wenn die subjektiven Störungen mit der Zeit verschwinden sollten."

Diese Mitteilung ist nicht allein geblieben, so daß zum mindesten zu großer Vorsicht im Gebrauch des Mittels geraten werden muß. Auch ich selbst habe mehrere ernste Fälle beobachtet.

In den Militärlazaretten wurde die Anwendung des Optochin verboten.

Auf die großen Analogien der Optochinstörungen mit den Chininstörungen ist mehrfach hingewiesen, doch ist es nicht gerechtfertigt, sie als absolut identisch anzusehen, besonders auch mit Rücksicht auf die Beobachtungen, wo der ophthalmoskopische Befund zweimal negativ war und einmal Hyperämie der Papillen und eher Erweiterung der Retinalgefäße mit Netzhautödem aber nicht das Bild der hochgradigen Gefäßverengerung mit grauweißlicher ischämischer Trübung der Retina und braunrötlichem Fleck in der Macula lutea und nachträglicher Einscheidung der stark verengerten Gefäße bestand. Freilich sei auch hier zu berücksichtigen, daß auch bei den Chininstörungen die ophthalmoskopischen Veränderungen gelegentlich im Sinne einer Hyperämie der Papillen mit Netzhautödem sich darstellen, statt der gewöhnlichen Verengerung der Netzhautgefäße mit Abblassung der Papillen und grauweißlicher ischämischer Netzhauttrübung. Die Gesichtsfeldanomalien gleichen ebenfalls sehr denen bei der Chininamblyopie (mehr oder weniger regelmäßige periphere Gesichtsfeldbeschränkung), ein Fall dagegen weist zentrale Skotome auf (Klin. Monatsbl. 58). Ein Fall war noch bemerkenswert, wo bei der beginnenden Restitution gewisser Gesichtsfeldpartien nach längerer Püfung des allerdings sehr hinfälligen Kranken der Gesichtsfeldausfall wieder zunahm, wohl als Ermüdungserscheinung der noch sehr geringen labilen Netzhautfunktion.

Bemerkenswert ist auch in diesem Falle die Gelegenheit, die Uhthoff hatte, einen ausgesprochen pathologischen Augenspiegelbefund bei Optochinamblyopie anatomisch zu kontrollieren. Derselbe fand in einer ödematösen Durchtränkung und Schwellung der Papille und der angrenzenden Retina seine Erklärung.

Neuerdings hat Uhthoff (Klin. Monatsblätter f. Augenheilkunde. 57. S. 14) den ca. 50 Fällen von Optochinamblyopie 3 weitere hinzugefügt, die sich dadurch von den bisherigen Mitteilungen unterscheiden, daß der Spiegelbefund normal war und das Gesichtsfeld außer konzentrischer Einschränkung zentrales Skotom aufwies. Der erste Fall, der zur Sektion kam, zeigte Marchidegeneration des Sehnerven, also eine direkte Optikusmarkfaserschädigung.

Das Optochinum basicum ist angeblich unschädlich.

Filix mas.

Eine der Chininamblyopie ähnliche Wirkung kommt der Filix-säure zu. Zumal, wenn das Anthelmintikum zusammen mit öligen Abführmitteln gegeben wird (Rizinus), scheint die Wirkung besonders deletär. Aber auch bei der Filixintoxikation scheinen wie beim Chinin individuelle Momente (Kachexie) eine wichtige Rolle zu spielen. Auch das Mittel selbst ist je nach der Ernte (Herbst) verschieden wirksam.

Aus den bisherigen Mitteilungen läßt sich sicheres über die Höhe der toxischen Dosis nicht entnehmen.

Katayama und Okamoto geben 32,5% Sehstörungen der gesamten Filixvergiftungen an, bei Hunden 35,7%.

Sidler-Huguenins aufsehenerregende Zusammenstellung ergab von 78 Fällen schwerer und mittelschwerer Fälle beim Menschen 12 Todesfälle und 33 Erblindungen, und zwar 18 doppelseitige und 15 einseitige, dazu 5 dauernde Herabsetzungen der Sehschärfe und mehrere (4mal) vorübergehende. Meist war das Gesichtsfeld mehr oder weniger total ergriffen, nicht in der Form des Zentralskotoms.

Doppelseitig tritt die Sehstörung etwa ebenso oft auf wie einseitig. Mit dem Augenspiegel sieht man Optikusatrophie mit scharfen Grenzen und ausgesprochener Gefäßbeteiligung.

Ein Sektionsbefund vom Menschen betreffs der Sehstörung scheint noch nicht zu existieren.

Die Tierexperimente sprechen dafür, daß in erster Linie wohl eine direkte Giftwirkung der Filixpräparate auf die optischen Leitungsbahnen und sodann auf die Ganglienzellen der Retina anzunehmen ist. In zweiter Linie aber kommen jedenfalls auch hier, wie bei Chininamblyopie, Zirkulations- und Gefäßschädigungen in Betracht.

Die Augenmuskeln zeigen keine Anomalien.

Cortex Granati (Pelletierin).

Eine der soeben geschilderten Filixintoxikation sehr ähnliche Vergiftung mit Cortex Granati scheint bisher nur einmal beobachtet zu sein (aus der Haabschen Klinik), doch verdient dieses Anthelminticum sowohl aus theoretischen wie praktischen Gründen in dieser Beziehung unsere Beachtung.

Secale cornutum (Ergotismus).
Sphacelotoxin (enthält Cholin), Ergotin, Cornutin, Sphacelinsäure.

Im Gegensatz zu den obengenannten Droguen bedingt der Ergotismus keine dauernden Sehstörungen oder Optikusschädigungen, obwohl Degenerationsveränderungen des peripheren und zentralen Nervensystems von Tuczek bekanntlich mehrfach nachgewiesen sind. Die Kataraktentwicklung, die dabei beobachtet ist, soll weiter unten (siehe infektiöse Intoxikationen) besprochen werden.

Atropin, Kokain und andere.

Von anderen pflanzlichen Heilmitteln, die zu Intoxikationen Veranlassung geben können, ist nicht viel Einfluß auf die Augen zu spüren.

Vom Atropin ist auch bei innerlicher Anwendung Pupillen- und Akkommodationslähmung zu erwähnen, nicht aber sind Optikusschädigungen zu melden. Wo Sehstörungen oder gar Erblindungen infolge Atropinintoxikation beobachtet sind, dürfte es sich erstens um Hyperopie gehandelt haben, wo durch Lähmung der Akkommodation das Sehen auch in der Ferne litt, oder ein latentes Glaukom dürfte durch die Atropinwirkung manifest geworden sein. Beachtenswert ist, daß auch vom Auge aus durch reichliche Verwendung des Medikamentes allgemeine Atropinintoxikation, zumal bei kleinen Kindern, erzeugt werden kann. Erythem des Kopfes, Herzklopfen, Trockenheit im Halse, Halluzinationen u. a. Lokal bedingt Atropin bei längerer Anwendung den konjunktivalen Atropinkatarrh. Ähnlich wirken die Atropinersatzmittel Hyoscin, Duboisin, Atroscin, Skopolamin u. a., und wo Atropin wegen Idiosynkrasie oder längeren Gebrauches nicht weiter vertragen wird, werden die Ersatzmittel meist auch nicht viel besser vertragen, immerhin ist ein Versuch mit ihnen dann angezeigt. Ähnlich wie Atropa Belladonna soll Datura Strammonium (Stechapfel) besonders auf die Pupille wirken, doch ist es darin von jenen verschieden, daß es imstande zu sein scheint, eine Intoxikationsamblyopie vom Typus der axialen Neuritis optici zu erzeugen, denn in anscheinend sicheren Fällen wurde beim Rauchen von Strammoniumzigaretten (gegen Asthma) zentrales Skotom mit freier Peripherie gefunden.

Das Kokain (Erythroxylon Coca) zeichnet sich ebenso wie seine massenhaften Ersatzmittel, durch die anästhesierende Wirkung auf Kornea und Konjunktiva aus. Zugleich hat es aber ausgesprochene sympathikusreizende Eigenschaften (Mydriasis, Lidspaltenerweiterung, Exophthalmus). Auf der Hornhaut läßt es durch Schädigung des Epithels Trübungen und Erosionen auftreten. Die den intraokularen Druck herabsetzende Wirkung kann bei latentem Glaukom in das Gegenteil umschlagen. Ist erstere durch die Anämisierung, so ist letzteres durch die Pupillenerweiterung bedingt. Leider teilen bei Glaukoma latens auch die Kokainersatzmittel diese fatale Eigenschaft oder aber stehen in anästhesierender Wirkung erheblich zurück.

Allgemeine Intoxikationserscheinungen können bei empfindlichen Menschen vom Konjunktivalsack aus ausgelöst werden, häufiger bei subkutaner oder subkonjunktivaler Applikation. Schädigung der optischen Leitungsbahnen gehört nicht zum Wirkungskreis des Kokains.

An die Mydriatika möchte ich einige pflanzliche **Miotika** anschließen: Eserin, Pilokarpin, Morphium u. a.

Abgesehen von der Wirkung auf Pupille und Akkommodation und die dadurch bedingten vorübergehenden Herabsetzungen der Sehschärfe, z. B. auch bei nukleären Linsentrübungen, ist eine Wirkung auf die optischen Leitungsbahnen nicht nachzuweisen.

Von Lupin, Coniin, Digitalin, u. a. ist zu sagen, daß durch sie dauernde Schädigungen weder an den optischen Leitungsbahnen noch an den äußeren oder inneren Augenmuskeln bedingt sind. Das Strychnin wurde bekanntlich früher und auch jetzt noch vielfach bei tabischen und anderen Optikusatrophien angewendet.

Uhthoff bemerkt dazu S. 135 Abs. 2: „Daß übrigens bei der Beurteilung einer therapeutischen Einwirkung des Strychnins auf das Auge und die Sehkraft die Suggestion eine außerordentliche Rolle spielt, ist sicher und davon habe ich mich wiederholt bei Patienten überzeugt, die eine jedesmalige ausgesprochene Besserung nach ein- oder doppelseitigen Injektionen in die Schläfe bestimmt behaupteten und wo es ganz gleichgültig war, ob Strychninlösung oder sterilisierte physiologische Kochsalzlösung benutzt wurde.“

Schließlich ist noch eine Reihe pflanzlicher Medikamente zu erwähnen, die ausgesprochene irritative Wirkung auf den vorderen Bulbusabschnitt auszuüben imstande sind. Im Vordergrunde steht hier die Paternoster- oder Jequiritybohne, deren wirksamer Bestandteil als Abrin durch Mazeration isoliert werden kann. Es bedingt Chemose, konjunktivale und ziliare Injektion und kann wesentlich zur Aufhellung von Hornhautnarben beitragen.

Ähnlich wirken Dionin, Peronin, Chrysarobin, Paraphenyldiamin (ein als Haarfärbemittel benutzter Nußextrakt), Podophyllin, Veratrin.

5. Tierische Arzneimittel.

Thyreoidin, Suprarenin und andere.

Von tierischen medikamentös verwandten Stoffen käme zunächst das Thyreoidin in Frage.

Auf Schädigungen der optischen Leitungsbahnen wurde Coppez durch die Beobachtung aufmerksam, daß ein Jagdhund, dem zwecks Abmagerung Thyreoidin gegeben war, fast erblindete, nach Aussetzen des Medikamentes aber das Sehen wieder erlangte. Auch beim Menschen wurden dann einige Fälle von axialer retrobulbärer Neuritis opt. mit zentralem Skotom ohne primären Augenspiegelbefund, ganz analog der Intoxikationsamblyopie durch Tabak und Alkohol beobachtet. $V : ^1/_{10}$. Die Sehstörung beginnt erst nach längerem Gebrauch des Mittels und tritt meist gleichzeitig mit Störungen des Allgemeinbefindens auf. Meist bessert sich das Sehen wieder nach Aussetzen des Mittels.

Dieser letzte Umstand scheint mir von besonders praktischem Wert, indem der Schaden, wo er nur rechtzeitig betreffs der Ätiologie erkannt wird, nicht irreparabel ist.

Ob auch andere Schilddrüsenpräparate solche Wirkung haben können, ist zur Zeit noch nicht bekannt, doch empfiehlt es sich bei allen solchen Versuchen mit wirksamen Medikamenten, die Augen aufs Sorgfältigste zu überwachen, da der Sehnerv und die Netzhaut, in anderen Fällen der Augenbewegungsapparat das empfindlichste Reagens auf verschiedene Noxen darstellt.

Eine zweite Gruppe tierischer Medikamente stellen die Nebennieren-präparate dar: Suprarenin, Atrabilin, Adrenalin. Ihre Wirkung ist in erster Linie eine anämisierende, indem sie auf dem Wege der Sympathikus-irritation Gefäßverengerung bedingen, also auch lokal vom Auge als Sympathikusreizmittel bei fraglichen Sympathikusparesen (ähnlich dem Kokain) verwendet werden können. Anästhesierend wirken die Nebennierenpräparate selbst nicht, doch scheinen sie diese Wirkung des Kokains in günstiger Weise zu unterstützen. Die gefäßverengernde Wirkung kann bei intensiver Anwendung auch Iris und Corp. cil. beeinflussen, doch folgt der Kontraktion später oft eklatante Gefäßerweiterung — dem Reiz die Lähmung —, so daß bei therapeutischer Verwendung, z. B. bei hämorrhagischem Glaukom, größte Vorsicht angebracht ist. Außer Sympathikusreizung, die bei Allgemeinintoxikation doppelseitig ist, scheinen ungünstige Wirkungen auf das Auge nicht beobachtet zu sein.

III. Gewerbliche Intoxikationen.

Blei.

Die häufigste und ernsteste gewerbliche Intoxikation, welche imstande ist, die Augen in Mitleidenschaft zu ziehen, ist zweifellos das Blei.

Geschädigt werden:

1. Der Optikusstamm, und zwar direkt oder durch Vermittlung der erkrankten örtlichen Blutgefäße.
2. Die zentralen optischen Leitungsbahnen auf dieselbe zweierlei Weise (direkt oder durch Blutgefäßerkrankung).

    3. Die optischen Leitungsbahnen durch allgemeine Arteriosklerose und Nephritis.

    4. Die motorischen Nerven.

Die Sehnervenstämme können sowohl akut und subakut als auch chronisch, und zwar partiell und total erkranken. Ein Zehntel solcher Fälle aber endigt mit doppelseitiger Erblindung, viele führen zu hochgradigen doppelseitigen Sehstörungen. Der Augenspiegelbefund zeigt in einem Drittel aller Fälle von Sehstörungen eine doppelseitige Neuritis opt. intraocularis, fast ebenso oft neuritische oder temporale Atrophie, in einem Zehntel aller Fälle Neuroretinitis und fast ebenso oft Hyperämie der Papillen, etwas weniger häufig Stauungspapille, ein Zehntel aller Fälle zeigt normalen Augenhintergrund.

Häufig sind Alterationen der Blutgefäße des Fundus oculi, Wandverdickungen, Kaliberirregularitäten u. dgl. Retinalveränderungen, auch ohne Papillitis und ohne daß Nephritis bestände, finden sich in Form von kleinen weißlichen Herden und Blutungen in der Macula lutea (ähnlich der diabetischen) in seltenen Fällen.

Das Gesichtsfeld zeigt am häufigsten mehr oder weniger regelmäßige periphere Einschränkung, in selteneren Fällen das typische zentrale Skotom mit freier Peripherie, doch ist die Sehstörung sehr viel intensiver als bei der Tabakamblyopie, indem das zentrale Skotom größer und absoluter ist (ähnlich der hereditären Neuritis opt. retrobulb.). Nicht so selten sind hemianopische Störungen homonymen — selten heteronymen — Charakters.

Da alle die genannten Störungen doppelseitig sind, so ergibt sich, daß wir bei einseitigen Sehstörungen die Bleiintoxikation ätiologisch nicht zu berücksichtigen brauchen.

Die anatomischen Untersuchungen haben entsprechend den klinischen Erscheinungsformen der Sehstörungen interstitiell neuritische und perineuritische Prozesse mit Wucherungen des interstitiellen Gewebes und Verdickung der Sehnervenscheiden ergeben. Ferner fanden sich ausgesprochene Gefäßalterationen: Hyaline Degeneration der Optikus-, Retinal- und Chorioidealgefäße, einschließlich der Kapillaren, Endarteriitis, Perivaskulitis. Drittens müssen wir aber auch eine direkt schädigende Wirkung des Giftes auf die nervöse Substanz selbst (Nervenzellen und Fasern) annehmen.

Eine durch Encephalopathia saturnina bedingte Hemianopsia homonyma kann also durch toxische Wirkung des Bleies auf die Nervenzellen der Hirnrinde, sie kann ferner durch arteriosklerotische Thrombose oder Apoplexie in der inneren Kapsel, sie kann endlich durch basiläre Perineuritis des Tractus opt. bedingt sein. Ebenso können die Retinal- und Optikusläsionen auf verschiedene Weise anatomisch zustande kommen. Da das Blei nun auch mit Vorliebe Nephritis und Schrumpfniere bedingt, so können auch alle zu diesen Nierenschädigungen gehörenden Augenstörungen in letzter Instanz auf Blei zurückzuführen sein (Retinitis alb., Neuritis opt., urämische Amaurose usw.).

Die Pupillenstörungen hängen ab von der Intensität und Lokalisation der Schädigung der optischen Leitungsbahn, haben also nichts Charakteristisches an sich, dienen aber ihrerseits zur Lokalisation der Noxe.

Störungen im Bereich der äußeren Augenmuskeln sind selten. Der Abduzens ist — meist doppelseitig — gelähmt, noch seltener der Okulomotorius mit oder ohne Ophthalmoplegia int. Noch seltener Kombination von beiden. Auch für diese motorischen Nerven wird periphere Neuritis wie zentrale Ursachen (Blutungen u. dgl.) angeschuldigt.

Die Berufe, die den Bleischädigungen ausgesetzt sind, sind: Arbeiter in Bleiweiß- und Luxuspapierfabriken, Maler und Anstreicher, Ofenkachelglasierer, Schriftgießer und -setzer, Lackierer, Farbenreiber, Töpfer. Auch sollen bleihaltige Haarfärbemittel und Puder, Wäsche und Emplastrum plumbi Sehstörungen ausgelöst haben, während solche bei Bleiprojektilen, auch wenn sie lange im Körper verweilt haben, nicht sicher nachgewiesen ist, neuerdings aber wieder behauptet werden.

„Durchweg zeigen sich bei den Kranken mit Augenstörungen auch andere Symptome der Bleivergiftung (Bleikolik, Arthralgien, Encephalopathia saturnina, Epilepsie, Lähmungen, Bleisaum, Anämie, Kachexie, Nephritis usw.)." Uhthoff S. 30.

Schwefelkohlenstoff.

Seltener — in neuerer Zeit durch Verbesserung der hygienischen Einrichtungen noch weniger häufig — wird das Auge durch die Dämpfe des CS_2 geschädigt. In Frage kommen in erster Linie Kautschukarbeiter in den Fabrikräumen. Die Intoxikation manifestiert sich in einer akuten und in einer chronischen Form der axialen retrobulbären Neuritis opt. mit leichten papillitischen Veränderungen am Sehnerveneintritt, Zentralskotom und freier Peripherie, ähnlich der Alkoholamblyopie, nur mit dem Unterschied, daß die Skotome größer und absolut sind, jedenfalls mehr intensive Schädigungen darstellen. Völlige Erblindungen werden also durch CS_2 nicht bedingt. Die temporale Abblassung stellt einen Folgezustand der Neuritis opt. axialis dar.

Das Gefäßsystem wird nicht in der Weise in Mitleidenschaft gezogen wie beim Blei; überhaupt ist die Wirkung des CS_2 eine eindeutige, analog dem Alkohol, nur erheblich intensiver.

„Durchweg fanden sich mit den Sehstörungen allgemeine Intoxikationserscheinungen (Schwäche der Extremitäten, Sensibilitätsstörungen, Kopfschmerzen, Erbrechen, Aufregungszustände, Schwindel, gelegentlich auch Herabsetzung des Geruches, Gehöres und des Geschmackes. Eine multiple periphere Neuritis kann sich gelegentlich mit den Sehstörungen bei CS_2-Vergiftungen vergesellschaften, jedoch ist das scheinbar nur selten beobachtet, während periphere multiple Neuritis ohne Sehstörungen häufiger beschrieben wurde.

Auf die vorkommende Auslösung hysterischer Erscheinungen durch CS_2 weist besonders P. Marie hin, und ist dieselbe auch zum Teil wohl, wie oben erwähnt, gelegentlich für die beobachtete periphere Gesichtsfeldbeschränkung verantwortlich zu machen" (Uhthoff).

Von sonstigen Schwefelverbindungen ist zu erwähnen, daß Schwefelwasserstoff bei Latrinenarbeitern, Chemikern, vielleicht auch bei Autointoxikationen eine heftige Konjunktivitis bedingen kann, vergesellschaftet oft mit Reizerscheinungen in den oberen Respirationsorganen.

Infolge Vergiftung mit Schwefelsäure, H_2SO_4, sah Wernicke eine Polioencephalitis superior mit Neuritis optici und Retinalblutungen. Nach Verätzungen der Augen durch mehr oder weniger verdünnte Säuren, besonders HCl, ist neuerdings Starbildung beobachtet worden.

Anilin (Nitro-(dinitro-)amido-benzol).

Betroffen werden die Arbeiter in Anilin-, Roburit- und Sekuritfabriken sowie Bergleute, die mit diesen Sprengstoffen zu tun haben. In vereinzelten Fällen ist eine periphere Optikusschädigung beobachtet mit konzentrischer Gesichtsfeldeinengung, selten mit Zentralskotom, das Nieden auf eine Zirkulationsanomalie infolge einer ausgesprochenen Innervationsstörung des Herzens und des gesamten Gefäßapparates bis auf die kleinsten Kapillaren mit mangelhafter Kontraktionskraft der Gefäßwände und Überfüllung des Venensystems mit seröser Durchtränkung des Optikus bezieht.

Bei Anilinarbeitern ist ferner eine gelblichbräunliche Verfärbung der im inneren Lidspaltenbereich befindlichen Teile der Horn- und Bindehaut beobachtet, die Senn durch die aus der heißen Färbflüssigkeit (Anilinschwarz) aufsteigenden Dämpfe erklärt.

Kohlenoxyd, Leuchtgas, Grubengas.

Die schädigende Noxe scheint auch in den zwei letztgenannten Gasen durch das CO gegeben zu sein.

An den Augen ist beobachtet: Hyperämie des Optikus, Netzhautblutungen und einige Augenmuskellähmungen, die wohl durch Blutaustritte im Kerngebiet zu erklären sind, öfter Hemianopsie (auch doppelseitige), Herpes zoster ophthalm. (Blutung in Ggl. Gasseri?), Protrusio bulbi und Nystagmus.

Naphtalin und Naphthol.

Das Naphthalin wurde vielfach in Tierexperimenten verwendet und durch Fütterung per os, z. B. bei Kaninchen, Katarakt- und Chorioretinitis erzeugt.

Beim Menschen waren bis vor kurzem bei Naphthalinarbeitern nur oberflächliche Hornhautveränderungen im Lidspaltenbereich beobachtet: punktförmige Trübungen und kleine Bläschen.

1901 hat van der Hoeve (Arch. f. Ophtplm. LIII. 1) Retinalveränderungen nach β-Naphtholgebrauch beim Menschen beschrieben, in einem Falle auch Linsentrübungen.

Indes haben größere Untersuchungsreihen in den betreffenden Fabriken nichts ergeben, was für eine Schädigung des Sehorganes durch das Naphthol spricht, ebensowenig bei Desinfizierung der Kleider durch das Mittel.

Pflanzenhärchen und ätherische Öle.

In gewissem Sinne als gewerbliche Schädigung können auch die äußeren Augenentzündungen angesprochen werden, die sich bei Gärtnern, Blumen- und Obsthändlern finden, die mit Primulaceen, Hyazinthen u. a. zu tun haben. Teils sind hier feine Pflanzenhärchen, teils ätherische Öle verantwortlich gemacht worden, teils handelt es sich wohl um Raupenhaarverletzungen. Ferner sind Milben des Zwiebelstaubes angeschuldigt worden (Ophthalmia nodosa = Pseudotuberkulose der Konjunktiva und der Iris). Es handelt sich meist um heftige Konjunktivitis, eventuell mit Iritis. Oft findet sich gleichzeitig Ekzem der Finger und Hände.

IV. Autointoxikationen.

An die ektogenen Intoxikationen mag sich eine kurze Besprechung der Autointoxikationen anschließen:

Die Autointoxikationen sind nach Uhthoff S. 145 zu trennen in:

I. Intestinale oder enterogene,

    a) bedingt durch krankhafte Affektionen des Digestionstraktus, welche zu abnormen Gärungs- und Zersetzungsvorgängen führen;

    b) durch abnorme Veränderungen, welche durch Anwesenheit von Darmparasiten (Helminthiasis usw.) bedingt sind.

II. In histiogene,

    a) bedingt durch Produkte des eigenen Stoffwechsels (Diabetes, Gicht, Urämie, Karzinom, Chlorose, Gravidität, Puerperium, Laktation usw.);

b) durch unzureichende physiologische Entgiftung des Körpers infolge Erkrankung gewisser Organe (Schilddrüse, Nebennieren, Leber (mit Galle), Hypophysis, Epithelkörper.

Im ganzen bieten die Autointoxikationen, den ektogenen Vergiftungen gegenüber, seltener Anlaß zu ausgesprochenen Optikus- und Retinalaffektionen. Es sind in dieser Hinsicht die Beobachtungen aus der früheren, vorophthalmoskopischen Zeit unsicher und unkontrollierbar und auch die Mitteilungen der späteren Zeit halten oft der Kritik nicht stand.

Immerhin bestehen hier wesentliche Unterschiede zwischen der sog. intestinalen und der histiogenen Autointoxikation. Während bei der letzteren Form Optikus- und Retinalaffektionen doch zu verzeichnen sind, ist dies bei der intestinalen fast gar nicht der Fall, sondern hier ist der Bewegungsapparat des Auges (speziell die innere Augenmuskulatur) schon häufig mitbetroffen. Auch sind vielleicht gewisse Formen der Uveïtis (Iridozyklitis und Chorioretinitis) hierdurch zu erklären.

Auch auf diesem Gebiet zeigt sich die Tatsache, daß bei den histiogenen Autointoxikationen, wo der Optikus in Mitleidenschaft gezogen wird, ebenfalls gelegentlich multiple periphere Neuritis zur Beobachtung kommt, während das bei der intestinalen Form fast gar nicht der Fall ist.

V. Infektiöse Intoxikationen.

In dem obigen Schema der Autointoxikationen war unter 1 a schon die Rede von „abnormen Gärungs- und Zersetzungsvorgängen". Solche können wohl einerseits durch thermische oder chemische Noxen bedingt sein, indem vielleicht zu kalter Trank, Genuß verschiedenster nicht zueinander passender Speisen Gastroenteritis erzeugt. Häufiger sind sie aber andererseits wohl infektiöser Natur, indem dieser oder jener geformte Gärungs- oder Zersetzungserreger die Ursache abgibt.

Als Prototyp kann der **Botulismus** gelten: Das Wesentliche ist am Botulismus das, daß ein Mikroorganismus, der Bacillus botulinus (1895 Ermengen), in der Wurst u. a. ein leicht zersetzliches Toxin (von Brieger isoliert) erzeugt, welches die Vergiftungserscheinungen bedingt. Magendarmsymptome können dabei — gegenüber der Fleischvergiftung (s. unten) — völlig fehlen, treten oft durchaus in den Hintergrund. Charakteristisch sind dagegen sekretorische und motorische Schädigungen: Trockenheit der Haut und Schleimhäute, besonders des Mundes, Schlundes und Kehlkopfes, Fehlen der Speichel- und Schweißsekretion, Versiegen der Tränen. Nur die Harnabsonderung ist nicht vermindert.

An den Augen finden wir aber recht charakteristische Veränderungen: Akkommodationslähmung, meist aber kombiniert mit Pupillenstörungen, also das Bild der doppelseitigen Ophthalmoplegia interna, öfter auch das der Ophthalmoplegia externa oder totalis, auch wohl doppelseitige Ptosis ohne sonstige Lähmungen. Die optischen Leitungsbahnen bleiben verschont; wo Sehstörungen beobachtet sind, handelte es sich wahrscheinlich um die Ausschaltung einer Selbstkorrektion der Hyperopie durch die Akkommodation. Oft gesellen sich dazu dann Schädigungen des Hypoglossus und Glossopharyngeus, die klinisch ihren Ausdruck in Schlingbeschwerden und Sprachstörungen finden. Fieber besteht dabei nicht, kann aber natürlich bei Lungenkomplikationen (Schluckpneumonie) oder akzidentelle Infektion (Diphtherie) auftreten. Bemerkenswert ist, daß die Nahrungsmittel, nicht nur Wurst, sondern auch Käse, Pasteten, Schinken, Speck, Fisch und Gemüse (Bohnensalat), durchaus keinen üblen oder gar übelriechenden Eindruck zu machen brauchen, und daß sie nur ganz partiell vergiftet sein können, so daß jemand, der nur eine Scheibe der verdorbenen Stelle gegessen hat, schwer erkranken kann, aber ein anderer, der eine große Menge derselben Wurst zu sich genommen, aber gerade eine gute Stelle bekommen hat, gesund bleiben kann. Kochen vernichtet sowohl die Bazillen wie die Toxine. Demgegenüber zeichnet sich die **Fleischvergiftung,** bedingt durch den Bacillus enteridis (Gärtner), durch den Bacillus paratyphi B (Bollinger), sowie die Mikroben der Proteusgruppe resp. die durch diese Mikroorganismen bedingten Eiweißzersetzungen, dadurch aus, daß gastroenteritische, choleriforme und typhoide, ferner nervöse Störungen auftreten.

Die Gastroenteritis manifestiert sich in Übelkeit, Erbrechen, Leibschmerzen und Durchfällen, die choleriformen und typhoiden Störungen gleichen ganz denen, nach denen sie benannt sind, die nervösen Störungen bestehen in Sensibilitätsstörungen, Bewußtseinstrübung, Schling-, Schluck- und Sprachlähmung und Sekretionsstörungen, Asthma und Herzstörungen, Urinverhaltung und Stuhlverstopfung.

Übrigens ist noch nicht sicher entschieden, ob sich solche Toxalbumine nicht auch ohne bakterielle Hilfe durch chronischen Abbau sozusagen spontan bilden können (Peptotoxin? Leichenalkaloide? Ptomaine?).

Nicht zusammenzuwerfen sind diese infektiösen Intoxikationen — Wurst- und Fleischvergiftung — mit den **Vergiftungen durch Fische,** die intra vitam physiologischerweise Gifte in sich beherbergen (Ichthyotoxin der Muräniden), das Gift von Trachinus Draco (Petermännchen), das Gift der Barbe (Cyprinus Barbus), das Gift der Tetrodonten (Igelfische, Stachelbäuche), endlich das einiger Makrelenarten und der russischen Salzfische.

Pupillenerweiterungen sind auch bei diesen (nicht infektiösen) Intoxikationen beobachtet worden.

Eine andere Ursache haben ferner Idiosynkrasien gegen gewisse Fische, wie sie sich gelegentlich bei Kindern, aber auch bei Erwachsenen finden. So kann ein mir bekannter Kollege Fische nur von einer gewissen Größe an vertragen, kleine Fische dagegen (Sardinen, Sardellen u. a.) machen ihm Gastroenteritis. So bekommen manche Kinder auf Fischgenuß hin Lidschwellungen, abundantes Tränenfließen, angioneurotische und urtikariaartige Schwellungen der Augenlider, ähnlich denen bei Idiosynkrasien gegen Erdbeeren u. ä.

Ergotismus: Durch einen Pilz — Claviceps purpurea — wird der Roggen in einer Weise verändert, daß durch den Genuß des Mehles in Form von Brot chronische Erkrankungen endemisch auftreten, die mit Krämpfen und Gangrän der Extremitäten einhergehen. Welches das wirksame Prinzip darstellt, ist immer noch strittig.

Die einzige Augenkomplikation, die bei dem Ergotismus beobachtet wird, ist die **Linsentrübung.** Durch therapeutische Anwendung des Mutterkornes scheint diese Affektion nicht hervorgerufen zu sein, wohl aber durch die meist in Rußland beobachteten Epidemien infolge Verwendung verdorbenen Getreides.

Die Deutung suchen wir heutzutage in intoxikativer Wirkung auf Linsenfasern und Linsenepithelien.

Sehr interessant ist in dieser Hinsicht die weitgehende Ähnlichkeit mit der **Tetanie,** die von einigen Autoren geradezu für eine chronische Form des Ergotismus gehalten wird und auch zu Kataraktbildung führen kann.

Ähnlich scheinen die Verhältnisse bei der chronischen Vergiftung durch verdorbenen **Mais (Maidismus, Pellagra)** zu liegen, doch treten die Augenkomplikationen hier offenbar an Bedeutung sehr zurück.

Einleitende Gedanken über Infektionserkrankungen.

Zu den infektiösen Intoxikationen kann man die Diphtherie rechnen, wie ja überhaupt viele Infektionen (vielleicht die meisten) weniger durch Infektionserreger selbst als durch die von ihnen produzierten Gifte wirken (s. unten).

Es ist indes durchaus nicht nötig, daß jeder Infektionserreger durch Giftbildung — toxisch — wirkt, so könnte er auch analog einem makroskopischen Parasiten, z. B. der Taenia, durch Nahrungsentziehung schädigend einwirken. Aber schon bei solchen makroskopischen Parasiten haben wir vermutlich auch mit intoxikativen Einflüssen zu rechnen, z. B. bei der Anchylostomiasis und anderen Darm- und Leberparasiten, die vielleicht Blutgifte produzieren und zu Zerstörung besonders der roten Blutkörperchen Veranlassung geben. Haben wir hier Beispiele von allgemein intoxikativer Wirkung vor uns, so ist der Cysticercus cellulosae im Auge ein Beispiel für lokal entzündliche Wirkung. Handelt es sich in diesen beiden Beispielen zunächst um Stoffwechselprodukte (Abscheidungen) der Parasiten, so fallen diese Wirkungen bei Abtötung eines Zystizerkus fort und führen nach Abtötung der Darmparasiten zu deren Ausstoßung. Möglich ist indes auch, daß der tote Parasit noch dadurch, daß er der Resorption verfällt, Intoxikationserscheinungen bedingt wie ja auch nicht jeder abgetötete oder abgestorbene Zystizerkus im Auge vertragen wird, sondern Iridozyklitis bedingen kann.

Abgesehen' erstens von der Nahrungsentziehung durch den Parasiten, zweitens von der lokalen oder allgemeinen Intoxikation des Wirtes durch giftige Stoffwechselprodukte des lebenden Parasiten, abgesehen drittens von Intoxikationserscheinungen (lokaler oder allgemeiner Natur), die durch die Auflösung des toten Parasiten entstehen können, kommen endlich noch solche Gifte in Frage, die einer spezifischen Wirkung des Parasiten auf die zugeführte Nahrung ihre Entstehung verdanken. Diese Nahrungszersetzung kann innerhalb des Wirtes stattfinden (intestinale Autointoxikationen u. a.), sie kann auch schon außerhalb des Digestionstraktus des Wirtes geschehen sein (Botulismus u. a.). Der Zersetzungserreger kann dabei durch Hitze abgetötet sein, wie z. B. beim Ergotismus, wobei die Infektion also nicht den menschlichen Organismus, sondern das Roggenkorn betroffen hat, der Mensch durch die aus dem Roggenkorn durch den Pilz gebildeten Gifte erkrankt. Der Zersetzungserreger kann aber auch lebend mit in den Magen usw. gelangen, so daß dann eine infektiöse Intoxikation im engeren Sinne vorliegt.

So haben wir bei der Diphtherie zunächst mit einer lokaltoxischen Wirkung zu rechnen, welche in der Abtötung z. B. des Korneaepithels besteht, diese Gifte wirken zugleich entzündungserregend, indem oft eine sehr lebhafte Reaktion des Auges eintritt: eitrige Keratitis mit Iritis, Neuritis optici usw. Abgesehen von der lokalen Wirkung kommt der Diphtherie aber auch eine Allgemeinwirkung zu: Fieber, zerebrale Zustände usw.; drittens gelangen bei der Diphtherie Gifte zur Bildung, die oft erst nach einigen Wochen ihre Wirksamkeit entfalten: die nervösen Nachkrankheiten (postinfektiöse Intoxikation).

Bei diesen Überlegungen ist bisher nur berücksichtigt worden, auf welche Weise ein Parasit (von mikro- oder makroskopischen Dimensionen) seinem Wirt schädlich wird. Daß er außerdem Stoffe produziert oder deren Produktion durch seinen Wirt veranlaßt, die ihm selbst schädlich sind, ist eine Tatsache, die der passiven Immunisierung zugrunde liegt; daß ein toter Mikroorganismus oder seine chemischen Bestandteile einem lebenden der gleichen Art schädlich werden können, liegt der aktiven Immunisierung und der Vakzination zugrunde und soll hier nur kurz erwähnt werden.

Fassen wir das Karzinom als eine Infektionskrankheit auf, so liegen die Verhältnisse hier noch komplizierter: Im fortgeschrittenen Stadium dieser Krankheit wird lebendes Gewebe des Wirtes durch die malignen Wucherungen erdrückt und abgetötet, zum Teil wohl mechanisch, zum Teil chemisch. Auch die Krebsnester selbst zerfallen in sich. Auch ohne daß eine sekundäre Infektion stattzufinden braucht, z. B. bei Ovarialkarzinom, kann es durch Resorption der zerfallenen Massen zur Autointoxikation kommen, die wir Kachexie nennen und die öfter mit charakteristischen Augensymptomen einhergehen, Retina toxica, Neuritis optici retrobulbaris. Daß es sich hier um spezifische Giftwirkung handelt, geht auch daraus hervor, daß die psychischen Störungen oft recht charakteristische sind: Depression, Verfolgungs- und Vergiftungsideen, während im Gegensatz dazu bei der tuberkulösen Kachexie meist Euphorie besteht. Verständlich ist dieses, wenn wir annehmen, daß größere Mengen abgestorbener Karzinommassen zur Resorption gelangen oder daß die Gewebe des Wirtes in spezifischer Weise durch die Parasiten zersetzt und dann aufgesogen werden, dabei kann es auch nicht gleichgültig sein, welches Organ abgetötet oder aufgesogen wird.

Dieses sind etwa die verschiedenen Möglichkeiten, wie die ohne, mit und nach Infektionen zustande kommenden Intoxikationen erklärt werden können. In vielen Fällen ist noch wenig Klarheit geschaffen, welcher Modus in erster Linie Berücksichtigung verdient. Auch wechseln unsere Auffassungen noch sehr: War man bis vor kurzem der Meinung, daß Tabes und Paralyse postinfektiöse Intoxikationen darstellten, so ist man durch die Spirochätenbefunde bei diesen Krankheiten zu der Ansicht gekommen, daß es sich wohl bei ihnen um echte Spirochätenwirkung, d. h. vermutlich um Spirochätentoxine handelt.

Glaubte man früher, daß die Scharlach- und Masernkonjunktivitis toxisch sei, so liegt in Anbetracht der durch Gonokokken bedingten Subconjunctivitis metastatica der Gedanke nahe, daß es sich auch bei jenen um bakterielle Wirkungen handeln möge. Ob nur die lebendigen Tuberkelbazillen imstande sind, tuberkulöse Erkrankungen zu bedingen, ob nicht auch abgestorbene oder getötete oder zerstückelte oder gar aufgelöste Bazillen gewisse tuberkulöse Affektionen (Tuberkulide?) bedingen können, wird noch diskutiert. Der Vergleich mit der Ophthalmia nodosa (Raupenhaarkonjunktivitis und -iritis) scheint mir für die Möglichkeit einer Wirksamkeit toter Bazillen zu sprechen, die toxische Entstehung gewisser Tuberkulide wird von den Dermatologen zum Teil angenommen.

Diese Erwägungen seien der Darstellung der Infektionen vorangeschickt. Bei den einzelnen Krankheiten ist, soweit dies bisher bekannt ist, darzulegen, wie wir uns die Wirkung der Infektion vorzustellen haben.

B. Infektionen.

Tuberkulose.

Die wichtigste Infektionsquelle für viele Augenkrankheiten ist ohne Zweifel die Tuberkulose, der höchstens die Syphilis an Bedeutung gleichkommen kann. Geographisch ist die Ätiologie vieler Krankheiten ganz gewiß sehr verschieden, und für Schleswig-Holstein muß ich ohne weiteres der Tuberkulose eine größere Bedeutung für viele Augenkrankheiten zusprechen als z. B. für Breslau, wo ich acht Jahre lang ein etwa gleichgroßes Krankenmaterial gesehen habe, obwohl wir in Kiel keinen Mangel an Syphilis haben.

Legt man allerdings den exaktesten Maßstab an die ätiologische Diagnose, verlangt man den Nachweis der säurefesten Bazillen, des anatomischen Baues und des positiven Tierexperimentes mit nachfolgender anatomischer Untersuchung und Bazillennachweis, so ist diesem Verlangen bisher noch nicht in ausreichendem Maße zu entsprechen. Ich glaube aber auch, daß dieses zuweit geht, wenn man berücksichtigt, daß nicht nur eine bazilläre Tuberkulose, sondern eine toxische in gewissen Formen vorzuliegen scheint, oder daß tote und sich nicht mehr recht färbende Bazillen oder Bazillensplitter Krankheitsbilder bedingen können, deren Übertragbarkeit, zumal auf das Tier, gering sein kann.

Man muß dann schon, wie es jetzt immer mehr Methode wird, mit Affen experimentieren, und selbst da würden negative Resultate sehr wenig beweisen. Oft aber wird uns nach der klinischen Lage der Dinge eine anatomische und experimentelle Untersuchung ganz unmöglich sein, und doch ist es sehr wünschenswert, auch in solchen Fällen zu einer gewissen Ansicht zu kommen, und da glaube ich, folgendes sagen zu können:

Wenn wir bei einem Patienten eine Iritis konstatieren, bei dem wir sonst bei sorgfältigster Untersuchung des gesamten Körpers und mit Berücksichtigung der gesamten persönlichen und familiären Anamnese nichts finden, reagiert er jedoch auf eine geringe Dosis Alttuberkulin vielleicht nur allgemein ohne örtliche Reaktion, so müssen wir versuchen, diese beiden klinischen Tatsachen in Verbindung zu setzen oder zum mindesten müssen wir sagen, das einzige, was wir bei dem Patienten finden, ist eine hohe Empfindlichkeit gegen Tuberkulin. Seine Iritis kann natürlich eine andere Ursache haben, aber diese kennen wir nicht. Nun ist ja ohne weiteres zuzugeben, daß sich eine hohe Tuberkulinempfindlichkeit bei vielen Menschen findet, die nie an Iritis gelitten haben, dies beweist aber nur, daß eine latente Tuberkulose nicht immer die Iris in Mitleidenschaft zu ziehen braucht, was ja selbstverständlich ist. Der Umstand, daß es Menschen gibt, auch solche mit Iritis, die auf 10 mg Alttuberkulin gar nicht reagieren — obwohl sie im guten Kräftezustand noch sehr wohl reaktionsfähig wären — spricht doch dafür, daß nicht alle Menschen tuberkulös sind. Sie können es natürlich gewesen sein, wenn sie aber jetzt in der Zeit, wo sie eine frische Iritis zeigen, auch auf sehr hohe Dosen Alttuberkulin nicht reagieren, so würde ich doch eine andere Ätiologie als die tuberkulöse für wahrscheinlich halten. Finden wir aber bei einem sonst gesunden Menschen für eine Iritis sonst gar keine andere Ursache und nur diese Tuberkulinempfindlichkeit, so müssen wir entweder sagen, wir finden keine Ursache für eine Iritis, oder aber es besteht nach dem momentanen Stand der Wissenschaft nur die Möglichkeit einer tuberkulösen Ätiologie.

Daß sich diese Ansichten sehr schnell ändern können, wenn andere als die bekannten Ätiologien erkannt werden, ist ohne weiteres zuzugeben (latente Gonorrhöe).

Nun reagieren viele solcher Fälle, z. B von Knötcheniritis, auch lokal durch stärkere Reizung bei den Injektionen. Durch Tuberkelbazilleninjektionen in die Blutbahn hat man bei Tieren verschiedene typische Krankheitsbilder erzeugt, in einer Reihe von Fällen hat eine Tuberkulinbehandlung so überraschende Heilungen erzeugt, daß auch ein kritischer Geist sich der Macht der klinischen Erfahrungstatsachen beugen muß. Alles dieses scheint mir dafür zu sprechen, daß die Ätiologie vieler Augenkrankheiten sehr oft auf dem Gebiet der Tuberkulose zu suchen ist Dieses Gebiet erweitert sich noch, wenn wir die Skrofulose heranziehen. Doch soll darüber unten gesprochen werden

Eng mit der Bedeutung oder der Häufigkeit der tuberkulösen Ätiologie hängt die Frage nach dem primären oder sekundären Charakter einer Augenkrankheit zusammen. Eine tuberkulöse Konjunktivalerkrankung wird man wohl bei einem sonst gesunden Menschen für primär und ektogen halten, zumal wenn ihm, wie jenem Arbeiter, ein Fremdkörper ins Auge geflogen, von seinem tuberkulösen Vater aber mit Hilfe des infizierten Taschentuches herausgewischt war, und wenn sich dann nach einigen Wochen an dieser Stelle ein Tuberkulom entwickelte. Sitzt das Knötchen aber in der Iris, so steht man vor der Wahl, anzunehmen, daß die Tuberkelbazillen — an Toxine wird man ja in solchen Fällen weniger denken — durch die intakte Konjunktiva oder Sklera hindurch bis in die Iris gelangt sind, was man den Raupenhaaren ohne weiteres zutraut, oder aber man wird nach einem Herd im Körper suchen. Findet man auch an den Lungen nichts mit den relativ groben Methoden der Perkussion und Auskultation, zeigt auch die Röntgenplatte nichts, so beweist das alles eigentlich nichts gegen die mögliche Annahme, daß doch irgendwo sich noch eine infizierte Lymphdrüse im Mesenterium, am Hilus pulmonum oder an anderer Stelle hätte finden lassen. Es läßt sich nicht leugnen, daß wir mit einer gewissen Willkür dem einen Mikroorganismus die Fähigkeit zusprechen, intakte Gewebe zu durchdringen, dem andern nicht. Gewiß sprechen die klinischen Erfahrungen bisweilen für diese oder jene Auffassung. Was aber gerade den Tuberkelbazillus anbetrifft, so müssen wir, meine ich, zunächst die Möglichkeit zugeben, daß er auch die intakte Haut oder zum mindesten die intakte Schleimhaut durchdringen kann. Können wir, wie bei den Raupenhaaren, die Widerhaken direkt sehen, so erleichtert uns dieses die Vorstellung der mechanischen Bedingungen allerdings wesentlich. Wo wir solches nicht ohne weiteres sehen können, sollten wir die Möglichkeit nicht bestreiten, wenn gewisse Erfahrungen dafür sprechen, daß Tuberkulosensputum auf der intakten Haut eingerieben nur sehr geringe örtliche Reaktion, wohl aber eine Verkäsung der nächstgelegenen Lymphdrüsen bewirkt (Cornet 1900). Jedenfalls können (sagt Groenouw), „die Tuberkelbazillen in tiefer gelegene Körperorgane gelangen, ohne an ihrer Eintrittstelle Veränderungen zu erzeugen, oder die primären Veränderungen sind bereits abgeheilt, wenn der sekundäre Krankheitsherd in Erscheinung tritt. Selbst wenn sich bei der Sektion kein anderer tuberkulöser Herd im Körper findet, so beweist dies doch nicht mit Sicherheit, daß ein solcher nicht vorhanden war und nur wegen seiner Kleinheit übersehen wurde oder früher bestanden hat und jetzt ausgeheilt ist.‟

Wenn wir bei Groenouw lesen, daß Rokitansky unter 14000 Tuberkulosen niemals eine Augentuberkulose, Hirschberg eine solche unter 60 000 Augenkranken nur 12mal, Mules unter 30 000 nur 1mal, Kunz dagegen unter ebensoviel 23mal fand, so sind das Zahlen einer vergangenen Zeit.

Bei einer Frequenz von ca. 7000 Zugängen in der Kieler Augenklinik im Jahr wurden innerhalb eines Zeitraumes von sechs Jahren, also bei ca. 42 000 Augenkranken ca. 400 Tuberkulinkuren durchgeführt, während nur 300 Fälle auf Lues bezogen wurden. Natürlich ist die Zahl der tuberkulösen Augenkrankheiten wesentlich höher, da nicht sämtliche Fälle behandelt, viele nur beobachtet wurden, die Zahl würde sich ganz erheblich vergrößern, wenn man auch die Skrofulösen noch hinzuzählen würde. Dieser Wandel in unserer Auffassung über die Bedeutung der Tuberkulose für die Augenkrankheiten hat sich innerhalb der letzten 10 bis 20 Jahre besonders durch die Autorität Michels vollzogen.

Auf die **Einzelheiten der Diagnostik** soll hier nur insoweit eingegangen werden, als die Augentuberkulose Besonderheiten bietet.

Was zunächst den Nachweis der Bazillen im Schnitt anbetrifft, so ist derselbe oft sehr schwierig und Serien von 100 und mehr Schnitten kann man gelegentlich durchsuchen, ohne Bazillen zu finden. Axenfeld und Peppmüller haben 120 Schnitte vergeblich durchsucht, um dann in dem darauffolgenden die Bazillen zu finden. Aber auch ein völlig negativer Befund schließt die Möglichkeit nicht aus, daß die Bazillen aufgelöst sind oder ihre Färbbarkeit verloren haben.

Das Tierexperiment stellt man am besten in der Weise an, daß man das zu untersuchende Material in die Vorderkammer des Kaninchens bringt und eine Iridektomie hinzufügt, um eine Läsion der Iris zu setzen. Diese Vervollständigung der Technik scheint nicht unwesentlich. Gleichwohl fällt auch das in dieser Weise angestellte Tierexperiment oft negativ aus, ohne daß wir deshalb berechtigt wären, die tuberkulöse Ätiologie in Abrede zu stellen. Ja es sind Fälle bekannt, wo trotz positiven Bazillenbefundes das Tierexperiment negativ ausfiel.

Was das anatomische Bild anbetrifft, so war bis vor kurzem die Lehre von der tuberkulösen Struktur der Knötchen, d. h. ihre Zusammensetzung aus lymphoiden, epitheloiden und Riesenzellen eventuell mit Verkäsung die herrschende. Jetzt wissen wir, daß einerseits solche Bildungen sehr wohl auch ohne Tuberkelbazillen zustande kommen können, und zwar bei den verschiedenen Granulationsprozessen, z. B. im Chalazion, wo sich die Riesenzellen als Fremdkörperriesenzellen erklären, und daß andererseits echt virulente Tuberkelbazillen — vom anatomischen Standpunkt aus — ganz atypische Prozesse bedingen können, wenn sie in die Blutbahn injiziert werden. Auf diese Weise hat Stock verschiedene typische und auch dem menschlichen sehr ähnliche klinische Krankheitsbilder erzeugt, deren anatomische Struktur, abgesehen von den nachgewiesenen Tuberkelbazillen, sonst nichts für Tuberkulose Typisches zeigte.

Fassen wir das Bisherige kurz zusammen, so kann also das anatomischmikroskopische Bild ganz atypisch sein und nichts Charakteristisches bieten, der Tuberkelbazillennachweis kann versagen, das Tierexperiment kann negativ ausfallen und doch kann Tuberkulose vorliegen. Wie ist das zu beweisen? Auf das klinische Bild der einzelnen als tuberkulös anzusprechenden Augenerkrankungen und besonders auf die typischen und charakteristischen Formen soll unten näher eingegangen werden, aber schon hier sei bemerkt, daß auch klinisch durchaus die Bilder nicht immer typisch zu sein brauchen, daß z. B. nicht nur eine Knötcheniritis tuberkulös zu sein braucht, sondern auch eine solche, die gar nichts Charakteristisches bietet, und daß andererseits graue glasige Knötchen in der Regenbogen- oder Bindehaut durchaus nicht immer bazillärtuberkulös zu sein brauchen. Also auch das klinische Bild ist oft nicht geeignet, allein für sich in allen Fällen — selbst nicht in den anscheinend typischen — die Diagnose zu sichern. Hier haben nun die spezifischen Reaktionen einzusetzen.

Vor den Calmetteschen Konjunktivalinstillationen von Tuberkulin ist durchaus zu warnen, es sind dadurch so viele Verschlimmerungen bewirkt worden, daß es diskutabel erscheint, ob diese Untersuchungsmethode überhaupt noch erlaubt ist. In den Kreisen der Augenärzte ist die Anwendung anscheinend überhaupt eine beschränkte gewesen. Aber auch in den Kreisen der inneren Kliniker gibt es Männer, die sich ebensowenig wie Sahli entschließen konnten, „ein Organ von solcher Dignität wie das Auge für dieses diagnostische Verfahren heranzuziehen."

Die Pirquetsche Hautreaktion hat in der Augenheilkunde wenig Anwendung gefunden, sie sagt uns ja auch nur, ob im Körper irgendein tuberkulöser Herd sich befindet, nichts aber — etwa durch örtliche Reaktion — über den Charakter der Augenkrankheit.

Bei Kindern haben wir die Kutanreaktion oft angewendet und mit nachfolgender Injektionskur dann meist übereinstimmende Befunde erhoben, d. h. kutan reagierende Kinder reagieren dann auch auf subkutane Injektionen mit Temperatursteigerung.

Die wichtigste diagnostische Reaktion ist zweifellos die eventuell auf subkutane Injektion von Alttuberkulin erfolgende.

Über die Technik ist eine ganze Literatur geschrieben, sie wird je nach dem Material verschieden sein müssen. Ist die Körpertemperatur — einige Tage vor der ersten Injektion gemessen — normal, ist durch Auskultation und Perkussion nichts von Tuberkulose nachzuweisen, so kann man getrost mit $^1/_{10}$ mg Alttuberkulin beginnen. Will man sehr vorsichtig sein oder hat Patient vor kurzem eine fieberhafte — sensibilisierende — Krankheit durchgemacht, so beginnt man mit $^1/_{100}$. Oft reagiert nun ein Patient nicht bei der ersten Injektion, wohl aber bei der zweiten oder dritten, selbst wenn die Dosis nicht erhöht wurde: Die Injektion hat also oft eine sensibilisierende Wirkung und so erklärt sich die auf den ersten Blick erstaunliche Tatsache, daß die Reizschwelle für Alttuberkulin um so niedriger liegt, je kleiner die in Anwendung gebrachte Anfangsdosis war. Die Tabelle von Lüttjohann (S. 319) läßt dies ohne weiteres erkennen. Steigt nach 6 bis 12, seltener nach 24 bis 48 Stunden die Temperatur steil an um 1—3°, fällt sie dann nach wenigen Stunden lytisch oder kritisch wieder ab, so nennen wir das eine typische Allgemeinreaktion. Es braucht aber gar nicht zu ausgesprochenen Temperatursteigerungen zu kommen, schon ein allgemeines — influenzaartiges — Unbehagen, eine Pulsbeschleunigung und dergleichen kann eine allgemeine Reaktion darstellen. Tritt diese schon bei $^1/_{10}$ oder $^1/_{100}$, ja vielleicht schon bei $^1/_{1000}$ mg Alttuberkulin ein, so liegt sicher eine starke Empfindlichkeit vor, tritt sie bei $^1/_{10}$ bis 1 mg ein, darf man vielleicht von einer mittleren, tritt sie zwischen 1 und 5 mg ein, so ist die Empfindlichkeit wohl als relativ gering anzusehen und zwischen 5 und 10 mg Alttuberkulin reagieren wohl schon viele „normale" Menschen. Immerhin habe ich als gänzlich fehlende Reaktion nur solche angesehen, wenn bei Kindern auf 5 mg, bei Erwachsenen auf 10 mg keinerlei Reaktion erfolgte, auch wenn mit Bazillenemulsion in schnell gesteigerten Dosen eine Sensibilisierung nicht erreicht werden konnte. Daß die Reizschwelle für Alttuberkulin ganz verschieden hoch liegt, auch bei denselben Individuen, und daß sie während der Behandlung sich oft noch erniedrigt, dann wieder hebt, haben wir so oft beobachtet, daß dieses Verhalten für etwa die Hälfte aller Fälle geradezu als typisch angesehen werden kann. Findet sich in einer großen Anzahl von Fällen zunächst durch Alttuberkulin eine Steigerung der Empfindlichkeit, so ist auch das Umgekehrte zu beobachten, daß bei der ersten Injektion eine geringe — vielleicht nicht einmal absolut sichere — allgemeine Reaktion eintritt, die bei Wiederholung der Dosis wegbleibt, verdoppelt man die Dosis, so tritt wieder eine zweifelhafte Reaktion ein, bei weiterer Steigerung kann dann jede Reaktion ausbleiben: Eine einwandfreie Reaktion hat also nie stattgefunden, weil das Alttuberkulin sofort eine abstumpfende Wirkung entfaltet hat. Schnelleres Steigen der Dosis hätte vielleicht eine typische Allgemeinreaktion ausgelöst, doch ist man ja aus guten Gründen von den schnellen Steigerungen zurückgekommen, möglich ist aber, daß bei dieser Technik mancher Fall ungeklärt bleiben kann oder mit Unrecht als negativ gerechnet wird.

Durch die allgemeine Reaktion wird nun ebenso wie durch die Pirquetsche Kutanreaktion nur festgestellt, daß sich im Körper irgendeine noch nicht fest abgekapselte Tuberkulose befindet. Damit ist natürlich noch nicht gesagt, daß eine gleichzeitig bestehende Augenkrankheit diese Tuberkulose zur Ursache hat. Hier sollen also die örtlichen Reaktionen eintreten, ich sage sollen, denn gerade hier dürfen wir uns nicht durch positive Resultate blenden, nicht durch negative beirren lassen. Positive örtliche Reaktionen haben wir nur etwa in einem Viertel der Fälle derart beobachtet, daß man sich für überzeugt erklären konnte. Öfter haben wir sie also vermißt, obwohl selbstverständlich jeder Fall

mit Zeißschem Binokularmikroskop untersucht wurde, und wenn auch noch so
typische grauglasige Knötchen in der Iris vorhanden waren, daß die klinische
Diagnose eigentlich an und für sich schon gesichert schien, wurden trotzdem
bei Allgemeinreaktionen örtliche oft vermißt: Kein feinstes Fibrinhäutchen in
der Umgebung des Knötchens, keine stärkere Füllung eines leicht gestauten
Irisgefäßes usw. Im scheinbar durchaus typischen Tuberkulom kann also trotz
Allgemeinreaktion die örtliche fehlen und anderererseits kann bei allgemeiner
Reaktion eine stärkere Rötung des gesunden Auges auftreten, das kranke
kann unverändert sein Aussehen bewahren. Dieses sind klinische Tatsachen,
die für die richtige Bewertung der örtlichen Reaktion beachtet sein wollen.

Es gibt aber noch eine zweite örtliche Reaktion, d. i die Abblassungsreaktion, die wir namentlich bei den Übergangsformen von den skrofulösen
zu tuberkulösen Augenaffektionen oft sehen. Mit der Körpertemperatursteigerung blaßt das gereizte Auge ab für ein bis mehrere Tage, dann wird
es langsam wieder rot, um auf die nächste wirksame Injektion hin wieder ab-
zublassen. Aber gerade diese Abblassung eines entzündeten Auges ist eine
längst bekannte klinische Erfahrung, sie kommt auch bei interkurrenten Broncho-
pneumonien vor, sie ist öfter beschrieben, wenn ein Erysipel darüberhingegangen
war, sie braucht also keine spezifische Tuberkulinwirkung zu sein, sie tritt auch
bei den Milchinjektionen auf. Und so, schließe ich rückwärtsschauend, ist die
Abblassungsreaktion keine spezifische, so braucht es die Rötungsreaktion wohl
ebensowenig zu sein, zumal auch sie bei Milchinjektion auftritt.

Eine große Menge solcher klinischer Beobachtungen habe ich in einer Arbeit
in der medizinischen Klinik 1912 Nr. 44 und 45 (Erfahrungen und Gedanken
über Tuberkulose und Tuberkulin) niedergelegt und durch eine farbige Tafel
mit 20 sehr gut wiedergegebenen Irisbildern veranschaulicht.

Sowohl die allgemeine wie die örtliche Reaktion haben also ihren großen
Wert — aber einen begrenzten — und man hat nicht ohne Grund nach weiteren
diagnostischen Methoden gesucht.

Stock hat fast ein Jahr Arbeit daran gesetzt, um nach Wrightscher
Technik die Steigerung des Opsonischen Index festzustellen; er fand aber kein
konstantes Verhältnis dieser Tatsache zu den günstigen Wirkungen der Therapie:
„Es nützt deshalb diese Steigerung und ihre Feststellung sehr wenig, wenn
sich trotz dieser Steigerung der Fall nicht bessert." (Endogene Infektion bei
Lubarsch-Ostertag, 1910, S. 130). Auch die Lebersche Antituberkulin-
methode hat noch keine greifbaren Resultate gezeitigt, ist schwierig und anscheinend nicht mehr beweisend als eine allgemeine oder örtliche Tuberkulinreaktion.

Die klinischen Formen der Augentuberkulose.

Tuberkulose der Lider.

Die Augenlider werden durch die Hauttuberkulose gar nicht selten in Mitleidenschaft gezogen: Der Lupus setzt sich direkt auf die Lidhaut fort. Aber
auch von innen her werden die Lider befallen, wenn eine Periostitis orbitalis
zu Fistelbildung und Ektropium cicatricium palpebrae sup. oder inf. führt.
Solche Zustände geben öfters zu plastischen Deckungen Veranlassung. Aber
auch ohne solche äußeren und inneren Ursachen kann das Lid tuberkulös erkranken in Form der Tarsitis tuberculosa. Zeitweise kann eine solche
Affektion einem Chalazion sehr ähnlich sehen und wird auch wohl oft mit ihm
ebenso verwechselt wie die Tarsitis luetica. Das typische Chalazion wird von
augenärztlicher Seite aber keineswegs als tuberkulös aufgefaßt, trotz seines

Charakters als chronische Granulationsgeschwulst mit lymphoiden, epitheloiden und Riesenzellen. Gerade für diese Art der Riesenzellen hat Henke den Charakter als Fremdkörperzellen überzeugend nachgewiesen, indem sich in ihrer Nachbarschaft gewöhnlich Kalkkonkremente vorfinden. Differential-diagnostisch ist wichtig das Verhalten der präaurikularen Lymphdrüsen, die bei einem einfachen Chalazion ja nie geschwollen erscheinen. Freilich spricht deren Schwellung aber auch nicht direkt für Tuberkulose, sondern ebenso auch für Skrofulose oder Trachom. In einem traurig verlaufenden Falle, den ich zu beobachten Gelegenheit hatte, entpuppte sich durch eine solche Drüsenmetastase das Chalazion nachträglich als Sarkom. Auch der Primäraffekt macht bekanntlich Drüsenschwellung.

Tuberkulose der Bindehaut.

In der Bindehaut unterscheiden. wir mehrere Typen tuberkulöser Affektionen, die indes oft ineinander übergehen.

Auch die Bindehaut kann im Anschluß an Lupus der Haut oder infolge Tränendrüsentuberkulose, oder bei Dakryocystitis tuberculosa sekundär erkranken. Ebenso wie manche andere Konjunktivitis (z. B. die gonorrhoische) metastatisch entstehen kann, wird man diese Möglichkeit auch für die „primäre" tuberkulöse zugeben müssen. Oft wird sie ja freilich eine wirklich primäre Impfconjunctivitis tuberculosa darstellen, wie in jenem oben (S. 283) schon erwähnten Falle, wo einem gesunden Arbeiter von seinem tuberkulösen Vater mit dem infizierten Taschentuch ein Fremdkörper aus dem Bindehautsack entfernt war und wo sich ein Ulkus an eben dieser Stelle später entwickelte.

1. Tuberkulöse Geschwüre, dem klinischen Bilde nach leicht zu verwechseln mit Primäraffekten, tertiären Ulzerationen, Artefakten.

2. Miliare Tuberkel, mit schwerem Trachom oder Raupenhaarkonjunktivitis, auch mit Parinaudscher Krankheit zu verwechseln.

3. Hahnenkammartige Wucherungen, zu verwechseln mit Trachom, Papillom, Parinaud.

4. Lupus, wohl meist von der Haut fortgeleitet.

5. Tuberkulome, wohl mehr zur Skleralpathologie gehörig.

Die Folgezustände sind Vernarbungen mit Verkrümmung des Tarsus, Trichiasis mit Symblepharon partiale, Hornhauttrübungen. Die Differentialdiagnose ist oft nicht einfach, man hat bei den genannten Folgezuständen auch Pemphigus zu berücksichtigen.

Es ist ganz auffallend, wie selten hier in Schleswig-Holstein die Konjunktivaltuberkulose ist, in einer Zeit von zwölf Jahren habe ich hier unter 95 000 bis 100 000 Augenkranken nur fünf Fälle gesehen, während die Iristuberkulose hier auffallend häufig ist. Betreffs Breslau glaube ich mich einer weit größeren Häufigkeit der Konjunktivaltuberkulose zu erinnern.

Die Parinaudsche Konjunktivitis,

welche differentialdiagnostisch mehrfach erwähnt wurde, wird von einigen Autoren direkt zur Konjunktivaltuberkulose gerechnet, zum Teil als die bovine Form derselben betrachtet. Das klinische Bild ist für die Annahme einer akuten Form der Tuberkulose sehr bestechend: grauglasige Knötchen und eine stark gereizte Bindehaut, eingelagerte Wülste und Hahnenkämme, hier und da Geschwüre bildend, zumal an den Stellen der Probeexzision, starke Schwellung, oft Vereiterung der präaurikularen Lymphdrüsen und das alles bei sonst absolut gesunden Metzgern. Trotz der Einheitlichkeit des klinischen Krankheitsbildes hat sich die Einheitlichkeit der Ätiologie nicht bestätigt, es scheinen hier vielmehr

noch andcre uns bisher nur zum Teil bckannte Ursachen mitzusprechen, keinesfalls ist jeder Fall tuberkulös. Die einzige Beobachtung eines solchen Falles,
die ich zu machen Gelegenheit hatte und wo zunächst auch eine Tuberkulose
angenommen war, sei hier kurz skizziert:

19. VI. 1913.

Tambach, Richard, 19 Jahre alt. Arbeiter.

Stammt aus gesunder Familie, ist nie augenkrank gewesen. Bis Juni 1913 in
der Provinz Sachsen gewesen, war nie mit polnischen oder russischen Arbeitern
zusammen. 1912 fünf Wochen auf Wanderschaft in Sachsen und Brandenburg.
1913. Seit 4. VI. auf Wanderschaft. Am 1. VI. Eisenspan entfernt, seit dieser
Zeit Entzündung im rechten Auge.

Visus rechts $^6/_8$. Nieden 1.
      links $^6/_8$. „ I.

Rechts: Konjunktiva stark geschwollen und hypertrophisch, besonders an der
oberen Übergangsfalte. Lateral von der Kornea Chemosis.

Kornea klar.

Iris, Pupillarreaktion, Fundus ohne Befund.

Tränenwege beiderseits durchgängig.

Präaurikulare Lymphdrüsen geschwollen.

21. VI. Mikroskopisches Präparat: Keine Nekrosen, nur Rundzelleninfiltration.
Äußere Präaurikulardrüsen tumorartig geschwollen.

Links: Konjunktiva entzündlich·gerötet, geringe Schwellung. Kornea, Iris,
Pupillarreaktion, Fundus ohne Befund.

26. VI. Lungen normal. Röntgenologisch ebenfalls, keine Hilusdrüsen, sonst
ohne Befund. Schwellung der Lymphdrüsen zugenommen. Nach Ansicht der
Chirurgen tuberkulöse Drüsen in der Parotis.

4. VII. Röntgenbestrahlung der erkrankten Stellen, darauf noch stärkere Schwellung der Drüsen.

7. VII. Bericht des pathologischen Institutes (Prof. Lubarsch): Follikuläre
Entzündung der Konjunktiva.

20. VII. Fluktuation an den geschwollenen Lymphdrüsen. Inzision: es entleert sich reichlich Eiter.

25. VII. Es werden keine Tuberkelbazillen gefunden in den herausgenommenen
Drüsen. Das Auge des Kaninchens, das mit Teilen der Konjunktiva in die Vorderkammer geimpft war, ist vollkommen reizlos.

31. VII. Schwellung der oberen Übergangsfalte geht zurück. Chemosis auch
im Zurückgehen.

4. VIII. Chemosis wieder stärker.

28. VIII. 10 mg Alttuberkulin: keine Reaktion.

1. IX. Patient klagt über schlechteres Sehen. S. R. $^6/_{18}$. Gläser bessern nicht.
Chemosis verstärkt.

Hornhautbeteiligung.

15. IX. Papilläre Wucherung verstärkt, greifen auf die Kornea über. Vermehrte
Sekretion.

20. IX. Dem Kaninchen in die Vorderkammer eingepflanzte Teile der papillären
Wucherungen ergeben keine tuberkulösen Reizerscheinungen.

20. X. Fistel der rechten Ohrspeicheldrüse.

5. II. Lokale Radiogenbäder der rechten Konjunktiva: einmal täglich 10 Min.
lang 600 ME.

8. II. Leichte Reizung der entzündlichen Stellen.

10. II. Die gewucherten Bindehautstellen sind weniger gereizt. Kornea ohne
Befund, oben etwas überdeckt von gewucherter Konjunktiva. Noch immer Schwel-
lung der Ohrspeicheldrüse und der Unterkieferspeicheldrüse, schmerzlos. Fistel der
Parotis geschlossen.

Visus rechts $^6/_{12}$. Serum: Wassermann negativ.

Auf Wunsch entlassen.

Tuberkulose der Tränenorgane.

Die Tränendrüsentuberkulose ist ein oft beschriebenes — wenn auch nicht häufiges Krankheitsbild. Da die Entwicklung meist chronisch ist, so ist Verwechslung mit Sarkom oder Karzinom möglich. Auch syphilitische Tumoren der Tränendrüse kennen wir. Auch orbitale Lymphome können zu Verwechslungen Veranlassung geben. Eine Probeexzision muß die Diagnose erhärten. Die Entstehung der Tränendrüsentuberkulose ist wohl meist eine metastatische, denn auch eine lange bestehende Konjunktivaltuberkulose infiziert die Tränendrüse meist nicht, gegen den Tränenstrom scheinen die Tuberkelbazillen nicht schwimmen zu können. Wohl aber können die Tränenableitungswege sowohl von oben, d. h. von der Konjunktiva aus, wie auch von der Nase her durch aszendierenden Lupus infiziert werden. Auch tuberkulöse Affektionen der Knochenhöhlen (Kieferhöhle und Siebbeinzellen) können den Tränensack und den Tränennasengang beteiligen, zumal kommt dies bei den Fistelbildungen in Frage.

Tuberkulose der Hornhaut.

An Tuberkulose kann die Hornhaut primär und sekundär erkranken. Letzteres von der Sklera aus in Form der sklerosierenden Keratitis, welcher wohl in der Mehrzahl der Fälle diese Ätiologie zugrunde liegt, ferner von der Iris und dem Kammerwinkel und natürlich auch von der Bindehaut aus.

Selbstverständlich erkrankt die Kornea tuberkulös, wenn ein (z. B. traumatisch gesetzter) Substanzverlust tuberkulös infiziert wird. Ob auch die intakte Kornea infizierbar ist, ist noch eine offene Frage, die ich nicht ohne weiteres verneinen möchte.

In der Zeit der Unfallgesetzgebung wird sich wohl meist ein Unfall feststellen lassen. So war ein Kuhschweizer (Fall Hansen), nachdem ihm die Kuh mit dem Schwanz ins rechte Auge geschlagen hatte, an einer schweren Keratitis erkrankt, die trotz aller klinischen Behandlung immer tiefer griff. Sämtliche Untersuchungen (bakteriologische, experimentelle mit Impfversuch usw.) ergaben ständig ein negatives Resultat. Auch nach Aspergillus wurde vergeblich gesucht. Die Infiltration ging auf die Iris nach Perforation und Kammerabfluß über und erzeugte hier eine typische schwammige Iristuberkulose. Durch eine Tuberkulinkur wurde Heilung erzielt: Leucoma adhærens mit Irisatrophie. Patient hatte suspekte Lungenspitzen. Der Fall läßt sich verschieden deuten. Am wahrscheinlichsten scheint mir doch, daß es sich nicht um eine traumatische Metastase, sondern um eine äußere Inokulution handelte. Daß der Patient vielleicht selbst das infektiöse Material dazu geliefert hat, ist von sekundärer Bedeutung, es kann ebenso gut an dem Kuhschwanze gehaftet haben.

Fall H. Ulcus tuberculosum. Iritis tuberculosa (s. Abb. 47).

Vor sechs Jahren Hornhautentzündung rechts, seitdem nur Lichtschimmer auf dem Auge, seit 14 Tagen gänzlich blind.

S. nur Lichtschein, der richtig lokalisiert wird. Auf der Kornea zentral und unten dickes weißes Ulkus. Unten tiefe Gefäße. Iris hyperämisch und verfärbt.

Augenhintergrund nicht zu sehen. Keine Drucksteigerung. Iriszeichnung verschwommen, zahlreiche Gefäße, knötchenförmige Verdickungen am Pupillarrand. In der Vorderkammer Hypopyon. Ulkus zeigt nach Fluoreszin Färbung. Im Ulkus zahlreiche tiefe und oberflächliche Gefäße.

Nach Injektion von Alttuberkulin Rotwerden des Auges, darauf Abblassung.

Bei der Entlassung fünf Wochen später: S rechts $^6/_{24}$. Gute Gefäßbildung. Links $^6/_8$. Ohne Befund. Ambulante Fortsetzung der Tuberkulinkur.

Diese Fälle sind indes nicht häufig.

Weit häufiger sind die auf der Sklera oder Konjunktiva sich vorschiebenden Eruptionen.

Nicht mit diesen zu verwechseln sind Hornhautgeschwüre, die sich bei dem Lupus faciei finden, wenn durch Ektropium cicatricium ein mangelhafter Lidschluß bedingt ist, solche Ulzerationen gehören in das Bereich der Keratitis e lagophthalmo. Ebenso können sich bei einer schweren Tuberkulose in extremis Hornhautgeschwüre durch mangelhaften Lidschlag bilden, die aber auch nichts mit Tuberkulose zu tun haben, sondern ebenfalls als Keratitis e lagophthalmo aufzufassen sind.

Die Keratitis parenchymatosa oder interstitialis

kann, wenn auch in der Minderzahl der Fälle, durch konstitutionelle Tuberkulose bedingt sein. Daß die meisten Fälle durch hereditäre oder akquirierte Lues zu erklären sind, ist unbestritten. Bestritten wird aber von verschiedenen Seiten die tuberkulöse Ätiologie.

Meine eigenen Erfahrungen kann ich in folgendem zusammenfassen:

Unter 30 Fällen von Keratitis parenchymatosa verschiedenster Form, welche einer Tuberkulinbehandlung unterworfen wurden, da sie auf Tuberkulin reagiert hatten, zeigten nur 9 positiven, 21 dagegen negativen Wassermann. Von den ersten 9 Fällen zeigten 4 Zeichen von Lues, 2 von Tuberkulose, 1 von beiden. Von den 21 Fällen zeigten nur 1 Zeichen von Lues, 3 von Tuberkulose.

Rechnet man alle Fälle von typischer Keratitis parenchymatosa zusammen und bestimmt die Prozentzahl von positiver Wassermannscher Reaktion, so ergeben sich bei den verschiedenen Autoren Zahlen zwischen 50 und 90. Sicherlich sind auch geographisch die Ursachen der Keratitis parenchymatosa verschieden: bei landwirtschaftlicher Klientel wird die Tuberkulosezahl, bei Großstadtpublikum die Lueszahl steigen.

Tuberkulose der Lederhaut.

Primäre Tuberkulose der Lederhaut scheint recht selten zu sein, wenn man nicht die Formen der Skleritis hierher rechnen will, die wohl häufiger von den episkleralen Gefäßen ausgehen und besser als Episkleritis zu bezeichnen sind. Da die Sklera ja sehr arm an Blutgefäßen ist, so ist dies eine klinische Wahrscheinlichkeit. Daß die Sklera sogar in ganzer Dicke sekundär befallen werden kann, beweisen die Fälle von „durchschlagender Skleritis". Diese stellen indes sicherlich die Ausnahme dar. Die Skleritis oder Episkleritis tritt als schmerzhafte zirkumskripte Prominenz mit ziliarer Injektion in die Erscheinung, sie heilt oft spontan und hinterläßt schiefergraue (atrophische) Flecken in der Sklera, ein Beweis, daß die Sklera stark in Mitleidenschaft gezogen war. Oft stellt sich ein Rezidiv ein, doch meist nicht an der zunächst betroffenen Stelle, sondern irgendwo nahe dem Korneasklerallimbus. So kann mit der Zeit der ganze vordere Bulbusabschnitt befallen und auch die Kornea in Mitleidenschaft gezogen werden: eine Mikrokornea, die sich jedoch gegen die Sklera nicht durch eine scharfe Kontur abgrenzt, sondern allmählich in eine schiefriggraue Sklera übergeht, verdankt ihre Entstehung meist solchen rezidivierenden Episkleritiden. Auch die ganze Kornea kann sich dabei trüben und so das Bild der Keratitis parenchymatosa darbieten.

Die Skleralerkrankungen des hinteren Bulbusabschnittes sollen unten besprochen werden.

Therapie der bisher besprochenen Formen von Tuberkulose der Augenlider, der Tränenorgane, der Binde- und Hornhaut.

Wo der Herd klein und erreichbar ist und die Möglichkeit einer radikalen Entfernung bietet, soll er entfernt werden. Dieser Forderung wird am häufigsten an den Tränenwegen entsprochen werden können, wo bei Tuberkulose der Tränendrüsen oder des Tränensackes, zumal bei Fistelbildungen, die Totalexstirpation das einzig richtige sein dürfte. Sind Knochen- und Kieferhöhlenkomplikationen vorhanden, so werden diese nicht vergessen werden dürfen und eventuell muß eine Tuberkulinkur eingeleitet werden.

Abgesehen von der chirurgischen Behandlung, deren Indikation schon an den Lidern aus kosmetischen Gründen eine Einschränkung erfährt, sind verschiedene Medikamente empfohlen: Formol, Milchsäure, neuerdings Röntgenstrahlen, Radium und Mesothorium, Finsenbestrahlung. In geeigneten Fällen wird die Galvanokaustik ein gut zu dosierendes Hilfsmittel sein.

In der neuesten Zeit werden Goldpräparate (Krysolgan) intravenös angewendet und günstige Erfolge berichtet.

Tuberkulose der Iris und des Corpus ciliare.

Die klinischen Formen, in denen die Tuberkulose die Iris und das Corpus ciliare befällt, und deren Folgezustände stellen ein außerordentlich großes und wichtiges Kapitel dar, das in den letzten Jahren ganz erheblich dadurch an diagnostischer Feinheit zugenommen hat, daß uns durch die Arbeiten der Firma Zeiß ein sehr wertvolles Instrument — das binokulare Mikroskop — zur Untersuchung des vorderen Bulbusabschnittes mit Linearvergrößerung bis über 100fach zur Verfügung gestellt ist. Wesentlich daran ist die Gullstrandsche Einrichtung zur Ermöglichung einer stark seitlichen Beleuchtung durch die Nernstspaltlampe zur Erkennung schattenwerfender Prominenzen (s. S. 63).

Das augenfälligste oder charakteristische Symptom der Iristuberkulose ist das Knötchen in seiner verschiedenen Form, doch sei gleich hier bemerkt, daß keineswegs jedes Knötchen an der Iris einen Tuberkel im Kochschen Sinne darstellt. Kondylome, Gummen, Sarkome, Karzinome (metastatische), Fremdkörper, sympathische Ophthalmie und Raupenhaarknötchen bieten der Differentialdiagnose manchmal nicht unerhebliche Schwierigkeiten.

Am häufigsten sitzen die Knötchen am Pupillarrand selbst, seltener im Stroma, noch seltener im Kammerwinkel. Die am Pupillarrand sitzenden können minimal sein, für das unbewaffnete Auge absolut unerkennbar, bei der zehnfachen Vergrößerung eben sichtbar: grau, glasig durchscheinend, sie können in einigen Tagen und Wochen verschwinden, ohne auch nur eine Unregelmäßigkeit am Pigmentrand der Pupille zurückzulassen, oft findet sich indes hier eine so minimale Einkerbung, daß nur der sie für pathologisch erklären kann, der den ganzen Prozeß beobachtet hat. Auch minimale Reste hinterer Synechien können sich auf diese Weise bilden. Gelegentlich findet sich in den benachbarten Teilen der Linse zirkumskripte Kataraktentwicklung. Kommen die Knötchen wieder, so führen sie allmählich zu einem Pigmentschwund in den pupillaren Zonen der Iris, es tritt eine Aufhellung dieser Partien ein. Ganz langsam und schleichend kann sich aber infolge der kommenden und gehenden Knötchen eine hintere Synechie neben die andere setzen und eines Tages ist das Sekundärglaukom da, ohne daß Patient überhaupt etwas von Iritis gemerkt hat. Gehen die Knötchen nicht spontan zurück, so wachsen sie sich langsam zu kleinen Tumoren von ca. 1 mm Durchmesser aus, in diesen Fällen sind dann die Synechien meist so fest, daß sie nicht mehr gesprengt werden können. Wächst der Tumor nun weiter, so kann er sich soweit vergrößern, daß er ein Viertel, ja die Hälfte

der ganzen Iris einnimmt, schließlich kann sich die ganze vordere Kammer
mit schwammigen Massen füllen. Solche Zustände können auch von Knötchen
,ausgehen die — meist auch multipel — am Circulus minor auftreten oder in
der Kammerbucht. Was speziell diese letzteren anbetrifft, so geben sie öfter
Veranlassung zur Bildung vorderer Synechien, ohne daß in irgendeinem Stadium
etwa das Kammerwasser abgeflossen sein müßte, wie ja sonst vordere Synechien
meist durch Kornealperforation zustande kommen. Obige vordere Synechien
kommen auf folgende Weise zustande: Der Knoten wächst in die Vorderkammer
hinein, bis er an der Hornhauthinterfläche anstößt, hier wächst er fest, trübt
das Kornealgewebe, wenn er klein ist, nicht, wohl aber wenn er größere Dimensionen besitzt. Tritt nun Rückbildung ein, so bleibt die Adhärenz bestehen,
der Knoten schrumpft oder hinterläßt ein zeltdachartiges Gebilde. In einem
Falle, wo ca. 20 solcher Synechien bestanden, sah die Iris aus wie eine heroische
Felsenlandschaft von oben betrachtet (s. Irisabb. 51 b und 54).

Wenn man auf diese Dinge achtet, so sieht man die periphere vordere
Synechie gar nicht selten.

Wuchern die Massen weiter, so ist die Prädilektionsstelle für ihren Durchbruch der Korneosklerallimbus. Auch die größeren Tumoren der Iris (und zwar
tuberkulöse ebenso wie syphilitische) können sich restlos zurückbilden, aus dem
Bilde einer normalen Iris darf man nie schließen, daß sie immer normal gewesen
sei, sie kann selbst die schwerste Iritis durchgemacht haben. Meist bleiben
freilich mehr oder weniger deutliche Folgezustände, auf die weiter unten eingegangen werden soll.

Zunächst noch ein Wort über Iritis ohne Knötchen. Keineswegs muß
jede tuberkulöse Iritis Knötchen zeigen, vielmehr kann sehr wohl auch der Iritis
spl. einzig diese Ursache zugrunde liegen. Die akute Iritis zu diagnostizieren,
dürfte nicht schwer sein, die ziliare Injektion, die Verfärbung des Irisstromas,
die enge Pupille, die Schmerzen. Meist dürfte dieser akuten Form ja eine andere
Ätiologie, bes. Lues, zugrunde liegen, es erscheint mir jedoch prinzipiell wichtig,
daß auch diese akutesten Formen tuberkulös sein können.

M. St., Landmann, 45 Jahre, vorerst immer gesund, fühlt sich seit einiger Zeit
nicht mehr so wohl wie früher. Allgemeinbefund negativ. September 1909 heftige
akute einseitige Iritis mit knötchenartigen Verdickungen, Blutungen und Synechien.
Einzige Ätiologie: Tuberkulose. Reaktion auf 6 mg Alttuberkulin bis 39,5 mit
zweifelhafter Lokalreaktion. Unter Behandlung mit Bazillenemulsion zunächst
Sensibilisierung bis 1 mg Alttuberkulin (Reaktion 39,2), dann Abstumpfung bis 3 mg.
Das Körpergewicht des Patienten hatte früher nie 70 kg erreicht, sich meist um
68 bis 69 gehalten. In der letzten Zeit sei es etwas gesunken. Im Verlauf einer
regulären Bazillenemulsionskur hob es sich in einem halben Jahr um 7 kg, ohne
jede Änderung der Lebensweise. Hand in Hand damit ging eine Besserung des Allgemeinbefindens und eine Abheilung der Iritis mit Restitutio ad integrum. Patient
war drei Wochen aufgenommen, während welcher Zeit seine Nahrungsaufnahme
geringer war als zu Hause, teils weil er dort bessere Verpflegung hatte, teils weil
er der heftigen Schmerzen wegen ziemlich appetitlos war. Die Hebung des Körper-
gewichtes begann dann auch erst einige Wochen nach der Entlassung.

Von diesen akutesten Formen gibt es nun auch Übergänge zu so chronischen
Iritiden, daß wir von einer Entzündung eigentlich gar nicht mehr sprechen
können, sondern höchstens von ihren Folgezuständen. Das einzige Symptom,
welches bei dieser Form noch zu konstatieren ist und oft anfallsweise auftritt, das
sind die Descemetschen Beschläge auf der Hornhauthinterfläche: Lympho-
cytenhaufen, aus deren Auftreten wir auf eine Mitbeteiligung des Corp. ciliare
schließen. Diese können so klein sein, daß wir sie nur bei erweiterter Pupille
vor einem dunklen Hintergrund bei starker seitlicher Beleuchtung und 10 bis
20facher Vergrößerung erkennen können, zumal wenn wir uns die Hornhaut-

vorderfläche durch aufgepudertes Kalomel sichtbar machen oder mit der Nernst-spaltlampe untersuchen. Sie erscheinen dann als graue Punkte oder kreisrunde kleinste Flächen (Halbkugeln) in ganz frischen Fällen oft mit einem Stich ins Gelbliche. Werden sie rein grau, so nehmen sie gewöhnlich Stechapfelform an, sie schrumpfen dann weiter und werden bräunlich, schließlich schwarzbraun. Oft sieht man neben solchen ganz alten frische und kann je nachdem zwei oder drei Attacken erkennen, die dem Patienten selbst entgangen sein können. Sie können indes, wenn sie nicht zu alt sind, völlig verschwinden, ohne in das braune Stadium zu gelangen, diese letzteren scheinen meist gewisse Rückstände zu hinterlassen.

Die Descemetschen Beschläge sind nun keineswgs nur bei Tuberkulose des Auges zu finden, wir sehen sie auch bei Lues, sympathischer Ophthalmie u. a. Am häufigsten scheinen sie aber bei der Tuberkulose zu sein.

Weitere Folgezustände chronischer (und akuter) Iritiden sind die verschiedenen Formen der Atrophie, der diffusen und der partiellen. Die leichteste Form der diffusen Atrophie ist die Heterochromie, d. h. eine gewisse Farbdifferenz zwischen beiden Irides. Diese kann minimal sein. In 100 Fällen von Heterochromie waren nur 34 kongenital, 10 durch Glaukom, 56 durch chronische Entzündungen zu erklären, die Hälfte dieser (28) zeigten Kataraktbildung. Gewöhnlich ist die hellere Iris die pathologische, diese hat dann auch die weitere Pupille, die engere, wenn Synechien bestehen. Sehen wir uns beide Irides genauer mit dem Kornealmikroskop an, so finden wir oft nur eine Vereinfachung der Iriszeichnung, einen Schwund der Quer- und Schräg-balken, eine Verschmälerung der Längsfalten, der Pupillarpigmentsaum erscheint „angenagt" (s. Irisabb. S. 82 u. Abb. 70).

Vielleicht finden sich noch einige Reste Descemetscher Beschläge. Es wäre ein harmloses Krankheitsbild, wenn sich nicht auf Grund dieser Zustände die Linse zu trüben pflegte, so daß unter dem Bild der Heterochromiekatarakt das Auge erblindet.

Die zur Heterochromie führende Atrophie kann aber auch sehr hohe Grade annehmen, so daß in einem blauen Auge das ganze vordere Stromablatt verschwindet und fast nur das hintere Pigmentblatt übrig bleibt: In solchen Fällen ist natürlich das dunklere Auge das pathologische (s. Fall St.).

13. I. 1913.

St. Heinrich 37 Jahre alt.

Heterochromie-Katarakt. Glaukom. o. d.

Vor einem Vierteljahr Trübung im rechten Auge bemerkt. Seit einer Woche Kopfschmerzen. Früher gute Augen.

Linkes Auge normal. Visus $^6/_6$.

Rechts: Visus: Handbewegungen, Projektion tadellos.

Massenhaft Descemetsche Beschläge (alte). Atrophie des Pupillarrandes. Iris dunkler als linke. Pupillarreaktion gut. Cat. total. Tension + +. Tonometer nach Schiötz R. 55, L. 18 Hg.

Blutdruck 162. R. R.

Dunkeladaptation nach Piper R. 64. L. 112 nach $^3/_4$stündlichem Dunkelaufenthalt.

15. II. Extraktio lentis. Glatter Verlauf.

6. XII. Visus mit korrigierendem Glase + 9 D comb. mit Zylinder + 5 D. Achse horizontal $^5/_6$.

Gesichtsfeld: Geringe konzentrische Einschränkung. In der nasalen unteren Hälfte „Sprung" (sektorenförmiger Defekt). Blinder Fleck normal.

Man kann die Katarakt natürlich extrahieren, und zwar am besten ohne Iridektomie, um die Iris nicht anzuschneiden, aber bei so komplizierten Verhältnissen wird man sich nicht wundern, öfter unerwünschte Zwischenfälle bei der Operation zu erleben, sei es durch Vorfall des verflüssigten Corp. vitr. oder durch mangelhaften Erfolg einer gut verlaufenen Extraktion durch intraokulare Komplikationen (s. unten).

Auch doppelseitig habe ich diese Form der Heterochromiekatarakte beobachtet, wobei von einer Heterochromie, d. h. einer verschiedenen Färbung beider Augen nicht mehr die Rede sein konnte, es bestanden nur beiderseits einige Descemetsche Beschläge, die angenagten Pupillenränder, die Katarakte. Ob das Irisstroma sich im Zustande der leichten Atrophie befindet, ist bei der Breite der physiologischen Verschiedenheiten und bei Fehlen des normalen Vergleichungsauges der anderen Seite dann ja nicht zu entscheiden.

Diese Heterochromie braucht indes nicht immer, trotz frischer Beschläge, auf Tuberkulin zu reagieren.

Joh. M., 17 Jahre, Schlosserlehrling (s. Irisabb. 49).

Links Heterochromiekatarakt. Noch massenhaft frische Beschläge. Ätiologie unklar. Wassermann negativ. Auch in Dosen von 10 mg Alttuberkulin keine Reaktion. Auch auf Bazillenemulsion in größeren Dosen (bis 5 Teilstriche B E I) keine Reaktion. Links: Iris blau. Rechts: grünlich. Linke Pupille weiter als rechte. Pupillarrand angenagt. Extractio lentis. Cat. secundaria V: + 10,0 D $^6/_{10}$. Vom Mai 1909 bis Juni 1911 andauernd frische Präzipitate.

Zusammenfassung: Heterochromiekatarakt bei chronischer Zyklitis ohne jede Tuberkulinreaktion.

Den diffusen Atrophien gegenüber stehen die partiellen oder zirkumskripten. Diese können ausschließlich den Pupillarsaum betreffen, wie dies oben als „Angenagtsein" beschrieben war. Die Atrophie kann aber die ganze innere Irishälfte zwischen Circulus minor (Iriskrause) und Pupille betreffen, so daß hier der Musc. sphincter iridis wie frei präpariert zutage tritt, die äußere Hälfte der Iris kann daneben ganz intakt sein oder sie zeigt einen leichteren Grad der Atrophie. Von Michel ist zuerst das Bild der „getigerten" Iris beschrieben. Es handelt sich hier um atrophische Bezirke, die unregelmäßig über die Iris verstreut sind, oft aber den Lidspaltenbereich zu bevorzugen scheinen. Bisweilen findet sich aber auch nur ein größerer atrophischdunkel erscheinender Bezirk (s. Abb. 63 u. 64). Diese dunklen Flecke in der Iris können nach meinen eigenen Erfahrungen verschiedene anatomische Ursachen haben: Entweder sie entstehen durch Schwund des Irisstroma, so daß nur das Pigmentblatt stehen bleibt, sie sind dann mit dem Augenspiegel nicht zu durchleuchten, oder aber es ist ausschließlich das Pigment zerstört und das Loch durch eine Infiltration verschlossen, wie ich letzteres in einem Fall von „getigerter Iris" (anatomisches Bild s. Abb. 72) fand. Klinisch machte dieser Fall einen ganz abgelaufenen Eindruck. Sind die Stellen groß genug, so leuchten sie wie kleine Nebenpupillen beim Augenspiegeln rot auf.

Weitere Folgezustände chronischer Iridozyklitiden sind Glaskörpertrübungen, und zwar sowohl feinste wie auch klumpige flottierende. Daß der Glaskörper dabei eine faserige Degeneration eingeht, kann man ja auch anatomisch oft beobachten, und wenn sich eines Tages plötzlich eine Netzhautablösung findet, so ist das nach der Leber-Nordensonschen Theorie der Netzhauteinreißung durch die Stränge ja gut verständlich. Nun finden wir bei Netzhautablösung oft später eine Iritis subakuten oder chronisch-rezidivierenden Charakters, für die wir eine glaubhafte Deutung bisher nicht kennen. Es liegt der Gedanke nahe, daß es sich hier nur um das Rezidiv einer bisher latenten Iritis (tuberculosa) handeln könnte, die ihrerseits durch Glaskörperzerstörung die Amotio bedingt hat. Durch größere statistische Reihen müßte untersucht werden, ob solche sekundären Iritiden bei Amotio sich besonders in dem emmetropischen Auge finden. Bei der myopischen Amotio glauben wir ja in der Deh-

nung einen genügenden Grund zu kennen, bei der traumatischen müßten solche
Iritiden (bei aseptischem Verlauf der Verletzung) fehlen oder seltener sein.

Das möchte ich indes schon heute nach meinen eigenen klinischen Beobachtungen glauben, daß die Tuberkulose an einer Reihe von „spontanen" Netzhautablösungen nicht schuldlos ist. Erstens, wie oben dargelegt, auf dem Wege
der durchschlagenden Skleritis, zweitens auf dem der Aderhautentzündung,
drittens auf dem der latenten Iridozyklitis. Eine vierte Art werden wir im
folgenden kennen lernen (s. unter Glaskörperblutungen).

Andere Komplikationen der Iritis sind Alterationen des intraokularen
Druckes, er ist wohl meist herabgesetzt und diese Herabsetzung kann direkt
in die Phthisis (dolorosa) überführen, oft ist er aber auch gesteigert unf führt
auf dem Wege des Glaukoms zur Erblindung. Ist man genötigt, in diesen Fällen
einzugreifen, so ist meist eine Iridektomie nötig wegen des Kammerabschlusses,
die Iritis wird durch die Iridektomie aber meist verschlimmert, so daß die
Prognose dubiös ist.

Ist ein Auge erblindet, so gilt es gerade von diesen Iritisaugen, daß sie gar
keine Existenzberechtigung mehr im Kopfe haben, sondern daß die einzig
richtige Therapie, von Ausnahmen abgesehen, in der Enukleation besteht.

Betreffs des Alters und Geschlechtes der an Iridozyklitis tuberculosa Erkrankten ist zu konstatieren, daß das männliche und weibliche Geschlecht in
gleicher Weise beteiligt sind. Wenn Groenouw aber sagt, daß am zahlreichsten
Kinder bis zu 6 Jahren in Frage kommen, und daß die Hälfte aller Kranken
nicht älter als 10 Jahre ist, so stimmen unsere Beobachtungen, nach denen
die meisten Patienten 20—40 Jahre alt sind, damit nicht überein.

Betreffs des Vorkommens anderer tuberkulöser Herde im Körper gibt
Groenouw von 116 Fällen an, daß etwa ein Drittel sonst gesund, ein Drittel
suspekt, ein Drittel sicher auch sonst tuberkulös gewesen sei. Nach meinen
eigenen Erfahrungen, die sich auf ca. 400 Fälle tuberkulöser Augenaffektionen
im allgemeinen beziehen, darunter ca. 200 Fälle von Iridozyklitis, war der Allgemeinbefund für Tuberkulose charakteristisch (an Lunge, Drüsen und Haut)
in ca. ein Drittel aller Fälle, charakteristisch war das klinische Bild derart,
daß man die tuberkulöse Ätiologie annehmen konnte in ca. ein Fünftel aller
Fälle. Diese Zahlen sind natürlich sehr verschieden hoch, je nach der Art der
Untersuchung und je nach dem man Rasselgeräusche, Hilusdrüsenschatten
u. dgl. als sicher tuberkulös oder nur als verdächtig bezeichnen will.

„Die Vorhersage für das Sehvermögen ist schlecht". Groenouw
notiert auf seine 131 Fälle 22% Heilungen, „wenn man als Heilungen die Fälle betrachtet, in denen das erkrankte oder in doppelseitigen Fällen das bessere Auge
noch ein wenn auch geringes Sehvermögen behielt". Rechnen wir zu den Heilungen auch die, in denen das Auge zwar erblindet, aber nicht entfernt werden
mußte, so steigt die Anzahl der Heilungen fast auf 33%, was mit seiner Erfahrung übereinstimmt, daß etwa zwei Drittel aller Fälle von Iristuberkulose
zur Enukleation gelangten. Schieck nennt als Zahl solcher Heilungen 38%.
Die Heilungen letzterer Art, d. h. Erhaltenbleiben eines blinden Auges, sind
in Klammer gesetzt.

Lebensalter:	1 Jahr	0% (10%),
	1— 5 Jahre	0% (13%),
	6—10 „	10% (24%)
	12—15 „	54% (62%),
	16—20 „	31% (56%),
	20 u. mehr „	27% (38%).

Demgegenüber sind meine Erfahrungen wesentlich bessere, ohne daß ich
freilich einzig und allein die inzwischen eingeführte Tuberkulinkur dafür ver-

antwortlich machen möchte. Vermutlich ist die Tuberkulinvirulenz in Schleswig-Holstein eine andere, mildere, oder die Patienten sind widerstandsfähiger, trotz der hier offenbar größeren Häufigkeit solcher Erkrankungen.

Betreffs der Prognose quoad vitam sagt Groenouw: „Unmittelbar oder wenige Monate nach dem Beginn des Augenleidens starben $18\,^0/_0$, die erst einige Jahre später erfolgenden Todesfälle sind nicht gerechnet. Der Prozentsatz der Mortalität betrug

$$\begin{array}{lll}
\text{bis} & 5 \text{ Jahre} & 29\,^0/_0, \\
& 10 \quad ,, & 27\,^0/_0, \\
& 15 \quad ,, & 8\,^0/_0, \\
& 20 \quad ,, & 0\,^0/_0, \\
& 25 \quad ,, & 14\,^0/_0, \\
& 30 \quad ,, & 25\,^0/_0, \\
\text{über } 30 & ,, & 13\,^0/_0.
\end{array}$$

Am günstigsten ist also die Prognose quoad vitam bei dem im Alter von ca. 20 Jahren Erkrankten. Einige Monate oder Jahre nach dem Auftreten der Augentuberkulose waren gesund $44\,^0/_0$, tuberkulös $15\,^0/_0$, gestorben $41\,^0/_0$". Doch ist im ganzen zu dieser Aufstellung zu bemerken, daß die erste Zahl der Rezidive wegen nicht einwandfrei ist, wenn die Beobachtung einer Reihe von Fällen nur einige Monate betrug. Außerdem liegt dem nur eine Serie von 59 Patienten und eine zweite von 86 zugrunde. Als Todesursache fand sich Meningitis, Lungen- und Miliartuberkulose, Nierentuberkulose.

Die Therapie der Iridozyklitis tuberculosa sollte zum großen Teil dem Spezialisten vorbehalten bleiben, sie soll deshalb hier nur skizziert werden. Die Allgemeinbehandlung dürfte in Behandlung mit Tuberkulin (s. u.), Arsen, Eisen, Kreosot usw. bestehen. Aber auch da, wo eine syphilitische Ätiologie nicht in Frage kommt, ist eine Behandlung mit Hg und Jk, wenn der Allgemein-zustand es erlaubt, oft durchaus nutzbringend, zumal wenn es sich um stark exsudative Prozesse handelt. Daß Hg und Jk auf tuberkulöse Prozesse ohne Wirkung sein soll (Straub), kann ich nicht bestätigen. Neuerdings werden auch Milchinjektionen mit oft erstaunlichem Erfolg angewendet.

Lokal ist bei jeder Iritis Atropin zu instillieren, wenn die oft auftretenden Drucksteigerungen keinen bedrohlichen Charakter annehmen. Tritt letzteres ein, so muß das Mydriatikum weggelassen werden, eventuell ein Miotikum an-gewendet werden. Warme Überschläge, feuchter oder trockener Verband, Schutzbrille, anämisierende Instillationen bei akuten Formen, lymphtreibende bei torpiden können hemmend oder beschleunigend wirken. Für subkonjunk-tivale Injektionen werden empfohlen: NaCl in 0,5 bis $5\,^0/_0$iger Lösung. Ich bin überzeugt, daß in einzelnen Fällen durch solche Injektionen der Status glau-comatosus ausgelöst wurde. Vorsicht ist deshalb dringend empfohlen. Hetol und Jodoformöl ist zum gleichen Zweck empfohlen worden. Auch Lufteinblasungen und Einführung von Jodoformstäbchen in die vordere Kammer sind erwähnt. Auch ein- oder mehrmalige Punktionen der Kammer sind zumal bei Tuberkulinkur empfohlen, um die Antitoxine in das Auge hineinzuziehen. Geradezu warnen möchte ich vor der Iridektomie, die ich nur im äußersten Notfall anwenden würde, wenn das Auge wegen ringförmiger oder flächenhafter hinterer Synechien doch sonst unrettbar verloren erscheint. Eine kurative Iridektomie zur Entfernung der Knötchen erscheint mir kaum erlaubt. Auch bei Drucksteigerung wird man besser tun, mit Sklerotomie, Punktion und Zyklodialyse auszukommen, so lange es eben möglich ist. Einige Male hat mir die Transfixio iridis gute Dienste getan. Daß bei einem blinden Auge nur die Enukleation in Frage kommt, wurde schon erwähnt.

Die Tuberkulose der Aderhaut.

Wie die vordere Hälfte der Uvea, besonders Iris und Corp. ciliare, so ist auch die hintere Hälfte der genannten Membran oft Sitz tuberkulöser Veränderungen. Den verschiedenen Formen der Chorioiditis hat man früher zum großen Teil ratlos gegenüber gestanden, obwohl die Kombination mit den schon längere Zeit als tuberkulös erkannten oder doch vermuteten Iridozyklitiden einen Fingerzeig hätte geben können. Von den isolierten Chorioiditiden scheinen aber gerade die Formen die häufigsten zu sein, deren klinischem Bild man die tuberkulöse Ätiologie nicht ohne weiteres ansieht. Die am längsten bekannte Form ist die miliare Tuberkulose der Aderhaut als Teilerscheinung einer Miliartuberkulose. In der Hälfte aller Fälle ist das Auftreten der Aderhautbeteiligung doppelseitig: Mit dem Augenspiegel sehen wir kleine graue, stets ausgesprochen rundliche Form darbietende Stellen von weniger als Papillengröße (also 0,5—1 mm, wenn die Papille 1,5 mm gerechnet wird). Diese Stellen sättigen sich zentral in einem gelblichen Farbenton, der dann weißlich abblaßt und sich, wenn der Patient die Krankheit überlebt, mit einem Pigmentsaum konturiert. Meist führt ja wohl die Allgemeinerkrankung zum Tode, so daß dieses Stadium der Ausheilung selten zur Beobachtung kommt. Hier erhebt sich nun folgende Frage: Wenn wir einen solchen rundlichen Herd bei einem Patienten finden, der nicht an Miliartuberkulose leidet, sondern sich sonst ganz gesund fühlt, oder wenn wir mehrere solche Herde finden, sind wir dann berechtigt, diese als tuberkulös anzusprechen? Ich glaube, daß diese Frage etwa dieselbe Beantwortung verdient, wie die nach der Natur der Irisknötchen. Hierfür kommen ja noch eine Reihe anderer oben aufgeführter Noxen in Frage, die zum Teil durch die Bulbushüllen hindurch in die Iris eindringen können, wie z. B. die Raupenhaare. Groß ist aber die Reihe solcher Noxen nicht und noch kleiner ist sie vermutlich — nach dem Stande unserer Kenntnisse — bei der Chorioiditis. Abgesehen von der Lues, die aber die Aderhaut meist in Form anderer klinischer Bilder befällt, kommt man in Verlegenheit, wenn man solche Noxen namhaft machen soll. Einige chemische Schädlichkeiten — z. B. Naphthalin — einige Infektionen (akute Exantheme), damit ist man aber auch schon am Ende.

Demgegenüber erweitert sich das Gebiet der Tuberkuloseätiologie immer mehr. Was dieser Auffassung bisher im Wege gestanden hat, war die Tatsache, daß das anatomische Bild in den seltensten Fällen für Tuberkulose charakteristisch war. Nun wissen wir aber durch die Experimente von Stock, daß eine Infektion des Versuchstieres mit virulenten Tuberkelbazillen von der Blutbahn aus zu Chorioiditiden (und Iritiden) Veranlassung gibt, deren anatomisches Bild ebenfalls keine typische Tuberkulose ist und wo nur der Bazillenbefund die ätiologische Diagnose sicherte. Da aber bekanntermaßen die Bazillen in sehr geringer Menge vorhanden sein können, wahrscheinlich auch ihre Färbbarkeit verlieren oder überhaupt zugrunde gehen können, so ist bei einer zum großen Teil abgelaufenen Chorioiditis gar nicht zu erwarten, daß sie im anatomischen Bild Charakteristisches darbietet.

Also nicht der anatomische, sondern der klinische Befund ist das Ausschlaggebende für die ätiologische Diagnose. Und da muß ich ebenso und in noch höherem Grade wie bei der Knötcheniritis sagen, wenn wir sonst absolut keine andere Ätiologie finden, wenn für Lues keinerlei Anhalt vorliegt, wenn keine Infektionskrankheit überstanden ist, wenn keine Intoxikation nachzuweisen ist (Naphtalin), wenn eine sympathische Ophthalmie auszuschließen ist, wenn einzig und allein eine starke Empfindlichkeit gegen Tuberkulin dafür spricht, daß irgendwo im Körper ein tuberkulöser Herd vorhanden ist: Wir setzen diese entweder in kausale Beziehung oder aber es handelt sich um eine Chorioiditis unbekannter Ätiologie bei einem auf Tuberkulin reagierenden Patienten. Dabei wäre dann auch von einer Diagnose ex juvantibus, die ja oft ihr Mißliches hat, abgesehen. Am meisten anerkannt betreffs ihrer tuberkulösen Ätiologie sind also bisher die miliaren Knötchen der Aderhaut: man findet sie, wenn man klinische und anatomische Befunde addiert in 50—75% aller Fälle von Miliartuberkulose. Ophthalmoskopisch intra vitam findet man sie aber sehr viel seltener, ca. 25—50%, so daß ihre diagnostische Bedeutung nicht so groß ist, wie man früher annahm, denn erstens fehlen sie intra vitam in ½—¾ aller Fälle oder sind in diesen Fällen nicht zu diagnostizieren, und zweitens gibt es eine Reihe anderer, besonders Netzhautaffektionen, die schwer von beginnender Miliartuberkulose zu unterscheiden sind. Bei der akuten Miliartuberkulose treten die Aderhauttuberkeln meist als Signum mali ominis auf: Meist gehen die Kranken innerhalb einer Woche zugrunde. Gelegentlich sind jedoch die Aderhauttuberkeln das erste, was von einer latenten Tuberkulose sichtbar wird. Um Wochen bis Monate können Aderhauttuberkeln dem Ausbruch einer latenten Tuberkulose vorausgehen.

In einem Falle Uhthoffs, den ich als sein damaliger Assistent mit zu beobachten Gelegenheit hatte, handelte es sich um einen dreijährigen Knaben, der 6 Wochen vor Weihnachten 1899 die Treppe herunterfiel und das Nasenbein brach. Zwei Wochen später traten Krämpfe auf, täglich 2—3mal. Diese blieben nach Weihnachten aus. Schon vor Weihnachten begann sich das Sehen zu verschlechtern, so daß das Kind Gegenstände nur sehr schwer auffinden konnte. Ende Januar Aufnahme in die Universitätsklinik zu Breslau. Der Knabe zeigte im allgemeinen ein gesundes Aussehen und war leidlich intelligent. Die Nase erschien etwas deformiert, die Lungen waren gesund. Beim Gehen bestanden deutliche Gleichgewichtsstörungen mit der Neigung, nach vorn zu fallen, ohne Unterstützung war es nur sehr mühsam mit starken Schwankungen möglich. Der Muskeltonus an den Beinen war herabgesetzt, die Patellarreflexe fehlten. Die Diagnose wurde mit Wahrscheinlichkeit auf Kleinhirnerkrankung (Tuberkel?) gestellt. Die Augen zeigten normale Beweglichkeit, doch sehr träge Pupillarreaktion. Die Grenzen beider Papillen waren stark verwaschen, die Papillen selbst von grauer Farbe, doch nicht prominent. Am linken Augengrunde zeigte sich etwas nach oben und außen von der Makulagegend eine helle Stelle, welche den Verdacht eines Aderhauttuberkels erweckte. 4 Monate später hatte sich die Stelle erheblich vergrößert und bildete einen über papillengroßen gelblichen Herd, über welchen ein Netzhautgefäß hinwegzog. Die Sehnervenpapille zeigte das Bild der neuritischen Atrophie, die Venen erschienen geschlängelt, die Arterien dünn. In der Umgebung der Papille waren eigentümliche Pigmentveränderungen als helle, verzweigte Linien, vielleicht den Aderhautgefäßen entsprechend, sichtbar. Auch das rechte Auge bot das Bild der neuritischen Atrophie. Das Kind war vollständig erblindet, sein Allgemeinbefinden sehr gut. Der Augenbefund hatte in diesem Falle die Möglichkeit gegeben, mit großer Wahrscheinlichkeit die Diagnose Gehirntuberkulose zu stellen.

Im August 1900 konnte das Auge nochmals untersucht werden.

Sehnerv und Netzhautgefäße zeigten keine Veränderungen gegen früher, dagegen war der Tuberkel nicht mehr vorspringend, sondern in der Mitte etwas vertieft, wie deutlich an den darüber hinweglaufenden Gefäßen zu erkennen war. Der Herd erschien etwas mehr kreisförmig, nicht wie früher deutlich ovalär. Demnach war eine Schrumpfung des Tuberkels und eine gewisse Ausheilung eingetreten. Abb. 132.

Interessant sind die mehrfach beschriebenen Fälle, wo auf einem Auge ein oder mehrere Aderhauttuberkeln festgestellt wurden, wo sich aber auf dem anderen Iristuberkeln entwickelten. Meist trat nach Tagen oder Wochen, seltener nach Monaten, Exitus letalis ein. Ausheilungen sind indes nicht ein Ding der Unmöglichkeit, aber betreffs der Richtigkeit der Diagnose meist nie ganz sicher.

Größere konglobierte Tuberkel sind seltene Dinge. Bleiben die Patienten, was die Ausnahme darstellt, längere Zeit am Leben, so wuchert der Tumor wie jeder andere eigentliche Tumor malignus, führt zur Amotio ret. oder zum Exophthalmus durch Skleralperforation und Wucherung in die Orbita hinein (s. Abb. 4).

Die Differentialdiagnose dürfte gelegentlich Schwierigkeiten machen, besonders im Anfang kann leicht Verwechslung mit Gliom vorkommen, zumal wenn die Affektion Kinder in den ersten Lebensjahren betrifft, wo die Augenspiegeluntersuchung im aufrechten Bild ihre Schwierigkeiten hat. Auch Sarkom, metastatische Tumoren und frische exsudative Chorioiditis müssen in Betracht gezogen werden. Injektionen von Alttuberkulin dürften bei Auftreten einer örtlichen Reaktion sehr zur Klärung der Situation beitragen.

Eine weitere tuberkulöse Aderhauterkrankung ist die Chorioiditis tuberculosa. Prinzipiell ist sie wohl nicht von den oben geschilderten Bildern verschieden, nur ist das klinische Auftreten ein anderes. Wächst sich ein Tumor immer mehr nach allen Seiten gleichmäßig aus, so resultieren obige Krankheitsbilder, kriecht die Krankheit flächenhaft fort, so muß, wenn hier und da Abheilung eintritt, eine Chorioiditis oder Chorioretinitis diffusa resultieren, sind die Krankheitsherde von vornherein multipel angelegt, wie in der akuten Form der Miliartuberkulose, so muß sich chronisch das Bild der Chorioiditis disseminata entwickeln. Der tuberkulöse Charakter dieser geschilderten Form von Chorioretinitis disseminata und diffusa wird heutzutage kaum noch bestritten werden können, wenn auch, namentlich von letzteren, ein Teil schon den syphilitischen zugezählt werden muß.

Welche Form klinisch auftritt, liegt z. T. wohl einfach an der Menge der Bazillen, z. T. aber auch wohl an deren Virulenz und endlich an der sog. Disposition des Patienten. Jedenfalls müssen wir uns gewöhnen, auch eine ganz akute Chorioiditis als eventuell tuberkulös ebenso anzuerkennen, wie eine akute makulöse Iritis (obwohl letztere zweifellos öfter syphilitisch ist, wie oben dargelegt ist).

Lüttge beschreibt sogar eine akute puerperale Panophthalmie, die angeblich nur durch den Tuberkelbazillus bedingt sei. Es wird schwer sein, in jedem Fall den Einwand zu widerlegen, daß es sich um Mischinfektionen gehandelt habe.

Auch die die Aderhautaffektionen begleitenden Irisknötchen geben in ätiologischer Beziehung nicht immer einen eindeutigen Fingerzeig, denn die Knötchen können auch andere Ursachen haben, wie oben bei Iritis beschrieben. Etwas Ähnliches wäre zu sagen über die Schwellung der regionären Lymphdrüsen, die gewiß, wenn sie indolent ist, mehr für Tuberkulose spricht.

Schwierig ist oft die Unterscheidung gegenüber der sympathischen Ophthalmie, welche klinisch dasselbe Bild der Knötcheniritis mit Chorioiditis disseminata peripherica und Glaskörpertrübungen bedingen kann. Auch das Blutbild kann bei beiden eine gewisse Lymphozytose zeigen, die anfallsweise auftreten, zeitenweise fehlen kann. Auch der Lumbaldruck ist differentialdiagnostisch mit größter Vorsicht zu verwerten, er scheint fast regelmäßig gesteigert bei der sympathischen Ophthalmie, doch ist das untersuchte Material noch zu gering, andererseits zeigt auch die Uveitis aus anderen Ursachen nicht selten Lumbaldrucksteigerung.

Anatomisch ist freilich nach E. Fuchs das Bild der sympathischen Ophthalmie verschieden von der tuberkulösen Chorioiditis, auch werden bei ersterer keine Tuberkelbazillen gefunden und das Tierexperiment ergibt ein negatives Impfresultat. Die sympathische Ophthalmie mit der Tuberkulose ohne weiteres zusammen zu werfen, geht also nicht an, wohl aber kann die klinische Unterscheidung oft die größten Schwierigkeiten machen. Auch hier dürfte eine positive örtliche Tuberkulinreaktion die Diagnose gelegentlich stützen, wenn auch zuzugeben ist, daß bei höherem Fieber ein nicht tuberkulös entzündetes Auge sich sehr wohl injizieren oder auch abblassen kann (s. unter Iritis oben).

Öfter ist in diesen Fällen von tuberkulösen Aderhautaffektionen die Diagnose überhaupt erst nach der Enukleation anatomisch gestellt worden. Oft ist Hornhaut und Linse dabei getrübt, desgleichen der Glaskörper, und die Netzhaut kann abgelöst und verdickt sein. Untersucht man solche Augen, so findet man oft noch ganz frische Infiltrationen, trotzdem der Bulbus jahrelang schon reizlos erschien. Es sollte uns dies eine neue Ermahnung sein, jedes blinde Auge zu enukleieren, wenn nicht absolut harmlose Verhältnisse vorliegen, z. B. Amotio traumatica, da sich sonst leicht allerhand wenig benigne Ursachen dahinter verbergen können. Ist die Tuberkulose auch meist als Metastase aufzufassen, so kann der primäre Herd ja abgeheilt sein, so daß man durch Entfernung des tuberkulösen Auges dem Patienten wirklich einen guten Dienst leistet. Öfter fühlen sich solche Patienten nach der Enukleation sofort mit dem gesunden Auge „freier", „unbehinderter", so daß man direkt von der Beseitigung eines sympathischen Reizzustandes sprechen kann, der bekanntlich nicht mit sympathischer Ophthalmie zu verwechseln ist.

Tuberkulose des Glaskörpers.

Die Tuberkulose des Glaskörpers schließt sich wohl meistens an eine Tuberkulose der Retina an, zumal die „rezidivierenden Glaskörperblutungen bei sonst gesunden jungen Leuten" stellen sich immer mehr als Angiopathia ret. tuberculosa heraus und sollen bei „Tuberkulose der Retina" besprochen werden. Auch die Aderhaut, zumal in den vorderen Bezirken, kann wohl den Glaskörper tuberkulös infizieren.

Fraglich ist, ob die Glaskörpertuberkulose auch als primäres Leiden auftreten kann. Deutschmann hat einen solchen Fall anatomisch beschrieben, der indes der modernen Kritik vielleicht nicht ganz standhält. Er fand nämlich „tuberkulöse" Veränderungen nur im Glaskörper, während Retina und Iris zwar auch schwer, aber nicht tuberkulös erkrankt waren. Besonders durch Stock wissen wir, daß experimentell durch Tuberkelbazillen bedingte Veränderungen durchaus nicht charakteristisch auszusehen brauchen. Es könnte hier also sehr wohl die Retinal- oder Uvealerkrankung eine relativ gut abgeheilte Tuberkulose darstellen, die Glaskörperaffektion aber die frische (letztes Stadium). Experimentell hat Deutschmann allerdings den Glaskörper primär tuberkulös infiziert, doch ist nicht zu verkennen, daß diese Versuchsbedingungen andere sind als intra vitam. Immerhin erscheint demnach möglich, daß sich eine Tuberkulose auch primär im Glaskörper eventuell nach einer perforierenden Verletzung entwickeln kann: Der Glaskörper scheint als Nährboden für Tuberkelbazillen nicht ungeeignet.

Tuberkulose der Retina.

Während man bis vor kurzem die Tuberkulose der Retina für eine sehr seltene Affektion gehalten hat, mehren sich die Stimmen, welche die als „rezidivierende Glaskörperblutungen bei sonst anscheinend ganz gesunden jungen Leuten" beschriebenen als tuberkulös ansprechen. Wenn auch für eine Reihe von Fällen der Einwand nicht zu entkräften ist, die Blutung könnte aus dem Corpus cil. stammen, so liegt doch schon eine ganze Reihe von Beobachtungen vor, wo graue Knötchen mit dem Augenspiegel gesehen wurden und wo auf Tuberkulin örtliche Reaktion eingetreten ist, dabei ist zu bemerken, daß die Fälle, in denen graue Knötchen in den Venenwandungen sichtbar sind, mit gewisser Wahrscheinlichkeit längst der Tuberkulose hätten zugerechnet werden können, wenigstens wenn man solche Knötchen Tuberkulome nennen will. Daß sie durch den Tuberkelbazillus bedingt sind, ist damit ja freilich noch nicht erwiesen und es wären hier dieselben Überlegungen wie bei den Irisknötchen (s. oben) anzustellen. Solche unter Knötchenbildung in den Venenwandungen auftretende Angiopathia retinalis möchte ich keineswegs als die häufigste Ursache der „rezidivierenden Glaskörperblutungen" auffassen. Als das Typische von den in Frage stehenden Krankheitsbildern faßte man früher wenigstens auf, daß markante Veränderungen an den Retinalgefäßen fehlen, denn sonst wäre die Diskussion müßig gewesen, ob die Blutungen aus Retina oder Corp. cil. stammen. Auch diejenigen Fälle, in denen eine floride Lues nachgewiesen wurde, möchte ich nicht hierher rechnen, denn daß bei Retinitis apoplectica die Lues mit ihrer frühzeitigen Atheromatose eine große Rolle spielt, und daß solche Blutungen in den Glaskörper durchbrechen und auch größere Dimensionen annehmen und rezidivieren können, ist nicht erstaunlich. Wir verlassen damit schon das Gebiet der als „rezidivierende Glaskörperblutungen bei sonst gesunden jugendlichen Männern" bezeichneten Affektion, wobei aber das „sonst gesund" zu unterstreichen ist.

Nun ist ja zuzugeben, daß ein Mensch als „sonst gesund" gelten kann, bis plötzlich eine positive Wassermannsche Reaktion bei ihm entdeckt wird, dann ist er plötzlich nicht mehr so zu bezeichnen und nur solche Fälle würden eine neue ätiologische Deutung erfahren, nicht aber die, wo sich offene Zeichen florider Lues, Kondylome u. a. finden; auch ein latenter Diabetes kann ätiologisch in Frage kommen und doch würde ich einen solchen Patienten nicht deshalb als „sonst gesund" bezeichnen, nur weil bisher bei ihm keine Urinuntersuchung gemacht ist oder weil der Urin einmal zufällig kein Saccharum enthielt. Auch das Bestehen einer latenten Malaria muß ausgeschlossen werden. Die Diagnose der „rezidivierenden Glaskörperblutungen bei sonst ganz gesunden jungen Männern" möchte ich also reservieren für die Fälle, in denen wirklich sonst nichts zu finden ist. Innerhalb dieses eng umschriebenen Kreises scheint nun die Tuberkulose eine relativ große Rolle zu spielen, indem die Patienten gegen Tuberkulin eine sehr hohe Empfindlichkeit haben und nicht nur allgemeine, sondern auch örtliche Reaktion zeigen.

1. Fall.

15. VIII. 1911.

A. Jan., 21 Jahre alt, Postgehilfe.

Haemophthalmus internus und Netzhautblutungen o. s.

Amotio retinae o. d. Retinitis proliferans beiderseits.

Patient hat immer schwache Augen gehabt. Vor 10 Tagen konnte er plötzlich auf dem rechten Auge schlecht sehen, seitdem noch immer weitere Verschlechterung. Familienanamnese ohne Befund. Außer einer Pneumonie als zweijähriges Kind war Patient nie ernstlich krank.

Rechts Visus: Handbewegungen 1 m.

Links Visus: $^7/_{15}$—1,5 D. $^7/_7$.

Pupillen, brechende Medien, Iris beiderseits ohne Befund.

Ophthalmoskopisch: Rechts beim Durchleuchten nur nach oben rotes Licht, Projektion prompt. Oben in der äußersten Peripherie einzelne frische Hämorrhagien in der Retina, sonst keine Einzelheiten vom Fundus sichtbar.

Links: Optikus ohne Befund. In der Peripherie zahlreiche frische und ältere (verfettete) Herde. Retinale Hämorrhagien.

Lungenbefund o. B.

Wassermann negativ.

Auf 1 mg Alttuberkulin Temperatur 38⁰.

Auf Baz. E. IV 6 Teilstriche Temperatur 38,4.

Lumbalpunktion: Anfangsdruck: 220 nach 5 Min. 190.

Punktat o. B. Wassermann negativ.

2. Fall.

V. C., 27 Jahre alt, Schlosser.

4. III. 1909.

Diagnose: Opacitates corp. vitr. Hämorrhagie.

Bis Frühjahr 1899 gut gesehen. Dann Mückensehen, das zunahm, Oktober 1899 plötzliche Erblindung beiderseits. Ein Vierteljahr in klinischer Behandlung in Berlin. Seitdem etwas Besserung. Patient war stets blutarm. Mit vier Jahren Hirnentzündung.

Visus: Rechts Fingerzählen $^1/_2$ m. Links $^6/_5$ Nd. I in 12 cm.

Pupillen reagieren.

Gesichtsfeld: Nasal konzentrische Einschränkung für Weiß.

Rechts: Massenhaft Glaskörpertrübungen mit Blutungen.

Keine Amotio.

Links: Chorioiditische Herde.

Starke Reaktion auf 3 mg Alttuberkulin.

Der Visus besserte sich bis auf rechts $^6/_{10}$, links $^6/_5$.

Ende Juni 1911 plötzlich wieder Erblindung auf dem rechten Auge infolge schweren Hebens. Links buntes Flimmern.

Visus: Rechts Lichtschein. Proj. gut. Temporal Finger in $^1/_2$ m.

Links $^7/_5$.

Auge sonst o. B.

Pupille reagiert auf Licht. Nur ganz oben in der Peripherie schwacher roter Schein, sonst Pup. schwarz.

Auf $^1/_{10}$ mg Alttuberkulin keine Reaktion.

Auf $^3/_{10}$ mg Alttuberkulin mäßige Allgemeinreaktion, keine Lokalreaktion.

Sept. 1911. Rechts: Kein rotes Licht, Projektion gut.

Links: $^7/_5$.

3. Fall.

14. XI. 1910.

B. Ferdinand, 18 Jahre alt, Knecht.

Neuroretinitis tuberculosa. Rechtsseitige Abduzensparese.

Patient war früher immer gesund, hat gut gesehen, seit 8 Monaten Abnahme des Sehvermögens. Lues negiert.

Visus: Rechts Fingerzählen in 4 m.

Links Fingerzählen in $^1/_2$ m.

Parese des rechten Abduzens, kein Nystagmus.

Pup.: Anisokorie, mittelweit, Reaktion beiderseits gut.

Links ausgesprochene Glaskörpertrübungen, Einzelheiten vom Fundus nicht zu erkennen.

Rechts Glaskörpertrübungen, Beschläge an der Linsenhinterfläche. Neuroretinitis. Optikus hyperämisch, Grenzen verwaschen, umgebende Netzhaut getrübt, Venen stark gefüllt. Peripherie frei. Hämorrhagien in der Umgebung der Papille.

Lumbalpunktion: Druck 250 nach 8 ccm. Entnahme 20. Punktat o. B. Wassermann negativ.

Auf $^6/_{100}$ mg Alttuberkulin energische Reaktion 40⁰. An den Augen keine Änderung, auch nicht ophthalmoskopisch. Auf B. E. VI. 4 Teilstriche heftige Allgemeinreaktion (zerebrale?), lokal keine Reaktion.

Gesichtsfeld rechts: normal. Links: nasaler Defekt.
29. IX. 1915. Beiderseits starke Glaskörpertrübungen.
Visus $^6/_{35}$—$^6/_{25}$.
5. III. 1917. r. $^6/_{36}$ Cyl + 3.0 ↑ $^6/_{25}$.
      l. F.Z. Cyl + 3.0 ↑ $^6/_{60}$.
      Nichts Frisches.

Ohne weiteres alle diese Fälle allerdings recht typischer Krankheitsbilder einheitlich als tuberkulös ansehen zu wollen, dürfte vielleicht verfrüht sein, jedenfalls muß noch eine größere Menge exakter Untersuchungen gemacht werden. An diese „rezidivierenden Glaskörperblutungen" schließt sich nun bekanntlich entweder Retinitis proliferans int. oder Amotio retinae an, falls nicht Ausheilung eintritt. Eine Retinitis proliferans kann nun natürlich auch andere Ursachen als die rezidivierenden Glaskörperblutungen haben, und ebenso eine Amotio. Ein gewisser Prozentsatz beider Folgezustände ist aber schon nach den obigen Ausführungen auf Tuberkulose zurückzuführen. Fraglich bleibt natürlich, ob nicht auch die „spontane" Amotio auf Tuberkulose zu beziehen ist. Bei der Iritis, wie sie sich an eine Amotio spontan im emmetropischen Auge oft anzuschließen pflegt, war der Gedanke ausgesprochen, daß es sich hier um eine latente eventuell tuberkulöse Iridocyklitis handeln könnte mit Glaskörperschrumpfung und Einreißung der Netzhaut mit Ablösung. Die später auftretende Iritis könnte demnach ein Rezidiv der früher latenten darstellen. Insofern hätte auch die Tuberkulose ihre Bedeutung für die Amotio retinae auf dem Umwege der latenten Iridozyklitis, vielleicht auch der Chorioiditis, sicherlich drittens auch durch Vermittlung der dem Glaskörper, d. h. der Retina entstammenden Blutungen.

Die Therapie der Glaskörperblutungen richtet sich also nach der Ätiologie, die in jedem einzelnen Fall aufs sorgfältigste zu erforschen ist. Außer der Tuberkulinkur käme in erster Linie Jod, bei syphilitischer Ätiologie Hg in Frage. Arsen vielleicht teils in Form des Salvarsans, teils in Form der roborierenden Sol. Fowleri oder mit Eisen in Pillenform. Ichthyol, Kreosot usw.

Die Prognose ist zwar stets zweifelhaft, aber meist nicht schlecht: Selbst wenn Amaurose besteht und weder hell noch dunkel unterschieden wird, kann sich Restitutio ad integrum ausbilden. Die Rezidive wirken freilich stark deprimierend und vergrößern die Gefahren, indem sie für die Komplikationen durch Retinitis proliferans oder Amotio disponieren.

Vor Injektion hämolytischer Fermente oder dergleichen kann nur gewarnt werden.

Tuberkulose des Sehnerven.

Die Tuberkulose des Sehnerven ist zum Teil mit dem Augenspiegel direkt sichtbar, wenigstens werden Tuberkelknötchen, Neuritis optici usw. beschrieben, doch müssen das wohl seltene Dinge sein. Persönlich erinnere ich mich nur eines einzigen Falles, wo bei einem Kinde an Tuberkulose des Sehnervenkopfes zu denken war. Da es sich um eine einmalige Konsultation handelte, ließ sich die Diagnose leider nicht sichern.

In der Literatur beschrieben sind solche Dinge mehrfach. Differentialdiagnostisch würden wohl in erster Linie Drusen des Sehnervenkopfes, bei kleinen Kindern Gliom, bei größeren Pseudogliom, in Frage kommen. Ersteres wäre anzunehmen bei Konstanz des Befundes, Gliom besonders bei Steigerung des intraokularen Druckes.

Häufiger — aber immerhin auch wohl selten — scheinen die tuberkulösen Affektionen des Optikusstammes zu sein, wenigstens glaube ich selbst mehrere solcher gesehen zu haben. Die Diagnose ist indes nur eine solche der

Wahrscheinlichkeit. Findet sich irgendwo in der Nähe des Optikus ein tuberkulöser Herd, z. B. in der Aderhaut, in der Orbita, in der Periorbita, in den Nebenhöhlen oder Meningen, so ist, falls der Sehnerv in Mitleidenschaft gezogen wird, eine tuberkulöse Affektion das Wahrscheinlichste. Fehlt jedoch alles dieses, findet sich einzig und allein eine axiale Neuritis optici mit oder ohne ophthalmoskopisch sichtbaren Veränderungen und mit mehr oder weniger intensiver Störung des zentralen Sehens, so kann man nur mit einer gewissen Wahrscheinlichkeit an Tuberkulose denken, wenn auch auf die Tuberkulininjektion örtlich oder allgemein reagiert wird. Die örtliche Reaktion würde sich in einer Reizung des Sehnerven, also in Licht und Flimmererscheinungen zeigen, die allgemeine in Temperatursteigerung.

1. Fall

4. XI. 1913. Kl. J. 652.

Frau Auguste S., 45 Jahre. M. Landmann.

Diagnose: Einseitige Stauungspapille (multiple Sklerose? Tuberkulose?).

Als Kind Masern, Keuchhusten, Augenverletzung rechts. Mit 30 Jahren Gelenkrheumatismus und Beinbruch. Vater Potator † suicid. Mutter lebt, gesund. Vier Geschwister leben, sind gesund.

Seit 21 Jahren verheiratet. Erster Mann † brustkrank, drei gesunde Kinder, keine Fehlgeburt. Zweiter Mann lebt, ist gesund. Erstes Kind mit acht Monaten † Lungenentzündung. Vor einem Jahr Abort im V. Monat. Rechte Lidspalte immer kleiner gewesen. Schon lange „schwache Augen". Seit 14 Tagen sieht linkes Auge nichts mehr. Zucken auf der linken Seite.

Anamnestisch: Periode früher regelmäßig, alle drei bis vier Wochen acht Tage dauernd, mit mäßigem Blutabgang, außer Kopfschmerzen keine nennenswerten Beschwerden. Oktober 1913 Periode vier Wochen lang, nicht stärker wie sonst. Kurz darauf wurden die Augen schlecht.

S. r. $^6/_{60}$ + 6 D. komb. — Cyl. 3,5 Achse horiz. = $^6/_{18}$ f.

S. l. Fingerzählen dicht vor dem Auge. Gl. b. n.

Beide Augen reizlos. Heterochromia iridis (kong.). Links heller als rechts. Ptosis beiderseits. Rechte Lidspalte enger als linke.

In den seitlichen Endstellungen nystagmusartige Zuckungen angedeutet, sonst Augenbewegungen frei, keine Doppelbilder nachweisbar.

Kornea beiderseits klar.

Javal r. 3,5 D. l. 1,5 D.

Iris beiderseits o. B.

Pupillen beiderseits eng. Lichtreaktion rechts wenig aber prompt, links sehr träge und unvollständig.

Pupillenweiten:	r.	l.
bei durchfallendem Licht.	3,5	3,75
„ binokularer Beleuchtung	3,25	3,75
„ monokularer Beleuchtung	3,5—3,25	3,75
„ Konv.	3,25	3,25

Ophthalm. Befund:

Rechts temporal an der Papille Pigmentierung und kleiner Konus. Grenzen des Opt. scharf, Gefäße nicht injiziert, Farbe normal.

Links: Gefäße stark gefüllt, wenig geschlängelt, Optikus schmutzig, graurötlich, erscheint vergrößert, Prom. c. 3 D. (wegen irreg. Astigm. corn. schwer zu messen). Grenzen stark verwaschen, keine Blutungen.

Gesichtsfeld: Links werden keine Farben erkannt, zentr. absol. Skotom. Rechts o. B.

Med. Klinik: Doppelseitiger Babinski, sonst o. B.

Ohrenklinik: Keine Anhaltspunkte für Nebenhöhlenerkrankung.

Röntgenbild normal. Blutdruck 130.

6. II. Wassermann negativ.

	bin.	r.	l.
Dunkeladaptation: 0 Min.	52	52	12
15 ,,	96	96	67
45 ,,	108	108 (normal)	68 (herabgesetzt)

Uranin: o. B.

Gesichtsfeld: Links großes zentr. Skotom, keine Farben.

Rechts normal.

7. II. Lumbalpunktion Anfangsdruck 280 nach 1 Minute 150, nach 3 Minuten 50! Kein Eiweiß.

Therapie: Jod in hohen Dosen. Inunktion Hg.

Auf Injektion von 2 ccm Asurol (5%) starke Stomatitis, deshalb Hg ab.

7. II. Tuberkulin Alt $^1/_{10}$ mg subkut.

8. II. Hohe Temperatur (40,0).

12. II. Langsamer Abfall der Temperatur.

Subjektive allmähliche Besserung des Sehens.

14. II. Wassermann negativ.

18. II. Ophth. Nur noch sehr geringe Füllung der Venen. Grenzen der Papille unscharf, Papille selbst etwas blaß.

S. links: $^2/_{60} + 4{,}0$ D. $= ^6/_{18}$.

Gesichtsfeld l. parazentrales rel. Skotom für Rot.

24. II. Atrophie nimmt zu. S. $+ 4{,}0$ D $^6/_{12}$.

	bin.	r.	l.
26. II. Dunkeladaptation 0 Min.	64	64	50
15 ,,	68	68	68
45 ,,	100	97	100

3. XII. 1914. S: $+ 4{,}0$ D. $^6/_8$ f.

Ophthalm.: Neuritische Atrophie.

15. XII. Frauenklinik: Klimakterische Blutungen.

16. XII. Med. Klinik: Leichter Intentionstremor der Hände. Bauchdeckenreflex R $<$ L. Patellar und Achilles o. B. Babinski positiv r = l, keine Spasmen, keine Ataxie, kein Romberg.

Durch diesen gegenüber früher veränderten Befund wird die Diagnose einer multiplen Sklerose wahrscheinlicher.

18. XII. S. $+ 4{,}0$ D. $= ^6/_8$.

Ophthalm.; Neuritische Atrophie.

Pupillenreaktion beiderseits gleich, beiderseits etwas träge.

Entlassen.

24. III. 1916. Visus r. $^6/_{36}$ stenop $^6/_{18}$, l. $^6/_8$—$^6/_6$.

R. Optikus suspekt auf Neuritis optici.

	bin.	r.	l.
Dunkeladaptation 0 Min.	44	44	44
15 ,,	68	68	68
45 ,,	107	105	107

Nach Bericht vom 28. 2. 1919 geht es der Patientin gesundheitlich und auch in bezug auf das Auge sehr viel besser.

Der Fall ermöglicht verschiedene Deutungen: die einseitige Stauungspapille könnte zunächst lokal bedingt sein durch einen Herd hinter oder nahe der Papille, dieser Herd kann tuberkulös oder anderen Charakters sein. Da für Lues sonst nichts bei der Patientin zu finden ist, wird man an multiple Sklerose denken. Gewissermaßen spricht für letztere Ätiologie das Vorhandensein von Babinski, die Differenz der Bauchdeckenreflexe, der leichte Intentionstremor. Eine sichere Diagnose ermöglichen diese drei Symptome aber sicherlich nicht, denn der Intentionstremor ist nicht konstant vorhanden, die Bauchdeckenreflexe können bei einer Frau, die viermal geboren hat, sehr wohl aus lokalen Gründen different sein, und Babinski ist wohl nicht immer gerade für die Diagnose der multiplen Sklerose zu verwerten. Klinisch ist zu berücksichtigen, daß die

Sehstörung nach plötzlichem Entstehen einige Wochen konstant blieb und dann auf die erste wirksame Tuberkulininjektion unter Allgemeinreaktion bis 40° langsam aber stetig in einigen Wochen bis zur Norm zurückging, während sich das Bild der neuritischen Optikusatrophie ausbildete. Die spontane Rückbildung der Erblindungen bei multipler Sklerose hat meist ja einen anderen Charakter. Will man also den Optikusherd seinem Charakter nach der multiplen Sklerose, nicht der Tuberkulose zurechnen, so muß man meines Erachtens zugeben, daß seine Einschmelzung durch die Temperatursteigerung auffallend beeinflußt ist. Möglich ist das, denn auch in anderen Fällen von zweifelloser multipler Sklerose glaube ich, von den durch Tuberkulin bewirkten Steigerungen der Körperwärme einen günstigen Einfluß gesehen zu haben. Möglich ist aber auch, daß es eben ein tuberkulöser Herd gewesen ist. Freilich gehen solche axialen Neuritiden auch spontan zurück, doch wissen wir über deren Ätiologie bisher noch nichts, denn das „Rheuma" ist gerade auf den Sehnerven angewendet, wenig mehr als ein Wort.

Daß eine plötzliche Temperaturdifferenz, wie sie im Begriff der „Erkältung" liegt, gerade nur die zentralen Partien des in der Mitte der Orbita liegenden Sehnerven schädigen soll, scheint schwer verständlich, und nehmen wir — nach Muster der rheumatischen Fazialisparese — eine Periostitis des knöchernen Kanales an, so müßten wir eher eine periphere Gesichtsfeldeinschränkung, kein zentrales Skotom erwarten, wenn auch zuzugeben ist, daß eine konzent. Einschnürung vielleicht zuerst das axiale Bündel schädigen kann. Aus allen diesen Überlegungen heraus erscheint mir ein tuberkulöser Charakter des Herdes nicht unverständlich, die Wirkung der Tuberkulinreaktion jedenfalls sehr beachtenswert. Schmilzt nun ein solcher tuberkulöser Herd nicht ein, so kann sich ein S e h nerventumor mit Exophthalmus, Sehstörungen und Beweglichkeitsdefekten entwickeln (s. o.). Wenn wir die Beteiligung des Sehnerven durch Tuberkulose besprechen, so müssen wir die direkte Herdaffektion, also die bazilläre Tuberkulose unterscheiden von den fortgeleiteten Prozessen und den Fernwirkungen oder toxischen Wirkungen. Nur die erste Gruppe, d. h. die Tuberkelknotenbildung im Optikus, war bisher berücksichtigt, sehr viel häufiger ist die Neuritis oder Perineuritis descendens bei oder nach den verschiedensten intrakraniellen Prozessen, wobei auch noch Neuritis opt. intraocularis oder Stauungspapille als Fernwirkung der intrakraniellen Drucksteigerung zu berücksichtigen wäre. Außer den intrakraniellen Prozessen können intraorbitale und periorbitale den Optikus in Mitleidenschaft ziehen. Handelt es sich in allen diesen Dingen um bazilläre Tuberkulose, so scheint schließlich auch die gewisse Stadien der Tuberkulose begleitende Intoxikation den Sehnerven unter der Form der axialen Neuritis opt. retrobulbaris schädigen zu können. Klinisch ganz ähnlich den diabetischen oder kachektischen Autointoxikationen scheint auch die Tuberkulose diese Form der Sehnervenbeteiligung hervorrufen zu können. Daß die Tuberkulose eine charakteristische Form der Autointoxikation bedingt, daß durch diese Selbstvergiftung den Patienten der Stand des Leidens oft verschleiert wird, daß auch Ärzte mit großen tuberkulösen Kavernen sich wohl und glücklich fühlen und an baldige Heilung glauben, ist die freundliche Seite der Krankheit, während wir von der Karzinose im Gegensatz dazu in dem intoxikativen Stadium Gemütsdepressionen, Verbitterung, Verfolgungsideen zu sehen bekommen als eine traurige Komplikation der infausten Krankheit.

Auch die diabetische Antointoxikation bedingt, wenn auch seltener und weniger charakteristische Gemütsaffektionen. Alle diese Intoxikationen rufen nun bekanntlich auch Neuritiden, Polyneuritiden und Neuritis opt. axialis retrobulbaris mit oder öfter ohne geringe entzündliche ophthalmoskopisch sichtbaren Erscheinungen mit sekundärer temporaler Abblassung und zentralem

Skotom hervor. Hier geht also die infektiöse Form der Neuritis opt. in die intoxikative über, eine scharfe Grenze läßt sich da oft nicht mehr ziehen.

Tuberkulose der Orbita.

Die Tuberkulose der Orbita ist keine häufige Erkrankung. Birch-Hirschfeld fand unter 130000 Patienten der Leipziger Augenklinik „15 Fälle von Orbitalerkrankungen, bei denen mit Sicherheit oder doch großer Wahrscheinlichkeit Tuberkulose als Grundlage anzunehmen war, was einer Häufigkeit von 0,011 $^0/_0$ entspricht". Diese 15 Fälle waren indes keineswegs primäre Orbitaltuberkulosen, sondern fast sämtliche fortgeleitet von Ostitis oder Periostitis orbitalis, Sinusitis, Tränendrüsen- und Tränensacktuberkulose, Aderhauttuberkulose. Auch Miliartuberkulose der Orbita ist — doch nur in tabula — beobachtet (Michel).

Die weit häufigere tuberkulöse Karies der Orbitalränder rechnen wir nicht zur Tuberkulose der Orbita. Anatomisch für die Differentialdiagnose dürfte das Septum orbitale in Frage kommen. Was sich hinter diesem abspielt, rechnen wir zur Orbita, meist wird ein mehr oder weniger ausgesprochener Exophthalmus bei den letzteren Fällen vorhanden sein.

Die Behandlung der orbitalen Tuberkulose richtet sich bei sekundärer Beteiligung der Augenhöhlen zunächst gegen den primären Herd im Knochen, Periost oder in den Nebenhöhlen. In der Mehrzahl der Fälle dürfte diese Behandlung eine chirurgische sein. Oft aber ist die Heilung eine sehr zögernde, so daß eine Behandlung mit Jodkali und Quecksilber — auch wenn nichts für Syphilis spricht — zur Unterstützung herangezogen werden kann. Ich glaube, die Erfahrung mehrfach gemacht zu haben, daß tuberkulöse Prozesse bei sonst kräftigen Patienten durch Hg und Jodkali günstig beeinflußt werden können. Auch eine Tuberkulinkur ist zu probieren (Alttuberkulin, Bazillenemulsion, Rosenbach). Bevor man eine eingreifende Operation in die Orbita selbst hinein vornimmt, wird man wohl möglichst lange mit innerer Behandlung auszukommen suchen, da man einen periorbitalen Prozeß leicht dadurch in die Tiefe treiben, aber wohl oft nicht radikal entfernen kann. Nimmt der Exophthalmus zu, treten Beweglichkeitsdefekte auf, leidet gar der Optikus, so ist Inzision am Boden der Orbita, eventuell Krönleinsche temporäre Resektion angezeigt.

Solitärtuberkulose des Gehirnes.

Während die Hirnhäute durch das tuberkulöse Virus meist in Form der tuberkulösen Meningitis oder meningealen Miliartuberkulose befallen werden, wird die Gehirnmasse selbst, und zwar graue wie weiße Substanz, unter dem Bilde der mehr oder weniger tumorartig entwickelten Solitärtuberkulose befallen.

Die durch eine Solitärtuberkulose bedingten Symptome sind meist nicht wesentlich verschieden von den durch andersartige Tumoren, Blutungen, Erweichungen usw. hervorgerufenen; sie sollen an anderer Stelle besprochen werden. Hier sei nur festgestellt, in welcher Ausdehnung etwa zahlenmäßig die Tuberkulose in der Ätiologie der verschiedensten zerebralen Prozesse beteiligt ist. Soll die Statistik möglichst zuverlässig sein, so darf nur anatomisches Material zur Grundlage benutzt werden. Es läßt sich aber nicht verkennen, daß dies eigentlich nicht die richtige Statistik zur Beurteilung heilungsfähiger Krankheiten betr. deren Ätiologie ist. Denn während die malignen Tumoren fast stets ad exitum führen und apoplektische und thrombotische Prozesse wegen des

Atheroms über kurz oder lang denselben Ausgang bedingen, ist die Tuberkulose sicher viel öfter heilbar als bisher unseren Ansichten entspricht, wie wir sie auf Grund der Sektionsstatistik uns gebildet haben.

Ich glaube also, daß die im folgenden zu gebenden Zahlen, die an sich schon dafür sprechen, daß in der Ätiologie der verschiedensten zerebralen Affektionen die Tuberkulose an erster Linie steht, der Bedeutung der Sache noch lange nicht gerecht werden. Zumal im Kindesalter übersteigt die Prozentzahl der tuberkulösen intrakraniellen Affektionen die 50!

Am häufigsten befallen wird das Kleinhirn, wo Kohts (Zitat nach Uhthoff) unter 14 Kleinhirntumoren bei Kindern 9 Tuberkulome, 2 Sarkome, 1 Gliom, 2 Cystosarkome fand. Barthélémy fand unter 61 Kleinhirnaffektionen (nicht nur Tumoren) 14 Tuberkulome, 24 andere Tumoren, 20 Abszesse. Kraus unter 100 Fällen 22 Tuberkulome, 22 Sarkome, 18 Gliome, 13 sonstige Tumoren, 10 Abszesse, 7 Zysten und einiges andere. Auch im Pons konstatierte Uhthoff unter 178 Sektionsbefunden 75 Tuberkulome (also fast 45 $^0/_0$), Gliom 46, Sarkom 20, Gumma 12, Karzinom 2 und anderes. Bei den Affektionen des 4. Ventrikels fand derselbe Autor unter 62 Sektionsbefunden 15 Gliome, 8 Tuberkulome, 7 Sarkome, 6 Papillome, 5 Karzinome usw., während bei den sog. Akustikustumoren im Kleinhirnbrückenwinkel Tuberkulose fast ganz zu fehlen scheint. Bei den Affektionen der Großhirnschenkel steigt der Prozentgehalt wieder auf 40 $^0/_0$, während Erweichungen und Blutungen zusammengenommen diese Zahlen wenig übertreffen: unter 76 Fällen mit Sektionsbefunden fand Uhthoff 30 Tuberkulome, 23 Erweichungen, 9 Blutungen, 4 Gliome, je 2 Sarkome und Gummen, je 1 Karzinom usw. Unter 55 Tumoren der Vierhügel fanden sich 20 Tuberkulome (fast 30 $^0/_0$), 10 Gliome, 9 Sarkome, 3 Gliome, 3 Lipome, 1 Gumma, 1 Neurofibrom, 8 Tumoren ohne nähere Angaben. Bei der Hypophyse sinkt die Prozentzahl für Tuberkulose auf 3.

Tuberkulöse Meningitis.

Nach Uhthoffs Zusammenstellungen fanden sich bei der Tuberkulose der Hirnhäute:

A. Ophthalmoskopische Veränderungen.
    1. Neuritis opt. spl. (5 $^0/_0$ einseitig) . . . . in 25 $^0/_0$ der Fälle
    2. Typische Stauungspapille . . . . „ 5 „ „ „
    3. Neuritis descend. . . . . „ 4 „ „ „
    4. Venöse Stase . . . . „ 5 „ „ „
    5. Chorioidaltuberkel (5 $^0/_0$ comb. m. Neurit. opt.) . „ 10 „ „ „
                                     „ 49 $^0/_0$ der Fälle

B. Augenmuskelstörungen.
    1. Okulomotorius (10 $^0/_0$ davon nur Ptosis) . . . . . in 18 $^0/_0$ der Fälle
    2. Abduzens . . . . „ 12 „ „ „
    3. Nystagmus und nystagmusartige Zuckungen . . . „ 10 „ „ „
    4. Konjugierte Abweichung der Augen . . . . „ 8 „ „ „
                                       „ 48 $^0/_0$ der Fälle

C. Pupillenstörungen.
    1. Reflektorische Pupillenstarre auf Licht . . . . . in 15 $^0/_0$ der Fälle
    2. Hochgradige Beeinträchtigung der Lichtreaktion . „ 15 $^0/_0$ „ „
    3. Ausgesprochene Anisokorie . . . . „ 10 „ „ „
                                       „ 40 $^0/_0$ der Fälle

„Die Übersicht (Uhthoff, S. 755—758) der Augensymptome ergibt zunächst, daß auch bei der Meningitis tuberculosa pathologische Veränderungen zu den relativ häufigen Vorkommnissen gehören, fast die Hälfte der Fälle nach meinem Material. Die Neuritis optici ist hier der häufigste Befund und deutet auf intrakranielle Veränderungen, ein Umstand, der besonders diagnostisch wichtig ist, wenn die zerebralen Symptome zur Zeit des Auftretens der Neuritis optici noch wenig ausgebildet und unbestimmt sind, wie das gelegentlich vorkommt. Die verschiedenen Modifikationen des neuritischen Befundes, ob die Papille stärker gerötet oder mehr graulich getrübt erscheint, ob die Trübung etwas weiter in die umgebende Retina übergreift oder sich ganz auf die Retina beschränkt, ob die Retinalgefäße mehr oder weniger erweitert und geschlängelt sind, ob einzelne Hämorrhagien und weiße Plaques gelegentlich in der umgebenden Retina auftreten usw., haben für die Art und Intensität der retrobulbären und basal meningitischen Veränderungen keine allzu große Bedeutung. Der Begriff der tuberkulösen Neuritis descendens im v. Graefeschen Sinne besteht bei der Meningitis tuberculosa sicher zu Recht, sie dürfte aber doch nur relativ selten in ausgesprochener Form vorkommen. Besonders erreichen Miliartuberkel die Chorioidea wohl kaum jemals auf dem Wege der direkten Fortwanderung entlang dem Wege der Sehnervenscheiden, sie sind vielmehr durchweg als hämatogen metastatische von den Blutbahnen aus aufzufassen. Der Befund der Chorioidealtuberkel gehört daher auch viel häufiger zum Bilde der allgemeinen Miliartuberkulose als gerade zum Bilde der Meningitis tuberculosa und durchweg deutet ihr Auftreten bei Meningitis tuberculosa auf die Komplikation mit der allgemeinen Miliartuberkulose. Neuritis optica ist daher auch nur in einem Teil der Fälle von Miliartuberkulose der Chorioidea vorhanden. Gewöhnlich sind die einzelnen disseminierten Chorioidealtuberkel an und für sich nicht geeignet, stärkere entzündliche Erscheinungen in der Aderhaut und Netzhaut hervorzurufen. Fälle von ausgedehnter Chorioiditis und Exsudaten zwischen Aderhaut und Netzhaut auf Grundlage der disseminierten Miliartuberkulose sind als Ausnahme zu betrachten. Es steht diese Tatsache in einem gewissen Widerspruch zur Miliartuberkulose der Hirnhäute, wo doch häufig mit der Dissemination der Tuberkel meningitische entzündliche Veränderungen eintreten. Daß das Auftreten von Chorioidealtuberkeln für die Natur des intrakraniellen Prozesses diagnostisch ausschlaggebend ist, ist selbstverständlich. In seltenen Fällen kann eine Rückbildung der Chorioidealtuberkel intra vitam und ein Rückgang der zerebralen Erscheinungen eintreten, ein Vorkommnis, welches für die gelegentliche, wenn auch sehr seltene Ausheilung der Meningitis tuberculosa spricht.

Die eigentliche typische Stauungspapille bleibt bei Meningitis tuberculosa ein seltenes Vorkommnis und ihr Auftreten deutet in der Regel auf Komplikation mit Solitärtuberkulose des Gehirns. Dieser Umstand ist differentialdiagnostisch wichtig gegenüber anderen intrakraniellen Erkrankungen (Hirntumoren, Hirnabszeß, Hirnsyphilis usw.). Bei der epidemischen Zerebrospinalmeningitis sind die intraokularen pathologischen Veränderungen seltener als bei Meningitis tuberculosa, während die eiterige metastatische Ophthalmie bei letzterer Erkrankung ganz fehlt.

Dem Typhus, der Pneumonie mit zerebralen Symptomen, anderen akuten Infektionskrankheiten, gastrischen Störungen usw. gegenüber haben die ophthalmoskopischen Veränderungen bei Meningitis tuberculosa und Miliartuberkulose eine große differential-diagnostische Bedeutung, auch wenn wir berücksichtigen, daß gelegentlich bei Miliartuberkulose und Meningitis tuberculosa Netzhautblutungen auftreten können wie bei Septikämie.

Einem verstärkten Netzhautreflex ohne sonstige pathologische Veränderungen der Retina ist meines Erachtens für die Meningitis tuberculosa kein wesentlicher Wert beizulegen. Ebenso ist mit dem Symptom einer Erweiterung der Netzhautgefäße und besonders der Venen ohne sonstige pathologische Sehnerven-Retinalveränderungen nicht viel anzufangen, und es sind die Autoren in dieser Hinsicht mit ihren diagnostischen Schlüssen sicher oft zu weit gegangen, indem sie die physiologischen Verschiedenheiten nicht genügend in Betracht zogen.

Ausgesprochene neuritische Optikusatrophie, besonders mit Erblindung, spricht im ganzen gegen Meningitis tuberculosa, da letztere durchweg früher zum Exitus führt als es zur Ausbildung einer ausgesprochenen Sehnervenatrophie kommen kann.

Basale Erblindungen kommen bei Meningitis wohl gelegentlich vor, scheinen aber im ganzen selten zu sein.

Hemianopische Gesichtsfeldstörungen werden bei Meningitis tuberculosa fast niemals beobachtet in Übereinstimmung mit der Tatsache, daß basale meningitische Exsudate wohl die basalen optischen Leitungsbahnen einschließen und komprimieren, aber nicht die Neigung haben, dieselben direkt zu zerstören, da der Prozeß in die Substanz selbst nicht eindringt. Es verhält sich hier besonders die basale gummöse Meningitis anders. Sehr häufig ist es übrigens bei der tuberkulösen Meningitis, besonders bei Kindern und bewußtlosen Kranken, unmöglich, über die Höhe des Sehvermögens hinreichende Aufschlüsse zu erhalten.

Augenbewegungsstörungen finden sich ebenfalls in fast der Hälfte der Fälle. Die Augenmuskelparesen sind durchweg basal bedingt und unvollständig.

Von den Okulomotoriusstörungen ist am häufigsten die isolierte Ptosis und es kommt die Funktionsstörung der Nerven, auch bei basalem Sitz des Prozesses, offenbar oft nur in einer Ptosis zum Ausdruck, was wiederum für eine Erkrankung des Nervenstammes selbst und für eine Beeinträchtigung durch Kompression spricht. Nur in ca. 12 %, also relativ selten, waren auch die übrigen Äste mitbetroffen. Die doppelseitige Okulomotoriuslähmung fehlte fast vollständig im Gegensatz zur basalen gummösen Meningitis, wo sie relativ häufig und die Okulomotoriusstörungen an und für sich viel häufiger und hochgradiger sind. Noch seltener als bei der tuberkulösen Meningitis kommt die Okulomotoriusparese bei der epidemischen Zerebrospinalmeningitis vor.

Die Abduzensparese ist auch nicht besonders häufig und gewöhnlich unvollständig bei der tuberkulösen Meningitis, selten ist sie doppelseitig und die Ursache wohl durchweg basaler Natur, während die Okulomotoriusaffektion auch nukleär und faszikulär (durch Blutung und Erweichung) bedingt sein kann. Das Bild der alternierenden Okulomotorius- und Körperparese kommt gelegentlich bei tuberkulöser Meningitis vor unter Mitbeteiligung des Hirnschenkels, dasjenige der gekreuzten Körper- und Abduzenslähmung so gut wie gar nicht, wenn nicht eine Komplikation mit Solitärtuberkel im Pons vorhanden ist, was fast niemals der Fall war.

Sehr selten ist totale Ophthalmoplegie bei Meningitis tuberculosa und dann durchweg basal bedingt und mit Einschluß der inneren Augenmuskulatur. Die Komplikation mit Polioenzephalitis superior wurde einmal und ebenso die mit Tuberkulose der Vierhügelgegend einmal beobachtet.

Die konjugierte Abweichung der Augen zeigt sich öfters bei tuberkulöser Meningitis und ist oft mit Abweichung des Kopfes nach der gleichen Seite kompliziert. Sie ist durchweg als eine, oft kortiale Reizerscheinung aufzufassen und nur selten mit einer seitlichen Blicklähmung kompliziert, was auf Komplikation mit Ponstuberkel deutet.

Nystagmus und nystagmusartige Zuckungen sind relativ selten und diagnostisch wenig bedeutsam für Meningitis tuberculosa.

Sonstige Bewegungsstörungen der Augen, wie langsam hin- und herpendelnde Augenbewegungen oder ruckweise rythmische Zuckungen der Bulbi werden gelegentlich und gewöhnlich bei schwerer Benommenheit des Kranken beobachtet.

Pupillenstörungen sind ziemlich häufig und am häufigsten ist Anisokorie angegeben. Aufhebung der Lichtreaktion auch bei erhaltenem Sehvermögen ist nicht selten und oft kompliziert mit schweren Bewußtseinsstörungen des betreffenden Kranken.

Ausgesprochene spontane hippusartige Schwankungen im Pupillardurchmesser sind bei Meningitis tuberculosa wiederholt beobachtet und haben wohl irrtümlicherweise gelegentlich zur Behauptung einer sog. paradoxen Pupillarreaktion auf Licht Veranlassung gegeben.

Interessant sind die wiederholt festgestellten Pupillenerscheinungen während des Cheyne-Stokesschen Atemphänomens (Erweiterung während der zunehmenden Respiration, Verengerung in der Atempause) bei Meningitis tuberculosa, dieselben kommen aber jedenfalls lediglich dem Atemphänomen zu und nicht gerade der Meningitis tuberculosa.

Daß Mangel der Erweiterungsfähigkeit der Pupillen auf sensible Hautreize gerade eine spezielle diagnostische Bedeutung für Meningitis tuberculosa anderen intrakraniellen Erkrankungen gegenüber haben sollte, wie wohl angegeben worden ist, ist nicht anzunehmen.

Sehr ausgesprochene Trigeminuslähmung ist relativ selten bei Meningitis tuberculosa und deren Komplikation mit Keratitis neuroparalytica kommt fast gar nicht vor.

Eine endogene Konjunktivitis bei Meningitis tuberculosa und bei allgemeiner Miliartuberkulose gehört nicht zum Symptombilde." Soweit Uhthoff.

Diese Betrachtungen verstehen sich für die akuteren Formen der meist im Kindesalter auftretenden, nie primären, sondern stets sekundären und oft mit Miliartuberkulose kombinierten Formen der Meningitis basiliaris fibrinosa, die unter den klinischen Erscheinungen von Kopfschmerzen, Erbrechen, Nackensteifigkeit, Delirien, Schwindel, Krämpfen und Benommenheit gewöhnlich zum Tode führt.

Der Übergang in ein chronisches Stadium ist selten, eine Heilung — ohne daß während eines Rezidivs Exitus einträte — noch seltener.

Demgegenüber ist zu bemerken, daß sich neuerdings die Erfahrungen mehren, welche dafür sprechen, daß gewisse Meningitiden, die von vornherein schleichend auftreten, im Laufe von einigen Wochen oder Monaten zu Optikusveränderungen entzündlicher Natur und zerebralen Symptomen führen, vielleicht zum Teil tuberkulöser Ätiologie sind. Der Nachweis wird ja freilich, wenn Heilung eintritt, schwer zu führen sein. Doch glaube ich selbst einige solche Fälle gesehen zu haben.

10. XI. 1911.

G., Frieda, 17 Jahre.

Tumor cerebri? Tuberkulom?

Eltern und sechs Geschwister leben, sind gesund. Keine neuropathische oder tuberkulöse Belastung. Entwicklung normal. In der Schule gut gelernt. War nie krank. Vor ca. 8 Wochen traten plötzlich Anfälle von heftigen Kopfschmerzen mit Erbrechen auf. Nach Eintritt des letzteren trat gewöhnlich Besserung des Zustandes ein. Kein Flimmern vor den Augen. Gleichzeitig traten Anfälle von dumpfem Ohrensausen auf, besonders rechts, Hörfähigkeit nicht vermindert. Damals war vom Arzt „Magenkatarrh" angenommen. Vor vier Wochen plötzlich Doppeltsehen, das auch jetzt noch unverändert vorhanden ist. Auf dem rechten Auge hat sich das Sehvermögen verschlechtert, sie sieht alles dunkler als auf dem linken Auge. Menstruiert seit einem Jahre regelmäßig.

Visus rechts: $^6/_{15}$, links $^6/_{10}$.

Nd. I beiderseits bis 12 cm, Akk. Br. ca. 9 D.

Pupillen: Rechts eine Spur weiter als links. Lichtreaktion beiderseits etwas verlangsamt.

Augenbewegungen: Strabismus conv. paral. o. s. Beim Blick nach links gelangt der linke Bulbus nicht über die Primärstellung hinaus. Der Bulbus kommt zwar in die Primärstellung, verharrt aber in dieser nur ganz kurze Zeit und gleitet unter ruckweisen Zuckungen etwas aus dieser Stellung heraus, so daß nur ein kleines Stück Sklera zwischen Limbus und Lidwinkel sichtbar bleibt. Paralyse des linken Abduzens. Parese des rechten Abduzens und Rect. internus.

Ophthalmoskopisch: Beiderseits maximale Stauungspapille mit zahlreichen kleineren Blutungen, weißliche Streifen und Punkte. Die abhängenden Teile der Papille sind weißlich und radiär gestichelt. Ausgesprochenes peripapilläres Ödem der Netzhaut. Prom. R. 7 D. L. $<$ 5 D.

Gesichtsfeld beiderseits konzentrische unregelmäßige Einschränkung rechts mehr als links.

Stat. nerv:

Mittelgroß, kräftig, gut genährt. Gang normal. Sprache und psychisches Verhalten normal.

Rechtsseitige leichte Parese der gesamten Fazialisäste, auch am Stirnast deutliche Differenz.

Trigeminus: R. Kornealrefl. fast aufgehoben, L. $+$.

Gehör rechts gleich links.

Zunge: Liegt gerade in der Mundhöhle, wird gerade herausgestreckt. Zungengrund rechts tiefer als links.

Gaumensegel hängt rechts.

Schädel o. B.

Grobe Kraft rechts gleich links.

Patellarreflex nicht wesentlich erhöht.

Achillesreflex beiderseits lebhaft, kein Fußklonus.

Plantarreflex herabgesetzt, kein Babinski.

Vorderarmreflex beiderseits lebhaft.

Trizeps nicht auslösbar.

Bauchdeckenreflexe rechts = links.

Keine Ataxie der oberen und unteren Extremitäten. Kein Romberg. Lagegefühl o. B.

Cor o. B. Puls 76. Urin frei.

Serum: negativer Wassermann.

Pirquetsche Reaktion: positiv.

Röntgenbefund: Dorsum sellae fehlt, auch die vordere Begrenzung ist offenbar verändert.

Nasen- und Ohrbefund: negativ.

Therapie: Ungt. ciner. 5,0, Jodkali dreimal tägl. 2 g.

Lumbalpunktion: Druck über 500 mm Hg. Punktat: Spur Albumen, keine Globuline. Mikroskopisch o. B. Wassermann: negativ.

Dunkeladaptation: Rechts 106 normal, links 92.

Intraokularer Druck: beiderseits 18 nach Schiötz.

Exophthalmometer (Hertel): Abstand 94. Rechts 16,5, links 14.

Pirquet: positiv.

Auf $^1/_{100}$ mg Alttuberkulin keine Lokal- und Allgemeinreaktion.

Auf $^1/_{10}$ Alttuberkulin Temp. 37,9, leichte Kopfschmerzen.

Auf $^4/_{10}$ Alttuberkulin bis 38,3.

Wiederholte Lumbalpunktion: Höhe des Druckes zwischen 370 und 470.

Besserung des Allgemeinbefindens und stetige Gewichtszunahme.

Entlassungsbefund am 10. III. 1911.

Visus beiderseits $^6/_{10}$.

Papille: Rechts: Grenzen scheinen durch, sind noch leicht verwaschen, noch leichte Prominenz. Venen etwas stärker gefüllt, weißrötlich. In der Makula zahlreiche weiße Stippchen.

Links: Grenzen deutlich, wenn auch noch leicht unscharf, keine Prominenz, Gefäße von normalem Kaliber nicht geschlängelt. In der Makula kleine gelblichweiße Stippchen.

Augenbewegungen: Leichter Nystagmus beim Blick nach rechts.

Urin frei.

Subjektiv keine Beschwerden.

Gesichtsfeld auch für Farben normal.

Oktober 1914. Visus $^6/_8$ beiderseits.

Pupillen r. = l. Reaktion prompt.

Augenbewegungen frei.

Gesichtsfeld normal.

Ophthalmoskopisch: Grenzen leicht unscharf. Rechts: In der Makula körniger Pigmentkranz. Papille in toto etwas blaß, am Gullstrand sieht man deutliche Prominenz, besonders nach oben, hier Arterienpuls.

Links: Ganz geringe Prominenz (physiologisch), kein Arterienpuls. Farbe normal.

Dunkeladaptation: Normal beiderseits.

Subj. Wohlbefinden.

1920: Status idem.

Es ist ja sicher, daß die verschiedensten Infektionen oder deren nachfolgende Intoxikationen Meningealreizung oder direkt Meningitis mit den Symptomen der intrakraniellen Drucksteigerung bis zum Hydrocephalus int. machen können. So hat es denn a priori nichts Unwahrscheinliches, daß sich auch der Tuberkelbazillus oder seine Toxine an der Ätiologie der intrakraniellen Drucksteigerung beteiligen. Jedenfalls ergibt sich für unser therapeutisches Verhalten die Verpflichtung, in allen solchen chronischen Zuständen die Möglichkeit der Tuberkulose in Erwägung zu ziehen und eventuell unter wiederholter Lumbalpunktion eine Tuberkulinkur einzuleiten. Ob wir aus dem günstigen Erfolg einer solchen eine Diagnose ex juvantibus stellen dürfen, ist freilich sehr fraglich, denn wie jede Körpertemperatursteigerung iridozyklitische Prozesse günstig zu beeinflussen vermag, so könnte das künstliche Fieber ja auch meningitische Prozesse anderer Ätiologie schneller zur Abheilung gelangen lassen.

Der Gruppe der **Meningitis tuberculosa** steht die der **Miliartuberkulose der Meningen** gegenüber. Anerkanntermaßen brauchen diese miliaren Aussaaten in den Meningen nicht zur eigentlichen Meningitis zu führen, ja die zerebralen Symptome können ganz latent bleiben, während aus anderer Ursache der Exitus erfolgt. Es ist jedoch nicht unmöglich, daß eine mildere Form der miliaren Aussaat auch einmal, wenn auch ausnahmsweise, zur Ausheilung gelangt. Für die Miliartuberkulose ist nun besonders charakteristisch das Auftreten von Miliartuberkeln in der Aderhaut und eventuell Netzhaut und das Fehlen der Neuritis opt. Tritt letztere zur miliaren Tuberkulose hinzu, so tritt die miliare Meningenaussaat in das Stadium der Meningitis und umgekehrt erklärt sich eine Meningitis mit Neuritis opt., wenn miliare Chorioidialtuberkeln auftreten als miliar bedingt. Diese Prozesse gehen also ineinander über.

Auch im Großhirn ist der **tuberkulöse Tumor** die häufigste Geschwulst des Kindesalters, doch tritt die Tuberkulose jenseits des Kindesalters an Bedeutung hinter den mehr oder weniger malignen Tumoren zurück.

Schließlich gibt es nach **Bruns-Hannover** noch ein **Mittelding zwischen einfacher tuberkulöser Meningitis und gröberen, tumorartigen Anhäufungen von Tuberkelmassen.**

Im arachnoidealen Gewebe an der Basis cerebri kommt es vor allem in dem Raum zwischen Pons und Hirnschenkel nach hinten, dem Chiasma nerv. opt. nach vorne manchmal zu Ablagerungen von käsigen Massen, die eine Dicke von $^1/_4$ bis $^1/_2$ cm erreichen können und alle Gebilde der mittleren Schädelgrube, besonders Sehnerven und Chiasma, dann die Augenmuskelnerven und den **Trigeminus, in ihren Bereich ziehen können. Am häufigsten kommen solche** schwieligen tuberkulösen Massen an dieser Stelle noch im Endstadium von im Hirnstamm sich entwickelnden Solitärtuberkeln vor, wenn diese die Basis cerebri erreicht haben. Klinisch und anatomisch können hier leicht Verwechslungen mit der Lues basil. geschehen. Auch vom Felsenbein bei Karies können solche tuberkulöse Meningoenzephalitiden ausgehen, seltener finden sie sich in der Konvexität. Auch zum Rückenmark können sie sich hinunterziehen und die Differentialdiagnose gegen Lues noch schwieriger gestalten. Nach Oppenheim können zirkumskripte Plaques der Rinde ausheilen, vielleicht erklärt sich so ein Teil der Nonneschen Pseudotumoren.

Weiterhin sind der Tuberkulose auch alle die Augenbeteiligungen auf Rechnung zu setzen, die sich an eine tuberkulöse Schädelknochenaffektion anschließen, eventuell durch das Bindeglied der Sinusthrombosen. Hier wäre in erster Linie zu erinnern an die Felsenbeinkaries als eine der häufigsten Ursachen der Thrombosen des Sinus cavernosus und petrosus mit sekundärer Ausbreitung in die Orbita hinein. Das Bild der Thrombophlebitis orbitae wurde oben bei den Ausführungen über Exophthalmus ausführlich geschildert. Zumal wenn dem Exophthalmus eine Abduzens- oder Fazialisparese vorausging, werden wir an eine aus dem Schädelinnern nach vorn fortschreitende Thrombosierung zu denken haben. Auch Karies des Keilbeins, tuberkulöse Schleimhautaffektion der Knochenhöhlen kann die Orbita direkt oder auf dem Umwege der Sinusthrombose beteiligen.

Die Tuberkulose der Lungen kann — abgesehen von der oben besprochenen Miliartuberkulose — sich in einer Sympathikusparese verraten, indem an den Lungenspitzen der Halssympathikus affiziert wird. Die Tuberkulose der Hilusdrüsen ist vielleicht eine der häufigsten Ursachen der Iristuberkulose, desgleichen die der Mesenterialdrüsen.

Die Tuberkulose des Digestiönstraktus führt gelegentlich zu abundanten Blutungen, die zur Amaurose oder Amblyopie nach Blutverlust führen. Seltener ist diese noch bei Lungenblutungen beobachtet.

In seltenen Fällen mögen Tuberkulose der männlichen, häufiger noch solche der weiblichen Genitalien den Herd darstellen, von dem aus das innere Auge tuberkulös infiziert ist.

Insofern Anämie und Chlorose Folgen einer latenten Tuberkulose sein können, sind auch Retinalblutungen, Neuritis opt., Stauungspapille und andere anämisch-chlorotische Augensymptome schließlich in letzter Instanz tuberkulös bedingt.

Skrofulose.

Skrofulose und Tuberkulose werden von uns gewöhnlich derart in einem Atem genannt, daß man sich schon — sehr mit Unrecht — eine zeitlang gewöhnt hatte, beide als verschiedene Äußerungen desselben Prozesses anzusehen. Die Skrofulose sei — so sagte man — nur eine kindliche Form der Tuberkulose, eine abgeschwächte, eine toxische Teilerscheinung usw. Neuerdings ist man dagegen zu den Auffassungen zurückgkehrt, die sich in den Beziehungen „exsudative Diathese" (Czerny) oder „lymphatische Konstitution" (Escherich) aussprechen. „Zurückgekehrt" dürfen wir wohl sagen, denn die Ansicht der älteren Ärzte, wie Hufeland, Hüter u. a. scheint sich in ganz ähnlichen Gedankengängen bewegt zu haben. Auch die Tuberkulose sahen sie damals ja noch als eine Diathese oder Konstitution an. Jetzt wissen wir, daß die Tuberkulose eine Infektionskrankheit ist, die wohl von den meisten

Menschen erworben werden kann, nur nicht immer erworben oder doch oft überwunden wird. Der Quotient der Diathese oder Konstitution ist dabei in seiner Bedeutung wesentlich eingeschränkt worden. Die Skrofulose wurde sozusagen in dieses Fahrwasser mit hineingerissen, da man einen spezifischen Erreger der Skrofulose aber nicht fand, die Tuberkulose sich aber bei weitem am häufigsten mit der Skrofulose verschwisterte, so betrachteten wir sie als eine Abart im obigen Sinne. Demgegenüber wurde dankenswerterweise von den Pädiatern geltend gemacht, daß die Tuberkulose an der Skrofulose nicht das Wesentliche, sondern etwas Akzidentelles sei; ebenso gut, wenn auch nicht so häufig wie der Tuberkelbazillus, könnten sich verschiedene andere Mikroorganismen auf dem skrofulösen Boden ansiedeln, namentlich Staphylokokken, Diplobazillen u. a. So scheint also der gegenwärtige Stand der Wissenschaft der zu sein, den man in folgenden Sätzen zusammenfassen kann:

Tuberkulös ist nur das, was durch die Tuberkelbazillen verursacht wird. Wo bei einem Skrofulösen Tuberkelbazillen gefunden werden, da fällt dieses Leiden dann nicht mehr unter den Begriff der Skrofulose, sondern schon unter den der Tuberkulose. Die Skrofulose ist nur der Nährboden, auf dem sich mit Vorliebe Tuberkulose, aber auch andere Infektionen entwickeln. Mechanische, thermische, chemische Reize scheinen in geeigneten Fällen skrofulöse Affektionen auslösen zu können. Damit ist natürlich noch nicht gesagt, was die Skrofulose an und für sich ist. Hier leiten die verschiedenen Autoren aus dem Schatze ihrer klinischen Erfahrungen persönlich verschiedene theoretische Standpunkte ab, auf die hier nicht näher eingegangen werden soll.

Von den Ophthalmologen ist zum größten Teil der Standpunkt stets festgehalten, daß die Skrofulose ein Ding für sich ist, daß sie allerdings weite Beziehungen zur bazillären Tuberkulose unterhielte, daß sie aber keineswegs mit jener zusammengeworfen werden dürfe. Bezeichnend für diesen Standpunkt ist denn auch, daß in der Ophthalmologie für dieselben Prozesse bald der Ausdruck skrofulös, bald ekzematös, bald phlyktänulär gebraucht wird, je nachdem die sonstigen allgemeinen Begleiterscheinungen sich in einem skrofulösen Habitus, oder einem Ekzem, oder in Konjunktivitisphlyktänen darstellen.

So verschiedenartig auch die klinischen Bilder demnach erscheinen, so ist doch das Wesentliche an den skrofulösen Augenkrankheiten, daß sie von außen nach innen fortschreiten, daß also eine äußere Veranlassung aller Wahrscheinlichkeit nach auf die Körperoberfläche einwirkt und die Gegend der Augen als Angriffspunkt wählt, daß sie aber nur deshalb die charakteristischen Veränderungen erzeugt, weil der Boden für ihn empfänglich — skrofulös — ist. So erklären wir die Blepharitis ulcerosa und die schwere Form der squamosa, so die Hordeola und die verschiedenen Formen der Konjunktivitiden, von der isolierten Phlyktäne bis zum Schwellungskatarrh mit paukenförmiger Auftreibung der Lider und Pseudomembranbildung in den Übergangsfalten, so die verschiedenen Formen der Keratitis, vom Gefäßbändchen und den Randeruptionen bis zur schweren, tiefgreifenden Keratitis profunda, dem perforierten Hornhautabszeß mit Ausgang in Phthisis bulbi. Nur in einigen wenigen Krankheitsbildern berührt sich hier das Gebiet der Skrofulose und Tuberkulose, selten wird man differentialdiagnostisch in Verlegenheit kommen, ob eine Krankheit noch skrofulös oder doch schon tuberkulös sei.

Während die von außen nach innen fortschreitende Entwicklung der Krankheit für die Skrofulose das Typische ist, ist sie für die Tuberkulose eine Ausnahme. Als Beispiel für letztere sind zu nennen die recht seltenen Formen der Konjunktivaltuberkulose und Impftuberkulose der Kornea. Allenfalls noch gewisse Formen von Dakryozystitis. Fast alle übrigen tuberkulösen Affektionen der Augen, und zwar bei weitem die meisten, sind metastatisch: Dakryoadenitis, Skleritis, Keratitis, Iritis, Zyklitis, Chorioretinitis, Neuritis, Orbitaltuberkulose usw.

In einzelnen Krankheitsbildern kann man vielleicht einmal zweifelhaft sein, ob man der Skrofulose eine ursächliche Bedeutung zugestehen soll, so bei der Keratitis parenchymatosa. Während für die Kerato-Konjunktivitis superficialis die Skrofulose die Hauptursache abgibt, tritt sie für die tiefen Formen ganz gewiß an Bedeutung zurück. Auch die Tuberkulose hat ja nicht entfernt die Bedeutung für die tiefen diffusen Formen der Keratitis wie die Lues, während sie für die tiefen zirkumskripten Keratitiden (K. scleroticans) an erster Stelle stehen dürfte. Bei beiden genannten Formen der tiefen Keratitis wird man also in erster Linie an Lues oder Tuberkulose denken, eine unkomplizierte Skrofulose wird man nicht mehr annehmen können, wenn die Pirquetsche Kutanreaktion positiv ausfällt oder wenn Patient eine hohe Empfindlichkeit gegen Alttuberkulin aufweist. Verträgt aber ein Kind 5 mg Alttuberkulin, ein Erwachsener 10 mg reaktionslos, findet sich auch sonst klinisch nichts für echte Tuberkulose oder irgendeine andere Ätiologie, wohl aber eine ausgesprochene „lymphatische Konstitution“, so wäre diese mit einer gewissen Wahrscheinlichkeit ätiologisch heranzuziehen. Man vergesse aber nie, daß die hereditäre Lues, abgesehen von der Augenaffektion, sonst ganz latent sein kann, auch die Wassermannsche Reaktion ist bei den hereditären Formen bekanntlich gar nicht selten negativ. Mit Sicherheit eine Lues auszuschließen, werden wir oft nicht in der Lage sein.

Dasselbe wäre zu sagen über die ursächliche Bedeutung der Skrofulose als unkomplizierte Disposition in bezug auf die Iritis. Auch hier stehen ganz andere Dinge an erster Stelle, nämlich Tuberkulose und Lues, dann in weitem Abstand Diabetes und Gicht, einige Infektionskrankheiten (Malaria, Pneumonie, Influenza, Rheumatismus, Meningitis, Gonorrhöe usw.), und erst wenn von alledem nichts mehr nachzuweisen ist, auch Unempfindlichkeit gegen Alttuberkulin besteht, würde ich bei eklatanten sonstigen Zeichen von Skrofulose diese letztere ätiologisch bei der Iritis heranziehen. Etwas prinzipiell davon Verschiedenes stellt natürlich die „sekundäre“ Iritis skrofulöser Hornhautprozesse dar; diese entsteht dadurch, daß sich ein skrofulöses Infiltrat sekundär infiziert, ulzeriert und so eine Iritis hervorruft wie jeder septische Kornealprozeß.

Für die sonstigen Formen der Uveitis, Zyklitis und besonders Chorioiditis scheint die Skrofulose eine noch geringere, für letztere vielleicht keine ursächliche Bedeutung zu haben, immerhin kann man, wenn jede andere Ätiologie fehlt, vielleicht eine offenbare Skrofulose zur Deutung heranziehen.

Die pathologische Anatomie sagt uns über die Skrofulose nicht sehr viel: eine geschlossene Phlyktäne ist eine subepitheliale Infiltration von Lympho- und Leukozyten, gelegentlich finden sich aber auch epitheloide Zellkerne, so daß die Ähnlichkeit mit den Tuberkeln deutlich ist. Aber nie sind Tuberkelbazillen oder sonstige Mikroorganismen in der geschlossenen Phlyktäne nachgewiesen, auch gibt der Impfversuch ein negatives Resultat. Manche Autoren sind geneigt, die Phlyktäne den Tuberkuliden zuzurechnen. Auch Riesenzellen sind in der Phlyktäne gefunden worden (Leber). Die sonstigen skrofulösen Augenkrankheiten bieten anatomisch wenig Interesse, sind sie doch meist sekundär infiziert oder durch primäre Reize auch infektiöser Natur ausgelöst.

Dabei ist der zahlenmäßige Befund an Mikroorganismen oft erstaunlich gering, so daß die heftige Reaktion der Lider und Bindehaut auffällt und geradezu als charakteristisch bezeichnet werden kann. · Das Mißverhältnis von (auslösender) Ursache und Wirkung deutet auf die abnorme Beschaffenheit des Organismus hin (Allergie, Anaphylaxie).

Einige Zahlen mögen die Bedeutung der Skrofulose beleuchten: Kranzler
(1887) fand unter 1173 Fällen von Skrofulose in 35% Augenerkrankungen.
Birch-Hirschfeld unter den Insassen der Sächsischen Blindenanstalt 6%,
Magnus unter 1000 doppelseitigen Blinden 0,3 und Cohn unter 1000 blinden
Augen 7 durch Skrofulose erblindet. Axenfeld fand bei 200 Kranken mit
„skrofulöser" Bindehaut- und Hornhautentzündung in mehr als 90% sonstige
Zeichen von Skrofulose. Rübel bei 1000 ähnlichen Fällen von Patienten
unter 15 Jahren in 60% aller Fälle Zeichen von allgemeiner Skrofulose.
Stephenson fand bei 669 Patienten in 32% erbliche tuberkulöse Belastung.
Was die Häufigkeit der skrofulösen Augenentzündung anbetrifft, so zählte
Rübel unter 17 000 Patienten der Hirschbergschen Klinik in Berlin 2082 Kinder
unter 15 Jahren mit Erkrankungen der Bindehaut und Hornhaut, darunter
61% mit skrofulöser Augenentzündung. Von diesen Kranken zeigten 63%
Symptome von Skrofulose. Die skrofulösen Keratokonjunktivitiden umfassen
nach Horner fast ein Viertel, nach Suttmann fast ein Drittel aller Erkrankungen des Auges bei Kindern und nach Guttmann und Cohn ca. ein Sechstel
aller Besucher der Augenkliniken. Zwei Drittel der Kinder (und Erwachsenen)
sind weiblichen, ein Drittel männlichen Geschlechtes. Was das Alter anbetrifft,
so sind 80% noch nicht 14 Jahre alt, 10% noch nicht 20 (Groenouw).

Tuberkulinkuren.

Was die Behandlung der tuberkulösen Augenaffektionen anbetrifft, so soll
hier von einer Darstellung der lokalen Behandlung Abstand genommen werden,
da diese in erster Linie in der Hand des Spezialisten ruhen dürfte. Auch über
die Allgemeinbehandlung soll hier nicht ausführlich gesprochen werden, da alles
diesbezügliche in den entsprechenden Kapiteln der Tuberkulose zu finden ist.

Nur über die Behandlung mit Tuberkulin soll hier noch einiges gesagt werden,
da über den Wert dieser Methode unser Urteil noch nicht als abgeschlossen
zu betrachten ist und sich die Ansicht der Internen wie auch der Augenärzte
noch widersprechen.

Wann kommt eine Tuberkulinkur in Frage?

Bei allen auf Tuberkulose verdächtigen Fällen pflege ich eine diagnostische
Alttuberkulininjektion zu machen, beginnend mit $^1/_{10}$ mg Alttuberkulin, wenn
sonst bei sorgfältiger Untersuchung des Körpers (inkl. Röntgendurchleuchtung)
nichts von Tuberkulose zu finden ist; beginnend mit $^1/_{100}$ oder $^1/_{1000}$, wenn auf
Tuberkulose verdächtige Lungenprozesse oder gar zerebrale Affektionen dieser
Ätiologie vorliegen. Bei welcher Dosis ein Patient reagiert, scheint mir weniger
wichtig als die Frage, ob er überhaupt reagiert, denn insofern überhaupt eine
Reaktion zu erreichen ist, wissen wir, daß die Reizbarkeit bei demselben Patienten
eine ganz verschiedene sein kann, je nach dem Allgemeinbefinden. Ein Patient,
der auf Injektion von 0,01 und 0,3 mg nicht reagiert hatte, machte eine einfache Angina follicularis durch. Nachdem er völlig entfiebert war, gab ich ihm,
da ich die sensibilisierende Wirkung solcher Anginen kannte, nochmals 0,1.
Darauf trat eine mehrtägige hohe Fiebersteigerung ein.

Detlef V., 46 Jahre alt, persönliche und Familienanamnese negativ, im Allgemeinbefinden spricht nichts für Tuberkulose.

Mitte März 1911. Amotio retinae links. Visus: Handbewegungen oben. Hintere
Synechien. Opacitates lentis. Wassermann negativ. Auch rechts zweifelose Reste
hinterer Synechien, obwohl Patient nichts von einer überstandenen Iritis weiß.

Alttuberkulin von $^1/_{100}$ bis $^3/_{10}$ negativ. Wegen einer interkurrenten Angina
wurde nach der Entfieberung mit Alttuberkulin $^1/_{10}$ begonnen, worauf der Patient
vier Tage lang bis 39 fieberte (ohne Rezidiv der Angina). Dabei trat keine örtliche
Reaktion ein. Drei Wochen später begann ich wieder mit Alttuberkulin $^1/_{1000}$, stieg

durch ständige Verdoppelung der Dosen innerhalb von 16 Wochen bis auf Alttuberkulin 10 mg ohne jede Reaktion. Auch hohe Dosen Bazillenemulsion erzielten keine Reaktion. Eine interkurrente Angina hatte hier also eine hohe Empfindlichkeit gegen $^1/_{10}$ mg Alttuberkulin hervorgerufen, bei baldiger Unempfindlichkeit gegen 10 mg Alttuberkulin und Bazillenemulsion.

Tabelle Lüttjohann's

mg	Allgemeine Reaktion trat ein bei:											
	$^1/_{1000}$	$^1/_{100}$	$^3/_{100}$	$^6/_{100}$	$^1/_{10}$	$^{2-3}/_{10}$	$^{5-6}/_{10}$	1	2—3	4—6	10	
$^1/_{1000}$	1			1	1							3
$^1/_{100}$ $(^1/_{50})$		2	2	8	5	11	8	4	2			42
$^1/_{10}$ $(^1/_5)$						7	13	9	3	1	1	34
$^5/_{10}$							1	1	5	3	1	11
(2 u. 2.5)								26	18	28	8	80
3									1			1
6										2		2
	1	2	2	9	6	18	22	40	29	34	10	173

(Zeilenbeschriftung links: Die Injektionen begannen mit:)

Auch geht aus der Tabelle Lüttjohann's (D. i. Kiel) hervor, daß die Alttuberkulininjektion, auch wenn sie noch keine Allgemeinreaktion hervorruft, doch die Empfindlichkeit gegen Tuberkulin steigert, so daß bei der doppelten oder dreifachen Dosis eine Reaktion erfolgt, die aller Wahrscheinlichkeit und den klinischen Erfahrungen nach nicht eingetreten wäre, wenn mit dieser letzten Dosis begonnen wäre. Je kleiner die Anfangsdosis, um so eher tritt bei fortgesetzten Injektionen die Reaktion ein. Je höher man die Anfangsdosis nimmt, um so unempfindlicher scheinen die Patienten zu sein. Bei Kindern und jugendlichen Kranken pflegen wir mit der Injektion bis 3 oder 6, bei Erwachsenen bis 10 mg Alttuberkulin zu gehen. Ist damit keine Allgemeinreaktion erzielt, so geben wir „sprungweise" Bazillenemulsion 6. Verdünnung fünf Teilstriche, dann B. E. 5. Verdünnung fünf Teilstriche, dann bis B. E. Original 5 Teilstriche. Erst wenn auf alle diese Injektionen keinerlei Reaktion erfolgt ist, erklären wir den Patienten für Tuberkulin unempfindlich.

Die Injektionen pflege ich in den Vorderarm oder zwischen den Schulterblättern, seltener intragluteal zu machen. Meist wird auch ersteres gut vertragen.

Ist eine Tuberkulinempfindlichkeit nachgewiesen, so wird die eigentliche Kur mit Bazillenemulsion eingeleitet, wobei die Anfangsdosen von B. E. VI. 1. Teil gewöhnlich jedes folgende Mal verdoppelt wird, die Injektionen geschehen zunächst in der Woche zweimal, dann in zwei Wochen dreimal, dann wöchentlich, bei den höchsten Dosen noch seltener.

Tritt eine Steigerung der Körpertemperatur ein, so wird die letztere Dosis wiederholt oder, wenn die Steigerung bis 2^0 C betrug, eine geringere Dosis angewendet. Bestimmt man zwischendurch mit Alttuberkulin die Empfindlichkeit von neuem, so wird man nun meist eine andere als die primäre. finden, und zwar ist es ein häufiger Typ, daß im Anfang der Bazillenemulsion-Behandlung die Empfindlichkeit steigt, später sinkt, bisweilen sinkt sie von Anfang an, indem nicht eine Sensibilisierung, sondern sofort eine Abstumpfung bewirkt wird. Dieses letztere ist nicht unwichtig, denn wenn wir mit $^1/_{1000}$ mg Alttuberkulin anfangen und langsam durch Verdoppelung der Dosis bis 10 mg steigen, ohne eine Reaktion zu erhalten, so ist einerseits allerdings die Annahme möglich, daß der Betreffende unempfindlich ist, andererseits aber ist die Möglichkeit nicht von der Hand zu weisen, daß das Alttuberkulin von Anfang an abstumpfend gewirkt haben könnte, so daß die Empfindlichkeit in schnellerem Tempo sank als die angewendete Dosis stieg.

Wir dürfen nicht vergessen, daß die Steigerung der Körperwärme eben doch nur eine Teilerscheinung der komplizierten Tuberkulinwirkung ist, die vielleicht isoliert fehlen kann, ohne daß man deshalb eine allgemeine Unempfindlichkeit gegen Tuberkulin behaupten dürfte. Sicherlich ist bei manchen Menschen die Körperwärme nicht das empfindlichste Reagens, wie es ja auch Menschen gibt, die kaum zum Schwitzen oder Erröten gebracht werden können. Trotzdem reagieren solche Patienten auf Einspritzungen mit Kopfweh, Herzklopfen, Pulsbeschleunigungen, manche auch mit „Gefühlen" im Auge (z. B. bei Iritis), Lichterscheinungen oder größerer Lichtempfindlichkeit bei Iridozyklitis und Chorioiditis. Diese Symptome kann man vielleicht als subjektive Lokalsymptome auffassen. Solche Patienten habe ich selbst mehrfach beobachtet, nur hatten die meisten früher einmal auf eine der ersten Injektionen auch mit einer Temperatursteigerung reagiert.

Was nun die örtliche Reaktion anbetrifft, so ist mein Standpunkt, meinen eigenen Erfahrungen entsprechend, vielleicht insofern ein von dem allgemeinen abweichender, als ich der örtlichen Reaktion nicht den ausschlaggebenden Wert beilege. Meine Gründe sind kurz die: 1. Reagiert bei einer Steigerung der Körpertemperatur durch Tuberkulin gelegentlich nicht das kranke Auge (Iridozyklitis), sondern das gesunde, jedenfalls letzteres mehr als ersteres. Und 2. reagiert ein Auge mit typischer tuberkulöser Iritis mit Knötchenbildung, die wir nach allen klinischen Erfahrungen nur für echte Tuberkulose halten können, örtlich nicht, obwohl die Steigerung der Körperwärme sehr ausgesprochen ist. Solche Beobachtungen habe ich mehrfach gemacht und auch veröffentlicht. Wo die örtliche Reaktion eintritt, erscheint sie als willkommenes Adjuvans für die Diagnose, nicht als Erfordernis. Aber noch ein anderes ist zu erwähnen. Die örtliche Reaktion kann einerseits eine Verstärkung der Injektion, andererseits aber auch in einer Abschwächung dieser letzteren bestehen, was man positive und negative Lokalreaktion nennen könnte, wenn letzterer Ausdruck nicht schon für die fehlende örtliche Reaktion belegt würde. Wir reden also von Abblassungsreaktion. Diese letztere ist aber sicher keine spezifische Wirkung des Tuberkulins oder Tuberkulinfiebers, sondern kommt bei den verschiedensten Fiebern vor: Jedem Kliniker ist es bekannt, daß, zumal bei Kindern mit skrofulöser oder tuberkulöser Ophthalmie, bei einer interkurrenten Bronchopneumonie (nicht tuberkulöser Ätiologie) oder einem sonstigen fieberhaften Zustand — wie er meist auch durch Milchinjektionen hervorgerufen wird — die Augen abblassen, um mit Abklingen des Fiebers sich wieder zu röten. Dieses habe ich bei Tuberkulininjektionen auch bei Erwachsenen gesehen, zumal in den Übergangsformen von Tuberkulose und Skrofulose.

Die dargelegten Ansichten beruhen hauptsächlich auf den Erfahrungen, die ich mit Alttuberkulin und Bazillenemulsion, zum geringen Teil mit Neutuberkulin und Rosenbachschem Tuberkulin gemacht habe. Nun ist aber sicher, daß die temperatursteigernde Wirkung dieser Mittel eine sehr verschiedene ist, daß bekanntlich das letztere in der Beziehung sehr schonend und anscheinend doch wirksam ist. Ähnliches wird von den Beranekschen und russischen Präparaten gesagt. Daß die Tuberkulinwirkung einzig eine Folge der gesteigerten Körperwärme ist, ist demnach nicht wahrscheinlich. Ich glaube aber, daß die Fieberattacken bei den entzündlichen Augenkrankheiten der Heilung öfter einen energischen Ruck im günstigen Sinne gibt. Nicht nur, daß die Patienten solche fiebermachenden Dosen selbst wünschen, weil sie die Heilung schneller fortschreiten zu sehen glauben, man sieht es auch selbst, daß nach einer stärkeren Reizung eine um so schnellere Rückbildung ruckweise erfolgt.

Alles dieses spricht dafür, daß Steigerungen der Körperwärme wahrscheinlich nicht unbedingt nötig sind, daß wir sie aber nicht zu fürchten brauchen, wie z. B. bei Lungenprozessen, und daß sie uns oft gute Dienste tun. Sollen diese Fragen theoretisch gelöst werden, so muß systematisch untersucht werden, ob ein Tuberkulin besser wirkt, welches die Körperwärme steigert oder ein solches, bei dem diese Eigenschaft sehr zurücktritt oder fehlt. Ferner ob Steigerungen der Körperwärme, die ohne Tuberkulin durch irgendeine spontane fieberhafte Krankheit oder durch ein fiebermachendes Arzneitmittel (z. B. Milch) hervorgerufen werden, diesen oder nur jenen Tuberkulinen entsprechend wirken, wie sich dabei die sonstigen Symptome einer Allgemeinwirkung (Kopfweh, Pulsfrequenz, allgemeine Müdigkeit, Mattigkeit und Influenzagefühl) und wie sich die örtlichen Wirkungen verhalten. Die Schwierigkeiten, die sich der Beantwortung dieser Frage entgegenstellen, sind große, denn es erfordert die gewissenhafte Durcharbeitung eines großen Materials, wie es den wenigsten zur Verfügung stehen dürfte. Außerdem liegt es in der Natur der Krankheit, daß sie spontan auszuheilen scheint, aber oft rezidiviert, wenn auch erst nach Jahr und Tag, daß die Ausheilung also oft nur eine scheinbare ist. Außerdem wird oft Jod und Hg gleichzeitig angewendet werden, energische Mittel, die sicher auch ihrerseits auf den tuberkulösen Prozeß nicht wirkungslos sind — auch wo Lues nicht in Frage kommt. Besonders muß darauf hingewiesen werden, daß alle diese gesammelten Erfahrungen zunächst nur für Augenkranke gültig sein dürften, nicht aber für Hautkranke, wie eine Patientin beweist, deren tuberkulöse Knötcheniritis unter Tuberkulinkur mit Bazillenemulsion glatt abheilte, während ein Lupus der Haut neu auftrat. Sicher reagieren tuberkulöse Augenerkrankungen ergiebiger als die Tuberkulose anderer Organe auf Tuberkulin, ähnlich — nur umgekehrt — wie das Salvarsan es tut, das zwar keine wesentliche Verbesserung unserer Augentherapie gebracht hat, wohl aber in bedeutendem Maße bei sonstiger Syphilis des Körpers angewendet zu werden verdient. Die Beurteilung, ob die Tuberkulinbehandlung eine bestehende Augenkrankheit günstig beeinflußt hat, ist demnach ganz außerordentlich schwierig, und ich möchte nicht entscheiden, ob ein Drittel oder zwei Drittel günstig beeinflußt werden, aber selbst wenn wir nur mit einem Drittel, ja noch weniger zu rechnen hätten, dürfte sich doch eine Kur unbedingt empfehlen, wo sie sich durchführen läßt. Bei den oft deletären Folgen z. B. bei Iridozyklitis: Katarakt, Amotio, Glaukom ist die Sachlage gar nicht ernst genug zu nehmen. Auch die zerebralen Tuberkulosen scheinen der Tuberkulinwirkung gar nicht so unzugänglich zu sein, wie man a priori annehmen möchte, nur ist hier die Diagnose ja selten eine ganz sichere.

Siehe Krankengeschichte Marie G. (Seite 124).

Syphilis.

Neben der Tuberkulose ist es in erster Linie die Syphilis, welche bei den Ursachen der verschiedensten Augenkrankheiten in Betracht kommt. In der

Tat gibt es wenig Augenkrankheiten, bei denen nicht entweder die eine oder die andere der genannten Noxen — oder beide — anzuschuldigen wäre. Oft ist es ein Ding der Unmöglichkeit, zu entscheiden, ob die Hauptursache in der Tuberkulose oder der Lues zu suchen ist, so daß wir beide Affektionen behandeln müssen.

Daß die Syphilis durch die von Schaudinn entdeckte Spirochaeta pallida bedingt ist, und daß die Wassermannsche Reaktion eines der konstantesten Luessymptome ist, sind die beiden großen Fortschritte, die uns die letzten Jahre gebracht haben. Auch in der Augenheilkunde ist das Bild der ursächlichen Momente dadurch wesentlich verändert worden. Zumal, wenn wir die oft positive Wassermannsche Reaktion im Blut oder Liquor bei Tabes und Paralyse hier heranziehen, ist die Bedeutung der Lues für die Augenkrankheiten ganz wesentlich erweitert.

Demgegenüber ist die Übertragbarkeit von Syphilis auf Affen und sogar Kaninchen nicht annähernd in dem Maße für die Diagnose wichtig wie bei der Tuberkulose.

Das souveräne Mittel gegen die Lues der Augen inklusive des Gehirns ist und bleibt das Hg in den verschiedenen Formen und Jodkali, erst danach kommt das Arsen in Form des Salvarsans oder der anderen älteren Form (Sol. Fowleri) in Frage. Daß es in gewissen Formen (Arsacetin) in dem Verhalten der Augen (besonders des Optikus) seine Kontraindikation gefunden hat, erklärt vielleicht den Umstand, daß es bei den meisten Augenkrankheiten weit weniger wirkt als das alte „traitement mixt". Die besten Erfolge erzielen wir Augenärzte nach wie vor mit der alten typischen Inunktionskur („Resorbinmassage"), der man, wenn eine schnelle Wirkung erwünscht erscheint, Jodnatrium in steigender Dosis hinzufügt (30 : 60 aq. d. 3—5mal tägl. 5—30 Tropfen in Milch oder Sahne nach dem Essen). Kein Ersatzmittel erreicht an Wirksamkeit diese Jodform, und nur im äußersten Notfalle gehe ich zu einem Jodersatz über. Ist die Hg-Behandlung durch Inunktion nicht durchzuführen oder ist eine sehr schnelle Hg-Wirkung erwünscht, so treten Injektionen (subkutan oder glutäal) an ihre Stelle: Asurol, Kalomel, Hydr. salicyl. scheinen mir für syphilitische Augenkrankheiten die geeignetsten. Erst wenn deren Wirkung versagt, habe ich mich zu Arsen, besonders Salvarsanapplikationen, entschlossen. Mehrfach habe ich stark exsudative Iritiden vier Wochen nach gründlicher Salvarsanbehandlung entstehen sehen. Bei einer Dosis von 0,7 erlebten wir einen Exitus letalis bei zerebraler Lues.

Nach den älteren statistischen Angaben Groenouws wird bei Patienten mit erworbener oder hereditärer Lues das Auge in 0,42 bis 16,5% befallen. Im Mittel unter 7629 Fällen 3,2%. Durch Lues verursacht sind 1—3% aller Augenkrankheiten. Im Durchschnitt ergab sich für 180 600 Augenkrankheiten eine Zahl von 1,9%, Zahlen, die jetzt viel zu niedrig erscheinen.

Lider und Bindehaut	40
Hornhaut	150
Lederhaut	7
Iris, Ziliarkörper und Aderhaut	1566
Netzhaut	229
Optikus	887
Tränenwege	49
Augenhöhle	8
Augenmuskeln	563
Verschiedenes	123
Gesamtzahl der syphilitischen Augenkrankheiten	3622

Ein Drittel bis die Hälfte aller syphititischen Augenleiden sind doppelseitig, besonders häufig die kombinierten (Iridochorioiditis, Chorioretinitis usw.). Von allen Blinden haben nach Widmark 14—15% durch Syphilis ihr Augenlicht eingebüßt.

Das Lebensalter der Kranken schwankt, doch ist die Höhe der Kurve in den sog. besten Jahren, fast zwei Drittel aller syphilitischen Augenkranken ist 20—40 Jahre alt, die höchste Zahl findet sich zwischen 30 bis 40, die Männer sind mit zwei Drittel, die Frauen nur mit einem Drittel beteiligt.

Der Primäraffekt des Auges.

Lider und Bindehaut des Auges, in sehr seltenen Fällen vielleicht auch der Tränensack (oder die Tränendrüse?) können die Eintrittspforte für die Spirochäten abgeben, daß dabei eine, wenn auch oberflächliche Läsion des schützenden Epithels vorhanden sein muß, um dem Virus die Möglichkeit zu geben, in die Gewebe einzudringen, scheint bisher die allgemeine Annahme gewesen zu sein. Ob die Spirochäte nicht auch durch Eigenbewegung durch die Krypten der Konjunktiva in die Tiefe gelangen und Ulzeration bedingen kann, erscheint mir noch unentschieden. Von 236 Fällen lokalisierte sich das Ulcus durum 209mal an den Lidern, 27mal in der Bindehaut. Ich selbst erinnere mich mindestens dreier Konjunktivalprimäraffekte, aber keineswegs 8mal so vieler Lidschanker, wenn auch letzterer häufiger ist als ersterer. Der eine Fall ist in einer Dissertation beschrieben und zeichnet sich durch seinen überaus malignen Verlauf aus.

Sch., 42 Jahre, Kesselschmied.

Anamnese: 29. VIII. 1910. Seit Ende August klagt Patient über stechendes Gefühl und Rötung des linken Auges. Vorher war er wochenlang bei den Probefahrten der Kaiserlichen Marine beschäftigt gewesen und mußte mit vielen anderen Arbeitern in enger Gemeinschaft leben. Von einer Verletzung des linken Auges weiß Patient nichts anzugeben, ebensowenig ob er mit syphilitisch erkrankten Leuten zusammengewesen ist. Infektion und Potus negiert. Seit 19 Jahren verheiratet. Frau angeblich gesund, keine Aborte.

Status 29. VIII. Links Konjunktivitis mit ziliarer Injektion unten temporalwärts, ebenda kleine „Phlyktäne". Iris hyperämisch. Ophthalmoskopisch: o. B. Therapie: Atropinsalbe, Jod.

Die konjunktivale Rötung blieb in den nächsten Tagen auf die untere Konjunktiva beschränkt. Dabei zeigte sich eine kleine, ca. erbsengroße oberflächliche Ulzeration an der unteren Übergangsfalte bzw. am Rand der Conj. bulbi, die grau belegt war und sich mit Fluoreszin färbte. In der Tiefe keine Infiltration.

Nach ca. acht Tagen war das Geschwür verschwunden. Rötung bestand noch.

Nach ca. 14 Tage Vorbuckelung der geröteten und rotbläulich infiltrierten Sklera an der Stelle des früheren Ulkus. Keine Druckempfindlichkeit. Iris nicht besonders hyperämisch, keine Descemetschen Beschläge.

Wassermann negativ.

24. IX. Auftreten von Präzipitatknoten. Skleralvorbucklung unverändert. Konjunkt. Injektion im ganzen geringer. Hintergrund nur verschleiert zu sehen.

28. IX. Seit einigen Tagen makulopapulöses Exanthem, teilweise squamös. Starke Schwellung der präaurikularen, submaxillaren und zervikalen Drüsen.

Diagnose: Primäraffekt, wie schon vorher vermutet, vollbestätigt, da am ganzen übrigen Körper nichts auf Primäraffekt Verdächtiges gefunden wird.

29. IX. Salvarsan 0,4.

2. X. Wassermann positiv.

8. X. Hautexanthem und konj. Injektion fast vollkommen geschwunden. Der sklerale Buckel nur noch als kleine bläuliche Verfärbung sichtbar. Iris nicht injiziert. Descemetsche Beschläge zahlreicher. Drüsenschwellung geht zurück. Ophthalm. keine Änderung.

17. X. Beschläge zahlreicher. Drüsen noch schwach geschwollen. Ophthalm.: Papille nur verwaschen zu sehen. Keine Glaskörpertrübungen. Wassermann positiv.

18., 23. und 27. X. Kalomel 40% je 5 ccm.

27. X. Optikus verwaschen hyperämisch, Gefäße stark gefüllt, Gesichtsfeld peripher und zentral o. B. Neuritis opt. immer noch stark ausgesprochen.

3. XI. Immer noch frische Präzipitate. Optikusgrenzen werden schärfer. Urin o. B. Patient fühlt sich schlecht.

7. IX. Neuritis opt. zurückgegangen. Beschläge unverändert.

19. IX. Patient bekommt eine Pneumonie.

10. XII. Patient hat sich gut erholt. Linke Optikus stark gerötet, Gefäßtrichter verstrichen. Grenzen scharf. An der Kornea frische Beschläge. Iris nicht hyperämisch. Zeichnung jedoch, verglichen mit der rechten, verwaschen, leicht geschwollen. Präaurikular- und Submaxillardrüsen noch immer, scheinbar wieder stärker geschwollen. In der Konj. an der Stelle des früheren Primäraffektes leicht schiefrige Verfärbung.

15. XII. Wassermann negativ.

15. II. 1911. Patient war 4 Wochen in einer Lungenheilstätte. Er hat seit 14 Tagen Schmerzen in beiden Augen, seit einer Woche Verschlechterung des Visus. Linkes Auge reizlos, Iris o. B. Linke Pupille weiter als rechte. Starke Glaskörpertrübungen. Neuroretinitis. Zentrales Skotom: Gesichtsfeld peripher nicht eingeschränkt.

16. II. Wassermann positiv.

Lumbalpunktion: Druck über 400 m, nach 5 ccm 300, nach 7 ccm 150. Punktat trübe. Alb. vorhanden, Glob. starke Trübung, Lymphocytose: Wassermann im Punktat +.

27. II. Links Neuritis unverändert, nach oben leichte Prominenz.

6. III. Neuritis mit leichter Prominenz, zwei neue Blutungen unterhalb der Papille.

14. III. Salvarsan, 0,6, Neuritis unverändert, leichte Prominenz. Keine neuen Desc. Beschläge.

R. Hintergrund o. B.

20. III. Beginn einer protrahierten Inunktionskur.

8. IV. Wassermann negativ.

22. VII. Wassermann positiv. Augenbefund unverändert. (Pat. wird dauernd inungiert.)

31. VIII. Patient klagt über Ohrensausen und zunehmende Schwerhörigkeit. Augenbefund wie vorher.

10. X. Hg-Kur beendet. Wassermann positiv.

28. X. Salvarsan 0,6.

3. XI. Wassermann positiv.

10. XI. Stechen und Brennen im linken Auge.

15. XI. Parenchymatöse Hornhauttrübungen, oberflächliche und tiefe Vaskularisation vom Rand her in die Kornea eindringend.

18. XI. R. o. B., nur Konj. leicht gereizt.

L. leichte konj. Injektion. Tiefe Infiltration der Kornea, sonst unverändert. Wassermann positiv.

19. XI. Zweimal Salvarsan 0,4.

Von jetzt ab zweimal wöchentlich Kalomelinjektionen.

24. XI. Patient klagt über heftige Schmerzen im linken Auge.

30. XI. L. korneale Trübung, stärker progrediente, tiefe Gefäßbildung. Die korneale Trübung und Vaskularisation hat das Gebiet der Pupille bereits überschritten.

23. XII. Patient klagt über Kopfschmerzen und starke Lichtscheu. Das Gehör hat besonders rechts noch mehr abgenommen. Objektiv an den Augen nichts Neues.

Es fällt eine gewisse Unsicherheit im Sprechen auf, die nicht nur auf Stottern zurückgeführt werden kann, woran der Patient Zeit seines Lebens leidet.

12. I. 1912. Allgem. Status. Rohe Kraft nicht herabgesetzt, keine Ataxie, kein Romberg.

Keine Sensibilitätsstörung. Empfindung für spitz und stumpf, warm und kalt überall normal. Stereoskopischer Sinn in der Hand etwas herabgesetzt.

Bauchdecken-, Achillessehnen-, Periost-, besonders aber Patellarreflex pathologisch gesteigert, kein Babinski.

Intelligenz stark herabgesetzt. Hörvermögen besonders rechts stark vermindert. Patient klagt über Kopfschmerzen und Ohrensausen. Artikulatorische Sprachstörung.

Augenbefund: R. Pupillarreflexe träge, sonst nichts von Belang.

L. Starke Lichtscheu. Konj. leicht gereizt, parenchymatöse Keratitis mit oberflächlicher und tiefer Vaskularisation, oberflächlicher und tiefer Injektion, Iritis.

Diagnose: Lues cerebrospinalis (mit Übergang in progressive Paralyse?).

13. II. 1914. L. periphere Chorioretinitis.

Lumbalpunktion: Druck 165, nach 8 ccm 125.

Lymphozytose. Nonne +.

Nißl 3,5. Wassermann i. Punktat negativ.

Zerebrale Symptome: Sprache, abgesehen von Stottern, das seit Jugend besteht, normal. Rechnen nicht wesentlich gestört. Gedächtnis leicht beeinträchtigt, sicher aber keine gröberen Störungen. Leichtes Zittern der Lippen, gröbere Zuckungen in der herausgestreckten Zunge, zeitweise Kopfschmerzen, Kopfdruck, Ohrensausen.

Ophthalmoskopisch: L. Pupille unscharf. begrenzt, rötlichgrau.

Visus: L. + 5,0 D $^6/_{15}$.

R. + 5,0 D $^6/_{15}$.

Gesichtsfeld normal. Pupillen o. B. Augenbewegungen o. B.

		bin.	r.	l.
Dunkeladaptation	0 Min.	32	32	30
	15 „	94	94	94
	45 „	114	114	110.

4. VI. 1915. Sprache, Gedächtnis, psychisches Verhalten besser. Fühlt sich dauernd wohler seit er wieder arbeitet. Kopfgeräusch unverändert.

Visus: R. + 5,0 D $^6/_{12}$.

L. + 5,0 D $^6/_{18}$.

+ 7,0 D. Nieden II.

Ophthalmoskopisch: Links leichte neuritische Atrophie mit Exkavation.

Augenbewegungen frei.

Gesichtsfeld frei.

Letzter Befund 1919: Status idem.

Der zweite Fall betraf einen Friseur, dem der Knoten schon außerhalb, wohl in der Annahme, daß es sich um ein Chalazion handelte, inzidiert war.

Der dritte Fall betraf eine Hebamme, der bei der Entbindung einer syphilitischen Frau Fruchtwasser ins Auge gespritzt war.

Häufig ist also die Krankheit nicht, doch gehört sie auch nicht zu den extremsten Seltenheiten: Auf 200 bis 2000 Primäraffekten an sonstigen Körperstellen kommt erst einer am Auge.

Unter den extragenitalen sind die des Auges mit 3—4 $^0/_0$ an sechster Stelle hinter Lippen, Brustwarzen, Mundhöhle, Finger und Tonsillen (Münchheimer).

Nach anderen Statistiken steht er an dritter oder vierter Stelle. Unter den Patienten mit syphilitischen Augenleiden macht er noch nicht 1 $^0/_0$ aus, unter 5000 bis 10000 Augenkranken findet er sich einmal.

Auch hier sind die Männer etwa doppelt so häufig vertreten wie die Frauen. Das Leiden findet sich bei Kindern und Greisen, am häufigsten aber, wie alle Luesformen, im 20. bis 40. Lebensjahr.

Die Art und Weise, wie die Infektion des Auges, d. h. der Lider- und Bindehaut zustande kommt, ist eine sehr verschiedene: Am häufigsten scheint das

Auslecken eines Fremdkörpers aus dem Bindehautsack die Veranlassung zu
geben, aber auch das zusammengedrehte, mit Speichel angefeuchtete Zigarettenpapier eines französischen Fabrikarbeiters, mit dem er seinem Kameraden einen
Fremdkörper vom evertierten Lid entfernte, impfte diesem das Virus ein.
Durch das Auslecken wurden in einem russischen Dorf sechs Personen durch
ein altes Weib infiziert. Küsse, Einreiben der Augen mit Speichel u. dgl. können
ebenso wie Verletzungen die gelegentliche Ursache abgeben. Sehr bemerkenswert ist, daß allem Anschein nach ein Augenschanker auch durch Selbstüber-
tragung von einem an einer anderen Körperstelle gelegenen erworben werden
kann; sehr wichtig ist ferner, daß anscheinend gleichzeitig ein Augenschanker
mit Lippen- und Penisschanker als multiple Infektion auftreten kann.

Hat der Patient an und für sich schon eine Lidrand- oder Bindehautentzündung, so ist er besonders disponiert einerseits wegen des Juckreizes, der
ihn zum Reiben mit dem eventuell infizierten Finger verleitet, andererseits
wegen der höheren Empfänglichkeit der wunden Lider.

Das klinische Bild ist ein recht verschiedenes, je nachdem das Ulkus
auf der Haut oder der Schleimhaut Platz gegriffen hat. Im ersten Falle kommt
es meist zu regulärer Geschwürbildung mit gewulsteten Rändern und speckigem
Grund. Bei einem Patienten in den mittleren Jahren, bei relativ schnellem Entstehen der Affektion wird man dabei in erster Linie an einen Primäraffekt zu
denken haben. Wenn man nur überhaupt daran denkt, so wird sich die Diagnose
neuerdings durch den Nachweis der Spirochäten leicht machen lassen. Im
ersten Beginn der Induration können aber leicht Verwechslungen mit harmlosen Lidrandaffektionen (Chalazion, Hordeolum und Vakzine) vorkommen.
Die Präaurikulardrüsenschwellung kommt auch bei Hordeolum vor und ist auch
beim Primäraffekt nicht immer indolent. Im Stadium der Ulzeration ist die
nächstliegende Verwechslung die mit Tuberkulose (s. d.), Lupus, tuberkulösem
Hautulkus. Die Singularität wird zunächst an Primäraffekt denken lassen,
doch kann dieser ausnahmsweise auch multipel vorkommen (s. o.). Schwierig
ist oft die Unterscheidung von tertiären syphilitischen Prozessen: Gumma und
Tarsitis spec. Wo das klinische Bild eine Unterscheidung nicht erlaubt, müssen
mikroskopische Untersuchung exzidierter Proben, bakteriologische Untersuchung und das Tierexperiment in Anwendung kommen, doch wird man
Abortivbehandlung mit Salvarsan versuchen und sofort größere Dosen Jodnatrium geben, um ex juvantibus die Diagnose (zumal betr. tertiärer Prozesse)
zu stützen. Differentialdiagnostisch bei diesen Untersuchungen wäre besonders
an Karzinom, Sarkom und einige benigne Neubildungen zu denken. Auch
Sporotrichose kommt, wenn auch selten, in Frage.

Wählt das Virus seine Eintrittspforte in der Schleimhaut, so ist die Diagnose
aus dem klinischen Krankheitsbild oft noch schwieriger. Auch wird demjenigen,
der sehr viel Augenkranke gesehen hat, eher das Atypische auffallen, d. h. der
Umstand, daß das klinische Bild irgendwelche Besonderheiten bietet, die nicht
in die sonst wohlbekannten klinischen Bilder äußerer Augenkrankheiten hinein-
passen. Ein schnell entstehendes Ulcus conj. mit gewulsteten Rändern und
speckigem Grund wird auch hier in erster Linie an Lues denken lassen, bei
positivem Spirochätenbefund an Primäraffekt, bei negativem oder spärlichem
an einen tertiären Prozeß. Im letzteren Fall wäre positiver Wassermann zu erwarten, eine Reaktion, die beim Primäraffekt oft noch negativ ausfällt. Auch
hier kämen differentialdiagnostisch alle die oben erwähnten Sachen in Frage.
Tuberkulose, maligne Tumoren, akute und subakute entzündliche Zustände,
Parinaudsche Konjunktivitis (s. o.). Der Primäraffekt kann auch so klein sein,
daß Verwechslungen mit großen Phlyktänen oder sekundären syphilitischen
Papeln möglich ist, besonders im Anfangsstadium.

Bei Sitz in der Conjunctiva palp. kommen Chalazion und Hordeolum in Frage. Ein Kollege kam eines Tages mit einem Patienten zu mir, dem er ein Chalazion inzidiert hatte, die Wunde heilte aber nicht, sondern perforierte das Lid nach außen, so daß vom Lidrand nur noch eine kleine Brücke Zilienboden stehen geblieben war. Auf meinen Rat nahm Patient hohe Dosen Jod. Nach 14 Tagen war die Sache fast restlos zugeheilt. Mit einer gewissen Wahrscheinlichkeit ist hier ein Gumma oder Tarsitis syphil. zu diagnostizieren, da sich keine sekundären Erscheinungen anschlossen. Die Wassermannsche Reaktion war angeblich negativ, doch war das in damaliger Zeit vielleicht noch nicht so sicher bei einmaliger Untersuchung zu sagen. Sitzt der Primäraffekt an der Plica semilunaris oder Karunkel, so ist die Schwellung durchaus nicht immer knorpelhart, sondern die entzündlichen Begleiterscheinungen sind derart lebhaft, daß die Affektion als eine akut entzündliche imponiert und schmerzhafte Prä-aurikulardrüsenschwellung bedingt. Sonstige Erscheinungen von seiten des Auges fehlen beim Primäraffekt der Lider und auch der Konjunktiva meist völlig. Ausnahmsweise gesellt sich eine Iridozyklitis hinzu. Gelegentlich schließen sich aber außer Iridozyklitis auch Keratitis interstitialis, Neuritis opt. und eine Meningitis an, die wohl nur als eine aszendierende aufgefaßt werden kann. In der Mehrzahl der Fälle gehen dem jedoch Sekundärerscheinungen voraus, so daß die Hirnlues als eine tertiäre Lokalisation anzusprechen ist. Wo nach früheren Mitteilungen ein Primäraffekt restlos verheilt ist, ohne Sekundär- und Tertiärerscheinungen zu bedingen, dürfte die Diagnose kaum einwandfrei gestellt sein, zumal die Untersuchung auf Spirochäten in diesen älteren Fällen fehlt. Lokal heilt der Primäraffekt, meist ohne größere Narben zu machen, restlos ab, wenn auch die Zilien in der betreffenden Stelle des Lidrandes ausfallen oder eine leichte Vernarbung eintreten kann.

Die Differentialdiagnose ist durch den Nachweis der Spirochaeta pallida wesentlich erleichtert, während die Wassermannsche Blutreaktion nur den tertiären syphilitischen Prozessen gegenüber Bedeutung hat und bei Primäraffekt meist negativ ist.

Welche sonstigen Affektionen zu Verwechslung Veranlassung geben können, wurde zum großen Teil schon oben erwähnt (s. klinisches Bild); nachzutragen ist noch Ulcus molle, wobei indes meist der Nachweis der Streptobazillen gelingen dürfte, auch wird sich meist die primäre Affektion nachweisen lassen. Eine seltenere Ätiologie dürfte ferner das Vakzinegeschwür darstellen: rund, wie mit dem Locheisen ausgeschlagen, entweder in der Einzahl oder an zwei gegenüber gelegenen Stellen des Lidwinkels lokalisiert als „Abklatschgeschwür". Der Nachweis des in seiner ätiologischsn Bedeutung wohl noch nicht allgemein anerkannten Cytoryctes, einer Amöbe, dürfte immerhin einen Fingerzeig geben, wenn nicht die Anamnese schon den Gedanken an Vakzine nahegelegt hat.

Therapie des Primäraffekts. Eine lokale — ausrottende — Therapie dürfte nur dann in Frage kommen, wenn im ersten Beginn der Induration, nachdem die Diagnose durch Spirochätennachweis gesichert ist, eine Radikalentfernung, z. B. aus der Konjunktiva, der Plica seminularis oder Übergangsfalte möglich erscheint. Auch bei dem Primäraffekt der Lider dürfte nur ausnahmsweise eine radikale Therapie durch Exzision oder energische Kaustik angezeigt erscheinen, da der kosmetische Defekt unverhältnismäßig groß, die Aussichten auf Radikalheilung relativ gering sind. Ist syphilitisches Virus einem Arzt oder einer Hebamme in das Auge gespritzt, so empfiehlt sich kaum eine energische Inangriffnahme mit Sublimat oder Lysol, denn wir müssen fürchten, durch Verschorfung der Konjunktiva dem — kaum ganz radikal zu entfernenden Virus — dadurch den Eintritt in das Gewebe zu erleichtern. Sublimat wird in stärkerer Dosis als I : 3000 am Auge meist nicht vertragen. In dem Falle von Primäraffekt, der eine Hebamme betraf, konnten wir uns nicht dem Eindruck verschließen, daß die von ihr selbst sofort vorgenommene energische Lysolanwendung die Plica derart geschädigt haben könnte, daß dort das Ulkus zum Ausbruch gelangte. Ich selbst bin gar nicht selten in der Lage gewesen, Kollegen in solchen Fällen gründlich aber schonend den Konjunktivalsack auszuspülen, ein schlimmer Ausgang ist in diesen Fällen nie eingetreten. Daß wirklich eine Spirochäteninvasion in solchen Fällen stattgefunden hatte, ist natürlich nicht zu beweisen. Ist die Diagnose des Primäraffektes gesichert, so möchte ich sowohl da, wo eine radikale Entfernung versucht ist, wie da, wo sie aussichtslos oder unsicher erschien, eine energische intravenöse Salvarsaninjektion empfehlen. Ob wir dies auch in den Fällen tun sollen, wo die Diagnose nicht einwandsfrei festgestellt ist, ist zum mindesten diskutabel. Wo man sie macht, behalte man jedenfalls im Auge, den Patienten nun dadurch nicht zum lebenslangen Syphilidophoben zu machen. Diese Gefahr möchte ich jedoch nicht so hoch wie früher anschlagen, da wir in der Wassermannschen Reaktion ein Mittel haben, um uns bei wiederholten Untersuchungen mit großer Wahrscheinlichkeit das Urteil zu bilden, ob überhaupt eine Spirochäteninfektion stattgefunden hat. Eine prophylaktische Salvarsaninjektion bei den oben erwähnten Ärztegefährdungen dürfte sich kaum allgemein empfehlen. Es ist ja keineswegs angenehm, sich sagen zu müssen, daß möglicherweise doch nach einigen Wochen sich ein Primäraffekt der Bindehaut entwickeln könnte, andererseits sind aber solche Situationen nicht so selten, und wenn man ältere Ärzte darüber hört, so hat jeder mehr oder weniger oft sich in solcher Situation befunden und doch ist der üble Ausgang relativ selten.

Syphilis der Lider.

Erkrankungen der Lider bei der Syphilis, abgesehen von dem schon besprochenen Primäraffekt, sind relativ selten und haben meist keine weiter praktische Bedeutung, wenn sie als Teilerscheinung sonstiger allgemeiner Hautlues auftreten. Sämtliche Formen der Hautlues können sich auch an den Lidern vorfinden und ebenso sämtliche tertiären Gummabildungen. Diagnostische Schwierigkeiten können sie bereiten, wenn sie das einzige manifeste Symptom einer Lues darstellen. Auch in solchen Fällen, die dem Kenner in erster Linie durch das Atypische des klinischen Krankheitsbildes auffallen, ist die Wassermannsche Reaktion ein wertvolle Bereicherung des diagnostischen Apparates.

Nicht so selten ist Alopecie der Augenbrauen und Ausfall der Wimpern in der Frühperiode der Syphilis beobachtet worden, was wohl in Parallele zum Defluvium capillitii zu setzen ist.

Eine gewisse Abgeschlossenheit in sich zeigt das Bild der Tarsitis syphilitica, welche meist chronisch, seltener akut, öfter Männer als Frauen im mittleren Lebensalter, in einem Viertel aller Fälle etwa hereditär syphilitische Kinder betrifft und meist nur ein Lid befällt, seltener zwei. Es handelt sich um eine Infiltration mit Granulationsgewebe. Verwechslungen können geschehen mit Tuberkulomen und multiplen Chalazien.

Mikroskopische Untersuchung, Tierexperiment, Spirochätennachweis und Wassermannsche Reaktion, Nutzen der Jodtherapie dürften meist eine sichere Diagnose ermöglichen.

Syphilis der Bindehaut.

Auch die Bindehaut kann, wie jede andere Schleimhaut — abgesehen vom Primäraffekt — bei sekundärer sowohl wie tertiärer Lues befallen sein. Die

Erscheinungen bei der sekundären Lues haben wenig klinisches Interesse, nur wenn die Papeln größere Dimensionen annehmen, machen sie klinische Erscheinungen. Wenn ein Erythem eine Conj. catarrh. oder gar Chemose oder eine Conjunctivitis granulosa syphitica bedingt, die nur auf Luestherapie heilt, kann man vielleicht von sekundärer Konjunktivallues sprechen. Alles in allem sind dies sicher seltenere und klinisch meist bedeutungslose Dinge.

Ernster sind die Gummabildungen zu nehmen, von denen ich selbst zwei gesehen habe, der eine Fall ist von Uhthoff veröffentlicht und führte zum Verlust des Auges, den zweiten beobachtete ich in Kiel.

Die Diagnose kann sich im letzteren Fall, wenn alle sonstigen Zeichen fehlen, schwierig gestalten. Da aber die Therapie besten Erfolg haben kann, so erscheint es sehr wünschenswert, in solchen atypisch erscheinenden Fällen immer in erster Linie an Lues, in zweiter an Tuberkulose zu denken.

Syphilis der Tränenorgane.

Auch die Tränenorgane werden — wenn auch selten — vom syphilitischen Virus infiziert. Die Dakryoadenitis syphilit., wohl meist durch innere Metastase und nicht von der Konjunktiva aus hervorgerufen, stellt sich als eine derbe, meist einseitige Geschwulstbildung oben außen unter dem Orbitalrand dar, die nicht zu Suppuration neigt. Die Diagnose kann nach dem klinischen Bild nur mit einer gewissen Wahrscheinlichkeit, und zwar besonders ex juvantibus, gestellt werden. Mikroskopisch ist die Existenz einer solchen Dakryoadenitis gesichert.

Auch die ableitenden Tränenwege, besonders der Sack, können gummös erkranken: Meist handelt es sich aber um fortgeleitete Prozesse aus der Umgebung: Periostitis spec. e lue tertiaria et hereditaria. Sattelnase, syphilitische Ozaena, Nebenhöhlenaffektion, Haut- und Schleimhautlues.

Einige Male sah ich nach Tränensackexstirpation eine tiefgehende Fistelbildung mit schmierig-schleimiger Sekretion zurückbleiben, die erst nach hohen Dosen Jod innerlich sich auffallend schnell schlossen, in einem Fall war Wassermann positiv ohne irgendwelche sonstigen Symptome von Lues. In einem anderen Falle bewirkte eine ebenso schnelle Ausheilung eine Tuberkulinkur. Praktisch dürfte namentlich die erstere Beobachtung eine gewisse Beachtung erfordern.

Syphilis der Hornhaut.

Keratitis parenchymatosa.

Die typische syphilitische Hornhautaffektion ist die Keratitis parenchymatosa oder interstitialis, deren klinisches Bild oft — durchaus nicht immer — ein typisches ist: Eine zarte tiefgehende Trübung des gesamten Hornhautstromas, oft verbunden mit einer diffusen Trübung („Stippung") der Hornhautoberfläche. Die ziliare Injektion der Conjunctiva bulbi kann minimal sein, ist aber fast stets diffus und deutlich violett. Die diffuse Hornhauttrübung ist zunächst das typische und häufigste, doch ist nicht zu vergessen, daß eine Keratitis interstitialis auch partiell von unten oder oben her, nasal oder temporal beginnen kann. Das Diffuse im Charakter der Affektion ist typisch für die syphilitische, das Partielle oder Zirkumskripte für die tuberkulöse Keratitis. Wir sahen soeben, daß diese Regel eine Ausnahme hat. Ausnahmsweise kann auch die Affektion oberflächlich beginnen und sehr bald in die Tiefe der Kornea fortschreiten. Es kann der Prozeß auch die Hornhautperipherie zunächst befallen und konzentrisch nach der Mitte zu sich fortsetzen, so daß, wenn die Peripherie schon aufgehellt ist, eine Keratitis annularis entsteht. Schreitet die Infiltration bis zur Mitte der Kornea vor, so kann eine scheibenförmige Keratitis (disciformis) entstehen, schließlich eine zentrale Keratitis profunda oder ein tiefes zentrales Hornhautinfiltrat, bei Einschmelzung ein Hornhautabszeß, der nach außen oder innen perforieren kann. Zum klinischen Begriff der Keratitis interstitialis kann man ferner noch jene Bilder hinzuzählen, die als gittrige und tiefe knötchenförmige Keratitiden beschrieben sind und die primär im Parenchym der Hornhaut auftreten. Iritis gehört angeblich nicht zum Bilde der typischen Keratitis parenchymatosa. Demgegenüber möchte ich meine persönliche Überzeugung dahin aussprechen, daß die meisten Fälle von Keratitis parenchymatosa (wenn nicht alle) primäre Iridocyklitiden darstellen, denn, wenn die Form nicht eine zu torpide ist, fällt der Uraninversuch stets positiv aus, was auf eine entzündliche Reizung des inneren Auges hindeutet. Da das schon im allerersten Beginn der Hornhauttrübung der Fall ist, möchte ich die Keratitis meist nur als ein sekundäres Symptom auffassen.

Theoretisch möglich ist natürlich eine Spirochäteninfektion allein der Kornea von seiten des Randschlingennetzes, den klinischen Erscheinungen nach scheint das aber die Ausnahme zu sein. Die gittrige, annuläre, disciforme usw. Keratitis gehört ja nun zweifellos nicht zum typischen klinischen Bilde der Keratitis parenchymatosa. Zweifellos aber kann eine Keratitis parenchymatosa vorübergehend diese oder jene Erscheinungsform annehmen, so daß die Grenze zwischen dem typischen klinischen Bilde bis zu einem gewissen Grade willkürlich erscheint. Teils aus dieser Schwierigkeit der Abgrenzung des typischen klinischen Bildes von dem mehr oder weniger atypischen, teils aber ganz gewiß aus geographischen Verschiedenheiten ergibt sich das Auseinandergehen der Meinung über die Ätiologie. Denn diese wird sehr ungleich angegeben. Während die einen fast $100^0/_0$ aus Syphilis, und zwar $97—98^0/_0$ aus hereditärer, $2—3^0/_0$ aus erworbener, erklären, gestehen die anderen der Lues im ganzen nur eben $50^0/_0$ zu. In dem Maße wie die Lues zurücktritt, wird die Tuberkulose mehr bewertet. In Hafen- und Großstädten, wo die Lues sehr häufig ist, wird sich die weitaus größte Anzahl durch diese Ätiologie erklären, bei der landwirtschaftlichen Bevölkerung aber, z. B. in Hessen, wo Lues selten ist, Tuberkulose aber sehr häufig, werden schon mehr Fälle sich ohne Lues erklären lassen müssen. Alle anderen Ursachen treten bei den typischen Formen sehr in den Hintergrund. Je atypischer sich das klinische Bild gestaltet, um so reichhaltiger wird die Ätiologie, hier kommen dann die verschiedensten Infektionen oder Intoxikationen in Frage: Pneumonie, Influenza, Malaria, vielleicht auch Diabetes, Gicht und auch Trauma (besonders Kontusionen).

An erster Stelle steht für die Ätiologie der Keratitis parenchymatosa also zweifellos die hereditäre Lues, fraglich bleibt nur, ob man sie mit 55, 75 oder $95^0/_0$ einschätzen soll, ich würde mich persönlich für die zweite Zahl entschließen. Dazu kommen noch $2—3^0/_0$ akquirieter Lues. Die Keratitis parenchymatosa infolge akquirierter Lues hat vielleicht im Verlauf gelegentlich etwas Akutes, Stürmischeres als die hereditäre, speziell die Form der letzteren, die man als tarda bezeichnet und die besonders torpide zu sein scheint. So würde im gewissen Sinne in den dreißiger Lebensjahren eine akut auftretende Keratitis parenchymatosa für Lues acq., eine torpide für hereditäre sprechen, doch ist dies keine durchgehende Regel. Wichtiger sind die Begleiterscheinungen: Hutchinsonsche Zähne, Schwerhörigkeit, geschwollene Kniegelenke, hoher Gaumen, Rhagaden am Mundwinkel sprechen für ererbte, frische Haut- und Schleimhautnarben für erworbene Lues. Interressant sind nun die Fälle von Keratitis parenchymatosa, welche sich relativ schnell, d. h. nach Verlauf von einigen Monaten an einen Primäraffekt der Konjunktiva anschließen (s. Fall Sch. S. 323), die dann zu Iridocyklitis, Neuritis opt. und Hirnlues führen. Sie sprechen eine deutliche Sprache im Sinne eines Fortschreitens des Prozesses per continuitatem, für eine wandernde Spirochäteninfektion (aktiv oder passiv), nicht aber für eine postinfektiöse toxische Noxe, wie denn auch bei Keratitis parenchymatosa die Spirochäten in der Kornea mehrfach gefunden sind, dabei ist allerdings zuzugeben, daß man in hereditär-syphilitischen Kinderleichen die Spirochäten in der Kornea auch da gefunden hat, wo (noch) keine Keratitis parenchymatosa zur Entwicklung gelangt war.

Das Leiden ist fast stets doppelseitig, doch tritt die Affektion auf beiden Augen meist zu verschiedenen Zeiten auf mit einer Pause von einigen Wochen, seltener Jahren. Hat man eine 4—6 wöchentliche Inuktionskur soeben erledigt und entläßt den Patienten, so kommt nicht selten nunmehr das zweite Auge an die Reihe und durchaus nicht immer in abgeschwächter Form, eine Tatsache, die den Wert der spezifischen Therapie recht problematisch erscheinen läßt.

Meist ist der Verlauf ein günstiger, doch kennt jeder Praktiker, der mehr solche Dinge gesehen hat, die traurigen Fälle, wo die Hornhauttrübung nicht wieder weicht oder wo Phthisis bulbi eintritt. In den Blindenanstalten findet man stets eine Reihe solcher früh oder spät Erblindeter.

Das Lebensalter liegt bei der Mehrzahl zwischen 10—30 Jahren, doch sind auch in den fünfziger Jahren noch typische Fälle beobachtet und schon Säuglinge können (zum Teil durch die Amme infiziert) typisch erkranken. An diesem Leiden partipizieren die Frauen häufiger als die Männer, durchschnittlich in etwas höherem Lebensalter als die letzteren.

Nach einer Zusammenstellung von Groenouw ist der durchschnittliche Prozentgehalt der Lues hered. für die Keratitis parenchymatosa $50\,^0/_0$, der akquirierten $3\,^0/_0$; da jedoch für erstere auch Zahlen von 6, 14, 16, $18\,^0/_0$ anderer Autoren mit verrechnet sind, die sicher aus der Vor-Wassermannschen Zeit stammen, so ist auch die Zahl 50 viel zu gering.

, Keratitis punctata syphilitica.

Diese Form der Hornhauterkrankung ist eine seltene und wird von den verschiedenen Autoren in recht verschiedener Weise beschrieben. Nach den vorliegenden Schilderungen — eigene Erfahrungen habe ich nicht sammeln können — steht die Erkrankung in Parallele zu den tiefen Infiltraten, wie wir sie öfter bei Meningitis epidemica, Influenza, Lepra beobachten.

Keratitis neuroparalytica.

Diese eigenartige Form der Keratitis findet sich bei Lues nicht so selten, da Trigeminusaffektionen hierbei relativ häufig sind. Sie können zustande kommen bei orbitaler und periorbitaler Lues, bei Enzephalitis und Meningitis, besonders basilaris.

Syphilis der Sklera, blaue Skleren.

Syphilitische Erkrankungen der Sklera (s. Abb. 31) sind seltenere Dinge; daß die Sklera sekundär von der Konjunktiva oder Uvea aus in Mitleidenschaft gezogen werden kann, ist klar, doch ist dies auch bei Lues nicht sehr häufig. Ob sie primär syphilitisch erkranken kann, ist überhaupt zweifelhaft und bei ihrem geringen Blutgehalt kaum sehr wahrscheinlich. Eine Skleritis ist etwa ebenso selten syphilitischen, wie eine Keratitis parenchymatosa tuberkulösen Ursprunges, oder mit anderen Worten, eine Skleritis ist ebenso oft tuberkulös wie eine Keratitis parenchymatosa syphilitisch. Dieses gegensätzliche Verhalten beider sonst so nahe verwandten Membranen ist recht bemerkenswert.

Charakteristisch für Lues, und zwar für die hereditäre Form, sind die sog. „blauen Skleren", durch Aplasie dünne, die Uvea durchscheinen lassende Lederhäute, die sich mit Keratokonus, hochgradiger Myopie, allgemeiner Knochenbrüchigkeit vergesellschaftet finden und gelegentlich durch familiäre Noxen, u. a. durch familiäre Lues zu erklären sind. Vielleicht handelt es sich hierbei aber nicht mehr um Spirochäteninfektionen, sondern um Degenerationszustände, entsprechend den Hutchinsonschen Zähnen, der Zungengrundatrophie, den körperlichen und geistigen Entwicklungshemmungen.

Syphilis der Uvea.

Wie aus den obigen Statistiken hervorgeht, betrifft fast die Hälfte aller syphilitischen Augenaffektionen die Uvea, und auch umgekehrt kann man vielleicht sagen, daß etwa die Hälfte aller Uveaaffektionens syphilitischen Ursprunges sind, besonders die entzündlichen. Auch hier ist indes sicherlich die geographische Verschiedenheit der Ätiologie zu berücksichtigen.

Syphilis der Iris und des Ciliarkörpers.

Von den Syphilitischen erkranken nach Groenouw 0,8—6,0% an Iritis. Je nachdem das Material in Haut- oder Augenkliniken gewonnen wurde, ist die Prozentzahl verschieden hoch. In 23 496 Fällen von Lues fanden sich 351 Iritiden = 1,5%, bei nicht syphilitischen nur 0,04%. Ein Syphilitiker hätte demnach eine ca. 40mal so große Anwartschaft auf Iritis als ein nichtsyphilitisch Infizierter. Nach früheren Statistiken kamen ca. 20—25% aller Iritiden auf Lues. In der Zeit nach der Einführung der Wassermannschen Reaktion muß diese Zahl sicher eine Erhöhung erfahren, indem mancher dunkle Fall sich als syphilitisch erweisen dürfte. Gleichwohl glaube ich, daß die tuberkulöse Ätiologie bei den Iridozyklitiden, in Holstein wenigstens, häufiger ist als die syphilitische, so daß auf erstere ca. 50%, auf letztere 40% entfallen dürften. Für die übrig bleibenden 10% kommt irgendeine andere Ursache in Frage: Rheuma, Gicht, Diabetes, akute Infektionskrankheiten. Es ist ja die Frage, ob man bei einem Syphilitiker, der eine hohe Tuberkulinempfindlichkeit hat, die Iritis als eine syphilitische oder tuberkulöse oder gar, wenn dazu ein Diabetes vorliegt, als eine diabetische auffassen will. Auch der Rheumatismus läßt sich in einen tuberkulösen, syphilitischen, gonorrhoischen und gichtischen usw. auflösen, wobei aber immer noch ein gewisser ungelöster Rest bleibt.

Was das klinische Bild der Iritis oder Iridozyklitis syphilitica anbetrifft, so ist die Gruppe der typischen und charakteristischen Formen mit Knötchenbildung wieder von der atypischen (Iritis spl.) zu trennen. Schon bei den Tuberkelknötchen der Iris ist darauf hingewiesen, daß solche einem Syphilom in einem bestimmten Stadium täuschend ähnlich sehen können, daß man also mit der Diagnose auf den ersten Blick hin vorsichtig sein soll.

Im allgemeinen ist die Regel richtig, daß je akuter eine Iritis auftritt, ihr um so öfter Lues, je chronischer sie auftritt, um so eher Tuberkulose zugrunde liegt. Demnach sind die gelblich-rötlichen Knoten in einer irritierten Iris als Syphilome (Papeln, Kondylome oder Gummen) aufzufassen, die grauen als Tuberkulome. Bei langsamer Entwicklung oder im Stadium der Rückbildung kann aber ein syphilitisches Auge einem tuberkulösen gleichen und ausnahmsweise kann eine echte tuberkulöse Knötcheniritis so heftig und akut auftreten — als makulopapulöse Form — daß man an ihrer syphilitischen Natur nicht zweifeln möchte. Also enthalte man sich des Urteils, bis alle Untersuchungen vorurteilsfrei angestellt sind. Diese Knötchen sitzen mit Vorliebe am Pupillar- oder Ziliarrand, doch kommen sie auch in der Mitte des Stromas vor, wenn auch etwas seltener. Über die Lokalisation der tuberkulösen Knötchen war dort gesprochen. Alles was dort differentialdiagnostisch gesagt war, verdiente hier wiederholt zu werden: besonders Ophthalmia nodosa (durch Raupenhaare), Fremdkörpertuberkulose usw. Von der Heftigkeit der Affektion, also in erster Linie wohl von der Anzahl der eingewanderten Spirochäten, hängt der Reizzustand des Auges, die ziliare Injektion ab, desgleichen die Verengerung der Pupille, die Menge der hinteren Synechien. Von den gleichen Faktoren die Schwellung des Irisgewebes, die indes nur ausnahmsweise soweit geht, daß die Vorderkammer mehr oder weniger durch schwammiges Irisgewebe ausgefüllt ist und zur Bildung auch von vorderen Synechien Veranlassung gibt. Auf Beteiligung des Corp. cil. führen wir die Descemetschen Beschläge der Hornhauthinterfläche zurück, deren Aussehen, je nach Frische und Heftigkeit des Prozesses, gelblichgrau ist; in akuteren Stadien können sie sich zu einem Hypopyon am Boden der Vorderkammer sammeln. Auch ein Hyphaema ist keine seltene Erscheinung. Auch staubförmige, wolkige und flottierende grobe Glaskörpertrübungen dürften meist auf Beteiligung des Corp. cil. hindeuten, wenn letztere auch wohl zum Teil aus Retinalblutungen hervorgehen können.

Die feinen staubförmigen Glaskörpertrübungen in der tellerförmigen Grube hinter der Linse sind gelegentlich das einzige Symptom einer spezifischen Infektion. Sie brauchen das Sehen nicht zu schädigen, imponieren klinisch nur als fliegende Mücken und sind oft nur mit dem Lupenspiegel oder der Nernstspaltlampe und dem Kornealmikroskop zu erkennen.

Komplikationen sind bei diesen Formen der typischen oder atypischen Iritis syphilitischen Ursprunges nichts Seltenes: Sekundäres Glaukom, Netzhautablösung, Neuroretinitis, Chorioretinitis, Irisatrophie, Glaskörperschrumpfung und Katarakt.

So kann es nicht wundernehmen, daß die Sehschärfe oft schon bei Iritis spl., noch öfter bei den mit Knötchenbildung einhergehenden Formen leidet. Etwa die Hälfte der ersteren, drei Viertel der letzteren erfährt dauernde mehr oder weniger hochgradige Schädigungen, die bei der Hälfte der letzteren (nach Groenouw) bis zur Erblindung geht. Nur bei einem Viertel blieb also leidliches oder gutes Sehvermögen bestehen.

In 50—75% aller Fälle bleibt die Krankheit dauernd einseitig, gar nicht selten findet sich aber irgendeine andere syphilitische Affektion am anderen Auge.

Die Iritis tritt meist in den sekundären Frühstadien, oft aber auch erst später auf und vor Rezidiven schützt weder höchstes Alter noch intensivste Behandlung.

Das Alter der bei weitem meisten Patienten liegt, wie begreiflich, zwischen dem 20. und 40. Lebensjahr. Je jünger der Patient, um so heftiger, je älter sie sind, um so abgeschwächter verläuft die Krankheit. Auffallend ist die Tatsache, daß Männer sehr viel häufiger an Iritis, zumal solcher mit Knötchenbildung, erkranken als Frauen.

Nach v. Schröder stehen 100 Männern ca. 50 Frauen, oder gar bei der papulösen Form nur 40 gegenüber. Eine einleuchtende Erklärung durch Einfluß von Arbeit und Beschäftigung und Witterungseinflüssen scheint mir hierfür noch nicht gegeben.

Behandlung: Die Behandlung der syphilitischen Iritis sollte nicht ambulant geschehen, da die Krankheit als eine ernste, oft mit Komplikationen verbundene angesehen werden muß. Die Behandlung setzt beim Arzt eine durchaus spezialistische Schulung im dreifachen Sinne voraus:

1. muß er augenärztlich ausgebildet sein,
2. muß er mit der Syphilistherapie gut Bescheid wissen und
3. muß er zuverlässiger Operateur sein, denn nicht so selten zwingt ihm die Krankheit das Messer in die Hand.

Die örtliche Behandlung ist keine andere als bei jeder anderen Iritis, denn durch Jontophorese das Hg in das Augeninnere hineinzuzwingen, hat sich als unnötig und wenig wirksam erwiesen. Atropin, feuchte warme Umschläge, feuchter Verband u. dgl. werden angewendet. Innerlich ist Jodkali das souveräne Mittel, wird aber gelegentlich wochenlang erfolglos genommen, worauf die erste Kalomelspritze eventuell Asurol u. dgl. oder auch eine Milchinjektion augenblicklich eine Wendung zum besseren bedingt. Jod richtet sich ja hauptsächlich gegen die syphilitische Erkrankung der Blutgefäße, die offenbar eine große Rolle bei der Iridozyklitis spielt und die oft zu retinalen Komplikationen mit sekundärer Erblindung führt. Man verordnet deshalb möglichst schnell ansteigende Dosen von Jodkali neben Inunktions- oder Injektionskur. Aspirin und Atophan wirken oft überraschend, besonders in Betreff der Schmerzen.

Will man das Medikament schnell in das Auge hineinziehen, z. B. bei beginnender Retinitis, so empfiehlt sich subkonjunktivale NaCl-injektion injiziert oder Paracentese. Tritt Drucksteigerung ein, so muß punktiert, sklerotomiert oder iridektomiert werden. Letzteres ist technisch wegen der Schmerzhaftigkeit schwierig, oft ist Narkose nötig.

Nebenher soll auf die Verdauung geachtet und keinerlei Obstipation geduldet werden, leichte Laxantien sind angezeigt. Alkohol, Nikotin, Kaffee, Tee usw. sind zu verbieten. Rückfälle sind häufig, deshalb ist die Kur nicht vorzeitig abzubrechen. Daß nicht nur symptomatisch, sondern intermittierend behandelt werden soll, ist eine neuerdings von den Syphilidologen immer energischer erhobene Forderung. Daß das Salvarsan Vorzüge hat, ist mir in der Iritistherapie nicht überzeugend vor Augen getreten.

Auch schwere gummöse Iritiden können restlos abheilen, das vergesse man nie und denke nicht, wo gar keine Reste von Synechien, Atrophien usw. zurückgeblieben sind, könnten so schwere Dinge sich nicht abgespielt haben. Andererseits können schwere Atrophien in der Iris sich finden, von deren Entstehung der Patient nichts weiß, auch wenn sie sicher nicht angeboren sind. Häufiger trifft das letztere allerdings für Tuberkulose, weniger für syphilitische Prozesse zu. Daß eine Iridozyklitis und eine Amotio auf syphilitischer Grundlage besteht, ersieht man an folgendem Fall:

26. I. 1911.
Max v. F., 58 Jahre alt, Gärtner.
Diagnose: Iridocyclitis o. s. Amotio o. s. Lues.
Seit 8 Tagen Rötung und Schmerzen im linken Auge. Früher gesund. Sehvermögen gut. Lues negiert. Verheiratet, zwei gesunde Kinder, Frau gesund, kein Abort.
S. rechts $^6/_{15}$, links $^2/_{35}$.
Beiderseits Cataracta punctata.
Links: Iris stark hyperämisch, keine Knötchen, keine hinteren Synechien. Trübung der V. Kammer. Descemetsche Beschläge.
Ophthalm.: Fundus verwaschen sichtbar. Tension r = 1.
Serum: positiver Wassermann. Therapie: Atropin, Schmierkur, Kalomelinjektionen.
Zeitweise Drucksteigerung.

Auf Injektion von Bazillenemulsion VI. 4 Teilstriche leichte Reaktion. Lokal nichts.

6. IV. 1911. S. links $^6/_{25}$, keine frischen Präzipitate. Glaskörpertrübungen. Auge nicht gereizt.

27. IV. Uraninversuch: Starke Grünfärbung des kleinen Iriskreises.

S. links: Fingerzählen dicht vorm Auge. Nur oben rotes Licht beim Durchleuchten.

28. VI. Wassermann nach beendeter Asurolkur positiv.

Dunkeladaption: nach $^3/_4$ Std. Dunkelaufenthalt rechts 97, links 0.

Linke Gesichtsfeld für Weiß stark eingeschränkt, blau und rot wird nicht erkannt.

9. I. 1914. R. Pupillarreaktion etwas verzögert.

S: Rechts $^6/_{18}$ erklärt durch die Katarakt.

Links Fingerzählen 20—30 cm (Temporal.).

Links Napfkucheniris, Pupille total fixiert, Iris atrophisch, keine Beschläge. Tonison R. 12. L. 18.

Wassermannsche Reaktion positiv.

Syphilis der Aderhaut.

Die Aderhaut wird bei Syphilis in verschiedenster, oft sehr charakteristischer Weise in Mitleidenschaft gezogen. Wenn wir im allgemeinen diffuse und disseminierte Formen in dem oben dargelegten Sinne unterscheiden, so ist die Lues am stärksten beteiligt bei den ersteren, den diffusen; „diffus" soll also den Gegensatz zu den Erkrankungen bedeuten, die en plaques oder disseminiert auftreten. Damit ist also nicht gesagt, daß die ganze Aderhaut in toto befallen sein muß, vielmehr lokalisiert sich die Entzündung entweder in der Gegend der Macula lutea oder ringförmig um diese herum oder in einer äquatorialen oder in einer peripheren Zone oder in einem Quadranten oder Sektor. Im Gesichtsfeld findet der verschiedene Charakter der Affektion seinen deutlichen Ausdruck: Zentrale Skotome, konzentrische Einschränkungen, ringförmige, sektorenförmige und unregelmäßige, aber in sich zusammenhängende Defekte. Bei den disseminierten Formen dagegen insuläre, ganz unregelmäßige, über das Gesichtsfeld verstreute Skotome, dazwischen normale Partien; daß dabei zufällig auch einmal ein zentrales Skotom zustande kommen kann, liegt auf der Hand. Eine der typischen syphilitischen Affektionen ist die Chorioiditis centralis oder rezidivierende Chorioretinitis. Das Leiden wird oft erst in späterem Stadium erkannt, indes ist es gerade hier wünschenswert, möglichst zeitig die Diagnose zu stellen, da dann die therapeutische Beeinflussung noch nicht aussichtslos ist. Zuerst treten meist Reizerscheinungen auf: Flimmern, dann erst Herabsetzung der zentralen Sehschärfe in Form eines zentralen Skotoms. Auch die Pupillarreaktion braucht in den Anfangsstadien noch nicht deutlich geschädigt zu sein. Da der Spiegelbefund noch längere Zeit ganz negativ sein kann, so liegt öfter der Verdacht der Simulation oder Aggravation nahe. Später treten dann die atrophischen Stellen im Pigmentepithel zutage, die beste Zeit zum Handeln ist dann aber vorüber.

Ein Frühsymptom ist auch die Metamorphopsie und Lichtsinnstörungen; beides kann aber auch fehlen, letzteres wenn die Schädigung streng lokalisiert bleibt, ersteres wenn sie sehr schnell und sehr intensiv eintritt (absolutes Skotom).

Öfters ist die Ursache wahrscheinlich in einer Blutgefäßaffektion der hinteren Ziliargefäße zu suchen und so ist es erklärlich, warum der Spiegelbefund lange intakt bleiben, warum aber durch eine energische Jodtherapie oft Wunderbares erreicht werden kann.

Es kann sich nun innerhalb dieser zentralen Chorioretinitis die Funktion der Fovea wiederherstellen, oder sie kann von vornherein verschont bleiben, so entsteht ein Ringskotom. Bleibt von vornherein die Makula und deren Umgebung verschont, so kann bei äquatorialer Anordnung ein großes geschlossenes oder offenes Ringskotom bei normaler Sehschärfe und freier Peripherie des Gesichtsfeldes entstehen: Dinge, die ganz gewiß oft übersehen werden. Lokalisiert sich die Schädigung aber in den vordersten peripheren Teilen der Aderhaut, so resultiert eventuell — wenn nämlich die Störung intensiv genug ist — eine konzentrische Einschränkung. Chorioretinitis periph. findet sich mit Vorliebe bei alten Luesformen, besonders gern bei hereditären, und zwar in zweierlei Form:

1. die Marmorierung der Peripherie im Augenspiegelbild, wobei eine Sehstörung oft überhaupt nicht zu konstatieren und höchstens eine Erhöhung der adaptativen Reizschwelle zu finden ist.

2. Die klumpigen Pigmentierungen, wobei wir meist konzentrische oder exzentrische Defekte im Gesichtsfeld, zumal für Farben, finden.

Die zu Ringskotomen führende Chorioretinitis ist öfter hereditär-syphilitischen Ursprunges, während das für die rezidivierende Chorioretinitis centr. seltener zu sein scheint. Hier handelt es sich meist um früh oder noch häufiger um spät sekundäre und tertiäre Luesformen.

Die häufige Komplikation dieser Chorioretinitisform mit Iridozyklitis und staubförmigen Glaskörpertrübungen spricht noch mehr für ihre syphilitische Natur. Etwa die Hälfte aller Fälle ist doppelseitig. Auffallend bevorzugt ist das männliche Geschlecht. Mehr in den Hintergrund tritt die Lues bei den disseminierten Formen (Chorioretinitis disseminata), die sich aber auch sehr wohl mit Iridozyklitis und Glaskörpertrübungen kombinieren können, häufiger aber tuberkulös sind. Optikusaffektionen gehören nicht zum Bilde der Chorioretinitis, denn letztere kann jahrelang, ja jahrzehntelang bestehen, ohne daß der Optikus die geringste Veränderung zeigt, blaßt er partiell oder total ab, so müssen wir eine zweite Lokalisation des Virus im Optikus selbst annehmen. Eine Ausnahme stellen nur die Formen von Chorioretinitis dar, die sehr lange oder sehr intensiv schädigend bis auf die innersten Netzhautschichten eingewirkt haben, so daß die Nervenfasern einer zerebralwärts gehenden Atrophie verfallen (aszendierende Atrophie). Andere Formen von Chorioretinitis (areolaris, Chorioiditis acuta, metastatica) sind selten und noch seltener syphilitisch.

Syphilis der Netzhaut.

Isolierte primäre syphilitische Erkrankungen der Netzhaut sind relativ selten, meist wird diese in Mitleidenschaft gezogen von seiten der Aderhaut oder des Sehnerven. Immerhin kann sie, auch ohne daß Aderhaut oder Sehnerv erkrankt ist, pathologische Verhältnisse darbieten. Eine jede Netzhautblutung z. B. muß, abgesehen von anderer Ätiologie, auch an Lues denken lassen. Wenn auch für die Netzhautblutungen sich meist andere Ätiologien finden dürften, meist Herz-, Blutgefäß- und Nierenleiden, so ist doch zu bedenken, daß auch diese Ätiologien weiter rückwärts verfolgt uns nicht so selten zur Lues führen. Eine Reihe von Netzhautaffektionen können wir demnach — da das lokal auslösende Moment in den Blutgefäßen zu suchen ist — als Angiopathia syphilitica zusammenfassen. Wie an den anderen Körperstellen, besonders im Gehirn, die Arterien sowohl wie Venen erkranken können, so auch in der Netzhaut, wo wir die Affektion oft direkt vor uns sehen: Intimawucherungen, Mediaverdickungen, Adventitiainfiltrationen, die ihren klinischen Ausdruck in leichter Trübung des Gewebes durch mangelhafte Blutzirkulation, besonders in den Kapillargebieten, in Irregularitäten des Kalibers und in den Reflexstreifen, besonders der Arterien, in Einscheidungen an Arterien und Venen finden. Von den kleinsten Blutungen an gibt es nun alle Übergänge durch die sog. Retinitis apoplectica bis zu den partiellen und totalen venösen und arteriellen Thrombosen (letztere auch Embolien genannt). Solche ausgedehnte Blutungen können auch nach dem Pigmentepithel zu, häufiger noch nach dem Glaskörper durchbrechen und das Bild der rezidivierenden Glaskörperblutungen bedingen, wie es auch schon bei der Tuberkulose beschrieben war. In keinem solcher Fälle dürfte es sich erübrigen, die Wassermannsche Reaktion anzustellen und den gesamten Körper auf Zeichen von Lues zu untersnchen. Finden wir am Auge selbst iritische Reste oder tiefe Hornhauttrübungen oder staubförmige Glaskörpertrübungen, so dürfte die Diagnose an Wahrscheinlichkeit zunehmen.

Ob es sich in solchen Fällen um eine direkte Spirochätenaffektion der Gefäße handelt, also um eine echte Blutgefäßlues. oder aber um eine albuminurische oder diabetische Retinalaffektion auf arteriosklerotischer (eventuell syphilitischer) Basis, dürfte sich allein aus dem klinischen Bild nicht immer entscheiden lassen. Immerhin sollte man bei Retinalblutungen eines sicher Syphilitischen eine Inunktionskur oder Injektionskur sehr empfehlen, wenn auch Albuminurie vorliegt. Die Nierenfunktionen müssen dann freilich um so sorgfältiger überwacht werden, denn wenn die Nierenaffektion nicht syphilitisch ist, kann sie durch das Hg zweifellos in ungünstigem Sinne beeinflußt werden. Man wird dann mit Jod und Arsen auszukommen suchen. Diese Angiopathia syphilitica ist zweifellos die häufigste Art, in der die Retina durch Lues beteiligt wird und es ist die Frage, ob nicht auch die eigentliche Retinitis syphilitica stets oder doch meistens von den Blutgefäßen aus entsteht. Wenn dies auch noch so wahrscheinlich ist, so sehen wir doch bei einer Reihe von typischen Retinalerkrankungen nichts Pathologisches an den Gefäßen, ja auch keine Blutungen, können also klinisch die Angiopathia jedenfalls nicht diagnostizieren. Wir sehen dann nur eine gewisse Trübung der Retina, besonders da, wo sie am dicksten ist, nämlich in der Macula lutea und am Optikuseintritt, der hyperämisch und schlecht begrenzt erscheinen kann. Der Makular- und Fovealreflex kann undeutlich sein, zumal bei einseitigen Prozessen — verglichen mit dem gesunden Auge. Die Blutgefäße können verschleiert erscheinen. Die ophthalmoskopischen Veränderungen können also minimal sein, ebenso die Funktionsstörungen. Nehmen letztere zu, so entsteht meist eine Herabsetzung der Sehschärfe durch ein zentrales Skotom bei freier Peripherie, während bei Angiopathia solches zwar auch auftreten kann (Retinitis apoplectica centralis), häufiger aber sektorenförmige relative oder absolute Defekte im Gesichtsfeld entstehen. Auch in der Form einer zentralen rezidivierenden Retinitis kann die Netzhaut ganz ähnlich wie die Aderhaut syphilitisch erkranken.

Nach längerem Bestehen oder beim Abheilen unter entsprechender Behandlung können geringe Reste einer unregelmäßigen feinkörnigen Pigmentierung zurückbleiben, die bei ihrer Geringfügigkeit auch dem Kenner dieser Diagnose erhebliche diagnostische Schwierigkeiten bereiten können. Es kann außerdem alles restlos verschwinden.

Pigmentdegeneration der Netzhaut.

Ob sich die Pigmentdegeneration (s. Abb. 152 u. 153) auf syphilitischer Basis entwickeln kann, ist immer noch nicht definitiv entschieden. Ist die Möglichkeit vielleicht auch nicht ganz zu bestreiten, so ist doch soviel sicher, daß sich bei den meisten typischen Fällen von Retinitis pigmentosa nichts von Lues findet (inkl. negativem Wassermann), und daß die Fälle von scheinbarer Pigmentdegeneration bei Syphilitischen meist irgendwelche Abweichungen erkennen lassen. Entweder ist der Prozeß schneller aufgetreten als bei der typischen „Retinitis pigmentosa", für die gerade das eminent Chronische charakteristisch ist, oder es tritt die Hemeralopie zurück oder es hat zeitweise intensives Flimmern bestanden, oder der Prozeß ist auf beiden Seiten verschieden hochgradig — alles Dinge, die gegen die Diagnose der Retinitis pigmentosa sprechen würden. Das zu irgend einer Zeit bestehende klinische Bild kann ja dem der typischen Retinitis pigmentosa außerordentlich ähnlich sein: Knochenkörperförmige Pigmentierungen in der Peripherie in der Umgebung der Retinalgefäße, diffuse Atrophie der Aderhaut und des Pigmentepithels, gelbe Optikusatrophie mit mangelhafter Begrenzung und engen Gefäßen. Meist ist bei der syphilitischen Pigmentdegeneration die Netzhaut oder auch in deren Spiegelbild irgend etwas Abweichendes zu konstatieren. Entweder die Pigmentierungen sind sehr viel gröber: klumpiger, oder viel feiner: „Pfeffer und Salz", „schnupftabakartig", marmoriert, nicht so eng an die retinalen Blutgefäße angeschlossen, der Optikus nicht so gelb, sondern normal oder neuritisch atrophisch, die Gefäße — Arterien und Venen — nicht gleichmäßig verengt, sondern verengt nur meist erstere, letztere aber vielleicht erweitert, wie bei der Neuritis.

Je genauer man auf alle diese Unterschiede achtet, um so seltener wird man bei einem Syphilitiker eine typische Retinitis pigmentosa diagnostizieren, um so häufiger wird sich die Erkrankung als eine Chorioretinitis periphrica syphilitica darstellen. Finden sich außerdem iritische Reste, treten Hornhauttrübungen, Glaskörpertrübungen, Augenmuskellähmungen hinzu, so dürfte die Diagnose auf Lues an Wahrscheinlichkeit gewinnen.

Das seltene Vorkommen einer Retinitis pigmentosa bei einem Syphilitiker dürfte sich demnach als zufällig, nicht als ätiologisch herausstellen.

In der Literatur existieren außer den genannten Retinalaffektionen noch Mitteilungen über Retinitis „albuminurica und diabetica" bei Syphilitikern auch ohne daß Zucker und Eiweiß im Urin gefunden wäre. Durch Schmierkur sei eine Heilung bewirkt. Auch eine Amotio syphilitica sei durch Hg geheilt worden. Zum mindesten sind das seltene Sachen. Eine Amotio ret. bei Lues habe ich auch selbst gesehen, bin jedoch nicht sicher, daß diese Ätiologie die einzige und ausschlaggebende ist (Fall v. F., S. 334, schon bei der Iritis zitiert).

Groenouw. Gr.-S. S. 788. „Der pathologisch-anatomische Befund bei syphilitischen Erkrankungen der Netzhaut und Aderhaut wird am besten gemeinsam besprochen, da meist beide Häute gleichzeitig ergriffen sind. Die einschlägigen Beobachtungen, denen wir auch die heredosyphilitischen Fälle einreihen, sind nicht besonders zahlreich. Ausgeschieden wurden einige hinsichtlich der Ätiologie nicht einwandsfreie Fälle, insbesondere der von Dor, in welchem es sich vermutlich um eine während der Geburt entstandene Blutung handelte.

Bei der Chorioiditis syphilitica finden sich die ausgesprochensten Veränderungen nicht selten am hinteren Augenpole, was Baas auf eine reichlichere Blutversorgung dieser Gegend durch die hinteren Ziliararterien zurückführt. Die Choriocapillaris scheint häufig der Ausgangspunkt des Prozesses zu sein, sie ist meist am stärksten von allen Schichten der Aderhaut erkrankt, selten in geringerem Grade als diese. Neben einer diffusen Infiltration finden sich auch einzelne knötchenförmige Rundzellenherde. Veränderungen der Blutgefäße, insbesondere der Arterien und Kapillaren, seltener der Venen, werden meist nicht vermißt. Der Fall von Schoebl ist wahrscheinlich als Gumma der Aderhaut aufzufassen, da sich in einem größeren Infiltrationsherde Zerfall der Zellen zeigte. Die Folgeerscheinungen sind Bindegewebsentwicklung, partielle Atrophie der ganzen Aderhaut oder nur der Choriocapillaris, Auftreten von Pigmentklümpchen durch Zerfall der Pigmentzellen, Schwinden des Pigmentepithels mit sekundärer Erkrankung und Pigmentierung der Netzhaut, Verwachsungen zwischen Netzhaut und Aderhaut, Auftreten von Drusen der Glaslamelle. Als Ursache des Ringskotoms fand Baas eine Verwachsung zwischen Netzhaut und Aderhaut, ferner Zerstörung der äußeren Netzhautschichten, insbesondere der Stäbchen und Zapfen in einer ringförmigen Zone.

In einem Fall von zentraler Chorioretinitis bei angeborener Syphilis bestand eine pigmentierte Narbe, welche Netzhaut und Aderhaut vereinigte, die Primärerkrankung lag wahrscheinlich in der Aderhaut. Daß die mit dem Augenspiegel öfters beobachtete graue Färbung der Netzhaut nicht durch Glaskörpertrübungen vorgetäuscht wird, sondern einer Retinitis der inneren Schichten ihre Entstehung verdankt, wies zuerst Mauthner durch die anatomische Untersuchung eines während des Lebens beobachteten Falles nach. Die Erkrankung der Netzhaut ist meist sekundär von einer Entzündung der Aderhaut aus fortgeleitet, wie sich daraus ergibt, daß die Veränderungen in jener in der Regel geringer sind als in dieser. Doch können auch beide Häute unabhängig voneinander affiziert werden oder die Netzhaut kann stärker, sehr selten fast ausschließlich befallen sein. Die wichtigste Veränderung ist eine Erkrankung der Netzhautgefäße, welche zuweilen auch durch die Augenspiegeluntersuchung nachzuweisen ist. Meist sind die kleineren Arterien und auch die Kapillaren am schwersten oder ausschließlich geschädigt, viel weniger die Venen, selten letztere allein oder in höherem Grade. Die Blutgefäße zeigen ähnliche Veränderungen, wie sie Heubner an den Hirngefäßen beschrieben hat, nämlich Wucherungen der Intima, Rundzelleninfiltration oder Verbreiterung der Adventitia, auch Verdickung aller Wände mit oder ohne hyaline Umwandlung. Die Veränderungen können ringförmig oder partiell auftreten. Schließlich kommt es zur Obliteration und Schwund der Gefäße in den am meisten veränderten Gewebspartien. In der Regel sind nur die Zweige der Zentralarterien ergriffen, nicht aber deren Hauptstamm oder die Arteria ophthalmica. Von sonstigen Erkrankungen der Netzhaut wurden herdförmige Infiltrate gefunden, diffuse Veränderungen, meist im Anschluß an Gefäßerkrankungen, Atrophie der Nervenfasern und Ödem.‟

Syphilis des Sehnerven.

Erkrankungen des Sehnerven bei der Lues sind keine Seltenheiten. Von allen syphilitischen Augenleiden betragen sie nach Angaben der verschiedenen Autoren 4—40%. Bei letzterer Zahl sind indes „Hyperämien‟ und derartige Zustände mitgerechnet, so daß die Zahl entschieden zu hoch erscheint: Die Wahrheit dürfte hier zwischen 20—25% liegen. Also ein Viertel bis ein Fünftel aller syphilitischen Augenaffektionen betreffen den Sehnerven, und zwar sind davon ein Drittel entzündliche, zwei Drittel atrophische Zustände; ab gehen davon tabische und paraluetische Optikusatrophien. Von allen Entzündungen des Sehnerven beruhen annähernd ein Fünftel auf Lues acq.

Die Frage, wieviel Syphilitiker Sehnervenaffektionen zeigen, ist nach den Statistiken nicht so leicht zu beantworten, da von den meisten Autoren auch wieder die Hyperämie des Sehnerven mit angeführt wird, was individuell zu verschieden beurteilt wird, meist aber zu hoch bewertet werden dürfte.

Wilbrand und Staelin fanden unter 200 Frühsyphilitischen 38 mal Hyperämie, 11 mal Neuritis opt., 1 mal Stauungspapille und 5 mal Neuroretinitis.

Man darf vielleicht sagen, daß 5—10% aller Syphilitiker Neuritis opt. oder deren Folgen zeigen können, wenn auch nicht müssen, denn die syphilitische Neuritis opt. kann restlos verschwinden. Es gibt also zweifellos eine isolierte Neuritis opt. spl. intraocularis, eine entzündliche Veränderung des Sehnervenkopfes, wie wir sie auch bei anderen Infektionskrankheiten kennen gelernt haben, und die nicht von der Nachbarschaft hergeleitet ist, (wie z. B.

bei Chorioretinitis). Klinisch wird es aber meist unmöglich sein, mit Sicherheit zu entscheiden, ob nicht eine Meningitis basilaris die eigentliche Ursache und die Neuritis opt. nur eine deszendierende Perineuritis ist. Die Neuritis opt. hat in ihrem Aussehen nichts irgendwie Charakteristisches für ihre syphilitische Ätiologie, auch sind die Funktionen nicht typisch beeinträchtigt, entweder finden wir ein zentrales Skotom oder eine periphere Einschränkung, seltener exzentrische sektorenförmige Gesichtsfelddefekte. Finden wir dagegen eine homo- oder heteronyme Hemianopsie, so ist eine Lues basilaris sicher vorhanden, die Neuritis opt. also wahrscheinlich eine deszendierende. Mit Sicherheit kann man das aber auch nicht sagen, denn wie eine andersartige Meningitis und Hirntumor, so kann auch die syphilitische Meningitis und das Gumma Neuritis opt. oder Stauungspapille als Fernwirkung bedingen.

Abgesehen von dieser nur dem Augenspiegel sichtbaren Neuritis opt. intraocul. kann nun aber sicher der Sehnerv auch unter dem Bilde der **retrobulbären axialen Neuritis intraorb.** oder **intracanalicularis** oder **basilaris** erkranken, wobei primär mit dem Spiegel nichts, sekundär eventuell die absteigende Degeneration meist in der Form der partiellen, und zwar temporalen, seltener der totalen Abblassung zu konstatieren ist. Diese tritt öfter ein- aber auch doppelseitig auf, ist aber auf beiden Augen meist verschieden hochgradig, was aber bei Diabetes z. B. auch vorkommen kann. Diese oft einseitige Neuritis opt. axialis syphilitica hat nichts Charakteristisches an sich und deshalb ist ihre Abgrenzung gegenüber andereren Ätiologien sehr schwierig. Die „rheumatische" diabetische, selbst verschiedene Intoxikationen (Methyl-Äthylalkohol, Nikotin u. a.) können zu Verwechslungen Veranlassung geben. Zu denken ist ferner an alle chronischen und akuten (exacerbierenden) Knochenaffektionen, die freilich ihrerseits auch wieder syphilitisch sein können. Eine syphilitische axiale Neuritis opt. können wir also nur dann mit Wahrscheinlichkeit diagnostizieren, wenn alle anderen Ursachen mit Wahrscheinlichkeit auszuschalten sind (s. oben S. 135 u. f.). und die Lues auch sonst sichergestellt ist. Keineswegs würde es dem Stande der Wissenschaft entsprechen, allein nur aus einer isolierten Neuritis opt. eine Lues diagnostizieren zu wollen, wenn sonstige Symptome völlig fehlen. Auch vor einer Diagnose ex juvantibus hüte man sich in solchen Fällen, denn die retrobulbäre Neuritis opt. geht auch spontan nicht selten restlos in Heilung über, oder ein Dampfbad beschleunigt die Heilung oder eine lokale Blutentziehung z. B. durch eine Nasenoperation.

Bei jungen Leuten zumal wird man auch stets an multiple Sklerose denken müssen, auch wenn sich sonst im Nervenstatus nichts findet, denn es ist eine bekannte Erfahrung, daß bei dieser Erkrankung die Augensymptome den sonstigen um 5—10 Jahre vorausgehen können. Auch eine tuberkulöse Affektion läßt sich nicht leicht mit Sicherheit ausschließen, wenn sie auch sehr selten zu sein scheint.

Syphilis der Linse und des Glaskörpers.

Die Linse erkrankt bei Lues nie primär; wo wir Katarakt bei Iridozyklitis — meist chronica — finden, werden wir in erster Linie an Tuberkulose denken, doch kann auch in selteneren Fällen eine syphilitische Ätiologie sich dahinter verbergen, die Katarakt ist dann nur durch Ernährungsstörungen infolge Atrophie des Ziliarkörpers zu erklären, nicht direkt syphilitischer Natur.

Desgleichen sind die Glaskörpertrübungen bedingt entweder durch zyklitische Exsudation oder durch Retinalhämorrhagien, eine primäre Spirochäteninfektion des Glaskörpers kennen wir nicht.

Syphilis und Glaukom.

Daß das Glaukom durch Lues bedingt sein kann, wurde schon mehrfach erwähnt, und zwar nicht nur das sogenannte sekundäre bei Iritiden, ringförmigen Synechien oder Chorioiditis, sondern auch bei syphilitischer, allgemeiner oder lokaler Arteriosklerose. Tritt ein Glaukom in relativ jugendlichem Alter (in den zwanziger oder dreißiger Lebensjahren) auf, so vergesse man nicht, auf Lues zu untersuchen. Es gibt Glaukome, die nur durch Jk und Hg geheilt werden können.

Syphilis der Orbita und Periorbita.

Der Orbitalinhalt selbst scheint selten zu Lokalisation der Lues Veranlassung zu geben, häufiger wird er sekundär vom Periost aus in Mitleidenschaft gezogen. Klinisch werden sich diese Dinge oft nicht unterscheiden lassen. Die Periostitis orbitalis dagegen ist ein typisches, nicht seltenes Krankheitsbild, das man kennen muß, um vor verhängnisvollen diagnostischen Irrtümern bewahrt zu werden. Ein dumpfer Schmerz hinter dem Auge, eine Trigeminusneuralgie leiten den Prozeß meist ein. Sehstörungen oder Beweglichkeitsdefekte können die Fortsetzung bilden und schließlich zu Exophthalmus führen. Die syphilitische Natur des Prozesses läßt sich aber aus alledem nicht erschließen, wenn nicht iritische Reste auf demselben oder dem anderen Auge, oder Pupillenstörungen oder ein sonstiges syphilitisches Symptom einen Fingerzeig geben. Sitzt die Periostitis in der vorderen Hälfte der Orbita, so kann man den schmerzhaften Knochenbuckel gelegentlich direkt fühlen, der Bulbus erfährt dadurch eine entsprechende Dislokation, wie bei den Empyemen der Knochenhöhlen, welche zu Knochenauftreibungen führen. Eine rhinologische Untersuchung ist in jedem Falle vorzunehmen, inklusive Röntgenaufnahme. Die optischen Leitungsbahnen lassen in solchen Fällen oft nichts Pathologisches erkennen. Sitzt die Periostitis aber in der Tiefe der Orbita, so tritt unter heftigsten Schmerzen und frühzeitigen Beweglichkeitsstörungen oft schnelle Erblindung ein, erst viel später der Exophthalmus. Ophthalmoskopisch sehen wir in letzteren Fällen entweder das Bild der einfachen absteigenden Atrophie, oder, wenn eine Neuritis opt. oder Stauungspapille aufgetreten war, das Bild der neuritischen Atrophie mit Gefäßverschlüssen.

Meist ist die Lues periorbitalis einseitig, ausnahmsweise kann sie auch doppelseitig auftreten und dann zu Verwechslungen mit Orbitallymphomen führen, wogegen die Blutuntersuchung (Wassermann und „Blutbild") schützen. Die Tuberkulose der Periorbita führt meist zu chronischer Eiterung, die Lues nicht, der Abzeß zu akuter Eiterung, die Thrombophlebitis orb. zu akuten Entzündungserscheinungen, doch ohne Eiterung.

Die nächstliegende Verwechslung ist die mit Tumor obitae, besonders dem Tumor malignus. Wenn man prinzipiell jeden Fall von Exopthalmus zunächst durch hohe Dosen Jod und dgl., Hg. und eventuell Arsen zu beeinflussen sucht, wird man diesem Irrtum nicht verfallen, denn die orbitale oder periorbitale Lues reagiert meist prompt auf die Behandlung, nur bedenke man, daß es noch allerhand andere chronisch-entzündliche Orbitaltumoren gibt, die gelegentlich auch durch diese Therapie günstig beeinflußt werden können. Man hüte sich also auch hier vor einer Diagnose ex juvantibus.

Wie schwer es ist, bei einem Tumor der Orbita zu sagen, ob es sich um einen syphilitischen handelt, ersieht man aus dem nachfolgenden Falle:

Frau L., 43 Jahre, aufgenommen den 20. XII. 1911.

Anamnese: Rechts wurde immer schlechter gesehen als links. 1899 wegen „Enchondroms" des rechten Unterlides hier operiert, man nahm radikale Entfernung vor. Seit Sommer dieses Jahres bemerkte Patientin, daß das rechte Auge größer wurde. Schon im Winter tränte das Auge. Keine Kopfschmerzen, erst in den letzten Wochen Schmerzen im Auge. Seit mehreren Monaten Stockschnupfen. Das Gesicht sei schon immer schief gewesen. Keine Doppelbilder.

Sechs gesunde Kinder, drei an Brechdurchfall gestorben, ein Abort vor drei Jahren.

Befund: Asymmetrie des Gesichtes (Nase steht nach rechts). Linkes Auge reizlos, o. B.

Rechtes Auge: Hochgradiger Exophthalmus von 9 mm, so daß die rechte Braue höher steht als die linke, die Hornhaut oben nur eine Spur vom Oberlid bedeckt ist und unten beim Blick geradeaus vom Limbus bis zum Rand des Unterlides von der Augapfelbindehaut etwa 1 cm frei liegt. Da das Unterlid infolge der oben erwähnten Operation etwas narbig verkürzt ist, ist der Bulbus über den unteren Lidrand fast herüber luxiert. Außen und außen unten fühlt man harte Tumormassen unter der Haut.

Im Lidspaltenbereich ziemlich starke konjunktivale und leicht ziliare Injektion. Lidschluß gelingt nicht vollständig. Hornhaut und Iris o. B.

Augenbewegungen: Nach oben starke, im übrigen leichte Blickbeschränkung, dementsprechende Doppelbilder.

Pupille rechts enger als links, Lichtreaktion beiderseits vorhanden. Kokainversuch: Pupillen erweitern sich beide, rechts weniger als links. Tension r = l.

Papille rechts o. B.

S. r. = $^6/_{35}$. S. l. = $^6/_7$.

Rechte Präaurikulardrüsen leicht geschwollen, hart, nicht druckempfindlich.

21. XII. 1911. Befund in der Ohrenklinik: Verwachsungen der beiden unteren Nasenmuscheln mit dem Septum. Hinteres Ende des Vomer fehlt. Frische ganz flache Ulzerationen im Nasenrachenraum. Fötor. Anscheinend Lues. Luetischer Tumor?

Im Röntgenbild kein deutlicher Schatten. Wassermann negativ.

Therapie: Dreimal 2,0 Jk. Hg.

Am 22. XII. 1911 erkrankt die Patientin an Rachendiphtherie, wird nach der med. Klinik verlegt.

5. I. 1912 Wiederaufnahme. Befund genau so wie früher. Wird mit Schmierkur und Jk. behandelt.

10. I. Probeexzision. Diagnose: Fibrosarkom (Dr. Wilke). Nach Ansicht der Hautklinik liegt keine Lues vor.

Konsultation mit Prof. Anschütz (Chir. Klinik): antiluetische Kur fortgesetzt.

22. I. Verlegt nach chirurgische Klinik, von dort zur Hautklinik.

7. II. Nach viermaliger Injektion von Salvarsan 0,2 angeblich Besserung des Exophthalmus, so daß die Diagnose „Fibrosarkom" angezweifelt wird.

Exophthalmus rechts 23, links 14 nach Hertel, also Status idem.

29. II. Exophthalmus: rechts 23, links 14. Rechte Papille hyperämisch, Grenzen leicht verwaschen, Venen gefüllt.

		bin.	r.	l.
S. r.: = $^6/_{35}$. Dunkeladaptation:	0 Min.	50	40	50
	45 „	110	74	110 (normal).

1. III. Wiederaufnahme in die Augenklinik.

2. III. Krönleinsche Operation.

Nach Zurückklappen des Knochens fühlt man durch das Periost hindurch einen derben Tumor außen unten. Nach horizontaler Spaltung der Periorbita läßt sich ein derber, gut abgekapselter, etwa haselnußgroßer Tumor zum größten Teil stumpf herauspräparieren. Etwas weiter nasal und nach hinten fühlt man einen zweiten, der zum Teil scharf herauspräpariert wird. Dieser ist etwa $^1/_3$ cm größer als der erste. Auf dem Durchschnitt ist er weißlich fibrös, gefäßarm. Jetzt fühlt man keine fremden Massen mehr in der Orbita. Reposition, Tamponade. Bulbus steht ein wenig nach außen oben.

14. III. Kein Exophthalmus mehr, beiderseits 15. Papille normal.

18. III. Wunde reizlos verheilt. Augenbewegungen nach allen Seiten spurweise ausführbar. S. r. = $^6/_{25}$. Augenschluß gelingt nicht völlig, doch wird die Hornhaut bedeckt.

19. III. Befund in der Ohrenklinik: In der Nase beiderseits alte Narben, frische Ulzerationen nicht mehr vorhanden, chronische Rhinitis.

21. III. 1912. Entlassung.

Die anatomische Untersuchung ergab an einzelnen Stellen das Bild eines Fibrosarkoms, an anderen eines Neurofibroms, an anderen einer chronisch entzündlichen Granulationsgeschwulst von nicht spezifischem Charakter.

6. XI. 1919. Wiederaufnahme in die Klinik:

Pat. klagt über dauernde Kopfschmerzen über dem Nasenrücken.

Visus r. $^6/_{18}$ + 1.5 $^6/_{18}$,

  l. $^6/_{12}$ + 1.0 $^6/_8$ f.

Anisokoie: r. Pupille $<$ l.

Amblyopische Pupillenschwäche.

Pupillenreaktionen auf Konverg. normal.

Exstirpation eines kleinen Tumors in der Höhe des oberen Orbitalrandes, dessen anatomische Untersuchung im Pathologischen Institut ein „Neurinom" (Gehr. Jores) ergab. Die Wassermannsche Reaktion im Blut war wieder negativ, der Allgemeinbefund außer einer geringen peripheren Sklerose, ebenso wie der Lumbaldruck normal.

Hereditäre Syphilis.

Wenn wir zunächst die hauptsächlichsten Symptome der hereditären Form der Syphilis feststellen wollen, so sei vor allem an die Hutchinsonsche Trias erinnert: Keratitis parenchymatosa, Hutchinsonsche Zähne und Schwerhörigkeit. In dieser Trias ist vielleicht das letzte Symptom noch häufiger durch Gelenkaffektion, besonders subakute oder chronische Gonitis, zu ersetzen. Die verschiedenen Formen der Arthropathien scheinen in allen Spätformen der Lues inkl. Heredolues und Tabes eine wichtige Rolle zu spielen. Daß die Gonitis auch auf andere Weise erklärt werden kann, ist selbstverständlich, in den hier interessierenden Fällen kommen vielleicht in erster Linie außer Lues die Tuberkulose, Arthritis deformans, seltener Gonorrhöe in Frage. Daß die typischen Hutchinsonschen Zähne wohl in erster Linie als heredosyphilitische sich erklären, ist wohl zweifellos, doch ist in nicht absolut typischen Fällen eine Verwechslung mit rachitischen Zähnen nicht ausgeschlossen. Nur bei ganz typischem Verhalten stelle man die schwerwiegende Diagnose. Auch die Schwerhörigkeit kann sich natürlich anders erklären, bei Kindern wohl meist durch Mittelohraffektionen skrofulöser oder tuberkulöser Natur. Solche Dinge müssen ausgeschlossen sein, bevor die Diagnose auf nervöse Taubheit oder Schwerhörigkeit gestellt wird. Zu diesen häufigsten Symptomen kommen nun noch einige andere weniger konstante hinzu, da sind z. B. Narben in den Mundwinkeln, die sich indes auch durch schwere Ekzeme gelegentlich erklären lassen, mangelhafte körperliche und geistige Entwicklung, Ozaena syphilitica, glatte Atrophie des Zungengrundes, Schwellung der Lymphdrüsen, Erkrankungen von Leber und Milz, Nieren, Hoden und des Nervensystems können auf hereditärer Lues beruhen und tun dies oft, zumal wenn sich Lues der Eltern, multiple Aborte und andere Zeichen in der Aszendenz finden.

Die Wassermannsche Reaktion fällt um so häufiger negativ aus, je älter die Lues ist, und bei der hereditären rechnen wir nur noch mit ca. 50% positivem Ausfall, zumal bei einmaliger Anstellung. Wird das Blut öfter untersucht, zumal wenn provokatorische Hg-Injektionen gemacht sind, erhält man öfter positive Resultate.

Augenleiden finden sich bei Heredolues in 40—50%. Von allen syphilitischen Augenleiden sind ca. 3% heredosyphilitisch. Bei einer größeren Anzahl von Augenkranken fanden sich ca. 0,5% heredosyphilitische.

Wie sich sämtliche syphilitischen, sekundären und tertiären Erscheinungen vererben können, so ist es auch mit den Augenaffektionen und es kann nicht Wunder nehmen, daß sich an Lidern, Bindehaut und Tränenorganen alle die Zustände finden können aus hereditärer Ursache, die wir schon bei der Lues acq. kennen gelernt haben. Dabei ist im allgemeinen folgender leitender Gedanke festzustellen:

Haut und Schleimhaut wird meist im Frühstadium befallen, diese Affektionen werden nicht so häufig vererbt wie die Spätstadien. Da diese letzteren öfter Knochen, Gelenke, Eingeweide und Nervensystem betreffen, so werden hier die Zahlen für die Heredolues steigen. Dies entspricht im allgemeinen auch der klinischen Erfahrung betreffs der Augenkrankheiten. Von den Affektionen der Lider, Konjunktiva und Tränenorgane sind auch die letzteren besonders häufig durch hereditäre Lues bedingt, da der Sattelnase, der Ozaena usw. ja häufig Knochenaffektionen zugrunde liegen. Außerdem wird Haarausfall an Augenbrauen und Wimpern, Tarsitis, Pemphig. syphiliticus conj. und vieles beschrieben, was auch durch akquirierte Lues bedingt ist (s. oben).

Die Keratitis parenchymatosa hereditaria

ist zweifellos die häufigste und charakteristischste Augenerkrankung der Heredolues. Man wende nicht ein, daß hier also doch, entgegen dem oben aufgestellten Grundsatze, daß die Heredolues besonders die tieferen Teile in Mitleidenschaft zöge, ein sicherlich oberflächlich gelegenes Organ befallen werde. Auch wo scheinbar eine reine Hornhautaffektion vorliegt, dürfte der primäre Sitz der Krankheit doch meist in der Uvea zu suchen sein, denn der Uraninversuch Hamburgers fällt schon in dem Frühstadium der Keratitis positiv aus. Daß es sich aber bei allen — oder den meisten — dieser heredosyphilitischen Krankheiten nicht um toxische Nachkrankheiten, sondern um Spirochäteninfektion handelt, ist speziell auch für die Keratitis parenchymatosa als erwiesen anzusehen.

Keratitis parenchymatosa.

Wie häufig die typische Keratitis parenchymatosa durch Heredolues bedingt ist, ist immer noch der Gegenstand der Diskussion, doch dürfte als sicher gelten, daß bei weitem die Mehrzahl aller Fälle auf diese Weise zu erklären ist, ca. 3% kommen aber noch auf die Rechnung der acquirierten Lues. 70 bis 80 (vielleicht 90%?) dürften heredoluetisch sein. Für 10—20%, vielleicht 30%, würde ich immerhin noch die Tuberkulose gelten lassen, denn es gibt in der Tat Fälle, wo wir die Lues in keiner Weise feststellen, ja mit größter Wahrscheinlichkeit ausschließen können. Ziehen wir auch die nicht absolut typischen Fälle von Keratitis parenchymatosa mit in das Bereich unserer Überlegungen, z. B. die Keratitis profunda, annularis, scleroticans usw., so steigt die Tuberkulose an ätiologischer Bedeutung ganz erheblich.

Nach den statistischen Zusammenstellungen von Groenouw schwanken die Angaben der Autoren betreffs der Heredolues bei Keratitis parenchymatosa zwischen 7—97%. Als Durchschnitt berechnet er 50%. Diese Zahl ist gewiß zu niedrig, sie dürfte höchstens das Minimum darstellen.

Das Alter der Patienten liegt zwischen 2 und 20 Jahren, doch macht sich die Heredolues noch bis zum 30. Lebensjahr (Lues hered. tarda) in Form der Keratitis parenchymatosa geltend, noch später kommen wohl mehr die akquirierten Formen in Betracht. Mädchen erkranken häufiger als Knaben.

Der Verlauf ist im allgemeinen ein günstiger, und zwar sagt man mit Recht: je stürmischer die Gefäßentwicklung auftritt, um so schneller und besser ist die Restitution. Dieses scheint bei der Keratitis parenchymatosa e lue acq. noch häufiger als bei der hereditären der Fall zu sein. Die charakteristischen Reste dieser tiefen Blutgefäße kann man oft noch nach Jahrzehnten erkennen und daraus die vor langer Zeit überstandene Augenentzündung als Keratitis parenchymatosa diagnostizieren. Ohne Ausnahme ist die Regel vom günstigen Verlauf aber durchaus nicht: Wenn oben schon die Ansicht vertreten war, daß wohl meist eine primäre Iridozyklitis zugrunde läge, so wird damit die „Komplikation" der Keratitis parenchymatosa mit Iritis in eine andere Beleuchtung gerückt. Dann kann es uns auch nicht wundern, wenn Hypo- wie Hypertonie des Bulbus auftreten und zu schweren Sehstörungen durch Glaukom oder Phtisis bulbi führen. Bisweilen hellen sich die Hornhauttrübungen auch nur sehr unvollkommen auf. Als eigentliche Komplikation möchte ich Sehnervenentzündung und Atrophie ansprechen. Als Komplikation oder als Übergang zu der oben ursächlich namhaft gemachten Iridozyklitis möchte ich die Chorioretinitis peripherica auffassen, die wir nicht selten bei Keratitis parenchymatosa und bei Heredolues ohne Keratitis parenchymatosa finden.

Hat man bei der Keratitis parenchymatosa heredit. 4—6 Wochen lang eine energische Schmierkur mit Hg und Jk durchgeführt, so erlebt man gar nicht selten, daß nun das zweite Auge erkrankt. Es wirkt dieses Ereignis sehr deprimierend, und da nun auch durch die energische antisyphilitische Behandlung eine Abkürzung der Krankheit kaum je beobachtet wird, so ist der Standpunkt derjenigen nicht unverständlich, die eine Keratitis parenchymatosa überhaupt nicht behandeln. Demgegenüber möchte ich bemerken, daß die Keratitis parenchymatosa ja nur ein Symptom ist in einer Membran, die „von innen her" schwer zu beeinflussen ist, daß aber die Spirochäten in solchen Fällen eben nicht nur in der Kornea, sondern auch in der Uvea und sonstigem Körper enthalten sind, und daß wir deshalb antisyphilitisch vorgehen müssen.

Weitere Augenkrankheiten auf hereditär luetischer Grundlage.

Von sonstigen Augenkrankheiten auf Grund hereditärer Lues sind als charakteristische Typen noch einige Aderhaut-Netzhaut-Affektionen zu nennen, wie sie durch akquirierte Lues jedenfalls seltener zur Entwicklung gelangen, das sind

1. Die Chorioretinitis peripherica atrophicans: Die Peripherie des Fundus oculi sieht wie mit Pfeffer und Salz oder Schnupftabak bestreut aus, auch marmoriert kann man sein Aussehen nennen.

2. In einem zweiten Typ sind die Pigmentierungen klumpig und grob, dazwischen finden sich (seltener) atrophische Bezirke.

3. In einer dritten Gruppe ähneln die Pigmentierungen sehr denen der Retinitis pigmentosa und können so gering sein, daß wir von einer Retinitis pigmentosa sine pigmento sprechen können. Solche Zonen können sich auch am Äquator des Bulbus finden und klinisch in einem Ringskotom ihren Ausdruck finden.

4. Endlich können sich alle die geschilderten Zustände auch am hinteren Augenpol finden, doch sind sie hier schon häufiger akquiriert syphilitisch, nicht nur hereditär.

Der Therapie zugängig sind solche Formen meist nicht, auch machen sie nur dann Sehstörungen, wenn sie sich am hinteren Augenpol finden. Ihre große diagnostische Bedeutung braucht dagegen nicht besonders hervorgehoben zu werden.

Die geschilderten Formen der Keratitis parenchymatosa und der Chorioretinitis sind besonders häufig durch Heredolues bedingt und deshalb hier
noch einmal im Zusammenhang besprochen. Auf Grund von Heredolues
können sich aber außerdem sämtliche Krankheiten des Sehorganes einschließlich der Hirnlues finden, wie sie oben und
weiter unten beschrieben sind, die ererbte Lues bedingt keine
Andersartigkeit der klinischen Krankheitsbilder gegenüber der
akquirierten.

Von einer Aufzählung aller dieser Iridozyklitiden, Pupillenstörungen, Chorio-
retitiden, Neuritiden, Periostitiden, Meningitiden und Enzephalitiden soll deshalb hier Abstand genommen werden.

Was die Therapie der Heredolues anbetrifft, so ist diese prinzipiell
nicht von der akquirierten Lues verschieden, nur ist das Salvarsan hier vielleicht weniger zur Geltung gekommen als bei der erworbenen. Zumal die
Augenärzte scheinen im wesentlichen noch der Inunktion und den Jodmedi-
kamenten am meisten anzuhängen.

Syphilis des Gehirns.

Uhthoff schreibt in seiner zusammenfassenden Arbeit im Graefe-Saemi-
schen Handbuch, IV. Aufl., S. 1039 u. f. derartig das Thema erschöpfend,
daß ich seine Ausführungen hier wiedergebe.

„Auch wenn wir von den häufigen sog. metasyphilitischen Erkrankungen
des Nervensystems, wie Tabes, progressive Paralyse, absehen, so bleibt der
eigentlichen syphilitischen Erkrankung des Zentralnervensystems doch noch
ein beträchtlicher Raum in der Pathologie. So gibt Nonne an, daß er bei
einem Material von 5500 Nervenkranken 85 mit eigentlicher Syphilis des Zentralnervensystems fand, und daß nach seinen Erfahrungen die echt syphilitischen
Erkrankungen des Nervensystems ungefähr doppelt so häufig vorkommen wie
Tumor cerebri und multiple Sklerose. Hjelmann schätzt die Häufigkeit der
eigentlichen Hirnsyphilis auf 1,5—2,5 % aller syphilitisch infizierten Patienten.
Henschen sah 112 Fälle von Hirnsyphilis bei 754 im Krankenhause behandelten
Syphilitikern.

Es ist wohl keine Frage, daß nun gerade die Syphilis des Zentralnervensystems zu den Erkrankungen gehört, welche sich am häufigsten mit Augenerscheinungen komplizieren, die sehr mannigfacher Natur sein können und für
die Lokalisation der Krankheitsprozesse oft eine ausschlaggebende Bedeutung
haben.

Wie mannigfach die Augensymptome bei der Syphilis des Zentralnervensystems sein müssen, leuchtet von vornherein ein, wenn wir die verschiedenen
pathologisch-anatomischen Faktoren in Betracht ziehen,

1. Die syphilitische Erkrankung der Hirngefäße: Endarteriitis
syphilitica, Arteriitis, Periarteriitis und Mesarteriitis syphilitica mit ihren
Folgezuständen (Thrombosen, Erweichung usw.).

2. Die syphilitische Neubildung, die Gummigeschwulst, das Syphi-
lom, welche in Form einer zirkumskripten Geschwulstbildung oder auch in
Form multipler Geschwülste auftreten kann und damit die Symptome des
Hirntumors hervorzurufen geeignet ist.

3. Die mehr flächenhaft und diffus sich ausbreitende syphilitische
gummöse Meningitis, welche hauptsächlich an der Hirnbasis ihren Sitz hat
und meist, vom Subarachnoidalgewebe ausgehend, an gewissen Partien der
Hirnbasis (Gegend des Chiasma, Raum zwischen den Hirnschenkeln) in erster
Linie lokalisiert ist, aber auch über die ganze Hirnbasis sich mehr regellos ausbreiten kann. An der Konvexität des Gehirnes hat die gummöse Meningitis

viel seltener ihren Sitz und kann daselbst auch relativ symptomlos verlaufen.

4. Die Neuritis gummosa der Hirnnerven, welche in erster Linie für die basalen optischen Leitungsbahnen und den Okulomotorius in Betracht kommt, aber auch die übrigen Hirnnerven in Mitleidenschaft ziehen kann. Hierbei kann sich der Prozeß oft eine große Strecke hin in der betreffenden Nervenbahn fortpflanzen, ohne wesentlich auf die Umgebung überzugreifen.

5. Als seltener Befund ist die enzephalitische Erweichung im Gehirn zu verzeichnen, welche nicht nachweisbar mit einer syphilitischen Gefäßerkrankung in Zusammenhang steht.

Wenn wir ferner bedenken, wie oft die aufgeführten verschiedenen pathologisch-anatomischen Vorgänge gleichzeitig nebeneinander vorkommen, wie dieselben in ihrer Erscheinungsweise, entsprechend den anatomischen Eigentümlichkeiten syphilitischer Neubildungen und Prozesse, einem gewissen Wechsel und Intensitätsschwankungen sowie Rückbildungen und Wucherungen unterworfen sind, wie ferner der Hirnlues sich relativ häufig spinale syphilitische Erscheinungen hinzugesellen, so wird das außerordentlich vielgestaltige Symptombild verständlich, und ebenso versteht man, wie der Prozeß von einer relativ leichten zirkumskripten Erkrankungsform bis zu den allerschwersten Prozessen schwanken kann.

Die ophthalmoskopischen Veränderungen des Augenhintergrundes
bei 100 Fällen von Hirnsyphilis.

1. Stauungspapille resp. Atrophie nach Stauungspapille (fast stets doppelseitig, nur einmal einseitig, einmal rezidivierend) 14mal.
2. Neuritis optica resp. neuritische Optikusatrophie 12mal (7mal doppelseitig, 5mal einseitig).
3. Einfach atrophische Verfärbung der Papillen 14mal (10mal doppelseitig, 4mal einseitig, 4mal komplette atrophierende Verfärbung, 7mal deutliche atrophische Abblassung der ganzen Papillen, jedoch zeigen die inneren Sehnervenpartien noch Spuren von rötlichem Reflex, 3mal partielle atrophische Verfärbung nur der temporalen Papillenhälften).
4. Sonstige ophthalmologische Veränderungen 8mal.
    a) Abgelaufene Chorioiditis resp. Iridochorioiditis 4mal (wohl in allen 4 Fällen die Affektion auf Grundlage der früheren Infektion entstanden).
    b) Iritis condylomatosa (sicher syphilitischen Ursprunges) 2mal.
    c) Diffuse alte Hornhauttrübung (beiderseits nach früherer Keratitis parenchymatosa auf Grundlage von Lues congenita) 1mal.
    d) Leucoma corneae adhaerens beiderseits (nicht syphilitischen Ursprunges) 1mal.
5. Ophthalmoskopisch normaler Befund 52mal. (Von diesen 52 Fällen betreffen jedoch noch 7 Hemianopsien und zwar 5 homonyme und 2 temporale, wo der ophthalmoskopische Befund während der Beobachtungsdauer negativ blieb. Eine ausgesprochene Sehstörung, welche auf eine Affektion der Optikusstämme peripherwärts vom Chiasma zu beziehen war, mit negativem ophthalmoskopischem Befunde bei längerer Beobachtungsdauer, konnte nur ganz vereinzelt konstatiert werden. Dagegen fanden sich in 3 Autopsiefällen ohne Sehstörungen und ohne ophthalmoskopischen Befund deutliche pathologisch-anatomische Veränderungen an den basalen optischen Leitungsbahnen).

Es ergibt sich zunächst aus dieser Tabelle über den ophthalmoskopischen Befund bei unseren 100 Beobachtungen, dass der Augenspiegel in 40% der Fälle pathologische Veränderungen der Papillen nachwies und zwar 1. **Stauungspapillen**, 2. **Neuritis optica resp. neuritische Atrophie und 3. einfache atrophische Verfärbung der Papillen in ziemlich gleichem** Prozentsatz, je 13%. Es kamen hinzu nun noch in 7 Fällen Sehstörungen ohne pathologisch-ophthalmoskopischen Befund, und zwar 5mal homonyme und 2mal temporale Hemianopsie, sowie ferner in 3 Autopsiefällen deutliche anatomische Veränderungen an den basalen Bahnen, ohne dass dieselben während des Lebens zu Sehstörungen und ophthalmoskopischen Veränderungen geführt hatten. Somit war also der optische Leitungsapparat 50mal (= 50%) in Mitleidenschaft gezogen, wobei noch zu berücksichtigen bleibt, dass unter den 83 nicht zur anatomischen Untersuchung gekommenen Fällen wohl noch verschiedene anatomische Veränderungen der optischen Leitungsbahnen an der Hirnbasis bestanden haben werden, die aber weder durch die Funktionsprüfung noch durch die Augenspiegeluntersuchung nachgewiesen werden konnte. **Also in über der Hälfte der Fälle waren die optischen Leitungsbahnen als in Mitleidenschaft gezogen anzusehen.** Es geht dies sogar noch über die Häufigkeit des Vorkommens von Optikusbeteiligung bei der disseminierten Herdsklerose des Gehirnes und des Rückenmarkes hinaus, wo sich ungefähr in der Hälfte der Fälle eine Mitbeteiligung der optischen Faserbahnen fand.

Es dürfte wohl von den intrakraniellen Erkrankungen nur der Hirntumor dies Verhältnis an Häufigkeit übertreffen. Somit bestätigen diese Untersuchungsresultate auch in hohem Maße die Angaben Fourniers, der ganz besonders auf die Häufigkeit der Optikusaffektion bei Hirnsyphilis hinweist.

Über die klinische Erscheinungsweise der Sehstörung.

Bei einer genaueren klinischen Analyse der Funktionsstörungen im Bereich des optischen Leitungsapparates steht zunächst im Vordergrunde des Interesses das Verhalten des **Gesichtsfeldes.** Bei unseren 100 Fällen finden sich im ganzen 37mal genauere Angaben über Gesichtsfeldanomalien, die sich tabellarisch geordnet folgendermaßen gruppieren:

1. Hemianopsien (fast die Hälfte der Gesichtsfeldstörungen) 17mal.
   a) Homonyme 11mal (hiervon 4mal offenbar basilärer Natur und in 2 von diesen Fällen ist es auch zu symmetrischer Beschränkung der anderen Gesichtsfeldhälfte gekommen).
   b) Temporale (etwa ein Drittel der Hemianopsien) 6mal (2mal doppelseitig, 4mal einseitig mit Amaurose des zweiten Auges).
2. Konzentrische Einengung (mehr oder minder regelmässig) 5mal (2mal einseitig und hiervon 1mal bei zentralem Skotom auf dem zweiten Auge, 3mal doppelseitig).
3. Erhaltenbleiben nur eines peripher exzentrisch gelegenen Gesichtsfeldabschnittes, sei es in Form eines Keiles oder eines Kreissegmentes 4mal.
4. Zentrale Skotome bei freier Gesichtsfeldperipherie 4mal (2mal einseitig und hiervon 1mal mit konzentrischer Einengung auf dem zweiten Auge. 2mal doppelseitig, hiervon 1 Fall wohl als komplizierende Intoxikationsamblyopie anzusehen).
5. Ausgesprochene Vergrösserung des blinden Fleckes bei relativ normalem Verhalten des übrigen Gesichtsfeldes 7mal. (Stets doppelseitig und bei Vorhandensein des ophthalmoskopischen Bildes der Stauungspapille.)

Motilitäts- und Sensibilitätsstörungen im Bereich des Auges bei Hirnsyphilis.

Die Resultate unseres Untersuchungsmaterials in betreff der Beteiligung der motorischen und sensiblen Nerven des Auges bei Hirnsyphilis gestalten sich folgendermaßen:

A. Oculomotoriusaffektionen (in $1/3$ aller Fälle)		34 %
1. Doppelseitig	15 %	
2. Einseitig ohne gekreuzte Körperlähmung	15 %	
3. Einseitig mit gekreuzter Körperlähmung	4 %	
B. Abduzensaffektionen (in $1/6$ aller Fälle)		16 %
1. Doppelseitig	11 %	
2. Einseitig ohne gekreuzte Körperlähmung	4 %	
3. Einseitig mit gekreuzter Körperlähmung	1 %	
C. Trochlearisaffektionen (in $1/20$ aller Fälle)		4 %
1. Doppelseitig	1 %	
2. Einseitig	4 %	
D. Trigeminusaffektionen (stets einseitig) (in $1/7$ aller Fälle)		14 %

Nystagmus und nystagmusartige Zuckungen.

Der eigentliche typische Nystagmus war bei unserer Beobachtungsreihe von 100 Fällen von Hirnsyphilis eine seltene Erscheinung (2 %). Der syphilitische Prozeß war in beiden Fällen ein ausgedehnter und komplizierter (Meningitis gummosa, Hydrocephalus internus, Endarteriitis syphilitica usw.), so daß es nicht möglich war, gerade eine bestimmte Herdläsion für den Nystagmus verantwortlich zu machen.

Die konjugierte Abweichung der Augen (Déviation conjuguée).

Die konjugierte Abweichung der Augen (Déviation conjugée) wurde bei unseren 100 Fällen nur einmal angetroffen. Die Abweichung der Augen ging nach rechts, gleichzeitig bestand eine rechtsseitige Körperlähmung und Kontraktur und linksseitige Hemianopsie. Der Fall kam nicht zur Autopsie.

Die typische reflektorische Pupillenstarre auf Licht mit erhaltener Konvergenzreaktion

fand sich in 10 % der Fälle.

a) ohne sonstige funktionelle oder anatomische Veränderungen im Bereich der Nervi oculomotorii 4 mal (4 %).

b) Mit anderweitigen funktionellen oder anatomischen Störungen der Oculomotorii 6mal (6 %).

Es kommt somit die typische reflektorische Pupillenstarre auf Licht mit erhaltener Konvergenzreaktion bei der eigentlichen Hirnsyphilis viel seltener vor als bei gewissen anderen Erkrankungen des Zentralnervensystems, deren Ursprung wohl in erster Linie auch in der Syphilis zu suchen ist, die aber als metasyphilitische zu bezeichnen sind, so speziell bei der Tabes und der progressiven Paralyse, von denen die erstere in ca. 60—90 % und die letztere in ca. 50 % typische reflektorische Lichtstarre aufweisen. Von den eigentlichen Hirnerkrankungen jedoch dürfte die Hirnsyphilis diejenige sein, die mit ihren 10 % noch am häufigsten zu dem Symptom der typischen reflektorischen Pupillenstarre führt. Bei Hirntumor, Hirnabszeß, Blutungen, Erweichungen, Hydrozephalus, multipler Sklerose, Alkoholismus, Kopfverletzungen, Dementia senilis,

Meningitis u. a. fand sich wohl gelegentlich das Argyll-Robertsonsche Phänomen, jedoch erheblich seltener noch als bei der Hirnsyphilis.

Das Fehlen der Pupillarreaktion auf Licht und Konvergenz fand sich in den 100 Fällen in 4%, und hierbei auch wieder mit Beteiligung anderer Okulomotoriusäste zweimal, ohne solche ebenfalls zweimal. In einem Falle bestand doppelseitige Ophthalmoplegia interna und einmal einseitige.

Ein intermittierendes Auftreten der Reaktionslosigkeit der Pupillen auf Licht ist gelegentlich bei Hirnlues beobachtet worden, auch unabhängig von einer etwa vorhandenen Sehstörung.

Nicht ganz zutreffend dürfte es sein, wenn der sog. Erholungsreaktion der Pupillen, d. h. der Wiederkehr einer mäßigen Lichtreaktion bei vorher lichtstarren Pupillen nach längerem Dunkelaufenthalt, in differentialdiagnostischer Beziehung für Hirnlues der Tabes gegenüber ein allzu großes Gewicht beigelegt wird.

Die hemianopische Pupillarreaktion ist auf dem Gebiete der Hirnsyphilis nur selten beobachtet worden. In den 100 Fällen nur einmal (Traktusaffektion) und auch hier nur andeutungsweise.

Von Interesse ist noch die Frage, wie häufig wohl bei der Lues des Zentralnervensystems alle Augenerscheinungen fehlen. Die Frage läßt sich statistisch nur an einem Material richtig beantworten, welches in Krankenhäusern, Nervenkliniken usw. gesammelt ist, wo die Kranken lediglich wegen ihres Allgemeinleidens, ganz unabhängig von etwa bestehenden Augenstörungen zur Beobachtung kommen. Nach diesem Gesichtspunkt geordneten Beobachtungsmaterial waren nur ca. 15% der Fälle frei von allen Augensymptomen, eine Tatsache, die schon an und für sich die große diagnostische Bedeutung der Augenstörungen für die Hirnsyphilis beweist.

Auch die Rolle der hereditären Syphilis im Verhältnis zur akquirierten für die Entstehung der Syphilis des Zentralnervensystems sei hier noch kurz erörtert. In unserer Beobachtungsreihe von 100 Fällen war hereditäre Syphilis in 2% die Ursache des Prozesses und nach dem berücksichtigten Material der Literatur in ca. 4%. Die Form der Erkrankungen des Zentralnervensystems unterschied sich nicht wesentlich von denen nach akquirierter Lues. Etwas auffallend erscheint bei der zerebrospinalen Syphilis nach Lues hereditaria, besonders auch unter Berücksichtigung der ziemlich zahlreichen klinischen Mitteilungen, das relativ häufigere Vorkommen von Veränderungen des Bulbus selbst (Iritis, Iridochorioiditis, Keratitis parenchymatosa usw.).

Differentialdiagnose der Augensymptome bei zerebrospinaler Syphilis gegenüber denen bei anderen Erkrankungen des Nervensystems.

Eine genaue Analyse der Augensymptome bei der Lues des Zentralnervensystems kann oft die wertvollsten differentialdiagnostischen Anhaltspunkte gegenüber anderen Erkrankungen des Nervensystems liefern.

Wir haben schon oben gesehen, daß Tabes sich hie und da mit der Lues cerebrospinalis im eigentlichen Sinne kombinieren kann und dementsprechend können auch gelegentlich die Augensymptome der Tabes mit denen der Syphilis des Zentralnervensystems gemeinsam vorkommen, dies ist aber im ganzen selten der Fall.

Was zunächst die Beteiligung der Sehnerven resp. der optischen Leitungsbahnen anbetrifft, so ist bei der Tabes nur die progressive Optikusatrophie in 10% der Fälle zu verzeichnen und dementsprechend der Ausgang durchweg eine Erblindung. Ganz anders bei der Hirnsyphilis: Totale doppel-

seitige Erblindung unter dem Bilde der einfachen Optikusatrophie kommt fast
gar nicht vor, es handelt sich durchweg in den Fällen, wo eine einfache atrophische Verfärbung der Papillen eintritt, um einen absteigenden atrophischen
Prozeß durch weiter zurück, retrobulbär oder intrakraniell liegende Veränderungen. Die Diagnose dieses retrobulbären und intrakraniellen Ursprunges ist
bei genauer Berücksichtigung der klinischen Erscheinungsweise der Sehstörung
(Gesichtsfeld, Verhältnis von ophthalmoskopischem Befund zur Sehstörung,
nicht seltene Einseitigkeit des Befundes, Mitbeteiligung anderer basaler Hirnnerven und Auftreten sonstiger zerebraler Herderscheinungen usw.) in der
Regel nicht schwer. Das häufige Auftreten der Hemianopsie, besonders der
temporalen, gehört nicht zum Krankheitsbild der Tabes. Ebenso kommt Neuritis
optica resp. der Symptomenkomplex der retrobulbären Neuritis der Tabes nicht
zu. Ein ausgesprochener Optikusprozeß mit Sehstörungen und ophthalmoskopischen Veränderungen wird durchweg bei der Hirnsyphilis von anderen
zerebralen Erscheinungen, wenn eventuell auch nur allgemeinen Beschwerden,
wie Kopfweh, Schwindel usw. begleitet sein. Isolierte Neuritis optica oder absteigende Optikusatrophie ohne sonstige Komplikationen kommt auf Grundlage
von Syphilis und besonders bei Hirnsyphilis sehr selten vor, während die tabische
Optikusatrophie ja nicht sehr selten lange Zeit ohne sonstige andere und besonders zerebrale Beschwerden einhergehen kann. Sehstörungen ohne ophthalmoskopischen Befund, die bei Hirnsyphilis nicht selten sind, gehören bei der Tabes
zu den grössten Ausnahmen, entsprechend dem Charakter des Optikusprozesses
als einer peripheren Degeneration.

Ebenso unterscheiden sich Augenmuskelstörungen bei Hirnsyphilis vielfach von denen der Tabes, sie sind bei der ersteren Erkrankung häufiger und
sehr oft kompliziert mit Lähmungen im Bereich anderer zerebraler Hirnnerven,
was bei der Tabes in der Regel fehlt. Die häufig ausgesprochene basale Entstehung der Augenmuskellähmungen bei Hirnlues bedingt eine andere klinische
Erscheinungsweise: Doppelseitigkeit, besonders der Lähmung, Kombination mit
der Tabes nicht eigentümlichen Sehstörungen, Auftreten gekreuzter Körperlähmung, auch anderer Gehirnsymptome, Blicklähmungen usw. Bei Tabes sind
die Augenbewegungsstörungen an und für sich seltener (17—18 $^0/_0$), unvoll-
ständiger, oft flüchtiger, tragen sehr häufig die Signatur nukleärer Lähmungen,
z. B. isolierter Parese der inneren oder äußeren Augenmuskulatur, soweit dieselbe vom Okulomotorius versorgt ist, gelegentlich Ophthalmoplegia externa
und interna usw. Gerade die letzteren Krankheitsbilder sind bei der Hirnsyphilis als außerordentlich selten zu betrachten.

Auch die Pupillenerscheinungen haben durchweg einen anderen Charakter. Die typische reflektorische Pupillenstarre auf Licht bei erhaltener
Konvergenzreaktion, speziell auch mit Miosis, ist bei der Hirnsyphilis relativ
selten. Bei ihr geht die Reaktionslosigkeit der Pupillen auf Licht häufig auch
mit paretischen Erscheinungen des Sphincter pupillae einher; das Fehlen auch
der Konvergenzreaktion, ebenso der Miosis, nicht selten Residuen von Okulo-
motoriusalteration auch in den anderen Zweigen, paretische Zustände von
seiten der Akkommodation, Komplikation mit Affektionen anderer basaler
Hirnnerven, typischen Sehstörungen, besonders Hemianopsien, wie sie der
Tabes nicht zukommen usw., charakterisieren die Hirnsyphilis.

Die Trigeminusbeteiligung unter dem Bilde der peripheren resp. basalen
Affektion des V. Hirnnerven mit ausgedehnten Sensibilitätsstörungen nicht nur
im Bereich des Auges, sondern auch im Bereich der verschiedenen Trigeminus-
äste ist bei der Hirnsyphilis viel häufiger als bei der Tabes. Ebenso kommt die
Keratitis neuroparalytica bei Tabes fast gar nicht vor, während sie bei
basaler Hirnsyphilis häufiger beobachtet wird.

Ähnlich wie bei der Tabes verhält es sich mit den Augensymptomen der progressiven Paralyse der Hirnsyphilis gegenüber, sowohl in bezug auf Sehstörungen, Augenmuskellähmungen als auch Pupillenerscheinungen. Es soll damit nicht in Abrede gestellt werden, daß im Rahmen der eigentlichen Lues cerebrospinalis gelegentlich Krankheitsbilder vorkommen, welche der Tabes und der progressiven Paralyse außerordentlich ähnlich sind.

Das Bild des Hirntumors kann sich naturgemäß gelegentlich mit demjenigen der Hirnsyphilis decken, um so mehr, als ja Hirnlues in erster Linie durch das Auftreten wirklicher syphilitischer gummöser Geschwulstbildung bedingt sein kann. Durchweg aber wird man die ausgedehnten basalen Hirnnervenlähmungen beim Hirntumor vermissen, die ja gerade bei der Hirnsyphilis mit ihren basalen gummösen meningitischen Prozessen so häufig sind. Ausgenommen sind hiervon wieder die relativ seltenen Fälle intrakranieller Geschwulstbildung mit mehr diffuser basaler Ausbreitung (Sarkom, Karzinom usw.), welche die basalen Hirnnerven in ausgedehnter Weise in Mitleidenschaft ziehen können (Nonne u. a.). Es wird sich aber hierbei in der Regel um einen stetig progressiven Zerstörungsprozeß handeln und Schwankungen der Symptome, Remissionen, Heilungen werden fehlen, wie sie bei der basalen Hirnlues so häufig beobachtet werden. Die Stauungspapille ist bei der Hirnsyphilis erheblich seltener als beim Hirntumor und ebenso werden letzterem Zeichen einer basalen Affektion der optischen Leitungsbahnen (temporale und Traktushemianopsie). das Bild der retrobulbären Neuritis, besonders der geschädigten intrakraniellen Optikusstämme mit Sehstörungen ohne ophthalmoskopischen Befund oder deszendierender Atrophie, sowie die Kombination der Sehstörungen mit multiplen basalen Hirnnervenlähmungen usw viel häufiger fehlen als bei Hirnsyphilis. Als wesentliches differentialdiagnostisches Merkmal werden auch die Pupillarerscheinungen in die Wagschale fallen, welche in Form von reflektorischer oder totaler Pupillenstarre, Akkommodationsbeeinträchtigung in Verbindung mit Residuen von Paresen auch in anderen Okulomotoriuszweigen bei der Hirnsyphilis relativ häufig, beim Hirntumor recht selten sind. Nystagmus ist bei beiden Erkrankungen eine sehr seltene Erscheinung.

Sehr weitgehend sind die Unterschiede in den Augensymptomen bei der disseminiertrn Herdsklerose und der Lues cerebrospinalis, sowohl in bezug auf die Sehstörungen als in bezug auf die Augenbewegungsanomalien und die Sensibilitätsstörungen. Stauungspapillen finden sich bei der multiplen Sklerose nur ganz ausnahmsweise, deutliche ophthalmoskopisch sichtbare Neuritis optica auch noch relativ selten und meist rasch vorübergehend, wenn auch vielleicht häufiger, als man bisher geneigt ist anzunehmen. Zeichen einer schweren Unterbrechung der basalen optischen Leitungsbahnen (temporale Hemianopsie, Traktushemianopsie, einseitige Erblindung auf Grund intrakranieller Optikusaffektion usw.) fehlen fast ganz bei der Herdsklerose, doppelseitige Erblindungen kommen fast gar nicht bei ihr vor. Ferner das Überwiegen der Gesichtsfeldanomalien mit zentralen Skotomen, die temporale Abblassung und überhaupt die unvollständige oder partielle atrophische Verfärbung der Papillen, oft wenig in Einklang mit der vorhandenen Sehstörung, auch das Vorhandensein eines pathologischen Augenspiegelbefundes ohne Sehstörung, das alles sind Erscheinungen, die in erster Linie der disseminierten Sklerose eigentümlich sind und auf hauptsächlich periphere Optikusstammläsionen deuten. Dazu tritt das häufige Fehlen ausgesprochener anderer basaler Hirnnervenlähmungen in Verbindung mit den Sehstörungen, wie sie bei der Hirnsyphilis so häufig vorkommen.

Ebenso ergeben sich wesentliche Unterschiede in den Bewegungsanomalien der Augen gegenüber der disseminierten Herdsklerose. In erster Linie der

Nystagmus (12%) und die nystagmusartigen Zuckungen (46%) bei der disseminierten Sklerose, während dieselben bei der Hirnsyphilis relativ selten sind. Auch die Augenmuskelstörungen sind anders bei ersterer Erkrankung. Das Flüchtige und schnell Vorübergehende der Störung, die relativ häufigen Bewegungsanomalien in Form von Blickparesen mit zentraler Innervationsstörung, das Fehlen ein- und doppelseitiger kompletter Paralysen einzelner Augenbewegungsnerven und ebenso auch hier die Abwesenheit gleichzeitiger ausgedehnter Lähmungen anderer basaler Hirnnerven, das überhaupt seltenere Vorkommen von Augenmuskelparesen (1—18%), als bei Hirnsyphilis, das alles sind differentiell diagnostisch wichtige Merkmale.

Ferner ist das Verhalten der Pupillen bei der disseminierten Sklerose ein ganz anderes als bei der Lues des Zentralnervensystems. Bei ersterer fehlt die reflektorische Pupillenstarre fast vollständig (1%), die Pupillen sind eher etwas enger als normal und die Lichtreaktion oft lebhaft. Auch die Sensibilitätsstörungen im Bereich des Auges, auf Grundlage von Trigeminusaffektion, fehlen fast völlig bei multipler Sklerose, während dieser Nerv bei Hirnsyphilis relativ häufig und gelegentlich schwer beteiligt ist.

Von den verschiedenen Meningitisformen (tuberculosa, cerebrospinalis epidemica, infolge von Zystizerken usw.) muß die durch Zystizerkus hervorgerufene noch als in differentialdiagnostischer Beziehung wichtig hervorgehoben werden, da sie fieberlos verläuft und sehr ausgedehnte schwere basale meningitische Veränderungen setzen kann, welche multiple Lähmungen von Hirnnerven und Sehstörungen hervorrufen können. Auch ein gewisses, gelegentlich sogar sehr ausgesprochenes Schwanken der Erscheinungen können diese Veränderungen mit der Hirnsyphilis gemein haben. Im ganzen aber ist ja eine solche basale Zystizerkenmeningitis sehr selten.

Die Hirnblutungen und -erweichungen mit ihren bestimmten, durch die Erkrankung bedingten Herderscheinungen werden, wenn sie durch syphilitische Veränderungen der Hirnarterien hervorgerufen sind, sehr häufig mit weiten basalen Symptomen und auch speziellen Augenerscheinungen infolge von basalen meningitischen Veränderungen kompliziert sein, wie oben erörtert. Ausgedehnte isolierte Endarteritis syphilitica im Bereich der Hirnarterien mit sekundären Blutungen und thrombotischen Vorgängen, wie bei nichtsyphilitischen Gefäßveränderungen des Gehirnes ist im ganzen selten, durchweg zeigt sie sich kompliziert mit anderen, besonders basalen Veränderungen der Hirnsyphilis und davon abhängigen Augenerscheinungen. Relativ selten beobachten wir bei Hirnapoplexien und -erweichungen isolierte Augenmuskellähmungen vom basalen oder nukleären Typus und Sehstörungen im Sinne einer Unterbrechung der basalen oder peripheren optischen Leitungsbahnen.

Kopftraumen, besonders Schädelbrüche, bedingen wohl nicht selten basale Hirnnervenlähmungen und Sehstörungen, aber hier dürfte in Anbetracht des Entstehungsmodus, des plötzlichen Auftretens, des häufigen Stationärbleibens der Lähmungen, Häufigkeit der Abduzenslähmung usw. kaum Anlaß zu differentialdiagnostischen Irrtümern gegenüber der Hirnsyphilis gegeben sein.

Die relativ seltenen Fälle von intrakraniellen syphilitischen Erkrankungen, welche zunächst hauptsächlich unter dem Bilde funktioneller psychischer Störungen (Hysterie, Neurasthenie, Psychosen, Kopfschmerz, Demenz usw.) ihren Ausdruck finden, erhalten oft gerade durch eingehende Würdigung der so häufig bei Hirnsyphilis vorkommenden resp. hinzutretenden Augenstörungen ihre richtige Deutung. Daß sowohl die „Lymphozytose" der Zerebrospinalflüssigkeit als auch der positive Ausfall der Serumreaktion des Blutes (Reaktion der Komplementablenkung, Hemmung der Hämolyse, Komplementbildung), wie sie von Bordet und Gengou geschaffen und von Wassermann, Neißer und Bruck für die Diagnose der Syphilis in Anwendung gezogen worden ist, auch für die Diagnose der Hirnsyphilis und speziell beim Vorhandensein suspekter Augensymptome eine große Rolle spielen, ist allgemein bekannt. Gerade die Untersuchung unseres Materials in dem Neißerschen Laboratorium hat uns dafür die wertvollsten Anhaltspunkte ergeben. Es wird ja namentlich bei der Frage der Hirnsyphilis der Nutzen dieser diagnostischen Methoden um so schwerer ins Gewicht fallen, wenn nach den klinischen Symptomen metasyphilitische Erkrankungen (Tabes, Paralyse) nicht in Betracht kommen, und es sich um die Differentialdiagnose anderer intrakraniellen Erkrankungen gegenüber handelt.

Aber gelegentlich habe ich mich wohl für berechtigt gehalten, bei sehr charakteristischen zerebralen Symptomen unter spezieller Berücksichtigung der Augenerscheinungen die Diagnose trotz negativen Ausfalls der Serumreaktion auf Hirnsyphilis zu stellen und dementsprechend die Therapie mit Erfolg einzuleiten.

Jedenfalls aber zeigen die oben gegebenen Ausführungen, welche hochwichtige Rolle trotz der neueren diagnostischen Methoden nach wie vor gerade die Augensymptome bei der Diagnose der Syphilis des Zentralnervensystems zu spielen berufen sind." Soweit Uhthoff.

Die Augenerkrankungen bei Lues cerebrospinalis in der Kieler Klinik.

Augenerkrankungen bei Lues cerebrospinalis wurden in der Kieler Klinik innerhalb von sechs Jahren in folgendem Umfange beobachtet:

Es liegen 50 Beobachtungen vor, von denen 5 eine Lues cerebri congenita darstellen.

Die serologische Blutuntersuchung konnte in 37 Fällen die Diagnose Syphilis erhärten. Im Liquor wurde die Untersuchung 8mal angestellt, davon 4mal mit negativem, 4mal mit positivem Ausfall. Die Infektion wurde 27mal angegeben; meist lag sie 10 bis 20 Jahre zurück. Am häufigsten war das Alter zwischen 20 und 50 Jahren betroffen, aber auch zwischen 50 und 70 Jahren kamen noch 8 Patienten zur Aufnahme; Hölscher erwähnt sogar einen Fall von 78 Jahren.

Das klinische Bild zeigte ophthalmologische Störungen von seiten der Augenmuskeln, der Pupillen und des Sehnerven.

Optische Leitungsbahnen.

Die Optici waren 32mal (d. h. in etwa $^3/_4$ der Fälle) ergriffen, doppelseitig 26, einseitig 5.

Auf die einzelnen Formen verteilt, ergab sich:

Neuritis 19 (doppelseitig 16, einseitig 3).
Einfache Atrophie: 11 (doppelseitig 10, einseitig 1).
Temporale Abblassung: 1 (einseitig).
Stauungspapille: 1.
Hemianopsien: 2.

Äußere Augenmuskeln.

Die äußeren Augenmuskeln wurden 24mal, d. h. in etwa der Hälfte der Fälle betroffen, und zwar häufiger in Form der Parese als der vollständigen Paralyse. Es fielen davon auf die einzelnen Nerven:

Abduzenslähmung: 15.
Okulomotoriuslähmung: 8.
Trochlearislähmung: 1.
Außerdem Fazialisparese: 1.

Nur zweimal waren zwei motorische Augennerven zugleich ergriffen, und zwar betraf es den Abduzens und den Okulomotorius.

Pupillenstörungen.

Pupillenstörungen wurden 37mal (d. h. in etwa $^3/_4$ der Fälle) diagnostiziert, doppelseitig 27 und einseitig 9.

Auf die einzelnen Formen verteilte es sich wie folgt:

> Totale Starre 16 (doppelseitig 12, einseitig 4).
>
> Reflektorische Starre: 17 (doppelseitig 11, einseitig 6).
>
> Gemischte Starre: 1 (auf einem Auge reflektorisch, · auf dem anderen total).
>
> Hemianopische Starre: 2.

Außerdem fanden sich:

> Anisokorie: 18.
>
> Entrundung: 5.
>
> Hippus: 1.

Interessant sind beim Vergleich beider Statistiken nicht nur die Übereinstimmungen, sondern auch die Unterschiede der Zahlen, die besonders die Pupillenphänomene betreffen.

Gegenüber diesen zwei größten und weitest verbreiteten Infektionserregern, dem Tuberkelbazillus und der Spirochäte, treten alle anderen Infektionen ganz außerordentlich zurück. Wenn man ohne Übertreibung sagen kann, daß es wenige Augenkrankheiten gibt, wo nicht entweder Lues oder Tuberkulose (oder beide) in Frage kommen können, gilt dies von anderen Mikroorganismen in sehr viel beschränkterem Maße. Die fast überall vorkommenden Staphylo-, Strepto-, Diplokokken befallen zunächst das äußere und innere Auge in der verschiedensten Weise und kombinieren ihre Wirkung außerdem mit den verschiedensten uns noch gar nicht bekannten Mikroorganismen (Morbilli, Skarlatina, Varizellen usw.). Die genannten Bakterien können also primär im Auge auftreten und zum Teil recht typische Blepharitis, Konjunktivitis, Keratitis, Dakryocystitis bedingen und von hier aus weiter in den Körper vordringen. Oder aber sie gelangen aus dem Körper in das Innere des Auges hinein, ohne Perforation des vorderen Augenabschnittes, also auf dem Blut (oder Lymph-)wege. Diese letzteren Erkrankungen nennen wir auch ganz allgemein septische Allgemeinerkrankungen und da diese sich zu anderen Infektionskrankheiten gern hinzugesellen, so sollen sie kurz im Zusammenhang voran gestellt werden.

Septische Erkrankungen.

Zu den septischen Erkrankungen rechnen wir die Septikämie, die Pyämie und die Lymphangitis, deren Charakteristik dadurch kurz angedeutet werden kann, daß sich bei ersterer die Mikroorganismen im Blut, bei der zweiten in den Geweben resp. Organen selbst, bei der dritten in den Lymphbahnen vorfinden. Bekanntlich gehen diese drei Formen sehr ineinander über, so daß das Bild einer einzelnen selten rein ausgebildet ist. Praktisch ist es deshalb ratsamer, die septischen Erkrankungen einzuteilen in puerperale, chirurgische, kryptogenetische und solche, die nach Infektionskrankheiten auftreten.

Das Auge wird entweder direkt in Mitleidenschaft gezogen in Form der Retinitis septica, der metastatischen Ophthalmie, der Orbitalabszesse, oder indirekt durch Fortsetzung der Hirnsinusthrombosen auf den Orbitalinhalt. Die Retinitis septica, besser vielleicht toxica genannt,

23*

scheint meist durch die im Blute kreisenden Toxine, seltener wohl durch die Bakterien selbst, bedingt zu sein, die übrigen oben genannten Symptome der metastatischen Ophthalmie usw. werden dagegen nur durch wahre Kokkenembolien ausgelöst.

Retinitis septica (Retina toxica).

Es finden sich (Roth, Über Netzhautaffektionen bei Wundfieber. Deutsche Zeitschr. für Chir. I. 471. 1872) weißliche Flecke verschiedener, meist geringer Größe und Blutungen in der sonst reizfreien Netzhaut, regellos um den Sehnerven und die Makula herum zerstreut. Solche Retinitis tritt in zwei Dritteln aller Fälle septischer Allgemeininfektion auf. Sehstörungen bedingt diese Retinalaffektion nicht, sie wird also nur bei einer darauf gerichteten Untersuchung entdeckt. Überlebt der Patient die Sepsis, so bilden sich seine Augenerscheinungen spontan zurück, eitrige Opthalmie entsteht aus diesen Fällen nicht. Von anderen Autoren wurde in drei Viertel aller Fälle und mehr der Befund typischer Retinalblutungen erhoben. Prinzipiell wichtig ist, daß der Optikus normale Verhältnisse zeigt, wo das nicht der Fall ist, ist an eine komplizierende Meningitis zu denken.

Prognostisch haben die Rothschen Flecke die Bedeutung, daß etwa ein Drittel aller Fälle letal, zwei Drittel günstig zu verlaufen scheinen, ihr Auftreten ist also nicht ein Signum mali ominis. Anatomisch finden wir in den inneren Netzhautschichten eine Aufquellung der Achsenzylinder („variköse Hypertrophie der Nervenfasern" s. Abb. 137). Mit den daneben bestehenden Blutungen haben die Rothschen Flecke also nichts zu tun, wohl aber können die Blutungen durch Verfettung eine Umwandlung in weiße Flecke erfahren, die dann oft nicht mehr mit Sicherheit von jenen unterschieden werden können.

Eigentlich entzündliche Erscheinungen, die den Ausdruck „Retinitis" rechtfertigen könnten, fehlen also völlig, so daß man besser von einer Retina septica oder noch richtiger wohl von einer Retina toxica sprechen sollte. Dafür, daß gelegentlich auch wahre Kokkenembolien das Bild der Retina toxica bedingen können, spricht vielleicht eine Beobachtung Axenfelds, doch nimmt der genannte Autor in diesem Falle eine besonders geringe Virulenz der Pneumokokken an und sieht in der Toxinwirkung auch die Hauptursache der Rothschen Retinalaffektion bei Sepsis.

Die metastatische Ophthalmie

manifestiert sich durch Sehstörungen, die schnell zur Erblindung führen. Schmerzen treten höchstens in dem Endstadium auf, wenn der vordere Bulbusabschnitt in Mitleidenschaft gezogen wird. Die Entstehung ist meist so akut, daß das Stadium der eitrigen Retinitis oder Chorioiditis sich der Beobachtung entzieht, meist verwandelt sich dieses schnell in das der Panophthalmie oder des Glaskörperabszesses mit Exophthalmus, Lidschwellung und Beweglichkeitsbeschränkung. Dann kann ein Stillstand eintreten, und wenn der Patient mit dem Leben davonkommt, bildet sich das Bild des amaurotischen Katzenauges oder Phthisis bulbi aus, oder aber der Eiter durchbricht die Sklera am Korneosklerallimbus oder die Kornea selbst. Übersteht der Patient auch dieses alles, so ist sein Leiden damit noch nicht abgeschlossen, denn in einzelnen Fällen ist noch nach Monaten eine sympathische Erkrankung des zweiten Auges eingetreten, so daß die Evakuation des vereiterten Auges baldmöglichst, wenn Genesung von der Sepsis eingetreten ist, indiziert erscheint.

Tritt die metastatische Ophthalmie doppelseitig auf, so ist die Prognose quoad vitam schlecht, nach Axenfeld beträgt die Mortalität 85%, während sie bei der einseitigen 20% betragen soll. Von 166 Fällen von metastatische Ophthalmie waren bedingt durch puerperale Pyämie 76, durch chirurgische 60, kryptogenetisch 30.

Von 69 Fällen von metastatischer Ophthalmie im Puerperium waren 42 einseitig, 27 doppelseitig, meist erkrankten beide Augen etwa gleichzeitig. Von diesen 27 blieben nur 4 Patientinnen am Leben.

Bei den einseitigen Ophthalmien beträgt die Mortalität im Puerperium etwa 60%.

Mit Endokarditis und Metastasen in anderen Organen kombiniert sich die doppelseitige Ophthalmie sehr oft, die Prognose wird dadurch fast infaust. Bei der einseitigen sind solche Kombinationen viel seltener, sie bleibt oft die einzige Metastase.

Bei den durch Verletzungen, chirurgische Eingriffe oder örtliche Eiterungen irgendwelcher Art bedingten Pyämien treten Ophthalmien doppelseitig wie einseitig auf, von letzteren kommen etwa die Hälfte, von ersteren drei Viertel ad exitum. Endokarditis und sonstige Metastasen sind bei der sog. chirurgischen Pyämie seltener als bei der puerperalen.

Auch bei der kryptogenetischen Form tritt die üble Vorbedeutung besonders der doppelseitigen Augenmetastasen sehr hervor, sie beträgt ca. 80%, während die einseitige Ophthalmie in einem Drittel der Fälle letal endigt. Gelegentlich kann die Augenmetastase (besonders die einseitige) das am meisten in die Augen fallende Symptom der Septikopyämie sein, indem nur leichte Gelenkschmerzen und -schwellungen auf die Ätiologie hindeuten, nur scheinbar handelt es sich also um „spontane Panophthalmie".

Ähnlich liegen die Verhältnisse bei der metastatischen Ophthalmie im Anschluß an Infektionskrankheiten, die von der kryptogenetischen Form ja überhaupt nicht scharf zu trennen sind. Kommen für diese letzteren Staphylo-, Strepto- und Pneumokokken in Frage, so treten die zu zweit und zuletzt genannten ja auch bei den Infektionskrankheiten wieder auf. Außerdem wären zu nennen die Erreger der Influenza, Masern, des Scharlachs, der Diphtherie, Cholera, des Milzbrandes, der Variola, Varizellen, Meningitis (besonders cerebrospin.-epid.), Gonorrhöe, des Erysipels.

Die Frage nach dem Entstehungsmodus der einseitigen und doppelseitigen metastatischen Ophthalmien hat Axenfeld zu ausgedehnten Untersuchungen Veranlassung gegeben. Der genannte Autor (v. Graefes Archiv für Ophthalmologie 40, Heft 3 und 4) ist zu der Auffassung gelangt, daß die septische Masse — zerfallene, septisch infizierte Gewebsteilchen — besonders gern in den engen Kapillaren der Netzhaut, bei den einseitigen wohl auch in der Aderhaut stecken bleiben. Die Sehstörungen kämen also weniger auf Rechnung der Embolie, die ja auch Erblindungen (ohne Entzündung) bedingt, sondern vielmehr auf die der septischen Entzündung der Retina.

Andere Formen der Augenbeteiligung bei Sepsis oder Pyämie sind selten (s. auch Abb. 83), so ist heftige (gonorrhöeähnliche) Konjunktivitis und Acne necrotica der Lider bei Streptokokkensepsis der Neugeborenen mit Exitus letalis beschrieben worden, ferner Gangrän der Augenlider, Orbitalabszesse und Thrombophlebitis orbitae. Der letztgenannten Affektionen, deren klinische Bilder durchaus übereinstimmen können, war oben schon gedacht, soweit sie als selbständige Metastasen auftraten; oder aber sie schließen sich einer Hirnsinusthrombose an. In ersterem Falle können sie ihrerseits eine Hirnsinusthrombose bedingen. Eine möglichst baldige Entleerung des Orbitalabszesses ist natürlich erwünscht, zumal wenn der Sehnerv entzündliche Veränderungen ophthalmoskopisch erkennen läßt oder Sehstörungen auf eine Beteiligung des Optikus in der Tiefe schließen lassen. Bei Inzisionen wird man in diesem Falle aber oft vergeblich nach Pus suchen, da es sich oft nicht um eine Abszedierung, sondern um Thrombophlebitis handelt, so daß sich nur wenig dunkles Blut entleert.

Die zerebralen oder meningealen Lokalisationen der oben genannten Infektionen oder Septikopyämien können natürlich auch die optischen Leitungsbahnen intrakraniell befallen und zu Neuritis optici dpl., zu Stauungspapille oder Neuritis opt. descendens Veranlassung geben, auch können die Bewegungsnerven der Augen in der verschiedensten Weise befallen werden, wie dies bei der Meningitis genauer besprochen werden wird.

Wie das Auge sekundär durch Septikopyämie befallen sein kann, so kann auch vom Auge die Septikopyämie ihren Ausgang nehmen. Sowohl Meningitis wie Hirnabszeß und allgemeine Septikopyämien sind nach perforierten infizierten Verletzungen des Augapfels, nach traumatischer oder spontaner Orbitalphlegmone, nach einer infizierten Starextraktion und nach Tränensackexstirpation ·öfter mit tödlichem Ausgange beschrieben worden. Da bei der Enucleatio bulbi besonders viele Lymphbahnen und die Sehnervenscheiden rundum eröffnet werden, so hat man bei allen eitrigen Ophthalmien die Exenteratio bulbi der Enukleation vorzuziehen, d. h. man soll den Inhalt der Sklera entfernen, diese selbst aber zurücklassen. Freilich erlebt man dabei nicht so selten eine sekundäre Nekrose und Abstoßung der Membran.

Die akuten Exantheme.

Die akuten Exantheme, Morbilli, Skarlatina, Variola (Vakzine), Varizellen, Erysipel, Flecktyphus, deren Erreger ja zum größten Teil noch nicht einwandfrei festgestellt sind, geben im allgemeinen seltener Veranlassung zu Augenkrankheiten, abgesehen etwa von der jetzt ja recht seltenen Variola.

Bei den **Masern** ist es in erster Linie die Konjunktivitis, die wir analog der Gonokokkensubkonjunktivitis, nicht als toxisch, sondern als echt metastatische Lokalisation des spezifischen Virus betrachten. Diese Konjunktivitis ist so charakteristisch, daß sie z. B. der Skarlatina gegenüber differentialdiagnostisch für Morbilli spricht. Leichte phyktänuläre Konjunktivitiden schließen sich — oft rezidivierend — gern an Morbilli an und außerordentlich oft hört man die Mütter klagen, daß die Kinder nach den Masern gar nicht wieder zu gesunden Augen gelangen könnten. In der Tat scheint die Skrofulose durch die Masern geradezu manifest gemacht zu werden. Diphtherische und krupöse Konjunktivitis sind selten und als Mischinfektionen anzusehen. Auch schwere Kornealbeteiligung und metastatische Ophthalmien sind beobachtet. Die Erreger der Morbilli sind eben in keiner Weise exklusiv, wie z. B. Pneumokokken, sondern verbinden sich gern mit den gewöhnlichen Eitererregern. Eine Retinitis, dem ophthalmoskopischen Bilde nach als albuminurica zu bezeichnen — doch ohne Albuminurie, eine Neuritis opt. sind selten Komplikationen. Unter 253 Fällen von Neuritis opt. nach Infektionskrankheiten, die Uhthoff aus der Literatur zusammengestellt hat, fand er 9 Fälle von Morbilli. Meist scheint aber eine Meningitis (latens) zugrunde zu liegen, und demnach wird, da der Erreger der Morbilli dafür wohl kaum in Frage kommen dürfte, wo eine Mischinfektion anzunehmen sein.

Die **Skarlatina** läßt, wie gesagt, die exanthematische Konjunktivitis meist vermissen, kombiniert sich dafür aber relativ oft mit Conjunctivitis diphtherica, auch ist die Skarlatina Auslösungsursache für eine Serie skrofulöser Augenentzündungen. Retinitis alb. (auch sine Alb.) und Neuritis opt. sind auch bei Skarlatina beobachtet. Von den 253 von Uhthoff zusammengestellten Fällen kommen drei auf Rechnung der Skarlatina.

Auch hier ist weniger der spezifische Erreger der Skarlatina als seine Helfer (Staphylokokken, Streptokokken und Diphtheriebazillen) anzuschuldigen, wenn sich meningitische, otitische, nephritische (eventuell urämische) Komplikationen anschließen, die zur Erblindung oder Tod führen können.

Die **Variola,** die vor Einführung der Impfung etwa ein Drittel aller Erblindungen, nach Einführung der Vakzination in Preußen noch 2%, in Frankreich noch 7% verursachte, kann schon die Augen des Kindes im Mutterleib befallen. Fast stets scheint es sich um eine Mischinfektion (durch Cytoryctes vaccinae Guarnieri mit Staphylokokken und Streptokokken) zu handeln. Die Augenbeteiligung schwankte bei den einzelnen Epidemien zwischen 2 und 12%, je nachdem auch die leichteren oder nur die schwereren Augenkrankheiten gezählt wurden. Die Hälfte oder gar drei Viertel der Fälle betrifft die Kornea. Lider und Bindehaut erkranken fast regelmäßig, letztere auch in Form der echten Variolapusteln, die Kornea dagegen erkrankt nur in Form der katarrhalischen oder septischen Ulzerationen. Diese letzteren Komplikationen verlangen strengstens täglich Untersuchung der Kornea, auch wenn die Lider noch so geschwollen und gespannt sind und die Anwendung Desmarresscher Haken nötig ist, da es sonst passieren kann und früher oft passiert ist, daß der Patient die Augen zwei bis drei Wochen oder länger nicht öffnet, so daß sie, wenn endlich Abschwellung erfolgt, durch Panophthalmie zugrunde gegangen sein können. Iritis, Cyklitis, Netzhautblutungen und Sehnervenentzündung sind seltene Komplikationen, wie auch nephritische Folgezustände. Auch Enzephalitis und Meningitis mit ihren okularen Symptomen sind als Folgen einer Mischinfektion anzusehen.

Auch die **Vakzination,** die Impfung der Kinder mit animaler oder humaner Lymphe, schädigt bisweilen die Augen des Impflings, seines Pflegers oder die des Arztes. Bei dem Impfling sind direkte Schädigungen des Auges selten, meist handelt es sich um Auslösung skrofulöser Prozesse analog der Wirkung der Morbilli. Bei den Müttern, Großmüttern und Pflegerinnen dagegen können recht bedrohlich erscheinende singuläre oder multiple Lid-, Lidrand- und Bindehautaffektionen entstehen, die in seltenen Fällen zu schweren Kornealkomplikationen geführt haben. So war einem Kollegen meiner persönlichen Bekanntschaft das Glasröhrchen zerbrochen, ein Glassplitter ins Auge geflogen. Er ging an septischer Keratitis zugrunde. Die Lid- und Drüsenschwellung ist bedeutend, die Prognose jedoch meist gut, die Heilung oft eine restitutio ad integrum, indem sogar die Zilien erhalten bleiben. Gelegentlich schließt sich eine Keratitis postvaccinulosa profunda an, die man als spezifische Wirkung des örtlich eingewanderten Cytoryctes auffaßt, während die eitrigen Keratitiden als Folge der Mischinfektion angesehen werden. Die Behandlung ist indifferent, da energische Maßnahmen nicht nützen, aber schaden können. Nur bei septischen Kornealulzerationen wird man lokal energisch vorgehen müssen.

Auch bei den **Varizellen** sind es nicht die Erreger dieser Krankheit selbst, sondern die Mischinfektion, welche gelegentlich Augenkomplikationen bedingt. Beschrieben sind Gangrän der Lider, Konjunktivitis, Iridozyklitiden, metastatische Ophthalmien, Otitis u. a.

Das **Erysipel** befällt mit Vorliebe die Lider, zumal das rezidivierende gibt zu elephantiastischen Verdickungen derselben Veranlassung, es infiziert Tränendrüse und Tränensack und bedingt gar nicht so selten Orbitalphlegmone mit allen üblen Folgezuständen bis zur Erblindung oder Tod. Die Prognose der Orbitalphlegmone, von der ein Viertel aller Fälle tödlich verlaufen, ist stets zweifelhaft, besonders für den Sehnerven. Von den einseitigen endeten ca. 15—20, von den doppelseitigen 30—40% letal. 70—80% aller

Augen erblinden durch Hornhauttrübungen, Panophthalmie oder Sehnerven-leiden. Meningitis, Sinusthrombose, Pyämie und Sepsis schließen sich nicht selten an. Iridozyklitis, Neuritis opt., Glaukom sind seltenere Komplika-tionen. Zur Mischinfektion scheinen die Streptokokken des Erysipels weniger Neigung zu haben als die oben erwähnten, zum Teil noch unbekannten Mikroorganismen.

Interessant ist, daß ein Erysipel auch einen günstigen Einfluß auf eine be-stehende Augenkrankheit auszuüben vermag, so besonders auf Trachom, Tuber-kulose, Lepra der Konjunktiva, Periostitis der Orbita, Iritis und sogar Chorioiditis. Es bedarf dringend der experimentellen Erforschung, ob es sich hier um eine Toxinwirkung der Streptokokken oder um eine Entzündungsfolge handelt.

Der **Typhus exanthematicus** (nicht mit Typhus recurrens und abdomi-nalis zu verwechseln) bedingt häufig Augenkomplikationen: Konjunktivitis, Keratitis, Iridozyklitis, Neuroretinitis, Pupillen- und Akkommodationsstörungen und die der Meningitis zugehörigen Augensymptome. Meist handelt es sich wohl um eine Mischinfektion.

Der **Typhus** oder die **Febris recurrens,** die durch Obermeiers Spirille her-vorgerufene Krankheit, bedingt von Augenkomplikationen Zyklitis, und zwar eine akute Form bei den jüngeren, eine chronische bei den älteren (über 30 Jahre) Patienten. Die erstere geht einher unter Schmerzen, ziliaren Reizerscheinungen, Bildung hinterer Synechien, Hypopyon, Glaskörpertrübungen.

Die chronische Form kann sich einzig durch Verschleierung des Sehens geltend machen. Die Prognose ist fast stets gut. Was die Häufigkeit der Augen-komplikationen bei Febris recurrens betrifft, so schwanken die Angaben der Autoren zwischen 2 und 12%. Der Beginn des Augenleidens erfolgt meist erst nach dem Ablauf eines oder mehrerer Anfälle, oft erst einige Monate später. Diese Tatsache spricht vielleicht dafür, daß es sich nicht um Wirkung der Spirochäten selbst, sondern um postinfektiöse Toxinwirkung handelt. Eine eingreifende Behandlung ist meist unnötig.

Andere Komplikationen, Konjunktival- und Retinalblutungen, Retinitis, Neuritis opt., Pupillen- und Akkommodationslähmung sind seltene Sachen.

Die **Malaria** oder das Wechselfieber, bedingt durch das Plasmodium oder Haematozoon malariae, setzt in 10—20% aller Fälle Augenbeteiligung. Zunächst wird eine intermittierende Ophthalmie beschrieben, bestehend in Lichtscheu Tränen, ziliarer Injektion und Blepharospasmus. Die Diagnose wurde öfter ex juvantibus gestellt, wenn das Chinin prompte Wirkung ent-faltet. Immerhin muß zugegeben werden, daß diese Art der Diagnose nicht einwandfrei ist, da auch andere ähnliche Augenkrankheiten gelegentlich auf Chinin gut reagieren (besonders die Neuralgien).

An der Hornhaut sind beschrieben Herpes corn. und Keratitis parenchy-matosa; an der Iris: Iritis; am Corp. cil.: Glaskörpertrübungen; in der Retina: Blutungen, desgleichen solche im Glaskörper.

Auch der Nervus opt. kann entzündlich erkranken. Uhthoff fand unter 253 Fällen von Neuritis opt., die auf Infektionskrankheiten beruhten, 17mal Malaria notiert. Charakterisiert soll diese Neuritis optici sein durch dunkel-graurote Färbung der Papille (Anwesenheit pigmenthaltiger Zellen in den strotzend gefüllten Kapillaren?). An die Neuritis opt. kann sich eine Atrophie des Sehnerven anschließen. Doch ist zu bedenken, daß auch das Chinin eine charakteristische Sehnervenatrophie unter starker Gefäßbeteiligung bedingt, eine retrobulbäre Neuritis opt. ax. ist jedenfalls sehr selten. Periodische Seh-störungen nach Art des Flimmerskotoms sind mehrfach als durch Malaria be-dingt beschrieben und durch Chinin geheilt. Doch ist die Auffassung solcher Zustände als Malariasymptom wohl ebenso angreifbar, wie die Auffassung der

Trigeminusneuralgien als solche nur deshalb, weil sie auf Chinin günstig reagieren. Das tut bekanntlich auch so manche anders erklärbare Neuralgie, oft auch das Flimmerskotom und sogar neurasthenische und hysterische Zustände mit ähnlichen klinischen Erscheinungsformen.

Daß man bei derartigen Zuständen das Chinin versuchen soll, zumal wenn Malaria in der Anamnese vorliegt, ist indes richtig.

Typhus abdominalis.

Augensymptome gehören eigentlich nicht zum klinischen Bilde des Typhus abdominalis, und man kann schon eine große Menge von Typhuskranken gesehen haben, ohne auf irgendeine Augenkomplikation gestoßen zu sein. So erklärte sich mir, als ich endlich einmal eine Okulomotoriuslähmung bei Typhus abdominalis zu sehen glaubte, diese als eine „rezidivierende Okulomotoriuslähmung", welche zufällig während des Typhus rückfällig wurde. Ich würde deshalb bei Augenmuskellähmungen wie auch bei anderen Augenkomplikationen eher an andere ursächliche Dinge denken, in erster Linie an Lues latens, Diabetes, erst wenn alle anderen Untersuchungen ein negatives Resultat haben, den Typhus abdominalis verantwortlich machen, auch für Netzhautblutungen u. dgl. Beschrieben sind Hornhautgeschwüre und Keratomalazie doch fast nur bei schweren septischen Zuständen (Keratitis e lagophthalmo).

In einem Falle von metastatischer Ophthalmie wurden von Gilbert und Gradmont (Arch. d'ophth. 12. 1892. S. 625) Typhusbazillen im Punktat der Vorderkammer nachgewiesen, meistens dürfte es sich indes in solchen Fällen um Mischinfektionen handeln, da der Typhusbazillus sicherlich keine starke Affinität zum Auge hat. Differentialdiagnostisch dürfte eine metastatische Ophthalmie nicht für Typhus abdominalis, mehr für eine Septikopyämie sprechen.

Gilbert beschreibt als Augenerkrankungen bei Typhus und Paratyphus (Münch. med. Wochenschr. 16. Nr. 22. S. 806) zwei Fälle von „Oberflächeniritis". Nach Typhusimpfung beobachtete er Supraorbitalneuralgie einseitig und doppelseitig.

Merkwürdigerweise wurde mehrfach die Entwicklung des grauen Stares bei Typhus abdominalis beschrieben.

Neuritis opt. ist eine der weniger seltenen Komplikationen von Uhthoffs 253 Fällen von infektiöser Neuritis opt. Nur 17mal wurde der Typhus abdominalis dafür verantwortlich gemacht. Es handelt sich hier nicht um ein diagnostisch zu bewertendes Frühsymptom, da sie meist erst in der zweiten oder dritten Woche zur Beobachtung kam. Noch seltener ist Neuroretinitis. Beide sind wohl meist als meningitische oder enzephalitische Komplikationen aufzufassen. Das Gesichtsfeld ist nicht sehr charakteristisch, gelegentlich findet sich zentrales Skotom. Öfter schließt sich Atrophie mit Sehstörungen (bis zur Erblindung) an. Dem Typhus abdominalis auf Rechnung zu setzen, sind auch die Amaurosen nach ausgedehnten Blutverlusten durch Intestinalblutungen. Daß der Typhus abdominalis zu Blutungen Veranlassung gibt, erklärt ungezwungen das, wenn auch seltene, Auftreten von Nervenlähmungen (Ptosis, Okulomotorius, Fazialis).

Da auch chronische Nierenleiden zu den typhösen Nachkrankheiten gehören, so können alle deren Augensymptome gelegentlich in der Rekonvaleszenz auftreten.

Ruhr.

In Anbetracht der Häufigkeit der Erkrankung während des Krieges sind Augenkomplikationen recht selten. Sehr unangenehm für den Patienten ist eine Subconjunctivitis metastatica ganz analog der bei Gonorrhöe.

Oft gleichzeitig auftretend mit Gelenk- und Sehnenaffektionen, bedingt sie lebhafte Lichtscheu, Schmerzen und geringe Absonderung. Gelegentlich wird dabei über schmerzhafte Augenbewegungen geklagt.

Eine zweite Komplikation betrifft die Iris, die wiederum ganz analog der Gonorrhöe und einiger anderer Infektionskrankheiten gleichzeitig mit den Rezidiven auftritt und verschwindet.

Beteiligung der optischen Leitungsbahnen scheint sehr selten zu sein.

Die äußeren Augenmuskeln bieten nichts Abnormes.

Cholera asiatica.

Bei der Cholera werden einige Augensymptome beschrieben, so z. B. das Versiegen der Tränenabsonderung, so die Keratomalazie, so das Auftreten schwärzlicher oder schmutzigbläulicher Flecke in der Sklera, analog den Sklerotikalflecken der Leichen, so Aderhaut- und Netzhautblutungen; irgendwelche diagnostische Bedeutung ist dem jedoch nicht zuzuschreiben.

Interessant ist bei Patienten, die die Cholera glücklich überstanden haben, der günstige Einfluß auf ein vorher bereits vorhandenes Trachom und Iritis und ferner das völlige Schwinden von Lymphomen der Orbita und anderer Körperstellen.

Gelbes Fieber.

Bei gelbem Fieber, jener typischen tropischen Infektionskrankheit, die mit Albuminurie, Ikterus, schwerem Erbrechen und Blutungen einhergeht, tritt nach Groenouws Zusammenstellungen fast regelmäßig eine starke Rötung beider Augen auf, die stark tränen und glänzen, was dem Kranken ein sehr charakteristisches Aussehen gäbe. Die Sklera zeigt ikterische Verfärbung. Die Augensymptome sind die der Septikopyämie.

Tetanus.

Der Tetanus — veranlaßt durch Nicolaiers Bazillus, charakterisiert hauptsächlich durch die Trias: Trismus, Opisthotonus, Risus sardonicus — beteiligt die Augen fast nur, wenn seine Eingangspforten sich in der Nähe der Augen befinden, so daß Krampf des Orbikularis oder der äußeren Augenmuskeln ein Anfangssymptom darstellt. Innere Augenmuskulatur und optische Leitungsbahnen bleiben verschont. Verletzungen der Orbita, zumal durch Fremdkörper, die mit Gartenerde verunreinigt waren, sind öfter der Ausgangspunkt der Infektion geworden. Durch rechtzeitige Einführung der Serumtherapie ist die Prognose besser, im allgemeinen ist sie angeblich durch diese von 50—90 % Mortalität auf 20—40 % gesunken.

Influenza und Grippe.

Der Pfeiffersche Influenzabazillus ist einer von denjenigen, welche oft nicht isoliert, sondern vergesellschaftet mit Staphylo- und Pneumokokken auftreten, daher ist die Deutung der Symptome nicht immer leicht, zumal man sicherlich auch mit toxischen Nachwirkungen zu rechnen hat. Außerdem hat die Diagnose der „Influenza" ohne bakterielle Untersuchung einige Unsicherheit an sich. Etwa 7 % aller Influenzakranken sollen Augensymptome darbieten, doch ist es recht willkürlich, ob man Lidschwellung und Konjunktivitis in diesem Sinne rechnen will. Rezidivierende Ödeme der Lider auch ohne Herzfehler und Nierenleiden in der Rekonvaleszenz sind beschrieben worden.

Blepharitis, Lidabszesse, Hordeola, phlyktänuläre Blepharokonjunktivitiden, Keratitis superficialis und interstitialis, Her-

pes der Lider und Kornea, Dakryocystitis und -adenitis, mildere
Uveitis, aber auch ernste metastatische Ophthalmien sind teils als
Lokalisation der Influenzabazillen selbst, teils als solche ihrer Helfer nachgewiesen, teils als toxische Umstimmung des Organismus im Sinne einer manifest gewordenen Skrofulose anzusehen. Die letztere findet sich nicht selten mit
Pneumonie, Endokarditis, Meningitis und Nephritis kompliziert. Eine Influenza-
konjunktivitis soll auch die Eingangspforte für die Infektion des Körpers
abgeben können.

Über Netzhautblutungen und Glaukom sind zahlreiche Mitteilungen vorhanden. Der Sehnerv erkrankte unter dem Bilde der Neuritis opt.,
Stauungspapille und Neuroretinitis in Uhthoffs 253 Fällen von infektiöser Neuritis opt. 72mal. Immerhin ist diese Komplikation bei Influenza
nicht häufig. Der Gesichtsfelddefekt ist oft ein zentrales Skotom, oft ein exzentrischer, einseitig und doppelseitig. Die Prognose ist dubiös, ad bonam
vergens. Dem ganzen klinischen Charakter nach ist diese Neuritis opt. toxisch,
doch kann sie sich auch an Meningitis, Periostitis usw. anschließen und ist dann
wohl meist metastatisch. Beide Ursachen — toxische und bakterielle — scheint
auch die Tenonitis mit oder ohne Übergang in Orbitalabszeß haben zu
können.

Auch Augenmuskellähmungen sind beschrieben worden: Partielle und
totale Okulomotorius-, Abduzenslähmung, ferner Ophthalmoplegien, ganz nach
dem Typus der postdiphtherischen, ferner Fazialislähmung. Neuralgien des
Trigeminus gehören zu den gefürchtetsten Influenzanachkrankheiten.

Zugrunde liegen diesen Augenerkrankungen vermutlich verschiedene Dinge:
Multiple (periphere) Neuritiden, Nebenhöhlen- und Orbitaperiostitis, basiläre
Meningitis, Hämorrhagien oder metastatische Enzephalitiden, Polioenzephalitis
sup. und inf.

„Bei einem Patienten Uhthoffs entwickelte sich gleichzeitig mit dem Beginn
der Influenza eine doppelseitige Akkommodationslähmung bei erhaltener Pupillarreaktion, zu welcher sich innerhalb von sechs Tagen eine fast komplette Ophthalmoplegia externa, später auch noch Bulbärerscheinungen, insbesondere Schlingbeschwerden hinzugesellten. Die Lähmungen gingen allmählich zurück und der
Kranke war nach 7 Wochen wieder vollkommen genesen. Goldflam berichtet
von einem 60jährigen Arzte, der in der Rekonvaleszenz von Influenza an Ptosis
des einen, später auch des anderen Auges, und Doppeltsehen erkrankte. Es entwickelte sich schließlich eine Lähmung aller äußeren Augenmuskeln bei erhaltener Pupillenreaktion. Die Ptosis schritt langsam weiter fort. Es traten
Lähmungen der oberen Extremitäten, des Gaumens, der Lippen und der Schling-
muskeln auf, und der Kranke starb nach 6 Monaten." (Groenouw.)

Die Augensymptome bei Influenza und Grippe sind in Anbetracht
der Häufigkeit der Erkrankungen, zumal im Jahre 1918, Seltenheiten. In Frage
kommen Iritis und leichte Formen von Neuritis optici. Mehrfach sind
auch Ophthalmoplegien beschrieben, und zwar meist die Ophthalmoplegia
externa, ähnlich wie bei Botulismus, doch meist ohne Beteiligung der inneren
Augenmuskulatur. Zuzugeben ist indes, daß die Diagnose hier nicht immer
einwandfrei ist, indem in den klinischen Krankheitsbildern sich alle Übergänge bis zu den schweren Formen der Encephalitis lethargica finden,
bei der Ptosis und Ophthalmoplegia externa zu den Hauptsymptomen gehören.
Wenn nach Grippe oder Influenza echte Akkommodationslähmung ohne
Pupillenbeteiligung beobachtet wurde, so liegt der Verdacht nahe, daß vielleicht eine Diphtherie mitgespielt haben möchte; immerhin ist die Möglichkeit zuzugeben, daß der Influenza-Grippe-Erreger als naher Verwandter der
Diphtheriebazillen auch ähnliche klinische Symptome bedingen kann.

Diphtherie.

Die Klebs-Löfflerschen Diphtheriebazillen können isoliert oder vereint mit Staphylo-Streptokokken das Auge primär oder sekundär oder in Form der toxischen Nachkrankheiten befallen.

Die Augenlider werden selten primär, gelegentlich sekundär von Bindehaut, von Nase und Rachen her beteiligt, es kann sich Lidgangrän anschließen.

Häufiger ist die Diphtherie der Konjunktiva, primär und sekundär von Nase und Mund übertragen oder per continuitatem fortgeleitet. Die Bindehautentzündung braucht klinisch dabei nicht immer das typische Bild darzubieten. Auch bei leichteren, anscheinend skrofulösen Konjunktivitiden können wir gelegentlich den Diphtheriebazillus finden und bei schwerer Konjunctivitis pseudomembranacea können wir ihn gelegentlich vergeblich suchen. Ausschlaggebend ist die Kultur (Ernst-Neißersche Färbung). Die Kornea wird nur sekundär befallen, ebenso der Tränensack.

Orbitalabszesse scheinen nur bei Mischinfektionen vorzukommen.

Affektionen der optischen Leitungsbahnen gehören nicht zum Bilde der Diphtherie, wo solche beschrieben sind (unter Uhthoffs 253 Fällen 6mal), dürfte es sich teils um toxische Nachwirkungen und Mischinfektionen, teils um albuminurische Schädigungen, teils aber um Mitteilungen aus früherer Zeit handeln, wo die Herabsetzung der Sehschärfe durch die Akkommodationslähmung und die Pseudoneuritis bei Hypermetropie noch weniger bekannt war. Auch funktionelle Komplikationen dürften hie oder da zu Irrtümern Veranlassung geben. Das Diphtherievirus, sowohl das geformte wie seine Toxine, hat zu den optischen Leitungsbahnen keine Affinität.

Von den motorischen Augenbeteiligungen ist zu sagen, daß es sich nur um toxische, und zwar spezifisch postdiphtherische Schädigungen handelt, deren differentialdiagnostische Wichtigkeit gegenüber dem Erysipel u. a. schon Förster betont hat. Echt motorische postdiphtherische Augenlähmungen treten nun nicht nur nach Hals- und Augendiphtherie auf, sondern auch nach Wund- und Vaginaldiphtherie, nicht aber nach der sog. Scharlachdiphtherie. Dabei kann die Diphtherie selbst recht harmlos „ambulant" verlaufen sein, ja sie braucht gar nicht erkannt zu sein.

Goodall (zit. nach Groenouw) fand unter 1071 Fällen von Diphtherie $125 = 12\%$ Lähmungen, davon 56mal Lähmung der Akkommodation, 26mal äußere Augenmuskeln, 14mal fehlten genaue Angaben, 7mal war ein Rect. ext., 3mal beide Recti, 2mal die meisten Augenmuskeln gelähmt, 1mal bestand Ptosis, nie war die äußere Augenmuskulatur allein betroffen.

3—6 Wochen nach der Angina — denn meistens handelt es sich ja um diese — tritt bei den Kindern — 90% aller Fälle betreffen Kinder, und zwar hyperopische — die Sehstörung für die Nähe, und eventuell, wenn die Hyperopie nicht sehr gering ist, auch für die Ferne auf. Die Störung ist auf beiden Seiten gleichmäßig, macht sich nur bei Anisometropie in verschiedenem Grade geltend, bei Kurzsichtigen wohl öfter gar nicht. Meist handelt es sich um Paresen, seltener um völlige Lähmungen. Mit passendem Glase muß sofort auch kleinster Druck gelesen werden. Wo sich Herabsetzung der Sehschärfe findet, dürfte es sich wohl meist um funktionelle Komplikationen handeln — oder um albuminurische Neuroretinitiden. Die Pupillen sind völlig intakt. Finden sich Störungen der Pupillarreaktion, so gehören diese nicht zum Bilde der postdiphtherischen Lähmung, vielmehr dürften Komplikationen mit Botulismus oder dergleichen vorliegen. Über die objektive Diagnose der Lähmung s. oben (Skiaskopie). Kompliziert ist die Akkommodationslähmung, deren Prognose durchaus gut ist und die stets, wenn auch erst nach einigen Monaten, vorübergeht, in ca.

10 % mit ein- oder doppelseitiger Abduzenslähmung. Andere Lähmungen — partielle oder totale Okulomotoriuslähmung, Ptosis und Ophthalmoplegia ext. sind selten. Eine seltene Komplikation stellt auch die Fazialisparese dar. Wohl aber finden sich häufig: Gaumensegellähmung, Fehlen des Kniephänomens, Lähmungen und Ataxien an den Extremitäten, Herzschwäche und Nierenentzündung.

Seruminjektionen scheinen die postdiphtherischen Nachkrankheiten nicht zu verhüten, doch wird neuerdings angegeben, daß hohe Dosen Serum den Heilungsverlauf der toxischen Lähmungen abkürzen. Darüber sind die Meinungen jedoch noch geteilt. Ebenso über den Angriffspunkt der Noxe. Am wahrscheinlichsten erscheint, daß die Nervenkerne des peripheren Nerven (das zweite Neuron) das geschädigte Element darstellen.

Der von mir wiederholt erhobene Befund eines normalen Lumbalpunktates bei normalem Hirndruck spricht dafür, daß nicht die Meningen, sondern die Hirnsubstanz selbst (die Kerne) geschädigt sind.

Lepra.

Die Lepra, bedingt durch die Hansen-Neißerschen Leprabazillen, befällt in ihren beiden Varietäten, die der L. maculo-anaesthetica und der L. tuberosa, das Sehorgan sehr häufig.

Zwei Drittel bis drei Viertel aller Leprakranken bieten Augensymptome, fast stets doppelseitig, es erblinden 15—30 %.

Es werden befallen: Stirnhaut, Augenbrauen und Lider in beiden genannten Formen: Die klinischen Bilder der Lidatrophie einerseits, mit dem maskenartigen Gesichtsausdruck, der Ptosis und der Tumorenbildung andererseits sind sehr typisch. Folgezustände sind Lagophthalmus mit Konjunktivitis und Keratitis.

Konjunktivalkatarrh mit Ausgang in Xerose und Symblepharon ist nicht selten, seltener eigentliche Leprome der Konjunktiva, doch kommen auch diese vor, häufiger aber episklerale Infiltrationen mit Neigung in die Hornhaut vorzudringen.

An der Kornea unterscheidet man lepröse Keratitis und Leprome, erstere als Keratitis punctata, parenchymatosa und annularis bei der L. maculoanaestetica, letztere bei der L. tuberosa.

Die Uvea wird bei beiden Formen häufig befallen, und zwar meist in der Form der Iridozyklitis, die gewöhnlich im Kammerwinkel beginnt, oft mit Knotenbildung hier und am Pupillarrand: Kleine graue Knötchen können hier kommen und gehen.

Auch in der Aderhaut und Netzhaut hat man — wenn auch selten — gelbliche, schwarze und weiße Herde gesehen. Auch Retinitis proliferans ist beschrieben.

Das ganze klinische Verhalten macht den Eindruck, als ob der Leprabazillus von außen schrittweise nach innen vordränge, weniger aber auf metastatischem Wege in das Auge gelange. Von diesem Verhalten auf eine Eigenbewegung des Bazillus zu schließen, dürfte indes kaum angängig sein, wissen wir doch dasselbe Verhalten von den Raupenhaaren bei der Ophthalmia nodosa, die sicherlich passiv in die Augen hineingetrieben werden. Die große Ähnlichkeit mit dem Tuberkelbazillus legt den Gedanken nahe, hier an ein analoges Verhalten zu denken, wenn auch ohne weiteres zuzugeben ist, daß letztere wohl sehr viel häufiger metastatisch in die Uvea gelangen als der Leprabazillus, dessen initiale Lokalisation im Kammerwinkel doch sehr auf lokale Einwanderung hindeutet.

Die pathologische Anatomie zeigt wenig Charakteristisches. Große Ähnlichkeit besteht mit Lues, Tuberkulose und Riesenzellensarkom, die Diagnose muß bakteriologisch — Bazillenfärbung in Schnitten — gestellt werden.

Die Therapie ist eine topisch-symptomatische.

Auch Lepraserum und Tuberkulin wird neuerdings versucht.

Beriberi (Kakke).

Beriberi ist eine infektiöse multiple Neuritis, die in Japan und Brasilien en- und epidemisch auftritt: Die Augen werden befallen in Form von Amblyopie und Amaurose mit und ohne sichtbare Neuritis opt. oder Atrophie. Oft scheinen die Netzhautgefäße stark verengt zu sein. Das Gesichtsfeld zeigt ein zentrales Skotom.

Vorübergehend finden sich Lähmungen der Akkommodation in 20% der Fälle, öfter unter Beteiligung der äußeren Augenmuskeln.

Rotz.

Der Rotz (Malleus) ist bedingt durch den Rotzbazillus und gelangt meist von den Pferden auf den Menschen in akuter und chronischer Form. Augenlider und Bindehaut werden in seltenen Fällen befallen. Ähnlich sieht die Affektion tuberkulöser oder syphilitischer Erkrankungen aus. Die Diagnose muß bakteriologisch gestellt werden.

Lyssa.

Bei der Tollwut findet sich Mydriasis, Photophobie derartig, daß blendendes Licht neue Anfälle auslösen kann — analog der Hydrophobie, die dadurch entsteht, daß schon der Anblick von Wasser sehr schmerzhafte Krämpfe der Schlingmuskulatur auslöst. Den vermehrten Speichelfluß begleitet vermehrte Tränensekretion. Das Wutgift findet sich im Speichel, im Gehirn und Rückenmark, in Tränendrüse und Glaskörper, angeblich nicht im Kammerwasser (Högges 1897, Nothnagel, Spez. Path. u. Ther. Zoonoosen. 2. Abt. Lyssa V[2]). Auch ist Lyssa beobachtet nach Hundebiß in das Augenlid und die Bindehaut.

Maul- und Klauenseuche.

Gelegentlich sind bei Maul- und Klauenseuche auch auf der Bindehaut kleine Bläschen beobachtet analog den sonstigen Schleimhauteruptionen in Mund und Nase; die Prognose scheint günstig zu sein.

Trichinose.

Die Trichinose befällt die äußeren Augenmuskeln etwa eben so häufig wie Kehlkopf- und Bauchmuskeln, also mit mittlerer Häufigkeit, in schweren Fällen sind sie fast immer beteiligt. Die Augenbewegungen sind schmerzhaft. Charakteristisch scheint ein rezidivierendes Ödem der Augenlider und Bindehaut zu sein. Die Bindehaut kann Blutungen zeigen. Ein gewisser Grad von Exophthalmus wird durch Ödem des Orbitalinhaltes erklärt. Mydriasis mit oder ohne Akkommodationslähmung wird als Toxinwirkung aufgefaßt, da eine Einwanderung der Trichinen in die glatten Muskeln des Augeninneren nicht nachgewiesen ist. Die Diagnose kann begreiflicherweise auf erhebliche Schwierigkeiten stoßen.

Leptothrichie, Streptothrichie, Aktinomykose.

Unter Aktinomykose hat man früher eine seltene Erkrankung der Tränenröhrchen, besonders der unteren, beschrieben, wobei sich ein aus strahlenpilzähnlichen Gebilden zusammengesetzter kleiner Tumor von Myzelien unter Ektasierung des Tränenröhrchens bildete und zu Tränenfluß und Bindehautentzündung Veranlassung gab. Mit der echten Aktinomykose hat diese, besser Leptothrichie oder Streptothrichie genannte Affektion wohl sicher nichts zu tun, wenn auch das mikroskopische Bild sehr ähnlich sein kann. Der klinische Verlauf ist ein völlig anderer, nämlich harmloser, selbst nach wochen- und monatelangem Bestehen genügt eine gründliche Entfernung der Massen unter vorheriger Schlitzung des Röhrchens zur Ausheilung.

Demgegenüber sind äußerst selten orbitale Prozesse auf Grund der echten Aktinomykoseinfektion beschrieben, die unter dem Bilde der Orbitalphlegmone oder der Thrombophlebitis orbitae auftreten.

Die Diagnose ist nur möglich auf Grund der mikroskopischen Untersuchung der bewußten Körnchen im entleertem Eiter.

Sporothrichose.

Unter diesem Namen sind, besonders von französischer Seite, Affektionen der Haut, Schleimhäute und inneren Organe einschließlich des inneren Auges beschrieben worden, die außerordentliche Ähnlichkeit mit den verschiedensten Formen der Lues und Tuberkulose wie auch mit Aktinomykose haben können. Das Krankheitsbild ist ein sehr vielgestaltiges und wird vielleicht auch deshalb oft mit den genannten Krankheiten verwechselt, weil es prompt auf innere Jodtherapie reagiert.

Die Augen werden gelegentlich in der Form der Iridozyklitis befallen, die am Korneasklerallimbus nach außen eitrig durchbrechen kann.

Ein 44jähriger Kaufmann (Thibierge und Chaillous, Augenveränderungen, Iritis und Retinitis bei Sporotrichosis gummosa disseminata. Klin. Monatsbl. f. Augenheilk. Bd. 52. S. 540) kam am 18. Oktober 1913 wegen Hautausschlages in das Hospital. Es bestanden ein papulo-squamöses Exanthem und 58 an allen Körperteilen sitzende Knötchen, am Kopf, Rumpf und den Gliedmaßen. Die Papeln sind von verschiedener Größe, blaurot, leicht hervortretend und zum Teil mit mehr oder weniger dicken und unregelmäßigen Krusten bedeckt. Fast alle Knötchen liegen tief, sind von normaler, nicht mit ihnen verwachsener Haut bedeckt und nur bei genauester Untersuchung nachzuweisen. In der Mitte des Zilienbodens des rechten Oberlides sind die Zilien durch eine braunrote dicke Kruste verbacken, die dem Lidrand adhärent ist. Die Haut ist daselbst $^{1}/_{2}$ cm hoch verdickt und blaurot. Alle diese Veränderungen sind innerhalb 5—10 Tagen aufgetreten. Bei der Augenuntersuchung am 20 Oktober zeigte sich das rechte Auge normal, das linke dagegen, an dem seit 4 Wochen Sehstörungen bestanden, Iritis, Glaskörpertrübungen und Exsudate, von denen eines an der unteren nasalen Partie des Auges adhärent ist. Die undeutlich erkennbare Papille sieht normal aus. Der Hintergrund zeigt nasal unten einen großen braunen Fleck, in dessen Verlängerung ein deutlicher Tumor sichtbar ist, zu dem ein dickes Gefäß längs einer Falte einer abgelösten Netzhautpartie führt. Der untere Rand des Herdes ist ziemlich scharf, der obere undeutlicher. Weiter oben befindet sich noch ein zweiter braunroter Fleck. Die Sehschärfe ist auf Erkennen von Fingern in 1 m herabgesetzt in der unteren Partie des Gesichtsfeldes, das nach oben stark eingeschränkt ist. Die Allgemeinuntersuchung ergab nichts Krankhaftes, abgesehen von einer auf Tuberkulose verdächtigen Veränderung der rechten Lungenspitze. Im übrigen sieht Patient erschöpft, mager und verhältnismäßig alt aus. Während die Anamnese und der Lungenbefund auf Tuberkulose hinwiesen, zeigten die Kulturen, daß es sich um Sporothrichosis handelte. Der vorliegende Fall ist der erste von Lokalisation der Sporothrichosisinfektion in der Iris und der Retina. Innere und örtliche Behandlung mit Jodkali hat meist eklatante Heilwirkung.

Seitdem sind mehrere ähnliche Fälle beschrieben, doch fast alle in der ausländischen, besonders französischen Literatur.

Gonorrhöe.

Die Gonokokkeninfektion betrifft ja beim männlichen und weiblichen Geschlecht in erster Linie die Genitalorgane und wird durch Selbstinokulation durch Finger oder Handtuch u. dgl. auf das äußere Auge übertragen. Es kann aber auch auf dem Blutwege die Verschleppung der Gonokokken erfolgen, so daß neben Endokarditis und Arthritiden — aber auch ohne solche — eine Subkonjunktivitis, Iritis und Neuroretinitis metastatica zur Entwicklung gelangt. Nun ist die Gonorrhöe ja bekanntlich eine der weitest verbreiteten Infektionskrankheiten und doch ist die Conjunctivitis gonnorrhoica adultorum relativ selten: Es genügen eben doch meist die Vorschriften der allgemeinen Sauberkeit, um Unglück zu verhüten und unter hunderten von Gonorrhöen braucht nicht eine einzige Augenbeteiligung stattzufinden. Auch die Metastasen sind relativ seltene Erscheinungen. Die Möglichkeit der Übertragung von Gonokokken auf das Auge ist bei Neugeborenen gegeben bei Durchtritt des Kopfes durch die mütterlichen Geburtswege, falls diese Gonokokken enthalten, und zwar in der Form der sog. Frühinfektion am 1.—3. Tag post partum oder aber durch den sekrethaltigen Finger der Mutter in Form der Spätinfektion.

Außer dieser Conjunctivitis gonorrhoica adultorum und neonatorum gibt es nun aber noch eine Conjunctivitis gonorrhoica der kleinen Mädchen im Alter von etwa 5—10 Jahren. Bei denen wird man meist eine Vulvovaginitis gonorrhoica finden, deren Entstehungsmodus oft dunkel bleibt. In den wenigsten Fällen dürfte es sich um ein Stuprum handeln, meist dürften kindliche Spielereien mit älteren Geschwistern vorliegen oder das Zusammenschlafen mit solchen in engen sozialen Verhältnissen, wo die Familie oft sehr gedrängt zusammenwohnt. Bei jeder heftigen Konjunktivitis eines Mädchens in genanntem Alter müssen die Genitalien einer Untersuchung unterzogen werden, ganz besonders natürlich, wenn das Sekret Gonokokken enthält. Naturgemäß ist die Conjunctivitis gonorrhoica bei Knaben im Alter von 5—10 Jahren sehr selten, doch kommt sie ebenfalls vor.

Die metastatische Subkonjunktivitis, die Iritis und die sehr viel seltenere Neuroretinitis findet sich bei den beiden Formen der gonorrhoischen Genitalerkrankung der Erwachsenen und kleinen Mädchen, weniger bei der primär die Bindehaut befallenen Neugeboreneninfektion. Doch kann diese letztere sehr wohl Gelegenheit zu metastatischen Gelenk- u. a. Affektionen geben.

Bedingt sind alle diese verschiedenen Formen der gonorrhoischen Erkrankungen durch den Gonokokkus Neißers. Von einer toxischen Entstehung dieser oder jener Komplikation ist man je länger um so mehr abgekommen. Das Deckglaspräparat ist deshalb differentialdiagnostisch ausschlaggebend und dürfte die Diagnose fast stets sichern, denn ihre Semmelform, ihre intrazelluläre Lage, die Entfärbung nach Gram sind fast absolut charakteristisch. Allerdings hat man auch einen gramnegativen Diplokokkus gefunden, der vom Gonokokkus nur schwer zu unterscheiden ist, der aber auf gewöhnlichen Nährböden wächst und zu den Staphylokokken gehört. In einer forensischen Beweisführung müßte dieses immerhin Berücksichtigung finden.

Das klinische Bild ist meist das der heftigen ein- oder doppelseitigen Conjunctivitis acuta purulenta: Findet sich dieses bei einem Neonatus, zumal wenn keine Argentuminstillation post partum gemacht ist, so muß der Verdacht auf Gonokokkeninfektion am nächsten liegen. Indes braucht nicht unbedingt diese Noxe vorzuliegen. In der Hälfte aller Fälle von Conjunctivitis blennorrhoica finden wir andere Organismen: Staphylo-, Strepto-, Diplokokken, verschiedene Bazillen, z. B. Koli oder auch gar keine Mikroorganismen (Argentum katarrh. ?). Das klinische Bild ist nur bis zu einem gewissen Grade charakteristisch und im allgemeinen sagt man ja ganz gewiß mit Recht, je heftiger und eitriger eine solche Konjunktivitis auftritt, um so häufiger werden wir den echten Gonokokkus finden, je harmloser sie sich darstellt, um so häufiger finden wir andere Erreger. Zu bedenker ist aber, daß gelegentlich nur wenige Gonokokken übertragen sein können oder daß durch die Crédésche Instillation vielleicht eine starke Abschwächung, nicht aber eine Abtötung der Gonokokken stattgefunden haben kann: In solchen Fällen finden wir dann eine harmlose Konjunktivitis und doch echte Gonokokken. Andererseits können auch ausnahmsweise andere Mikroorganismen eine solche Virulenz oder Frequenz haben, dass sie eine echte Conjunctivitis gonorrhoica vortäuschen. Wird die Diagnose nicht durch das Deckglas gestellt, so bringt der klinische Verlauf gleichwohl oft die Entscheidung, in dem die gonorrhoische Konjunktivitis sich oft, die anders bedingte sich nur ausnahmsweise mit Kornealaffektionen kompliziert. Sind solche Hornhautulzerationen aufgetreten, was gewöhnlich unter starker Konjunktivalchemose in den Randpartien oder in dem Lidspaltenbereich geschieht, so ist die Prognose wesentlich trüber. Oft tritt Perforation und Panophthalmie oder Phthisis bulbi nach Expulsio lentis auf. Oft ist der Verlauf auf beiden Augen der gleiche und so kommt es, daß ca. 10 $\%$ aller Insassen der Blindenanstalten durch die Conjunctivitis gonorrhoica um ihr Augenlicht gekommen sind.

Es ergeben sich hier verschiedene Fragen von erheblicher Tragweite:

1. Läßt sich der Ausbruch einer Conjunctivitis gonorrhoica beim Neonatus vermeiden?

2. Läßt sich die Malignität einer Infektion bis zur Harmlosigkeit abschwächen?

3. Läßt sich eine zum Ausbruch gelangte Conjunctivitis gonorrhoica sicher heilen, ohne daß die Hornhaut beteiligt wird?

4. Lassen sich auch die Hornhautulzerationen immer ohne Schädigung des Auges heilen?

Alle diese Fragen sind zum großen Teil mit ja zu beantworten, nur mit der Einschränkung, daß die Sicherheit von 1—4 erheblich abnimmt, d. h.

ad 1. Säubern wir jedem Neonatus unmittelbar post partum beide Augen, noch bevor er sie geöffnet hat, instillieren wir ihm legal nach Crédé je einen Tropfen 1—2 $\%$ Argentum nitr., so dürfte das Entstehen einer Conjunctivitis gonorrhoica zu den allergrößten Seltenheiten gehören.

ad 2. Ist diese Maßregel nicht oder technisch nicht einwandfrei ausgeführt, so kann in letzterem Falle durch sie gleichwohl die Virulenz der Infektion so abgeschwächt werden, daß die weitere Behandlung eine leichte Aufgabe darbietet. Ist gar nicht instilliert, so kann gleichwohl nach Ausbruch der Konjunktivitis durch sofortige sachgemäße klinische Behandlung schnelle oder langsame Heilung erzielt werden.

ad 3. Auch Hornhautkomplikationen lassen sich in solchen Fällen um so sicherer vermeiden, je schneller und sorgfältiger die klinische Behandlung geschieht; daß sie sich aber immer vermeiden lassen müßten, würde ich forensisch nicht zu vertreten wagen.

ad 4. Noch bedenklicher ist es natürlich, wenn Kornealulzerationen bereits bestanden zur Zeit, als uns die Kinder gebracht wurden. Sorgfältige Behandlung Tag und Nacht wird auch in solchen Fällen meist Heilung erzielen, der Prozentsatz der Heilungen sinkt jedoch nicht unerheblich.

Diese Gedanken scheinen wohl geeignet, uns die große Verantwortung recht eindringlich vor Augen zu führen, die wir der Conjunctivitis gonorrhoica gegenüber haben. Ihre Schrecken hat die Krankheit bei rechtzeitiger richtiger Prophylaxe und Therapie verloren. Die Verhütung der Ophthalmia gonorrhoica liegt also in erster Linie in der Hand des Geburtshelfers oder der Hebammen. Da erhebt sich denn die auch neuerdings wieder lebhaft diskutierte Frage, ob sich die obligatorische Einführung der Crédéschen Instillation auf dem Gesetzwege empfiehlt. Da eine ärztliche Hilfe bei Geburten in Deutschland wenigstens nicht zur Regel gehört, so müßte die Anordnung der Instillation den Hebammen übertragen werden. Da tauchen denn doch zwei Fragen auf:

1. Ist die Maßnahme sicher immer absolut unschädlich?

2. Liegt ein öffentliches Interesse vor, z. B. wie bei der Verhütung der Variola?

Beide Fragen können wir meines Erachtens nicht bejahen und daher erscheint mir für eine gesetzliche Zwangsmaßregel der Boden nicht gegeben.

ad. 1. Wird die Crédésche Instillation regelrecht ausgeführt, so dürften Unglücksfälle dadurch kaum entstehen, ist aber die Pipette vielleicht angestoßen, hat sie eine scharfe Spitze, ist die Argentumlösung vielleicht nicht einwandsfrei, wird die Kornea verletzt, so kann zweifellos Unheil angerichtet werden und für dieses wäre der Staat verantwortlich, wenn er die Maßnahme gesetzlich einführt, denn mit den innerhalb der menschlichen Fehlergrenzen liegenden Unglücksmöglichkeiten muß er rechnen und darf eine Minderheit seiner Untertanen solchen Eventualitäten nur aussetzen, wenn ein Allgemeininteresse vorliegt.

ad. 2. Ein öffentliches Interesse liegt aber nur insofern vor, als der Staat möglichst wenig blinde Kinder — besonders in den ärmeren, ihm zur Last fallenden Kreisen — zu haben wünscht. In den Kreisen, die auch blinden Kindern ein entsprechende Erziehung angedeihen lassen können, hört das Allgemeininteresse so ziemlich auf, abgesehen davon, daß der Staat einige Soldaten weniger einstellen kann. Eine öffentliche Gefahr wie bei der Variola liegt nicht vor, das Hauptinteresse betreffs der Verhütung der Erblindung ist Sache der Eltern, die aufgeklärt werden müssen und die man bestrafen mag, wenn sie Verhütung oder Behandlung versäumt haben. Diese letzte Maßregel würde ich überhaupt viel mehr befürworten als eine allgemeine gesetzliche Einführung von Maßnahmen, die dem einzelnen die Verantwortung abnehmen. Das Gegenteil ist das Wünschenswerte.

Unrichtig erscheint es mir aber, von Staatswegen Zwangsmaßregeln einführen zu lassen, die nicht absolut harmlos sind, die keiner öffentlichen Gefahr der Allgemeinheit zur Verhütung dienen, und die in einer großen Anzahl von Geburten doch gewiß überflüssig sind.

Ich darf nicht verschweigen, daß sich die Mehrzahl der Geburtshelfer und wohl auch der Ophthalmologen für zwangsweise Crédéisierung erklärt haben. Mir scheint die Vorschrift ausreichend, daß die Hebammen verpflichtet sind, die Instillation vorzunehmen, wenn kein Widerspruch erfolgt, in jedem solchen Falle auch die Zuziehung eines Arztes zu empfehlen. Damit ist den Eltern die ihnen gebührende Verantwortung zugeschoben. Unkenntnis kann sie nicht entschuldigen. Man strafe sie, wenn nötig, wegen fahrlässiger Schädigung der Gesundheit des Kindes.

Jede Konjunktivitis bei einem Neugeborenen bedarf also der bakteriellen Untersuchung und bei positivem Gonokokkenbefund sorgfältiger Behandlung durch Arzt und geschulte Wärterin, wenn möglich klinischer Behandlung: Der Mutter allein kann diese schwierige Aufgabe, die ihr Tag und Nacht keine Ruhe lassen würde, keineswegs überlassen bleiben. Die ärztliche Behandlung besteht in Tuschierungen mit Argentum $1\,^0/_0$ (höchstens $2\,^0/_0$), nicht stärker. Keinesfalls ist der Lapisstift, auch der mitigierte nicht, anzuwenden. Große Spülungen mit Kali hyp. sind oft von gutem Erfolg begleitet. Ganz außerordentlich schnelle Besserungen und Heilungen sah man bei der Verabfolgung von Milchinjektionen (1 ccm mehrmals in der Woche).

Ist nur ein Auge befallen, so wird das Kind so zu lagern sein, daß das Sekret nicht auf das gesunde Auge überfließen kann, eventuell ein Heftpflaster oder Uhrglas (besser Marienglas)verband über das gesunde Auge zu tun und die Ärmel mit Sicherheitsnadeln so zu fixieren sein, daß das Kind nicht mit den Händen das Sekret von einem Auge auf das andere übertragen kann.

Die Konjunktivitis der kleinen Mädchen und der Erwachsenen bietet von der der Neugeborenen keinen prinzipiellen Unterschied, nur ist die Malignität eine noch größere. Daß die Erkrankung aber eine viel seltenere ist, wurde oben schon erwähnt. Daß jeder heftige Bindehautkatarrh — besonders überhaupt jeder nicht absolut harmlos aussehende — bakteriologisch zu untersuchen ist, versteht sich oder sollte sich von selbst verstehen. Bei Befund gramnegativer Diplokokken sind die Genitalien zu untersuchen. Gelegentlich kommen Patienten mit akutem Bindehautkatarrh und der Angabe, eine akute oder chronische Urethralgonorrhöe zu besitzen: Finden sich im Konjunktivalsekret aber keine Gonokokken, sondern irgendwelche harmlose Eitererreger, so ist die Prognose wesentlich besser. Finden sich aber Gonokokken, so rate man dringend zu klinischer Behandlung. Ist der Prozeß einseitig, so tuschiere man das gesunde Auge mit Argentum (1—2%), da es sich ja im Inkubationsstadium befinden könnte, und bedecke es mit Marienglas-Kollodiumverband. Eine mäßige Sekretion unter diesem luftabschließenden Verband darf uns nicht ängstlich machen.

Differentialdiagnostisch sei auf Dakryocystitis cong. hingewiesen, ein noch durchaus nicht allgemein bekanntes Krankheitsbild. Meist einseitig beginnend am inneren Lidwinkel, dürfte es der Diagnose meist keine Schwierigkeiten bieten, zumal wenn sich auf Druck Eiter aus dem inneren Lidwinkel entleert und wenn der Arzt überhaupt an diese Möglichkeit denkt.

Die metastatische Konjunktivitis oder besser Subkonjunktivitis wird fast ausschließlich bei Urethralgonorrhöe der Erwachsenen oder kleinen Mädchen beobachtet, sie ist 10—20mal so häufig wie die Conjunctivitis gonorrhoica adultorum und wird sicher seltener diagnostiziert als sie vorhanden ist. Sie ist stets doppelseitig, zeigt meist geringe schleimige oder schleimig-eitrige, nie reineitrige Absonderung. Gonokokken finden sich im Konjunktivalsekret nicht, wohl aber im subkonjunktivalen Exsudat im Tenonschen Raum, denn hier haben wir es mit einer Tenonitis zu tun, also mit dem Analogon zu den gonorrhoischen Arthritiden, für die wir auch nicht mehr eine toxische Ursache, sondern eine Kokkeninfektion nach allen neueren Befunden annehmen müssen. Einer besonderen Behandlung bedarf die Affektion meist nicht. Bei kleinen Mädchen kann sie aber das erste Symptom sein, das die Aufmerksamkeit auf die Vulvovaginitis lenkt oder deren ätiologische Deutung herbeiführt, zumal wenn dabei ein Gelenk — besonders Schulter- oder Kniegelenk — schmerzhaft wird.

Interessant ist, daß bei Durchbruch einer solchen Tenonitis, z. B. durch Trauma, sofort eine heftige eitrige Konjunktivitis entsteht, wenn die Kokken auf die Konjunktivaoberfläche gelangen. Auf der Mukosa entfalten sie also eine ganz andere Tätigkeit als unter dieser.

Daß es eine Iritis metastatica bei Gonorrhöe gibt, ist nicht zu bezweifeln, sie tritt meist doppelseitig auf, ihr Zusammenhang mit der Urethralgonorrhöe ist besonders durch die rezidivierenden chronischen Formen der Gonorrhöe bewiesen, wo jede Exazerbation der Urethralgonorrhöe von einer iritischen Attacke begleitet war. Wenn man in jedem Falle von Iritis die Urethra untersucht, so findet man natürlich oft Gonorrhöe, zumal chronischer Form, deren Zusammenhang mit der Iritis aber oft problematisch bleiben wird, da ja Iritis gonorrhoica klinisch nichts Besonderes bietet und andere Ätiologien, besonders Tuberkulose und Lues, oft gleichzeitig vorliegen. Im Einzelfall kann die ätio-

logische Differentialdiagnose also unmöglich sein, daß es aber eine Iritis gonorrhoica gibt, ist nicht zu bezweifeln, doch ist die Frage nach der Häufigkeit noch
eine offene. Vielleicht bringt die Gonorrhöevakzine in diese Verhältnisse neues
Licht.

Ich glaube selbst zwei Fälle gesehen zu haben, wo die Iritis gonorrhoica
dpl. zur doppelseitigen Erblindung geführt hat, doch lag vielleicht gleichzeitig
tuberkulöse Ätiologie vor. Meist ist die Prognose nicht schlecht. Sie trübt
sich bei Auftreten von Glaskörpertrübungen und Neuroretinitis, doch sind das
wohl seltene Dinge, die schon unter den Begriff der Gonokokkensepsis fallen.
Bekanntlich kann die in Frage stehende „Kinderkrankheit" in solchen Fällen
letal endigen.

Ulcus molle.

Das Ulcus molle der Bindehaut oder des Lidwinkels ist eine sehr seltene,
durch den bekannten Streptobazillus bedingte Affektion. Verwechslungen
können stattfinden mit Ulcus durum und besonders mit Vakzineulkus. Starke
präaurikulare Drüsenschwellung, oft schmerzhaft, findet sich bei beiden. Besitzt
der betreffende Patient ein Ulcus molle selbst, so ist die Diagnose nicht schwierig,
insofern der Arzt an diese Möglichkeit nur denkt. In einigen Fällen in der Literatur
fand sich das Ulcus molle aber beim Sohn, dem der sorgliche Vater das Leiden
behandelte, sich dabei aber selbst seine Bindehaut infiziert hatte.

Metastatische Erkrankungen scheint der Streptobazillus nicht zu bedingen,
wo solche beschrieben sind, scheint Mischinfektion vorzuliegen (phagedänischer
Schanker).

Anhang.

Den „geschlechtlichen Infektionen" seien einige Worte nachgeschickt über
die Wirkung geschlechtlicher Ausschweifungen in normaler oder mehr
oder weniger pathologischer Richtung. Von der ausgedehnten Literatur scheint
mir bei kritischer Durchsicht nicht viel übrig zu bleiben. Zumal, was die funktionellen Störungen anbetrifft, so findet man solche bei Hysterie, Neurasthenie,
Hypochondrie aus anderen Ursachen, ferner bei Anämie und Chlorose in genau
derselben Art wie bei sexuell Exzedierenden. Wenn für alle solche funktionellen
Störungen — im Gegensatz zu den organischen Krankheiten — die reizbare
Schwäche das Gemeinsame ist, so sind sowohl sexuelle Exzesse wie auch die
übrigen Erscheinungen der Photopsien, Amblyopien usw. eben auch nur Symptome einer gewissen Überempfindlichkeit mit verminderter Widerstandsfähigkeit. Daß die einzelnen Symptome sich gegenseitig ungünstig beeinflussen
können, soll damit nicht in Abrede gestellt werden. Daß man aber, wenn möglich, nicht nur ein Symptom, sondern das Gesamtgrundleiden beseitigen soll,
liegt auf der Hand und führt uns zur Bekämpfung der reizbaren Schwäche mit
Hilfe gesunden Sports, vernünftig geregelter Lebensweise mit Arbeit und Ruhe
und mäßigen geselligen (einschließlich alkoholischen) Freuden. Was in diesem
Zusammenhang die alkoholische und sexuelle Abstinenz anbetrifft, so kann es
meines Erachtens einem Neurastheniker gewiß gelegentlich nützen, sicher aber
auch geradezu Schaden bringen, wenn er streng auf Zitronenlimonade gesetzt
und gezwungen wird, beständig die Welt in ihrer mehr oder weniger grauen
Wirklichkeit zu sehen. Es liegt kein moralisches Problem vor, wenn ein junger
Mann statt 2 bis 3 Gläsern einmal 4 bis 6 zur inneren Equilibrierung nötig er-
achtet. Delikater und verantwortlicher ist die Frage betreffs der sexuellen
Abstinenz. In dieser Beziehung dürfte es doch richtig sein, zu sagen, daß dauernde
Abstinenz organische Schädigungen des Körpers nicht zu bedingen pflege, daß

auch gewisse unangenehme funktionelle Störungen von dem hingenommen werden müssen, für den die sexuelle Frage nicht nur eine hygienische, sondern auch eine moralische Seite hat.

Daß sowohl alkoholische wie sexuelle Exzesse bei Patienten mit irgendwelchen latenten Krankheiten diese manifest machen, ist eine Erfahrung, die man oft machen kann. So exazerbiert die chronische Blepharitis und Konjunktivitis, die Iritis, die Migraine ophthalmique, so kann durch Aufregungen jeder, also auch der gedachten Art ein Glaukomanfall ausgelöst werden, so kann, wie es Groenouw beschreibt, während eines Koitus ein Hirnabszeß durchbrechen und seinerseits Hemianopsie, Meningitis und Exitus bedingen, so kann eine sexuelle und körperliche Überanstrengung, wie Förster berichtet, eine Basedowsche Krankheit auslösen. In diesem Zusammenhang ist auch zu erwähnen, daß selbst mäßiger Geschlechtsverkehr bei älteren Herren mit Arteriosklerose, zumal, wenn längere Abstinenz vorhergegangen ist, nicht unerhebliche zerebrale Beschwerden, ja Apoplexien auslösen kann. So dürfte sich auch manche Zeitungsnachricht erklären, nach der irgendein hochgestellter Herr, der sonst gewöhnlich nicht allein auszugehen pflegt, unter mehr oder weniger rätselhaften Verhältnissen besinnungslos aufgefunden wird. Enge, schlecht reagierende Pupillen würden auf Hyperaemia cerebri, Apoplexie oder Meningitis, weite auf Anämie, Epilepsie, Ohnmacht hinweisen, Hypotonie der Bulbi auf Diabetes.

C. Weibliche Geschlechtsorgane.

Normale Funktionen, Menstruation, Pubertät, Klimakterium und Kastration.

Menstruation: Wenn wir bedenken, daß eine Frau alle vier Wochen sechs, oft sieben Tage mit dem „Unwohlsein" zu tun hat, so ist eine Wahrscheinlichkeit von 25 % gegeben dafür, daß ein Leiden mit der Menstruation zeitlich mehr oder weniger zusammenfällt. Einzelne Beobachtungen beweisen also nichts, und nur, wenn mehrmals das zeitliche Zusammentreffen auffällt, können wir überhaupt an einen Zusammenhang denken. Solche Beobachtungen sind selten: Flüchtige Ödeme der Augenlider, die bekannten blauen Ringe unter den Augen, Hordeola, Herpes der Haut und Hornhaut, Gesichtsfeldbeschränkungen sind Dinge, die in dieser Richtung beschrieben werden, zum Teil aber wohl schon in das Gebiet des Pathologischen gehören.

Kann somit vielleicht schon die normale Menstruation das normale Sehorgan in dieser oder jener Richtung krank erscheinen lassen, so wird ein offenbar oder latent krankes Sinnesorgan in den Zeiten der Menstruation sehr wohl Verschlimmerung erkennen lassen: Herpetiforme Erkrankungen, Ekzem der Haut und Schleimhaut, entsprechend gewissen menstruellen Dermatitiden, Skleritis, Iridozyklitis und Chorioretinitis, Myopie, Exophthalmus, Glaukom u. a. können ihre Symptome störender zutage treten lassen oder direkt objektive Verschlimmerung zeigen. Wenn den Menstruationsanomalien, besonders verstärkten oder unterdrückten Blutungen, ein besonders schädigender Einfluß auf gesunde, latent oder manifest kranke Augen zugeschrieben wird, so scheint dieses wenig gerechtfertigt, vielmehr müssen wir wohl in den meisten Fällen die Menstruationsanomalie ebenso wie die Augenaffektion als Symptom einer gemeinsamen Noxe auffassen, z. B. bei Anämie, Chlorose, Tuberkulose, Lues usw.

Man sollte deshalb auch nicht von „vikariierenden" Netzhautblutungen reden, sondern von Zirkulationsstörungen, die unter Blutstockungen in der Genitalsphäre zu Extravasaten in dem wenig widerstandsfähigen Gefäßsystem der Retina führen. Auch den Sehnervenentzündungen und -atrophien, welche bei Menstruationsanomalien auftreten sollen, scheint meist ein tieferes Leiden zugrunde zu liegen: Zerebrale Affektionen (besonders der Hypophyse), multiple Sklerose und andere Nervenkrankheiten, deren Diagnose früher nicht so frühzeitig möglich war, als jetzt. Wenn Uhthoff bei drei jungen Mädchen im Alter von 16 bis 24 Jahren Sehstörungen in Form des zentralen Skotoms, also eine chronische retrobulbäre Neuritis opt. zusammen mit dysmenorrhoischen Beschwerden sah, so ist zu bemerken, daß in solchen Fällen noch nach fünf oder zehn Jahren sich eine multiple Sklerose entwickeln kann. Daß eine derselben einen abnorm kleinen Uterus besaß, deutet vielleicht auf eine gemeinsame, tiefer sitzende Noxe.

Dasselbe wie über den Zusammenhang von Menstruationsanomalien mit Augenkrankheiten wäre zu sagen über den Einfluß von **Pubertät, Klimakterium und Kastration.**

Entweder handelt es sich hier um funktionelle, eventuell hysterische Komplikationen, wie sie jede mit psychischen Aufregungen verbundene Änderung im Geschlechtsleben mit sich bringt, oder aber die Augenkrankheit ist eine Teilerscheinung einer Allgemeinerkrankung, die sich in verfrühtem oder verspätetem Auftreten der Pubertät und des Klimakteriums äußert (Hyper-, Hypo- und Dysfunktion der Hypophyse, Schilddrüse, Karotiskörper, Nebennieren u. dgl.). Es dürfte meist ein illusorisches Beginnen darstellen, ein organisches Leiden, wie die Neuritis opt. z. B. durch Provokation der Menses heilen zu wollen, wenn auch einer „ableitenden Therapie", z. B. Fuß- und Sitzbädern, dabei durchaus nicht etwa das Urteil gesprochen werden soll. So ist es zum mindesten zu den allergrößten Seltenheiten zu rechnen, „wenn das Auftreten der Menses relativ oder absolut verspätet oder überhaupt nicht erfolgt, und dadurch die Entstehung eines Sehnervenleidens bedingt sein soll."

Neuerdings sind einige Mitteilungen erschienen über günstige Beeinflussung von Iridozyklitis, Chorioretinitis u. dgl. bei Frauen im Klimakterium durch Ovariumpräparate. Es dürfte indes nicht erlaubt sein, daraus einfach auf ovarigene Augenkrankheiten zu schließen, denn daß in den verschiedensten Organpräparaten recht wirksame chemische Stoffe enthalten sind, die zum Teil noch durch Arsen und Eisen vervollständigt werden (Eisenarsenovarialtabletten), kann nicht geleugnet werden. Eine Beeinflussung durch derlei komplizierte Drüsenpräparate scheint also nicht außerhalb des Bereiches der Möglichkeiten zu liegen.

Wenn aber von Atrophia nervi opt. und Neuritis opt. im Klimakterium geschrieben wird bei Frauen, die stets steril waren, oder vorzeitig steril wurden, so dürfte wohl meist ein zerebrales Leiden (Hypophysentumor, Hydrozephalus) vorgelegen haben.

Krankheiten der Gebärmutter.

Diese veranlassen in den seltensten Fällen Augenkrankheiten. Meist ist auch hier das Verhältnis das, daß eine Allgemeinerkrankung sowohl die Endometritis usw. wie auch das Augenleiden verschuldet: So in erster Linie wohl Tuberkulose, Anämie, Chlorose usw. Daß doppelseitige Miose, Mydriasis mit und ohne Akkommodationslähmung, Neuritis opt. reflektorisch vom Uterus ausgelöst wird, entspricht unseren heutigen Ansichten nicht mehr (s. vaginale Diphtherie S. 364).

Daß aber gewisse Formen der Iridozyklitis in einer z. B. tuberkulösen Endometritis oder Parametritis ihren Ausgangsherd haben und durch Curettement in solchen Fällen Besserung erzielt und Rezidive verhütet werden können, soll nicht geleugnet werden. Daß chronische oder kryptogenetische Septikopyämie auch von den weiblichen Genitalien ausgehen und sämtliche dieser Krankheitsgruppe zugehörigen Augenkomplikationen bedingen könne, versteht sich von selbst. **Abundante Blutungen des Uterus** können ebenso wie eine Blutung aus anderen Ursachen zu **Amblyopie** und **Amaurose** führen (s. Amblyopie nach Blutverlust S. 394). 25% aller dieser Fälle erklären sich durch Uterusblutungen (kriminelle Aborte!).

Funktionelle Augensymptome sind durch Gebärmuttererkrankungen, zumal Lageanomalien, besonders in früheren Zeiten mehrfach beschrieben. Über einen Fall von **Trigeminusneuralgie** durch Retroflexio uteri berichtet **Groenouw** S. 169.

„Ich erinnere mich eines etwa 30jährigen Fräuleins, das wegen einer außerordentlich heftigen Neuralgie, die in allen drei Ästen des Trigeminus, besonders des N. supraorbitalis, tobte, lange Zeit hindurch elektrisiert und mit allen möglichen inneren Mitteln ohne irgendeinen nennenswerten Erfolg behandelt wurde. Die Kranke litt unter ihren Schmerzanfällen ganz außerordentlich. Erst als eine bestehende Retroflexio uteri beseitigt und ein Pessar eingelegt worden war, verschwanden die Schmerzen plötzlich. Dauernde Heilung erfolgte, nachdem durch Ventrofixation die Gebärmutter endgültig in ihre richtige Lage gebracht worden war."

Groenouw S. 169: „Doppelseitige Miose bei einer 68jährigen Dame mit Prolapsus uteri ohne sonstige Störungen von seiten des Auges will **Mooren** auf eine Zerrung und dadurch bedingte Lähmung des N. sympathicus durch den herabgesunkenen Uterus zurückführen.

Letzterer sah auch bei einer jungen Holländerin mit Anteflexio uteri die gewöhnlich hartnäckige Netzhauthyperästhesie erst verschwinden, als die Kranke sich ein Pessar einführen ließ. Eine andere 39jährige Patientin desselben Autors, welche seit 23 Jahren an einer Retroversio uteri litt und kinderlos war, bekam nach jeder Kohabitation eine Steigerung ihrer Hyperaesthesia retinae."

Kopiopia hysterica.

Unter diesem Namen hat **Förster** ein Krankheitsbild beschrieben, welches als eine Reflexhyperästhesie des Nervus trig. und Nervus opt. aufzufassen ist. Es soll sich ganz besonders häufig finden bei entzündlichen Erkrankungen der Uterusanhänge, aber nicht nur bei diesen, sondern auch bei verschiedenen Erkrankungen der Geschlechtsorgane, und zwar auch der männlichen, oder besser gesagt, es ist ein nervöses Allgemeinleiden im Sinne der Hysterie oder Neurasthenie, welches sich hauptsächlich in Störungen der Genitalorgane und der Augen äußert: Es kann also auch bei Männern vorkommen. Es gehört also zu den funktionellen Nervenkrankheiten. Nach **Förster** finden sich unter den besser situierten Ständen 8—10 Fälle unter 1000 Augenkranken.

Schwangerschaft, Geburt. Wochenbett, Laktation, Eklampsie.

Alle diese Umstände geben nur selten Veranlassung zur Augenbeteiligung. **Pigmentierungen der Haut**, wie sie in der Gravidität vielfach vorkommen, können auch die Haut der Lider befallen. Wie Schweiß- und Speicheldrüsen abnorm sezernieren, so kann dies auch von seiten der Tränendrüse auftreten.

Hornhautgeschwüre im Sinne der **Keratomalazie**, **Hemeralopie** u. a. dürften sich höchstens bei starker Reduktion des Allgemeinkräftezustandes finden. Selbst **Kataraktentwicklung** ist auf gehäufte Gravidität zurückgeführt worden, ob mit Recht, muß in Anbetracht der neuerdings in den Vordergrund tretenden Noxen der Tetanie usw. zweifelhaft bleiben. **Exophthalmus** durch Orbitalhämorrhagien ist gelegentlich in der Gravidität und nach Entbindung beobachtet. Auch **Morbus Basedowii** hat sich im Wochenbett mehrfach entwickelt. Immerhin dürften die genannten Ursachen, nur das auslösende Moment darstellen, die Krankheitsveranlagung aber schon latent vorhanden gewesen sein.

Iridozyklitis und Chorioretinitis allein auf normale Gravidität usw. zurückzuführen, dürfte nicht angängig erscheinen, eher schon das Glaukom. Daß die genannten Augenerkrankungen durch Schwangerschaft, Geburt, Wochenbett, Laktation aber sehr wohl im ungünstigsten Sinne beeinflußt werden können, soll nicht geleugnet werden. Die Retina erkrankt in der Gravidität in der Form der Retinitis albuminurica, wobei aber zu betonen ist, daß wirkliche Albuminurie vorliegen muß, daß die Gravidität also nicht mehr als normale anzusehen ist. Mehrfach ist Übergang in Amotio ret. alb. beobachtet worden, doch ist die Prognose, sowohl die der Albuminurie wie auch der Augenkomplikation, eine wesentlich bessere, als ohne Gravidität. Auch hier bestätigt sich die bekannte Beobachtung, daß wir bei Gravidität usw. manches noch als normal oder doch relativ harmlos auffassen dürfen, was ohne diese als recht bedenklich anzusehen wäre (cf. Hysterie). Wie Retinitis alb., so kann sich Neuritis opt. und Stauungspapille auf der Basis der Albuminurie entwickeln.

Etwas prinzipiell davon Verschiedenes stellt die retrobulbäre Stammaffektion des Optikus dar, die nichts mit Albuminurie zu tun hat und einzig und allein eine „normale" Gravidität, Puerperium oder Laktation zur Ursache haben soll. Dabei ist zu bemerken, daß das Krankheitsbild nichts Typisches hat und in Anbetracht der unendlich häufigen Graviditäten denn doch wohl häufiger sein sollte. Keineswegs dürfen wir unser ätiologisches Gewissen beruhigt glauben, wenn wir bei Neuritis opt. retrobulbaris und zentralem Skotom eine Gravidität konstatiert haben. Wahrscheinlich ist, daß noch etwas anderes dahinter steckt: Die Knochenhöhlen verdienen unsere Aufmerksamkeit, wobei oft Röntgenaufnahme nötig ist. Lues ist eine häufige Ursache, wobei gelegentlich eine positive Wassermannsche Blut- ev. Lumbalreaktion das einzig objektiv Nachweisbare ist. Je feiner die neurologischen Methoden ausgestaltet sind, um so häufiger hat man eine multiple Sklerose gefunden (Bauchdeckenreflex? Lumbalpunktion?). Erst wenn alles das negativ ausfällt, würde ich die ätiologische Diagnose der Graviditäts- oder Laktationsneuritis vorläufig akzeptieren, vorläufig, denn noch nach 5 bis 10 Jahren kann eine multiple Sklerose manifest werden. Wenn angegeben wird, daß das Rezidivieren der Neuritis opt. in mehreren Graviditäten bezeichnend für die ursächliche Bedeutung der Schwangerschaften sei, so ist das nur im begrenzten Maße zuzugeben, denn es ist bekannt, daß körperliche Anstrengung und Schwächezustände gerade bei der multiplen Sklerose manifestierend wirken können. Die Krankheitsbilder der autointoxikativen Graviditäts- und Laktationsneuritis können wir vielleicht noch nicht völlig streichen, wir können aber nicht verkennen, daß deren Gebiet an Ausdehnung immer mehr verliert, je mehr die Verfeinerung der neurologischen usw. Untersuchungsmethoden andere Ursachen aufdeckt.

Bei der Besprechung der Augenschädigungen durch Schwangerschaft, Geburt usw. dürfen auch die durch **Eklampsie** bedingten nicht übergangen werden. Wenn sich auch wohl meistenteils bei der Eklampsie Eiweiß im Urin findet und wenn mehr oder weniger völlige Retentio urinae eintreten kann, so sind die eklamptischen Affektionen doch keineswegs mit den urämischen zu identifizieren: Auch die Augensymptome sind verschieden. Während die albuminurischen und urämischen Schädigungen der Augen fast ausschließlich die chronische Form der Nierenerkrankung begleiten, setzt die eklamptische Amaurose meist sehr plötzlich ein. Da die Pupillarreaktion und der Augenspiegelbefund meist normal sind, dürfte es sich in der Mehrzahl der Fälle um eine kortikale oder subkortikale Schädigung der Sehbahnen handeln (Hydrocephalus internus? Schädigung der Gratiolettschen Sehstrahlung intoxikativer Natur?). Für diese Auffassung spricht auch die gelegentlich beobachtete Restitution des Gesichtsfeldes in Form der Hemianopsie, eventuell Farbenhemianopsie. Daneben scheinen aber auch periphere Stammaffektionen des Optikus vorzukommen, denn bisweilen tritt während der letzten Zeit der Gravidität eine monokulare (nicht hemianopische) Störung ein, die wir gleichwohl als prämotorisches Eklampsiesymptom auffassen müssen, denn während der Entbindung kommt dann gelegentlich die Eklampsie zum Ausbruch. Wir haben es also bei der Eklampsie und ihren Augenstörungen mit einem Analogon der Migraine ophthalmique zu tun; auch dabei haben wir ja meist hemianopische, seltener monokulare Zustände vor uns.

Häufen sich gegen Ende der Gravidität die Flimmerskotomanfälle, so kann das leicht zu Verwechslungen mit imminenter Eklampsie Veranlassung geben. Retinitis, Amotio ret., Neuritis opt. intraocul. gehören nicht zum Bilde der Eklampsie, finden sich aber um so häufiger bei der Urämie als Ausdruck des längst latent bestehenden Nierenleidens.

Wenn von einigen Autoren über den häufigen Befund einer Hyperämie des Optikus oder gar Neuritis opt. gegen Ende der Gravidität berichtet wird, so liegen wahrscheinlich Verwechslungen mit physiologischen Zuständen vor, denn man kann Hunderte von Schwangeren untersuchen, ohne je auf einen pathologischen Befund zu stoßen. Starke Blutverluste während oder nach der Geburt können ebenso wie Blutungen aus anderen Ursachen zu Amaurose oder Amblyopie führen. Daß im Puerperium der Sehnerv retrobulbär erkranken kann, wurde schon oben bemerkt und gleichzeitig auf die Fehlerquellen und die Seltenheit derartiger Befunde hingewiesen. Sieht man sich die Krankengeschichten kritisch an, so bleiben wenig überzeugende übrig: In einem Fall Schmidt-Rimplers hatte eine Frau über ein Jahr gestillt, dann schon mehrere Monate aufgehört und erkrankte nun unter dem Bilde der retrobulbären Neuritis opt. Es ist wenig wahrschenlich, daß die Laktation daran schuld war. In einem anderen Falle erkrankte die Frau unter Schüttelfrost, heftigen Kopfschmerzen usw., eine Schädigung, die sehr auf die Knochenhöhlen hindeutet. In einem dritten Fall war auch Fazialis und Abduzens (oder Okulomotorius) gelähmt, es handelt sich also vermutlich um einen enzephalitischen oder meningitischen, vielleicht auch einen periostitischen Prozeß. In anderen Fällen waren Blutverluste vorausgegangen. Puerperium und Laktation lassen sich meist nicht exakt trennen. In den wenigsten Fällen ist die Intaktheit der Knochenhöhlen betont, oft fehlt sogar Urinbefund (Diabetes!). Graviditäts- und Laktationsneuritiden, die einer modernen Kritik standhalten — auch die Wassermannsche Blutreaktion muß negativ sein — sind sehr seltene Dinge. Gegenüber der multiplen Sklerose und dem Nebenhöhlenempyem treten alle anderen Ätiologien ganz erheblich zurück. (Man vergleiche die Uhthoff-Langenbecksche Tabelle S. 202, zentrales Skotom.)

Charakteristisch für das Puerperium ist ja die Embolie resp. die Thrombose, und so sind denn auch mehrere Fälle von Embolien der Arteria centr. ret. beschrieben worden, die anatomisch wohl als thrombotisch anzusprechen ist.

Auch Hemianopsie gleicher, d. h. embolischer oder thrombotischer Ätiologie ist im Wochenbett beschrieben worden.

Über septische Endometritis s. bei Sepsis.

Öfter in Mitleidenschaft gezogen werden die Augen bei Erkrankungen der weiblichen Geschlechtsorgane, die durch Infektionen zustande kommen. Diese sind z. T. unter Gonorrhöe abgehandelt, z. T. gehören sie in die Klasse der septischen Allgemeinerkrankungen (s. S. 308 u. 355).

Ein Wort zu sagen wäre noch über die Augenkomplikationen bei Tumor mal. der Genitalorgane.

Groenouw § 137, S. 204/5 berichtet darüber:

„Karzinome der Mamma können Metastasen im Auge setzen. Bei metastatischem Karzinom der Aderhaut findet sich die primäre Geschwulst fast stets in der Brustdrüse, nämlich unter 19 Fällen 15mal (Wagenmann). Die Zeitdauer zwischen Auftreten resp. Operation des Brustkrebses und der Metastasenbildung im Auge beträgt $^1/_2$—2 Jahre. Doch kann noch längere Zeit verstreichen, so in einem Falle von Uhthoff 6 Jahre, in einem von Hirschberg mitgeteilten Falle 9 Jahre. Die Prognose ist absolut schlecht. Keine der Kranken lebte länger als 1 Jahr nach dem Eintritt der Augenerkrankung. Metastasen in allen Muskeln des einen Auges bei Mammakarzinom sah Wintersteiner. Klinisch erschien allerdings der am stärksten von Geschwulstmassen durchsetzte Rectus int. gelähmt.

Uteruskarzinome können ebenfalls Metastasen in den Augenmuskeln setzen, wie ein Fall von Elschnig zeigt.

Bei einer 30jährigen Frau mit Karzinom beider Eierstöcke sah Krohn beiderseits ausgeprägte Stauungspapille mit vollkommener Erblindung. Symptome von seiten des Gehirnes fehlten. Die Sektion ergab im Scheidenraum jedes Sehnerven dicht hinter dem Augapfel eine Geschwulst, welche sich mikroskopisch als Karzinom erwies.

Schließlich sei noch erwähnt, daß Polignani ein Jahr nach der Entfernung eines Melanosarkoms des Penis Metastasen im Peritoneum, der Pleura, verschiedenen Lymphdrüsen, Hirnhäuten und im Musculus rect. infer. beider Augen beobachtete."

D. Krankheiten der Respirationsorgane.

Die normale Inspiration ist begleitet oder unmittelbar gefolgt von einer Erweiterung der Pupille, die Exspiration von einer Verengerung. Da die letztere auch durch jeden Pulsschlag ausgelöst wird, so glaubte man die Pupillenveränderungen durch die Blutfülle der Iris erklären zu können. Experimentelle Untersuchungen haben indes ergeben, daß es eine sogenannte hydraulische Miose nicht gibt. Je exakter man alle Nerveneinflüsse ausschaltet, um so geringer fällt die Verengerung der Pupille auch bei maximaler Steigerung des arteriellen Druckes aus. Sowohl die Exspirationsmiose wie die jede Iritis begleitende Pupillenverengerung fassen wir jetzt als Mitinnervation des Okulomotorius auf (s. Pupillenweite S. 93).

In der Dyspnoe wird die Pupille weiter, im tiefen Schlaf ist sie bekanntlich eng, ebenso in der Agone, um sich beim Eintritt des Todes maximal zu erweitern.

Bei dem Cheyne-Stokeschen Atmungsphänomen verengern sich die Pupillen im apnoischen Stadium und können lichtstarr werden. Bei Wiederbeginn der Atmung erweitern sie sich und werden reaktionsfähig. Am ungezwungensten scheint sich die Miose in der Apnoe als Okulomotoriusreizung zu erklären, die Erweiterung als Sympathikusreizung. Den Reiz gibt für den Sympathikus nach Bumke die während der Apnoe im Blute angehäufte CO_2 ab. Über die Art der Okulomotoriusreizung ist nichts Näheres bekannt.

Übrigens fehlen Pupillenphänomene beim Cheyne-Stokeschen Phänomen oft.

Verstärkte Exspiration, Schneuzen, Niesen, Husten haben bei Normalen selten irgendwelche okularen Folgezustände, doch können sie unter abnormen Verhältnissen sehr wohl verhängnisvoll werden, so z. B. wenn ein auch noch so geringes Trauma die Lamina papyracea des nasalen Orbitalrandes fissuriert hat, kann Emphysem der Lider oder gar der Orbita mit Exophthalmus auftreten. Gelangen auf demselben Wege pathogene Keime in die Orbita, so kann ein Orbitalabszeß resultieren. Auch sind Luxationen des Bulbus beschrieben worden. Auch Orbitalblutungen mit Exophthalmus sind durch heftige Hustenanfälle ausgelöst worden. Daß sich besonders der Keuchhusten dadurch auszeichnet, ist bekannt. Noch bekannter sind die durch diesen bedingten Bindehaut- und Netzhautblutungen. Übrigens sind letztere sicher seltene Symptome des Keuchhustens. Als ich gelegentlich einen solchen Fall zu beobachten glaubte, erwies sich Patient als Diabetiker. Die Blutungen rezidivierten und führten zur Erblindung. Auch Fälle von Hemianopsie sind bei oder nach Pertussis beschrieben und Hirnhämorrhagien angenommen worden. Selbst beobachtet habe ich einen Fall von Erblindung eines dreijährigen Mädchens (K. Mördhorst) nach Pertussis mit normalem Spiegelbefund und normaler Pupillarreaktion. Es wurde Hydrocephalus int. mit doppelseitiger Hemianopsie angenommen und durch wiederholte Lumbalpunktion der gesteigerte Hirndruck herabgesetzt und Heilung erzielt.

Eine Neuritis optici, wie sie gelegentlich bei Pertussis beobachtet ist, könnte wohl einerseits durch solche Meningealreizung toxischer Natur oder durch basiläre oder Scheidenblutungen bedingt sein. Sie kann in Heilung oder in Atrophie übergehen. Wenn sich Lähmung des Okulomotorius, Abduzens oder Fazialis zur Hemianopsie hinzugesellt, müssen wohl Ponsblutungen postuliert werden. Daß der Keuchhusten exquisit prädisponierend für Skrofulose ist, ist auch dem Laien schon bekannt.

Bei fieberhaften Erkrankungen der Atmungsorgane, besonders bei **Pneumonie,** ist der Herpes corneae oder Keratitis dendritica eine häufige Komplikation. Vier Fünftel aller Patienten sind Männer. Da ich auffallend oft gesteigerten Lumbaldruck dabei gesehen habe, glaube ich auch in diesen Fällen das Bindeglied einer (toxischen?) Meningealreizung annehmen zu sollen.

Auch andere oberflächliche herpetiforme, neurotische Keratitiden sind nach fieberhaften Krankheiten, besonders der Respirationsorgane, beobachtet, wie ja auch Iritis und Zyklitis mit Kornealinfiltrationen nicht so selten Folgen einer Infektion oder postinfektiösen Intoxikation darstellen.

Seltener gelangen die Infektionserreger, besonders Pneumokokken selbst, in die Blutbahnen und führen zu metastatischer Ophthalmie. Auch Neuritis optici ist in seltenen Fällen durch Pneumokokken bedingt.

Auch Augenmuskellähmung, doppelseitige Okulomotoriuslähmung, selbst Akkommodationslähmung, ganz analog der postdiphtherischen, sind — 3 Wochen nach der Pneumonie — beobachtet.

Anisokorie mit Erweiterung der Pupille auf der Seite der Pneumonie und späterer Verengerung soll für kruppöse Pneumonie charakteristisch sein (Sympathikusreizung und -lähmung?). Auch bei chronischer Lungenspitzenaffektion kann man Anisokorie im Sinne einer leichten Sympathikuslähmung sehen, doch dürfte es nicht ohne weiteres möglich sein, zu sagen, welche Pupille die pathologische ist, wenn kein auskultatorischer Befund vorhanden ist.

Chronische Lungenleiden können durch Hämoptoe zur Erblindung durch Blutverlust führen (1% aller Fälle).

Daß sich Lungenemphysem öfter als Ursache von Glaukom finden soll, begleitet von venöser Stase, entspricht meinen Erfahrungen nicht. Jedenfalls dürfte der Arteriosklerose hierbei die Hauptschuld zufallen.

Metastatische Aderhautkarzinome und Sarkome sind mehrfach beobachtet worden. Ich selbst sah eine Enkelmetastase auf der Sehnervenscheibe, bei Tochter-Lungenmetastasen in der Lunge von einem Rückensarkom (siehe Abb. 122).

Bei Diphtherie des Rachens und der Nase, bei Katarrh der oberen Luftwege findet sich gelegentlich auch Diphtherie der Bindehaut sowie Pneumokokkenkonjunktivitis ʻund Ulcus corn. serp. Es kann die Augenbeteiligung in diesen Fällen die sekundäre, aber auch die primäre sein, indem durch die Tränenorgane die Mikroorganismen sich aufwärts und abwärts bewegen können. Auch bei Heufieber ist die charakteristische Konjunktivitis vielleicht das Primäre, vielleicht aber das Sekundäre. Jedenfalls lassen sich durch Kokain-Adrenalininstillationen u. dgl. die rhinitischen Beschwerden ebenso beeinflussen wie die konjunktivalen.

E. Krankheiten der Digestionsorgane.

Die Krankheiten der **Zähne** geben nicht oft Veranlassung zu Augenerkrankungen. Immerhin können sich periostische Prozesse von kariösen Zähnen aus oder Infektionen nach Zahnextraktionen auf Oberkiefer und Augenhöhlen fortsetzen und zu Thrombophlebitis oder Orbitalphlegmone und Exitus letalis führen, wie ich dies selbst nach der anderweitig ausgeführten „Aufrichtung" eines Weisheitszahnes gesehen habe. Die Infektion scheint teils die Lymph-, teils die Blutwege, besonders der Venen, teils die Knochenhöhlen zu befallen.

Auch reflektorisch sollen Zahnaffektionen gelegentlich ein Augenleiden bedingen oder verschlimmern. Daß auf diese Weise Tränenfluß, konjunktivale und ziliare Reizzustände, Blepharospasmus unterhalten werden kann, daß ein Glaukom durch Zahnschmerzen immer wieder angefacht werden kann, ist nicht unverständlich, schwerer vorstellen kann man sich aber die Entstehung von Iritis und Keratitis von den Zähnen aus.

Untenstehende Krankengeschichte teilte Uhthoff mit (Zitat nach Groenouw S. 69/70).

Eine 27jährige Patientin litt an Gesichtsreißen in der rechten Wange; sie führte dasselbe auf einen kranken Zahn zurück und ließ sich daher einen schadhaften rechten oberen Schneidezahn ausziehen. Darauf traten auch noch Schmerzen im rechten Augapfel und Versiegen der Tränenabsonderung rechts ein. Die Untersuchung ergab nichts Krankhaftes, wohl aber ausgesprochene Sensibilitätsstörungen im Bereiche des 2. Astes des rechten Trigeminus auch an der Konjunktiva. Die Tränensekretion fehlte rechts vollständig sowohl bei äußeren Reizen als auch bei psychischer Erregung. Die Sensibilitätsstörung verschwand wieder, dagegen blieben heftige Schmerzen im ersten Ast des Trigeminus zurück. Uhthoff nimmt an, daß es sich um eine aufsteigende Neuritis des zweiten Trigeminusastes gehandelt habe, welche vielleicht von dem erkrankten oberen Schneidezahn ausging. Später wurden die Ziliarnerven und der Nervus lacrymalis sowie die übrigen Zweige des ersten Astes des Trigeminus ergriffen. Das Wandern des Prozesses spricht sehr für diese Erklärung.

Von gewissen Formen von Zahnzysten ist beobachtet, daß sie sich in die Orbita vordrängen und Exophthalmus bedingen. Auch können hochsitzende Zahnfisteln Tränenleiden vortäuschen. Wenn auch Keratitis, Skleritis, Iritis und Kataraktbildung auf verlangsamte oder krankhafte Dentition zurückgeführt werden, so ist es wohl richtiger, für all diese krankhaften Erscheinungen des Auges wie für die Störungen der Zahnentwicklung eine gemeinsame Noxe anzunehmen, z. B. Rachitis für Zahnfehler und Katarakt, Lues, besonders hereditaria, für Keratitis, Iritis und Mißbildung der Zähne usw.

Abgesehen von organischen Augenleiden der gedachten Art sollen auch einige funktionelle Störungen durch Zahnkrankheiten ausgelöst werden können, so z. B. konzentrische Gesichtsfeldeinengung, Amblyopie ohne Befund, ein- und doppelseitige Akkommodationsschwäche mit und ohne Pupillenerweiterung. Immerhin müssen das seltene Dinge sein. Daß sie als reine funktionelle Symptome vorkommen können, soll keineswegs bestritten werden, denn wer einmal gründliche Zahnschmerzen gehabt hat, weiß, wie das gesamte Nervensystem darunter leiden kann. Wo aber wirkliche organische Störungen vorgelegen haben, müßte man vielleicht doch an Affektion der Knochenhöhlen denken, wie sie sich bei eitrigen Periostitiden, die von den Zähnen ausgehen, gar nicht so selten finden. Bei Ophthalmoplegia int. käme Schädigung des Ggl. ciliare in Frage.

Über Mumps und „Mikuliczsche Krankheit" siehe unter Tränenorgane und Iritis, ferner unter pseudoleukämische Tumoren S. 397.

Nach Erkrankungen des Rachens und der Mandeln sind mehrfach Augenmuskel- und Akkommodationslähmungen beschrieben worden. Der Verdacht liegt nahe, daß es sich um milde Formen von Diphtherie (s. S. 364) gehandelt haben möge.

Von Erkrankungen der **Speiseröhre, des Magens und Darmes** ergeben die Karzinome der Speiseröhre in ca. $^1/_6$ aller Fälle Pupillendifferenz derart, daß die linke Pupille enger ist als die rechte (N. sympathicus). Die malignen Tumoren können auch Veranlassung zu Blutverlusten und konsekutiver Amblyopie geben. Denn ein Drittel aller dieser Fälle erklärt sich durch Magen- und Darmblutungen (aber nicht nur durch Ca, sondern auch durch Typhus abdom., Ulcus ventr., Tuberkulose des Darmes, Hämorrhoidalblutungen).

Daß durch abnorme Zersetzungs- und Gärungsvorgänge im Magendarmkanal sich Toxine bilden und zu autointoxikativer Schädigung der optischen Leitungsbahnen führen sollen, ist eine alte, neuerdings wieder hervorgeholte Ansicht, die durch den Befund der Indikanurie gestützt werden soll. Darüber sind die Akten vielleicht noch nicht geschlossen. Daß die Gastroenteritis der Kinder und Säuglinge, der Mehlnährschaden, die Pädatrophie oder wie man diese allgemeinen Ernährungsstörungen benennen will, zu Hemeralopie, Xerosis conjunctivae, Keratomalazie eventuell Panophthalmie führten, ist bekannt, weniger vielleicht, daß dies auch bei Erwachsenen in Arbeitshäusern vorkommt, wo die Einförmigkeit der Ernährung und die Unzulänglichkeit derselben bei starker körperlicher Arbeit in heller Sonne die Veranlassung geben können (s. auch Dysenterie).

Eine ähnliche Ursache — chronischer Darm- und Magenkatarrh z. B. bei Alkoholikern — dürfte vorliegen, wo Leberkrankheiten, die mit Ikterus einhergehen, für Hemeralopie und Keratomalazie verantwortlich gemacht werden. Dabei wird meistenteils eine erhebliche allgemeine Ernährungsstörung vorliegen, eine Dyskrasie des Blutes und ein Übertreten von Gallensäuren in das Blut, wodurch der Sehpurpur g löst und somit das Sehen in der Dämmerung leiden soll.

Von Förster wurde das Krankheitsbild der Plethora abdominalis (Leberanschoppung) aufgestellt. Es hat sich auf die Dauer als solches nicht halten können. Zwei Krankengeschichten, die Groenouw (S. 86/87) zitiert, seien immerhin an dieser Stelle mitgeteilt:

Als Beispiel führt Förster eine Dame an, welche erst im Anfang der vierziger Jahre in den Ehestand trat, nun sehr gemächlich und gut zu leben begann und rasch an Körpergewicht zunahm. Unter den Erscheinungen der sog. Plethora abdominalis sank die Akkommodationsbreite nach einem halben Jahre von 5,5 D auf 4,5 D bei Emmetropie und guter Sehschärfe. Die Brille + 1,0 D, die vor einem Jahre verordnet worden war und genügt hatte, genügte nun nicht mehr. Nachdem die Patientin in Karlsbad gewesen war und dann noch ein Seebad besucht hatte, las sie im nächsten Winter wieder mit der früheren Brille andauernd. Der Nahpunkt lag in 20 cm.

Ein sehr gut situierter Gutsbesitzer aus Försters Praxis, welcher sich angewöhnt hatte, sehr reichlich zu leben, wurde in der Mitte der vierziger Jahre, als sich eine erhebliche Fettleibigkeit und Hämorrhoiden bei ihm entwickelten, von sehr störendem Doppelsehen befallen. Ein Musc. obliqu. sup. war der schuldige Teil. Graefe, an den er sich zunächst wandte, verordnete ihm einige Blutegel an den After und in drei Tagen war das Doppelsehen behoben. Im Laufe von etwa 10 Jahren wiederholten sich diese Anfälle von Doppelsehen noch 5—6mal. Sie wurden nicht immer durch Funktionsuntüchtigkeit desselben Muskels, ja nicht einmal durch Muskeln an demselben Auge hervorgerufen. Die Hirudines ad anum, die sich zunächst der Patient selbst verordnete, bewirkten auch wohl weiterhin, jedoch schließlich nicht mehr Heilung oder Besserung des Doppelsehens. Ein wenig Enthaltsamkeit und gleichzeitig stuhlgangfördernde Mittel beseitigten dann stets das Übel im Laufe weniger Wochen.

Bei Uvealsarkom kann die Leber vom Auge aus durch Metastasen in Mitleidenschaft gezogen werden. Da in 46 Fällen von metastatischem Uvealsarkom fast zwei Drittel (nämlich 31 nach Fuchs) Lebermetastasen (7 Magenmetastasen usw.) gemacht hatten, so ergibt sich die Notwendigkeit der Leberuntersuchung in jedem Falle von Tumor mal. Sind hier Metastasen nachweisbar, so wird man nur dann enukleieren, wenn dies wegen lokaler Schmerzen (Glaukom) nötig ist.

Auch das Gliom befällt metastatisch die Leber. Nach Wintersteiner finden sich in 155 Fällen dieses Tumors 43 im Gehirn, 40 in den Schädel- und Gesichtsknochen, 36 in den Lymphdrüsen, je 9 im Skelett und Parotis, 7 in der Leber, je 1 in der Milz u. a.

Darmparasiten.

Cysticercus cellulosae. Die Taenia solium wohnt im Dünndarm des Menschen. Die mit den Proglottiden per anum entleerten, per os wieder eingeführten oder durch Antiperistaltik in den Magen gelangten Eier werden hier ihrer Hülle beraubt, so daß der mit 6 Haken versehene Embryo frei wird, Magen- oder Darmwand durchbohrt und auf dem Blut- oder Lymphweg in das Auge gelangen kann. Hier wirft er die Haken ab, verwandelt sich in die Zystizerkusblase, entwickelt den späteren Bandwurmkopf mit Saugnäpfen und Hakenkranz. Der häufigste Wirt des Zystizerkus ist das Schwein: Durch Genuß von ungekochtem Fleisch erwirbt ihn der Mensch, in dessen Magen und Darm sich der Bandwurm entwickelt, die Finne selbst gelangt nur in den Magen oder Darm, nicht in die Blut- oder Lymphwege. Den Zystizerkus finden wir in der Haut der Lider und unter der Bindehaut, in Vorderkammer, Glaskörper, hinter der Netzhaut in der Orbita, im Gehirn (s. Abb. 150).

Durch Einführung der Fleischbeschau ist er zu den größten Seltenheiten geworden. Als Student sah ich bei Alfred v. Graefe in Halle im Jahre 1892 zwei Zystizerken in einem Auge, die „glücklich entbunden" wurden. Gelingt die Entfernung nicht, so geht das Auge meist durch Iridozyklitis zugrunde.

Der Cysticercus echinococcus gelangt nur in den Darmkanal des Menschen, in die Blutbahn, wenn Eier der beim Hund parasitierenden Taenia in den menschlichen Magen gelangen. In das Auge selbst gelangt der Cysticercus echinococcus nicht, wohl aber in Orbita und Hirn.

Einige Filarien sind sehr seltene Parasiten, die nur in das Auge oder unter die Konjunktiva gelangen.

Über Trichinose siehe unter Infektionskrankheiten (S. 366).

Anchylostomum duodenale und Botryocephalus latus schädigen das Auge durch die schwere Anämie, die sie verursachen (s. S. 393).

Die verschiedensten funktionellen Störungen sind besonders bei Kindern auf Darmparasiten, besonders auf Askariden und Oxyuren zurückgeführt worden: Mydriasis, Miosis, Amblyopien, Asthenopien, Flimmern, Schielen, Blepharospasmus usw. Meist dürfte wohl eine andere Ursache vorliegen, doch wird man bei hartnäckigen funktionellen Störungen durch ein Abführmittel immerhin Klarheit schaffen können, ob Darmparasiten vorliegen, diese beseitigen und sich dann gelegentlich über Beseitigung genannter Störungen freuen können.

F. Krankheiten der Harnorgane.

Augenbeteiligungen durch Erkrankungen der Harnorgane kommen vor in Form der Retinitis albuminurica und der urämischen Amaurose. Sehr viel seltener sind einige andere Dinge: Abduzenslähmung, Glaukom, Iridozyklitis, Ödeme.

Albuminurie.

Was zunächst die Retinalaffektionen anbetrifft, die sich auf Albuminurie zurückführen lassen, so ist daran zu erinnern, daß es sich keineswegs immer um typische Retinitis alb. (s. oben S. 160) zu handeln braucht, sondern daß jede einfache Netzhautblutung (s. Abb. 135), jeder weiße oder gelbe Fleck oder die Umwandlungsprodukte eines solchen eine Albuminurie zur Ursache haben können, daß das Atherom der Netzhautgefäße, und zwar sowohl der Arterien wie der Venen, daß eine Neuritis opt. und Stauungspapille, endlich eine Amotio ret. ätiologisch auch gelegentlich durch nichts anderes als durch Albuminurie zu erklären sind. Ist einerseits also die verschiedenartigste Retinalbeteiligung albuminurisch, so ist andererseits die sog. typische Retinitis albuminurica nicht ausnahmslos durch Albuminurie bedingt, sondern kann auch durch andere Noxen, z. B. Lues oder Hirntumor, entstehen. Zwischen den typischen und atypischen Bildern gibt es nun Übergänge und Kombinationen, und ich möchte glauben, daß die atypischen Symptome auch hier häufiger sind als die typischen.

Die Nierenerkrankungen, die mit Vorliebe Augenkomplikationen bedingen, sind folgende:

1. Die sog. genuine Schrumpfniere oder Brightsche Nierenkrankheit, die einhergeht mit reichlicher Absonderung eines spezifisch leichten Urins, der wenig Eiweiß und wenig morphologische Elemente enthält.

Es ist bekannt, daß das Herz, besonders der linke Ventrikel, dabei meist hypertrophisch ist, und daß sich ein albuminurisches Atherom oft anschließt.

Andererseits kann aber auch eine primäre Arteriosklerose eine Schrumpfniere im Gefolge haben. Auch wenn man die Schrumpfniere eine genuine genannt hat, so hat sie doch auch wohl meist irgendeine — oft unbekannte — allgemeine Ursache (Alkoholismus, Blei, Skarlatina), ebenso wie die Arteriosklerose eine beispielsweise syphilitische sein kann.

2. Ist es die „große weiße Niere“, d. h. die chronische mit Anasarka, serösen Ergüssen, vermindertem konzentriertem Urin mit Sediment und Zylinder.

3. Die akute, besonders durch Scharlach und Intermittens und andere Infektionen bedingte Nephritis. Auch einige Intoxikationen: Blei, Diabetes kommen hier in Frage.

4. Das Nierenamyloid.

5. Die Schwangerschaftsniere.

Retinitis albuminurica.

Die verschiedenen Formen der Retinalbeteiligung aus den verschiedenen Formen der Netzhauterkrankungen zu erkennen, ist bisher nicht angängig.

Die Häufigkeit der Retinalaffektionen bei Nierenleiden geben die verschiedenen Autoren zwischen 5—30 % an. Es dürfte aber richtig sein, daß jeder dritte bis vierte Nierenkranke Retinalbeteiligung in irgendeiner Form zeigt.

Das Alter der Patienten beträgt meist über 40 Jahre, doch kommt Albuminurie mit sämtlichen Komplikationen in jedem Lebensalter vor. Männer sind etwa doppelt so häufig erkrankt wie Frauen.

Über die verschiedenen Formen der Retinalbeteiligung war schon gesprochen, nur darf vielleicht hinzugefügt werden, daß Stauungspapille wohl meist da aufzutreten pflegt, wo wir Ursache haben, intrakranielle Drucksteigerung anzunehmen (Lumbalpunktion).

14. II. 1911.

Th., Katharine, Lehrersfrau, 43 Jahre alt.

Diagnose: Chronische Nephritis, Stauungspapille, Retinitis alb.

Früher immer gesund, von seiten der Mutter her tuberkulös belastet. Eine Schwester an Tuberkulose gestorben. Mutter lebt. Vater an Nervenleiden gestorben. Patientin vor $3^1/_2$ Jahren nerven- und nierenleidend im Anschluß an Partus. Damals vom Arzt Retinitis alb. festgestellt. Seitdem kränkelnd. Anfälle von Kopfschmerzen, früher heftiger als jetzt. In letzter Zeit vorübergehend Verdunkelungen vor beiden Augen, besonders bei leichten Anstrengungen. Kein Schwindel, im Anschluß an die Kopfschmerzen häufig Erbrechen. Viel Flimmern vor den Augen, unabhängig von den Kopfschmerzen, aber mit Verdunkelungen für kurze Zeit. 12 Jahre verheiratet, vier Kinder, davon eines gestorben an Lungenentzündung, kein Abort. Das letzte Kind ist vor $3^1/_2$ Jahren geboren, Geburt vier Wochen zu früh.

Patientin ist andauernd müde und leidet an Gedankenflucht. Zeitweise pessimistische Stimmung. Patientin hat viel Durst, muß auch viel Wasser lassen. Beim Vornüberneigen des Kopfes heftige Kopfschmerzen.

Status pr.:

Visus: rechts $^5/_8$, links $^5/_8$.

Lidspalten rechts = links. Pupillen rechts = links. Reaktion auf Licht und Konvergenz vorhanden.

Augenbewegungen frei.

Ophthalmoskopisch: Beiderseits typische Stauungspapille rechts 3 D, links 4 D Prominenz, nasal kleine Blutung. einzelne weiße Plaques. Kornealreflex herabgesetzt.

Gesichtsfeld normal.

Dunkeladaptation von 94 nach 45 Min. Dunkelaufenthalt.

Allgemeinuntersuchung: Schwächliche, unterernährte Frau, Sprache, Gang, Intellekt o. B.

Herz nach links dilatiert, Spitzenstoß diffus. V. J. R. Außerhalb der Mamillarlinie, verstärkter II T., an der Basis keine Geräusche.

Puls beschleunigt, 124, fast regelmäßig, gleich.

Dämpfung im II J. R. links neben Sternum (Aneurysma).

Starke Druckschmerzhaftigkeit der Aorta abdominalis.

Urin: Viel Albumen, kein Saccharum. Reaktion: Leicht alkalisch. Mikr.: Nur spärliche Formelemente.

Grobe Kraft gleichmäßig herabgesetzt R = L.

Patellarreflex beiderseits lebhaft bis gesteigert.

Vorderarmreflex links lebhafter als rechts.

Achillesreflex fehlt rechts, links lebhaft.

Plantarreflexe beiderseits positiv, beiderseits leichte Dorsalflexion der großen Zehe.

Bauchdeckenreflexe fehlen.

Keine Ataxie. Kein Romberg.

Wassermannsche Reaktion: Negativ.

Lumbalpunktion: Anfangsdruck 400 nach 3 Minuten 300, nach 4 Minuten 300. Spur Albumen (normal).

Wassermannsche Reaktion im Punktat: Negativ.

Blutdruck mehr als 245 RR, welcher sich unter Jodkalium nur wenig verringerte (240), stieg später aber wieder auf 250.

24. II. Visus: Rechts $^6/_{20}$, links $^6/_{15}$.

Am 29. II. auf Wunsch entlassen. Drei Wochen später Exitus letalis.

Meist sind ja beide Retinae oder Optici, oder auf der einen Seite die Retina, auf der anderen der Optikus befallen, oder sie erkranken nicht lange nacheinander. Immerhin liegen gelegentlich Monate, ja Jahre zwischen der Erkrankung des ersten und zweiten Auges, so daß bei einer einseitigen Neuritis opt. oder Stauungspapille erst eine genaue Urinuntersuchung usw. die Erklärung bringen kann. Mit Hilfe der Blutdruckmessung wird man schneller zur Diagnose gelangen, doch braucht dieser ja nicht immer abnorme Werte zu haben.

Die subjektiven Sehstörungen sind oft minimal — Verschleierungen u. dgl. — so manche Nierenerkrankung wird zufällig durch den Augenarzt erkannt. Schwere Sehstörungen, ja Erblindungen deuten fast ausschließlich auf Komplikationen: Arterien oder Venenverschluß, Amotio ret., Glaskörperblutungen, Glaukom, Urämie, zerebrale Apoplexie, doch sind diese Komplikationen relativ seltene Dinge.

Anatomisch findet man meist ausgedehnte Veränderungen der Blutgefäße, besonders der Arterien, und zwar nicht nur in der Retina, sondern auch in der Aderhaut, wobei zu bemerken ist, daß man von diesen Aderhautveränderungen ophthalmoskopisch in den seltensten Fällen etwas sieht. Eine ausgesprochene Chorioiditis würde ich stets in erster Linie auf Tuberkulose oder Lues beziehen, die ja ebenfalls das Atherom erklären könnte.

In der Netzhaut findet man, und zwar besonders in den inneren Schichten, Blutungen, die zum Teil in Verfettung übergegangen sind, sich mit Osmium oder Sudan färben. In der Zwischenkörnerschicht finden sich oft fibrinreiche Exsudate, „Faserkörbe", die sich stark mit Safranin färben. Allerhand Fettkörnchenzellen, Schollenbildung, Detritus, doppelbrechende Substanzen (Lipoide) sind nachzuweisen. Die Stützfasern degenerieren fettig und quellen auf. Die Spritz- oder Sternfigur der Makula erklärt sich durch die in der anatomischen Struktur der Makula bedingte Anordnung der Exsudate (s. anatom. Abb. 134).

Die Papille zeigt ohne erhebliche entzündliche Erscheinungen das Bild der einfachen Schwellung, welche an der Lam. crib. aufhört.

Die Netzhautablösung erklärt sich in der Mehrzahl der Fälle als eine Transudation d. h.; sie tritt meist bei ausgedehnter Anasarka und Ergüssen in den serösen Häuten auf, also bei allgemeinen Stauungserscheinungen. In seltenen Fällen dürften exsudative Prozesse oder primäre Glaskörperschrumpfung eine Rolle spielen. Die bisher vorliegenden anatomischen Untersuchungen geben auf diese Frage noch keine eindeutige Antwort. Zum Teil will man die Amotio auf retinales Ödem und Transsudation, zum Teil auf solches von seiten der Aderhaut zurückführen.

Daß die Ret. alb. in Amotio übergehen, daß diese dann durch subkutane Drainage wieder heilen kann und bei Wiederkehr der allgemeinen Ödeme dann nicht zu rezidivieren braucht, geht aus der hier wiedergegebenen Krankengeschichte Uhthoffs hervor.

In diesem Falle handelt es sich um einen 17jährigen Schlosserlehrling K., der am 10. IX. 1901 wegen schwerer chronischer Nephritis in die medizinische Klinik aufgenommen wurde. Die klinische Diagnose lautete auf Nephritis chronica haemorrhagica, Pleuritis duplex, Perikarditis, Bronchitis, Hypertrophia et Myodegeneratio cordis, Hydrops.

Schon bei der Aufnahme war doppelseitige starke Sehstörung vorhanden unter dem ophthalmoskopischen Bilde einer ausgedehnten Neuroretinitis albuminurica. Papillengrenzen beiderseits sehr verwaschen, Papillen grauweißlich getrübt, etwas prominent, Retinalvenen sehr stark gefüllt, von sehr dunkler Farbe, Arterien eng. Die Retina in der Umgebung der Papillen und in der Gegend des hinteren Augenpoles weithin ebenfalls diffus grauweißlich getrübt. Einzelne Retinalhämorrhagien. Die Macula lutea zeigt keine weiße Sternfigur (Dr. Heine). Der Befund ist auf beiden Augen ganz analog und bleibt zunächst ziemlich derselbe. Anfang Oktober 1901 weitere Verschlechterung des Sehens und jetzt kann auch zuerst links und bald darauf auch rechts ausgedehnte Netzhautablösung, besonders in den unteren Hälften des Augenhintergrundes, konstatiert werden. Dieselbe wird später beiderseits fast total. Die abgelösten Partien zeigen sich diffus stark grauweißlich getrübt. Patient erblindete infolge dieser Veränderungen fast ganz.

Gleichzeitig mit der Zunahme der Sehstörung entwickelte sich auch ein immer mehr zunehmender Hydrops.

Einen Monat später, Anfang November 1901, wurde wegen sehr hochgradiger allgemeiner Ödeme die Behandlung (Drainage) mit der Curschmannschen Kanüle eingeleitet und auf diese Weise 21 Liter Ödemflüssigkeit in wenigen Tagen entfernt. Mit dem Rückgange der Ödeme zeigt sich schon nach fünftägiger Behandlung ein deutlicher Rückgang der diffusen Retinaltrübung. Im Laufe der nächsten Wochen erfolgt auch mit immer weiterer Abnahme des Hydrops und Besserung des Allgemeinbefindens eine bedeutende Abflachung der Netzhautablösung und dieselbe ist nach zwei Monaten vollständig wieder angelegt unter erheblicher Besserung der Sehkraft (Fingerzählen in 3 m). Im Bereich der wiederangelegten Retinalpartien finden sich neben immer noch deutlicher Trübung der Netzhaut ausgedehnte grauweiße Streifen mit strahligen Ausläufern und vielfachen dicken begleitenden Pigmenteinscheidungen und Wucherungen. Die grauweißlichen Streifen haben zum Teil eine erhebliche Breite und eine leicht konzentrische Anordnung zur Papille. Weiter peripher von der Papille finden sich auch einzelne Stellen mit längeren, rein weißen und schmäleren Streifen, welche unter der Netzhaut gelegen sind. Die Papille selbst ist noch getrübt und abgeblaßt, die Grenze verwaschen, ebenso die angrenzenden Retinalpartien noch mäßig diffus graulich getrübt. Die Retinalgefäße stark verengt. In der Gegend des hinteren Augenpoles und in die Peripherie sonst ziemlich normal roter Reflex des Augenhintergrundes, nur durch einen leicht graulichen Schleier der nicht ganz normal durchsichtigen Netzhaut gedeckt, an vielen Stellen hellere, gelbliche Färbung infolge von Pigmentatrophie, welche zum Teil durch schwärzliche Pigmentsäume begrenzt sind, an anderen Stellen weißliche subretinale Streifen von wechselnder Form, bald schmal und langgestreckt verlaufend, bald auch breitere, mehr herdartige Bänder darstellend. Eine eigentliche Prominenz der Retinalpartien ist nicht mehr nachweisbar, dieselben liegen durchweg an. Nachdem sich das Allgemeinbefinden des Kranken wieder verschlechtert hatte, starb Patient am 8. II. 1902. Die Obduktion bestätigt die klinische Diagnose.

Prognose: Ist die Prognose der Albuminurie an sich schon meist trübe, so trübt sie sich noch mehr, wenn Augensymptome auftreten. 80—90% solcher Patienten starben innerhalb der ersten zwei Jahre nach Auftreten der Augensymptome, während entsprechende Fälle ohne Augensymptome nur etwa halb so hohe Zahlen aufweisen.

Die durchschnittliche Lebensdauer der Patienten mit alb. Netzhauterkrankungen beträgt nach den verschiedenen Autoren $1/_2$—$1^1/_2$ Jahre, doch leben einige noch 5—10 Jahre, was man nie vergessen darf. Für die Männer der ärmeren Bevölkerung ist die Prognose schlechter als für die Frauen und die sozial besser gestellten Kreise. Von den Privatpatienten Haabs starben fast 60% innerhalb der ersten zwei Jahre (Männer 62%, Frauen 56%), die anderen Männer lebten zwei bis sechs, die Frauen drei bis elf und mehr Jahre.

Von den klinischen Patienten starben die Männer innerhalb der ersten zwei Jahre sämtlich, von den Frauen fast 70%, von den übrigen lebte eine über 6 Jahre.

Die Prognose quoad vitam ist also recht schlecht. Um so dankbarer wird man es begrüßen, die durch die Nierenerkrankung geschädigte Sehschärfe günstig beeinflussen und so auch subjektiv das Allgemeinbefinden der Trost-loserkrankten bessern zu können. So sah ich mehrfach erstaunliche Besserungen der auf $1/10$—$1/20$ gesunkenen Sehschärfe bis zur Norm durch einfache wiederholte Milchinjektionen. Doch erfordern diese Fälle noch weitere Beobachtung. Die Nephritis selbst wird durch die parenterale Eiweißzufuhr nicht beeinflußt.

In der theoretischen Deutung steht noch die Auffassung von Traube mit der vermehrten Arterienspannung der Deutung durch chemische Einflüsse gegenüber. Erstere hat je länger um so mehr den Boden verloren. Sind es doch andere klinische Erscheinungsformen, in denen sich der gesteigerte Blutdruck am Auge äußert: Pulsphänomen, Blutungen, Glaukom u. a. Auch findet sich typische Retinitis alb. ohne ausgesprochene arterielle Drucksteigerung. Je länger um so mehr sind wir dazu gelangt, die abnorme Blutbeschaffenheit für eine besondere Form der Blutgefäßerkrankung verantwortlich zu machen, woraus sich das Bild der Ret. alb. anatomisch erklären soll.

Die Retinitis alb. gravidarum bietet im klinischen Bilde keine wesentlichen Verschiedenheiten dar. Sie befällt mit Vorliebe Erstgebärende, tritt meist in der zweiten Hälfte der Gravidität auf, die Sehstörungen entwickeln sich all-mählich. Treten plötzliche Verschlechterungen des Sehens ein, und erklären sich diese nicht aus größeren Blutungen oder Amotio ret., so liegt Komplikation mit Eklampsie oder Urämie vor.

Silex fand unter etwa 3000 Schwangeren einmal eine Retinitis alb., während die Angaben über die Häufigkeit der Schwangerschaftniere zwischen 1 und 20% schwankt. Unter 60 Fällen von Retinitis alb. von Thomsen und Völlkers fand sich 6mal Schwangerschaftsniere (10 %).

Prognose: Zu bedenken ist, daß jede Gravida natürlich auch eine Nephritis aus anderer Ursache erworben haben kann, ja auch eine chronische Albuminurie im Sinne der Schrumpfniere durch eine Gravidität ungünstig beeinflußt werden kann, daß sie exazerbieren kann, wo sie völlig latent geworden oder überhaupt noch gar nicht erkannt war. Für solche Fälle ist die Prognose dieselbe, nämlich schlecht, wie für die oben geschilderten Formen, zu denen sie ja eigentlich gehört, nur daß die Gravidität als erschwerende Komplikation noch hinzu-kommt. Besonders schlecht ist die Prognose, wenn sich die Retinalveränderungen im Puerperium oder nach künstlicher Unterbrechung der Schwangerschaft nicht zurückbilden. Je weniger chronisch die Nephritis ist — siehe oben — um so besser ist die Prognose und noch besser wird sie, wenn sie einzig durch die Gravidität bedingt ist. Ist es doch eine alte Erfahrung, daß so manche außer-ordentlich schwer erscheinende Symptomkomplexe organischer und funktioneller Art relativ harmlosen Charakter annehmen, wenn sie sich einzig durch Gravidität erklären.

Von den reinen Formen gingen

ca. 25% in völlige Heilung über,

ca. 50% in teilweise Heilung über,

ca. 25 und mehr in völlige Erblindung.

Etwa 10% gehen zurück, ohne ophthalmoskopische Erscheinungen zu hinterlassen, meist bleiben Flecke, oft läßt der Optikus eine Abblassung oder Atrophie erkennen.

Wiederholte Graviditäten verschlechtern meist, doch nicht immer, die Prognose quoad visum, zumal wenn Neuritis opt. und Blutgefäßverengerung aufgetreten ist.

Selbst Netzhautablösung ist bei der Schwangerschaftsretinitis eine nicht unheilbare Komplikation, doch bleiben meist erhebliche Sehstörungen zurück.

Auch Gefäßverschlüsse, besonders Embolie (arterielle Thrombose) sind beobachtet, wobei eine Retinitis freilich ausgeschlossen ist.

Therapie: Therapeutisch kommt die Unterbrechung der Gravidität in Frage, zumal da, wo eine chronische Nephritis vorliegt, die zum ersten oder wiederholten Male durch die Gravidität ungünstig beeinflußt wird. Die Indikation steigt, wenn sich diese ungünstige Beeinflussung schon zu Beginn oder in den ersten 3—6 Monaten der Gravidität zeigt. Solche Graviditäten führen meist nicht zu einem guten Ende, so daß es durchaus berechtigt ist, einen Zustand zu beseitigen, der für die Frau unverhältnismäßig hohe Gefahren hat.

Auf der anderen Seite erscheint aber eine einfache **Graviditätsretinitis**, die gegen Ende der Schwangerschaft auftritt, nicht ohne weiteres als Indikation, die Gravidität zu unterbrechen. Immerhin könnte man auch diese Indikation gelten lassen, wenn eine oder zwei Graviditäten normal verlaufen sind und zu hoffen ist, daß spätere wieder ebenso verlaufen. Doch wird man in solchen Fällen wohl meist mit der künstlichen Frühgeburt auskommen, also das Kind nicht zu opfern brauchen. Treten Komplikationen auf, z. B. Amotio ret., Glaukom, dokumentiert sich die Allgemeinschädigung demnach doch als eine ernstere, so wird man eher geneigt sein, die Schwangerschaft — auch auf Kosten des kindlichen Lebens — zu enden. Daß auch die sozialen Verhältinsse hier mitzureden haben, versteht sich von selbst: Daß man einer Mutter von 6—8 Kindern aus dem arbeitenden Stande keine weitere Gravidität zumuten wird, wenn Nephritis und Retinitis — wohl gar mit Komplikationen — auftreten, dürfte wohl anzuerkennen sein. Andererseits braucht man bei lebhaftem Wunsch nach einem Kinde nicht übermäßig ängstlich die Unterbrechung zu empfehlen, zumal wenn bei einer Erstgebärenden die Nephritis einzig durch die Gravidität bedingt erscheint und die Retinitis relativ spät auftritt. Dieses dürfte im allgemeinen die heute maßgebende Richtlinie sein, die in einzelnen Fällen natürlich leicht nach dieser oder jener Seite hin eine Ablenkung erfahren dürfte.

Nicht jede während der Gravidität entstehende oder entdeckte Retinitis oder Amotio ist eine Indikation zur Unterbrechung der Gravidität, zumal wenn das Spiegelbild dem Kenner sofort sagt, daß die Retinitis nicht albuminurisch (sondern vielleicht syphilitisch oder tuberkulös?), die Amotio auch vermutlich viel älteren Datums oder bei Langbau des Auges als myopisch aufzufassen ist. Mit oder ohne Dolus werden solche Dinge herangezogen, um den Arzt der künstlichen Unterbrechung der Gravidität geneigt zu machen.

Urämie.

Die Sehstörungen während der Schwangerschaft, soweit sie durch Nierenleiden bedingt sind, brauchen sich nun nicht immer durch Neuroretinitis zu erklären, sie können auch durch Urämie entstehen. Diese Urämie kann mit oder ohne Retinitis alb. auftreten, doch sind beider Symptome sehr verschieden zu bewerten. Während die Sehstörung bei Retinitis alb. langsam entsteht und meist im Anfang stets geringfügig ist, ist die urämische eine sehr schnell innerhalb von wenigen Minuten eintretende **doppelseitige Erblindung**, die nach 12—24 Stunden wieder vorübergeht. Die Pupillen reagieren meist prompt, auch ist der Spiegelbefund in vielen Fällen normal, Umstände, die unbedingt dafür sprechen, die Ursache zerebral zu suchen. Wo einseitige plötzliche schwere Störungen der optischen Funktion vorzuliegen scheinen, dürften Komplikationen mit Sehnervenstammaffektionen (nach Blutverlusten z. B. Nasenbluten u. dgl.) vorgelegen haben. Die Wiederkehr des Sehvermögens findet meist innerhalb von ein oder zwei Tagen, nicht eben so schnell statt wie es schwand und so hat man unter Umständen Gelegenheit, die Restitution in der

Form der Hemianopsie festzustellen. Gelegentlich ist auch wohl eine Hemianopsie übrig geblieben, doch dürfte dann meist eine Apoplexia cerebri zugrunde liegen. Das Allgemeinbefinden der Patienten ist meist stark beeinträchtigt: Unter starker Verminderung der Harnausscheidung tritt Schwindel, Erbrechen, Kopfweh, Krämpfe und Erblindung ein. Das Bewußtsein kann fast geschwunden sein.

Heinrich R., 42 Jahre alt. Vor kurzem Angina. Fiel heute morgens auf der Straße bewußtlos um und wurde blind in die Klinik gebracht. Lumbaldruck 470, nach Ablassen 14 ccm 300 Alb. +. Später 250, nach 3 ccm 180. Pupillarreaktion prompt. Optici: geringe venöse Stase. Visus: 0. Riva-Rocci 150. Aderlaß. Urin: Alb. +. Zahlreiche hyaline und granulierte Zylinder, massenhaft rote und weiße Blutkörperchen. Pulsus durus 88. Ödem der Unterschenkel. Patellar- und Fußklonus. Urinmenge in 24 Stunden 350. Esbach 1,5 pr. mill. Nach drei Tagen: Rechtsseitige Hemianopsie vom kortikalen Typ. Nach weiteren drei Tagen Gesichtsfeld frei. Wohlbefinden. Wassermann in Blut und Liquor negativ.

Die urämische Amaurose ist eine seltene Krankheit, sie scheint bei den akuten Formen der Nephritis etwas häufiger als bei den chronischen. Die größte Ähnlichkeit kann sie haben mit der eklamptischen, bei der ja auch Urinretention meist nicht vermißt wird und Albuminurie besteht. Immerhin erscheint es nicht angängig, Urämie und Eklampsie ohne weiteres zusammenzuwerfen, denn erstens sind die klinischen Symptome doch, zumal was die Krampfformen anbetrifft, zu different, und zweitens ergibt die pathologische Anatomie bei der Eklampsie multiple Blutungen in den verschiedensten Organen, besonders der Leber, was bei der Urämie zu fehlen pflegt. Vielleicht darf man aber die urämische Amaurose als das einfachere klinische Krankheitsbild ansehen, zu dem bei der Eklampsie noch allerhand durch die Gravidität bedingte Komplikationen, mangelhafte Ausscheidung plazentarer oder fötaler „Gifte" hinzukommen. Bei dieser Betrachtung wäre zwischen urämischer und eklamptischer Amaurose ein prinzipieller Unterschied nicht vorhanden.

Entgegen der Traubeschen, auf Blutdrucksteigerung basierenden Theorie, huldigen die meisten Autoren heutzutage, wie oben schon angedeutet, der durch Frerichs inaugurierten chemischen Intoxikationstheorie. Freilich kennen wir weder die Gifte, noch den Angriffspunkt derselben. Die verschiedensten normalen und abnormen harnfähigen Substanzen werden beschuldigt, die Toxikose zu bedingen, und nicht weniger Unklarheit herrscht über den Angriffspunkt. Es ist möglich, daß die nervöse Substanz der Hirnrinde, besonders der Ganglienzellen oder aber deren zuleitenden Nervenfasern geschädigt werden, oder aber die Reizung betrifft die Meningen, und so würden sich zerebrale Symptome als solche des akuten Hydrocephalus int. oder ext. darstellen. Endlich käme auch ein interstitielles Hirnödem mit sekundärer Schädigung der nervösen Elemente in Frage. (Über Eklampsie siehe oben bei „Geburt", Seite 375.)

Seltenere Augen-Komplikationen bei Nierenleiden.

An den Augenlidern, besonders den unteren, treten gelegentlich Ödeme, „Säcke unter den Augen" auf, die bei Fehlen aller örtlichen Ursachen entzündlicher Natur, bei Fehlen von (tuberkulösen) Hautnarben und anderem den Verdacht einer albuminurischen Hydrämie erwecken müssen. Man untersucht also in solchen Fällen den Urin auf Eiweiß und stellt die tägliche Menge fest. Solche Ödeme können natürlich auch andere Ursachen haben: Die Angioneurose im Sinne Quinckes oder Idiosynkrasien gegen gewisse Nahrungsmittel (Fische u. dgl.), Trichinose. Auch kann eine doppelseitige Stirnhöhlenaffektion oder eine einfache chronische Konjunktivitis sich darin aussprechen.

Seltener ist in solchen Fällen die Kombination mit Chemose.

Iritis und Iridozyklitis gehört nicht zum Bilde der Nierenleiden. Wo in früheren Zeiten solche beschrieben sind, handelt es sich zum großen Teil wohl um Parallelsymptome einer Lues oder Tuberkulose, die ja beide sowohl Nierenentzündung wie Iritis veranlassen können.

Nur wo nichts für Lues (Wassermann?) oder Tuberkulose (Tuberkulin?) zu finden ist, nichts von Diabetes, Gicht, Malaria usw. usw., kann man schließlich die Albuminurie als Ursache der chronischen Glaskörpertrübungen ansehen. Ich glaube selbst, einige wenige solcher Patienten gesehen zu haben.

J. R., 69 Jahre alt, Arbeiter.
Iritis beiderseits, Glaskörpertrübungen.
Anamnese: Patient war noch nie augenkrank, wurde in der medizinischen Klinik wegen chronischer Nierenentzündung behandelt; seit einem halben Jahre Abnahme des Sehvermögens.
Allgemeinstatus:
Wassermann war viermal negativ, auf A. T. B. von $^{1}/_{10}$—10 mg nie positive Reaktion.
Untersuchung in der medizinischen Klinik ergab folgenden Befund:
Urin: Reichlich Albumen.
Blutdruck: 180 mm Hg.
Herz: Klingender zweiter Aortenton.
Diagnose: Chronische Nephritis.
Lokalbefund:
S. r. = Finger in 3 m Entfernung, ziliare Injektion. Kornea, vordere Kammer klar.
 Iris: Atrophisch, besonders im peripupillären Bezirk. Grenzen des Optikus verwaschen, Pupille reagiert auf Lichtreize, zahlreiche hintere Synechien.
Linkes Auge: S. l. = $^{6}/_{24}$ Gl. b. n.
Am 16. Februar sind die Augen reizlos, rechts auf Linsenoberfläche Pigmentniederschläge, rechte Pupille entrundet.
Patient wird entlassen.
S. r. = Finger in 5 m Entfernung.
S. l. = $^{6}/_{18}$.

Diese Glaskörpertrübungen sind aber nicht aus· Blutungen hervorgegangen, was ihnen eine wesentlich andere Ätiologie zusprechen würde, sondern sind feine spinnenwebartige oder staubförmige Opazitates, wie wir sie sowohl bei Lues und bei Gicht sehen. Ein akute Iritis hat mit Nierenleiden nichts zu tun, wenn nicht etwa eine akute Pyelonephritis oder Nephrolithiasis zur Septikopyämie mit metastatischer Iridozyklitis oder Chorioiditis, also zu metastatischer Ophthalmie Veranlassung gegeben hat.

Michel fand allerdings unter 84 Fällen von primärer Iritis 29 mal (35%) chronische Nephritis, mit dieser Angabe steht Michel jedoch allein.

Das gleiche wie über die Iritis bei Albuminurie wäre meines Erachtens über Chorioiditis zu sagen. Daß sich mikroskopisch bei Retinitis alb. meist auch Atherom der Aderhautgefäße findet, wurde oben schon erwähnt. Sicher ist aber, daß man mit dem Augenspiegel von den Aderhautveränderungen meist nichts sieht, sondern es zum mindetsen unbewiesen ist, daß die Albuminurie bei Chorioiditis diss. oder diffusa ätiologisch eine Rolle spielt.

Die Bedeutung der Albuminurie für die Kataraktbildung dürfte heutzutage kaum mehr anerkannt sein, denn größere Statistiken haben ergeben (Ewetzky, Arch. d'ophthalm. 7, 308), daß bei alten Leuten mit Nierenleiden Star nicht häufiger auftritt als bei solchen mit gesunden Nieren. Auch sind bei jungen Leuten mit Nierenleiden Linsentrübungen selten. Dabei ist zu bedenken, daß Albuminurie und Nephritis sich durchaus nicht decken. Wenn Glaukom bei Albuminurie beschrieben ist, so handelt es sich hier vermutlich um eine Einwirkung von seiten des Blutgefäßsystems, das ja seinerseits durch Albuminurie geschädigt wird, wobei der Blutdruck oft gesteigert ist.

Hemeralopie findet sich, wenn auch nicht häufig, bei Albuminurie als Ausdruck einer allgemeinen Blutdyskrasie.

Retrobulbäre Neuritis opt. (Knies) und einige Augenmuskellähmungen sollen durch Albuminurie bedingt sein können. Je sorgfältiger man sucht, um so häufiger wird man wohl andere Ursachen dafür finden, immerhin ist es ja nicht unmöglich, daß Blutungen in den Hirnstamm oder die Sehnervenscheiden auch einmal bei Albuminurie obige Symptome erzeugen.

Maligne Tumoren der Nieren haben in seltenen Fällen Augenmetastasen bedingt. Hier sind Sarkome mit Metastasen der Lider, Augenhöhle und Schädelknochen, die zu Stauungspapille geführt haben, und Karzinome mit Metastasen im Optikus beschrieben worden.

Krankheiten der Harnröhre und Blase geben — abgesehen von der Gonorrhöe (s. S. 368) nur ganz selten Veranlassung zu Augenstörungen.

G. Krankheiten des Stoffwechsels und der Ernährung.

Anämie und Chlorose.

Die gewöhnliche Bleichsucht, wissenschaftlich zu trennen in Anämie und Chlorose, tritt primär und sekundär auf. Zunächst soll hier nur von ersterer die Rede sein.

Die Augensymptome, die sich bei dieser soweit verbreiteten Konstitutionsanomalie finden, liegen teils auf funktionellem, teils auf organischem Gebiet.

Funktionelle Störungen sind leichte Ermüdbarkeit in Form nervöser Asthenopie, besonders bei Insuffizienzen — auch Vertikalinsuffizienzen — der äußeren Augenmuskeln oder bei Refraktionsanomalien. Durch eine besonders ausgewählte Brille kann man solchen Patienten oft recht gute Dienste tun.

Auch konjunktivale Beschwerden — Fremdkörpergefühl, Brennen, Jucken, besonders abends bei der Lampe, ein Gefühl von Schwere und Müdigkeit — sind die bekannten Klagen, denen wir, abgesehen von der Allgemeinbehandlung, mit örtlichen Mitteln doch oft gut beikommen können.

Auf dem Gebiete der optischen Leitungsbahnen wird über Flimmern und Verdunkelungen geklagt, oft in Form der Augenmigräne mit nachfolgenden Kopfschmerzen. Als Anaesthesia retinae hat man konzentrische Gesichtsfeldeinschränkung und Ermüdbarkeit, als Hyperästhesie Blendungsgefühle und Lichtempfindlichkeit bezeichnet.

Von organischen Störungen sind zu erwähnen: Ödeme der Augenlider, vermutlich zu erklären aus der hydrämischen Beschaffenheit des Blutes, ähnlich wie bei der chronischen Nephritis; besonders in den Morgenstunden sollen die Ödeme deutlich sein, während sie im Laufe des Tages — durch beständige Lidbewegung — verschwinden.

Zu den organischen Störungen möchte ich auch die Sekunden, Minuten oder gar Stunden anhaltenden Erblindungen rechnen, wie sie bei schwer Bleichsüchtigen nicht so selten mit Ohnmachtsanfällen oder ohne solche auftreten.

v. Noorden sah (zitiert nach Groenouw S. 290) derartige Erblindungsanfälle bei einem 18jährigen schwer chlorotischen Mädchen nach starkem Pressen bei hartem Stuhlgang zeitweise eintreten und manchmal 4—6 Stunden anhalten.

Die Untersuchung der Augen ergab: Blässe der Netzhaut, Durchsichtigkeit der Blutgefäße, Arterien und Venenpuls, konzentrische Gesichtsfeldverengerung.

Ob Iritis (serosa), Chorioiditis, Glaskörpertrübungen, -blutungen, ferner Skleritis einzig in einer Bleichsucht ihren Grund haben können, ist zum mindesten fraglich. Meist dürfte eine latente Drüsentuberkulose dahinter stecken. Dasselbe ist zu sagen bei der ein- und doppelseitigen chlorotischen Amotio retinae, die, wenn sie überhaupt existiert, ein ganz außerordentlich seltenes Vorkommnis sein dürfte.

Ophthalmoskopisch bieten die Netzhautgefäße oft ein charakteristisches Bild (s. Abb. 138). Von dem überhaupt etwas blaß erscheinenden Augenhintergrund heben sich besonders die Arterien kaum ab, während die Venen noch etwas deutlicher, bisweilen sogar stärker gefüllt erscheinen. An der Papillengrenze scheinen die Arterien geradezu aufzuhören, „abzubrechen", da der helle Untergrund die mangelhaft gefärbte Blutsäule durchstrahlt. Auch die Venen erscheinen auf der Papillenscheibe plötzlich heller. Dieses eigenartige Phänomen tritt auf, wenn der Hämoglobingehalt unter $40\,^0/_0$ sinkt. Daß man aus der diffusen Farbe des Augenhintergrundes nicht auf den Hämoglobingehalt des Blutes schließen darf, ist sicher. Auf diesen Umstand sei gleich hier in Anbetracht der Befunde bei Lipämie, Leukämie usw. hingewiesen. Auch wo die Blutfarbe dar Netzhautgefäße ganz auffällig abweichend von der Norm ist, braucht die diffuse Verfärbung des Fundus nichts oder kaum etwas davon zu zeigen. Es spricht dies ja unverkennbar für die Auffassung, daß das „rote Licht" hauptsächlich vom Pigmentepithel der Retina, zum geringeren Teil von der Blutfarbe geliefert wird.

Außer Anämie, normaler Füllung und Hyperämie der Netzhautgefäße sind auch Pulsationen, sowohl der Arterien wie der Venen, vielfach zu beobachten. Angeschuldigt werden beim Fehlen von Herzfehlern die größere Dehnbarkeit der Gefäße und die niedrige Viskosität, d. h. der flüssige Zustand des Blutes. Auch die geringe Wandungsspannung der Blutgefäße durch den verringerten Inhalt soll hierbei mitsprechen.

Netzhautblutungen gehören nicht eigentlich zum Bilde der Bleichsucht, wo sie auftreten, würde man eher an sekundäre symptomatische Bleichsucht bei Tuberkulose denken, auch an perniziöse Anämie.

Eher schon, aber recht selten, ist Neuritis optici, Stauungspapille, ja sogar Neuroretinitis — dem Bilde nach der albuminurischen ähnlich — auf der Basis der Bleichsucht beobachtet. Diese Erfahrungstatsache gewährt uns die Möglichkeit, dem Patienten gegenüber die Situation als weniger infaust darzustellen als sie meist ist, denn die häufigste Ursache für diese Veränderungen des Sehnerven ist natürlich nicht die Bleichsucht, sondern schwere organische Hirnkrankheiten (Tumor, Tuberkulose). Die Ähnlichkeit der klinischen Krankheitsbilder ist manchmal eine sehr weitgehende: Kopfschmerzen, Schwindel, vorübergehende Erblindungen, Erbrechen sind beiden gemeinsam. Bisweilen dürfte sich eine chlorotische Sinusthrombose als Ursache erweisen. Jedenfalls müssen wir wohl, ähnlich wie bei der albuminurischen Stauungspapille, mit starken Hirndrucksteigerungen rechnen und können vielleicht gelegentlich durch Lumbalpunktion Besserung schaffen.

„Bei einem 18jährigen Mädchen (Zitat nach Groenouw S. 294) fanden sich doppelseitige Stauungspapille und hochgradige Herabsetzung der Sehschärfe, ferner Kopfschmerzen, Schwindel, halbseitge Sensibilitätsstörungen und -lähmungen, sowie allgemeine Krämpfe. Die Kranke wurde immer schwächer und starb schließlich an Inanition. Die Sektion ergab, daß keine Spur eines Hirntumors vorhanden war. Die gesamten Krankheitserscheinungen sind wohl als eine Folge der Chlorose anzusehen" („Pseudotumor" Nonnes?).

Eine Thrombose der Vena centralis retinae, wie sie bei Chlorose beschrieben worden ist, würde das Analogon zur Hirnsinusthrombose darstellen.

18. II. 1911.

P., Auguste, 15 Jahre alt.

Diagnose: Anaemia gravis.

Vater gestorben an Lungenentzündung. Mutter und fünf Geschwister leben und sind gesund. Eltern nicht blutsverwandt. Patientin bis vor vier Jahren immer gesund. Bis dahin noch gutes Sehvermögen, insbesondere keine hemeralopischen Beschwerden. Vor vier Jahren plötzlich erkrankt an Genickstarre, zugleich mit zwei anderen Geschwistern. Während der Erkrankung Abnahme des Visus. Seitdem zunehmende Verschlimmerung mit ausgesprochenen hemeralopischen Beschwerden.

Visus: Fingerzählen in 3 m. Mit Cyl. $+$ 2 D. $\uparrow\,^6/_{35}$.

Lidspalten: R $=$ L.

Pupillen R $=$ L, Reaktion erhalten.

Augenbewegungen frei.

Ophthalmoskopisch: Links: Optikus hyperämisch, Grenzen unscharf, Gefäße, besonders Art. etwas verengt. Diffuse Atrophie des Pigmentepithels. In der Peripherie pfeffer- und salzähnliche Zeichnung stellenweise, vereinzelt weißliche Pünktchen und kleine Pigmentpunkte.

Rechts; Optikus grauer als links, besonders temporal, sonst wie links. In der Makula einzelne schmutziggraue Herde und kleine Pigmentpunkte.

Gesichtsfeld beiderseits normal, für Farben konzentrisch eingeengt. Inversion der Farben.

Dunkeladaptation: Rechts 64, links 47, nach $^3/_4$stündlichem Dunkelaufenthalt, also sehr stark herabgesetzt.

Allgemeinuntersuchung: Hochgradig anämisches Mädchen, Gang schwerfällig. Sprache, Intelligenz o. B. Hochgradige Skoliose.

Milz stark geschwollen, Leber normale Dämpfung.

Herz nach allen Seiten stark verbreitert. Spitzenstoß außerhalb der Mamillarlinie. Systolische anämische Geräusche über dem ganzen Herzen zu hören.

Nervenbefund normal.

Hämoglobin 45%.

Mikroskopisches Blutpräparat: Ausgesprochene Poikilocytose, Mikromegalozyten, eosinophile Zellen. Spärliche kernhaltige Blutkörperchen.

Lumbalpunktion: Druck 220, nach Ablassen von 3 ccm 160.

Wassermannsche Reaktion im Blut und im Lumbalpunktat negativ.

Therapie: Arsentropfen, Liqu. ferri alb. Hg.

21. XII. Hämoglobin 65%.

23. XII. Entlassen.

Perniziöse — primäre und sekundäre — Anämie.

Die perniziöse Anämie kann eine primäre, d. h. eine solche sein, deren Ursache wir nicht kennen, und eine sekundäre, deren Ursache durch ein nachweisbares schweres Leiden gegeben scheint, und die eventuell mit diesem verschwindet. Solche Leiden sind gegeben durch Carcinoma ventriculi, uteri, recti usw., durch latente Sarkome, schwere chronische Leber- und Nierenleiden (Zirrhose u. a.), Tuberkulose, Lues maligna, Anchylostomum duodenale, Botriocephalus latus, Trichocephalus dispar. Da ein Teil der genannten Affektionen durchaus heilbar ist, so braucht die durch sie bedingte Anaemia gravis nicht immer perniziös zu werden.

Die bei primärere und sekundärer Anämia gravis und perniciosa auftretenden Augensymptome sind identisch, können deshalb zusammen besprochen werde. Außer der großen Blässe der Bindehaut, einer gewissen Mydriasis und subjektiven Sehstörungen, wie Flimmern u. dgl., sind es in erster Linie die Netzhautblutungen, welche bei diesen Formen der Anämie recht häufig sind,

während sie bei der einfachen Anämie und Chlorose — wie oben gesagt — sehr
selten sind. Differentialdiagnostisch sind sie also von erheblicher Bedeutung.
Meist handelt es sich um kleine Blutaustritte bis zur Größe der Papille, von
spindelförmiger oder von dreieckiger Gestalt in der Gabelung einer Arterie
oder Vene. Sehr viel seltener sind größere präretinale Blutlachen. Sie treten
oft schubweise auf, so daß man mehrere Stadien nebeneinander sehen kann,
zum Teil schon grauweiß verfärbt, zum Teil dunkelrot. Der Visus leidet durch
die Blutungen gewöhnlich nicht, auch wenn von massenhaften Blutaustritten
der Augenhintergrund wie übersät erscheint. Nur wenn sich Extravasate gerade
in der Fovea finden, tritt Visusverschlechterung ein.

Besonders bemerkenswert ist, daß eine anämische Amaurose, wie wir sie
nach Blutverlusten kennen, bei diesen Anämieformen nicht vorzukommen
scheint (siehe Anmerkung[1]). Quoad vitam sind die Blutungen aber signa
mali ominis. Zumal, wenn erst einige wenige Blutungen vorhanden waren,
dann aber plötzlich multiple auftreten, muß man auf Exitus letalis gefaßt sein
und versuchen, durch NaCl-Infusion oder vitale Transfusion den tötlichen
Ausgang hintanzuhalten.

Die Blutungen können also verfetten und dann als grauweiße Flecke erscheinen, eventuell noch von einem rötlichen Rand umkleidet sein. Solche
grauweißen Flecke können aber auch primär auftreten, ohne aus Blutungen
hervorzugehen. Sie geben dann zur Entstehung eines Krankheitsbildes Veranlassung, das man wohl als Retinitis kachecticorum bezeichnet hat. Die
Papille kann dabei so blaß aussehen, daß man eine Atrophie vor sich zu haben
glaubt, die Blutgefäße der Retina können einen derartig wässerigen Inhalt
haben, daß sie im umgekehrten Bild obliteriert erscheinen und daß man sie
erst im aufrechten Bilde findet.

Gleichwohl sind die Funktionen normal.

Auch das Bild der Retinitis alb. kann sich ausnahmsweise typisch ausgebildet vorfinden.

Anatomisch finden sich aneurysmatische Erweiterungen der Netzhautgefäße, Verfettungen der Blutungen, variköse Hypertrophie der Nervenfasern,
Ablagerung zelloider Massen in der Zwischenkörnerschicht, fibrinhaltige Ex-
oder Transsudationen. Auf welche Weise die Retinalbeteiligung bei der Anaemia
helminthiaca zustande kommt, ist noch gänzlich unbekannt. Daß es allein die
Blutentziehung ist, ist unwahrscheinlich, denn die einfache Anämie und Chlorose
bedingen, wie dargelegt, andere Krankheitsbilder. Wahrscheinlich liegt noch
eine toxische Ursache vor, ebenso wie bei der Karzinose, die mit ihren psychoti-
schen Attacken usw. ganz das Bild der intermittierenden Intoxikation darbietet.

Durch Extractum filicis maris sind die Helminthen relativ leicht zu ver-
treiben und die Anaemia gravis zu heilen.

Sehstörungen nach Blutverlusten.

„Die Erblindung nach Blutverlusten (Wilbrand und Saenger III, 2,
S. 907) tritt einseitig und doppelseitig auf. Den folgenden statistischen An-
gaben legen wir die sorgfältige Zusammenstellung Singers, Deutschmanns
Beiträge zur Augenheilkunde Heft 53, zugrunde.

Von 194 Fällen von Sehstörungen nach Blutverlusten traten in 170 Beobachtungen = 87,6 % doppelseitige, in 24 Beobachtungen = 12,4 % einseitige
Sehstörungen auf. Von diesen 24 Fällen einseitiger Sehstörungen waren 1mal
das rechte Auge, 6mal das linke Auge erblindet. 1mal war nicht notiert, welches
Auge erblindet war.

---

[1] Das Wesentliche dieser letzteren scheint also nicht die Anämie zu sein.

Was den Grad dieser Sehstörungen betrifft, so fanden sich unter den einseitigen Sehstörungen 12 Amaurosen $= 50\,^0/_0$ und 12 Amblyopien $= 50\,^0/_0$.

Unter den doppelseitigen Sehstörungen fanden sich 100 Amaurosen $= 58,5\,^0/_0$ und 55 Amblyopien $= 32,4\,^0/_0$.

Bei $15 = 8,8\,^0/_0$ war der Grad der Sehstörung insofern ein verschiedener, als auf dem einen Auge Amaurose, auf dem anderen mehr oder weniger erhebliche Amblyopie vorlag.

Das Einsetzen der Sehstörung geschieht nach der Schilderung der Kranken meist in der Weise, daß sich zuerst ein dichter Schleier über die Gegenstände legt, der teils das ganze Gesichtsfeld, teils eine Partie derselben einnimmt.

In wenigen Stunden verdichtet sich derselbe und es kommt dann in schweren Fällen zu vollständiger Erblindung, in anderen kann ein Teil des Gesichtsfeldes frei bleiben oder es tritt nur Amblyopie ein.

Nur bei wenigen Fällen tritt die Erblindung schon während des Blutverlustes oder unmittelbar nach demselben auf, oder es erwachen die Patienten blind aus einer schweren Ohnmacht, wie in der folgenden Beobachtung von Lopez (Annales d'Opht. de Mejico II 65): Ein 45jähriger Mann, von einer Hämatemesis befallen, wurde ohnmächtig und blieb fünf Tage ohne Besinnung. Als er erwachte, war er blind.

In klinischer Hinsicht sind die Erfahrungen über den Zeitpunkt, wann die Sehstörungen nach den Blutungen am häufigsten aufzutreten pflegen, von größter Wichtigkeit. So fand Singer unter 120 Beobachtungen folgendes prozentuale Verhalten bezüglich des Eintrittes der Erblindung.

Es traten während des Blutverlustes in $8,3\,^0/_0$ Sehstörungen auf, unmittelbar nach demselben in $11,6\,^0/_0$, in den ersten 12 Stunden nach demselben in $14,2\,^0/_0$, in 12 Stunden bis 2 Tagen nach demselben in $19,2\,^0/_0$, 3 bis 16 Tage nach dem Blutverlust in $39,2\,^0/_0$, 16 bis 21 Tage in $7,5\,^0/_0$.

Wir entnehmen daraus, daß die Sehstörungen in einer bei weitem überwiegenden Mehrzahl der Fälle erst einige Tage nach dem Blutverluste sich zu entwickeln pflegen.

Diese verhängnisvolle Tatsache erweist sich ebenso grausam gegen den Kranken wie peinlich gegen den behandelnden Arzt, denn nach gestillter Blutung können wir weder voraussagen, ob sie nur vorübergehend die Funktion hemmen oder eine bleibende Erblindung zur Folge haben wird.

S. 913. Es scheint, daß die Sehstörungen nach Blutverlusten nur bei solchen Individuen aufzutreten pflegen, die, wie Knies bemerkt, auch sonst nicht gesund, sogar direkt krank sind (Typhus), so daß außer der Blutung noch ein zweites, die Erkrankung der Sehbahnen begünstigendes Moment vorhanden sein muß. Im ganzen Feldzuge 1870/71 soll nicht ein einziger Fall von Amblyopie oder Amaurose durch Blutverluste vorgekommen sein. Auch vom großen Krieg ist uns nur ein Fall zu Gesicht bekommen[1]).

Was das Geschlecht betrifft, so sind unter 174 Fällen, welche Singer zusammengestellt hat 79 Männer $(45,4\,^0/_0)$ und 95 Frauen $(54,6\,^0/_0)$, eine Differenz, die sich durch die Menses, Aborte und Entbindungen leicht erklärt.

Am häufigsten treten Erblindungen resp. Sehstörungen nach Magendarmblutungen auf und zwar

Magendarmblutungen	in $40,20\,^0/_0$
Uterusblutungen	32,80 ,,
künstliche Blutentziehungen	14,30 ,,
Epistaxis	7,40 ,,
Blutungen aus Wunden	3,20 ,,
Hämoptoe	1,05 ,,
Urethralblutungen	1,05 ,,.

---

[1]) Später sind doch noch einige beobachtet worden (Heine).

Meistens wurde mit dem Augenspiegel in frischen Fällen eine neuritische Schwellung der Papillen gefunden, die dann entweder sich zurückbildete oder in Atrophie überging. Späterhin erhalten wir dann meist das Bild der weißen Atrophie.

Die Gesichtsfeldstörungen bei den Amblyopien nach Blutverlusten zeigen nichts Charakteristisches. Hervorgehoben zu werden verdient, daß neben den verschiedenartigsten Defektformen auch das zentrale Skotom hier zur Beobachtung kommt.

Was die den Eintritt der Sehstörung begleitenden anderweitigen Symptome anbelangt, so finden wir gewöhnlich die Begleiterscheinungen der Anämie, als da sind Ohnmachten, Schwächegefühl, Ohrensausen, Angstanfälle, Herzklopfen, Krämpfe, fadenförmigen Puls. Ganz besonders häufig wird über Schmerzen im Genick und im Hinterkopf dabei Klage geführt.

Hinsichtlich der Prognose ist Singer zu folgenden statistischen Resultaten gelangt.

Bei den Amaurosen trat in 55,9% überhaupt keine Besserung ein, bei den Amblyopien war dies in 35,0% der Fall, bei denjenigen Fällen, bei welchen auf dem einen Auge Amaurose, auf dem anderen Amblyopie bestand, erfolgt in 100% Besserung.

Unter sämtlichen Fällen, bei welchen der Verlauf angegeben war, erfolgte:

keine Besserung	in 46,4%
Besserung	38,4 ,,
Wiederherstellung	13,9 ,,
Verschlechterung	1,3 ,,

Unter 133 doppelseitigen Fällen, bei denen der Verlauf angegeben ist, erfolgte

keine Besserung	bei 45,7%
Besserung	39,1 ,,
Wiederherstellung	13,5 ,,
Verschlechterung	1,5 ,,

Die pathologisch-anatomischen Befunde bezüglich dieser Sehstörungen sind sehr spärlich und widersprechend.

Die Sektionsbefunde im Verein mit den Fällen einseitiger Erblindung nach Blutverlusten beweisen, daß in vielen Fällen der Sitz der Erkrankung jedenfalls im Sehnerven und der Netzhaut zu suchen ist. Dieses lehrt auch der Augenspiegelbefund, indem bei den meisten Fällen in den ersten Tagen nach dem Eintritt der Erkrankung ophthalmoskopisch die Zeichen einer beginnenden Neuritis vorhanden waren, während ausgeprägte Stauungspapille nur in einer Beobachtung Geßners gefunden wurde. Die Fälle mit zentralem Skotom weisen ebenfalls auf eine retrobulbäre Neuritis hin. Für die nach Blutungen entstandenen Hemianopsien sind entweder Embolien oder Apoplexien in die intrazerebralen Sehbahnen verantwortlich zu machen.

Bezüglich der Pathogenese der Sehstörungen nach Blutverlusten wissen wir bei den wenigen und nicht einheitlichen pathologisch-anatomischen Befunden zur Zeit noch nichts. Wie so häufig, werden verschiedene Ursachen das Krankheitsbild bedingen."

Leukämie.

Bei den verschiedensten Formen der Leukämie, besonders aber bei der sog. lienalen, findet sich nicht selten Augenbeteiligung verschiedenster Form: Die häufigste Veränderung der Retina, der sog. Fundus leukaemicus (s. Abb. 136), besteht darin, daß die Farbe des Augenhintergrundes etwas ins Gelbe geht. Man wolle aber dieses Symptom nicht überschätzen, denn wie schon oben hervorgehoben wurde, ist die Farbe des Augenhintergrundes zum geringeren Teil abhängig von der Blutfarbe, zum größeren von der des Pigmentepithels. Es muß die Blutbeschaffenheit also schon sehr stark alteriert sein, wenn sie die diffus rote Farbe des Augenhintergrundes beeinflussen soll. Weit eher geschieht dies mit den Netzhautgefäßen und deren Inhalt. Die Arterien und Venen sind breit und „zerflossen", d. h. mehr bandartig als zylindrisch erscheinend, seitlich schlecht begrenzt, stark gefüllt und geschlängelt, und in der Farbe Arterien und Venen wenig different und etwas braungelb. Die Netzhaut kann eine geringe Trübung zeigen. Dieses Aussehen des „Fundus leucaemicus", dessen Eigenart also durch die abnormen Verhältnisse der Retinalgefäße bedingt ist, kann so charakteristisch sein, daß es die Diagnose der Blutanomalie allein gestattet.

Noch charakteristischer ist eine meist doppelseitig auftretende äquatoriale Retinitis leucaemica, neben der sich naturgemäß meist ein Fundus leukaemicus findet. Diese Retinitis besteht darin, daß graue Infiltrationen, oft blutig eingerandet, sich in der inneren Netzhautschicht finden und nicht selten tumorartig in den Glaskörper vorragen. Solche Herde hat man direkt als Retinallymphome auffassen wollen. Zu dieser Retinitis leucaemica kann sich nun eine ausgesprochene Stauungspapille hinzufügen, in seltenen Fällen auch isoliert auftreten. Glaskörperblutungen gehören nicht eigentlich zum Bilde der leukämischen Retinitis, wohl können aber Netzhautblutungen gelegentlich in den Glaskörper durchbrechen. Auch finden sich in der Retina grauweiße Flecke, die nicht aus Blutungen hervorgegangen sind, sondern aus varikös hypertrophischen Nervenfasern bestehen. Die Netzhautgefäße erscheinen durch emigrierte Lymphozyten eingescheidet.

Abgesehen von den intraokularen Blutungen kommen solche auch an den Lidern und der Bindehaut, als auch in der Orbita vor.

Ob Iritis bei Leukämie vorkommt, ist noch nicht sicher, jedenfalls ist es eine große Seltenheit. Meist dürfte die Vermehrung der weißen Blutkörperchen sich in solchen Fällen auf Sepsis zurückführen lassen, das Blutbild dürfte nach neuerer Technik untersucht, also ein anderes sein. Pupillenstörungen, und zwar Erweiterung wie Verengerung, sind mehrfach beobachtet und deuten sich wohl als Reiz- oder Lähmungserscheinungen von seiten des Halssympathikus durch leukämische Drüsentumoren.

Auch das Bestehen von retrobulbärer Neuritis optici leukaemica ist noch nicht hinreichend sicher gestellt. Vielleicht dürften zufällige Komplikationen mit latenten Nebenhöhlenaffektionen od. dgl. vorliegen.

Wissenswert ist indes das Vorkommen von Lymphomen nicht nur an den Lidern und unter der Bindehaut, sondern auch in den Augenhöhlen, wodurch doppelseitiger Exophthalmus mit Beweglichkeitsdefekten entstehen kann. An den Lidern ist die venöse Stase deutlich zu erkennen. Auf Druck ist bisweilen eine gewisse Schmerzhaftigkeit vorhanden. Auch der Augenhintergrund zeigt in solchen Fällen das Bild der venösen Stase, Stauungspapille, Venenthrombose. Operative Eingriffe sind nicht unbedenklich, da üble Blutungen beobachtet sind, wie denn auch abundante deletäre intraokulare Blutungen bei Staroperationen solcher Patienten aufgetreten sind.

Auch bei den pseudoleukämischen Tumoren der Drüsen, wobei die Blutleukozyten also nicht vermehrt sind, finden sich Infiltrationen der Lider, die an Chalacien, an Tuberkulose oder Trachom der Bindehäute erinnern. Ferner finden sich Netzhautblutungen, Neuritis optica und Exopthalmus dpl. (Axenfeld, v. Gr. Arch. f. Ophthal. 37, 4, S. 102).

Im Anschluß an die Besprechung der Leukämie weist Groenouw darauf hin, daß auch bei dem sog. Frühjahrskatarrh der Bindehaut sich nach

Michel multiple Lymphome finden. Auch die symmetrische Schwellung der Tränen- und Speicheldrüsen (Mikuliczsche Krankheit) geht oft mit Lymphomen einher. Doch dürften sich bei diesen Krankheiten im „Blutbild" — nach neuerer Technik untersucht — wohl meist Differenzen erkennen lassen.

Lipämie.

Die Lipämie ist zwar keine primäre Bluterkrankung, sondern meist nur ein Symptom, am häufigsten wohl des schweren Diabetes (s. S. 416) und einiger weniger anderer schwerer Konstitutionskrankheiten, doch ist ihr ophthalmoskopischer Anblick ein so charakteristischer, daß die Diagnose dieses eigenartigen Symptoms, das gar keine klinischen Erscheinungen zu machen braucht, ganz allein schon mit dem Augenspiegel möglich ist, wenn der Prozentgehalt vom Ätherextrakt 4—5% erreicht. Nun sind aber 15—20% Fettgehalt des Blutes beschrieben! Aber schon bei 8—10% sieht der Inhalt der Blutgefäße fast wie Milch aus, obwohl der sonstige Fundus oculi keineswegs eine auch nur annähernd entsprechende Blässe zeigt. Es ist auch dies wieder ein Zeichen dafür, daß das „Rot" des Augenhintergrundes zum größeren Teil von dem Pigmentepithel, zum geringeren von der Blutfarbe bedingt ist. Aber auch ein zweites theoretisches Interesse hat dieses Aussehen der Netzhautgefäße: Die Netzhautfunktion selbst wird dadurch offenbar in keiner Weise beeinflußt. Dieses ist zu betonen besonders in Anbetracht dessen, daß der Lipoid- und Cholesteringehalt des Blutes bei chronischer Nephritis u. a. angeschuldigt wird für die Anhäufung doppelbrechender „Lipoidsubstanz" bei Retinitis alb. Ist das richtig, so müssen jedenfalls die lipämischen Fette auf das Auge ganz anders — nämlich gar nicht — wirken als die nephritischen Lipoide. Ophthalmoskopisch sind diese Dinge leicht voneinander zu scheiden.

Die diagnostische und prognostische Bedeutung des Fundus lipaemicus (s. Abb. 149) liegt darin, daß die Lipämie sonst absolut symptomlos verlaufen kann, daß also erst durch den Augenspiegelbefund gelegentlich die schwere Stoffwechselschädigung erkannt wird, daß ein Coma diabeticum also als sehr nahe bevorstehend angenommen werden kann.

Polyzythämie (Hypererythrozythose).

Die eigenartige Krankheit, welche offenbar schon längst existiert („Plethora"), aber erst in den letzten Jahrzehnten genauer studiert und hauptsächlich durch eine Vermehrung der roten Blutkörperchen charakterisiert ist, beteiligt den Augenhintergrund (s. Abb. 148) in sehr typischer Weise: In erster Linie die Venen lassen die Anomalie des Blutes erkennen, indem sie varikös erweitert und gewunden erscheinen, etwa wie man die Tubuli contorti der Nieren zu zeichnen pflegt, und sehr dunkel aussehen; die Arterien sind nicht wesentlich pathologisch, höchstens zeigt das in ihnen fließende Blut der Farbe nach etwas venösen Charakter.

Die Venenveränderung ist in der Form für Polycythämie sehr charakteristisch und kann höchstens mit den Stauungen bei gewissen — besonders angeborenen — Herzfehlern verwechselt werden, nur betrifft bei diesen die Stauung nicht ausschließlich die Venen, sondern auch die Arterien, und zweitens pflegen die varikösen Erweiterungen und Kaliberirregularitäten dabei zu fehlen. Auch Stauungspapille ist dabei beobachtet worden.

Das ödematöse und zyanotische Aussehen der Patienten erinnert in gewissem Sinne an das der chronischen Nephritis. In der Tat wird die Polyzythämie denn auch leicht mit dieser verwechselt, zumal die Albuminurie bei Polyzythämie eine nicht seltene Komplikation darstellt. Der Augenhintergrund kann hier differentialdiagnostisch Bedeutung erlangen. Retinalblutungen gehören nicht zum Bilde der polyzythämischen Retinalveränderungen.

Skorbut, Purpura, Morbus maculosus, Peliosis rheumatica, Hämophilie, Barlowsche Krankheit.

Diese Krankheiten sind charakterisiert durch dauernde oder vorübergehende Neigung des Körpers zu Blutungen. Solche können in der Konjunktiva auftreten, seltener betreffen sie die Netzhaut, von wo sie in den Glaskörper durchbrechen können. In dieser Beziehung können sich die genannten Krankheiten an der Ätiologie der „rezidivierenden Glaskörperblutungen" beteiligen. Seltener treten Orbitalblutungen mit Exophthalmus und Neuritis optici auf. Wo letztere ohne Exophthalmus auftritt, deutet man sie als vielleicht durch Scheidenhämatom bedingt, wofür übrigens Sektionsbefunde vorliegen. Auch zerebrale Blutungen können durch die genannten Krankheiten bedingt sein und ihrerseits alle die Augensymptome hervorrufen, die durch extra- oder intradurale Hämatome entstehen.

Liegt der hämorrhagischen Diathese eine schwere allgemeine Ernährungsstörung zugrunde, so kann es zu Hemeralopie, Xerosis conj. und corneae, Keratomalazie, Phthisis bulbi kommen Wo sich eine typische Keratitis parenchymatosa entwickelt hat, dürfte wohl meist eine Lues latens oder Tuberkulose dahinter stecken.

Pathologisch-anatomisch hat man an den Blutgefäßen meist nichts Pathologisches gefunden.

In seltenen Fällen haben die genannten Krankheiten zu starken Blutverlusten und den dadurch bedingten Sehstörungen Veranlassung gegeben; in einigen ist jedoch durch Konjunktivalblutungen, die mit oder ohne Trauma entstanden waren, Exitus letalis eingetreten.

Eine sehr bedrohliche Blutung sah ich einige Tage nach einer Heßschen Ptosisoperation bei einem Jungen, der einer Arztfamilie angehörte, in der nichts von Hämophilie bekannt war und dessen ausgesprochene hämorrhagische Diathese — die ganze Haut war mit Blutergüssen bedeckt — vorübergehender Natur war. Mehrere Tage lang sickerte das Blut trotz lokaler und allgemeiner Therapie (Gelatine usw.) durch den Verband, so daß der Junge völlig ausgeblutet war, sich aber später, ohne Sehstörungen zu zeigen, gut erholte.

Schmidt-Rimpler (Zitat nach Groenouw S. 328) fand als Quelle der Blutungen einen unregelmäßigen Substanzverlust auf der Lidbindehaut. Trotz Anwendung des Glüheisens und anderer blutstillender Mittel starb das Kind nach 10 Tagen an Verblutung. In dem von Müller beschriebenen Falle wurde einem neugeborenen Mädchen je ein Tropfen einer 1%igen Höllensteinlösung bald nach der Geburt und etwa 12 Stunden später nochmals in den Bindehautsack beider Augen geträufelt. Es stellte sich eine kapilläre Blutung aus der Bindehaut, namentlich der oberen Lider ein. Eine einzelne blutende Stelle war nicht zu erkennen, vielmehr war die Blutung durchaus diffus. Am vierten Tage starb das Kind an hochgradiger Anämie, da es nicht gelang, die Blutung zu stillen, für welche auch die Sektion keine Ursache ergab. Müller glaubt, daß es sich um eine angeborene Hämophilie gehandelt habe, eine erblich hämophile Belastung des Kindes war nicht nachzuweisen. Vermutlich hatte die Höllensteinlösung einen chemischen Reiz ausgeübt, der die Blutung auslöste. Eine Verätzung oder andere Verletzung der Bindehaut war jedenfalls nicht erfolgt.

Auch nach Schieloperationen (einfacher Tenotomie) sind bei Hämophilen tödliche Blutungen beobachtet worden.

Struma, Kachexia strumipriva, Myxödem.

Die Struma scheint charakteristische Augensymptome nicht zu bedingen, wenn sich auch Katarakt vielleicht besonders häufig bei Kropfpatienten findet. Vielleicht ist hier eine Beeinflussung anderer Drüsen, z. B. der sog. Karotisdrüsen und auf diesem Wege das häufige Auftreten von Linsentrübungen bei Strumakranken zu erklären, wie wir sie bei Tetanie längst kennen. Diese eigenartigen Wechselbeziehungen der verschiedenen Drüsen untereinander sind erst in den letzten Jahren näher gewürdigt. Die Kachexia strumipriva und das Myxödem bedingt Schwund der Haare und Augenbrauen, Ödeme und Elephantiasis der vier Augenlider. Wo sich Keratitis parenchymatosa, Optikusatrophie, Neuroretinitis, Katarakte und Augenmuskellähmungen bei Myxödem gefunden haben, ist, zum Teil wenigstens, zu vermuten, daß der myxödematöse Symptomkomplex in einer Lues latens seine Ursache haben könnte.

Über Augenerkrankungen bei Myxödem berichtet Dr. Wagner in Odessa (Klin. Monatsblätter f. Augenheilkunde 1900).

„Auf Grund hochgradiger, seit einiger Zeit bestehender Sehstörungen auf beiden Augen wurde die unverehelichte E. M., 26 Jahre alt, am 6. IV. 1899 in die Augenheilanstalt aufgenommen. Obgleich die Kranke in ihren Aussagen sehr unsicher war, konnte es doch schließlich festgestellt werden, daß ihr Allgemeinbefinden schon seit mehr denn einem Jahre beträchtlich gelitten habe; auf dem linken Auge habe sie schon einige Monate schlecht gesehen, auf dem rechten hingegen, welches bis vor zwei Wochen gut gesehen, sei zu jener Zeit plötzlich eine Trübung des Sehvermögens aufgetreten, die von Tag zu Tag zugenommen hätte.

Auffallend an der E. M. war sofort das stark gedunsene Gesicht mit großer und plumper Nase, aufgeworfenen Lippen, dicken Ohren, ein auffallend blödsinniger Gesichtsausdruck, ein gedrungener und stark entwickelter Hals, stark geschwollene Handrücken, unverhältnismäßig dicke, wurstförmige Finger. Auch im übrigen war an den Gliedmaßen und an dem Rumpf allenthalben eine teigige Schwellung der Haut festzustellen. Alle Weichteile waren sehr massig. Die rauhe und die trockene Haut war nur schwer in Falten aufzuheben. Intelligenz gering. Sprache schwerfällig, unterbrochen, mitunter ohne Zusammenhang. Infolge der gedunsenen Haut war die Schilddrüse gar nicht abzutasten. Puls regelmäßig und gut entwickelt. Herzdämpfung normal. Herztöne überall rein. Klagen über Stuhlverstopfung. Im Harn weder Eiweiß noch Zucker nachzuweisen. Körpergewicht: 87,22 kg.

Auf dem rechten Auge ausgesprochene Neuroretinitis. Geringe Schwellung der Papille, Papillargrenzen verwischt, die ihrem Durchmesser nach normalen Gefäße zum Teil verschleiert, eine verhältnismäßig kleine Zone um die Papille herum getrübt S = 0,1, Gesichtsfeld scheinbar frei. Auf dem linken Auge: Papille weiß, Arterien dünn, Venen mäßig gefüllt. S = 0,1 durch kein Glas zu bessern. Ausgesprochene Hemiopie in der Art, daß bei scheinbar ziemlich scharfer vertikaler Trennungslinie die innere Netzhauthälfte erblindet war, das der äußeren Netzhauthälfte entsprechende Gesichtsfeld scheint wohl entschieden eingeengt zu sein, sowohl was den Gesichtssinn, als auch insbesondere was den Farbensinn anlangt.

Die Diagnose stellte ich ohne weiteres auf „Myxödem", ohne mich dahin aussprechen zu wollen, daß hier von Akromegalie durchaus nicht die Rede sein könnte, will es mir doch scheinen, daß die Grenze zwischen Myxödem und Akromegalie noch bei weitem nicht genau abgesteckt werden kann. In einigem Zweifel war ich zunächst darüber, ob die vorhandenen Sehstörungen als durch das Allgemeinbefinden verursacht anzusehen wären. Da nun aber in Anbetracht der Sachlage von einer örtlichen Behandlung der Augen nicht wohl die Rede sein konnte, so verordnete ich nur Thyreoidin (Merck) dreimal täglich zu 0,1.

Während der Behandlung stellten sich mitunter starke Kopfschmerzen ein, die aber stets durch Antipyrin und auch Phenacetin schnell behoben wurden. Zustand des Pulses und des Herzens wurden öfters untersucht. Harnuntersuchungen wurden mehrfach vorgenommen. Die Menstruation soll schon seit einigen Monaten fehlen und hat sich auch während des $2^1/_2$monatlichen Aufenthaltes in der Anstalt nicht wieder eingestellt. Gegen die anhaltende Stuhlverstopfung wurde ziemlich regelmäßig Oleum Ricini verordnet. Im allgemeinen guter Appetit. Schlaf gut.

Am 12. V. konnte schon entschiedene Besserung festgestellt werden. Im Gesicht, am Rumpf und an den Gliedmaßen war eine erfreuliche „Abmagerung" festzustellen. Auch war die Kranke entschieden weniger apathisch. Besonders erfreulich war der Zustand des rechten Auges, auf welchem schon zu jener Zeit S = 0,4 festgestellt werden konnte, Papille viel reiner, die Grenzen der Papille waren schon ziemlich deutlich zu übersehen. Körpergewicht 80,66 kg.

21. VI. Patientin wird ausgeschrieben.

Letzter Befund: Auf dem rechten Auge S = $^{20}/_{20}$. Augenhintergrund normal. Auf dem linken Auge keinerlei Veränderungen, weder zum besseren noch zum schlechteren, auch der ophthalmoskopische Befund ist hier genau derselbe geblieben. Das Allgemeinbefinden hat sich sehr sichtlich gebessert. Die Kranke ist fast schlank geworden. Körpergewicht 80 kg. Im ganzen wurden 16 g Thyreoidin verabfolgt.

Vorstehend somit der erste Fall von Myxödem mit Sehstörungen, den ich in meiner langjährigen Praxis wissentlich als solchen beobachtet habe. Obgleich ich es nun dahingestellt sein lassen muß, ob in meinem Fall auch nur aller Wahrscheinlichkeit nach anzunehmen wäre, daß hier ausschließlich an eine Funktionseinschränkung der Schilddrüse zu denken sei (es könnte ja vielleicht auch mit einer Berechtigung an einen Ausfall der Funktion einer anderen „Blutdrüse ohne Ausführungsgang" wie an die Hypophysis, die Nebenniere gedacht werden), so zweifle ich doch andererseits keinen Augenblick daran, daß hier die Erkrankung des rechten Auges sicherlich durch das Allgemeinbefinden ursächlich beeinflußt worden ist. Das ex juvantibus steht vor mir und doch spreche ich mich bestimmt dahin aus, daß die Besserung des Allgemeinbefindens zu sehr gleichen Schrittes ging mit der Besserung der Neuroretinitis, als daß ich an eine andere Erklärungsweise dieses Zusammenhanges denken könnte. Ich halte mich davon überzeugt, daß das Thyreoidin durch günstige Beeinflussung des Allgemeinleidens das örtliche Leiden des rechten Auges zum Schwinden gebracht habe.

Was nun schließlich die Erkrankung des linken Auges anbelangt, so bin ich der Ansicht, daß diese mit dem Myxödem nichts zu tun hatte, und daß der Herd, welcher diese Erkrankung ins Leben gerufen hat, ganz wo anders zu suchen ist als wo der Sitz des Leidens war, welches die unmittelbare Veranlassung der Neuroretinitis des rechten Auges gewesen ist.

Bitemporale Hemianopsie mit Optikusatrophie ist mehrfach bei Myxödem beobachtet worden. Ist man zunächst geneigt, auch hier eine Lues zu vermuten, so erklären sich eine Reihe von Fällen doch vielleicht auch auf andere Weise: S a n e s i deutet sie als Zeichen einer infolge von Atrophie der Schilddrüse eintretenden vikariierenden Hypertrophie der Hypophysis cerebri. In solchen Fällen hat Jodtherapie und besonders Thyreoidin gute Wirkung. Im Übermaß genommen, kann dieses Mittel aber auch schaden."

„Bei der Behandlung des Myxödems hat (Groenouw S. 332) die innerliche Darreichung von Thyreoidintabletten oder die subkutane Injektion von Schilddrüsenextrakt sehr gute Erfolge ergeben. Dieses Mittel darf indessen nicht im Übermaß gebraucht werden, sonst verursacht es schwere Störungen des Allgemeinbefindens, zuweilen auch Erkrankungen des Sehnerven. Coppez wurde darauf hingewiesen durch eine Beobachtung an einem Jagdhunde. Dieser war zu dick geworden und erhielt daher von seinem Herrn Thyreoidintabletten. Das Tier magerte ab und wurde gleichzeitig fast blind. Erst nach Aussetzen des Mittels kehrte das Sehvermögen teilweise zurück. Eine ähnliche Erkrankung beobachtete Coppez bei fünf Patienten, welche mehrere Monate wegen Fettsucht Thyreoidin gebraucht hatten. Die im Alter von 30—40 Jahren stehenden Personen waren hochgradig nervös geworden und zeigten das Bild einer retrobulbären Neuritis mit zentralem Skotom. Sobald die Sehstörungen einmal eingetreten waren, schritten sie rasch vorwärts, so dass nach 6—8 Wochen die Sehschärfe auf $^1/_{10}$ herabgesunken war. Nach dem Aussetzen des Thyreoidin trat eine langsame Besserung ein, die zum Teil allerdings erst nach Monaten in völlige Heilung überging.

Auf einen sehr eigenartigen Zusammenhang von Augenleiden mit Erkrankungen der Schilddrüse hat Uhthoff aufmerksam gemacht. Ein 15 Jahre altes Mädchen war bis zum neunten Lebensjahre vollkommen gesund und normal entwickelt. Von da an sistierte die körperliche Entwicklung, so daß die Kranke zur Zeit der Untersuchung den Eindruck eines 9—10jährigen Kindes machte. Die Schilddrüse war bis auf kleine Reste vollkommen verschwunden, von Myxödem oder Kretinismus nichts zu konstatieren, im Gegenteil, es bestand Abmagerung sowie eine eigentümliche dünne atrophische Beschaffenheit und Trockenheit der Hand. Hierzu gesellte sich zuletzt eine Sehstörung unter dem Bilde der temporalen Hemianopsie mit absteigender Sehnervenatrophie und hemianopischer Pupillenreaktion. Die Krankheitsursache mußte in der Gegend des Chiasmas liegen und bestand wahrscheinlich in einer vikariierenden Hypertrophie der Hypophysis cerebri, bedingt durch die Atrophie der Schilddrüse. Uhthoff stützt sich dabei auf die Untersuchungen von Rogowitsch, Stieda, Hofmeister u. a., welche bei Verlust der Schilddrüse eine Vergrößerung der Hypophysis fanden. Daß bei Volumenzunahme des letztgenannten Organes ein Druck auf das Chiasma der Sehnerven ausgeübt und damit eine temporale Hemianopsie hervorgerufen werden kann, ist eine von der Akromegalie her bekannte Beobachtung.‘‘

Die Basedowsche Krankheit.

Die Hauptsymptome der Basedowschen Krankheit, die sich an den Augen zeigen, sind der Exophthalmus, die Lidphänomene und die Konvergenzschwäche, ferner einige Augenmuskelstörungen und Ophthalmoplegien. Die optischen Leitungsbahnen inklusive Retina sind durchweg intakt, was prinzipiell von hoher Wichtigkeit ist, desgleichen Pupille und Akkommodation.

Im wesentlichen habe ich mich im folgenden an die Darstellung gehalten, die Sattler im Gr. S. 2. Aufl. von dem Thema gegeben hat. Diese Bearbeitung umfaßt 666 Druckseiten und 3210 Literaturnummern (bis 1909).

Exophthalmus bei Basedowscher Krankheit.

Was zunächst den Exophthalmus anbetrifft, so ist seine Diagnose nicht immer leicht, denn die individuellen Verschiedenheiten im Abstand des Hornhautscheitels von der Verbindungslinie der äußeren Lidkommissuren sind sehr hochgradige. Auch sind wir in der Beurteilung, wenn wir nicht einen Exophthalmometer zu Hilfe nehmen, sehr von dem Klaffen der Lidspalten abhängig, da uns auch ein nicht hervortretendes Auge leicht den Eindruck des Exophthalmus vermittelt, wenn die Lidspalten weit offen stehen. Wichtiger als das absolute Maß des Exophthalmus ist daher meist das Wechselnde oder Progressive der Verhältnisse oder die anamnestische Angabe, daß ein oder beide Augen „vorgetreten‘‘ seien.

Wenn man als Hauptsymptom des Morbus Basedowii Pulsbeschleunigung (und Herzklopfen), Schilddrüsenvergrößerung und Exophthalmus ansieht, so ist zunächst zu konstatieren, daß der letztere in $20^0/_0$ der Fälle auch fehlen kann, also nur in vier Fünfteln aller Fälle deutlich ist. Meist ist er doppelseitig, oft aber auf beiden Seiten verschieden hochgradig ausgebildet und in ca. $10^0/_0$ ist er längere Zeit einseitig. Theoretisch interessant sind die Fälle, in denen nach operativer Entfernung der einen Hälfte der vergrößerten Schilddrüse mit der Rückbildung der übrigen Basedowsymptome der früher doppelseitige Exophthalmus nur auf der operierten Seite schwand.

Den klinischen Beobachtungen zufolge überragt allerdings bei einseitiger Struma und einseitigem Exophthalmus das Zusammentreffen auf der gleichen Seite, und es ist nicht in Abrede zu stellen, daß in manchen Fällen eine gewisse indirekte Einwirkung von seiten des vergrößerten Schilddrüsenlappens auf den Augapfel, vielleicht durch Vermittlung des Sympathikus bestehen mag. Doch kommt auch ein gekreuztes Verhalten vor, so daß eine gesetzmäßige Beziehung nicht wohl behauptet werden kann.

Die normalen Werte des Hornhautabstandes von der Verbindungsstelle der äußeren Lidwinkel fand Sattler zwischen 12 und 15 mm, Kocher zwischen 8 und 19 mm, als Mittel für rechtes Auge 15, linkes Auge 16,5 mm. Gesichtsasymmetrien können noch stärkere Differenzen zwischen rechts und links bedingen. Die höchsten Werte bei Morbus Basedowi fand Sattler bei 26 und 27 mm, Werte, die er aber in zwei normalen Fällen ebenfalls beobachtete. Die Bulbi waren nur leicht myopisch.

Beim selben Patienten kann der Grad des Exophthalmus auch zeitweise verschieden hoch sein, es kann der Exophthalmus in Zeiten der Aufregung erheblich stärker sein, er kann sich auch allein oder mit den übrigen Symptomen gleichzeitig zurückbilden. Auch ist der Einfluß körperlicher Anstrengung und der Kopfhaltung bei Basedowkranken ausgesprochener als bei Gesunden. In seltenen Fällen kann der Exophthalmus so hohe Grade annehmen, daß die Lider den Bulbus nicht mehr bedecken und zunächst im Schlafen die unteren Skleralpartien frei lassen, was zu unangenehmen Konjunktivitiden, ja Keratitis e lagophthalmo Veranlassung geben kann. Selbst Luxatio bulbi ist mehrfach — besonders bei starkem Klaffen der Lidspalten — beobachtet worden. In solchen Fällen ist operative Verengerung der Lidspalten durch Tarsoraphie, ja selbst Krönleinsche Operation in Anwendung gebracht worden.

Lidsymptome bei Basedowscher Krankheit.

Das Klaffen der Lidspalten, bedingt durch Retraktion des oberen Lides, ist eines der auffälligsten Lidsymptome. Normalerweise soll der obere Kornealrand vom oberen Lid zum Teil bedeckt sein. Ist der obere Rand der Kornea oder gar ein Streifen der Sklera bei geradeaus gerichtetem Blick sichtbar, so gibt das dem Gesicht einen sehr eigenartigen starren, ja wilden Ausdruck. Es ist bemerkenswert, daß dieses Klaffen unabhängig ist von dem Grad des Exophthalmus.

Abgesehen und unabhängig vom Klaffen der Lidspalten kann der physiologische Zusammenhang zwischen Senkung des oberen Lides und der Blickebene im Sinne Albrecht v. Graefes insofern gestört sein, als bei Abwärtsbewegung der Kornea, die normalerweise stets von dem oberen Lid gedeckte Sklera sichtbar wird. Dieses v. Graefesche Zeichen kann ebenso wie das Klaffen der Lidspalten sehr verschieden ausgebildet sein, zu verschiedenen Zeiten und bei verschiedenen Individuen, auch sind, wie gesagt, beide Symptome unabhängig voneinander, doch sind sie meist auf beiden Seiten gleich stark entwickelt, abgesehen vom Pseudo-Graefeschen Symptom bei alter III-Parese.

Oft ist das Graefesche Symptom besonders deutlich, wenn man vorher eine Blickhebung veranlaßt hat, bisweilen ist es deutlicher bei schneller, bisweilen bei langsamer Blicksenkung.

Wie das Klaffen der Lidspalten unabhängig vom Grade des Exophthalmus ist, so auch das Graefesche Symptom, das, wie gesagt, auch andererseits unabhängig vom Klaffen der Lidspalten vorkommt, wenngleich die innere Verwandtschaft beider Zustände ja unverkennbar ist. So kann z. B. durch eine

Morphiuminjektion das Graefesche Symptom vorübergehend verschwinden, der Exophthalmus aber unbeeinflußt bleiben, und ebenso kann der Exophthalmus zurückgehen, ohne daß sich das Graefesche Symptom bessert.

Wenn bei Morbus Basedowii der Exophthalmus fehlt, fehlen ja meist auch die Lidsymptome, doch sind nicht wenig Fälle mitgeteilt, wo trotz fehlender Protrusion der Augen die Lidphänomene deutlich ausgeprägt waren. Selbst als Früsymptom sind die Lidphänomene — auch einseitig — wenn auch selten, beobachtet worden. Auch sind Fälle beobachtet worden, wo bei doppelseitigem Exophthalmus die Lidphänomene nur einseitig deutlich, ferner wo sie bei einseitigem Exophthalmus doppelseitig gleich deutlich waren. Doch sind das Ausnahmen und die Regel ist die, daß Exophthalmus und Lidphänomene meist gleich deutlich ausgebildet sind.

Nach Sattler sind die Lidzeichen in zwei Drittel aller Fälle von Morbus Basedowii vorhanden.

Über das Vorkommen von Exophthalmus und Lidphänomenen bei anderen Krankheiten und Gesunden siehe oben unter Exophthalmus und Graefesches Zeichen (s. S. 1 u. S. 2), über pseudograefesches Zeichen siehe oben unter v. Graefesches Zeichen (s. S. 10).

Das dritte — Stellwagsche — Lidsymptom besteht in der Seltenheit und Unvollständigkeit des unwillkürlichen Lidschlages.

Dieses Symptom ist, wenn auch häufig genug, doch das seltenste der Lidsymptome und kommt meist nur, wo es nachweisbar ist, mit den anderen vergesellschaftet vor.

Auch der eigenartige Glanz des Auges eines Basedow-Kranken dürfte sich zum großen Teil aus dem Klaffen der Lidspalten und dem seltenen Lidschlag erklären (Glanzauge).

Die Erklärungsversuche für die verschiedenen Phänomene ergeben sich aus folgenden fünf Möglichkeiten:

1. Tonuserhöhung der sympathisch innervierten glatten, in die Lider einstrahlenden, Orbitalmuskeln H. Müllers (A. v. Graefe).

2. Verminderte Spannung des Orbikularis (Stellwag).

3. Läsion eines angenommenen Koordinationszentrums für die Aktion des Levator und Orbikularis einerseits und der Heber und Senker des Auges andererseits (Sattler).

4. Tonuserhöhung im Levator palpebrae superior (Dalrymple und Cooper).

5. Mechanisch wirkende Kräfte auf Grund anatomischer Anordnungen (Wilbrand und Saenger).

Eine Diskussion dieser verschiedenen Deutungen dürfte außerhalb des Rahmens dieser Darlegungen fallen.

Die Tränensekretion, die Binde- und Hornhaut, die Pupillen und Akkommodation, die Linse, die optischen Leitungsbahnen und Netzhaut, das Gesichtsfeld bei der Basedowkrankheit.

Als Anomalien der Tränensekretion sind beschrieben sowohl vermehrte Absonderung zumal im Beginn der Krankheit, wie auch das Versiegen derselben unter dem Gefühle der Trockenheit. Auch dabei werden wir sehr an die Möglichkeit funktioneller Komplikationen (Hy?) denken müssen.

Sensibilitätsherabsetzung an Konjunktiva und Kornea wurde von A. v. Graefe fast regelmäßig gefunden, in späteren Nachuntersuchungen fast ebenso regelmäßig vermißt. Wie sich diese Differenz der Meinungen erklärt, ist schwer zu sagen. Jedenfalls dürfte es kaum angängig sein, den seltenen Lidschlag und organische Hornaffektionen auf diese vielleicht funktionelle

Gefühlsstörung zu beziehen. Schließen sich im Schlafe die Lidspalten nur unvollkommen, so kommt es leicht zu Konjunktivitis, liegen Teile der Kornea unbedeckt, so kann es direkt zu Keratitis e lagophthalmo kommen. Erklären sich so die meisten Fälle von Hornhautverschwärung wohl am ungezwungendsten, so scheint indes auch echte Keratitis scleroticans, vielleicht sogar Keratitis neuroparalytica, vorzukommen, dieses jedoch nur bei den schweren Formen der Erkrankung.· (Über Keratitis e lagophthalmo, Keratitis scleroticans, Keratitis neuroparalytica, xerotica s. u. Keratitis S. 70.)   Leber und Sattler sprechen von einer toxischen Kornealepithelnekrose.

Pupillen und Akkommodation zeigen bei Morbus Basedowii in der Regel keine Störungen. Zwar kommen Miose durch Sympathikusparese auch bei Morbus Basedowii vor, doch ist dieses Symptom ja in keiner Weise für die in Frage stehende Krankheit charakteristisch. Treten bei Morbus Basedowii irgendwelche Pupillenstörungen auf, so z. B. reflektorische Starre, Totalstarre oder Akkommodationsstörungen mit oder ohne Pupillenstörungen, so sind Komplikationen mit anderen zerebralen oder spinalen Leiden zu befürchten, die nicht direkt mit dem Morbus Basedowii zu tun haben, sich wohl aber mit ihm kombinieren können. Vorgetäuscht werden können Akkommodationsstörungen durch Konvergenzschwäche („Möbius“ s. u.).

Auch die Linse zeigt bei Morbus Basedowii keine Neigung, sich häufiger zu trüben als bei sonst Gesunden. Wo Kataraktentwicklung stattgefunden hatte und diese sich nicht durch Senium erklärt, ist an Komplikationen mit Diabetes, Tetanie u. a. zu denken.

Über Retina und optische Leitungsbahnen ist dasselbe zu sagen wie über Pupille und Akkommodation. Treten hier irgendwelche Störungen ein, so sind sie nicht auf Rechnung des Morbus Basedowii zu setzen, sondern sind Zeichen von Komplikationen (s. u.).

Es ist dieses besonders interessant, da durch Mißbrauch von Schilddrüsenpräparaten Sehstörungen experimentell zu erzeugen und klinisch von Coppez bei fünf Personen beobachtet sind, die wegen Fettleibigkeit lange Zeit Thyreoidintabletten genommen hatten. Da Sehnervenaffektionen sicher nicht zum Bilde des Morbus Basedowii gehören, so dürfte die Annahme einer einfachen Superfunktion der Schilddrüse kaum gerechtfertigt sein.

An den Netzhautarterien hat man nicht selten Pulsation im Sinne der verstärkten Schlängelungen (nicht Kaliberschwankungen) gefunden, Dinge, die sich wohl zwanglos aus der verstärkten Herzaktion erklären. Eine diagnostische Bedeutung hat indes dieser Puls kaum, da er mehr auf Aorteninsuffizienz oder Aneurysma hindeutet als auf Morbus Basedowii.

Auch Gesichtsfeldeinschränkungen — meist konzentrische — deuten, wo sie beobachtet wurden, auf Komplikationen, wohl meist hysterischer Natur.

Die Augenmuskelstörungen bei Basedowscher Erkrankung. Die Insuffizienz der Konvergenz.

Das als Insuffizienz der Konvergenz von Möbius bei Morbus Basedowii beschriebene Symptom ist besonders bei Refraktionsanomalien (Myopie) sehr häufig, daß es bei Morbus Basedowii-Kranken mit normal gebauten Augen besonders häufig sei, ist nicht allgemein anerkannt.

Tremor, Zittern der Lider, Nystagmus.

Obwohl der Tremor der Extremitäten, der Zunge, der Lippen, der Gesichtsmuskeln bei Morbus Basedowii sehr häufig ist, ist das Lidzittern bei Lidschluß (Rosenbachsches Phänomen) in keiner Weise für Morbus Basedowii bezeichnend und noch weniger Nystagmus und nystagmusartige Zuckungen, deren Vorhandensein mehr für Komplikationen mit Hysterie oder multipler Sklerose u. a. sprechen.

Ophthalmoplegien

sind seltene Symptome des Morbus Basedowii, ohne daß weitere Bulbärsymptome dabei stets eintreten müssen. Diese Ophthalmoplegien sind oft doppelseitig und betreffen die äußeren Augenmuskeln, meist mit Ausnahme des Levator palpebrae superioris. Auch assoziierte Blicklähmungen, besonders der Seitenwender, sind bei Morbus Basedowii beschrieben, ferner Konvergenzlähmung.

Lähmungen der einzelnen Augenmuskeln oder Gruppen von solchen in einem oder beiden Augen sind seltener beobachtet, sie sind meist als nukleäre oder faszikuläre aufzufassen. Auch Fazialislähmung ist beschrieben worden. In einer Reihe von Fällen treten nun die Ophthalmoplegien nur als Anfangssymptome einer progressiven Bulbäraffektion auf, die dann unter dem Bilde der Bulbärparalyse, der Polioenzephalitis oder Poliomyelitis oder myasthenischer Paralyse zum Tode führen.

„Chvostek ist der Meinung, daß der Myasthenie eine Funktionsstörung der Epithelkörper zugrunde liege. Er weist darauf hin, daß die Erscheinungen der myasthenischen Paralyse und der Tetanie in ihren wesentlichen Punkten einander diametral entgegengesetzt sind, andererseits sich aber auch beide gemeinschaftlich zusammenfinden, was wohl auf ein einheitliches ursächliches Moment hinweist. Während ein Ausfall oder eine Insuffizienz der Epithelkörper zur Tetanie führt, scheint eine abnorm gesteigerte oder qualitativ veränderte Funktion dieser Drüsen die Erscheinungen der Myasthenie hervorzurufen. Bei den so engen nachbarschaftlichen Beziehungen zwischen der Schilddrüse und den Epithelkörperchen hat es gar nichts Auffälliges, wenn beide Drüsen von einer in derselben Richtung verlaufenden Funktionsstörung betroffen werden" (Sattler).

Kombination von anderen Erkrankungen mit der Basedowschen Krankheit.

Wie oben schon bei mehreren Augensymptomen betont war, spricht deren Vorhandensein (Beteiligung der optischen Leitungsbahn, Pupillenstörungen) dafür, daß der Morbus Basedowii sich mit anderweitigen Krankheiten zu komplizieren beginnt. Das gleiche ist zu sagen betreffs einiger Symptome, die nicht die Augen, sondern den ganzen Körper mehr oder weniger in toto betreffen. Die Sehnenreflexe, die Sensibilität sollen keine Störungen zeigen, höchstens sind sie, der allgemeinen gesteigerten Erregbarkeit entsprechend, auch ihrerseits gesteigert, sind sie dagegen erloschen, so spricht das für spinale Komplikation. Sensibilitätsstörungen können aber auch funktioneller Natur sein und gerade mit Hysterie kompliziert sich der Morbus Basedowii sehr gern.

Kopfschmerzen, Migräne, Schlaflosigkeit finden sich bei Morbus Basedowii ebenso häufig, vielleicht etwas häufiger als bei sonstigen Gehirn- und Nervenkrankeiten.

Als solche Gehirn- und Nervenkrankheiten, mit denen sich Morbus Basedowii kombiniert, werden angeführt: Tetanie, Chorea, Epilepsie, Bulbärparalyse, Hemiplegie, Paraplegie, Poliomyelitis, Polioenzephalitis, amyotrophische Lateralsklerose, progressive Muskelatrophie, multiple Neuritis, Syringomyelie, Paralysis agitans, progressive Paralyse, multiple Sklerose, Tabes, Hysterie, Neurasthenie, traumatische Neurose, Psychosen von verschiedener Art, Erythromelalgie, Sklerodermie, Raynaudsche Krankheit, Osteomalazie, Akromegalie und Riesenwuchs, Myxödem, Diabetes mellitus und insipidus, Albuminurie.

Es bedarf keines besonderen Hinweises, daß die Augensymptome in der Differentialdiagnose dieser Basedowkomplikationen eine gewisse Wichtigkeit haben können, zumal Pupillenstörungen und Schädigungen der optischen Leitungsbahn sowie die Art der Augenmuskellähmungen. Um einiges davon zu wiederholen, würde frühzeitige Starbildung für Komplikation mit Tetanie oder Diabetes, reflektorische Pupillenstarre würde für Tabes oder Paralyse, totale Starre für Lues, ebenso solche mit Akkommodationsstörungen sprechen. Retinitis würde auf Komplikationen mit Albuminurie, partielle Optikusatrophie würde auf multiple Sklerose oder Lues, totale auf Taboparalyse hinweisen, Hemianopsie auf Akromegalie, wenn sie bitemporal, auf zerebrale Ursachen, wenn sie homonym ist. Doppelseitige Ptosis würde für myasthenische Bulbärparalyse, mit Pupillenstörungen oder entsprechenden Gesichtsfelddefekten für zerebrospinale Lues sprechen, doppelseitige Ophthalmoplegie ohne Ptosis würde dagegen noch allein auf Rechnung des Morbus Basedowii kommen können. Lähmung des Okulomotorius, Abduzens oder Trochlearis, nukleär oder fasikulär, können noch Basedowsymptome sein, können aber auch Tabes u. a. ankündigen. Psychosen verschiedenster Art können noch zum Basedow gehören oder schon eine Paralyse einleiten. Beachtenswert ist diese vielseitige Möglichkeit von Komplikationen besonders insofern, als wir annehmen müssen, daß der Organismus eines Basedowkranken in der verschiedensten Hinsicht eine verminderte Widerstandsfähigkeit besitzt, daß sich namentlich jene geheimnisvollen Krankheiten zu ihm zugesellen, die auf fehlerhafte Funktionen der inneren Sekretion hindeuten oder solche, die mehr oder weniger diffus das zerebrale und spinale System zu schädigen imstande sind.

Theorie der Basedowschen Krankheit.

Was die theoretische Deutung der klinischen Symptome betrifft, so soll darauf an dieser Stelle nur insofern eingegangen werden, als sich gewisse therapeutische Konsequenzen daraus ergeben.

Die hauptsächlich von den Chirurgen vertretene Ansicht ist die einer Superfunktion der Schilddrüse: einer Hyperthyreose. Die therapeutische Konsequenz dieser Auffassung ist die Resektion der Drüse. Die Internen dagegen glauben zum großen Teil mehr an eine Dysthyreose, d. h. sie sehen in einer fehlerhaften Funktion der Drüse die Ursache des Morbus Basedowii und sehen z. B. in dem gleichzeitigen Vorkommen von Basedow- und Myxödemsymptomen eine Stütze dieser Ansicht gegenüber der, daß das Myxödem einer verminderten Drüsenfunktion seine Entstehung verdanke, der Morbus Basedowii aber einer gesteigerten. Zwar kann durch Schilddrüsenpräparate ebenso wie durch Jod, Thymus u. a. ein Basedowoid erzeugt werden und Myxödem kann durch die genannten Dinge geheilt werden, dennoch dürften die hier vorliegenden Verhältnisse wesentlich komplizierter sein als daß sie durch eine einfache Steigerung oder Verminderung der Schilddrüsenfunktion erklärt werden könnten. Wahrscheinlich muß man nicht nur mit der Dysthyreose rechnen, sodann auch damit, daß durch teilweisen Ausfall der Schilddrüse andere verwandte Drüsen mit innerer Sekretion, deren Funktion zum Teil übernehmen, oder aber, daß auch die Wirksamkeit der anderen Drüsen nicht eine vikariierende, sondern dadurch eine pathologische wird, daß der entgiftende Einfluß der Schilddrüse oder der Epithelkörper wegfällt.

Namentlich betreffs der Therapie müssen wir uns immer vor einer vorgefaßten, einseitig schematisierenden Vorstellung der Pathogenese hüten und dürfen einzig der klinischen Erfahrung das Wort geben. Nur ein erfahrener Kliniker kann entscheiden, ob Jod, ob Thyreoidin indiziert oder kontraindiziert ist, ob Röntgenstrahlen usw. angewendet werden sollen oder ob operiert werden muß.

Schönborn faßt seinen therapeutischen Standpunkt folgendermaßen zusammen (Arch. f. Augenheilkunde LXXVII Heft 1. 1914. S. 115):

1. Spezifische Prophylaxe: Vermeidung von Jod und Thyreoidin bei allen irgendwie basedowverdächtigen Kranken.

2. Eigentliche Behandlung:

a) bei sehr akut progredienten Fällen: Kurze, vielleicht 3—4 Wochen dauernde interne Behandlung mit Röntgenbestrahlung, bei Erfolglosigkeit: Operation.

b) Bei den gewöhnlichen subakuten bzw. chronischen Fällen: Für mehrere (mindestens 6 Monate) interne Therapie und zwar Diät, Ruhekur mit Brom und Arsen, bei allen sozial bessergestellten Kranken ausgiebige Höhenluftliegekuren. Galvanische Behandlung, Versuch mit Antithyreoidin.

c) Die Indikation zur Operation möchte ich (Schönborn) beschränken auf 1. Tumoren, 2. lebenbedrohende Kompressionserscheinungen, 3. Fälle der Gattungen a und b bei Versagen der internen Behandlung, 4. sehr ungünstige soziale Stellung bei nicht ganz leicht Erkrankten.

An dieser Stelle soll deshalb auch nur kurz auf die lokale Therapie der Augensymptome eingegangen werden.

Gelegentlich erfordert der Exophthalmus ein augenärztliches Handeln. In Frage kommt hier, abgesehen von der Sympathektomie am Halse, die wohl meist dem Chirurgen zufallen dürfte, die Verengerung der Lidspalte durch Tarsorhaphia externa. Neuerdings wurde von Elschnig für schwere Fälle die Krönleinsche temp. Orbitalwandresektion empfohlen. Zumal beim Auftreten von Kornealprozessen müssen diese Maßnahmen in Erwägung gezogen werden.

Übereinstimmend wird angegeben, daß die Augensymptome der Allgemeintherapie des Basedow oft am längsten trotzen, so daß hier also eine Lokaltherapie (oder Sympathektomie) öfter notwendig sein dürfte. Am häufigsten gibt der Exophthalmus, demgegenüber die Sympathektomie noch relativ die besten Erfolge haben soll, Veranlassung zum Eingriff. Lidspaltenverengerungen, Krönleinsche Resektion würden aber als harmlosere Eingriffe wohl zunächst zur Anwendung kommen.

Nebennierenleiden.

Die typische Erkrankung der Nebenniere ist der Morbus Addisonii (oder Bronzekrankheit). Es ist theoretisch nicht unwichtig, daß Augenerkrankungen bei dieser Affektion fehlen. Bei den im weiteren zu besprechenden Beziehungen der einzelnen Drüsen mit innerer Sekretion und deren gegenseitige Stellvertretung (vikariierende Hypertrophie) ist es wahrscheinlich berechtigt, die Nebennieren außerhalb der Diskussion zu lassen.

Diabetes mellitus.

Was zunächst die Häufigkeit der Zuckerkranken unter Augenkranken überhaupt betrifft, so fällt auch hier die große Verschiedenheit der Privatklientel von der Poliklinik auf. Erstere enthält 10—20mal soviel Diabetiker als letztere, was man bekanntlich daraus erklärt, daß der Diabetes zunächst eine Krankheit der bessersituierten, mehr geistig und gar nicht oder jedenfalls weniger körperlich arbeitenden Klasse ist. In den Augenpolikliniken stellt sich die Diabetesziffer auf ca. $0{,}1—0{,}2\%$, in den Privatkliniken auf $1—2\%$.

Augenerkrankungen auf Grund der Diabetes sind von den verschiedenen Autoren sehr verschieden häufig beobachtet: Die Angaben schwanken zwischen

10—20%. Diese Zahlen kann natürlich nicht ein Augenarzt liefern, da sie bei ihm viel zu hoch ausfallen würden, weil zu ihm nur die Diabetiker kommen, die über ihr Auge zu klagen haben. Auffallend ist die in allen Statistiken hervortretende stärkere Beteiligung des männlichen Geschlechtes, das zwei Drittel bis drei Viertel aller Diabetiker stellt.

Was das Lebensalter betrifft, so beteiligen sich bekanntlich bereits Kinder an der Erkrankung, deren Prognose quoad vitam unter solchen Verhältnissen infaust erscheint. Die Häufigkeit der einzelnen Symptome ergibt sich aus folgenden Tabellen Kakos, der Uhthoffs Material zusammengestellt hat, die Zahlen sind von mir nur nach der Größe geordnet (Klinische Monatsblätter für Augenheilkunde. XVI. 1903. S. 2.).

	M.	W.	zus.	%
Katarakt	57	27	84	30
Retinitis	48	9	57	24
Neuritis opt. retrob.	15	1	16	6
Augenmuskelstörungen	9	2	11	4
Refraktions- und Akkommodationsstörungen	6	4	10	3
Venenthrombosen und hämorrhagisches Glaukom	4	2	6	2
Glaskörpertrübungen	3	1	4	1
Iritis	3	—	3	1

Außerdem finden sich Flimmerskotom, Lidbindehautentzündung, Konjunktivalblutung, dynamische Divergenz usw., Dinge, die mehr oder weniger Zufälligkeiten darstellen dürften. Auch die Katarakte dürften durchaus nicht immer rein diabetisch, sondern öfter zum Teil „senil" bedingt sein.

Etwa 5 % des Uhthoffschen Materiales hatte außerdem Lues in der Anamnese bei 4% fehlten die Kniephänomene (Tabes? Paralyse?), 4% zeigten Pupillarstörungen, die den sonstigen klinischen Symptomen nach nicht dem Diabetes, sondern einem Nervenleiden zugeschrieben werden mußten.

Auch nach anderen Statistiken sind am häufigsten Linse und Netzhaut (eventuell mit Sehnerv), sehr viel seltener andere Teile des Auges befallen.

Wenn aber nur für 10—20% aller Diabetiker Augenstörungen notiert waren, so versteht es sich, daß auch nach jahre- und jahrzehntelangem Bestehen des Diabetes ein Augenleiden nicht notwendig aufzutreten braucht.

Andererseits trübt sich die Diagnose quoad vitam durch das Auftreten von Augenstörungen nicht ganz in dem Maße wie bei der Albuminurie. Wenn auch etwa zwei Drittel solcher Patienten innerhalb von zwei bis drei Jahren ad exitum kommen dürften, so leben die übrigen 33% oft viele Jahre länger, wobei freilich fraglich bleiben muß, ob die Augenaffektion wirklich diabetisch war. Selbst da wo alle anderen Noxen auszuschließen sind, ist dies auch nur in gewissem Grade wahrscheinlich. Wie bei den Nierenkrankheiten betont wurde, ist die klinische Statistik der Allgemeinkrankheit wesentlich weniger exakt als die der okulistischen Symptome. In zukünftigen Statistiken müßte, wenn irgend möglich, genauer zwischen den verschiedenen Formen des Diabetes unterschieden werden. Auch auf den Zuckergehalt in Prozenten kommt es ja keineswegs allein an, die absolute Menge ist in den wenigsten Statistiken berücksichtigt, noch weniger die Toleranzgrenze und die sonstigen abnormen Harnbestandteile (Azeton, Azetessigsäure, NH^3 usw.). Es dürfte durchaus die Mühe lohnen, zu untersuchen, ob nicht dieses oder jenes Augensymptom sich besonders für diese oder jene Diabetesform als charakteristisch erweist. Daß Glykosurie (eventuell alimentäre) anders zu beurteilen ist, als ein Diabetes, ist ja sicher. Die Statistiken sind in dieser Beziehung nicht genau und nicht groß genug.

Katarakt bei Diabetes.

Daß es eine wirkliche diabetische Katarakte gibt, d. h. eine durch den Diabetes bedingte Linsentrübung, wird heutzutage nicht mehr bestritten. Die Angaben über deren Häufigkeit sind aber sehr verschieden Das kommt daher, daß die diabetische Katarakt (s. Abb. 96) nichts Typisches an sich hat Nur wenn bei einem relativ jugendlichen Patienten sich — ziemlich schnell — eine doppelseitige Linsentrübung entwickelt, ohne daß man eine sonstige Ursache finden kann — Tetanie? doppelseitige Iridocyclitis chronica? Naphthalin? Ergotin? Pellagra? — wird man in erster Linie an Diabetes denken und diesen, falls vorhanden, ätiologisch verantwortlich machen. Die Art, wie die Linsentrübung auftritt, hat in solchen Fällen gelegentlich etwas Typisches. Zunächst trübt sich die subkapsuläre Schicht der Linse, besonders der Äquator, dann die hintere Kortikalschicht, dann die vordere, dann erst die perinukleäre. Zeigt sich Hand in Hand damit eine gewisse Sektorenzeichnung mit atlasartigem Glanz der getrübten Bezirke, so dürfte die Katarakt als diabetisch mit großer Wahrscheinlichkeit anzusprechen sein. Findet sich aber bei einem etwa 60 Jahre alten Manne eine in der Peripherie beginnende Katarakt und läßt sich bei ihm gelegentlich Saccharun im Urin nachweisen, so ist es völlig willkürlich, ob man diese Katarakt zu den diabetischen oder den senilen rechnen will. Klinisches Aussehen wie Verlauf haben hier kein entscheidendes Wort. Auch das Häufigkeitsmaximum der diabetischen Stare liegt zwischen 50 und 70, dürfte also von den nichtdiabetischen „senilen" nicht wesentlich verschieden sein.

Was für eine diabetische Ätiologie der Stare sprechen würde, wäre ja die Möglichkeit einer Beeinflussung durch Diät. Die wenigen Mitteilungen, die in dieser Beziehung gemacht sind, stammen von Nichtaugenärzten, so daß ihnen die Fachleute bei Fehlen positiver eigener Beobachtungen skeptisch gegenüberstehen. Auch bei den senilen Katarakten sind ja solche spontan oder therapeutisch hervorgerufenen Besserungen gelegentlich beobachtet. Daß eine getrübte Linse wieder klar werden könnte, wird von augenärztlicher Seite nicht angenommen, selbst die Möglichkeit der Aufhellung eigentlicher Trübungen entspricht nicht den Erfahrungen. Daß eine getrübte Kortikalschicht verflüssigt und resorbiert werden kann und so eine Spontanheilung unter dem Bilde der Aphakie auftritt, ist natürlich möglich, aber auch so selten, daß solche Fälle noch immer als Raritäten veröffentlicht werden.

Daß die Operation der Katarakt bei Diabetes ungünstigere Resultate geben soll, ist mehrfach behauptet, bestätigt sich jedoch durch die Uhthoff-Kakosche Statistik keineswegs.

Die Theorie der diabetischen Katarakt zu diskutieren, lohnt eigentlich nicht der Mühe. Von der Marasmustheorie ist man ebenso zurückgekommen wie von der Milchsäure- und Zuckertheorie. Mauthner war der Meinung, daß irgendeine endogene Toxinwirkung der Kataraktbildung zugrunde läge und Heß ist der Ansicht, daß die diabetische Katarakt dadurch zustande kommt, daß der vom Corpus ciliare aus in die Linse eintretende Ernährungsstrom durch die Allgemeinerkrankung eine Veränderung erfahre und somit auch die Ernährung des Linsengewebes in nachhaltiger Weise einwirke. Vorsichtiger kann man dem Problem kaum näher treten.

Anatomisch findet sich eine Linsenveränderung, die besonders die Rindenschicht betrifft, die sich prinzipiell nicht von sonstigen, z. B. senilen Katarakten unterscheidet. Das Linsenepithel der vorderen Kapsel ist nicht pathologisch, ebensowenig das Epithel der Ziliarfortsätze. Wohl aber findet sich oft eine erhebliche Auflockerung des Pigmentepithels der Iris, doch nicht nur bei diabetischen Katarakten, sondern überhaupt in Diabetikeraugen, auch wenn die Linse klar ist.

Die Linsenveränderungen bei Diabetes können aber noch in anderer Form auftreten, die nicht zu Trübungen in Form der kortikalen Erweichung (Phakomalazie), sondern zu Verhärtungen führen (Phakosklerose). Auch können sich beide Formen kombinieren, ja auf einem Auge kann dieses, auf dem anderen jenes auftreten. Tritt nur eine Verhärtung, zumal des Linsenkernes ein, solche habe ich durch direkte Indexbestimmung mit dem Refraktometer nachgewiesen, so muß eine Brechungsmyopie resultieren. Entsteht diese in der Mitte der vierziger Jahre, so macht sie sich, wenn die Verschlechterung der Sehschärfe für die Ferne unbeobachtet bleibt, eventuell nur einseitig ist, nur in einem verspäteten Eintritt der Presbyopie bemerkbar, oder ein bisher benutztes Nahglas wird als unnötig wieder beiseite gelegt. Diese Verhältnisse finden sich aber bei „senilen Katarakten" ebenso, sind also nicht für Diabetes charakteristisch. Myopie bis 10 ja 12 D können auf diese Weise in den vierziger Jahren entstehen.

Herr R. 50 Jahre.

8. 2. 1913. S = Rechts; Fingerzählen 2—3 m. Links: $^5/_{12}$.

20. 2. „ R. Extractio lentis ohne Iridektomie.
Viel Sekundaria.

5. 4. „ R. + 6,0 Komb. Cyl. + 6,0 = $^5/_{24}$. L. — 5 = $^5/_{24}$.

15. 4. „ R. + 7,0 „ „ + 5,0 = $^5/_{18}$. L. — 5 = $^5/_{24}$.

31. 5. „ R. + 8,0 „ „ + 5,0 = $^5/_6$. L. — 5,5 = $^5/_{25}$.

2. 8. „ R. + 9,0 „ „ + 4,0 = $^5/_4$. L. — 10 = $^5/_{60}$.

16. 10. „ R. ebenso. L. — 12 = $^5/_{36}$.

1. 2. 1914. R. + 9,5 „ „ + 3,0 = $^5/_4$. L. Cat. progr.

18. 5. „ L. Extractio lentis, viel Sekundaria.

6. 6. „ L. + 8 komb. Cyl. 4 = $^5/_{18}$.

1. 7. „ R. corr. $^5/_4$. L. $^5/_8$.   später $^5/_4$.

Netzhauterkrankungen bei Diabetes.

Die zweithäufigste, vielleicht die häufigste Augenkomplikation bei Diabetes, wenn man nämlich die Unsicherheit der Diagnose „diabetische Katarakte" in Rechnung setzt, stellt die Retinitis dar bzw. Retinalblutungen.

Hirschberg (Münchn. med. Wochenschr. 91, N. 51/52) unterscheidet:

1. eine sehr charakteristische Entzündung des mittleren Netzhautbereiches mit kleinen hellen Herden (Retinitis centralis punctata diabetica), meist auch mit kleinen Blutpunkten.

2. Blutungen in der Netzhaut mit sekundären entzündlichen Veränderungen (Retinitis haemorrhagica diabetica).

3. Seltene Form von Netzhautbeteiligung, deren Zusammenhang mit dem Allgemeinleiden (Diabetes) vielleicht nur ein mittelbarer ist.

Zitat von Kako, Klinische Monatsblätter f. Augenheilk. XLI. 1903.

ad 1. Eine ganz charakteristische Entzündung des mittleren Netzhautbereiches mit kleinen, hellen Herden (Retinitis centralis punctata diabetica), meist auch mit Blutpunkten. Es handelt sich um Gruppen von kleinen glänzend weißen Retinalfleckchen, meist am hinteren Augenpole, welche öfters von kleinen Blutungen begleitet werden, jedoch treten diese Erscheinungen nicht selten auch einzeln auf. An Größe und Gestalt sind die Fleckchen sowohl als die Blutungen durchaus verschiedene, die Anordnung derselben ist eine unregelmäßig zerstreute. Die Retinalflecken liegen selten ringförmig aneinander, bilden fast nie eine Sternfigur wie bei Retinitis albuminurica und fließen nie zusammen. In diesen Degenerationsherden der Retina und in der Umgebung derselben finden sich in der Regel keine Pigmentbildungen, die Gefäße bleiben im Verlauf und Kaliber immer normal. Sonstige Netzhautpartien und die Papillen bleiben frei von Trübungen.

ad 2. Die Formen der Retinitis haemorrhagica diabetica (Gruppe 2) faßt Hirschberg wiederum in vier Gruppen zusammen:

1. Kleine mehr punktförmige Blutungen.
2. Größere Blutungen, auch mit begleitenden Glaskörpertrübungen.
3. Blutiger Infarkt der Retina.
4. Hämorrhagisches Glaukom.

Die Schilderungen dieser Krankheitsbilder von anderen Autoren stimmen im großen ganzen mit den oben beschriebenen überein.

Uhthoff beobachtete unter 57 Retinitiden 36 Fälle (ca. $63^0/_0$) ohne und 21 Fälle (ca. $37^0/_0$) mit Eiweiß im Urin. Unter diesen 21 Patienten mit Albuminurie befanden sich noch 9 Fälle von Retinitis, deren diabetische Natur man nach dem Befund der Netzhautveränderungen unbedingt anerkennen muß, wir hatten demnach im ganzen 45 Fälle rein diabetischer Netzhautveränderungen (ca. $16^0/_0$ der 280 augenkranken Diabetiker).

Unter 57 Retinitiden fanden sich 8 Fälle (ca. $14^0/_0$), bei denen ophthalmoskopisch nur weißglänzende Retinaldegenerationsherde beobachtet wurden.

Hämorrhagische Retinitis (nur Retinalblutungen) hatte Uhthoff im ganzen in 15 Fällen (ca. $26{,}3^0/_0$ von 57 Retinitiden). 12 davon waren einseitig, bei 14 war die Eiweißprobe negativ. Der Spiegelbefund dieser Form bot nichts besonders Charakteristisches, wie es auch schon Hirschberg u. a. angegeben haben. Bemerkenswert ist nur, daß wir bei keiner der hierher gehörenden Retinitiden profuse Retinalblutungen gesehen haben. Wo dies der Fall war, zeigte der Augenspiegelbefund immer einen durchaus anderen Charakter, so daß wir uns genötigt sahen, diese Fälle zu einer anderen Krankheitsform, nämlich der Venenthrombose, zu rechnen.

Retinitis diabetica (Blutungen und Retinalplaques zugleich), wie besonders Hirschberg das Krankheitsbild als bei Diabetes häufig vorkommend ansieht, fand Uhthoff in 21 Fällen (ca. $37^0/_0$) aller Retinalaffektionen. Es handelt sich hierbei um meist doppelseitige Prozesse, wo zahlreiche kleine, zum Teil punktförmige Hämorrhagien gleichzeitig mit kleinen weißen Herden in den Retinalpartien des hinteren Augenpoles auftreten, und zwar in unregelmäßig zerstreuter Anordnung und ohne wesentlich diffuse Trübung der dazwischenliegenden Retinalpartien. Die häufige Doppelseitigkeit dieser Veränderungen verdient gegenüber den beiden ersten Formen besonders hervorgehoben zu werden. Jedoch finden sich in einzelnen Fällen auf einem Auge Blutungen und Retinalplaques zugleich, während auf dem zweiten sich nur eine dieser Veränderungen findet.

Nicht selten ist man überhaupt nicht in der Lage, zu entscheiden, ob die Retinitis diabetischer oder albuminurischer Natur ist. Hirschberg hat solche Fälle „Mischform" genannt und von Dahrenstädt, Weinberg u. a. sind derartige Fälle ebenfalls veröffentlicht worden. Uhthoff hat diese Form der Retinitis unter unserem Material 7mal (ca. $12{,}2^0/_0$) beobachtet. Man findet bei dieser Erkrankung außer dem gewöhnlichen Befunde der diabetischen Netzhautentzündungen noch Verwaschensein der Papillengrenzen und andersartige Veränderungen an der Retina oder den Retinalgefäßen, jedoch nicht sehr ausgesprochen.

Als Retinitis alb. hat Uhthoff diejenigen fünf Fälle (ca. $0{,}87^0/_0$) angesprochen, bei denen schon vor der Zeit der ersten Untersuchungen ausgesprochen albuminurische Erscheinungen am Augenhintergrunde sich geltend machten oder aus dem ursprünglich undeutlichen Befund sich entwickelten.

Daß auch nach zehn- ja zwanzigjährigem Bestehen eines Diabetes die Augen kleine Veränderungen zu zeigen brauchen und nur in einem Drittel bis einem Viertel der Fälle zeigen, ist von Uhthoff nachgewiesen.

Als das Alter, in dem vorzugsweise diabetische Retinitiden auftreten, geben Schmidt-Rimpler und Galezowski das höhere Lebensalter, ferner Hirschberg die Zeit vom 45.—65. Lebensjahre an, was im allgemeinen durch Uhthoffs Fälle bestätigt wird (siehe Tabelle).

Alter	Männer	Weiber	zusammen
20 Jahre	—	—	—
21—30 „	—	—	—
31—40 „	3	—	3
41—50 „	9	1	10
51—60 „	25	4	29
61—70 „	10	4	14
71—80 „	1	—	1

Summe: 57.

ad 3. Seltene Formen von Netzhauterkrankung bei Diabetes werden dargestellt durch Glaskörpertrübungen und -blutungen, letztere bisweilen zur Bildung eines Hämophthalmus int. führend. Auch der Diabetes hat seinen, wenn auch geringeren Teil an der Ätiologie der rezidivierenden Glaskörperblutungen.

Die Retinitis proliferans int. schließt sich an diese rezidivierenden Glaskörperblutungen aus diabetischer Ursache gelegentlich ebenso an, wie die Amotio ret.

Auch Retinalvenenthrombose ist mehrfach bei Diabetes beschrieben worden, wenn auch andere Ursachen dafür und besonders die — auch bei Diabetes beobachteten — Arterienverschlüsse häufiger sein dürften.

An diese Gefäßverschlüsse schließt sich — wie sonst — so auch bei Diabe·tikern oft hämorrhagisches Glaukom an.

Anatomisch sind hyaline Degeneration der kleinen Blutgefäße und hyaline Entartung der Gefäßwände von Michel beschrieben. Dem Augenspiegel erscheinen die Gefäße indes meist intakt.

Erkrankungen der Sehnerven bei Diabetes.

Bei Diabetikern findet man Erkrankungen des Sehnerven nach Kako (Klin. Monats-Bl. f. Augenheilkunde Bd. XLI. 1903) ohne irgendeine auffällige Veränderung des Augenhintergrundes in Form der Amblyopie, bei welcher objektiv nur ein relatives zentrales Skotom ohne oder mit temporaler Abblassung der Sehnervenscheibe, also gerade das Bild der sog. chronischen retrobulbären Neuritis, welches man weit häufiger bei Tabak- und Alkoholamblyopie konstatiert. Das Auftreten dieses Leidens auf rein diabetischer Basis ohne andere ätiologische Momente ist fast allgemein anerkannt, während Mauthner bezüglich des Vorkommens dieser Form der Amblyopie Zweifel hegte.

Uhthoff hat unter 280 Diabetikern im ganzen 16 (ca. $5,7\,^0/_0$) hierhergehörige Fälle. Unter diesen 16 Fällen finden sich zwei, bei denen man nach Angabe der Patienten den Abusus von Tabak und Alkohol ausschließen kann. Außerdem noch 5 Fälle, bei denen nur mäßiger Tabak- und Alkoholgenuß vorlag, und die wir demgemäß als Amblyopia diabetica et nicotiana oder alcoholica ansehen.

„Die Herabsetzung der Sehschärfe bei der Mehrzahl unserer Fälle (bei 8 von 16 S = Finger in 3—5 m) war auch relativ hochgradiger als bei der Intoxikationsamblyopie" (Kako).

Auf Grund seiner Beobachtungen glaubt Uhthoff folgende differentialdiagnostische Faktoren der Amblyopia diabetica aufstellen zu können:

1. Das relativ spätere Auftreten der Abblassung der temporalen Papillenteile.

2. Die hochgradigere Funktionsstörung (das relativ häufige Vorkommen des Skotoms für Blau und des absoluten zentralen Gesichtsfelddefektes und die relativ hochgradige Herabsetzung der Sehschärfe).

3. Das Auftreten in einem relativ späteren Lebensalter.

Es sei jedoch ausdrücklich zugegeben, daß durchschlagende, absolut charakteristische klinische Symptome in der Erscheinungsweise der Amblyopia diabetica und der Intoxikationsamblyopie nicht aufgestellt werden können.

Die Befunde der anatomischen Untersuchungen der Amblyopia diabetica decken sich im wesentlichen mit denen der Intoxikationsamblyopie, wie sie von Samelsohn u. a. angegeben sind. Nach der klinischen Erscheinungsweise der Amblyopia diabetica und ihrer Analogie mit der Intoxikationsamblyopie war diese Tatsache von vornherein wahrscheinlich.

Uhthoff hebt ferner hervor, daß er bisher keinen einzigen sicheren Fall sah, in welchem er eine einfache progressive Optikusatrophie mit Ausgang in Erblindung durch fortschreitende Verengerung der äußeren Grenzen des Gesichtsfeldes mit Sicherheit auf Diabetes allein zurückzuführen vermochte. Wenn somit progressive einfache Sehnervenatrophie auf Grundlage von Diabetes wirklich vorkommt, so muß sie doch als außerordentlich seltene Erscheinung angesehen werden. Bei dem Material von 280 Diabetesfällen ist nur einer, der allenfalls hier in Betracht kommen könnte.

Z. R., 30 Jahre alt.

Neuritis retrobulbaris diabetica.

13. I. 1910. Links Visus: sph. — 1,0 c. Cyl. — 2,0 = $^5/_{24}$.

　　　　　Rechts　„　　　„　　— 8,0 c. Cyl. — 1,0 = $^5/_{10}$.

Links zentr. Skotom für 5 mm Objekte fast absolut. Optikus und Retina normal.

1. II. Visus links: $^5/_{60}$—$^5/_{36}$ zentr. Skotom. Temp. 10^0 nasal, oben und unten 5^0. Rechts: Kein Skotom.

1. III. Links Visus: f. $^5/_{60}$ Großes zentr. Skotom 10^0 Durchmesser.

Rechts Visus: $^5/_{18}$ (corr.) parazentr. Skotom zwischen Fixierpunkt und blindem Fleck.

10. III. Links Visus: f. $^5/_{60}$ Temporale Abblassung der Papille?

Rechts Visus: $^5/_{24}$.

15. III. Adaptation rechts 102, links 77 (nach $^3/_4$ Std.).

20. IV. Links Visus: $^2/_{60}$—$^2/_{36}$.

Rechts Visus: f. $^2/_{24}$ Noch keine deutliche Abblassung trotz dreimonatlichen Bestehens.

10. V. Links beginnende temporale Abblassung.

13. I. 1911. Links $^2/_{60}$—$^3/_{60}$. Rechts $^2/_{60}$—$^3/_{60}$. Ausgesprochene temporale Abblassung beiderseits.

Exitus letalis nach einigen Monaten.

Schulmäßig zeigt dieser Fall die Hochgradigkeit der Sehstörung, das zeitliche verschiedene Auftreten der Erkrankung auf beiden Augen und das spät — nach vier Monaten — auftretende Abblassen der Papille.

Augenmuskelstörungen bei Diabetes

gehören nicht eigentlich zum Bilde des Diabetes. Schwierig ist die ätiologische Deutung auch dadurch, daß irgendein zerebrales Leiden sowohl Augenmuskellähmung wie auch Glykosurie bedingen kann. Aber auch das Umgekehrte scheint vorzukommen, wenn auch zuzugeben ist, daß in der Zeit der Wassermannschen Blutreaktion sich mancher dieser Fälle als Lues cerebralis herausstellen dürfte.

Beschrieben sind Lähmung des Abduzens, Trochlearis, partielle und totale des Okulomotorius, Fazialis und Trigeminus, einmal eine Blicklähmung nach oben und unten. Als Ursache werden meistens Blutungen in den Pons, seltener neuritische Nervenstammaffektionen angenommen.

Pupillenstörungen, Akkommodationslähmung oder Kombination von beiden gehören nicht zum Diabetes, wenn sie auch hier und da in der Literatur beobachtet sind.

Störungen der Refraktion und Akkommodation durch Diabetes.

Daß die Refraktion bei Diabetes Veränderungen zeigen kann, wurde oben schon (bei Cat. und Linsenveränderungen) erwähnt. Es braucht sich die Linse nicht eigentlich zu trüben, sie kann auch sklerosieren und so zu einer zentralen (Brechungs-)Myopie Veranlassung geben. Solche Myopien entstehen also meist in den vierziger und fünfziger Jahren, wo eine Achsenmyopie nicht mehr aufzutreten pflegt. Es kann dadurch die Presbyopie, die normalerweise Mitte der vierziger Jahre eintritt, ausbleiben oder eine schon mehrere Jahre benutzte Altersbrille wieder als unnötig beiseite gelegt werden. Andererseits kann aber auch eine vorzeitige Verhärtung der Linse vorzeitige Alterssichtigkeit bedingen. Hier gehen also die Störungen der Refraktion in die der Akkommodation über.

Das Bild der Akkommodationslähmung (mit und ohne Pupillenbeteiligung) dürfte indes meist ganz andere Ursachen haben. Auch die äußeren Augenmuskeln scheinen an derartigen Akkommodationsstörungen die Schuld tragen zu können, wenn letztere unter dem Bilde der nervösen Asthenopie auftreten, d. h. wenn z. B. dynamische Divergenzen oder seltener Konvergenzen eine erhöhte Innervation verlangen, die der Diabetiker nicht ohne weiteres zu leisten vermag. Durch Diät und roborierende Behandlung sind diese Dinge durchaus günstig zu beeinflussen, was wohl auf ihren harmlosen, zum Teil vielleicht funktionellen Charakter hinweist.

Glaskörperblutungen, Venenthrombose, Arterienverschluß, Netzhautablösung, Retinitis proliferans int., hämorrhagisches Glaukom wurden als seltene Komplikation auf Grund diabetischen Atheroms, eingeleitet meist durch Netzhautblutungen, oben schon erwähnt.

Iritis

ist eine relativ seltene Komplikation des Diabetes, die indes doch einzig und allein auf dieser Grundlage vorzukommen scheint. Es dürfte aber schwierig sein, alle anderen Noxen mit Sicherheit auszuschließen. Tuberkulose? Lues? Gonorrhöe?. Gerade betreffs dieser drei Ursachen hat die Diagnostik durch Tuberkulin, Wassermann und Gonokokkenvakzine erhebliche Fortschritte gemacht.

Einer ernstlichen Kritik dürfte mancher Fall von diabetischer Iritis demnach heute nicht mehr standhalten.

Hordeola, Lidabszesse, Lidgangrän und Orbitalabszeß haben in einzelnen Fällen — entsprechend der Furunkulose — die Aufmerksamkeit auf den Urinbefund geleitet und einen latenten Diabetes entdecken lassen.

Coma diabeticum.

Im Coma diabeticum wurde von Krause und Heine eine hochgradige Hypotonie der Bulbi beobachtet, die ein fast konstantes Symptom des typischen Coma zu sein scheint. Diese Hypotonie tritt in Ausnahmefällen schon vor der Bewußtseinsstörung auf, so daß sie in diesen Fällen als Warnungssymptom betrachtet werden kann. Meist entwickelt sie sich erst während des Koma selbst. Die Bulbi sind dabei so weich — oder werden innerhalb einiger Stunden so weich — daß man beim Palpieren der geschlossenen Lider kaum einen Widerstand fühlt und die Orbita für leer halten kann. Bisher scheint diese höchstgradige Hypotonie nur im typischen diabetischen Koma beobachtet zu sein, nicht aber da, wo ein Koma anderer Ätiologie vorlag, selbst da nicht, wo ein Diabetiker in einem Coma ad exitum gelangte, welches nicht als typisch diabetisches anzusehen, sondern dem der Moribunden im allgemeinen gleichzusetzen war. Ohne jede Anamnese wurde eines Abends ein Patientin im bewußtlosen Zustand in die medizinische Klinik in Breslau aufgenommen: Durch einen tastenden Griff nach den geschlossenen Lidern stellte der diensthabende Arzt die Diagnose auf diabetisches Koma, die sich dann auch bestätigte. Öffnet man die Lidspalten zum Teil, so sieht man, daß der Druck der Lider genügt, um die Kornea zu verbiegen. Ophthalmoskopisch findet sich in solchen Fällen nur eine gewisse Stase der Blutgefäße, besonders der Venen. In zwei Fällen sah ich aber das ausgeprägte Bild der Lipämie (s. S. 398). Die Theorie der diabetischen Komahypotonie ist noch ungeklärt. Während ich von vornherein eine spezifische chemische Noxe annahm, die vielleicht sekretionshemmend den intraokularen Druck beeinflußt, ließ sich experimentell durch Krause keine solche nachweisen. Daß die Herabsetzung des Blutdruckes die Hypotonie nicht erklären kann, ist leicht zu erweisen. Alle von Krause experimentell untersuchten, beim Diabetes wirksamen chemischen Noxen (Azeton, Azetonessigsäure, Oxybuttersäure usw.) erweisen sich als nicht geeignet. Hertel hat die Hypotonie durch hohe Gaben von NaCl erzeugt und denkt demnach an Konzentrationsschwankungen des Blutes.

Rönne dagegen erzeugt Hypotonie durch Injektion von Blutserum von Patienten, die an diabetischem Koma verstorben waren. Diese Versuche konnte ich bisher nur in einem Falle nachprüfen, aber beim Kaninchen nicht bestätigen.

Die Untersuchungen über Hypotonie, über welche Römer (Untersuchungen über Druckherabsetzung des Auges) in der Naturforscherversammlung in Wien berichtet hat, sind inzwischen von ihm und Kochmann weitergeführt worden. Die Tatsache, daß wenige Kubikzentimeter Komaserum genügen, um bei Kaninchen eine langanhaltende Hypotonie passiv zu übertragen, steht demnach fest. Da das Komaserum an sich isotonisch ist, kann diese Hypotonie nicht durch osmotische Vorgänge erklärt werden. Bei dieser Hypotonie wird der Eiweißgehalt des Kammerwassers nicht vermehrt. Vortragender demonstrierte eine große Anzahl von Originalkurven, bei denen gleichzeitig der Blutdruck und der Augendruck graphisch verzeichnet wurde.

Über einen Fall von Maltosurie berichtet Dimmer (Klinische Monatsblätter f. Augenheilkunde S. 570).

„Der Patient, 32 Jahre alt, kam am 29. Mai 1899 zu mir mit der Klage, daß er einen leichten Schmerz am rechten äußeren Orbitalrande verspüre. Auf Befragen gab er an, daß er sich schon seit längerer Zeit nicht wohl fühle, sehr leicht ermüdet sei und auch Schmerzen in der Lebergegend gehabt habe. die von einem Arzte als Folgen einer leichten Leberschwellung erklärt wurden. Eine Herabsetzung des Sehvermögens war dem Patienten, trotz seiner beständigen Beschäftigung mit Lesen und Schreiben nicht aufgefallen. Die betreffende Stelle am Augenhöhlenrande war auf Berührung leicht schmerzhaft, zeigte aber sonst nichts Abnormes. Meinem Prinzipe, jeden Patienten, auch wenn er nicht über Sehstörungen klagt, mit dem Augenspiegel zu untersuchen, verdankte ich weitere Aufklärung des Falles und die Möglichkeit, die in diesem Falle gewiß sehr wichtige Behandlung sogleich einleiten zu können. Es fand sich beiderseits am äußeren Papillenrande eine schmale pigmentierte Distraktionssichel. Die äußeren Papillenhälften sind an beiden Augen auffallend licht mit einem leichten Stiche ins Grünliche, ohne daß eine stärkere Exkavation vorhanden wäre, die inneren Papillengrenzen verschwommen, der

Fundus stark getäfelt. Am linken Auge liegt nasalwärts vom Papillenrande, und zwar zum Teil ganz knapp daneben, dem Papillenrande zum Teil fast folgend, eine Gruppe von kleinen, scharf begrenzten weißen Flecken. Sie haben dasselbe Aussehen wie die Herde von Fettkörnchenzellen, welche bei Retinitis alb. die Sternfigur in der Makulagegend zusammensetzen. Einzelne enthalten sehr feine glitzernde Punkte.

Die Sehschärfe ist rechts: 4 D $^1/_{11}$, Jg. 1. Punktum proximum 7 cm,
links: — 4 D $^5/_{18}$, Jg. 1. P. pr. 7 cm.

Das Gesichtsfeld ist für Weiß an beiden Augen normal. Am linken Auge zeigt die Aufnahme mit roten und grünen Objekten ein parazentrales Skotom, das vom Fixationspunkte bis zum blinden Fleck reicht und eine querovale Gestalt hat. In diesem Bereiche erscheint sowohl rot als grün weißlich. Die Grenzen der Farbenfelder für rot und grün sind mäßig konzentrisch eingeschränkt. Am rechten Auge ist das Skotom nach außen oben „durchgebrochen", so daß von den Farbenfeldern für rot und grün, deren periphere Grenzen ebenfalls eingeschränkt sind, fast der laterale obere Quadrant fehlt. Blau wird an beiden Augen im Bereiche des Skotoms oft mit grün verwechselt."

Diabetes insipidus, Polyurie.

Diabetes insipidus ist ein Symptom, dessen Ursache wir nur in einer Reihe von Fällen kennen, das sich bei Erkrankungen der Basis cerebri, der Hypophyse, Ausdehnung der Ventrikel, besonders des 3. und 4. findet. Dieser Diabetes ist also wohl in den wenigsten Fällen die Ursache der Augenstörung, sondern beide sind Symptome einer Hirnkrankheit. Beobachtet sind Kataraktbildung, jedoch in so geringer Anzahl, daß die ätiologische Bedeutung des Diabetes nicht einwandfrei ist (Groenouw).

Augenmuskellähmungen, homonyme und heteromonyme Hemianopsie deuten auf Ventrikelhydrops, Neuritis optici und Sehnervenatrophie auf diese und ähnliche zerebrale Affektionen. Gelegentlich wurde Lues gefunden.

Oxalurie und Phosphaturie.

Netzhaut und Glaskörperblutungen bei Oxalurie, Starbildung bei Phosphaturie sind so selten beobachtet, daß eine ätiologische Deutung nicht einwandfrei erscheint (Groenouw).

Gicht.

Die Gicht — ist besonders in früheren Zeiten — oft und viel als Ursache für Augenkrankheiten in Anspruch genommen, zum großen Teil wohl mit Unrecht. Zumal ist die Diagnose „Gicht" wohl sehr oft ungerechtfertigt gewesen. Es liegen wahrscheinlich häufig Verwechslungen mit tuberkulösen Gelenkaffektionen im Sinne Poncets, mit Arthritis gonorrhoica, mit „Rheumatismus" u. a. vor. Ich habe selbst vielfach Gelegenheit gehabt, solche Patienten, die von anderer Seite mit der Diagnose „Gicht" in die entsprechenden Bäder geschickt waren, vom Kollegen Lüthje exakt betreffs endogener Harnsäurekurve untersuchen zu lassen. Ich erinnere mich keines positiven Falles. Andererseits ist die Gicht hier nicht selten, sicherlich aber selten sind die Augenkomplikationen bei notorischen Gichtikern. Auch hier dürfte gelten, was schon mehrfach hervorgehoben wurde, daß die Gicht als alleinige Ursache einer Augenkrankheit nur dann in Frage kommt, wenn Wassermann, Tuberkulin, Arthigon usw. negatives Resultat geben. Hat ein Gichtiker eine Skleritis, reagiert er aber auf geringe Dosen Alttuberkulin, so ist der Häufigkeit nach jedenfalls letztere Ätiologie wahrscheinlicher, sehen wir eine Iritis bei einem Gichtiker mit positivem Wassermann, so würde ich die syphilitische Natur der Iritis als näher liegend ansehen.

Die meisten Mitteilungen über gichtische Augenkrankheiten stammen aus früheren Zeiten, bedürfen also der Nachprüfung. Nach meinen eigenen Erfahrungen gehören gichtische Augenkrankheiten zu den größten Seltenheiten.

Sie sind beschrieben als chalacionähnliche Gichtknoten an den Lidern; daß diese aber ab und zu Tendenz zur Vereiterung zeigten, muß ihre Deutung als recht problematisch erscheinen lassen, da sonst ja die Gichttophi keine solche Neigung haben.

Auch die Skleritiden, Episkleritiden sind sicherlich in den meisten Fällen nicht wirklich gichtischen Ursprunges, wenn auch einige Krankengeschichten für die Deutung zu sprechen scheinen.

11. X. 1915.

W., Anna, 33 Jahre alt, Witwe, Neumünster.

Diagnose: Kristallimprägnation der Kornea (s. Abb. 43).

Seit einigen Jahren Verschlechterung des Sehens beiderseits. Keine Rötung, keine Schmerzen.

Visus beiderseits Fingerzählen 5 m Entfernung. Bei erweiterter Pupille keine Besserung des Visus.

Besonders im Lidspaltenbereich zeigt sich die Kornea übersät von zahlreichen glänzenden Kristallen, die scheinbar in einer Schicht auf oder eben unterhalb der Bowmanschen Membran gelegen sind. Ausgesprochenes und auffallend dichtes Gerontoxon.

Augenhintergrund nur undeutlich sichtbar, scheinbar normal.

Iris frei.

Tension normal.

Wassermann negativ.

Medizinische Klinik: Stoffwechselversuch. Verzögerte Harnsäureausscheidung, sonst intern o. B.

Da vermutet wird, daß die Kristalle aus Cholestearin bestehen, Versuch einer Auflösung durch 40% Alkoholinstillationen.

3. XI. Status unverändert. Kein Erfolg.

Diagnose per exclusionem: Harnsäure — oder Uratablagerungen.

Dasselbe wäre zu sagen über Iridozyklitis und Chorioretinitis, Neuritis opt., Stauungspapille und retrobulbärer Neuritis optici (Krückmann).

Wagenmann (Heidelberger Bericht 25. 1896. S. 230) beobachtete serös plastische Entzündungen der Augenhäute, vor allem der Sklera, Iris usw., ferner Auftreten von Tophi in der Haut, am Ohr usw., einen kegelförmigen Knoten zwischen Aderhaut und Netzhaut und bald darauf unter Zunahme der Skleritis einen steinharten kegelförmigen Knoten in der Sklera. Der Herd im Auge lag unterhalb der Papille, stellte sich dar wie ein kegelförmiger Aderhauttumor mit zirkumskripter gespannter Ablatio retinae von ca. 3 mm Höhe und konnte nicht anders als durch Ablagerung einer festen Masse zwischen Aderhaut und Netzhaut erklärt werden.

Der Herd an der Sklera trat einige Tage später auf, lag gerade nach oben am Bulbusäquator, besaß 5 mm Breite und 3 mm Höhe und gab beim Beklopfen die Resistenz und den Klang von Stein. Wenige Tage später setzte eine heftige serös-plastische Iridozyklitis mit zahlreichen Beschlägen, hinteren Synechien und Glaskörpertrübungen ein. Zeitweise sah man sogar ein Exsudat im Kammerwinkel abgesetzt.

Die Knoten schwanden unter geeigneter Behandlung zusammen mit den Ablagerungen im Körper, die Entzündung nahm im Laufe einiger Wochen stetig ab und heilte schließlich vollkommen aus mit Hinterlassung einiger hinterer Synechien. An der Stelle des Aderhautknotens blieb eine gelblich-weiße Verfärbung zurück. Das Sehvermögen stieg wieder auf $^6/_{12}$.

Nieden (in der Diskussion) faßt „fulminante rheumatische" Iritiden als häufig durch Gicht bedingt auf, ferner rezidivierende Glaskörpertrübungen.

Pflüger beobachtete auf Grund von Gicht:

1. häufig rezidivierende flüchtige Skleritis und Episkleritis,
2. häufig rezidivierende Glaskörpertrübungen,
3. Glaukom.

Hirschberg:

1. glänzende, offenbar anorganische Ablagerungen und umschriebene Flecken rings um den gelben Fleck auf beiden Augen,
2. heftige wiederkehrende Regenbogenhautentzündung bei jungen Leuten mit vererbter Gicht.

Horstmann fand bei „bandförmiger" Keratitis bei sonst gesunden Augen Gicht.

Leber endlich sah drei Fälle von eigenartiger Conjunctivitis bulbaris auf Grund von Gicht und mit deren Anfällen rezidivierend.

Krückmann beschreibt sechs „okulare Gichtanfälle" in Form von heftigen Iridozyklitiden (Med. Klinik 1910. Nr. 36).

Die Gicht führt bekanntlich zur Arteriosklerose. Auf diesem Umwege kann sie verantwortlich gemacht werden für alle die durch diese Krankheit bedingten Augenerkrankungen, desgleichen für die albuminurischen, insofern die Gicht eine Schrumpfniere gesetzt hat.

Allgemeine Schwächezustände.

Marasmus, Kachexie, Dyskrasie des Blutes, depravierte Konstitution, Erschöpfung sind Ausdrücke für eine allgemeine Schwächung des Körpers, die die verschiedensten Ursachen haben kann. So kennen wir als Ursache Karzinose, Tuberkulose, Strumektomie, Inanition, Lues maligna, Typhus, Malaria, Potatorium chronicum mit Gastritis, Leberzirrhose usw.

Daß diese verschiedenen Noxen alle die gleiche Form der Kachexie bedingen sollten, ist von vornherein unwahrscheinlich. So äußern sich die verschiedenen Kachexien auf psychiatrischem Gebiet bekanntermaßen sehr verschieden: Die Tuberkulose erzeugt öfter Euphorie, die Karzinose das Gegenteil: Psychische Depressionen und Beeinträchtigungsideen, die Inanition Halluzinationen und Illusionen, die Kachexia strumipriva andere tetanieartige Symptome.

Demgegenüber bieten die Augensymptome ein ziemlich einheitliches Bild, welches vielleicht seinerseits darauf hindeutet, daß eben nur ein Teil der verschiedenen Noxen — vielleicht die Unterernährung — die Unterbilanz im Stoffwechsel — das Ausschlaggebende für das Zustandekommen gerade dieser Gruppe von Augensymptomen ist.

Es beschränken sich die Augensymptome auf die Trias: Hemeralopie, Conjunctivitis xerotica, Keratomalazie.

Betreffs der Art und Weise, wie diese Ernährungsstörung vielleicht wirkt, erinnert schon Förster an den Dekubitus, wie er bei Typhus, und die Hautgangrän, wie sie bei Diabetes auftrete. Sollte vielleicht an dieser Parallelstellung deshalb Anstoß genommen werden, weil zum Dekubitus immer ein Druck erforderlich sei, so erwähnt Förster, daß dieser Druck unter Umständen ein so geringer ist, daß man ihn kaum in Rechnung stellen kann. Genügt doch bei Typhösen bisweilen schon der Druck einer wollenen Decke, um an der Crista tibiae und an der Kniescheibe Hautnekrose zu bewirken. Auch Elschnig hält den Prozeß für eine Nekrose; der geschwürige Zerfall entsteht durch sekundäre Infektion. Immerhin ist auffallend, daß die von

Förster genannten Noxen (Typhus und Diabetes) keineswegs die häufigste Ursache für die Keratomalazie sind, daß diese sich fast stets mit Conjunctivitis xerotica vergesellschaftet und daß hier von einem Dekubitus nicht die Rede sein kann. Auch die Hemeralopie gibt der Symptomgruppe doch ein etwas anderes Aussehen. Vielleicht ist der ganze Prozeß doch mehr als ein Eintrocknungsvorgang anzusehen, zu dem an der Kornea ein dekubitusähnlicher Prozeß hinzukommt. Daß die Wasserverarmung eine große Rolle spielt, beweisen die Fälle von Gastroenteritis der Säuglinge mit chronischem Brechdurchfall, daß aber Insolation — also starke Lichtwirkung — und körperliche Arbeit (Arbeitshäuserendemie) stark mitwirken, ist allgemein anerkannt.

Daß die Sensibilitätsstörungen in der Kornea etwas sekundäres sind und die Keratomalazie nichts mit der Keratitis neuroparalytica zu tun hat, wenn sie auch klinisch manche Ähnlichkeit zeigt, ist ebenfalls anzuerkennen (s. S. 70).

Die Rolle der Xerosebazillen ist oft Gegenstand der Diskussion gewesen. Lange Zeit ist die Ansicht die herrschende gewesen, daß die Xerosebazillen bei Xerosekonjunktivitis nur harmlose Schmarotzer sind, die ätiologisch für ernstere Affektionen nicht in Frage kämen. Früher haben wohl namentlich Verwechslungen mit den ihnen ähnlichen Diphtheriebazillen stattgefunden. Daß jene in diese übergehen können, ist nicht erwiesen, wohl auch nicht wahrscheinlich, ob aber die Xerosebazillen für gewöhnlich zwar harmlos sind, doch unter Umständen Virulenz annehmen können, ist neuerdings wieder diskutiert worden. Daß sie aber Xerose und Keratitis verursachen, ist nicht wahrscheinlich. Hier findet man bei eitrigen Prozessen die gewöhnlichen Eitererreger: Staphylo- und Streptokokken.

Uhthoff (Berl. klin. Wochenschr. 1890 S. 28) sah einen 18 Jahre alten Gymnasiasten, der sich als fanatischer Vegetarier nur durch Obst und Gemüse ernährte. Er war sehr schwach und zeigte Xerose der Konjunktiva und Hemeralopie. Als Patient nur vier Tage lang täglich sechs Eier gegessen und einen Liter Milch getrunken hatte — weitere Zugeständnisse betreffs der Fleischnahrung wollte er nicht machen — war er von einer wochenlang bestehenden Hemeralopie geheilt.

Michel (Bayr. ärztl. Intelligenzblatt 1882 S. 30) sah unter 87 nachtblinden Personen im Zuchthaus zu Lichtenau 11 an skorbutischen Zahnfleischerkrankungen und 2 an allgemeinem Skorbut leidende. Von 600 Insassen eines Arbeitshauses fand Michel 8% Hemeralopen. Ich selbst habe bei letztgenanntem Material ca. 30% Hemeralopen, 20% Xerose und drei Fälle von Keratomalazie bei Erwachsenen gesehen, was sich durch Unterernährung (fünfmal im Jahre Fleischkost) und anstrengender Arbeit in heller Sonne (Ziegelei) erklärte. Früher waren diese Dinge sehr viel häufiger, indem man bei unfreiwillig verlängerten Segelschifffahrten bei Windstille, wenn die Fleischnahrung knapp wurde, zuerst an den Negersklaven sparte, wo dann auch Skorbut, Hemeralopie, Xerose und Keratomalazie zuerst auftraten. In Rußland kommen immer noch Epidemien in der Fastenzeit vor. Bei uns in Deutschland, wo dank der sozialen Fürsorge die Zuchthäusler besser verpflegt werden als die Arbeitshäusler, sind es meist nur noch pädatrophische Kinder, die über Hemeralopie noch nicht klagen können, deren Xerose nicht beobachtet wird, bis die Hornhauttrübung oder Vereiterung die „Mutter" dann doch veranlaßt, ärztliche Hilfe aufzusuchen.

Die Prognose sowohl für Sehvermögen wie für das Leben richtet sich ganz nach der Möglichkeit, die Ernährung zu heben, was sehr wohl bei Brechdurchfall usw., nicht aber bei Darmtuberkulose, kindlichem Diabetes u. dgl. der Fall ist.

Wenn in anderen Fällen Erblindungen infolge allgemeiner Schwächezustände beschrieben sind, so dürfte es sich teilweise um funktionelle Komplikationen handeln, teils dürften aber auch anderweitige toxische Noxen vorliegen, wie z. B. Filixmasvergiftung mit Optikusatrophie bei einem Jungen, der wegen eines vermuteten Bandwurmes ein starkes Abführmittel gebraucht hatte. Oder es handelt sich um Optikusaffektionen durch inneren Blutverlust oder um Neuritis optici retrob., wie sie sich bei Karzinose findet.

Auch Glaukom ist vielfach bei allgemeinen Schwächezuständen beobachtet worden, namentlich solchen, die mit nervösen Aufregungs- und Angstzuständen, besonders im Kriege, Sorgen, Kummer und Nahrungsenthaltung einhergingen.

Wir gehen wohl nicht fehl, wenn wir einerseits Sympathikusreizung (reflektorische Mydriasis), andererseits Herzschwäche mit Blutstockungen als Ursachen der intraokularen Drucksteigerungen annehmen.

Insuffizienzen der äußeren und inneren Augenmuskeln und Störungen in dem Gleichgewicht kommen in allgemeinen Schwächezuständen, wie bei Ametropen, oft zur Beobachtung. Eine dynamische Divergenz kann sich in Doppelsehen, eine Hyperopie in Akkommodationsschwäche äußern, Dinge, die man durch passende Gläser leicht beseitigen kann, die aber bei Hebung des Allgemeinzustandes wieder verschwinden (s. u. nervöse Asthenopie und Presbyopia praematura).

Linsentrübungen sind nach der jetzt herrschenden Ansicht nicht die Folge allgemeiner Erschöpfungszustände, wohl aber scheint Katarakt durch solche schnell progressiv werden zu können. Daß die Cataracta senilis nicht nur im normalen Senium ihre Ursache hat, ist sehr wahrscheinlich, nach Peters wäre an latente Tetanie (s. S. 441) zu denken. Daß die „senile Katarakte" schon in den fünfziger Jahren, ausnahmsweise noch früher auftreten kann, hat zur Auffassung des Begriffes der Senectus praematura geführt, eines Involutionsprozesses, den wir modernerweise mit regressiven Prozessen in gewissen Drüsen (Geschlechtsdrüsen, Epithelkörper?) in Zusammenhang bringen. Auf diesem Umwege dürften allgemeine Schwächezustände durch Drüsenschädigung — „Stockungen der inneren Sekretion" — auch den Stoffwechsel der Linse ungünstig beeinflussen, ganz besonders den bereits gehemmten. Forzierte Karlsbaderkuren sollen gelegentlich einen schnelleren Prozeß der Katarakte bedingt haben.

Auch Netzhautablösung ist als Ausdruck allgemeiner Körperschwäche angesprochen worden.

Ich glaube selbst nachgewiesen zu haben, daß einer Anzahl „spontaner Netzhautablösungen" im normal gebauten Auge eine latente Iridozyklitis, vielleicht tuberkulöser oder syphilitischer Ätiologie, zugrunde liegt. Eine allgemeine Körperschwäche muß sich aber keineswegs immer damit verbinden.

Marantische Thrombose der Zentralvene, der Orbitalvenen sind in einzelnen Fällen beschrieben worden.

Die Myopie und ihr Progreß in den Entwicklungsjahren ist sicher nicht unabhängig von allgemeinen Schwächezuständen, wie sie in diesen Jahren ja bei Jungen und Mädchen so häufig sind. Eine vernünftige Sportpflege dürfte hier durchaus angebracht sein, wenn sie nicht einer ernsteren Anämie oder Chlorose wegen durch Mastkuren und Ruhe zu ersetzen ist.

Maligne Tumoren.

Maligne Tumoren sollen hier nur insofern zusammenhängend erwähnt werden, als sie ja auch zu Marasmus und Kachexie führen. Daß sie auf dem Blutwege Iris- und Aderhautmetastasen, sehr viel seltener Retinalmetastasen bedingen können, ist bekannt. Ein von mir beobachteter Patient, ein Mann von 50 Jahren, litt an einem Rundzellensarkom der Rückenhaut mit Metastasen in der Lunge. Einige Tage vor dem Tode wurde bei der Augenspiegeluntersuchung auf der Papille eine rötliche Geschwulst gefunden, welche sich bei der histologischen Untersuchung als Sarkom erwies. Möglicherweise ist die Metastase im Auge nicht von der Haut-, sondern von der Lungengeschwulst ausgegangen (s. Abb. 122).

Das metastatische Aderhautkarzinom ist in einem Drittel aller Fälle doppelseitig und drei Viertel derselben betreffen das weibliche Geschlecht, da drei Viertel aller dieser durch Brustkrebs verursacht sind, ein Viertel durch lat. Magen- und Lungenkrebs. Kein Patient lebte länger als ein Jahr nach Auftreten der für Generalisation sprechenden Augenmetastase. Das Spiegelbild ist oft recht charakteristisch, indem die Retina an einer oder mehreren Stellen mechanisch durch die scheibenförmige Karzinommetastase hochgehoben wird. Erst relativ spät totalisiert sich die Amotio durch entzündliche Exsudatbildung.

Sehr viel seltener sind Uvealmetastasen der Sarkome.

Therapeutisch kommt Enukleation höchstens dann in Frage, wenn unerträgliche Glaukomschmerzen auftreten. Bei der kurzen Lebensdauer, die den Patienten noch verbleibt, wird man die stark deprimierende Entfernung des Auges — oder gar beider — möglichst vermeiden.

Geschwulstmetastasen in den Augenmuskeln oder der Orbita oder der sonstigen Umgebung des Auges sind seltene Dinge; sie schädigen das Auge durch Wucherung per continuitatem, denn die Diagnose wird meist erst in Tabula möglich sein.

Die Karzinom- und Sarkom-Kachexie macht sich am Auge aber noch auf andere Weise geltend. Im Kapitel „Retinitis" (s. S. 164) war schon die kachektische Retinalaffektion, die variköse Hypertrophie der Nervenfasern, charakterisiert durch weiße Plaques, und die Degeneration des Zirkulationsapparates, charakterisiert durch rote Flecke (Blutungen), erwähnt. Erinnert war bei Neuritis optici retrobulbaris auch schon daran, daß bei der in Frage stehenden Kachexie der malignen Tumoren in einigen Fällen plötzliche Erblindungen oder schwere Sehstörungen mit großem zentralem Skotom beobachtet sind (s. S. 211). Teilweise sind diese Fälle für axiale Neuritiden, teils für zerebrale Amaurosen gehalten worden, wie sie auch bei Eklampsie und Urämie vorkommen. Die Tumortoxine dürften die optischen Leitungsbahnen an verschiedenen Stellen anzugreifen imstande sein. Die wenigen Sektionsbefunde waren meist negativ, was aber weder gegen diese noch gegen jene Auffassung spricht. Auch ist gelegentlich multiple periphere Neuritis gleichzeitig beobachtet worden.

Das Senium.

Wir kennen eine Reihe von Augenkrankheiten, die wir die „senilen" nennen: Der Arcus senilis oder Greisenbogen der Hornhaut, die senile Katarakte, oder Alterstar, die senile Makuladegeneration, die senile Pupille u. a.

Soll damit nur gesagt sein, daß diese Krankheiten meist erst im höheren Alter eintreten, so ist nichts dagegen einzuwenden, dem ist aber doch wohl nicht so. Vielmehr scheint mir damit mehr oder weniger entschieden gesagt sein zu sollen, daß das Senium die Ursache der Krankheiten sei, da drängt sich dann ohne weiteres die Frage auf: Kann das noch ein sozusagen gesundes Senium sein, welches diese Dinge hervorruft oder müssen wir nicht vielmehr noch etwas anderes postulieren, was das Alter zu einem krankhaften macht.

Nun hat ja bekanntlich noch niemand mit Sicherheit entscheiden können, wann das Alter eigentlich seinen Anfang nimmt, wollte man die Linse des Auges als Grad oder Altersmaßstab benutzen, so müßte man sagen: Das Alter beginnt sehr bald nach der Geburt, denn die zur Alterssichtigkeit führenden Veränderungen entwickeln sich schon von den ersten Lebensjahren an stetig bis zum 60. oder 70. Jahre, ohne den Typ zu ändern. Jedenfalls beginnt das Alter bei verschiedenen Menschen zu sehr verschiedener Zeit, wie schon Ausdrücke wie „Senectus praematura" beweisen, und mancher bleibt bis in die achtziger Jahre hinein „jung" und hat keine Spur von Katarakte, das Alter allein kann es also doch wohl nicht sein, zumal nur ein immerhin geringer Teil aller alternden Leute an Katarakt erkrankt. In Anbetracht der modernen Ansichten über die „inneren Drüsen" wird man vielleicht hauptsächlich an diese denken, deren physiologische Involution ja bekanntlich zu sehr verschiedenen Zeiten erfolgt, und deren Einfluß auf die Linse (Tetanie, Myotonie) fraglos erscheint. Dadurch würde aber das Senium und die senile Katarakte doch einen pathologischen Charakter erhalten.

Ähnlich dürfte es sich mit dem Arcus senilis verhalten, nur mit dem Unterschied, daß diesem weit weniger Bedeutung zukommt, da er keine Sehstörung macht (s. Abb. 42).

Was nun die senile Makuladegeneration anbetrifft, so ist sie eine noch seltenere Erkrankung als die Katarakte, sicherlich nicht allein durch das Senium erklärbar, findet sie sich auch dem klinischen Bilde nach in ganz ähnlicher Form bei jugendlichen Individuen, dann aber, und das ist das Interessante, in familiärer Form, indem alle Geschwister zwischen 15 und 20 Jahren der Reihe nach erkranken. Der Verlauf ist dafür aber ein sehr chronischer, der sich über Jahrzehnte erstreckt und weit langsamer geht als die senile Makuladegeneration, die meist in einigen Monaten oder Jahren zu hochgradigen Sehstörungen mit großen zentralen Skotomen führt, während bei jenen familiären Degenerationen erst nach Jahrzehnten die Sehschärfe auf ca. $^1/_{20}$ zu sinken braucht; dementsprechend sind die ophthalmoskopischen Erscheinungen weit geringer (s. Abb. 154a u. b).

Was schließlich die Pupille anbetrifft, so ist diese im Ater eng und träge reagierend. Die Frage liegt nahe: Kann sie auch starr werden? Kann eine senile Miose eine spinale Starre vortäuschen? Oder liegt dann wirklich stets eine Komplikation vor? Die Wichtigkeit der Frage liegt auf der Hand und muß m. E. im letzten Sinne beantwortet werden. Diese Komplikation braucht nun nicht immer eine Tabes oder Paralyse zu sein, es kann auch eine senile Demenz, hochgradiges Hirnatherom oder dergleichen sein, aber jedenfalls müssen Dinge vorliegen, die auch im höchsten Alter nicht mehr normal genannt werden können. Bei den ältesten Leuten, und hier in Schleswig-Holstein sind solche hoch in den 80er Jahren nicht so selten, habe ich nie eine starre Pupille gefunden, wo nicht ganz offenkundige Komplikationen vorlagen.

Das Verhalten der Augen im Schlaf, Koma, in der Narkose, im Tod.

Die Lidspalten sind im Schlaf geschlossen, nach Fuchs gelegentlich bei Kindern etwas geöffnet. Die dazu erforderliche Ptosis scheint zum großen Teil eine passive zu sein, durch Levatorerschlaffung bedingt. Dieser Zustand des Levatormuskels ist aber vielleicht durch eine Erschlaffungsinnervation (Hemmung) veranlaßt, also nicht rein passiv, denn im Koma und Tod ist die Lidspalte meist nicht völlig geschlossen. Bei kompletter Fazialislähmung, wo also eine willkürliche Orbikulariskontraktion ausgeschlossen ist, tritt bei jedem intendierten Lidschluß ein Tiefertreten des Oberlides ein. Wilbrand-Sänger deuten dies von ihnen beschriebene Phänomen im Sinne einer Levatorhemmung (willkürliche Erschlaffung des Levatortonus).

Eine andere Deutungsmöglichkeit des völligen Lidschlusses im Schlaf ist die Annahme eines wenn auch noch so geringen Kontraktionszustandes des Orbikularis.

Die Stellung des Bulbus zeigt eine Wendung nach oben (Bellsches Phänomen), oft nach oben außen, was seinen physiologischen Ausdruck in gekreuzten Doppelbildern kurz vor dem Einschlafen findet. Auch Höhendivergenzen sind beobachtet. Doch ist die Frage, ob es sich dabei noch um physiologische Verhältnisse gehandelt hat oder aber ob vertikale Insuffizienzen vorgelegen haben.

Im Koma treten die Augen wieder tiefer, um im tiefsten Koma geradeaus zu stehen. Das obere Lid bedeckt dabei die Kornea oft nicht völlig, da die Lidspalten in gewissem Grade offen bleiben können. Diese Stellung der Lider und des Bulbus findet sich auch in tiefster Narkose, wie wir sie bei intraokularen Operationen gelegentlich brauchen, z. B. bei akutem Glaukom; will man nach oben iridektomieren, so müßte man den Bulbus nach unten ziehen, wenn das Bellsche Phänomen nicht durch tiefe Narkose außer Funktion gesetzt würde.

Bemerkenswert ist also der Unterschied in Bulbusstellung und Lidspaltenschluß im Schlaf und leichter Narkose gegenüber tiefer Narkose, dem Koma und dem Tod. In ersteren Zuständen Hebung der Kornea und vollständiger Lidschluß, in letzterem Primärstellung und mangelhafter Lidschluß. Da wir nun für letztere Verhältnisse zweifellos stärkere Erschlaffungen annehmen müssen als bei ersteren, liegt es nahe, für den vollständigeren Lidschluß im Schlaf eine leichte Orbikulariskontraktion anzunehmen, wie wir ja auch für das Bellsche Phänomen eine Kontraktion des Rect. sup. annehmen (s. Miose und Sphinkterentonus).

Auch das Verhalten der Pupille ist ein sehr charakteristisches. Im Schlaf ist sie eng — wie beim Neonatus — in leichter und tiefer Narkose, ebenso auch im Koma findet sie sich meist verengt, wobei die Lichtreaktion nachweisbar ist; sie erweitert sich erst bei direkter Lebensgefahr, um im Moment des Todes sehr weit zu werden. Dann zieht sie sich allmählich wieder zusammen, um nach 2—3 Tagen eine mittlere Weite anzunehmen. Eine senile Miose geht in eine mittlere Pupillenweite über (relative Mydriasis). Nach alledem, was oben über die Stellung des Bulbus und die Weite der Lidspalten gesagt ist, müssen wir für die Schlafmiose einen Kontraktionszustand des Sphincter iridis annehmen, den man in Parallele gesetzt hat zu dem Tonus des Sphincter ani et vesicae, nur mit dem Unterschied, daß die letzteren zentrifugal wirkenden Kräften einen Widerstand entgegensetzen, der Sphincter iridis aber zentripetalen optischen Eindrücken den Eintritt möglichst verwehren soll, wofür ja auch das Bellsche Phänomen ein nützliches Adjuvans darstellt. Erweitert sich die Pupille in der Narkose, so kann diese durch Erwachen des Patienten bedingt sein, wobei vermutlich eine reflektorische Dilatatorreizung anzunehmen ist, oder aber, die Narkose und das Koma gehen in Asphyxie über: es besteht direkte Lebensgefahr. Auch dafür müssen wir wohl in erster Linie Dilatatorreizung, bei der Exitusmydriasis wohl auch Sphinkterlähmung annehmen. Erst im Laufe von 2—3 Tagen verschwindet dann auch der Dilatatortonus: die Pupille nimmt mittlere Weite an. Daß die rauhere Bulbusoberfläche — wie sie sich angeblich im Koma findet, bedingt durch Eintrocknung des Bindehautsekretes infolge dauernden Zutrittes der Luft und des Fehlens der reflektorischen Blinzelbewegungen (Groenouw) — das Offenstehen der Lidspalte erklären soll, will mir nicht einleuchten, denn auch wenn man der Leiche die Augen zugedrückt hat, d. h. die Lidspalte mechanisch verschlossen hat, öffnet sie sich oft wieder ein wenig von selbst.

Für die Schlafmiose ist auch eine Irishyperämie verantwortlich gemacht worden. Experimentelle Untersuchungen lassen das aber als ungerechtfertigt erscheinen, denn „hydraulische Pupillenbewegungen": Hyperanämiemiose und Anämiemydriasis existieren nicht. Wohl aber bedingt der die Hyperämie oft begleitende Okulomotorius- oder Sphinkterreiz eine Verengerung, der die Anämie oft begleitende Sympathikus- und Dilatatorreiz eine Erweiterung der Pupille. Bouchut sah Schlafmiose auch bei drei völlig Erblindeten auftreten, deren Pupillen in wachem Zustande sehr weit waren. Er weist darauf hin, daß man die Enge der Pupille dazu benützen könne, falsche Somnambule zu entlarven. Wirklich schlafende „magnetische Personen" zeigen enge Pupillen, leichtschlafende mittelweite oder weite.

Das Verhalten der Augen im Koma (Primärstellung der Bulbi, mangelhafter Lidschluß) bewirkt, daß die untersten Bezirke der Kornea oft tagelang der Eintrocknung ausgesetzt sind, so daß sich Ulzerationen bilden, die zur Bildung von symmetrischen Hornhautmakulae in den untersten Teilen der Hornhaut führen. Noch nach Jahrzehnten kann man, wenn die Krankheit überstanden wurde, den Augen ansehen, daß Patient längere Zeit im Koma gelegen haben dürfte, wofür die häufigste Ursache nach Wilbrand und Saenger in einer Meningitis zu suchen ist.

Bemerkenswert ist, was Groenouw über die Pupillenweite der Leichen S. 409 sagt:

„Wie mir auch Professor Lesser mündlich mitteilte, ist die Weite der Pupillen, welche man bei Leichen zur Zeit der gerichtlichen Sektion, also längere Zeit nach dem Tode findet, durchaus nicht maßgebend für das Verhalten während des Lebens. Beide Pupillen können verschiedene Größe haben, ohne daß dies im Leben der Fall war. Insbesondere sind bei Morphiumvergiftung die Pupillen der Leichen durchaus nicht immer verengt. Auch Ulrich fand bei einem während der 14 letzten Lebenstage dauernd atropinisierten Patienten in den sechs Stunden post mortem enukleierten Auge die Mydriasis schon sehr vermindert.

Da die Pupillenweite in erster Linie durch nervöse Reize bedingt ist, ist dies zu verstehen.

Pupillenverengerung auf Lichteinfall ist bei Enthaupteten noch fast eine halbe Stunde post executionem beobachtet worden, nach spontanem Eintritt des Todes aber nicht mehr. Für die Diagnose kann dieses aber nur mit großer Vorsicht verwendet werden, da reflektorische Pupillenstarre schon im Leben bestanden haben kann (Tabes) oder epileptische oder ähnliche Zustände.

Auch die Einwirkung gewisser Medikamente (Atropin, Eserin) gibt keine eindeutigen Resultate betreffs des Zeitpunktes des Todes."

Der Augenhintergrund, der noch 6—8 Stunden nach dem Tode unter günstigen Umständen für den Augenspiegel sichtbar ist, zeigt gelegentlich, doch nicht konstant, Eigentümlichkeiten, die Groenouw folgendermaßen schildert (S. 412): „Fig. 18 Taf. 9 S. 319 zeigt den Augenhintergrund des rechten Auges eines vor 6 Stunden gestorbenen Mannes in umgekehrtem Bilde. Man erkennt die hellere Färbung des Augenhintergrundes und der Papille. Die Grenzen der Sehnervenscheibe sind unscharf, die Netzhautgefäße teilweise unterbrochen, Arterien und Venen kaum zu unterscheiden. Die Macula lutea tritt als dunkler Fleck hervor. Etwa 8 Stunden nach dem Tode war der Einblick mit dem Augenspiegel nicht mehr möglich, da sich die Hornhaut zu trüben begann.

Sind diese Erscheinungen ausgeprägt, so dürfte an der Diagnose Tod nicht zu zweifeln sein. Sie sind aber wie gesagt nicht konstant."

Groenouw S. 423. „Die Behauptung, daß man auf dem Augengrunde das Optogramm desjenigen Gegenstandes findet, welchen der Tote zuletzt betrachtet hat, ist unrichtig, und die Annahme, daß der Mörder durch das Bild der Netzhaut seines Opfers, dessen letzter Blick ihn traf, entdeckt werden könnte, ist in das Fabelreich zu verweisen. Gavat betont ausdrücklich, daß er auf der Netzhaut verschiedener enthaupteter Verbrecher, deren Augen er sofort nach der Hinrichtung ophthalmoskopisch untersuchte, niemals eine Andeutung von dem Bilde der Guillotine gefunden habe.

Die verschiedenen Todesarten äußern sich am Auge nicht in prinzipiell verschiedener Weise, sie zeigen nur quantitative Unterschiede, die keinen ausschlaggebenden differentialdiagnostischen Wert besitzen dürften.“

H. Krankheiten der Zirkulationsorgane.

I. Krankheiten des Herzens.

1. Klappenfehler.

Der häufigste Klappenfehler, der zu Augensymptomen Veranlassung gibt, ist die **Aorteninsuffizienz.** Schließen die Klappen nicht, so strömt das Blut in der Diastole in den linken Ventrikel zurück und muß bei der Systole unter verstärkter Arbeit in die Arterien gepreßt werden, es resultiert ein Pulsus celer und altus.

Im Auge sehen wir, da eine weitere Streckung der Retinalgefäße aus anatomischen Gründen unmöglich ist, eine verstärkte Schlängelung auftreten: peitschen- oder S-förmige Bewegungen, die sehr konstant zu beobachten sind und höchstens dann fehlen, wenn neben der Insuffizienz eine stärkere Stenose besteht.

Solche verstärkten Schlängelungen treten mehr oder weniger deutlich bei jeder verstärkten vis a tergo ein, also auch bei Aortenaneurysma, Basedowscher Krankheit und seltener bei funktionell verstärkten Herzaffektionen. Auch bei mehreren angeborenen Vitien können sie auftreten (offenes Formen ovale, offener Ductus Botalli).

Auch Kapillarpuls, charakterisiert dadurch, daß die Papille bei jeder Systole errötet, bei der Diastole abblaßt, wird bei Aorteninsuffizienz (aber schon sehr viel seltener) beobachtet.

Die **Trikuspidaliinsuffizienz** äußert sich gelegentlich in einem systolischen positiven Venenpuls, d. h. in einem Anschwellen der Venen synchron mit der Systole. Er entsteht dadurch, daß bei jeder Systole der rechte Ventrikel das Blut rückwärts durch den Vorhof in die Vena cava sup. schleudert. Vorbedingung zum Zustandekommen diese Pulses ist Schlußunfähigkeit der Jugularvenenklappen.

Nicht zu verwechseln ist dieser systolische positive Venenpuls mit dem Kollabieren der Venen bei Systolen (systolischer negativer Venenpuls), der keinerlei pathologische Bedeutung zu haben braucht und sich bei Normalen ebenso häufig findet wie der Halsvenenpuls. Er kommt dadurch zustande, daß die systolische Blutwelle eine Steigerung des Augendruckes bewirkt, wodurch das Lumen der Zentralvene vorübergehend zusammengedrückt wird.

Aortenstenose und Mitralfehler bedingen keine typischen Augenerscheinungen.

An der allgemeinen Zyanose, die verschiedene, namentlich angeborene oder inkompensierte Herzfehler begleitet, nimmt der Augenhintergrund (s. Abb. 107) oft in ganz ausgesprochenem Maße teil und zeigt eine starke Erweiterung der Arterien und Venen mit geringer Farbdifferenz, doch ist das Bild durchaus verschieden von der bei Hypererythrozytose zu beobachtenden sack- oder wurstartigen Ektasierung besonders der Venen (s. Abb. 141 u. 148 u. S. 398).

Auch den leukämischen Fundus wird der Kenner kaum mit der Zyanose verwechseln, zumal Neuritis opt. und Blutungen und graue Herde dabei gar nicht selten sind (s. Abb. 136 u. S. 396).

2. Endokarditis.

Die Endokarditis manifestiert sich im Auge unter dem Bilde der Embolie, und zwar der partiellen wie in der totalen, selten der doppelseitigen. (Das klinische Bild s. o. S. 144 u. f.). Auch Hemianopsie ist vielfach auf Grund von frischer und älterer Endokarditis beobachtet worden.

Ist die Endokarditis eine ulzeröse oder die Teilerscheinung einer Sepsis, so haben wir mit allen Augensymptomen zu rechnen, die für Sepsis charakteristisch sind und dort besprochen sind. Retinalblutungen, Retinitis toxica und septica, Iridozyklitis, Chorioretinitis metastatica (metastatische Ophthalmie), Neuritis optici und meningitische Augensymptome.

Auch die Myodegeneratio cordis und die Koronarverkalkung manifestiert sich gelegentlich durch Netzhautblutungen, doch ist, abgesehen von der Herzmuskelaffektion, wohl meist eine mehr oder weniger ausgebreitete Arteriosklerose anzunehmen, die auch zu Embolie und Thrombose führen kann.

II. Krankheiten der Blutgefäße.

1. Arterien.

Die als Endo-, Meso- und Periarteriitis beschriebenen Veränderungen können in den verschiedensten Lebensaltern zur Augenbeteiligung führen. Das ,,physiologische Atherom" tritt ja freilich nicht unter 60 Jahren auf. In den fünfziger oder vierziger Jahren dürfte meist eine syphilitische oder albuminurische Ursache vorliegen und noch früher kommt außer letzterer noch Tuberkulose in Frage. Somit haben die Augensymptome in dem verschiedenen Lebensalter meist verschiedene Bedeutung, nie aber sind sie leicht zu nehmen, vielmehr ist im allgemeinen sicher die Auffassung die richtige, daß eine Netzhautblutung einer Hirnblutung gleichzusetzen ist, so daß in mehr als 50% aller Fälle Exitus letalis schon innerhalb einiger Jahre einzutreten pflegt. Demgegenüber wäre es durchaus irrig, den Konjunktivalblutungen irgendwelche ähnliche Bedeutung beizumessen.

Die **Arteriitis**, richtiger vielleicht das Atherom der Arterien, kann nun, scheinbar wenigstens, die Netzhaut- und Aderhautgefäße ganz isoliert befallen: dafür sprechen die arteriellen Blutungen bei sonst absolut gesunden jugendlichen Patienten, die nie Lues oder Lungentuberkulose, Albuminurie, Diabetes usw. gehabt haben und doch eine zweifellose Netzhaut- oder Papillenblutung zeigen. Immerhin sind diese Fälle recht selten und man wird gut tun, dabei nicht nur den gesamten Körper auf das Sorgfältigste zu untersuchen, sondern auch nachzuforschen, ob z. B. die Möglichkeit einer Epilepsia nocturna vorliegt. Auch chronische Arsen- (Phosphor- u. a.) Vergiftungen (Tapeten!) könnten sich dahinter verstecken. Achylostomiasis u. a. dürften sich durch die allgemeine Anämie bemerkbar machen (über Glaskörperblutungen s. S. 430).

Meist wird die lokale Arterienerkrankung ja nur die Teilerscheinung eines allgemeinen Atheroms darstellen. Immerhin ist die Arteria centr. ret. oder deren Eintritt in den Optikus oder ins Auge vielleicht ein Locus minoris resistentiae, denn es ist nicht unwichtig, daß gerade dieses Gefäß durch die ständig wirksamen Augenbewegungen massenhaften Insulten besonders exponiert ist. Daß aber meist mehr dahinter steckt, zeigt der Umstand, daß drei Viertel aller „Embolien" ein Herzleiden zur Ursache haben (Fischer-Groenouw). Im umgekehrten Sinne fand Rählmann, daß bei Zeichen allgemeinen Atheroms die arteriellen Netzhautgefäße etwa in der Hälfte aller Fälle pathologische Veränderungen zeigten, die venösen nur in einem Fünftel.

Ophthalmoskopisch sieht man nun, wenn man gewohnheitsgemäß im aufrechten Bilde bei Mydriasis untersucht, gar nicht selten Kaliberirregularitäten, spindelförmige Erweiterungen, taillenförmige Einschnürungen, Wandverdickungen, Unregelmäßigkeiten der Reflexstreifen, Einscheidungen, kurz Dinge, die scheinbar höchst nebensächlich und unwichtig, in der Tat aber recht bemerkenswert sind. Finden sich sonst kongenitale Abnormitäten auf der Papille, die auf fötale Bindegewebsreste hindeuten (s. Abb. 104), so ist eine gewisse Einscheidung der Arterien allerdings harmloser aufzufassen, doch sind solche Dinge nicht häufig.

Examiniert man solche — oft nur wegen einer Presbyopenbrille kommenden Patienten genauer, so hört man oft eigenartige Klagen, die auf lokales oder zerebrales Atherom hindeuten: Gelegentliches Verschwinden der oberen oder unteren oder auch einer seitlichen Hälfte eines oder beider Gesichtsfelder, Licht- und Flimmererscheinungen, mehr oder weniger ähnlich einem Flimmerskotom. Eine Patientin gab mir an, sie sähe eine Figur wie die Solinger Zwillinge — die Fabrikmarke der Solinger Stahlwerke —, die sich beständig um eine gemeinsame Achse drehten: Nach einigen Monaten trat Exitus durch Apoplexie ein. Die Sehschärfe ist normal, ebenso Farbensinn und Gesichtsfeld. Bisweilen findet man aber frühzeitig Störungen des Lichtsinnes, und zwar Erhöhung der adaptativen Reizschwelle (nach Nagel oder Piper bestimmt).

Der Optikus kann leichte oder ausgesprochene, — meist totale — seltener partielle Abblassung zeigen. Da es uns an exakten anatomischen Untersuchungen solcher Fälle noch fehlt, so wissen wir nicht, ob es sich dabei nur um einen Kapillarschwund oder um echte Atrophie handelt. Daß letzteres vorkommen kann, z. B. auf Grund von Optikusstammblutungen mit sekundärer Kavernenbildung oder durch absteigende Druckatrophie von seiten einer aneurysmatischen Carotis int. steht fest. Meist dürften sich in letzteren Fällen aber Gesichtsfelddefekte, nasale, temporale Hemianopsie, sektorenförmige oder zentrale Skotome u. dgl. finden. Diese **arteriosklerotische Optikusatrophie** will gekannt sein, denn Verwechslungen mit der tabischen sind sehr naheliegend und doch ist ihre Prognose eine ganz andere. Während letztere bekanntlich so gut wie nie stationär wird, sondern fast immer zur Erblindung führt, ist das bei der arteriosklerotischen die Ausnahme. Die Prognose ist im allgemeinen durchaus nicht ungünstig. Da sich dabei, z. B. durch Karotisaneurysma bedingt, auch einmal eine Abduzensparese hinzugesellen kann, so ist die Verwechslung mit Tabes noch mehr naheliegend. Da die Arteriosklerose auch eine alkoholische oder syphilitische sein kann, so kann sich ausnahmsweise eine reflektorische Pupillenstarre finden und doch ist die Diagnose Tabes noch nicht berechtigt. Wenn das auch gewiß die Ausnahme darstellt und wir in unseren Gedanken die Tabes für wahrscheinlicher halten müssen, so ist doch erlaubt, dem Patienten gegenüber die Möglichkeit einer harmloseren Auffassung zu betonen. Die durch Kurpfuscher usw. geheilten Fälle von tabischer Sehnervenatrophie dürften sich bei genauerer Betrachtung als solche errores medicorum darstellen, auch können noch andere Dinge, z. B. einfacher Alkoholismus, Pseudotabes syph. u. dgl. vorliegen. Auch die Sklerose der Aderhautgefäße sieht man nicht selten mit dem Augenspiegel, doch muß dann schon das Tapetum pigm. atrophisch sein und meist dürfte es schwer halten, mit Sicherheit zu sagen, ob die Arterien oder Venen erkrankt sind.

Daß sowohl die lokale wie die allgemeine Arteriosklerose zum Glaukom intime Beziehungen unterhält, ist zweifellos, weniger sicher ist die Bedeutung der Arteriosklerose für die Kataraktbildung.

Die Arteriosklerose des Hirnes gibt indirekt zu Augenstörungen Veranlassung, indem Blutungen oder Erweichungen Hemianopsie und Muskellähmungen bedingen. Auch Neuritis opt. und Stauungspapille können, wenn auch seltener, durch Basisblutungen bedingt sein. Es dürfte durchaus gestattet sein, auf einen gewissen Parallelismus der Erkrankung an Retinal- und Gehirngefäßen hinzuweisen.

Die Uhthoffschen Erfahrungen über ca. 250 Beobachtungen faßt F. Geiß (Klinische Monatsblätter für Augenheilkunde. 1911. Januar. S. 24) in folgenden Sätzen zusammen:

„Zu allen diesen Resultaten gelangte ich durch die rein objektive Verfolgung des einheitlichen Uhthoffschen Beobachtungsmateriales, ohne daß irgendwelche vorher gefaßte Meinung mich in der Zusammenstellung beeinflußte. Selbstverständlich lassen sich die Resultate unseres Materials nicht ohne jede Einschränkung verallgemeinern. Denn ich bin überzeugt, daß auch sicher Patienten mit solchen Erkrankungen, die in unserem Material in ca. $100\,^0/_0$ zu Schlaganfällen führten, gesund geblieben waren, über die wir nur keine Nachricht erhalten haben. Trotz der weitgehendsten Unterstützung aller Seiten stießen die Nachforschungen doch auf solche Schwierigkeiten, daß wir über die weitaus größere Hälfte sämtlicher Patienten nichts in Erfahrung bringen konnten. Aber selbst mit Berücksichtigung all dieses ergeben sich doch aus den Resultaten dieser meiner Nachforschungen, die auf nahezu 250 Beobachtungen fußen, in Übereinstimmung mit den pathologisch-mikroskopisch-anatomischen Untersuchungen und Sektionsfällen, sowie den klinisch beobachteten Fällen der Literatur folgende **prognostische Beziehungen der Netzhautgefäßerkrankungen und Blutungen zu den Hirngefäßen:**

1. Ophthalmoskopisch sicher nachweisbar sklerotische Retinalarterienveränderungen, gekennzeichnet durch starke Einscheidungen, Wandverdickungen bis zur Obliteration eventuell kombiniert mit Blutungen und Plaques, meist doppelseitig, sind Teilerscheinungen einer Gehirngefäßerkrankung, die in der Regel zu Schlaganfällen führt, so daß ihnen in der Regel eine ernste prognostische Bedeutung zuzuschreiben ist.

2. Aus dem Bilde des plötzlichen Verschlusses der Zentralarterie oder eines ihrer Äste können wir auf arteriosklerotische Retinalerkrankungen in der Regel dann schließen, wenn sich bei Patienten über dem vierzigsten Lebensjahr keine andere Ätiologie, vor allem kein Vitium cordis, nachweisen läßt. In diesen Fällen ist dann dem ophthalmoskopischen Bilde fast die gleiche prognostische Bendeutung zuzuschreiben wie den sichtbaren sklerotischen Retinalveränderungen, nur treten manchmal die Schlaganfälle etwas später sein.

3. Aus dem im jugendlichen Alter bis gegen das 39. Jahr und dem Alter über 40 Jahren auftretenden plötzlichen Gefäßverschluß bei Nachweis eines Vitium cordis ist dagegen keine sichere Prognose zu stellen.

4. Syphilitische Netzhautarterienveränderungen sind selten und besitzen nicht die prognostische Bedeutung wie die arteriosklerotischen.

5. Die Venenthrombose ist nur in $40\text{—}50\,^0/_0$ als Vorläufer einer Hirngefäßsklerose aufzufassen, die manchmal sogar erst nach mehreren Jahren zu Schlaganfällen führen kann. In den übrigen $50\,^0/_0$ dagegen ist sie als eine lokal bleibende

Gefäßerkrankung anzusehen. Selbst wenn sonstige allgemeine arteriosklerotische Erscheinungen, wie auch Eiweiß im Urin, nachzuweisen sind, kann aus ihr keine sichere Prognose gestellt werden, da nur in 80% (30? Heine) zuweilen erst nach vielen Jahren Schlaganfälle auftreten, 20% dagegen gesund bleiben. Nur wenn sich sonstige Zeichen von Sklerose der Retinalarterien oder Zentralarterie nachweisen lassen, ist sie ein Zeichen vorhandener oder bald eintretender Sklerose der Hirngefäße, die zu Schlaganfällen führt. Von prognostischer Bedeutung kann von diesem Gesichtspunkt aus gelegentlich die mikroskopische Untersuchung eines eventuell wegen Glaukom enukleierten Auges sein, wenn sich nachweisbare primäre sklerotische Veränderungen der Arterien ergeben.

6. Die Sklerose der Chorioidealgefäße gestattet uns keinen Rückschluß auf die Hirnarterien.

7. Netzhautblutungen bei Arteriensklerose, Diabetes und chronischer Nephritis sind meist Vorläufer von Hirnblutungen oder seltener Erweichungen, die allerdings erst nach Jahren auftreten können. Die Prognose quoad vitam braucht gar nicht ungünstig zu sein.

8. Die gleiche prognostische Bedeutung besitzen die Netzhautblutungen, die bei Ausschluß jeder anderen Ätiologie als arteriosklerotisch aufzufassen sind, mit Ausnahme der rezidivierenden jugendlichen Glaskötper- und Netzhautblutungen, deren Ätiologie noch in Dunkel gehüllt ist.

9. Geringere allgemeine prognostische Bedeutung kommt jedoch isolierten Makulablutungen zu, die sowohl im mittleren wie höchsten Lebensalter eine rein örtliche Erkrankung sein können, sowie präretinale Blutungen, die nicht stets aus Netzhautarterien zu stammen brauchen.

10. Netzhautblutungen bei Lues besitzen keinen allgemeinen prognostischen Wert.

11. Von Wichtigkeit ist bei Netzhautblutungen eine Untersuchung des Blutdruckes, eine Erhöhung desselben darf meist als ein ernstes prognostisches Zeichen angesehen werden.

12. Die ungünstigere Prognose quoad vitam weist die Retinitis alb. auf (mit Ausnahme der Retinitis gravid.), die in der Regel ein Zeichen des baldigen Todes ist. In einem Drittel bis Viertel der Fälle traten Schlaganfälle (wohl Blutergüsse ins Gehirn) auf. Von ihr kann unterschieden werden die isolierte Netzhautblutung bei chronischer Nephritis, die viel häufiger Vorläufer von Hirnblutungen sind, bei denen aber die Prognose quoad vitam nicht so schlecht ist. Nicht ungünstig zu beurteilen ist der Nachweis von Eiweiß im Urin bei einer Venenthrombose, die ja schon durch die geringfügigsten pathologischen Veränderungen bedingt sein kann.

13. Eine andere prognostische Bedeutung wie die isolierten Netzhautblutungen bei Diabetes, die meistens Vorläufer von Gehirnapoplexien sind, besitzt die Retinitis diabetica, bei der nur, wie bei der Retinitis alb. in einem Drittel bis zur Hälfte der Fälle Schlaganfälle (wohl Apoplexien) auftraten. Ihre Prognose quoad vitam ist günstiger wie die Retinitis alb., insofern als ungefähr die Hälfte aller Patienten innerhalb zwei bis drei Jahren zum Exitus gelangen.

14. Die Glaskörperblutungen besitzen nicht die wichtige prognostische Bedeutung wie die Blutungen aus den Retinalarterien. Wenn sie auch bei Arteriosklerose, chronischer Nephritis und Diabetes oft Gehirnblutungen vorausgehen, so kann man aus ihnen doch nicht stets mit Sicherheit einen Rückschluß auf die Retinalarterien und Gehirnarterien ziehen.

15. Bindehautblutungen stammen oft aus ganz gesunden Gefäßen und brauchen selbst im höchsten Lebensalter kein Zeichen von Gefäßdegeneration zu sein. Sie können nur dann als Vorläufer von Gehirnblutungen angesehen werden, wenn auch Netzhautblutungen früher oder später auftreten.“

Verengerungen der retinalen Blutgefäße, besonders der Arterien, sind zu beobachten bei dem — seltener peripher bedingten — Flimmerskotom, bei der — besonders mit Gefäßkrämpfen in den Extremitäten einhergehenden — Raynaudschen Krankheit, bei Chinin- und Filix mas-Intoxikationen, bei Optochinidiosynkrasien.

Wenn wenige Stunden nach einer Embolie der Zentralarterie schon Verengerung der Arterien konstatiert ist, so ist das wohl als vorübergehende Kontraktion durch Schockwirkung aufzufassen. Meist findet man die Arterien erst nach einigen Tagen verengt, wenn Resorption des Inhaltes eintritt. Als Arterienlähmung, d. h. Erweiterungen, sind vielleicht Füllungsanomalien zu betrachten, wie sie, mit oder ohne Stauungspapille und Netzhautblutungen, bei der Erythromelalgie beschrieben sind.

Aneurysma.

Kaliberirregularitäten der Arterien, wie sie oben geschildert wurden, sind nur graduell verschieden vom Aneurysma fusiforme. Solche, aber auch anders geformte — meist miliare — Aneurysmen sind in den Netzhautgefäßen anatomisch und klinisch vielfach beobachtet. Es dürfte in solchen Fällen nicht unangebracht sein, hier an Aneurysma der Carotis int. zu denken, wenn sich zerebrale Symptome, besonders Schwindel oder Sehstörungen, einstellen.

Als Aneurysma arteriovenosum ist ein eigenartiges Krankheitsbild beschrieben worden, welches identisch ist mit der „sehr seltenen Netzhauterkrankung" E. v. Hippels, zu der Czermak den ersten anatomischen Befund beigebracht hat:

Die pathologisch-anatomische Untersuchung Czermaks (Heidelberger Bericht von 1905 S. 193) bestätigt auch die von E. v. Hippel in seiner Arbeit im Archiv für Ophthalmologie beiläufig ausgesprochene Vermutung, daß es sich in den roten Herden um Gefäßschlingenknäuel handeln könnte, und somit seine schon anfänglich (1896) ausgesprochene Annahme, daß es sich um echte Gefäßtumoren handle, die die Lupenuntersuchung des linken Auges anfangs 1900 bei der totalen Abhebung später fast zur Gewißheit gemacht hatte. Und zwar handelt es sich nicht bloß um Erweiterungen schon vorher bestandener Gefäße, also bloße Telangiektasien, sondern zweifellos um Angiomknoten mit üppiger Neubildung von Gefäßen, um echte, energisch wuchernde Tumoren, die man der Hauptsache nach wohl als kapillare Angiome bezeichnen muß.

Was nun die Ursache dieses Leidens anlangt, so kann weder die Vermutung auf Tuberkulose oder irgendein Allgemeinleiden, noch die einer traumatischen Natur angesichts der anatomischen Befunde und der in den meisten Fällen negativen klinischen Ergebnisse aufrecht erhalten werden. In dem von Herrnheiser, Goldzieher und Czermak beobachteten Falle war am rechten Auge, allerdings nachdem schon Sehstörungen vorangegangen waren, eine Verletzung durch Kontusion vorgekommen, allein wie wenig das Trauma mit dem Prozesse ursächlich zu tun hat, beweist das linke Auge, an dem nie ein Trauma vorangegangen war und doch ganz derselbe Prozeß eintrat. Für Tuberkulose sprach auch in anderen Fällen nichts.

Es ist wohl mit einer gewissen Wahrscheinlichkeit, wie überhaupt bei den Gefäßgeschwülsten, eine kongenitale Anlage anzunehmen, für die auch die sehr häufige Bilateralität spricht. Die Veranlassung, warum diese im extrauterinen Leben in die Geschwulstbildung übergeht, ist uns hier wie sonst nicht bekannt.

Orbitale Aneurysmen führen zum klinischen Bilde des **pulsierenden Exophthalmus** (s. Abb. 1). Durch irgend ein Trauma, seltener spontan, entsteht durch Wandberstung der Arteria ophthalm. der Carotis interna ein Blutsack, auf den sich die arteriellen Druckschwankungen direkt übertragen. Bei Blutergüssen aus der Karotis in den Sinus cavernosus sieht man die Pulsationen meist mit bloßem Auge. Beim Aneurysma varicosum, besonders nach Verletzungen, fühlt man mit der Hand das systolische Schwirren oder hört mit dem Stethoskop das Blasen. Durch Druck mit der flachen Hand kann man den Exophthalmus meist mehr oder weniger vollständig reponieren. Spontan und besonders bei vornübergeneigtem Kopfe stellt er sich alsbald wieder ein. Spontan kann der pulsierende Exophthalmus heilen, indem sich die Wunde schließt und das Blut resorbiert wird. Wenn Rezidive eintreten (intermittierender Exophthalmus), so kann es sich um wiederkehrende Blutungen handeln, z. B. mit oder anstatt der Menses, oder aber es liegt ein Orbitalangiom, Angiosarkom od. dergl. vor, also Geschwülste, deren wechselnder Blutgehalt den Exophthalmus verschieden hochgradig erscheinen lassen. Ophthalmoskopisch finden sich meist Zeichen venöser Stauung, ja Stauungspapille (Orbitalangiome). Gelegentlich lassen Iris (s. Abb. 3) und Konjunktiva, ja auch die Lider die venöse Stauung deutlich erkennen. In seltenen Fällen mag Lues oder Tuberkulose in Frage kommen. Kompression der Karotis läßt den Exophthalmus zurücktreten und beseitigt auch oft die unangenehmen akustischen Symptome, denen die Patienten beständig ausgesetzt sind, denn das Schwirren und Blasen gereicht ihnen selbst zur beständigen Belästigung. Daher kommt auch therapeutisch zunächst digitale Kompression der Karotis in Frage, wodurch in $30^0/_0$ Heilung erzielt sein soll, demnächst die Karotisunterbindung: nach Sattlers Statistik ergeben sich danach $60^0/_0$ Heilungen, $13^0/_0$ tödliche Ausgänge, $27^0/_0$ blieben unbeeinflußt. Nach den Karotisunterbindungen ist auch mehrfach Erblindung des gleichseitigen Auges unter dem ophthalmoskopischen Bilde der Embolie beobachtet. Der anatomische Befund war dabei ein verschiedener: bei einigen fand sich die Art. ophthalm, (und centr. ret.) verschlossen, in anderen war sie offen geblieben, aber die Kollateralen hatten offenbar nicht genügt, die Zirkulation und damit das Sehvermögen zu erhalten. Gelegentlich ist aber bei guter Ausbildung der Kollateralen trotz völligen Verschlusses der Carotis int. Zirkulation und Visus intakt geblieben. Bevor man zur Karotisunterbindung schreitet, ist die medikamentöse Therapie erschöpfend auszuprobieren (Quecksilber, Jodkalium). Ferner ist ein Versuch mit Kompressionsverbänden gewiß nicht unangebracht: schließlich die Beseitigung des Blutsackes oder blutreichen Tumors durch Krönleins Operation zu verursachen (wie es in dem abgebildeten Falle geschah s. Abb. 3).

Aneurysmen der Gehirnarterien, besonders Aneurysma der Carotis int., geben zu Sehnervenatrophien und eventuell binasaler Hemianopsie Veranlassung, ferner zu Lähmungen der Augenmuskeln, besonders des Abduzens (Art. basilaris). Aneurysma der Carotis comm., Aorta oder des Truncus anonymus können Sympathikusparese (enge Lidspalte und Miose) und Netzhautpulsationen hervorrufen.

2. Venen.

Die Venenwandungen sind wesentlich dünner als die der Arterien, demnach dürften Zirkulationsstörungen allgemeiner oder lokaler Ursache sich noch eher an den Venen äußern. Lokal kommen alle Formen der Peri-, Meso- und Endophlebitis als isolierte oder als Teilerscheinungen einer Allgemeinerkrankung in Frage. „Stasen", d. h. Blutstockungen, machen sich stets zunächst an den Venen geltend (aus lokaler Ursache z. B. beim Glaukom) und allgemein z. B. bei der Hypererythrozytose.

Es gibt aber auch eine isolierte **venöse Stase,** die einseitig oder doppelseitig auftritt und für die wir zunächst keine Ursache finden können. Ist weder Albumen noch vermehrte Urinmenge vorhanden, ist der Blutdruck normal, sind keine Zeichen von Lues vorhanden, so müssen wir in solchen Fällen bei einseitigem Auftreten eine isolierte lokale Phlebosklerose mit venöser Rückflußbehinderung annehmen. Die Beschwerden sind oft minimal: gelegentlich Verschleierungen oder Verdunkelungen. Die Sehschärfe ist außerhalb dieser Anfälle normal, das Gesichtsfeld auch für Farben frei. Nur die adaptive Reizschwelle ist meist erhöht. Bisweilen treten dann einige kleine venöse Blutaustritte auf dem Optikus oder in der Peripherie auf. Nimmt die Stase zu, so kann das Bild der Venenthrombose resultieren, mit so massenhaften Blutungen, daß man eine starke Beeinträchtigung des Sehens erwartet und erstaunt ist, normale Sehverhältnisse zu finden. Treffend ist dieses Krankheitsbild als Thrombosis imminens bezeichnet, denn man kann wohl nicht zweifeln, daß hier die Thrombosierung unmittelbar bevorsteht. Auf dem zweiten Auge ist das Krankheitsbild bisweilen nur in angedeutetem Maße vorhanden. Durch absolute Ruhe, schnelle und hohe Jodmedikation kann das Unglück verhütet werden, wenn die Sachlage nur richtig beurteilt wird, während Verwechslungen mit Neuritis opt. und Verordnung von Schwitzbädern die venöse Stase und die Blutaustritte leicht verschlimmern dürften. Tritt das Krankheitsbild in gleicher Weise, aber meist weniger hochgradig doppelseitig auf, so ist an Meningitis acuta oder chronica zu denken, ferner an Prozesse, die von der Mittellinie ausgehend den venösen Rückfluß nach dem Hirnsinus zu behindern.

25. II. 1914.
M., Ernst, 20 Jahre.
Diagnose: Venöse Stase im Fundus.
Mutter an „Kopfgeschwür", das auf die Augen geschlagen war, operiert und gestorben. Zwei Brüder gesund. Kein Kind tot. Infektion negiert. Alkohol wenig, auch nur selten geraucht. Kommt in die Klinik wegen Bindehautbeschwerden.
Visus beiderseits $^6/_6$.
Beide Konjunktiven leicht gerötet.
In den Endstellungen nystagmusartige Zuckungen.
Fundus: Venöse Stase.
Dunkeladaptation beiderseits normal.
Beim Fingerspitzenversuch geringe Ataxie. Nervensystem sonst o. B.
Cor nicht pathologisch, auch kein congenit. Vitium (med. Klinik). Puls normal. Kein Anhalt für multiple Sklerose.
Behandlung: Jodkali. Zinktropfen.
Wassermannsche Reaktion im Blut: Negativ.
27. II. Rötung der Konjunktiva geringer.
Lumbalpunktion: Anfangsdruck 360 nach 5 Minuten Druck 320, nach Ablassen von 6 ccm Druck 75.
Blutdruck vor und nach der Punktion 100.
Wassermannsche Reaktion im Punktat: negativ. Sonst auch o. B.
Nebenhöhlen o. B., auch Röntgenbild.
1. III. Venöse Stase dieselbe. Bindehaut frei.
9. III. Lumbalpunktion: Anfangsdruck 390, nach 5 Minuten 380, nach Ablassen von 5,5 ccm Druck 190.
Punktat o. B.
Ausstrichplatten vom Blut sind steril geblieben.
Zahnwurzeln und Zähne o. B.
20. III. Dunkeladaptation normal.
Venöse Stase unverändert.
Blutbild: 67 % Leukozyten,
      3 % Eosinophile,
    30 % Lymphozyten.

Lumbalpunktion: Anfangsdruck 190 nach 5 Minuten, 125 nach Ablassen von 2,5 ccm Druck 75.

Punktat o. B.

Blutdruck: 100.

23. III. Entlassung. Venöse Stase vielleicht etwas geringer.

Diagnose: Meningealreizung.

Das Bild der partiellen und totalen **Venenthrombose** ist oben (S. 150) geschildert. Die Abbildung (s. Abb. 129) gibt das opthalmoskopische Bild von dem Optikus einer Patientin, die in der Gravidität ein Erysipel des Gesichtes mit Orbitalabszeß erlitt, und an den sich eine Zentralvenenthrombose anschloß.

Die Zentralvenenthrombose ist häufiger doppelseitig als die Embolie.

Öfter sind in der Venenwand kleine graue Knötchen bisweilen in großer Anzahl beobachtet worden, bei sonst ganz gesunden Männern, bei denen sich mehr oder weniger ausgedehnte Glaskörper- und Netzhautblutungen eingestellt hatten. Man hat deshalb das längst bekannte Krankheitsbild der **rezidivieren-den Glaskörperblutungen** bei sonst gesunden jungen Männern auf Tuberkulose zurückführen wollen. Für eine Reihe von Fällen ist dies gewiß berechtigt, nur möchte ich andere Noxen dabei nicht ohne weiteres ausschalten, z. B. Lues, Diabetes, Hämophilie u. a. Weshalb sich die Blutungen in einem Fall nach dem Glaskörper zu, im anderen nach dem Pigmentepithel zu Bahn brechen und unter welchen Umständen sie innerhalb der Netzhaut bleiben, ist noch unbekannt.

Thrombosen der Orbitalvenen können isoliert oder durch Fortleitung entstehen, sie können septisch oder marantisch (aseptisch) sein. Das klinische Bild ist demnach das des entzündlichen oder nicht entzündlichen Ex-ophthalmus, Formen, die übrigens durchaus ineinander übergehen. Je akuter und je entzündlicher der Exophthalmus mit Iritis und Chorioretinitis auftritt, um so ähnlicher ist er dem Orbitalabszeß, je chronischer er auftritt, um so mehr ähnelt er dem Exophthalmus durch Periostitis, Tumoren und orb. Prozesse. Meist dürfte die Thrombophlebitis orbitae entzündlichen Ursprunges sein: Furunkel, besonders des Gesichtes, Erysipel, Abszesse verschiedenster Lokalisation, fieber-haftes Wochenbett, diabetische Furunkulose u. a. Oft ist sie aus der Nachbar-schaft fortgeleitet. Karies des Felsenbeines, Hirnsinusthrombose, Meningitis, Knochenhaut- und Knochenhöhlenentzündungen, Lymphdrüseneiterungen, maligne Tumoren der Mittellinie, besonders des Keilbeines usw. Seltener geht eine Thrombophlebitis orb. in eine Hirnsinusthrombose und Meningitis über.

Die marantische Thrombose findet sich bei allen stark schwächenden Krankheiten: Karzinose, Tuberkulose, Typhus, Blutverluste, Pädatrophie usw.

Die Prognose quoad visum et vitam ist stets dubia ad malam vergens, besonders natürlich bei den Prozessen, die zerebralwärts fortschreiten oder von dort herkommen. Nur die otogenen Thrombosen und Abszesse haben vielleicht etwas bessere Prognose. Entschieden besser sind die Aussichten bei den Thrombophlebitiden, die vom Gesicht oder der Nase und ihren Neben-höhlen ausgehen, doch ist auch hier Erblindung und selbst tödlicher Ausgang nicht selten.

Therapeutisch wird man ja durch Inzision am Boden der Orbita zu entlasten suchen. Wo der Sehnerv beteiligt ist, ist dies stets indiziert, doch wird man sich nicht wundern dürfen, wenn sich — bei Verdacht auf Orbital-abszeß — kein Eiter, sondern nur dunkles Blut entleert und der günstige Effekt bescheiden ist. Drainage ist anzuschließen.

Der oben schon erwähnte intermittierende Exophthalmus ist vielleicht in der Mehrzahl der Fälle auf Varizen, weniger auf Blutungen oder Aneurysma zurückzuführen, so daß er hier bei den Venenaffektionen Erwähnung verdient.

J. Krankheiten der Knochen, Gelenke und Muskeln.

I. Schädelknochen.

Die Erkrankungen der Schädelknochen geben in dreierlei Weise Veranlassung zu Augenkomplikationen.

Erstens kann die Gestalt der Augenhöhle und somit der Ort des Bulbus eine Veränderung erfahren.

Zweitens kann der Sehnerv in seinem knöchernen Kanal geschädigt werden.

Drittens kann vielleicht auch die Gestalt des Bulbus durch Gestaltveränderung der Orbita beeinflußt werden.

ad. 1. Die Knochenveränderungen der Orbita können zirkumskripte, auf die Orbita beschränkte sein, welche durch Raumbeengung Exophthalmus bedingen. Solche Knochenaffektionen sind gegeben durch Periostitis syphilitica tuberculosa und andere Ursachen, durch Vortreibungen der Knochen infolge von Mukozele, seltener durch akute Empyeme der Knochenhöhlen, durch Osteome, Osteosarkome u. dgl., Wanderosteome, zirkumskripte und diffuse Hyperostosis cranii (Leontiasis ossea), die sich ausnahmsweise auf die Orbita oder deren Umgebung begrenzen kann.

Betreffs der Differentialdiagnose wäre hier auf das über Exophthalmus Gesagte hinzudeuten (s. S. 1 u. f).

ad 2. Von den die Schädelknochen mehr oder weniger diffus treffenden Noxen ist hinzuweisen auf die Verknöcherungsanomalien, wie sie bei den Turm-, Kahn- und anderen Schädeln zu finden sind. Bei Turm- und Kahnschädeln ist es wohl in erster Linie eine vorzeitige Verknöcherung der Sagittalnaht, so daß der Kopf schmal erscheint und durch verstärktes Wachstum in vertikaler oder sagittaler Richtung die Raumbeengung auszugleichen strebt. Tritt hauptsächlich Koronar- und Lambdanaht für die Sagittalnaht ein, so resultiert der Kahnschädel, findet das verstärkte Wachstum in der Schläfenschuppe statt, so resultiert der Hypsizephalus. Je nach dem Wachstum des Keilbeinkörpers wird sich der Seitenabstand der orbitalen Pyramidenspitzen verschieden verhalten. Die normale Parallelität der nasalen Orbitalwände wird eine Divergenz oder Konvergenz nach vorn zu erfahren und dementsprechend wird die normale Divergenz der Orbitalachsen eine verschiedene sein. Daß auf diese Weise dynamische Divergenz oder Konvergenz oder Strabismus entstehen kann, ist nicht zu bezweifeln. Die dynamische Divergenz oder der Strabismus divergens findet sich auch typisch bei Turmschädel, verbunden meist mit einem gewissen Grad von Exophthalmus. Es erklärt sich dies durch Sagittalverkürzung und verstärkte Divergenz der Orbitae (s. Abb. 6).

Eine andere Form des Exophthalmus wird bedingt durch die rachitischen Anomalien der Ossifikation des Schädels. Entsprechend dem langen Weichbleiben der Schädelkapsel, der Neigung zur Entwicklung eines Hydrozephalus, wird auf die Orbitaldächer von oben her ein Druck ausgeübt, der die Bulbi nach vorn und unten gegen die unteren Lider andrängt. Es entsteht so ein typischer Gesichtsausdruck: die Augen können nur mit Mühe über die unteren Lider hinübersehen.

Der Exophthalmus in diesen Fällen (Rachitis und Turmschädel) kann bis zu Luxatio bulbi führen.

Auf die Ursachen der genannten Schädelanomalien näher einzugehen, ist hier nicht die Absicht, zumal die Ansichten rein hypothetisch sind. Partielle Meningitiden bei der Turm- und Kahnschädelbildung, diffusere bei der Rachitis, verbunden bei letzterer wahrscheinlich mit allgemeinen Stoffwechselstörungen oder angeborenen Konstitutionsstörungen (Skrofulose) sind angeschuldigt worden.

Die durch Lumbalpunktion nachweisbare Hirndrucksteigerung (Behr) spricht vielleicht für meningeale Reizzustände.

Was die Rachitis anbetrifft, so wird deren Einwirkung auf die Augen, speziell die Linse, weiter unten noch einmal bei den Krankheiten des gesamten Knochensystems herangezogen werden müssen.

Anomalie der Schädelverknöcherung kann ferner Optikusschädigungen bedingen: In frischen Fällen von Hypsicephalus, d. h. in den ersten 4—5 Lebensjahren, sehen wir die Stauungspapille direkt vor uns, in späteren Jahren bleibt dann nur eine mehr oder weniger deutliche neuritische Atrophie, seltener wenn alle entzündlichen Reste resorbiert sind, eine anscheinend einfache Atrophie über. Das Gesichtsfeld ist mehr oder weniger eingeschränkt, besonders für Farben, wobei die zentrale Sehschärfe entsprechend gelitten hat oder aber intakt ist. Diese Sehstörung kann auch einseitig oder doppelseitig sich bis zur Erblindung steigern. Nach dem 5.—6. Lebensjahre nimmt die Sehstörung meist nicht mehr zu. Es sind aber auch Zentralskotome bei dieser Affektion beobachtet worden.

Die Sektionen haben in einigen wenigen Fällen Verengerung des knöchernen Foramen opt. ergeben, wodurch man die Stauungspapille befriedigend erklären kann. Behr fand in seinem Fall, daß die Carotis int. in den knöchernen Optikuskanal eintrat und den Sehnerven komprimierte. Diese lokalen Veränderungen am knöchernen Kanal sollen in diesem Falle die Stauungspapille bedingen, nicht aber die — immerhin mäßige — durch Lumbalpunktion nachweisbare Hirndrucksteigerung. Die rachitischen Schädelanomalien scheinen derartige Sehnervenveränderungen, wie wir sie beim Turmschädel kennen gelernt haben, sehr selten oder gar nicht zu veranlassen. Hier scheint vielmehr, wenn sich Optikusatrophie gelegentlich hat beobachten lassen, meh der Hydrozephalus als solcher schuldig zu sein.

Die frühzeitige Nahtverknöcherung kann ebenfalls im Röntgenbild nachgewiesen werden und ebenso die Deformation der Schädelbasis aus derselben Ursache. Die vorderen und mittleren Schädelguben sind vertieft, die Sella turcica erweitert, die Orbitae abgeflacht durch Frontalstellung der großen Keilbeinflügel. Hyperostische Vorgänge am Schädel sind im Röntgenbilde sichtbar.

Das männliche Geschlecht ist erfahrungsgemäß viel häufiger befallen als das weibliche, bei Uhthoffs Material ungefähr wie 4 : 1. Auch die sonstigen Mitteilungen in der Literatur ergeben dieses Überwiegen des männlichen Geschlechtes.

Die operative Behandlung der Störung bei Turmschädel.

Uhthoff glaubt, daß eine Operation nur Aussicht auf Erfolg haben kann, wenn sie rechtzeitig, d. h. zur Zeit der Entstehung der Sehstörung im jugendlichen Lebensalter, also bei noch vorhandener Neuritis optici oder Stauungspapille und nicht zu sehr gesunkenem Sehvermögen ausgeführt wird. Im späteren Leben nach vollständig abgelaufenem Sehnervenprozeß hat sie keinen Sinn mehr.

In neuester Zeit empfiehlt Schloffer bei den Sehstörungen infolge von Turmschädel die operative Eröffnung des knöchernen Canalis opticus unter Zugrundelegung der Behrschen Theorie von der Entstehung der Stauungspapille. Eine weitere Prüfung über den Wert dieses Verfahrens steht noch aus.

ad 3. Ein Einfluß des Schädelwachstums und seiner Abnormitäten auf die Form des Bulbus selbst ist — merkwürdigerweise — kaum nachzuweisen. Es ist ja freilich die Theorie Mannhardts über die Entstehung der Myopie die, daß sich diese Refaktionsanomalie hauptsächlich dann entwickeln soll, wenn die Augen einen großen Seitenabstand im Kopf haben, so daß die Recti externi und interni, entsprechend dem größeren Konvergenzwinkel, einen stärkeren Druck auf die Bulbi ausüben. Nachprüfungen haben aber durchaus kein eindeutiges Resultat ergeben.

Ferner basiert die Myopietheorie Stillings auf dem Gedanken, daß bei niedriger Orbita die Rollmuskelsehnen einen Druck auf den Bulbus ausüben, dieser im Wachstum durch diesen Druck verlängert werde, was bei hoher Orbita nicht der Fall sei. Aber auch die Messung des „Orbitalindex" (Verhältnis von Höhe und Breite) hat bei den verschiedenen Untersuchern sehr verschiedene Werte ergeben. Manchmal ist es in der Tat sehr auffallend, wie bei Astigmatismus die Orbita zusammengedrückt erscheint und wie sich bei Schädelasymmetrien Anisometropien finden, doch ist es die Frage, was das Primäre ist: die Knochenoder die Augenanomalie.

Daß die Orbita derjenigen Seite, wo in früher Jugend Phthisis bulbi eingetreten ist, im Wachstum zurückbleibt, ist eine bekannte Tatsache, auch das Umgekehrte: eine Vergrößerung der Orbita bei progressiver Myopie, auch bei einseitigem Buphthalmus, ist beobachtet; daß also Bulbus- und Orbitalgröße in einem gewissen Verhältnis stehen, ist ohne weiteres zuzugeben, nur scheint sich der Knochen mehr nach dem Bulbus zu richten als umgekehrt.

Jedenfalls ist eine Abhängigkeit der Bulbusform weder von der Schädelnoch von der Orbitalform bisher exakt nachgewiesen worden.

II. Erkrankungen des gesamten Knochensystems.

1. Die Rachitis.

Abgesehen von den schon oben unter den Anomalien der Schädelknochen besprochenen Augenstörungen rachitischen Ursprunges sei hier noch eines anderen Symptomes gedacht, das man früher fast ohne Einschränkung der Rachitis zurechnete, das ist der **Schichtstar.**

Es findet sich dieser fast stets doppelseitig, meist ist in der Art des Stares und der Intensität der Trübungen kein erheblicher Unterschied zwischen rechts und links, bisweilen sind indes in dieser Beziehung erhebliche Unterschiede vorhanden und in sehr seltenen Fällen ist der Schichtstar rein einseitig. Die mikroskopischen Untersuchungen haben ergeben, daß der Kern der Linse auch meist nicht ganz intakt ist, daß die hauptsächlichsten, von sonstigen kataraktösen Veränderungen übrigens nicht abweichenden Prozesse sich in der den Kern umgebenden Zone abspielen, daß die Rinde (abgesehen von den „Reiterchen") gesund ist. Bekanntlich kommen gelegentlich zwei, ja drei Schichtstare in einer Linse vor, deren kleinster — innerster — der älteste, deren größter — am weitesten kortikalwärts gelegene — der jüngste ist.

Was die Theorie des Schichtstares anbetrifft, so nahm man früher Erschütterung des Körpers durch die rachitischen Krämpfe an; demgegenüber ist zu betonen, daß keineswegs alle Schichtstarpatienten Krämpfe, ja nicht immer Rachitis gehabt haben. Neuerdings ist man immer mehr auf eine chemische Auffassung der Krankheit verfallen: irgendeine, vorläufig nicht näher bekannte (autointoxikative?) Noxe schädigt dank spezifischer Affinität die Linse, soweit sie schon vorhanden ist. Das Resultat kann ein Kernstar sein. Hört die Noxe dann auf zu wirken, so können normale Linsenmassen durch physiologische Auflagerung neuer Schichten zwiebelschalenartig superponiert werden. Hat die schädigende Noxe aber den relativ widerstandsfähigen Kern verschont, und trüben sich nur die Linsenschichten, die während der Wirksamkeitsdauer der

Noxe gerade zur Auflagerung gelangen, so kann der Kern relativ normal bleiben und ein Schichtstar resultieren. Wirkt die Noxe in drei Zeitphasen hintereinander, so kann ein dreifacher Schichtstar entstehen. Hat der Schichtstar einen sehr kleinen Durchmesser, so muß er schon in der ersten Hälfte der Gravidität entstanden sein (wie der Kernstar), hat er mittlere Größe, so entsteht er in der zweiten Graviditätshälfte, ist er endlich sehr groß, so kann er in den ersten Lebensjahren erworben sein.

Experimentell ist nun v. Hippel jun. diesen Fragen näher getreten, indem das Abdomen der trächtigen Tiere mit Röntgenstrahlen behandelte oder die Tiere mit Cholin gefüttert hat. In beiden Fällen hat er schichtstarähnliche Linsentrübungen bei den später geworfenen Kaninchen erhalten. In eine neue Beleuchtung ist die ganze Frage dadurch getreten, daß der Tetanie anscheinend eine sehr viel größere Bedeutung für das Zustandekommen der verschiedenen Kataraktformen zuzugestehen ist (auch für die senilen?), so daß vielleicht auch für einen Teil der Schichtstare eine latente Tetanie (s. S. 441) als autointoxikative Noxe (Epithelkörperchenhypo- oder -dysfunktion) anzuschuldigen ist.

Betreffs der Behandlung — Extraktion oder optische Iridektomie — sei auf die Lehrbücher der Augenheilkunde verwiesen. Von einer medikamentösen Therapie ist wenig zu erhoffen.

2. Sonstige Knochenerkrankungen.

Von sonstigen, das ganze Knochensystem betreffenden Krankheiten ist zu erwähnen, daß die Osteomalazie keine Augenbeteiligung bedingt, daß aber eine allgemeine familiäre Knochenbrüchigkeit sich gelegentlich mit „blauen Skleren", Keratokonus und hochgradiger Myopie findet. In einem Fall (Behr) fand sich Lues, in anderen aber nicht. So scheint es, daß wir für die Mehrzahl dieser eigenartigen Fälle eine Aplasie der Knochen wie auch der Sklerotika auf Grund familiärer Schädlichkeiten anzunehmen haben (Peters).

III. Erkrankungen der Gelenke und Muskeln.

Die Erkrankungen der Gelenke und Muskeln geben wohl in den seltensten Fällen ihrerseits Veranlassung zu Augenbeteiligung, vielmehr sind wohl meist Augenbeteiligung und Gelenkaffektion Parallelsymptome einer gemeinsamen Noxe. So findet sich bekanntlich Kniehydrops und Keratitis parenchymatosa als Zeichen hereditärer Lues. So kennen wir Arthritis gonorrhoica in Verbindung mit Iritis, deren Zusammenhang durch rezidivierende und koinzidierende Urethritis gelegentlich bewiesen wird. Drittens findet sich bei einer Art von Arthritis deformans mit Wahrscheinlichkeit eine (abgeschwächte?) Tuberkulose als Ätiologie und verbindet sich nicht selten mit Iritis. Viertens kennen wir eine ganze Reihe von akuten und subakuten septisch-pyämischen eventuell krypto-genetischen Gelenkaffektionen mit Endokarditis usw., in denen wir Strepto- und Staphylokokken als Erreger anschuldigen. Fünftens ist der akute Gelenkrheumatismus ja sicherlich eine Infektionskrankheit, die gelegentlich zu Iritis und Neuritis opt. führt.

Somit kennen wir schon eine ganze Reihe von Mikroorganismen, welche Gelenkleiden verursachen, die sich gern mit Iridozyklitis, seltener mit Störungen der optischen Leitungsbahnen kombinieren.

Es bleibt jedoch vorläufig noch ein mehr oder weniger großer Rest von Gelenk- und namentlich Muskelaffektionen, für die wir in Ermangelung besser definierbarer Noxen den „Rheumatismus" beschuldigen müssen.

Groenouw sagt sehr mit Recht S. 274, 275:

„Während der akute Gelenkrheumatismus höchstwahrscheinlich eine Infektionskrankheit ist, läßt sich das Wesen des chronischen Rheumatismus zur Zeit nicht definieren. Es haften dem Worte Rheumatismus drei begriffliche Momente an, welche aber nur Äußerlichkeiten betreffen und das Wesen desselben nicht erklären:

1. Ein ursächliches, die Entstehung durch atmosphärische Einflüsse, besonders durch Erkältung. Was aber eine Erkältung sei, welche Prozesse sich bei derselben abspielen, darüber sind unsere Kenntnisse noch sehr gering.

2. Ein symptomatisches, der Schmerz: kein Rheumatismus ohne Schmerz, wenigstens nicht ohne Schmerz bei Bewegung.

3. Ein anatomisches, der Rheumatismus befällt nur den Bewegungsapparat, Muskeln, Faszien, Sehnen, Bänder und Gelenke.

Je genauer man die Krankheitsvorgänge im Körper kennen lernte, desto mehr Krankheitsfälle wurden nach und nach aus dem Gebiete des Rheumatismus ausgeschieden. Zweifellos sind Neuralgien der verschiedensten Art, Tabes dorsalis im Anfangsstadium, wie Gliederschmerzen bei metallischen Vergiftungen, bei Trichinenkrankheit, bei Typhus, bei Diabetes, Syphilis, Osteomyelitis usw. früher mit Rheumatismus zusammengeworfen worden. Es ist wahrscheinlich, daß mit der Zeit das Gebiet des Rheumatismus noch sehr verkleinert werden, ja vielleicht ganz verschwinden wird.

Eine scharfe Grenze zwischen Muskelrheumatismus und chronischem Gelenkrheumatismus ist nicht immer zu ziehen. Einerseits sind nämlich die rheumatischen Schmerzen oft genug nicht auf einen oder einige wohl bestimmte Muskeln beschränkt, sondern haben etwas Vages, das der scharf umschriebenen anatomischen Einheit des Muskels ganz und gar nicht enspricht. Andererseits ist der chronische Gelenkrheumatismus nicht eine reine Krankheit eines Gelenkes oder der Gelenke, sondern es sind Sehnen, Faszien mitergriffen. Von verschiedenen Seiten werden beide Arten des Rheumatismus als gemeinsamer Ausdruck einer Konstitutionsanomalie betrachtet und gemeinsam besprochen.

Wir wollen uns dieser Anschauungsweise schon aus dem rein äußeren Grunde anschließen, weil in vielen Mitteilungen beide Krankheiten nicht auseinander gehalten werden. Es ist öfters von Rheumatismus schlechthin die Rede ohne jede nähere Bezeichnung, so daß es nicht möglich ist, zu entscheiden, ob es sich um akuten Gelenkrheumatismus, Gicht oder chronischen Muskel- und Gelenkrheumatismus handelt.

Bei der Unklarheit über das Wesen des Rheumatismus ist es nicht zu verwundern, daß derselbe aus der Ophthalmologie als selbständige Krankheit verschwunden ist. Es liegt hier nicht die Notwendigkeit vor, das anatomische Einteilungsprinzip durch ein ätiologisches zu durchbrechen. Gewiß kann ein Vorgang, den wir nicht genauer kennen, für den wir aber das Wort Erkältung haben, eine Lähmung eines Musculus rec. ext. bewirken oder eine Iritis hervorrufen. Es handelt sich dann aber um eine Muskellähmung oder Iritis, nicht um einen Rheumatismus des Muskels oder der Iris, obwohl eine ätiologische Bezeichnung: rheumatische Lähmung, rheumatische Iris, keineswegs gescheut wird. Es wäre höchst wünschenswert, die Erkrankungsform eines Organs immer zugleich durch einen Zusatz, welcher das ursächliche Moment enthält, bezeichnen zu können. Leider aber sind wir verhältnismäßig selten in der Lage, das ätiologische Moment zu beurteilen.

Manche Fälle von Iritis stehen sicher mit Rheumatismus in ursächlichem Zusammenhange. Förster berichtet über zwei hierher gehörige Beobachtungen.

Ein 48jähriger, in der Provinz Posen wohnhafter Landwirt hatte neun Jahre lang, besonders während der Herbst- und Frühlingszeiten, vielfach an rheumatischen Gelenkentzündungen gelitten. Es waren vorwiegend die Knie-, Fuß-, auch die Finger-

gelenke befallen worden. Während dieser neun Jahre hatte er sechs Anfälle von
Iritis auf dem einen oder anderen Auge überstanden. Er siedelte darauf nach Süd-
rußland über und blieb dort vier Jahre, während deren er sowohl von Gelenkrheumatismus als von Iritis vollkommen verschont blieb. Als er im Frühjahr wieder
in die Provinz Posen zurückkam, stellte sich nach wenigen Wochen ein Rheumatismus im rechten Schultergelenk und rechtsseitige Iritis ein. Auf beiden Augen
fanden sich fast zirkuläre hintere Synechien. Das rechte Auge, noch vor einem
Jahre das bessere, hatte nur noch eine Sehschärfe von etwa einem Viertel.

Ein zweiter von Förster beobachteter Fall betrifft einen 34jährigen Kaufmann.
Er hatte in den letzten Jahren mehrfach an rheumatischen Entzündungen ver-
schiedener Gelenke gelitten und seit 14 Monaten vier Anfälle von Iritis am rechten
Auge überstanden. Der fünfte Rückfall heilte innerhalb von 10 Tagen. 16 Monate
später wurde der Kranke wieder von Entzündungen an mehreren Gelenken befallen.
Er nahm wegen derselben Schwefelbäder und erkrankte bald darauf an heftiger
Iritis des bisher gesund gebliebenen linken Auges. Nach Aussetzen der Bäder
Besserung. Hierauf nahm er Soolbäder, denen bald ein Rückfall der linksseitigen
Iritis folgte. Zwei Monate später sah Förster den Kranken. Am linken Auge,
das vor 3 Monaten noch gesund war, fanden sich zahlreiche Synechien. Die Sehschärfe war erheblich herabgesetzt. Schulter und Kniegelenke sowie die Ferse
waren noch frei von Schwellung und Schmerz."

Immerhin sind solche Fälle selten und die Prozentzahl dürfte nicht annähernd
die Höhe erreichen, die Nettleship für den Rheumatismus bei Iritis angibt
(33% aller Fälle).

Nach einer Zusammenstellung der Ätiologie der Iritiden und Iridozyklitiden aus den Jahren 1908—1914 der Kieler Klinik fand sich eine Prozentzahl für Rheumatismus von 3,0, und wenn man die nicht ganz einwandfrei festgestellten Fälle mitzählt von ca. 4,5.

Auch die Prozentzahl für die rheumatische Natur der Abduzens- oder
Rect. ext.-Lähmungen dürfte immer kleiner werden, je besser die neurologischen Methoden ausgebildet und angewendet werden (Tabes? multiple
Sklerose?), je sorgfältiger auf Lues gefahndet wird (Wassermann?) und je
genauer die Knochenhöhlen (Keilbein) klinisch und besonders mit Röntgenaufnahme untersucht werden. Dasselbe ist über rheumatische Neuritis
opt. und von der Supra- und Infraorbitalneuralgie zu sagen, wenn wir auch
für letztere noch am ehesten die Wirkung von Temperaturdifferenzen zugeben
möchten, wegen ihrer ungeschützten Lage oder wegen ihres Verlaufes durch
einen knöchernen Kanal nach Art des Fazialis, dessen „rheumatische Lähmung"
ja den Prototyp in der ganzen Rheumatismusfrage darstellt.

Es können die Augen also von seiten eines Gelenkes sekundär in Mitleidenschaft gezogen werden oder aber beide — Auge und Gelenke — erkranken
gleichzeitig, oder aber dieses oder jenes Gelenk wird vom Auge aus infiziert, wie für die Conjunctivitis gonorrhoica nachgewiesen ist, meist zwar für
Neonati, aber auch für Erwachsene (Groenouw 220):

„Ein 35jähriger Heilgehilfe, der nie an Harnröhrentripper gelitten hatte und
auch während der ganzen Beobachtungszeit trotz mehrfacher daraufhin gerichteter
Untersuchungen keine Spur einer Urethralerkrankung aufwies, machte einem
Kranken mit Gonorrhöe eine Injektion in die Harnröhre, wobei ihm etwas Tripper-
eiter in das rechte Auge spritzte. Am nächsten Tage erkrankte dieses Auge an
einer typischen Conjunctivitis gonorrhoica. Fünf Wochen später wurde erst das
rechte Kniegelenk und nach weiteren zwei Wochen auch das rechte obere Sprung-
gelenk schmerzhaft. Die Gelenke erschienen geschwollen, die Haut über ihnen gerötet,
doch konnte der Kranke noch umhergehen. Es trat rasch Heilung der Gelenkent-
zündung ein. Auffallend ist, daß die Erkrankung nur die rechte Körperseite betraf."

Bei den Neugeborenen mit Augengonorrhöe dürften die Gelenkkomplika-
tionen nicht so selten sein, wie sie beschrieben werden. Achtet man sorgfältig
auf diese Dinge, so sieht man sie gar nicht so selten.

In den Gelenken sind in solchen Fällen Gonokokken nachgewiesen, irgendwelche Behandlung der Gelenke, außer Ruhestellung, ist indes meist nicht angezeigt.

Myotonie und Tetanie.

Bei der Myotonia cong. (Thomsen) sind Augenkomplikationen nicht beobachtet worden, wohl aber ist Kataraktbildung bei der sog. Myotonia atrophicans (Hoffmann) in $10^0/_0$ aller (relativ weniger) Fälle beobachtet, ebenso bei der Tesanie. Ich selbst beobachtete unter ca. 100000 Augenkranken in Kiel 4 Fälle, darunter folgenden:

Albert M., 36 Jahre alt (s. Abb. 99).

Anamnese: Mit 12 Jahren Lungenentzündung, mit 13 Jahren Diphtherie. Masern. Mit 20 Jahren Rippenfellentzündung. Mit 25 Jahren Lungenentzündung und Typhus, seitdem angeblich „in den Händen nicht mehr soviel Kräfte".

10. II. 1911 aus der Straßenbahn gefallen, gegen die rechte Stirn. Seit Weihnachten 1911 allmähliche Abnahme des Sehens rechts, bald danach auch links.

Früher immer gut gesehen. Infektion neg.

Vater an Lungentuberkulose gestorben, Mutter im Wochenbett gestorben. Patient hat vier lebende Geschweister, angeblich gesund.

Von Beweglichkeitsstörungen, wie sie Patient hat, in der Familie nichts dergl.

1902 nach Typhus angeblich alle Zähne schadhaft geworden, zum Teil vereitert. wurden alle gezogen. Auch Haare ausgefallen.

6. II. 1912. Rechts: Cataract. incip. S. Fingerzählen 1 m.

Links: Cataracta fere mat. S. Fingerzählen 4 m — 1,5 D $^6/_{35}$.

Keine Zeichen von Tetanie, Urin o. B.

Blutzuckerbestimmung in der med. Klinik o. B.

8. II. Rechts: Linsenextraktion.

21. II. Lockere Sekundaria, hochgradiger Astigmatismus. Optikus o. B.

15. II. 1912. S. Rechts: + 10,0 $^6/_{30}$ + 14,0 Nd. 6.

20. I. 1914. Klagt Verschlechterung des Visus links.

Links: Fingerzählen 2 m. Katarakt. Kein rotes Licht. Proj. gut.

Rechts: + 12,0 komb. + 2,0 Cyl. (80° innen) $^6/_{18}$

Erhebliche Cat. sec. Ophthalmosk. o. B.

7. II. Links Extractio lentis sine Iridectomia,

13. II. Links: + 10,0 $^6/_{36}$. Wenig Sekundaria.

21. II. Rechts: Discission.

23. II. Rechts: + 12,0 $^6/_{12}$ — $^6/_8$.

26. II. Links + 10,0 $^6/_8$.

Rechts: + 12,0 $^6/_{12}$—$^6/_8$.

4. IV. 1914. Links: Discission.

16. IV. Links + 12$^6/_8$ + 16,0 Nd. 3.

Nasenklinik: Beiderseits geringe Crista septi, Nebenhöhlen o. B.

Dunkeladaptation: Nach 45 Min. Dunkelaufenthalt R.: 77. L.: 68.

Wassermann negativ.

Trousseau, Chvostek, Erb negativ.

Beiderseits geringe Ptosis.

Das Gesicht des Patienten bietet einen eigentümlichen maskenhaften Eindruck.

Befund der med. Klinik: Kyphoskoliose, Emphysem, mäßige Arteriosklerose.

Nervensystem: Achillesreflex nicht auslösbar, sonst kein pathologischer Befund nachweisbar.

Leichte Atrophie beider Hände.

Myotonische Beweglichkeitsstörungen.

Bruno Fleischer schildert die myotonische Dystrophie mit Katarakt (Archiv f. Ophthalmologie Bd. 96. S. 91) folgendermaßen:

„Präsenile Katarakt in einem Lebensalter von ca. 25—45 Jahren ist nicht so selten das Symptom und die Begleiterscheinung einer myotonischen Dystrophie."

38 Fälle ließen sich aus dem Material der Tübinger Klinik seit 1901 (bis 1918) eruieren, das in dieser Richtung noch nicht erschöpft ist.

Die myotonische Dystrophie ist gekennzeichnet durch muskuläre und allgemeine Symptome: Atrophie in bestimmten Muskeln des Kopfes und des Halses, der Unterarme und der kleinen Handmuskeln, später aber auch in den unteren Extremitäten, am Rumpf, schließlich fast in der gesamten Körpermuskulatur, und Myotonie in den Handmuskeln, in der Zunge und Kiefermuskeln. Daneben gehen einer Atrophie oder Degeneration der Schilddrüse, allgemeine Abmagerung, Atrophie der Schlundmuskulatur und dadurch Sprach- und Schluckstörung, Katarakt, vasomotorische Störungen, Glatze beim Mann, Hodenatrophie, Störungen im Sexualleben beider Geschlechter, Abnahme der Intelligenz, Störung der Psyche und der Moral.

Die myotonische Dystrophie ist unaufhaltsam progressiv, beginnt nur selten vor dem 25. Lebensjahre und führt meist vor dem 50. Jahre zum Tode, nicht so selten schon lange vorher durch interkurrente Krankheiten. Die mit Katarakt verbundenen Fälle beginnen bei der Frau überwiegend häufig zwischen dem 25. und 35. Lebensjahre, beim Mann vom 35. bis 45. Lebensjahre. Die Katarakt kommt in ihrem Beginn schon im frühesten Stadium der Krankheit vor.

Familienuntersuchungen haben gezeigt, daß die myotonische Dystrophie eine ausgesprochene familiäre, hereditäre Krankheit ist, deren Keim fünf bis sechs Generationen zurückverfolgt werden kann. Die Heredität ist homochron und homolog. Die Krankheit gehört daher in die Reihe der typischen familiär hereditären degenerativen Krankheiten.

Andere Zeichen der degenerativen Krankheit in der absteigenden Degenerationsreihe ist insbesondere präsenile Katarakt in der der Myotonie vorhergehenden Generation ohne sonstige Zeichen von myotonischer Dystrophie, und zwar meist in höherem Alter als in der myotonischen Generation und zuweilen als einfache senile Katarakt in noch höheren Generationen. Weitere Zeichen der Krankheit sind erhöhte Kindersterblichkeit, kinderlose Ehen, Ledigbleiben, so daß die Familien in einzelnen Zweigen schließlich aussterben und damit die Krankheit erlischt.

Die Natur der Katarakt als das Zeichen einer latenten Tetanie ist wegen der Verschiedenheit der Form der myotonischen Katarakt von der Tetaniekatarakt nicht sichergestellt, aber es liegt ihre Ursache, wie bei der tetanischen Katarakt, sehr wahrscheinlich in der Erkrankung innerer Drüsen.

Durch das Auftreten der Katarakt schon in höheren Generationen wird die Katarakt bedeutsam für die Pathogenese der Krankheit, die durch das Vorkommen innersekretorischer Störungen gemeinsam mit dystrophischen und myotonischen Erscheinungen von hohem theoretischem Interesse ist, zumal mit Rücksicht auf wahrscheinlich vorhandene Veränderungen im Zentralnervensystem. Das Verhältnis der innersekretorischen Störungen zu der Muskelerkrankung und zu der wahrscheinlichen Erkrankung des Zentralnervensystems muß weiteren Forschungen nach Klarlegung der pathologischen Anatomie der Krankheit vorbehalten bleiben.

Für das Problem der Entstehung der Katarakt im allgemeinen ist die Katarakt bei der myotonischen Dystrophie wegen ihrer Beziehung zu innersekretorischen Störungen von ganz besonderem Interesse.‘‘

Schiefe Kopfhaltung.

Als eine Beeinflussung der Bewegungsorgane von seiten der Augen kann man die schiefe Kopfhaltung auffassen, wie sie bei Lähmungen gewisser äußerer Augenmuskeln zwecks Vermeidung der Doppelbilder entstehen kann. Bei der Besprechung der Verhältnisse der äußeren Augenmuskeln ist darauf hingewiesen, daß bei der rechtsseitigen Abduzensparese der Kopf nach rechts gedreht wird, um durch diese kompensierende Kopfbewegung den Bereich des Einfachsehens in die Mitte zu bringen (s. S. 36). Entsprechend gibt es eine kompensierende Kopfbewegung bei Okulomotorius- und Trochlearislähmung, ferner bei Lähmungen einzelner Muskeln oder Nervenäste (Rect. sup., inf., obl. inf. usw.).

Aber nicht nur Affektionen des peripheren motorischen Neurons beeinflussen die Kopfhaltung, sondern auch Blickparesen, wie wir sie, oft mit Nystagmus vergesellschaftet, finden, können sich gelegentlich in der Primärstellung unangenehmer geltend machen als bei leicht seitlich gehaltenem Blick, wobei die Blicklinie oft mäßig gehoben oder gesenkt wird. Solche Dinge sind öfter der Ausdruck einer chronischen Allgemeinaffektion, die in einer Hirndrucksteigerung — nachweislich durch Lumbalpunktion — einer partiellen Optikusatrophie, in Nystagmus und eben in dieser schiefen Kopfhaltung ihren Ausdruck findet.

So fand ich bei einem vierjährigen Jungen bei der ersten Lumbalpunktion 280, nach Ablassen 7 ccm Lumbalflüssigkeit 210, bei der zweiten 270, nach 10 ccm 160, bei der dritten 330, nach 7 ccm 220, bei der vierten 400, nach 15 ccm 250, bei der fünften 380, nach 4 ccm 350, wobei die erste und dritte in Narkose ausgeführt wurden. Die schiefe Kopfhaltung hatte sich bei diesem Nystagmuspatienten inzwischen wesentlich gebessert und eine nach längerer Zeit ausgeführte Lumbalpunktion ergab einen Druck von 126—130 (wobei nichts abgelassen wurde). Vermutlich erklären sich auch manche Formen von Torticollis und Caput obstipum auf diese Weise. Mehrfach brachte eine Herabsetzung des Hirndruckes durch Lumbalpunktion in solchen Fällen von schiefer Kopfhaltung Besserung (s. Abb. 27).

Interessant für die Lehre vom Verhältnis der Augenbewegungen zu den Kopfbewegungen und dem vikariierenden oder kompensierenden Eintreten der einen für die andere sind auch die Beobachtungen bei Spasmus nutans der Kinder, diesen eigenartigen pagodeartigen „Nick- und Schüttelkrämpfen" des Kopfes. Nach Raudnitz sistieren die Krämpfe, sobald die Augen verbunden werden. Demnach handelt es sich vermutlich um einen durch den Versuch der Fixation hervorgerufenen Reflexkrampf. Gelingt die Fixation des Kopfes, so sistieren die Krämpfe, jedoch tritt dann gewöhnlich Nystagmus oder Blepharospasmus ein.

Auch beim Nystagmus der Bergleute sind öfters Wackelbewegungen des Kopfes beobachtet. Fraglich bleibt freilich, ob wir es bei diesen Beziehungen mit Vikariierungen, d. h. Heilungsbestrebungen oder mit Irradiationen des Reizes zu tun haben.

Schließlich ist in diesem Zusammenhang noch zu erwähnen die konjugierte Deviation des Kopfes und der Augen, wobei sowohl Kopf wie Augen in gleicher Richtung nach rechts und links abweichen können oder aber, wenn auch seltener, in umgekehrter: also Kopf nach rechts, Augen nach links. In seltenen Fällen ist auch eine Déviation conjuguée nach oben oder unten beobachtet worden.

Abgesehen von den motorischen Schädigungen kann schiefe Kopfhaltung nun aber auch durch sensorische Störungen verursacht werden. Wenn ein Patient angibt, daß er nach rechts schlecht sehen könne, so wird sich oft eine rechtsseitige Abduzensparese zeigen, oft aber auch eine rechtsseitige Hemianopsie. In den seltensten Fällen geben solche Patienten nun an, daß sie mit beiden Augen nicht gut nach rechts sehen könnten, sondern sie beziehen die Sehschwäche meist auf das rechte Auge. Oft aber geben sie an, daß, wenn sie den Kopf nach rechts drehen, sie dann besser geradeaus sehen könnten. Es

444   Allgemeinerkrankungen und Augensymptome (Nosologie).

ist dies gar nicht leicht zu erklären, denn wenn der Kopf zwar nach rechts gedreht wird, die Augen aber in der Blickrichtung auf die Sehproben geradeaus festgehalten werden, so ist eigentlich kein Grund vorhanden, daß sie bei Kopfdrehung nach rechts (bei rechtsseitiger Hemianopsie) besser sehen sollten.

Vermutlich handelt es sich hierbei um eine komplizierte Störung des Zusammenhanges zwischen Gesichtsfeld und Muskelgleichgewicht, indem bei größeren Defekten des ersteren auch das letztere alteriert wird und eine andere Gleichgewichtslage erhält.

Die bei Torticollis beschriebenen Gesichtsfelddefekte sind meines Wissens von seiten der Ophthalmologen bisher nicht anerkannt. Es wäre immerhin möglich, daß dieser oder jener Fall sich als primäre, partielle oder totale Hemianopsie herausstellte.

Übrigens können auch unokulare Gesichtsfeldeinschränkungen, z. B. bei Glaukom, besonders wenn das andere Auge blind ist, eine solche schiefe Kopfhaltung bedingen.

Jedenfalls dürfte es sich empfehlen, in Fällen von Torticollis, Spasmus nutans, schiefer Kopfhaltung und anderen „üblen Angewohnheiten" der Kinder eine genaue Augenuntersuchung zu machen. Die Frage hat, wie leicht ersichtlich, auch ihre pädagogische Seite.

K. Gehirn-Rückenmark-Nervenkrankheiten.

Tabelle über Befunde und Sehstörungen bei Hirnleiden nach Uhthoff.

(Alle Angaben in Prozenten.)

	Hirn-erweichung	Hirn-blutung	Abszeß Gr.-hirn	Abszeß Kl.-hirn	Tumor Gr.-hirn	Tumor Kl.-hirn	Hirnsyph. siehe S. 346	Hypophys.-tumor	Meningitis tbc. siehe S. 308	Meningitis serosa	
Stauungspapille . . .	14	11	23	23	52,9	53	14	9	5	23	Optische Leitungsbahnen
Neuritis optici . . .	2,2	6,5	21	22	18,4	24 }	12	8,5	29 }	20	
Neuritische Atrophie .	0,3	—	0,3	—	7	11 }	}	21	1 }		
Einfache Atrophie . .	0,5	0,9	—	—	1,1	—	14 }		—	19	
Retinalhämorrhagien .	—	2,8	—	0,3	—	0,4	—	—	—	—	
Homonyme Hemianopsie	39,9	28,7	9	—	17,2	0,4	11	3	—	—	
Doppelseitige Hemianopsie	11,4	5;6	0,3	—	0,2	—	—	—	—	—	
Temporale Hemianopsie	—	—	—	—	1	—	6	32	—	—	
Okulomotorius . . .	2,4	9,0	19	14	13,8	4,9	34	17	18	6	Augenbewegungsnerven
Trochlearis.	—	—	1,6	—	0,6	2	5	2,5	1	—	
Aduzens.	0,3	8,4	10	12	10,7	18	16	6	12	13	
Déviation conjuguée .	12	28	6,3	6	3,1	1,5	1	—	8	1	
Blicklähmung. . . .	0,5	2,8	0,3	1	1,7	5	—	—	—	4	
Nystagmus	1,6	10	4	42	4,2	25	8	4	10	13	
Trigeminus	2,2	0,9	4	4	6,1	12	14	nicht not.	5	—	Sensor. Nerven
Olfactorius.	0,8	0,9	0,7	—	2	0,9	—		—	2	
Optische Aphasie . .	2,4	0,3	8	—	2,2	—	—	—	—	—	Transkortikale Störungen
Seelenblindheit . . .	7,6	2,8	0,7	—	1,1	—	—	—	—	—	
Alexie	9,0	5,6	3	—	5,5	—	—	—	—	—	
Pupillenstörungen . .	13	32,7	5,3	7	2	2	10	3	30	6	Pupillen
Exophthalmus . . .	—	—	3	3	8	1	—	6	—	6	Exophthalmus

In den folgenden Darstellungen habe ich mich hauptsächlich an die Darlegungen Uhthoffs (Gr. S. 2. Aufl. 2. Teil XI. Bd. XXII. Kap.) angeschlossen
und diesen nur das besonders für den Praktiker Wichtige entnommen. Da ich
als erster Assistent acht Jahre lang unter Uhthoff und mit ihm zusammen
arbeiten durfte, so ist nur natürlich, daß meine Erfahrungen und Anschauungen
mit den seinigen weitgehende Übereinstimmung zeigen. Das schließt nicht aus,

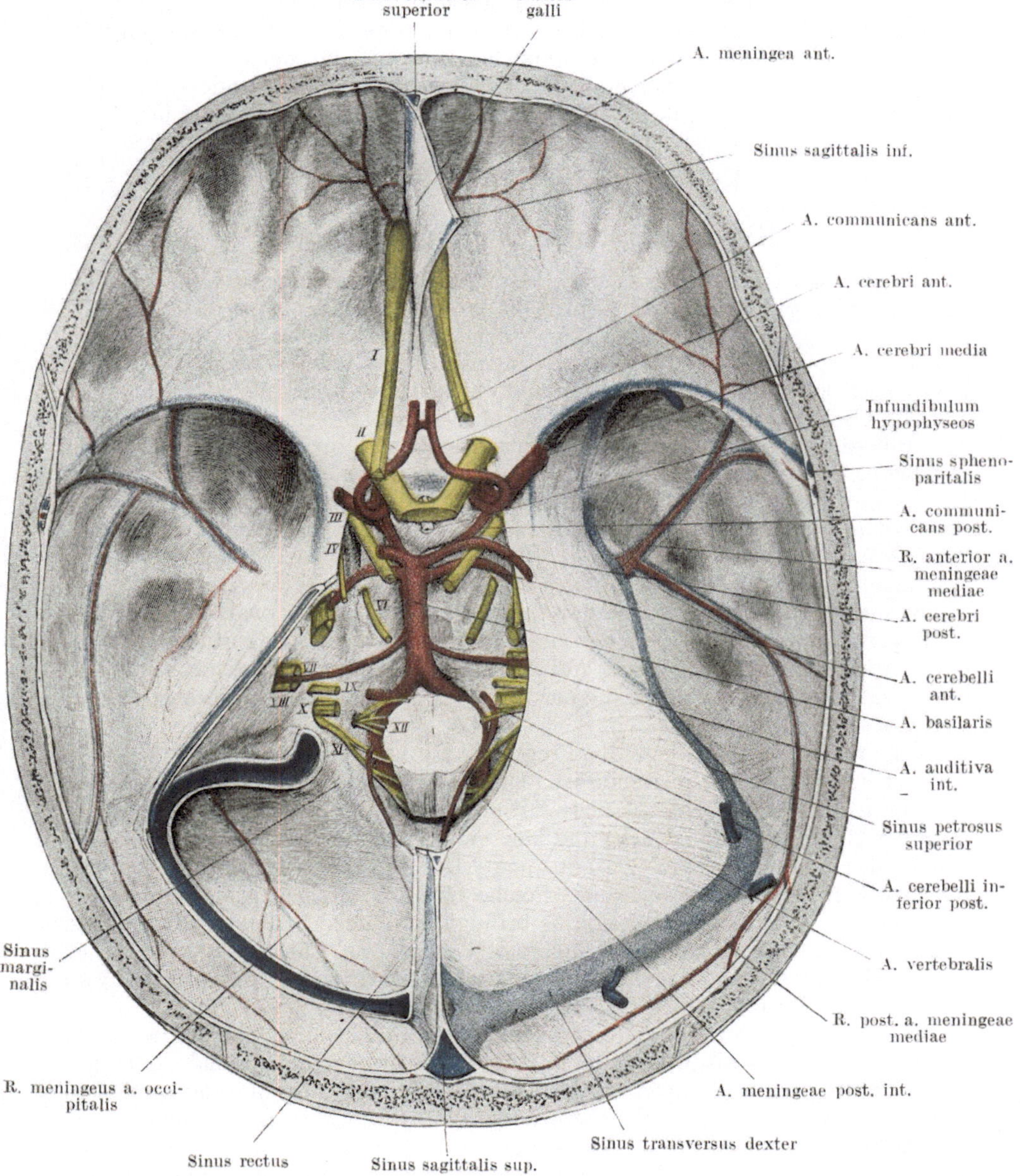

Abb. 211. Schädelbasis.
Verkleinerung der Abb. 15 von Bardeleben - Haeckel - Frohse, Atlas der topographischen
Anatomie des Menschen. 3. Aufl. 1904.

daß eine Auffassung oder Deutung nicht hier oder da eine verschiedene sein könnte. Bemerkenswert dürfte hier noch folgendes sein. Mein Oberarzt, Prof. Behr, mit dem ich nun in Kiel schon seit über zwölf Jahren zusammen arbeite, kam zu mir, nachdem er schon fünf Jahre bei Wilbrand und Saenger Assistent gewesen war, also eine andere Schule durchgemacht hatte. Nun war es mir sehr interessant, festzustellen, eine wie außerordentlich weitgehende Übereinstimmung sich bei uns fand betreffs der Beurteilung z. B. eines Optikus: ob die temporale Hälfte wirklich pathologisch blaß sei, oder ob noch physiologisch, ob auch die nasale atrophisch sei oder normal usw. Diese weitgehende Übereinstimmung in solchen und ähnlichen Fragen und deren diagnostische Bedeutung gab mir die Überzeugung, daß die Diagnostik, besonders die ophthalmoskopische, auf recht guten und zuverlässigen Fundamenten ruht.

Erkrankungen des Gehirns.

Hyperämie und Anämie des Gehirns.

Es ist vielfach behauptet worden, besonders von französischen Autoren, daß sich die Füllungszustände der Gehirngefäße mit dem Augenspiegel nach Maßgabe des Blutgehaltes der Retina feststellen lassen. Ausdrücke, wie Zerebroskopie für Ophthalmoskopie geben dafür einen ganz bezeichnenden Ausdruck. Wenn diese, auch der vielen Anastomosen wegen, die zwischen Vena ophthalmica und den Gesichtsvenen bestehen, von vornherein unwahrscheinlich ist, so lassen sich außerdem viele klinische Erfahrungstatsachen dafür anführen, daß beide Gefäßgebiete weitgehende Unabhängigkeit voneinander haben. Plötzliche Blutgehaltschwankungen im Gehirn brauchen sich am Augenhintergrund überhaupt nicht zu äußern, sie gleichen sich oft so schnell wieder aus, daß der Sehnerv keine Zeit hat, darauf zu reagieren. Aber auch chronische Füllungsanomalien, besonders Hyperämien, brauchen sich keineswegs als solche am Optikus kenntlich zu machen, eher schon kann man dieses von der Anämie erwarten, besonders da diese meist nicht nur lokaler zerebraler, sondern allgemeiner Natur ist. Dabei haben wir es dann aber weniger mit einer Gehirn- als vielmehr mit einer Allgemeinerkrankung zu tun. In diesem Sinne ist auch der Augenhintergrund bei Polyzythämie u. ä. aufzufassen.

Auf anderem Gebiet liegt die Frage, ob Hirndrucksteigerung die Blutfülle des Optikus zu erhöhen imstande ist. Diese Frage möchte ich schon eher, aber keineswegs unbedingt bejahen. Die Hirndrucksteigerung, wenn sie hochgradig ist (über 300 mm Lumbaldruck) und lang genug andauert, äußert sich bekanntlich in der Bildung einer Stauungspapille. Bevor es jedoch dazu kommt, haben wir die Hyperämie vor uns. Solche Hirndrucksteigerungen können nun in selteneren Fällen durch Hyperämie bedingt sein, meist haben sie aber andere Gründe (Tumor, Hydrozephalus, Meningitis, Nephritis, Chlorose u. a.).

Somit bietet also die Blutfüllung des Optikus nur einen geringen Anhalt zur Beurteilung der Blutfüllung des Gehirnes.

Dafür sprechen u. a. auch experimentelle Untersuchungen und die Beobachtungen bei Karotisunterbindung bei Menschen, wobei minimale oder gar keine Füllungsschwankungen an den Blutgefäßen des Augenhintergrundes zu beobachten waren. Auch bei Sehstörungen, die wir, wie z. B. die migränösen, auf Zirkulationsstörungen im Zerebrum zurückführen, sehen wir gewöhnlich keine Füllungsanomalien der Retinalgefäße; nur in atypischen monokularen, nicht hemianopischen Migränen will man solche mit dem Augenspiegel beobachtet haben (besonders Spasmen). Ist somit an den optischen Leitungsbahnen nicht viel von einer Einwirkung zerebraler Hyperämie und Anämie zu spüren, so sind auch die Mitteilungen über Beteiligung der äußeren Augenmuskeln meist nicht genügend fundiert: meist dürfte es sich bei diesen Schädigungen doch um wirkliche Blutaustritte gehandelt haben.

Eher schon möchte ich den Füllungsanomalien des Gehirnes einen gewissen Einfluß auf die Pupillenweite im Sinne Nothnagels einräumen. Enge Pupillen deuten auf Hyperämie des Gehirnes, weite auf Anämie. Doch ist dieses keineswegs eine ausnahmslose Regel. Bei hochgradiger Hyperämie kann sich die Pupille, besonders kurz vor dem Tode, stark erweitern, seltener schon scheint die Pupille bei Anaemia cerebri eng zu sein. Aus dem Füllungszustand der Irisgefäße ist die Pupillenweite oder -enge nun keineswegs zu erklären. Experimentelle Untersuchungen haben ergeben, daß wir elastische Kräfte eben so wenig wie hydraulische bei der Irisbewegung anzunehmen haben. Die früher sehr komplizierte Lehre von der Pupillenmechanik ist jetzt auf rein muskuläre Kräfte zurückgeführt, derart, daß wir bei der Miose einen Reizzustand im Sphinkter oder Lähmung im Dilatator, bei Mydriasis nur zwischen Lähmung im Sphinkter oder Reizung im Dilatator zu wählen haben — abgesehen von Kombinationen zwischen beiden. So mag z. B. bei starker Anämie wohl eine Lähmung der betreffenden Okulomotoriusfasern, daneben aber vielleicht auch eine Sympatikusreizung stattfinden, so kann ferner bei Hirnhyperämie ein Reiz auf das Sphinkterzentrum sich mit einer Lähmung des Sympathikus vergesellschaften.

Auch bei wirklicher Irishyperämie, z. B. bei Iritis, ist die Miose als Wirkung eines entzündlichen Reizes auf die Okulomotoriusfasern im Sphinkter, nicht als Wirkung der Blutüberfüllung aufzufassen.

Apoplexie, Embolie und Thrombose der Hirngefäße.

Uhthoff hat einer Serie von 368 durch Sektion erhärteten, mit Augenstörungen einhergehenden Fällen von Thrombose (resp. Embolie) eine Serie von 107 Fällen von Apoplexie gegenübergestellt. Aus einer Reihe von 66 verschiedenen Augenstörungen will ich die wichtigsten hier zusammenstellen.

	Thrombose	Apoplexie
Hemianopsie	51%	35%
Hemiplegie	42	62
Hemianästhesie	19	27
Sensorische Aphasie	18	4
Motorische Aphasie	13	14
Paraphasie	10	6
Alexie, Wortblindheit	30	6
Pupillenstörungen	13	33
Agraphie	13	4
Deviation conjugata	12	28
Seelenblindheit	8	3
Fazialislähmung	12	18
Neuritis optici	2	7
Stauungspapille	1	11

Eine zweite Zusammenstellung der klinischen Beobachtungen desselben Autors über Hirnerweichungen und Hirnblutungen, gleichgültig, ob mit oder ohne Augensymptome ergab:

	Erweichung	Blutung
Hom. Hemianopsien	10%	8%
Deviation conj.	2	10
Neuritis optici	6	3
Stauungspapille	0	3

	Thrombose	Apoplexie
Retinalblutungen	$4^0/_0$	$4^0/_0$
Embolie und Thrombose der Art. centr.		
ret.	3	0
Blickparese nach rechts und links . .	0	4
Abduzensparese	0	3
Part. Ophthalmoplegie ext.	0	4

und einige andere Symptome in Häufigkeit von 1 bis $2^0/_0$.

Bemerkenswert an der ersten Tabelle ist, daß bei den Thrombosen in der Hälfte der Fälle Hemianopsie vorlag, bei den Blutungen nur in etwa einem Drittel. Die Prozentzahl übertrifft bei ersteren die der Hemiplegie, während letztere bei den Blutungen fast doppelt so häufig ist wie die Hemianopsie, etwa zwei Drittel. Hemianopsien sind fast nie vom basilären (Traktus-) Typ, sondern vom kortikalen oder subkortikalen: Totale oder partielle, absolute oder relative (Farben-) Hemianopsien. Bitemporale Hemianopsien kommen ebensowenig vor wie basiläre. Die in Frage stehenden Hemianopsien sind nun keineswegs konstante, sondern oft passagere, die eben nur dann erkannt werden, wenn danach gesucht wird. Daß man sie oft schon danach vermuten kann, wenn der Annäherungsreflex dauernd einseitig fehlt, ist richtig, doch muß die Diagnose durch die Perimetrie erhärtet werden.

Da Pupillenstörungen keine Seltenheit bei Apoplexie und Thrombose sind, besonders auch Sympathikuslähmung beobachtet wird, so könnte man leicht auf den Gedanken verfallen, eine Traktushemianopsie mit Behrs Symptom auf der Seite der Hemianopsie (weitere Pupille und Lidspalte) anzunehmen. Dieses könnte leicht zu Irrtümern führen. Insofern die Hemianopsie rückbildungsfähig ist, müssen wir vermutlich Fernwirkung durch Ödeme, kollaterale Zirkulationsstörungen, Kompressionen u. dgl. annehmen, nicht aber Blutungen in die Sehstrahlung oder Thrombose ebenda.

An den Pupillen deuten Miose auf Hirnhyperämie oder Apoplexie, Mydriasis auf Hirnanämie oder Thrombose, doch ist diese Regel nicht ohne viele Ausnahmen, denn die Reizmiose bei Apoplexien kann in Lähmungsmydriasis übergehen, besonders bei Exitus letalis imminens. Seltener scheint bei Anaemia cerebri oder Thrombose die Miose zu sein. Schwinden der Miose oder Mydriasis und Besserung der mehr oder weniger geschädigten Lichtreaktion deuten auf Besserung des Allgemeinzustandes, Schwinden der Lebensgefahr.

Augenmuskelstörungen treten bei der Hirnerweichung fast ganz in den Hintergrund, noch weit mehr als bei den Hirnblutungen.

Doppelseitige (kortikale und subkortikale) Ptosis fand sich in 25 Fällen, erklärt durch Herd im Gyr. angul. resp. supramarg. 12mal, im Sulc. centr. 9mal. Durch Hirnblutung waren demgegenüber nur 8 Fälle bedingt.

Die seitliche Abweichung beider Augen, öfter verbunden mit gleichsinniger — seltener mit gegensinniger — Kopfdrehung, ist ein Symptom, das bei den Apoplexien mindestens doppelt so häufig ist wie bei den Thrombosen $(28 : 12^0/_0)$. Eine lokalisatorische Bedeutung hat es nicht, denn wir können nicht mit Sicherheit ein Zentrum für die willkürlichen Augenbewegungen annehmen, wenn auch manches nach Wernicke für das untere Scheitelläppchen spricht (Gyrus angularis). Es erklärt sich fast die Hälfte der Fälle durch Herde der großen Hirnganglien. Auch die Frage, ob die Augen „den Herd ansehen" oder „von ihm wegsehen", ist nicht einheitlich zu beantworten, denn handelt es sich noch um Reizzustände, z. B. im linken Hirn, so sehen die Augen vom Herd weg, also nach rechts, handelt es sich dagegen um Lähmungen, so sehen sie nach der Seite des Herdes durch Übergewicht der intakten Linkswender, die vom rechten Hirn innerviert werden. Bei pontinen Herden ist das Verhältnis umgekehrt, da sich die motorischen Bahnen hier bereits gekreuzt haben. Bei Kleinhirnblutungen sehen die Augen vom Herd weg. (Vgl. das über Deviation Gesagte S. 39.)

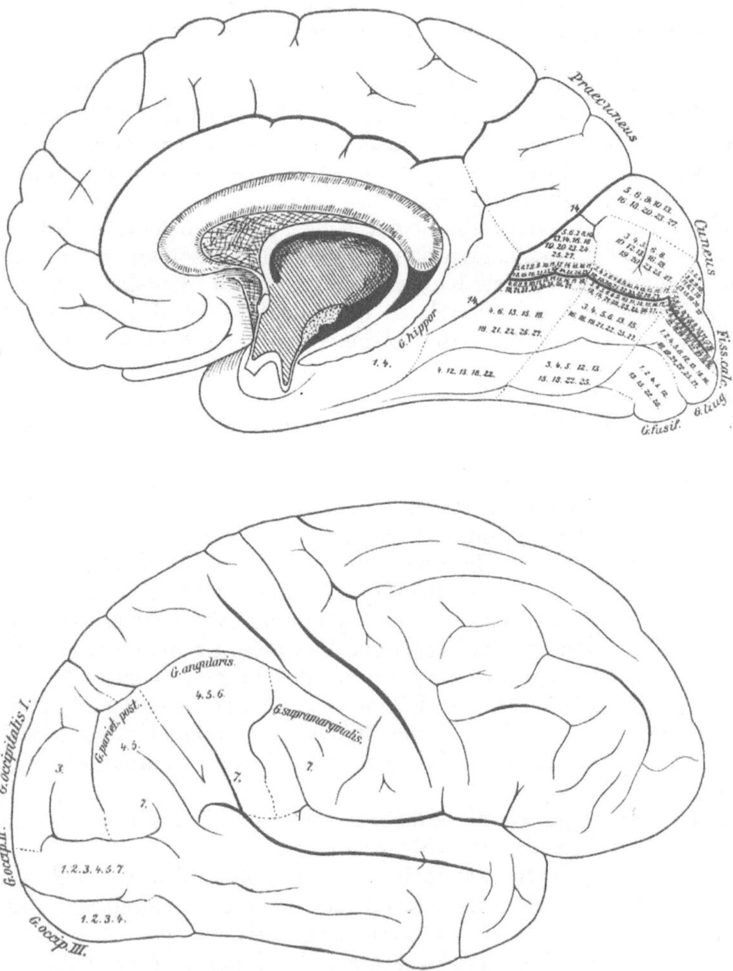

Abb. 212 und 213. „Das Schema gibt eine übersichtliche Darstellung des Häufigkeitsverhältnisses, nach dem bei der zentralen Hemianopsie bestreute Randbezirke affiziert gefunden wurden. Es zeigt der Bevorzugte Befallensein der Innenseite, besonders der Fiss. calcarina". Lenz, Gr. Ar. für Ophthal. Bd. 72 S. 65.

„In keiner Weise ist die Déviation conjuguée bei Hirnerweichungen und -blutungen immer von Hemianopsie begleitet, und umgekehrt gibt es zahlreiche Fälle von Hemianopsie, wo eine konjugierte Abweichung der Augen nicht vorhanden ist. Damit fällt auch schon die Erklärung der Déviation conjuguée aus einer bestehenden Hemianopsie, derzufolge die Patienten das Bestreben hätten, nach der Seite der erhaltenen Gesichtsfeldhälften hinzublicken und dementsprechend Kopf und Augen dorthin zu drehen."

In betreff der eigentlichen assoziierten Augenmuskellähmung in seitlicher Richtung bei Ponserkrankungen siehe dieses Kapitel (S. 485).

Die Zahlen für Neuritis optici und Stauungspapille sind bei der Apoplexia cerebri 7 bzw. 11, bei der Thrombose 2 bzw. 1%. Bei letzterer spielen sie also keine. bei ersterer eine geringe Rolle, d. h. diagnostisch deutet das Vorhandensein einer Neuritis optici oder Stauungspapille nicht auf Thrombose, kaum auf Apoplexie hin, meist kommt anderes in Frage (s. S. 120.); unter 204 Fällen von Stauungspapillen war noch nicht eine durch Apoplexia cerebri bedingt.

Retinalblutungen sind relativ selten. Wo sie sich zeigen, sprechen sie vielleicht mehr für apoplektischen Charakter; Embolie oder Thrombose der Arteria centralis retinae dagegen mehr für thrombotische Prozesse im Hirn. Der Thrombose der Vena centralis retinae folgten in der Hälfte der Fälle Hirnkomplikationen.

„Es war eine dem Ophthalmologen längst gültig bekannte Tatsache, daß nach Verschluß des Retinalarterienstammes die peripher davon gelegenen Arterienäste nicht sofort kollabieren, sondern unter Stillstand der Blutsäule noch bis zu einigen Tagen ein relativ normales Kaliber behalten. Auf diesen Umstand ist für die Embolie der Hirnarterien erst viel später hingewiesen worden (Marchand).

Ebenso entspricht es von jeher der ophthalmologischen Erfahrung, daß zum Bilde des reinen Verschlusses der Retinalarterie irgendwie reichere Retinalblutungen nicht gehören, sondern höchstens gelegentlich vereinzelt auftreten, in der Regel aber ganz fehlen. Auch diese Tatsache ist erst allmählich für die Embolie und Thrombose der Hirnarterien, wenigstens soweit die eigentlichen Endarterien in Betracht kommen, vom pathologischen Anatomen immer mehr betont worden (Schmaus). Der eigentliche hämorrhagische Infarkt mit zahlreichen Blutungen (Retinitis apoplectica seu haemorrhagica) gehört nicht zu den Folgeerscheinungen eines isolierten arteriellen Verschlusses in der Retina, er setzt eine ausgesprochene pathologische Veränderung in den Retinalvenen mit mehr oder weniger hochgradiger Verlegung des Lumens voraus.“ (Uhthoff.)

Alexie. In 32 Fällen bei 368 Fällen von Hirnerweichungen fand Uhthoff ohne Hemianopsie 6, sämtlich in der linken temporalen Kortex innerhalb des Fasc. long. inf. (im I., II. und III. Lob. temp., gyr. supramargin. angul. par. post.) gelegen.

Mit doppelseitiger Hemianopsie eine in der Sehstrahlung beiderseits subkortikal temp. von der Fissura calcarina gelegen.

Mit rechtsseitiger Hemianopsie 26 zum großen Teil auf der Innenfläche des Okzipitallappens im Gebiete der Sehsphäre unter Mitbeteiligung des Markes, zum kleinen Teil im Gebiete des Gyrus angularis.

Nie fand sich bei Alexie linksseitige Hemianopsie (außer bei dem einen Fall mit doppelseitiger Hemianopsie).

Bei 101 Sektionsfällen von Hirnblutungen wurde keine Alexie beobachtet, was differentialdiagnostisch gegenüber den Hirnerweichungen beachtenswert erscheint.

Seelenblindheit und Orientierungsstörungen: In 21 von den 368 Fällen von Hirnerweichungen fand Uhthoff:

  ohne Hemianopsie 7,
  mit doppelseitiger Hemianopsie 10,
  mit rechtsseitiger Hemianopsie 4.

Ursächlich ergaben sich Läsion des Temporal- nud Parietallappens, besonders aber des Okzipitallappens besonders in der Sehsphäre, doch immer mit tiefer Beteiligung des Markes.

Seelenblindheit und Orientierungsstörungen kommen bei der Hirnerweichung erheblich häufiger (8 %) vor als bei den Hirnblutungen (3 %), im letzteren Falle zweimal ohne Hemianopsie, einmal mit linksseitiger Hemianopsie.

Das Vorhandensein von Seelenblindheit ohne Hemianopsie spricht für eine räumliche Trennung des optischen Wahrnehmungs- und Erinnerungsfeldes; ersteres ist in der Sehsphäre (Fiss. calc.), letzteres in der Konvexität des Okzipitallappens zu lokalisieren, zum großen Teil wohl in der linken Hirnhälfte, doch waren die Störungen ja meist doppelseitig, nie allerdings rein rechtsseitig (also allein linkshemianopisch).

Optische Aphasie: In 7 Fällen (1,9 %) unter 368 Fällen von Gehirnerweichung fand Uhthoff:

> ohne Hemianopsie 2,
>
> mit rechtsseitiger Hemianopsie 5,

bei Hirnblutungen dagegen keinen derartigen Fall.

Dyslexie kam 9 mal zur Beobachtung, mit linksseitiger Hemianopsie nur einmal. Lokalisatorisch-diagnostisch hat dieses Symptom geringen Wert und findet sich auch bei allgemeinen Gehirnerschöpfungszuständen. Durchweg war die linke Hirnhälfte affiziert, einmal auch die rechte.

Die Prozentzahlen für Hemiplegie, Hemianästhesie usw. sind in der Tabelle mit aufgenommen, sollen jedoch nicht genauer durchgesprochen werden, da sie nur einem Vergleich betreffs Häufigkeit der Augensymptome bei Apoplexie bzw. Thrombose dienen sollen.

Eine gewisse Bedeutung, besonders auch der Augensymptome wegen, kann noch die Fazialisparese beanspruchen, da sie erstens nicht selten ist, andererseits in Form der isolierten Augenfazialisparese oder der (Nothnagel) Verschiedenheit zwischen Lähmung des willkürlichen bzw. mimischen Fazialis lokalisatorische Bedeutung haben kann (s. Abb. 14).

Tumor im Groß- und Kleinhirn.

Auf Grund von 800 durch die Sektion erhärteten Fällen von Tumor cerebri und cerebelli aus der Literatur und eigener Erfahrung gelangt Uhthoff zu folgender Tabelle:

		Großhirntumor		Kleinhirntumor	
Optikusveränderungen %	Neuritis optici	18		24	
	Stauungspapille	53	79	53	88
	Neurit. Atrophie	7		11	
	Einfache „	1		0	
Hemianopsie hom. %	total			0,4	
	partiell				
	f. Farben	17			
	doppels.		18		
„ het.	bitemp.	1			
Augenmuskelstörungen %	Okulomotorius	14		5	
	Trochlearis	0,6		2	
	Abducens	11		18	
	Conjug. Abw.	3	35	1,5	51
	Blicklähmung	1,7		5	
	Nystagmus	4		25	
Sensibilität	Trigeminus	5		5	
	Areflexie der Kornea	1	11	7	14
	Kerat. neuro-paral.	5		2	

		Großhirntumor	Kleinhirntumor
	Olfactorius	2	1
	Akustikus	4	12
	Fazialis	19	15
Transcort.	Motorische Aphasie	7	0
Störungen	Optische Aphasie	2	0
	Seelenblindheit	1	0
	Alexie	6 $\Big\}$ 25	0 $\Big\}$ 0
	Agraphie	5	0
	Sensorische Aphasie	4	0
Halbs. Symptome	Motorische	42	11
	Sensible	7 $\Big\}$ 52	0,4 $\Big\}$ 42
Ataktische Störungen		3	31

1. Optikusaffektionen bei Hirntumor.
(Stauungspapille, Neuritis optici, neuritische Atrophie, einfache Atrophie.)

Oben (S. 122 u. 123) ist ausführlich dargelegt, weshalb streng zwischen Stauungspapille und Neuritis optici spl. zu unterscheiden ist. An dieser Stelle soll in erster Linie das Häufigkeitsverhältnis bei dem verschiedenen Sitz des Tumors besprochen werden, da zeigt sich denn, daß Papillenveränderungen am häufigsten sind bei Kleinhirntumoren (90%), bei den Großhirntumoren sinkt die Zahl schon auf etwa 80%, bei Pons- und anderer Hirntumoren auf 70%, bei Basistumor auf 50%, wenn er metastatisch bedingt ist, sogar auf 25%, bei Hypophysentumor auf 20%, die einfache Atrophie des Sehnerven nimmt demgegenüber bei den Hirntumoren einen sehr kleinen Platz ein: Bei Kleinhirntumor findet sie sich gar nicht, bei Großhirntumor nur in 1%, häufiger wird sie bei Basistumor und ist am häufigsten (20%) bei Hypophysentumor.

Häufiger als die einfache Atrophie ist bei Hirntumor die entzündliche: sie tritt ein, wenn ein sehr langsam wachsender Tumor dem Optikus sozusagen die Möglichkeit bietet, sich den veränderten Bedingungen anzupassen oder wenn Schwankungen im Hydrocephalus internus, den wir ja bei den meisten Stauungspapillen postulieren, ihm gestatten, sich zu erholen. So ist es z. B. wenn die Schädelnähte gesprengt werden, möglich, daß sich die Stauungspapille auch ohne Atrophie zu hinterlassen, zurückbildet, Dinge, die wir auch bei der radikalen Entfernung von Hirntumoren auf operativem Wege öfter beobachtet haben; siehe folgende Krankengeschichte:

Karl K. IX. 1906, Wagenmeister, 45 Jahre alt (Chirurg. Kl. Breslau).

Seit Januar 1906 Kopfschmerzen in der Schläfengegend. Seit Anfang Mai Anfälle von Kopfschmerzen und Schwindel, im Juli stellte sich Stärkerwerden der Kopfschmerzen und Erbrechen ein. Seitdem 3—5mal Erbrechen am Tag. Jedesmal, wenn Patient erbricht, hat er rasende Kopfschmerzen, die im Hinterkopf anfangen und den ganzen Kopf ergreifen, dann wird es ihm dunkel vor den Augen, es tritt jedoch keine Bewußtlosigkeit ein. Im August begab er sich in eine Kaltwasserheilanstalt, wo durch die hydrotherapeutischen Maßnahmen die Beschwerden so verschlimmert wurden, daß er einmal einen ganzen Tag bewußtlos gewesen sei und dabei anhaltend erbrochen haben will. Der Gang war stark verändert, sodaß er nicht mehr allein gehen konnte, weil er sonst hingefallen wäre. Er hatte wohl hinreichende Kräfte zum Gehen, war aber zu unsicher und fürchtete zu fallen.

Befund: Starke statische Ataxie. Patient taumelt beim Gehen und Stehen. Im Liegen Schwindel. Keine Ataxie der Extremitäten in Rückenlage. Zwangslage:

liegt fast andauernd auf der rechten Seite, muß erbrechen und bekommt starken Schwindel, wenn er sich auf die linke Seite legt. Ungeschicklichkeit der Rumpfbewegungen. Linksseitige Parese ohne Pyramidentypus. Gelegentlich Nystagmus, grobschlägig, bei seitlicher Außenbewegung. Beim Beugen und Drehen des Kopfes nach links starker Schwindel. Linker unterer Fazialis schwächer als rechts. Subjektive Ohrgeräusche. Vorübergehend starke Schmerzen im linken V^1 und geringe Hypästhesie im V^2. Linker Kornealreflex schwächer als rechts. Keine Stauungspapille. Beim Erbrechen Skotom.

Diagnose: „Linksseitiger Kleinhirntumor".

20—24. IX. 1906. Die Krankheitserscheinungen waren an Intensität sehr wechselnd. Täglich 2—4mal Erbrechen mit heftigen Kopfschmerzen. Ophthalmoskopischer Befund: Deutliche Stauungspapille rechts, links suspekt. Keine Sehstörungen.

24 Stunden später ausgesprochene Stauungspapille beiderseits. 27. IX. Keine Sehstörungen. Aber schon kleine Netzhautblutungen im Verlauf der Venen.

28. IX. Operation (Prof. Anschütz): Abtragung des Kleinhirnes. Nach Herabklappung des Duralappens zeigt sich ein dunkelroter, ziemlich fester Tumor von der Größe einer Lambertnuß, welcher auf der Oberfläche des Lobus quadrangularis superior und inferior etwa $1^1/_2$—1 cm von der Mittellinie entfernt gelegen ist. Es bestehen leichte Adhäsionen fibrinöser Natur mit dem Tentorium.

Verlauf: Puls nach der Operation 80, voll, erst nach zwei Stunden erwacht Patient aus der Narkose. Er legt sich alsbald auf den Rücken auf die rechte Seite, antwortet auf alle Fragen. Keine Lähmungserscheinungen, Besserung der Kopfschmerzen. Augenhintergrund unverändert.

Am 11. X. war auf dem linken Auge die Stauungspapille bereits verschwunden.

Entlassungsstatus: Patient geht ohne Schwanken herum, nur bei schnellen Wendungen ist er etwas unsicher; er steht ruhig mit geschlossenen Augen, Händedruck beiderseits gleich. Keine Nackensteifigkeit. Schlaf auf dem Rücken oder auf der linken Seite. Optici normal.

Die mikroskopische Untersuchung des Tumors ergab ein blutreiches typisches Myxosarkom, welches sehr gut abgekapselt war.

Rückbildung höchstgradiger Stauungspapille, ohne daß atrophische Verfärbung eingetreten wäre, habe ich mehrfach bei zerebralen Zuständen beobachtet, die alle Symptome des Hirntumors boten, nur durch den günstigen Verlauf über Jahre hinaus die Diagnose Pseudotumor oder Meningitis oder Hydrozephalus wahrscheinlich machten. Daß aber auch Tumoren lange Remissionen geben können, wo man schon an Heilung glaubte, oder, falls Quecksilber und Jodkali zur Anwendung gelangt war, ex juvantibus an Lues cerebrospinalis denken wollte, ist jedem Praktiker bekannt, der mit Neurologen zusammen zu arbeiten gewöhnt ist. Oft wird man dann erst durch das Rezidiv der Stauungspapille, der Sehstörungen und die Wiederkehr der zerebralen Zustände, eventuell durch den Operations- oder Sektionsbefund über den wahren Charakter des Prozesses belehrt. Wenn eine Stauungspapille auch restlos ausheilen kann, so ist doch häufiger eine gewisse neuritisch-atrophische Verfärbung, welche bei Exazerbation der zerebralen Prozesse, bei Wachsen des Tumors wieder in Stauungspapille übergehen kann. Endlich ist zu bemerken, daß trotz fortbestehendem hohen Hirndruck eine Stauungspapille doch dauernd in Atrophie übergehen kann, ohne wieder Prominenz zu zeigen. Solches sehen wir besonders bei Hypsizephalus.

Die einfache Atrophie ist, wie schon gesagt, am häufigsten bei Basistumoren, wo wir dann meist eine direkte Druckatrophie des Optikus anzunehmen haben, so daß bei Stauungspapille der anderen Seite der Sitz des Tumors auf seiten der einfach atrophischen Papille anzunehmen ist, und zwar in der vorderen Schädelgrube, zumal wenn sich Gesichtsfeldstörungen einstellen.

Die Sehstörungen, die durch die Stauungspapille bedingt werden, sind nur zum Teil charakteristisch. Oft bleibt Sehschärfe und Gesichtsfeld einschließlich des Farben- und Lichtsinnes lange Zeit intakt, öfter findet sich eine mehr oder weniger hochgradige konzentrische Einschränkung, oft treten Verdunklungen bis zur Erblindung ein, die minutenlang, seltener einige Stunden lang anhalten und meist mit heftigen Kopfschmerzen und Erbrechen einhergehen.

In 200 Fällen Uthoffs war das Gesichtsfeld folgendermaßen verändert:

- 1. Vergrößerung des blinden Fleckes . . . . 72 Fälle,
- 2. Frei . . . . 16 „
- 3. Konzentrische Einschränkung . . . . 30 „
- 4. Periphere Einschränkung partiell . . . . 16 „
- 5. Hemianopsia (5 hom. 1 heteronyme) . . . . . . 6 „
- 6. Zentrales Skotom . . . . 5 „
- 7. Amaurose (oder fast) und einige Kombinationen . 32 „

Einseitige Stauungspapille ist bei Hirntumor nicht häufig. Die Frage, ob z. B. eine rechtsseitige Stauungspapille für rechtsseitigen Sitz des Tumors spricht (Ipselateralität) wird von Mohr, einem Schüler Uthoffs, durch folgende Tabelle beantwortet:

1. Einseitige Stauungspapille bei intrakraniellem Tumor . . . . 41 Fälle,
   davon 23 auf der Tumorseite, 18 auf der anderen.
2. Einseitige Neuritis opt. . . . . 10 „
   davon 8 auf der Tumorseite, 2 auf der anderen.
3. Doppelseitige Neuritis opt. oder Stauungspapille, einseitig stärker ausgeprägt . . . . 55 „
   davon auf der Tumorseite 40, auf der anderen Seite 15.
4. Auf der einen Seite Atrophia nervi opt., auf der anderen Stauungspapille . . . . 9 „
   Die Stauungspapille fand sich in allen Fällen auf der dem Tumor nicht entsprechenden Seite.
5. Einseitige Netzhautbeteiligung bei doppelseitiger Stauungspapille gestattet keine bindenden Schlüsse im Sinne Horsleys.

Interessant in diesem Zusammenhange ist auch folgendes:

V. Hippel jun. hat 198 Fälle von Hirntumor mit Staungspapille zusammengestellt betr. den Erfolg der Palliativtrepanation.

Es starben davon im Anschluß an die Operation . . 25%
Rückgang der Stauungspapille fand sich in . . . . 45 „
Bestehenbleiben der Stauungspapille fand sich in . . 7 „

Natürlich wird man in allen Fällen doppelseitiger Stauungspapille zunächst durch medikamentöse Behandlung (Jodkali, Quecksilber in dieser oder jener Form als Inunktion oder Injektion) einen Erfolg zu erzielen suchen, auch öfter erzielen, selbst wenn es sich nicht um Lues handelt. Tumoren mit starkem Flüssigkeitsgehalt oder mit Blutaustritten können sehr wohl zuerst auf diese Behandlung hin nicht unerheblich schrumpfen, die subjektiven Beschwerden können abnehmen, die Sehbedingungen sich bessern. Auch ist sehr wohl ein Versuch mit Lumbalpunktion, eventuell wiederholter Hirnpunktion oder Balkenstich angezeigt, bevor man sich zur einseitigen oder doppelseitigen Trepanation entschließt. Die Frage innerhalb welcher Zeit ein Abschwellen der Papille dann zu erwarten ist, wird verschieden beantwortet. Gelegentlich ist dies schon nach einigen Stunden, meistens aber erst nach 1—3 Wochen zu beobachten.

2. Hemianopsien bei Hirntumor.

Hom. Hemianopsie durch Schädigung des Occ.-Lappen. 50%
„   „   „   „   „ Tract. opt. (mittlere Schädelgrube) 22 „
„   „   „   „ der Sehstrahlung . . . . 10 „
kompl. Hemianopsie . . . . 10 „
Temporale Hemianopsie . . . . 7 „
Doppelseitige und binasale Hemianopsie je . . . . 1 „

Die Kombination einer Hemianopsie mit doppelseitiger Stauungspapille spricht also außerordentlich für Okzipitaltumor, weniger für Basistumor. Im gleichen Sinne spricht das Auftreten optischer bzw. hemianopischer Halluzinationen. Ebenso zu bewerten sind Alexie, optische Aphasie, Seelenblindheit. Dabei scheint der Tumor in solchen Fällen fast immer in das Okzipitalhirn selbst eingedrungen zu sein, kaum jemals ist die Entstehung der Hemianopsie durch Fernwirkung beobachtet worden. Besonders bei Kleinhirntumoren scheint Hemianopsie sehr selten vorzukommen.

Bei den durch Tumor in der mittleren Schädelgrube bedingten Traktushemianopsien müßte man im Gegensatz zu den okzipital bedingten, weniger ausgesprochene Makulaaussparung erwarten, hemiopische Pupillarreaktion und die Behrsche Differenz der Lidspalte und Pupille. Auch könnte man bei beispielsweise rechtsseitiger Hemianopsie — also linksseitigem Sitz des Basistumors — linksseitig auch Atrophie des Optikus, rechts Stauungspapille erwarten. Dazu können dann noch typische Basistumorsymptome treten: III-, V-, VI-Schädigung.

Für Schädigung der inneren Kapsel würde Hemianästhesie und Hemiplegie sprechen.

Die imkompletten Hemianopsien sind bei Tumoren relativ selten, wo sie sich finden, sprechen sie daher weit mehr für die Annahme thrombotischer oder apoplektischer Insulte, zumal bei intaktem Sehnerven. Optikusveränderungen im Sinne der doppelseitigen Stauungspapille oder einseitigen Stauungspapille mit einseitiger einfacher Atrophie legen dagegen die Annahme Tumor nahe.

3. Augenmuskellähmungen bei Hirntumor.

Wie die Tabelle zeigt, finden sich beim Großhirntumor in 25% Lähmungen der eigentlichen Augenmuskelnerven III., IV. und VI. in 9% Deviation, Blicklähmung und Nystagmus, beim Kleinhirntumor ebenfalls 25% für III., IV., VI., dagegen fast 32% für Deviation, Blicklähmung und Nystagmus, der gerade bei Kleinhirntumor besonders häufig erscheint.

Isolierte doppelseitige Abduzens- und isolierte doppelseitige Okulomotoriusparesen sind bei Hirntumor seltene Erscheinungen, man hüte sich davor, sie lokalisatorisch verwenden zu wollen, meist sind sie „allgemeine Hirndrucksymptome", doch deutet einseitige und doppelseitige Abduzensparese auf Kleinhirntumor.

Eher schon, doch keineswegs ausnahmslos, deutet eine Kombination beider Lähmungen (III u. VI) auf basilären Sitz des Tumors. Sicher wird die Diagnose des Basistumors, wenn auch andere Hirnnerven beteiligt werden. Spricht also die einseitige Lähmung aller oder der meisten Hirnnerven für Basistumor, so ist doch zu bedenken, daß die kombinierte Lähmung von II, III, IV, V und VI sich auch durch orbitalen Tumor erklären lassen, nicht dagegen Beteiligung von I, VII, VIII usw.

Konjugierte Abweichung, Blicklähmung und besonders Nystagmus spielen beim Kleinhirntumor eine weit größere Rolle als beim Großhirntumor und fallen bei doppelseitiger Stauungspapille bei der Differentialdiagnose sehr für den Kleinhirntumor ins Gewicht. An Häufigkeit dürften sie nur noch von der multiplen Sklerose übertroffen werden, fast stets handelt es sich um Nystagmus horizontalis. Dabei ist als wahrscheinlich anzunehmen, daß es nicht der Kleinhirntumor als solcher ist, der diese Symptome bedingt, sondern daß es mehr als Fernwirkung auf die oberen Ponsbezirke aufzufassen ist.

4. Trigeminusaffektionen bei Hirntumor.

Die Beteiligung des Trigeminus bei Hirntumor deutet auf den gleichseitigen und meist basilären Sitz des Tumors, ganz besonders wenn sich eine Keratitis neuroparalytica ausbildet und sich weitere basale Hirnnerven beteiligen. Während die Keratitis neuroparalytica bei Kleinhirntumor weniger häufig vorkommt, erhöht sich hier die Prozentzahl für die **Areflexie der Kornea**, die zumal dann für Kleinhirntumor spricht, wenn der VII. und VIII. Hirnnerv in Mitleidenschaft gezogen werden.

5. Olfaktorius-, Fazialis-, Akustikusstörungen durch Hirntumor.

Betreffs des **Olfaktorius** ist zu sagen, daß er selten in Mitleidenschaft gezogen wird, wenn dies aber stattfindet, kann man mit ziemlicher Sicherheit auf Sitz des Tumors in der vorderen Schädelgrube schließen, zumal wenn der Optikus mit befallen ist.

Die **Fazialisbeteiligung** ist an sich nicht lokalisatorisch zu verwenden, höchstens wenn es sich um isolierte Lähmung des Augenfazialis handelt, was auf den Pons deuten würde. Betreffs der topischen Diagnose der Fazialisläsion sei auf dieses Kapitel verwiesen (S. 18) Wichtig für die topische Diagnose eines Hirntumors ist die Kombination einer Fazialisparese mit Abduzens- und Trigeminus einerseits, mit Akustikus und Trigeminus andererseits, mit seitlichen Blicklähmungen, mit Lähmung der übrigen Hirnnerven, der langen motorischen und sensiblen Bahnen, kurz allen Hemisymptomen.

Der **Akustikus** ist bei Kleinhirntumor, besonders bei den Tumoren des Kleinhirnbrückenwinkels, ganz abgesehen von den eigentlichen Akustikustumoren, wesentlich häufiger befallen als bei den Großhirntumoren. Dahingestellt muß vorläufig bleiben, ob es einen sog. „Stauungsakustikus" nach Art der Stauungspapille des Optikus als allgemeines Hirndrucksymptom gibt. Häufiger ist jedenfalls die einseitige Ertaubung in Verbindung mit einseitiger Fazialisparese oder Abduzensparese oder Blicklähmung im Sinne eines Kleinhirnbrückenwinkeltumors.

6. Die transkortikalen Störungen bei Hirntumor.

Diese finden sich ausschließlich bei linksseitigem Sitz der Tumoren (vielleicht bei Linkshändern rechtsseitig?), sie fehlen bei Affektion der vorderen Hirnhälfte und des Kleinhirns, sie treten auf bei Sitz des Tumors im Mark des Okzipitallappens, in der hinteren Parietalregion, im Mark der zweiten und dritten Schläfenwindung, im unteren Scheitel- und Parietallappen, haben also keine streng lokalisatorische Bedeutung.

7. Exophthalmus bei Hirntumor.

Ein gewisser Grad von doppelseitigem Exophthalmus findet sich nicht so selten bei intrakraniellen Drucksteigerungen, auch solchen durch Kleinhirntumor bedingten. Geht der Exophthalmus aber über einen mäßigen Grad hinaus, ist er außerdem einseitig stärker entwickelt, so liegt der Verdacht einer Orbitalbeteiligung sehr nahe, zumal wenn Störungen im Trigeminus, Levator palp. und Rect. sup. hinzutreten. Ausgenommen von dieser Deutung sind nur die Fälle von Hydrozephalus bei jungen Kindern, wo durch die Drucksteigerung das Orbitaldach eingedrückt und der Bulbus bis zur Luxation vorgetrieben werden kann. Uhthoff hat durch Mohr 148 Fälle von Exophthalmus bei Hirntumor ermittelt (darunter 40 Fälle von Hypophysentumor); von diesen zeigten nur 15 das Symptom des Exophthalmus ohne Orbitalbeteiligung. 90% erklärten sich also durch Orbitalaffektion.

Von den 15 Fällen waren auf der Tumorseite stärker	. . . .	4 Fälle,
„ „ „ „ „ „ „ anderen Seite stärker	. . . .	0 „
„ „ „ „ „ einseitig auf der Tumorseite	. . . . . .	11 „
„ „ „ „ „ „ „ „ anderen Seite	. . . . . .	0 „

Einseitiger oder einseitig stärkerer Exophthalmus hat also, wenn Orbitalbeteiligung fehlt, eine große diagnostische Bedeutung in dem Sinne, daß der Tumor auf seiten des Exophthalmus sitzt. Irrtümer können hier entstehen, wenn sich ein primärer Tumor des Augapfels, der Orbita oder des Sehnerven mit zerebralen Metastasen oder durch rückwärts gerichtetes Wachstum in das Zerebrum fortsetzt. Auch kann man aus dem Befund typischer Karzinomknoten oder Tuberkel auf dem Augenhintergrund gelegentlich auf die Art des Hirntumors Schlüsse ziehen. In dieser letzten Richtung ist, zumal bei den Kleinhirntumoren, oft Tuberkulose im Spiele, nach Kohts von 14 Fällen 9mal, nach Barthelemi von 61 Fällen 14mal, nach Krauß von 100 Sektionsfällen 22mal.

8. Pupillenstörungen bei Hirntumor.

Das Verhalten der Pupillen hat weder bei Großhirn- noch bei Kleinhirntumoren größere Bedeutung.

Die Zahlen für die sensiblen, motorischen und ataktischen Störungen sind zum Vergleich in der Tabelle zum Schluß angefügt.

Pseudotumor.

Unter diesem Titel berichtete Nonne über 12 Beobachtungen unter dem Bilde des Hirntumors und durchweg mit dem Symptom der Stauungspapille, von denen 8 in Dauerheilung übergingen und 4 starben; bei 3 von diesen fand sich makro- und mikroskopisch keine Anomalie an Gehirn, Hüllen und Gefäßen. Die Differentialdiagnose kann größere Schwierigkeiten bereiten gegenüber Hirntumoren, die längere Remissionen zeigen, und dem Zystizerkus, der Lues cerebri, der Hirntuberkulose, dem Hydrozephalus und der Meningitis serosa; Augenmuskel-, Pupillen- und typische Sehstörungen fehlen meist. Um so wichtiger ist der objektive Befund der Stauungspapille gegenüber funktionellen Zuständen.

Hypophysentumor und Akromegalie.

Was zunächst die Art der Tumoren anbetrifft, so fand Uhthoff in 74 Sektionsfällen von Hypophysentumor ohne Agromegalie 16 homöoplastischer Natur, bei denen — eventuell wenigstens in dem Anfangsstadium — an eine Superfunktion der Hypophyse zu denken wäre, während die übrigen 58 Fälle Veränderungen aufwiesen, die von vornherein zu den destruierenden heteroplastischen zu rechnen sind und jedenfalls von Anfang an mit einer Beeinträchtigung der Funktion der Hypophyse einhergehen. Von 30 Sektionsfällen von Hypophysentumor mit Akromegalie erwiesen sich 12 als homöoplastisch, die eventuell, besonders zuerst als mit einer Superfunktion einhergehend angenommen werden könnten. Es kommt somit diese Geschwulstform nicht unerheblich häufiger bei den Hypophysenaffektionen mit Akromegalie (40 %) als bei solchen ohne Akromegalie (25 %) vor. Als homöoplastische Tumoren werden angesprochen Hypertrophie, Adenome, Struma; als heteroplastische Sarkom, Karzinom, Gliom, Zylindrom, Endotheliom, Tuberkulom, Gumma, Zysten.

Uhthoffs Zusammenstellungen ergeben die enorme Häufigkeit der Augenstörungen bei den Hypophysenaffektionen mit und ohne Akromegalie und besonders das Überwiegen der Mitbeteiligung der basalen und peripheren optischen Leitungsbahnen.

Seine tabellarische Zusammenstellung ergibt folgendes:

	Augenbefunde bei:	
	I. Affektionen der Hypophysis resp. der Hypophysisgegend ohne Akromegalie	II. mit Akromegalie
A. Störungen der basalen und peripheren optischen Leitungsbahnen.		
1. Amblyopie und Amaurose ohne nähere Angaben . .	28,5%	7,0%
2. Temporale Hemianopsie	31,0 „	43,0 „
3. Homonyme Hemianopsie	1,8 „	4,1 „
4. Stauungspapillen	12,6 „	5,3 „
5. Neuritis optica	11,7 „	5,3 „
6. Atrophia nervi optici	22,7 „	19,0 „
7. Anatomisch nachgewiesene Kompressionen des Chiasma und der Nervi optici ohne Angabe der Sehstörungen	10,0 „	— „
B. Augenmuskelstörungen.		
1. Okulomotoriusparesen	20,0%	11,0%
2. Abducensparesen	6,0 „	1,9 „
3. Ophthalmoplegie	3,4 „	1,5 „
4. Nystagmus	2,0 „	5,8 „

„Diese tabellarische Übersicht lehrt uns auf der einen Seite in vielen Beziehungen große Analogien zwischen den Fällen von Hypophysisaffektionen mit und ohne Akromegalie in bezug auf das Vorkommen von Augensymptomen, auf der anderen Seite ergibt sie gewisse Unterschiede, die sich allerdings zum Teil aus Zufälligkeiten erklären lassen. So glaube ich, daß der relativ hohe Prozentsatz von Fällen mit Amblyopie und Amaurose ohne nähere Angaben bei den Hypophysistumoren ohne Akromegalie gegenüber den Akromegaliefällen sich teilweise daraus erklärt, daß die ersteren Fälle in einem hohen Prozentsatz der früheren Zeit angehören, wo die ophthalmoskopische Diagnostik noch nicht mit der Genauigkeit durchgeführt wurde wie in der späteren Zeit seit 1886 mit dem Bekanntwerden des Krankheitsbildes der Akromegalie. Die Berücksichtigung dieses Umstandes dürfte auch wohl den etwas niedrigen Prozentsatz von temporaler und homonymer Hemianopsie bei den Hypophysistumoren ohne Akromegalie erklären. In zweiter Linie ist die Zeit des Krankheitsverlaufes bei der Akromegalie im Durchschnitt eine längere als bei den Hypophysentumoren ohne Akromegalie und bietet somit auch noch mehr Gelegenheit zur genauen Analyse der Augensymptome. Auf der anderen Seite sprechen auch die höheren Prozentzahlen von Stauungspapillen und Neuritis optici bei den Hypophysistumoren ohne Akromegalie für eine schnellere Entwicklung und rascheren Ablauf des Krankheitsprozesses, was auf eine größere Häufigkeit der malignen Tumoren, den gutartigen gegenüber, hinweist. Auch für die Augenmuskellähmungen ist deutlich eine größere Häufigkeit bei den Hypophysistumoren ohne Akromegalie zu konstatieren, die Erklärung dafür dürfte wohl in demselben Umstande zu suchen sein.“

Zunächst fällt da in die Augen die bitemporale Hemianopsie, das klassische Symptom der Affektion der Hypophyse, des Stieles und des Trichters. Sicherlich ist die Prozentzahl noch erheblich höher anzuschlagen, denn im Beginn werden bitemporale inselförmige Skotome oft mit Zentralskotom verwechselt; es ist eben nicht ganz leicht, die vertikale Trennungslinie scharf herauszuperimetrieren, zumal wenn der Patient nicht genügend aufmerksam ist. Ist schon der Anfang des Gesichtsfeldverfalles oft schwer zu erkennen, so ist es später oft noch schwieriger, wenn ein Auge schon völlig erblindet ist und in dem zweiten nur noch ein nasaler oberer Quadrant erhalten ist, die vertikale Trennungslinie noch mit hinreichender Sicherheit festzustellen. Immerhin ist es dem Erfahrenen oft noch möglich, aus einem einseitigen nasalen Gesichtsfeldrest die Diagnose auf fortgeschrittene Chiasmaaffektion zu stellen. Bekannt ist außerdem, daß die bitemporalen Gesichtsfelddefekte erheblichen Schwankungen unterliegen können, besonders allerdings bei den syphilitischen Affektionen, aber auch bei den in ihrem Flüssigkeitsgehalt stark wechselnden Tumoren sensu strictiori. Auch scheinen in Angiomen oder Angiosarkomen gelegentlich Blutaustritte aufzutreten, so daß also ganz apoplektiforme Verschlechterung oder auch auf Resorption Verbesserung auftreten kann. Betreffend der Wirksamkeit der Therapie, besonders der medikamentösen, aber auch der Bestrahlung ist dies wissenswert. Das hemianopische Skotom braucht nun für Weiß durchaus nicht nachweisbar zu sein, es kann sich vielmehr auf kleine Farbobjekte, ja vielleicht auch auf Lichtsinnstörungen beschränken, so daß die Diagnose rechte Schwierigkeiten machen kann.

Die homonyme (Traktus) Hemianopsie tritt der bitemporalen gegenüber an Bedeutung völlig zurück.

Beachtenswert ist außerdem die geringere Häufigkeit von Stauungspapille und Neuritis optici gegenüber der einfachen Atrophie. Beide zusammengenommen erreichen erst etwa die Prozentzahl für die einfache Atrophie: 20 bis 25 %, und zwar dieses nur bei den akut verlaufenden Tumorformen ohne Akromegalie, bei den chronischen mit Akromegalie ist die Prozentzahl für beide zusammen genommen nur halb so hoch wie die der einfachen Atrophie (20 %).

Das Zusammentreffen einer einfachen Atrophie, auf der einen Seite vielleicht etwas stärker ausgesprochen als auf der anderen, mit Hirntumorsymptomen, deutet auf die Basis cerebri, besonders auf die Hypophyse hin, zur Sicherheit gelangt die Diagnose durch die Perimetrie. Typische Stauungspapille spricht bei Hirntumorsymptomen eher gegen einen Hypophysentumor, mehr für anderweitige Lokalisation.

Von den Augenmuskelstörungen fällt besonders die häufige Okulomotoriusparese auf, bei den akuten Formen der Hypophysenaffektion ohne Akromegalie, aber doppelt so häufig (20 %) wie bei den Fällen von Akromegalie (10 %). Dabei ist zu bemerken, daß es sich oft um eine leichte Parese des Levator palp., des Rect. sup. oder int. handelt.

In 26 III-Lähmungen, die Uhthoff zusammengestellt hat, war

    15mal der III. allein betroffen,
    2mal der III. und VI.,
    4mal unter dem Bilde der Ophthalmoplegie,
    4mal mit temporaler Hemianopsie,
    7mal mit Neuritis opt., Stauungspapille, Optikusatrophie,
    2mal mit Trigeminusstörungen.

Demgegenüber treten die übrigen Augenmuskelstörungen erheblich an Bedeutung zurück, denn in 31 Fällen von Augenmuskelstörungen war in 28 der III. mitbeteiligt.

Bei der Akromegalie sind die Augenmuskelparesen etwa halb so häufig wie oben, nur ist der Nystagmus etwas öfter zu beobachten. Die III-Beteiligung beherrscht aber auch hier das Feld.

Von 42 Fällen zeigten 23 III-Beteiligung.

In 23 Lähmungen bei Akromegalie war

    19mal der III. allein betroffen,
    3mal unter dem Bilde der Ophthalmoplegie,
    9mal mit bitemporaler Hemianopsie,

5mal mit Stauungspapille, Atrophie und Sehstörungen,
3mal mit Exophthalmus,
3mal mit Nystagmus.

Die Pupillenstörungen, Lidanomalien, Exophthalmus und Anomalien der Tränenabsonderung bieten nichts für Hypophysentumor Charakteristisches.

Interessant ist eine Hertelsche Statistik über 174 Fälle von Akromegalie mit 91 oder 77 Störungen des Sehorganes, was, je nachdem man einige (14) Augensymptome, wie Refraktionsanomalien, Konjunktivitis, Keratitis u. a. mitrechnen will oder nicht, einen Prozentsatz von 45 oder 55% ergeben würde.

Die Statistik Bartels über 40 Sektionsfälle von Hypophysentumor ergibt in 50% einfache Atrophie, in 15% doppelseitige Stauungspapille, in 15% Neuritis optici und sekundäre Atrophie und nur in 10% völlig normalen Befund. Uhthoff ist der Ansicht, daß die Zahlen so hoch sind, weil nur Fälle zur Statistik verwandt wurden, die ad exitum geführt haben.

Sehr interessant, aber bisher noch wenig geklärt, sind die Fragen nach den Komplikationen von Hypophysentumor mit den eigenartigen Störungen im Sinne der Adipositas, Dystrophia adiposogenitalis, verfrühter, verspäteter oder fehlerhafter Geschlechtsentwicklung. Es ist wahrscheinlich, daß wir in der Hypophyse drei oder vier sowohl anatomisch, wie auch funktionell verschiedener Territorien, den Vorderlappen, den Hinterlappen, das Mark und den Stiel, anzunehmen haben, wobei jedem Bezirk eine vermehrte, verminderte oder fehlerhafte Tätigkeit zugeschrieben werden kann. Nehmen wir noch, was sicher berechtigt ist, Wechselbeziehungen zu Schild- und Keimdrüse an, „Gleichgewicht der inneren Sekretion", so kompliziert sich das Problem ganz erheblich.

Anna Pr., 17 Jahre alt, Verkäuferin.
Patientin wurde seit dem 13. Lebensjahre in der Klinik wegen nervös asthenopischer Beschwerden behandelt und regelmäßig in den Augenspiegelkursen wegen markhaltiger Nervenfasern gespiegelt.
Im Zustand geistiger Verwirrung schoß sie sich am 1. IV. 1913 eine Kugel in den Kopf. Der Schußkanal verlief nach den Röntgenbildern von der rechten Schläfe dicht vorbei an dem rechten Bulbus schräg nach links hinten. Die Kugel ist zwischen dem linken Foramen optici und der vorderen Wand der Sella turcica in der linken Hälfte des Keilbeinkörpers eben unterhalb der im Röntgenbilde deutlich erkennbaren, die beiden Proc. clinoid. anteriores verbindenden Knochenleiste stecken geblieben. Einige kleinere, von metallischen Absplitterungen der Kugel herrührende Schatten von Stecknadelkopfgröße finden sich noch etwas weiter nach hinten bis in die vordere Wand der Sella turcica. Diese erschien in den ersten Bildern kurz nach der Verletzung stark verdickt, ihre Umrisse waren verwaschen und unregelmäßig und zeigten zwei in die Höhlung der Sella hineinragende kammartige Aufsätze. Es handelte sich in diesem Fall um eine durch eine Schädelbasisfraktur ausgelöste, akute, zeitlich begrenzte Dystrophia adipogenitalis ohne Genitalstörungen, dafür aber in Kombination mit akromegalen Störungen des Wachstums besonders der Hände und Füße.
Es bestand doppelseitige Amaurose.

A., Gustav, Grenadier, 22 Jahre alt.
In diesem zweiten Fall schloß sich die hypophysäre Dystrophie im Sinne einer Adipositas bei einem 22jährigen Soldaten an ein stumpfes Schädeltrauma an, das zuerst irrtümlich als Streifschußverletzung angesehen wurde. In einer Ausdehnung von etwa 10 cm war die Haut durch einen Kolbenschlag vom linken Ohr nach hinten ziemlich horizontal aufgerissen. Die Wunde ging bis auf den Knochen, hatte diesen aber anscheinend nicht verletzt. Daß dieses dennoch der Fall war, ging aus dem späteren Abstoßen von kleinen Knochensplittern nach Abheilung der Hautwunde hervor. Als der Verletzte aus seiner Bewußtlosigkeit nach mehreren

Tagen wieder erwachte, bestand eine völlige Amnesie für alle vorhergegangenen Ereignisse, ferner ausgedehnte Orientierungsstörungen, Alexie und sensorische Aphasie. Diese Störungen bildeten sich im Laufe der nächsten Monate bis auf Reste zurück. Daß außer der Wunde am linken Hinterkopf noch andere Verletzungen des knöchernen Schädels bestanden, macht die partielle Okulomotoriuslähmung und die Optikusatrophie links wahrscheinlich.

Hirnabszeß.

Nach den Feststellungen Uhthoffs ist das Häufigkeitsverhältnis von Abszeß des Großhirnes und Kleinhirnes = 3 : 1, auf beiden Gebieten überwiegt bedeutend der otitische Hirnabszeß, beim Kleinhirn noch mehr als beim Großhirn.

„Die otitischen Schläfenlappenabszesse entstehen vom Kuppelraum der Paukenhöhle aus, welche ja so oft der Sitz kariöser Prozesse ist. Dringt die Eiterung durch das Tegmen tympani hindurch oder tritt hier Nekrose des Knochens ein, so sammelt sich der Eiter extradural an der oberen Fläche des Felsenbeines, in anderen Fällen kann es zugleich oder allein zur Bildung des Temporallappenabszesses kommen. Die Abszesse des Schläfenlappens liegen häufig an der Grenze zum Okzipitallappen (F. Krause). Geht die Erkrankung bis zur hinteren Schädelgrube, namentlich bis in die Fossa sigmoidea des Sulcus transversus, so sitzt der Abszeß meist im Kleinhirn. Eiterungen im Labyrinth führen zu tief gelegenen Kleinhirnabszessen. Deshalb sprechen auch Zeichen von Labyrintherkrankungen, besonders das Fehlen der Schallleitung durch die Kopfknochen nach der kranken Seite hin, mehr für Kleinhirnabszeß" (Körner).

	Großhirn-abszeß	Kleinhirn-abszeß
Otitisch	62,0%	80%
Traumatisch	12,0 „	1 „
Metastatisch	9,0 „	2 „
Ohne bestimmte Angaben	10,0 „	17 „
Stirnhöhlenempyem	3,0 „	
Orbitalerkrankungen	1,5 „	
Rhinogen	1,0 „	
Sonstige seltene Ursachen	1,5 „	

Häufiger entsteht der Hirnabszeß infolge chronischer, sehr viel seltener bei akuten Ohrenerkrankungen. Verhältniszahl ca. 5 : 1.

Aus der Tabelle (s. S. 444) geht zunächst hervor, daß die Prozentzahlen der einzelnen Augensymptome bei Groß- und Kleinhirnabszessen fast absolut gleich sind, nur ist die Zahl für die Hemianopsien bei Großhirn 9, bei Kleinhirn natürlich 0. Die temporale Hemianopsie kommt bei beiden nicht vor. Auch die Zahlen für die Bewegungsnervenstörungen der Augen sind fast absolut gleich, nur überwiegt der Nystagmus beim Kleinhirn bedeutend. Die Trigeminusbeteiligung ist bei beiden wieder gleich häufig; ebenso Pupillenstörungen und Exophthalmus, während sich die transkortikalen Störungen natürlich nur bei Großhirnabszessen finden.

Stauungspapille und Neuritis bei Hirnabszeß.

Was zunächst die Stauungspapille anbetrifft, so macht diese etwa ein Viertel der Augensymptome sowohl bei Großhirn- wie bei Kleinhirnabszessen aus und fast ebenso oft fand sich Neuritis optici simpl.

Etwa ein Achtel der Fälle von Stauungspapille bei Großhirnabszeß war einseitig, und zwar meist, doch nicht ausnahmslos, auf der Seite des Abszesses, ein Fünftel der Fälle auf der entgegengesetzten Seite.

Beim Kleinhirnabszeß war die Stauungspapille nur in 5% der Fälle einseitig, dann aber stets auf der Seite des Abszesses. Was nun die Neuritis optici angeht, so fand sich diese etwa in einem Fünftel der Fälle mit Augensymptomen, sowohl bei Großhirn- wie bei Kleinhirnabszeß, bei Großhirn in einem Achtel dieser Fälle einseitig, bei Kleinhirnabszeß in einem Fünftel, stets auf der Seite des Abszesses.

Die Regel, daß einseitige Stauungspapille und Neuritis optici auf der Seite des Tumors bzw. des Abszesses auftreten, findet also bei Tumor cerebri die meisten Ausnahmen, bei Tumor cerebelli schon weniger, noch weniger bei Abscessus cerebri und die wenigsten bei Abscessus cerebelli.

„Das längere Bestehen der Stauungspapille oder gar ihr Auftreten nach der Operation darf nicht immer als ein prognostisch ungünstiges Zeichen angesehen werden." (Uhthoff.)

Viel seltener führt der extradurale Abszeß zu Papillenveränderungen.

Neuritische und einfache Optikusatrophien scheinen bei Abscessus cerebri und cerebelli nicht vorzukommen, ihr Auftreten spricht also direkt gegen diese Diagnose, wie die Tabelle zeigt, vielmehr für Hirnlues und Hypophysentumor. Die Frage, in welchem Bruchteil der Fälle von Groß- und Kleinhirnabszeß überhaupt Neuritis optici und Stauungspapille zu beobachten sind, ist dahin zu beantworten, daß etwa die Hälfte der Fälle von Großhirnabszeß und etwa ein Drittel aller Fälle von Kleinhirnabszeß Stauungspapille oder Neuritis optici zeigen.

Die Zahlen müssen natürlich verschieden ausfallen, je nachdem sie nach klinischem oder anatomischem Material aufgestellt wurden.

Homonyme Hemianopsie bei Hirnabszeß.

Die homonyme Hemianopsie kommt bei Kleinhirnabszeß nicht, bei Großhirnabszeß etwa in einem Zehntel aller Fälle mit Augensymptomen vor. Nur die Hälfte davon ist otitisch, die andere Hälfte traumatisch oder metastatisch bedingt. Als Ort der Schädigung kommt in erster Linie das Okzipitalhirn in Betracht.

Ferner kann aber auch ein Schläfenlappenabszeß (otitisch) durch Druck auf die innere Kapsel Hemiparese mit gekreuzter Fazialisparese und Hemianopsie bedingen. Meist wird sich dabei auch Hemianästhesie feststellen lassen. Auch Orientierungsstörungen und andere transkortikale Symptome können sich durch Schläfenlappenabszeß erklären.

Zu dem genannten Symptom kann sich eine gleichseitige und dem Sitz des Abszesses entsprechende Ptosis und Abduzenslähmung hinzugesellen.

Drittens kommt für die Hemianopsie bei Hirnabszeß der Parietallappen in Frage, wo ursächlich meist Traumen vorliegen.

Doppelseitige und bitemporale Hemianopsie fehlt bei Hirnabszeß fast völlig.

Augenbewegungsstörungen bei Hirnabszeß.

Von den Bewegungsnerven wird in erster Linie, und zwar sowohl bei Großhirn- wie bei Kleinhirnabszeß der Okulomotorius betroffen. Wenn auch der III. bei Großhirnabszeß häufiger als bei Kleinhirnabszeß befallen wird, so ist doch III-Beteiligung bei letzteren noch häufiger als VI-Lähmung, so daß also der Satz nicht aufrecht zu erhalten ist, daß ceteris paribus III-Parese für Großhirn, VI-Parese für Kleinhirnabszeß sprechen. Auch die Art der III-Parese ist bei Groß- und Kleinhirnabszeß identisch. Meist einseitig, meist partiell, öfter nur in Form einer isolierten Ptosis oder Mydriasis oder Ptosis mit Mydriasis oder auch Parese des Rect. internus. Meist entspricht die Parese der Seite des Abszesses, doch nicht ausnahmslos. Selten ist komplette Lähmung eines ganzen III, was weit mehr für Meningitis, Hypophysentumor als für Großhirntumor spricht. Selten ist die doppelseitige III-Parese, die besonders auf Hirnlues hindeutet. Findet sich neben einer partiellen III-Parese gekreuzte Hemiplegie, so spricht das für Großhirn (oder Pons), nicht für Kleinhirn. Eine solche Kombination ist auch lokalisatorisch zu verwenden, denn es dürfte sich entweder um den Hirnschenkel handeln oder um Kompression des III durch den Schläfenlappenabszeß und Beeinträchtigung der motorischen Bahnen in der inneren Kapsel. Demgegenüber spricht der gleichartige Charakter der III-Parese bei Groß und Kleinhirnabszeß dafür, daß die Lähmung als allgemeines Hirndrucksymptom aufzufassen ist, mit der Beschränkung, daß es meist noch die Unterscheidung zwischen rechtsseitigem oder linksseitigem Sitz des Abszesses gestattet.

Auch die **Abduzensparese** ist bei Groß- und Kleinhirnabszeß gleich häufig, meist einseitig und ist nur insofern Lokalsymptom, als es meist die Unterscheidung zwischen rechtsseitigem und linksseitigem Sitz des Abszesses gestattet.

Weder Trochlearislähmung, noch konjugierte Abweichung und noch weniger Blicklähmung sind Symptome, die für Groß- oder Kleinhirnabszesse bezeichnend wären.

Wichtig jedoch ist der **Nystagmus**, der bei Großhirnabszeß recht selten, bei Kleinhirnabszeß aber gerade besonders häufig ist. Was zunächst den Nystagmus bei Großhirnabszeß angeht, so ist er nur bei otitischer Ätiologie bemerkt und oft auch dann nur, wenn ein Labyrinthleiden vorlag, so daß rein zerebraler Nystagmus eine sehr seltene Erscheinung zu sein scheint. Der Nystagmus bei Kleinhirnabszeß ist dagegen ein sehr häufiges Symptom und differentialdiagnostisch von größter Wichtigkeit. Mit 42 %! erreicht seine Häufigkeit fast die bei multipler Sklerose und übertrifft alle sonstigen, durch Hirn- und Nervenleiden bedingten Nystagmusformen. Dieser Nystagmus braucht nicht konstant vorhanden zu sein, vielmehr kann er die Blickbewegungen in Form der nystagmischen Zuckungen auftreten lassen. Beim Blick nach der kranken Seite ist er ungefähr doppelt so häufig wie beim Blick nach der gesunden, meist ist es ein horizontaler, seltener ein rotatorischer oder gar vertikaler Nystagmus.

Vom labyrinthären Nystagmus unterscheidet sich der zerebrale besonders durch sein Auftreten beim Blick nach der kranken Seite, während der labyrinthäre mehr beim Blick nach der gesunden Seite auftritt, doch ist diese Regel keineswegs ohne Ausnahme. Zur genaueren Bestimmung ist eine otiatrische Untersuchung betreffs kalorischen Nystagmus usw. erforderlich. „Das alleinige Auftreten eines Nystagmus nach der ohrkranken Seite oder auch der ohrgesunden Seite ist ein wichtiges Symptom für den Kleinhirnabszeß" (Lange).

Trigeminusbeteiligung bei Hirnabszeß.

Die rechtsseitige **Trigeminusbeteiligung** bei Hirnabszeß äußert sich klinisch bei Kleinhirnabszeß fast ausschließlich in der Areflexie der Kornea, ein Symptom, das aber vielleicht häufiger ist als nach den bisherigen Statistiken erscheint, da wohl oft nicht danach gefahndet ist. Trigeminusneuralgie, öfter mit III- oder VI-Lähmung vergesellschaftet, scheint bis zu einem gewissen Grade typisch für Otitis media mit anschließenden Hirnkomplikationen. Keratitis neuroparalytica scheint nicht beobachtet.

Jedenfalls sprechen V-Lähmungen, besonders die Areflexie der Kornea, aber auch Neuralgien und besonders Keratitis neuroparalytica, weit mehr für Hirnlues und Kleinhirntumor, allenfalls für Großhirntumor und Meningitis tuberculosa.

Transkortikale Störungen bei Hirnabszeß.

Optische Aphasie, Alexie, Seelenblindheit finden sich nicht bei Kleinhirnwohl aber, und zwar nicht selten, bei Großhirnabszeß. Ausnahmslos ist die linke Seite erkrankt. Wo der Abszeß rechts gefunden wurde, müssen wir nach allen klinischen Erfahrungen Linkshändigkeit bei dem Patienten annehmen. Diese Störungen kommen, abgesehen von Großhirnabszeß, fast nur noch bei Hirnerweichung, viel seltener bei Hirnblutung oder Grosshirntumor, vor.

Exophthalmus bei Hirnabszeß.

Der Exopthalmus bei Hirnabszeß ist relativ selten, stets ist er einseitig und deutet die Seite des Abszesses an, ist also, wo er auftritt, entscheidend für die Frage, ob rechts- oder linksseitiger Sitz des Abszesses anzunehmen ist. Der Exophthalmus entsteht durch Fortleitung der entzündlichen Vorgänge in Form der Thrombophlebitis orbitae vom Sinus cavernosus durch die Vena ophthalmica. Geht dagegen eine Thrombophlebitis orbitae in das Großhirn, so entsteht nie ein Hirnabszeß, sondern Meningitis.

Pupillenstörungen bei Hirnabszeß.

Die einzige Pupillenstörung, die eine diagnostische Bedeutung für den Großhirnabszeß hat, ist die oft mit Ptosis verbundene Mydriasis, die oben schon erwähnt und gewürdigt ist.

Enzephalitis.

Uhthoff hat 100 Fälle von Encephalitis acuta haemorrhagica im Sinne Strümpell-Leichtensterns zusammengestellt.

Homonyme Hemianopsie

Totale	5	
Partielle	4	11%
Doppelseitige	2	

Stauungspapille	10	
Neuritis optici	17	
Sehnervenatrophie	6	48%
Sonstige Papillenveränderungen	4	
Netzhautveränderungen	8	
Amaurose ohne Angabe des Grundes	3	

Okulomotoriusaffektion	12	
Isolierte Ptosis	8	
Abduzensaffektion	9	51%
Strabismus	10	
Déviation conjuguée	12	

Nystagmus	10	
Keine Lichtreaktion	28	
Anisokonie	16	45%
Hippus	1	

Daraus ergibt sich, daß Hemianopsie, und zwar ausschließlich die homonyme, etwa in einem Zehntel der Fälle mit Augensymptomen auftritt oder in etwa 4% aller Fälle von Enzephalitis.

Störungen der optischen Leitungsbahnen finden sich außerdem in fast der Hälfte der Fälle mit Augensymptomen, und zwar Stauungspapille in etwa 10%, Neuritis optici in 17%, was 4% bzw. 7% aller Encephalitis-fälle entsprechen würde.

Die äußeren Augenmuskeln waren in ca. 60% der Fälle mit Augen-symptomen beteiligt, wenn man Strabismus und Deviation und Nystagmus je zu 10% mitrechnet.

Von den Augenmuskelnerven war am häufigsten — oft doppelseitig — der III befallen (12%), die isolierte Ptosis — öfter einseitig — in 8%, der Abduzens in 9% ebensooft ein- wie doppelseitig.

Pupillenstörungen sind in fast der Hälfte der Fälle mit Augensym-ptomen notiert. Beachtenswert ist dabei die schlechte Prognose der fehlenden Lichtreaktion, indem sie in fast der Hälfte der ad exitum führenden Fälle, aber nur in einem Fünftel der günstig verlaufenden konstatiert wurden.

Augensymptome bei Enzephalitis sind also recht häufig, aber sie sind meist nicht sehr charakteristisch, derart, daß sie die Diagnose der Enzephalitis zu sichern imstande wären.

Cysticercus cerebri.

Hirschberg sah in den Jahren von 1869—1885 unter 60 000 Augen-kranken 70, 1886—1894 unter 73000 Augenkranken 3, 1895—1902 unter 65000 Augenkranken 0 Zystizerken im Bereich des Auges, ein schlagender Be-weis für die Wirkung von Fleischbeschau, Hygiene usw.

Über die Augensymptome bei Cysticercus cerebri gibt Uhthoff folgende Tabelle:

	in %		in %
Stauungspapille	33	Seelenblindheit	1
Neuritis optici resp. neuritische Atrophie	15	Abduzenslähmung	10
		Okulomotoriuslähmung	6
Atrophia nervi optici	3	Blicklähmung	5
Anatomisch: Basale Läsion der Optici (ohne ophthalmoskop. Befund).	3	Nystagmus	17
		Déviation conjuguée	3
Sehstörungen ohne Angabe des oph-thalmoskopischen Befundes	5	Pupillenanomalien	15
Homonyme Hemianopsie	2	a) Pupillendifferenz	9,5
		b) Pupillenstarre	5,5
Temporale Hemianopsie	1	Cysticercus in bulbo	4
Gesichtshalluzinationen	5		

„Die vorliegende Statistik über Zystizerkusfälle des Gehirnes, bei denen überhaupt Augensymptome beobachtet wurden, zeigt, wie außerordentlich die pathologischen Veränderungen der Sehnerven resp. der Sehbahnen überwiegen gegenüber den Augenbewegungsstörungen und den Pupillenanomalien. In ca. 60% der Fälle lag eine Beteiligung der Sehbahnen und besonders der peripheren Sehnerven vor, und hierbei war am häufigsten die Stauungspapille mit 33% vertreten. Am häufigsten bestand bei der Stauungspapille der verur-sachende anatomische intrakranielle Prozeß in basaler Zystizerkusmeningitis.

In zweiter Linie kam für die Genese der Stauungspapille der Zystizerkus des IV. Ventrikels in Betracht. Die regelmäßige Begleiterscheinung ist hier Hydrocephalus internus, und zwar nicht nur des IV. Ventrikels und des Aquae-ductus Sylvii, sondern auch der übrigen Ventrikel. Gerade in diesem begleitenden Ventrikelhydrops ist die eigentliche Ursache für das Entstehen der Stauungs-papille zu suchen, indem die Verlegung und Stauung zum Aquaeductus Sylvii auch zur Stauung im III. und den Seitenventrikeln und damit zur intrakraniellen Drucksteigerung führen. Schon seltener führte der Zystizerkus in der Hirn-substanz zur Stauungspapille und auch hier ist Hydrozephalus in einem Teil der Fälle als das Bindeglied zwischen Stauungspapille und intrakraniellem Prozeß anzusehen, wenn ein solcher auch nicht in allen Fällen im Sektionsbefund vermerkt ist.

Die Statistik der Fälle von Stauungspapille bei Zystizerken in der Schädelhöhle lehrt in bezug auf den hauptsächlichen anatomischen Sitz der Veränderungen: Zystizerkenmeningitis, besonders basal, in $37\,^0/_0$, Zystizerkus im IV. Ventrikel in $26\,^0/_0$, in der Substanz des Gehirnes in $26,5\,^0/_0$, im Kleinhirn in $3\,^0/_0$, im III. Ventrikel in $3\,^0/_0$ und in $4\,^0/_0$ lag kein Sektionsbefund vor.

Die nicht prominente Neuritis optici fand sich ungefähr nur halb so häufig ($15\,^0/_0$) als die eigentliche Stauungspapille. Auch hier handelte es sich am häufigsten um basale Zystizerkenmeningitis ($40\,^0/_0$) der Fälle mit Neuritis optici, zweitens um Zystizerkus im IV. Ventrikel ($33\,^0/_0$), während drittens Zystizerken in der Hirnsubstanz nur in $20\,^0/_0$ als Ursache nachgewiesen werden konnten und Kleinhirnzystizerkus nur in $7\,^0/_0$.

Der Hydrocephalus internus muß auch in erster Linie als auslösendes Moment für den Papillenprozeß angesehen werden und ist in über der Hälfte der Fälle ausdrücklich hervorgehoben. Auf der anderen Seite unterliegt keinem Zweifel, daß gelegentlich auch auf dem Wege der Neuritis descendens die Papille in Mitleidenschaft gezogen werden kann, speziell bei den basalen meningitischen Veränderungen, doch dürfte dies sehr selten sein und besonders nicht so häufig wie bei der sog. syphilitischen basalen gummösen Meningitis.

Einseitig scheint die Neuritis optici bei intrakraniellen Zystizerken fast niemals vorzukommen" (Uhthoff).

Echinokokkus des Gehirns.

Tabelle über die Augensymptome beim Echinokokkus des Gehirns (Uhthoff).

	in $^0/_0$		in $^0/_0$
Stauungspapille	30	Störungen im Orientierungsvermögen	2
Neuritis optica resp. neuritische Atrophie	28	Okulomotoriusstörungen	12
Sehstörungen ohne nähere Angaben des ophthalmoskop. Befundes	20	Abduzensstörungen	8
Homonyme Hemianopsie	4	Doppelsehen ohne nähere Angaben	2
Temporale Hemianopsie	6	Nystagmus	2
Gesichtshalluzinationen	2	Pupillenanomalien	8
Alexie und Paralexie	4	Trigeminusstörungen	4

„Es zeigt die vorliegende Zusammenstellung von Echinokokkus des Gehirnes, bei denen überhaupt Augensymptome beobachtet wurden, ein außerordentliches Prävalieren der Sehstörungen (speziell Stauungspapille, Neuritis, Amblyopie, Hemianopsie) $80\,^0/_0$, und auch hier überwiegt die Stauungspapille mit $30\,^0/_0$. Die meisten dieser Fälle von Stauungspapille waren bedingt durch Echinokokkus in der Substanz der Großhirnsphären. Hierdurch unterscheidet sich der Sitz und die Art des der Stauungspapille zugrunde liegenden Prozesses sehr wesentlich von dem intrakraniellen Zystizerkus, wo in erster Linie die basale Zystizerkusmeningitis und der Zystizerkus im IV. Ventrikel durchweg begleitet von Hydrozephalus als auslösendes Moment für den Optikusprozeß anzusehen war.

Für die nicht prominente Neuritis optici resp. die neuritische Atrophie mit $28\,^0/_0$ gestalten sich die Verhältnisse in bezug auf den Sitz des Echinokokkus in der Schädelhöhle ziemlich analog wie bei der Stauungspapille.

Im Augapfel selbst wurde das Auftreten des Echinokokkus nicht beobachtet.

Die Hemianopsie (temporale $6^0/_0$, homonyme $4^0/_0$) ist bei dem intrakraniellen Echinokokkus häufiger als bei dem Zystizerkus (temporale $0,9^0/_0$, homonyme $1,8^0/_0$).

Die Augenbewegungsstörungen bei Echinococcus cerebri.

Die Okulomotoriuslähmung wurde beim Echinokokkus des Gehirnes häufiger ($12^0/_0$) angetroffen als beim Zystizerkus ($5,8^0/_0$), doch war die Lähmung fast nie eine vollständige, sondern es waren durchweg nur einzelne Äste betroffen, und unter diesen einzelnen Zweigen sind in erster Linie der Levator palpebrae, Rectus internus und Sphincter pupillae zu nennen. Aus den Sektionsprotokollen sind durchweg direkte Beziehungen zum Kern oder Stamm des Nervus oculomotorius nicht zu entnehmen, wobei wohl hauptsächlich an eine Fernwirkung durch den gesteigerten intrakraniellen Druck auf den Okulomotorius zu denken ist. Dementsprechend war auch die Kombination mit Neuritis optici in den betreffenden Fällen relativ häufig. In einem Drittel der Beobachtungen lag gleichzeitig halbseitige Körperparese vor, die hier häufiger nachgewiesen werden konnte als beim intrakraniellen Zystizerkus. Dementsprechend war der Echinokokkus auch durchweg in der Substanz der Großhirnhemisphären lokalisiert. Die Verhältnisse in betreff der Okulomotoriuslähmung nähern sich sehr denen beim Großhirntumor (ca. $13^0/_0$).

Die Abduzenslähmung in ca. $8^0/_0$ ist relativ selten und nicht ganz so häufig wie beim Zystizerkus. Während beim letzteren in erster Linie die Lokalisation im IV. Ventrikel und an der Basis cerebri für die Entstehung der Abduzenslähmung, also eine direkte Läsion des Abduzens in seinen Kernpartien oder in seinem Verlauf in Betracht kam, als Ursache angesehen werden konnte, fand sich bei den einschlägigen Fällen von Echinokokkus nur einmal die Lokalisation im IV. Ventrikel, in den anderen Beobachtungen eine solche in der Substanz des Großhirnes selbst, so daß auch hier wohl in erster Linie an eine Fernwirkung auf den Abduzens zu denken ist. Diese Fälle waren in der Hälfte mit Neuritis optici resp. Stauungspapille kompliziert. Auch dieses Vorkommen der Abduzenslähmung beim Echinokokkus entspricht fast der Häufigkeit der Abduzenslähmung bei Großhirntumor ($10,7^0/_0$), ist also bei letzterer Affektion etwas häufiger, während sie bei den Kleinhirntumoren als erheblich häufiger anzusehen ist: $18^0/_0$ (Uhthoff)".

Schädelbasisfraktur.

Optikusatrophie	$4,0^0/_0$	Fazialis	$22,0^0/_0$
Neuritis optici	$9,0^0/_0$	Trochlearis	$1,0^0/_0$
Stauungspapille	$9,0^0/_0$	Konjugierte Deviation	$2,5^0/_0$
Hyperämie	$9,0^0/_0$	Nystagmus	$3,0^0/_0$
Abduzenslähmung	$4,0^0/_0$	Pupillenstörungen s. d.	
Okulomotorius	$2,0^0/_0$	Trigeminus	$1,6^0/_0$

Am häufigsten von allen Gehirnnerven ist also der Fazialis beteiligt, und zwar meist einseitig mit relativ günstiger Prognose. Oft, doch nicht regelmäßig, entleert sich aus dem gleichseitigen Ohr wässerige oder blutig-wässerige Flüssigkeit (Liquor).

Einseitiges Aufhören des Weinens auf psychische und äußere Reize hin bei Fazialislähmung deutet auf Läsion des Fazialisstammes zentral vom Ganglion geniculi, wo die durch den Nervus petrosus superficialis major im Trigeminus zur Drüse gehenden Nerven noch im Fazialisstamm verlaufen.

Die Beobachung vom Versiegen der Tränensekretion nach Basisfraktur ohne VII-Parese ist vielleicht als isolierte Schädigung des Nervus petrosus superficialis major aufzufassen. Die VII-Parese kann isoliert auftreten, oft aber ist sie mit VI-Parese verbunden (Basisläsion). Kombiniert sie sich dagegen mit Hemiplegie oder Aphasie u. dgl., so ist zentrale Läsion anzunehmen.

Die einfache Optikusatrophie macht 3—4% aus, meist einseitig, auf 15—20 Fälle kommt eine doppelseitige Optikusläsion; meistens wird der Optikus wohl im Bereich des knöchernen Foramen opticum ein- oder durchgerissen; im letzten Fall ist sofort völlige Amaurose mit schlechter Prognose des Visus vorliegend. Die amaurotische Starre der Pupille bei guter indirekter Reaktion und negativem ophthalmoskopischem Befund beweist die organische Läsion. Die absteigende Atrophie läßt meist mehrere Wochen auf sich warten. Ist der Optikus nur eingerissen, so kann ein peripheres Sehen erhalten bleiben. Später kann sich ein weiterer Verfall des Sehens anschließen, wenn Vernarbungsprozesse oder Kallusbildung den Optikus weiter schädigen. In selteneren Fällen kann sich das Sehen wieder langsam bessern, wenn Basisblutungen in den Sehnervenscheidenraum vorgedrungen waren und den Optikus durch Druck nur vorübergehend geschädigt hatten. Meist entsteht in solchen Fällen bald eine mit dem Augenspiegel sichtbare venöse Stase, aus der sich Neuritis optici, ja Stauungspapille entwickeln kann, bei günstigem Verlauf kann aber auch Rückbildung eintreten. In sehr viel selteneren Fällen reißt das Chiasma sagittal durch, so daß doppelseitige partielle Optikusatrophie (der gekreuzten Bündel) mit bitemporaler Hemianopsie resultiert.

Die Gesichtsfeldstörung, die sich bei einseitiger Optikusläsion einstellt, ist, abgesehen von der Amaurose und der konzentrischen Einschränkung, in fast der Hälfte quadrantenförmig. Halbseitige Defekte finden sich in einem Drittel, exzentrische Skotome in einem Viertel der Fälle. Selten, doch glaubwürdig beobachtet, ist auch das zentrale Skotom mit freier Peripherie und wie oben schon angeführt, die temporale Hemianopsie; auch homonyme Hemianopsie kann traumatischen Ursprunges sein, nach Lenz von 22 Fällen 5. Einen ophthalmoskopischen Befund können wir in solchen Fällen erheben, wenn primäre Entzündungs- oder Stauungsprozesse vorhanden sind, also auch bei basilären Blutaustritten, oder wenn nach Traktusläsion eine absteigende Optikusatrophie sekundär, meist oft nach Monaten auftritt. Bei kortikalem oder subkortikalem Sitz der Läsion muß diese Atrophie ausbleiben.

Nächst der optischen Leitungsbahn ist der Nervus abduzens am häufigsten bei Schädelbeinfrakturen betroffen (4%), oft im Gegensatz zu dem Optikus doppelseitig. Sein Verlauf über die bei jedem Trauma gefährdete Felsenbeinspitze scheint ihn besonders zu exponieren. Häufig kombiniert sich die VI. Lähmung mit VII. oder V. oder auch VIII. Läsion. Gleichzeitige Lähmung von Abduzens, Okulomotorius, Trochlearis deutet auf Fissura orbitalis superior, zumal bei Optikusschädigung.

Die Läsion des III. ist sehr viel seltener (2%), fast stets einseitig und meist mit anderen, besonders VI. und VII. kombiniert.

Die konjugierte Abweichung findet sich meist bei schwereren Hirnsymptomen (Commotio, Meningitis), selten bei unkomplizierten Basisfrakturen.

Auch Nystagmus ist nicht häufig, deutet bei ausgesprochenem Auftreten auf Komplikationen der hinteren Schädelgrube (Kleinhirn).

Neuritis optici, Stauungspapille und Hyperämie des Optikus weist auf ausgedehnte Basisblutungen hin, sie sind, wenn sie sich schnell entwickeln, oft ein bedenkliches Symptom quoad vitam, indem nach Uthhoff 70% ad exitum gelangen. Kombinieren sich die geschilderten Optikusveränderungen mit pulsierendem Exophthalmus, so ist eine Verletzung der Carotis interna im Sinus cavernosus wahrscheinlich.

Pupillenstörungen finden sich verschieden häufig in den einzelnen Statistiken notiert. Uhthoff fand die reflektorische Pupillenstarre in $2^0/_0$ seines Materiales (bei guter Konvergenzreaktion und gutem Sehvermögen).

Aufhebung der Pupillarreaktion, besonders mit Erweiterung der Pupille gleich im Anschluß an das Trauma mit Bewußtlosigkeit des Kranken trübt die Prognose quoad vitam. Da diese Symptome für Kompressio cerebri sprechen, geben sie eine direkte Indikation zur Trepanation zwecks Unterbindung der Meningea media. Liebrecht sah in $9^0/_0$ seiner 100 Beobachtungen doppelseitige absolute Pupillenstarre, von denen 8 starben. Hochgradige Herabsetzung der Lichtreaktion fand Liebrecht in weiteren $15^0/_0$, auch von diesen starben 3. In einem Falle verschwand das Symptom nach Trepanation und Meningeaunterbindung. Nach Mumford hatten sogar $70^0/_0$ der tödlich verlaufenden Basisfrakturen reaktionslose Pupillen.

Weiter ist in Bezug auf die Prognose quoad vitam konstatiert: Dilatation der Pupille der verletzten Seite, desgleichen Kontraktion einer oder beider Pupillen, endlich, und das soll die Prognose am meisten trüben, Mydriasis der einen, Miosis der anderen Seite, wobei meist die Mydriasis der Seite des auf den III. drückenden Hämatoms entspricht.

Die Trigeminusbeteiligung ist eine seltene Komplikation, doch schließt sich verhältnismäßig häufig Keratitis neuroparalytica an, besonders bei Fazialisbeteiligung und Lagophthalmus, so daß die Differentialdiagnose zwischen Keratitis e lagophthalmo und Keratitis neuroparalytica nicht immer strikte durchgeführt scheint. Auch Herpes zoster ophthalmicus ist mehrfach notiert.

Erkrankungen der Hirnhäute.

Die Hirnsinusthrombose.

1. Die marantische Sinusthrombose gibt in relativ seltenen Fällen $(16^0/_0)$ Veranlassung zu Augenbeteiligung. Neuritis optici wird nur gelegentlich, Stauungspapille selten beobachtet.

Häufiger schon sind die Augenmuskelstörungen $(32^0/_0)$, und zwar besonders die konjugierte Deviation, welche wohl als kortikales Reizsymptom aufzufassen ist. Der III. ist selten, der VI. noch seltener befallen.

Auch der Exophthalmus ist eine seltene Komplikation der marantischen Thrombose $(10^0/_0)$.

Die Pupillen bieten wenig Charakteristisches.

2. Die septische Sinusthrombose gibt häufiger Veranlassung zur Augenbeteiligung.

Veränderungen des Sehnervenkopfes im Sinne der venösen Hyperämie, Neuritis optici, Stauungspapille, Optikusatrophie $(20^0/_0)$. Besonders häufig ist in diesen Fällen der Sinus cavernosus mitbefallen. Bei doppelseitiger Sinus cavernosus-Thrombose sind auch die Optikusveränderungen doppelseitig. Bemerkenswert ist, daß metastatische Ophthalmie, wie man vermuten könnte, nicht auf diese Weise zustande kommt. Wo sie sich einstellt, spricht sie für allgemeine Pyämie.

Augenbewegungsstörungen finden sich in ca. $22^0/_0$, und zwar seltener die konjugierte Deviation, häufiger diffuse Beweglichkeitsdefekte im Bereiche mehrerer Augenbewegungsnerven.

Das häufigste Symptom ist der Exophthalmus, der in fast drei Viertel aller Fälle eintritt, und zwar stets mit Thrombose des Sinus cavernosus kompliziert, d. h. durch diesen bedingt, woran sich meist wohl septische Thrombosen der orbitalen Venen anschließen. Die Vena centralis nervi optici bleibt dabei indes meist verschont. Wo ein doppelseitiger Exophthalmus bestand, war auch die Thrombose des Sinus cavernosus stets doppelseitig.

Die Thrombose der Orbitalvenen mit dem Symptom des entzündlichen Exophthalmus kann nun sowohl das Primäre sein und sich in Thrombose des Sinus cavernosus usw. fortsetzen, wie auch das Sekundäre. Im ersten Falle kann ein Furunkel des Gesichtes, ein Erysipel, ein Trauma z. B. mit zurückbleibendem Fremdkörper in der Orbita, eine Periostitis, ein Nebenhöhlenempyem, den Ausgangspunkt abgeben. Gesellen sich dann zerebrale Erscheinungen hinzu, ferner Erweiterung der Stirnvenen, Neuritis optici, Augenmuskellähmungen, so spricht das sehr für Beteiligung des Sinus cavernosus.

Über das Verhalten der Pupillen ist nichts Besonderes zu berichten.

3. Die otitische Sinusthrombose bietet den geschilderten gegenüber gewisse Besonderheiten, die ihr, auch der Augensymptome wegen, eine gesonderte Stellung verschaffen.

Zunächst finden sich Papillenveränderungen etwa in der Hälfte aller Fälle. Von diesen 50% fallen ca. 20% auf die doppelseitige Stauungspapille, 20% auf die doppelseitige Neuritis optici und 10% auf Hyperämie und venöse Stase. Die ophthalmoskopischen Befunde sprechen ja meist dafür, daß Komplikationen der otitischen Sinusthrombose durch Meningitis oder Abszeß eingetreten sind, doch fehlen solche in einem Viertel aller Fälle mit Papillenveränderungen. Es ist zu bedenken, daß selbst bei Komplikationen der otitischen Sinusthrombose mit Meningitis oder Hirnabszeß der Augenhintergrundsbefund doch ebenso oft normal ist wie pathologisch, das erstere spricht also nicht unbedingt für das Fehlen schwerer zerebraler Komplikationen. Andererseits spricht aber auch das Vorhandensein der Papillenveränderungen nicht immer für das Bestehen der genannten Komplikationen, kann vielmehr auch bei einfacher otitischer Sinusthrombose, in seltenen Fällen ja schon bei Empyem des Warzenfortsatzes, ja bei unkomplizierter Otitis media purul. auftreten. Ferner kann die Stauungspapille oder die Neuritis optici nach Operation oder spontaner Entleerung des Abszesses noch monatelang fortbestehen oder gar erst nachträglich entstehen, ohne daß ein Rezidiv unbedingt angenommen werden müsse, sie ist also nicht immer ein Symptom, welches die Indikation zum operativen Eingriff abgäbe. Eine Optikusatrophie findet sich bei otitischer Sinusthrombose nicht vermerkt, denn entweder ist der Verlauf ein sehr schneller ad exitum oder ad sanationem führender, so daß zur Entstehung der Atrophie meist nicht genug Zeit ist.

Das Symptom des Exophthalmus findet sich bei der otitischen Sinusthrombose sehr viel seltener, nämlich nur in einem Zehntel der Fälle, und ist dann stets durch komplizierende Thrombose des Sinus cavernosus bedingt. Schon ein ausgesprochenes Lidödem auch ohne Exophthalmus spricht sehr für beginnende Kavernosusthrombose.

Abgesehen von den durch den Exophthalmus bedingten Beweglichkeitsstörungen im Bereiche der äußeren Augenmuskeln kommt es in ca. 12% der Fälle zu Abduzens- und Okulomotoriuslähmung, nicht selten ist auch der Nystagmus. Selten dagegen ist die konjugierte Abweichung. Sehr selten ist die metastatische Ophthalmie, sie spricht, wenn vorhanden, für die Allgemeininfektion.

Die Pupillen bieten nichts Besonderes.

Pachymeningitis haemorrhag. int.

Sie bietet nicht oft Gelegenheit zur Beobachtung von Augensymptomen.

Alterationen der optischen Leitungsbahnen kommen vor unter dem Bilde der ein- und doppelseitigen Stauungspapille, welche fast ausschließlich durch Ausdehnung der Blutungen auf die Schädelbasis und Bildung von Scheidenhämatomen zu entstehen scheint. Keineswegs aber müssen Scheidenhämatome immer zur Bildung von Stauungspapille oder Neuritis optici führen, auch kann andererseits in selteneren Fällen Stauungspapille ohne Scheidenhämatom bei der in Frage stehenden Krankheit entstehen. Zumal die einseitige Stauungspapille gewinnt für die Pachymeningitis an Bedeutung, wenn sich halbseitige Erscheinungen der entgegengesetzten Körperhälfte hinzufinden.

Andere Symptome von seiten der optischen Leitungsbahnen sind sehr seltene Vorkommnisse.

Auch Augenmuskellähmungen sind trotz Ausbreitung der Blutung auf die Basis so selten, daß sie eher gegen die Diagnose Pachymeningitis haemorrhagica sprechen.

Nur die konjugierte Abweichung, gewöhnlich mit einer Kopfdrehung nach derselben Seite, kommt häufiger vor und kann sich mit Parese der gekreuzten Körperseite kombinieren, in dem Sinne, daß bei Abweichung der Augen und des Kopfes nach rechts Parese der linken Körperseite auftritt. Da die Augen in diesen Fällen also den „Herd ansehen“, so muß die Blutung eine Lähmung der Linkswender bedingt haben. In anderen Fällen scheint die Blutung aber auch als Reiz der Rechtswender aufgefaßt werden zu müssen, so daß die Abweichung allein nicht ausschlaggebend ist für den Sitz der Blutung. Anders, wenn sie sich mit einseitiger Stauungspapille oder halbseitiger Körperlähmung kombiniert.

Eine bis zu einem gewissen Grade charakteristische Begleiterscheinung der konjugierten Abweichung sind die nystagmischen Zuckungen beim Versuch, die Augen nach der anderen Seite zu wenden. Eigentlicher Nystagmus ist dagegen nicht zu beobachten.

Auch die Pupillen lassen nichts Charakteristisches erkennen, wenn auch im Beginn der Blutung öfter Miose beobachtet ist, so ist das Verhalten später meist inkonstant. Vom Fazialis und Trigeminus ist nichts zu melden.

Meningitis tuberculosa (nach Uhthoff).

A. Ophthalmoskopische Veränderungen.
1. Neuritis optici . . . . in 25% der Fälle,
   5% einseitig, 5% zu schneller Erblindung führend.
2. Stauungspapille dpl. . . . . „ 5 „ „ „
   Kombination mit Solitärtuberkel.
3. Neuritis descendens . . . . „ 4 „ „ „
4. Ausgesprochene Erweiterung der Retinavenen . . . „ 5 „ „ „
5. Chorioidealtuberkel . . . . „ 10 „ „ „
   In der Hälfte der Fälle kombiniert mit Neuritis
   optici.

                                49%.

B. Augenmuskelstörungen.
1. Okulomotorius . . . . in 18% der Fälle,
   Parese verschiedener Äste 8%, Ptosis 10%.
2. Abduzens . . . . „ 12 „ „ „
3. Nystagmus und nystagmische Zuckungen . . . . . . „ 10 „ „ „
4. Konjugierte Abweichungen . . . . „ 8 „ „ „

                                48%.

C. Pupillenstörungen.
1. Reflektorische Pupillenstarre auf Licht . . . . . in 15% der Fälle,
2. Reflektorische Pupillenträgheit . . . . „ 15 „ „ „
3. Anisokorie . . . . „ 10 „ „ „

                                40%.

A 1. Die Übersicht der Augensymptome ergibt zunächst, daß auch bei der Meningitis tuberculosa pathologische ophthalmoskopische Veränderungen zu den relativ häufigen Vorkommnissen gehören, fast die Hälfte der Fälle nach meinem Material. Die Neuritis optici ist hier der häufigste Befund und deutet auf intrakranielle Veränderungen, ein Umstand, der besonders diagnostisch wichtig ist, wenn die zerebralen Symptome zur Zeit des Auftretens der Neuritis optici noch wenig ausgebildet und unbestimmt sind, wie das gelegentlich vorkommt. Die verschiedenen Modifikationen des neuritischen Befundes, ob die Papille stärker gerötet oder mehr graulich getrübt erscheint, ob die Trübung etwas weiter in die umgebende Retina übergreift oder sich ganz auf die Papille beschränkt, ob die Retinalgefäße mehr oder weniger erweitert und geschlängelt sind, ob einzelne Hämorrhagien und weiße Plaques gelegentlich in der umgebenden Retina auftreten usw., haben für die Art und Intensität der retrobulbären und basalmeningitischen Veränderungen keine allzugroße Bedeutung.

A 2. Die eigentliche typische Stauungspapille bleibt bei Meningitis tuberculosa ein seltenes Vorkommnis und ihr Auftreten deutet in der Regel auf Komplikation mit Solitärtuberkulose des Gehirnes. Dieser Umstand ist differentaldiagnostisch wichtig gegenüber anderen intrakraniellen Erkrankungen (Hirntumor, Hirnabszeß, Hirnsyphilis usw.). Bei der epidemischen Zerebrospinalmeningitis sind die intraokularen pathologischen Veränderungen seltener als bei Meningitis tuberculosa, während die eitrige metastatische Ophthalmie bei letzterer Erkrankung ganz fehlt.

Dem Typhus, der Pneumonie mit zerebralen Symptomen, anderen akuten Infektionskrankheiten, gastrischen Störungen usw. gegenüber haben die ophthalmoskopischen Veränderungen bei Meningitis tuberculosa und Miliartuberkulose eine große differentialdiagnostische Bedeutung, auch wenn wir berücksichtigen, daß gelegentlich bei Miliartuberkulose und Meningitis tuberculosa Netzhautblutungen auftreten können wie bei Septikämie.

A 3. Der Begriff der tuberkulösen Neuritis descendens im v. Graefeschen Sinne besteht bei der Meningitis tuberculosa sicher zu Recht, sie dürfte aber doch nur relativ selten in ausgesprochener Form vorkommen. Besonders erreichen Miliartuberkel die Chorioidea wohl kaum jemals auf dem Wege der direkten Fortwanderung entlang dem Wege der Sehnervenscheiden, sie sind vielmehr durchweg als hämatogen metastatische aufzufassen.

A 4. Einen verstärkten Netzhautreflex ohne sonstige pathologische Veränderungen der Retina ist meines Erachtens diagnostisch für die Meningitis tuberculosa kein wesentlicher Wert beizulegen. Ebenso ist mit dem Symptom eine Erweiterung der Netzhautgefäße und besonders der Venen ohne sonstige pathologische Sehnerven- und Retinalveränderungen nicht viel anzufangen, und es sind die Autoren in der Hinsicht mit ihren diagnostischen Schlüssen sicher oft zu weit gegangen, indem sie die physiologischen Verschiedenheiten im Durchmesser der Retinalgefäße nicht hinreichend in Betracht zogen.

Ausgesprochene neuritische Optikusatrophie, besonders mit Erblindung, spricht im ganzen gegen Meningitis tuberculosa, da letztere durchweg früher zum Exitus letalis führt als es zur Ausbildung einer ausgesprochenen Sehnervenatrophie kommen kann.

Basale Erblindungen kommen bei Meningitis wohl gelegentlich vor, scheinen aber im ganzen selten zu sein. -

Hemianopische Gesichtsfeldstörungen werden bei Meningitis tuberculosa fast niemals beobachtet, in Übereinstimmung mit der Tatsache, daß basale tuberkulöse meningitische Exsudate wohl die basalen optischen Leitungsbahnen einschließen und komprimieren, aber nicht die Neigung haben, dieselben direkt zu zerstören, da der Prozeß in die Substanz selbst nicht eindringt. Es verhält sich hier besonders die basale gummöse Meningitis ganz anders. Sehr häufig ist es übrigens bei der tuberkulösen Meningitis, besonders bei Kindern und bewußtlosen Kranken, unmöglich, über die Höhe des Sehvermögens hinreichende Aufschlüsse zu erhalten.

A 5. Der Befund der Chorioidealtuberkel gehört auch viel häufiger zum Bilde der allgemeinen Miliartuberkulose als gerade zum Bilde der Meningitis tuberculosa; durchweg deutet ihr Auftreten bei Meningitis tuberculosa auf die Komplikation mit allgemeiner Tuberkulose. Neuritis optici ist daher auch nur in einem Teil der Fälle von Miliartuberkulose der Chorioidea vorhanden. Gewöhnlich sind die einzelnen disseminierten Chorioidealtuberkel an und für sich nicht geeignet, stärkere entzündliche Erscheinungen in der Aderhaut und Netzhaut hervorzurufen. Fälle von ausgedehnter Chorioiditis und Exsudaten zwischen Aderhaut und Netzhaut auf Grundlage der disseminierten Miliartuberkulose sind als Ausnahmen zu betrachten. Es steht diese Tatsache in einem gewissen Widerspruch zur Miliartuberkulose der Hirnhäute, wo doch häufig mit der Dissemination der Tuberkel meningitische entzündliche Veränderungen eintreten. Daß das Auftreten der Chorioidealtuberkel für die Natur des intrakraniellen Prozesses diagnostisch ausschlaggebend ist, ist selbstverständlich. In seltenen Fällen kann eine Rückbildung der Chorioidealtuberkel intra vitam und ein Rückgang der zerebralen Erscheinungen eintreten, ein Vorkommnis, welches für die gelegentliche, wenn auch sehr seltene Ausheilung der Meningitis tuberculosa spricht.

B 1. Augenbewegungsstörungen finden sich ebenfalls in fast der Hälfte der Fälle. Die Augenmuskelparesen sind durchweg basal bedingt und unvollständig. Von den Okulomotoriusstörungen ist am häufigsten die isolierte Ptosis, und es kommt die Funktionsstörung der Nerven, auch bei basalem Sitz des Prozesses, offenbar oft nur in einer Ptosis zum Ausdruck, was wiederum gegen eine Erkrankung des Nervenstammes selbst und für eine Beeinträchtigung durch Kompression spricht. Nur in ca. 12 $^{0}/_{0}$, also relativ selten, waren auch die übrigen Äste mitbetroffen. Die doppelseitige Okulomotoriuslähmung fehlte fast vollständig im Gegensatz zur basalen gummösen Meningitis, wo sie relativ häufig und die Okulomotoriusstörungen an und für sich viel häufiger und hochgradiger sind. Noch seltener als bei der tuberkulösen Meningitis kommt die Okulomotoriusparese bei der epidemischen Zerebrospinalmeningitis vor. Die Abduzensparese ist auch nicht besonders häufig und gewöhnlich unvollständig bei der tuberkulösen Meningitis, selten ist sie doppelseitig und die Ursache wohl durchweg basaler Natur, während die Okulomotoriusaffektion auch nukleär faszikulär (durch Blutung, Erweichung) bedingt sein kann.

Das Bild der alternierenden Okulomotorius- und Körperparese kommt gelegentlich bei tuberkulöser Meningitis vor unter Mitbeteiligung des Hirnschenkels, dasjenige der gekreuzten Körper- und Abduzenslähmung so gut wie gar nicht, wenn nicht eine Komplikation mit Solitärtuberkel im Pons vorhanden ist, was fast niemals der Fall war.

Sehr selten ist totale Ophthalmoplegie bei Meningitis tuberculosa und dann durchweg basal bedingt und mit Einschluß der inneren Augenmuskulatur. Die Komplikation mit Polioencephalitis superior wurde einmal und ebenso die mit Tuberkulose der Vierhügelgegend einmal beobachtet.

B 3. Nystagmus und nystagmusartige Zuckungen sind relativ selten und diagnostisch wenig bedeutsam für Meningitis tuberculosa.

Sonstige Bewegungsstörungen der Augen, wie langsam hin und her pendelnde Augenbewegungen oder ruckweise rhythmische Zuckungen der Bulbi werden gelegentlich und gewöhnlich bei schwerer Benommenheit des Kranken beobachtet.

B 4. Die konjugierte Abweichung der Augen zeigt sich öfters bei tuberkulöser Meningitis und ist oft mit Abweichung des Kopfes nach der gleichen Seite kompliziert. Sie ist durchweg als eine oft kortikale Reizerscheinung aufzufassen und nur selten mit einer seitlichen Blicklähmung kompliziert, was auf Komplikation mit Ponstuberkel deutet.

C. Pupillenstörungen sind ziemlich häufig am weit häufigsten ist Anisokorie angegeben. Aufhebung der Lichtreaktion auch bei erhaltenem Sehvermögen ist nicht selten und oft kompliziert mit schweren Bewußtseinsstörungen des betreffenden Kranken.

Ausgesprochene spontane hippusartige Schwankungen im Pupillendurchmesser sind bei Meningitis tuberculosa wiederholt beobachtet und haben wohl irrtümlicherweise gelegentlich zur Behauptung einer sog. paradoxen Pupillenreaktion auf Licht Veranlassung gegeben.

Interessant sind die wiederholt festgestellten Pupillenerscheinungen während des Cheyne-Stockesschen Atemphänomens (Erweiterung während der zunehmenden Respiration, Verengerung in der Atempause) bei Meningitis tuberculosa; dieselben kommen aber jedenfalls lediglich dem Atemphänomen zu und nicht gerade der Meningitis tuberculosa.

Daß Mangel der Erweiterungsfähigkeit der Pupillen auf sensible Hautreize gerade eine spezielle diagnostische Bedeutung für Meningitis tuberculosa anderen intrakraniellen Erkrankungen gegenüber haben sollte, wie wohl angegeben worden ist, ist nicht anzunehmen.

Sehr ausgesprochene Trigeminuslähmung ist relativ selten bei Meningitis tuberkulosa und deren Komplikation mit Keratitis neuroparalytica kommt fast gar nicht vor. ·

Eine endogene Konjunktivitis bei Meningitis tuberculosa und bei allgemeiner Miliartuberkulose gehört nicht zum Symptombilde.

Siehe auch das Kapitel „Meningitis tuberkulosa" S. 309.

Hirnsyphilis. S. 346.
Meningitis cerebrospinalis epid. (Genickstarre).

In 100 Fällen von Genickstarre, die ich selbst in verschiedenen Krankenhäusern Oberschlesiens bei der Epidemie des Jahres 1905 untersuchte, fanden sich in 21 Fällen Augenbeteiligungen mit 27 sicher und 7 vielleicht pathologischen Symptomen.

Einseitige Neuritis optici	2	
Doppelseitige Neuritis optici	6	
Fraglicher Befund	5	9 (+ 5?)
Präretinale Blutung	1	
Abduzens einseitig	4	
Trochlearis, einseitig	1	
Blickparese, partiell	2	
Blickparese, total	3	13 (+ 2?)
Nystagmus	3	
Strabismus?	2	
Ophthalmia metastatica, einseitig	3	
Ophthalmia metastatica, doppelseitig	2	5

Was zunächst die Beteiligung der optischen Leitungsbahnen anbetrifft, so ist in einem Fünftel bis einem Sechstel der Fälle eine meist doppelseitige Neuritis optici vorhanden. Das Bild der typischen Stauungspapille fehlt anscheinend fast völlig. Das Häufigkeitsverhältnis scheint indes bei den verschiedenen Epidemien nicht unerheblich zu schwanken. Retinalblutungen sind selten.

Bei den oft recht engen Pupillen ist die Beurteilung der Optici nicht immer sicher möglich, daher die fünf fraglichen Befunde.

Auch die Funktionsprüfung fällt ja oft negativ aus, Sehstörungen ohne pathologischen ophthalmoskopischen Befund können bedingt sein durch basiläre Schädigungen der optischen Leitungsbahn und werden dann meist von absteigender Degeneration gefolgt sein oder durch Meningitis der Okzipitallappen, wobei die Papillen dauernd normal bleiben können und sich die Sehstörungen dann in der Form der Hemianopsie oder des hemianopischen Gesichtsfeldrestes erkennen lassen wird.

Augenbewegungsstörungen sind fast ebenso häufig vorhanden wie Störungen der optischen Funktion (11 %). Auffallend selten ist der Okulomotorius befallen, meist ist es der Abduzens, dieser meist einseitig, bisweilen ist Ptosis zu konstatieren, auch Blicklähmungen sind nicht gerade selten, aber oft bei der Schwere der Allgemeinsymptome nicht leicht zu erkennen. Ebensowenig wie diese spielt der Nystagmus eine ausschlaggebende Rolle.

Praktisch und theoretisch wichtig ist die metastatische Ophthalmie. In 5 % fand ich eine solche, 3mal einseitig, 2mal doppelseitig. Bisweilen ist es nur eine Iritis, Iridozyklitis, Chorioiditis oder Retinitis metastatica purulenta, in dem letzten Falle mit Ausgang in Pseudogliom (s. oben). Meist kommt diese Ophthalmie also auf dem Blutwege, sehr viel seltener auf dem Wege der direkten Fortpflanzung entlang dem Optikus zustande. Eine jedenfalls sehr ähnliche Form der Ophthalmie kann nun auch durch den Pneumokokkus bedingt sein, während andere Kokken, Staphylokokken, Streptokokken, meist stürmischeren Krankheitsverlauf mit Panophthalmie, Abszedierung und Phthisis bulbi veranlassen, wogegen bei Pseudogliom die Form des Auges meist gut erhalten bleibt.

Die metastatische Ophthalmie ist nicht immer ein Zeichen für eine besonders bösartige Allgemeininfektion, bisweilen wird sogar ein besonders milder Verlauf berichtet, so daß die Diagnose Genickstarre zweifelhaft erscheinen könnte. Mit Sicherheit sind auch ambulante Genickstarren beobachtet, die zur Bildung des amaurotischen Katzenauges Veranlassung gegeben haben. Wenn nun in 5 % der Fälle metastatische Ophthalmie eintritt, so würden fünf solche Fälle dafür sprechen, daß ca. 100 Patienten mit unerkannter Genickstarre frei herumlaufen: eine große Gefahr für die Allgemeinheit. Ich selbst sah mehrere solcher Fälle. Übrigens braucht nicht jede metastatische Ophthalmie zur Erblindung zu führen. Die Iritiden, die wir auch hierher rechnen müssen, können ohne Schädigung des Sehens heilen.

Pupillenstörungen sah Uhthoff mehrfach: in 4 % reflektorische Pupillenstarre mit Miose durchweg bei Bewußtlosigkeit der Patienten, in 3 % starke Herabsetzung der Lichtreaktion, Anisokorie u. a. Alles im ganzen nicht besonders charakteristisch.

Konjunktivitis und Keratitis finden sich bisweilen bei Lagophthalmus (siehe Kornea), tiefe Kornealinfiltrate sind Begleiterscheinungen der Iritis metastatica, auch Keratitis dendritica (Herpes corneae) als Analogon zum Herpes febrilis.

Ein Klaffen der Lidspalten, ein starrer, geradeaus gerichteter Blick ohne Lidschlag geben dem schwer benommenen Kranken oft ein sehr charakteristisches Aussehen.

Sehr selten sind Komplikationen in Form der Fazialis- und Trigeminusparese und orbitalen Entzündungen (Abszesse, Sinusthrombose und Thrombophlebitis); sie gehören nicht zum Bilde der typischen Genickstarre.

Meningitis purulenta (acuta).

Die Augensymptome der akuten eitrigen Meningitis, und zwar sowohl der otogenen wie der nach verschiedenen Infektionskrankheiten auftretenden, wie auch der kryptogenetischen sind im wesentlichen identisch und können zusammen besprochen werden.

Neuritis optici ist ein relativ seltener Befund bei der unkomplizierten Meningitis, und kaum vorzukommen scheint die Stauungspapille. Wo sich Neuritis optici, besonders aber Stauungspapille findet, spricht dies für Komplikationen bei Meningitis mit Hirnabszeß oder Sinusthrombose.

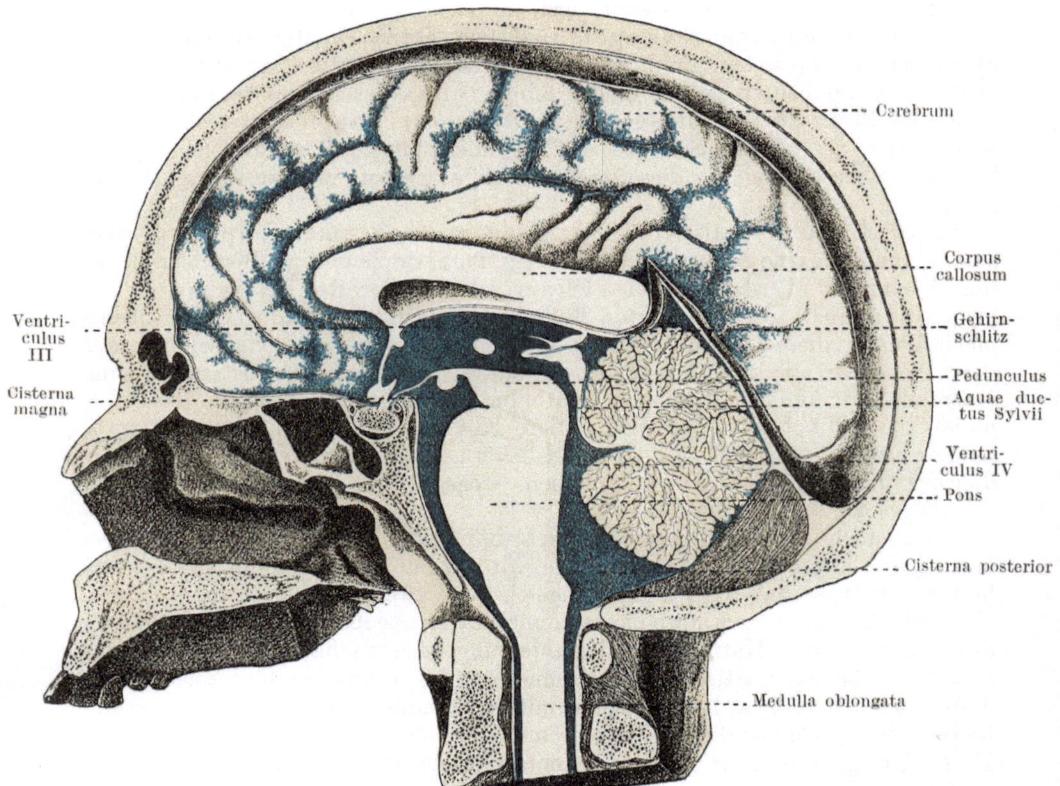

Abb. 214. Medianebene (nach Spalteholz).

Ähnlich ist zu urteilen betreffs der metastatischen Ophthalmie, sie gehört nicht zu der Form der Meningitis, sondern deutet fast immer auf Allgemeininfektion, besonders aber auf Genickstarre (s. S. 474). Per continuitatem infolge einer deszendierenden Perineuritis optici scheint sie kaum vorzukommen. Karies des Felsenbeines kann sich mit ausgedehnter Sinusthrombose und doppelseitiger Orbitalphlegmone mit Exophthalmus komplizieren, zur Abszedierung nach außen führen, ohne daß es zur Vereiterung des Bulbus kommt. Nur war in diesem Falle Uhthoffs Erblindung durch Optikusatrophie eingetreten.

Von Augenbewegungsstörungen ist am häufigsten die Abduzensparese, welche teils als Herdsymptom (Pyramidenspitze), teils als Hirndrucksymptom aufzufassen ist. III - Parese spricht mehr für Syphilis als für unkomplizierte Meningitis, konjugierte Abweichung und Nystagmus gehören ebenfalls nicht zum Bilde. Schon eher kann der VII. Hirnnerv gelegentlich beteiligt sein.

Auch die Pupillen zeigen nichts Charakteristisches.

Große Ähnlichkeit in den Augensymptomen haben die genannten Meningitisformen mit der tuberkulösen. Okulistisch kommt differentialdiagnostisch der Befund des Chorioidealtuberkels in Frage, der aber bei der Miliartuberkulose häufiger ist als bei der Meningitis tuberculosa. Andere klinische Symptome, besonders der Lumbalpunktionsbefund, dürften hier die Diagnose entscheiden.

Die Meningitis bedingenden Infektionskrankheiten wären besonders Typhus abdominalis, Pneumonie, Influenza, Grippe, Scharlach, Masern, Erysipel, Pyämie und Sepsis. Von diesen scheint die Influenza auch ohne Meningitis Neuritis optici bedingen zu können, während das Auftreten von Neuritis optici bei den übrigen Infektionskrankheiten auf Komplikation mit Meningitis hindeutet. Bei Scharlach und Masern wäre noch zu bedenken, daß diese durch Ohrkomplikationen (Meningitis mit Hirnabszeß und Sinusthrombose) allerhand Augensymptome (Neuritis optici, Stauungspapille) bedingen können. Ferner kann eine Nephritis die Sehnervenentzündung erklären. Gesichert erscheint demnach die Bedeutung von Scharlach und Masern für die Meningitis keineswegs allein nach dem klinischen Bilde, das gleiche gilt für Pyämie und Sepsis, die häufig eine Meningitis oder neben einer solchen Augenkomplikationen bedingen (Netzhautblutungen, Retinitis septica und toxica, metastatische Ophthalmie).

Meningitis serosa und Hydrozephalus.

Eine Gesamtstatistik über die Augensymptome bei Hydrozephalus und Meningitis serosa lautet nach Uhthoffs Zusammenstellungen, die nur Fälle mit Augenerscheinungen betreffen:

I. Stauungspapille . . . . 46 Fälle.
　　　Darunter 21 Sektionsbefunde und 15 Heilungen, spontan
　　4mal, durch operative Eingriffe 2mal, davon 8mal bei otitischen Prozessen).
　　Bei Kranken innerhalb des 1. Lebensjahres 4mal,
　　Bei Kranken im Alter von 1—10 Jahren 9mal,
　　Bei Kranken jenseits des 10. Lebensjahres . . . . 23mal.
II. Neuritis optici oder neuritische Optikusatrophie . . 39 Fälle,
　　　Darunter 10 Sektionsbefunde (Patienten fast alle über
　　1 Jahr alt, meistens Erwachsene).
　　　Bei Ohraffektionen 5mal (Heilungen relativ etwas häufiger
　　als bei den Fällen mit Stauungspapillen).
III. Einfache Atrophia nervi optici . . . . 38 Fälle.
　　　Darunter 18 Sektionsbefunde.
　　Kompressionsatrophie, besonders durch Ausbuchtung des
　　　III. Ventrikels 20mal,
　　Kinder im 1. Lebensjahre 5mal,
　　Kinder im Alter von 1—10 Jahre 6mal,
　　Patienten über 10 Jahren 27mal
IV. Sehstörungen ohne ophthalmoskopischen Befund . . 16 Fälle.
　　　Darunter 4 Sektionen.
　　Kinder im 1. Lebensjahre 5mal,
　　Kinder vom 1.—10. Lebensjahre 3mal,
　　Patienten älter als 10 Jahre 8mal,
　　Heilungen bzw. Besserungen 10mal,
　　　(Durch Lumbalpunktion 3mal, Ventrikelpunktion bzw.
　　Trepanation 4mal, Abfluß von Flüssigkeit durch die Nase 1mal,
　　spontan 2mal, antisyphilitische Behandlung 1mal.)

V. Retinalbefunde . . . . 8 Fälle.
VI. Mit Mikrophthalmus bzw. Mikrophthalmus mit Lidbulbus-
    zysten . . . . 3 „
VII. Abduzensbeteiligung . . . . 26 „
    (4mal doppelseitig.)
VIII. Okulomotoriusbeteiligung . . . . 11 „
    (durchweg einseitig.)
IX. Blicklähmungen . . . . 8 „
    (2 Sektionen.)
    Blicklähmung nach oben 4mal,
    Blicklähmung nach oben und unten 2mal,
    Blicklähmung in seitlicher Richtung 1mal,
    Blicklähmung, Déviation conjuguée . . . . 1 mal,
X. Nystagmus . . . . 25 Fälle,
    (4 Sektionen.)
    Kompliziert mit Augenmuskelparesen 5mal,
    Kompliziert mit Optikusanomalien 6mal,
XI. Pupillenanomalien . . . . 12 Fälle.
    Darunter Pupillenstarre 5mal (davon 4mal mit Amaurose.)
XII. Exophthalmus . . . . 12 „
    Darunter 3mal mit direkter Usur der oberen Orbitalwand
      „ 9mal mit Verdrängung der oberen Orbitalwand.

Demnach ist das häufigste Augensymptom bei Meningitis und Hydrozephalus
die doppelseitige Stauungspapille. Die statistischen Angaben der einzelnen
Autoren über die absolute Häufigkeit dieses Symptomes lauten sehr verschieden:

Quincke sah in 22 Fällen 5mal Stauungspapille,
Levi   4   „   2 „   „
Bock   5   „   1 „   „
Riebold   6   „   3 „   „
Gerhardt   3   „   3 „   „
           40   14

Man würde sie also etwa in einem Drittel der Fälle durchschnittlich erwarten können.

Kommt es zum spontanen Abfluß von Zerebrospinalflüssigkeit durch die Nase, so kommt eine Stauungspapille nicht zur Ausbildung,
und war sie schon vorhanden, so bildet sie sich bald zurück.

Etwas weniger häufig als Stauungspapille findet sich Neuritis optici spl.;
dementsprechend war der zerebrale Prozeß weniger akut als dort.

Noch etwas weniger häufig als Stauungspapille und Neuritis optici ist die
einfache Atrophie. Die mit diesem Augensymptom komplizierten Fälle sind
die chronischsten und quoad vitam ungünstigsten. Meist handelt es sich um
Druckatrophie der Optici durch den ausgedehnten III. Ventrikel. Sehr wohl
kann sich aber auch aus einer Stauungspapille oder Neuritis optici eine anscheinend einfache (nicht neuritische) Atrophie entwickeln, da es sich hier um
Prozesse handelt, die sich oft in frühester Jugend abspielen, wo eine Rückbildung aller entzündlichen Erscheinungen öfter zu beobachten ist. Von allen
intrakraniellen Erkrankungen ist der Hydrocephalus internus diejenige Krankheit, die am öftesten zur einfachen Optikusatrophie Veranlassung gibt, dabei
ist die Sehstörung meist eine hochgradige und oft tritt Erblindung ein.

Die Erkrankung der optischen Leitungsbahnen bei Meningitis und Hydrozephalus lehrt demnach folgendes: Je akuter die Hirndrucksteigerung
auftritt, um so häufiger ist die Stauungspapille, um so größer
ist die Gefahr quoad visum, um so besser ist aber vielleicht die

Prognose quoad vitam. Je chronischer der Prozeß ist, um so langsamer werden die optischen Leitungsbahnen in der Form der Neuritis optici oder der einfachen Atrophie befallen, um so schlechter ist aber die Prognose betreffs des Lebens. Besonders aus der ersten Gruppe der akuten Formen bleiben also die erblindeten Patienten übrig, deren Erblindung sich oft durch rechtzeitigen Eingriff hätte vermeiden lassen, traten doch nach Uhthoffs Tabelle von 15 Heilungen 4 spontan ein. In Frage kommt zunächst die Lumbalpunktion, etwa alle drei Tage wiederholt, dann Ventrikelpunktion, Balkenstich, Trepanation. Auch selbst habe ich mehrfach Heilungen doppelseitiger Stauungspapille durch Lumbalpunktion in Verbindung mit Inunktionen und Tuberkulinkur gesehen, wobei freilich die Diagnose nur eine klinische bleiben mußte und es bis zum gewissen Grade willkürlich ist, welcher therapeutischen Maßnahme man den günstigen Einfluß zuschreiben wollte, falls man die Heilung nicht als spontane ansehen will. In einem Falle wurde 7 Jahre später multiple Sklerose manifest.

Auch bei den Sehstörungen ohne ophthalmoskopischen Befund ist wohl meist ein Druck von seiten des ausgedehnten III. Ventrikels anzunehmen, zumal die Lichtreaktion der Pupillen meist schwer geschädigt ist. Ferner können aber auch die primären optischen Ganglien durch Hydrops des III. Ventrikels, endlich die Okzipitallappen durch Hydrops der Seitenventrikel leiden.

Über die Störungen im Bereich der äußeren Augenmuskeln ist nichts Besonderes zu sagen, auffallend ist nur die relativ häufige Blicklähmung (besonders die Hebungslähmung: corp. quadrig.).

Was nun den Exophthalmus anbetrifft, so ist er stets doppelseitig und mit Verlagerung des Bulbus nach unten kombiniert. Die Augen sehen mit Mühe über das untere Lid hinüber und drängen dieses vor. Bedingt ist dieses eigenartige und sehr charakteristische Symptom dadurch, daß der Hydrops der Seitenventrikel die Orbitaldächer eindrückt, wobei es ja gar nicht selten zu Usuren des Orbitaldaches kommt. Auch zu Luxatio bulbi kann der Exophthalmus führen.

Erkrankungen der Vierhügel und Zirbeldrüse.

In Uhthoffs Zusammenstellung von 88 Fällen betreffen

Vier- hügel	Tuberkulose	20	} 55
	Gliom und Gliosarkom, Sarkom	22	
	Lipom	3	
	Gumma u. a. je 1	10	
	Erweichung	7	} 11
	Verletzung, sklerotischer Herd, Blutung, Abszeß je 1	4	
Zirbel- drüse	Gliom, Sarkom, Gliosarkom	12	} 22
	Karzinom	2	
	sonstige „Tumoren"	8	
		88.	

Ganz überwiegend steht also der **Tumor**, besonders Gliosarkom und Tuberkulose, voran. Dementsprechend häufig ist die Komplikation mit Stauungspapille, fast ebenso oft auch Neuritis optici, seltener neuritischer Atrophie, zusammen in drei Viertel aller Fälle, wobei ursächlich wohl meist die Kompression des Aquäduktus in Frage kommt. Sehstörungen ohne ophthalmoskopischen Befund sind selten; nicht anzuerkennen ist die Entstehung von Hemianopsien durch Affektionen, die sich auf die Corpora quadr.

und Zirbeldrüse beschränken. Noch häufiger als Optikusveränderungen sind
Beteiligung der äußeren Augenmuskeln, im besonderen des III.

Am eigenartigsten und charakteristischsten für Affektionen
der Corpora quadr. tritt das Symptom der Lähmung der Blickhebung und Blicksenkung ein, das sich in ca. einem Fünftel der Fälle
findet, wobei es sich meist um Tumoren handelte. Dabei ist zu bemerken,

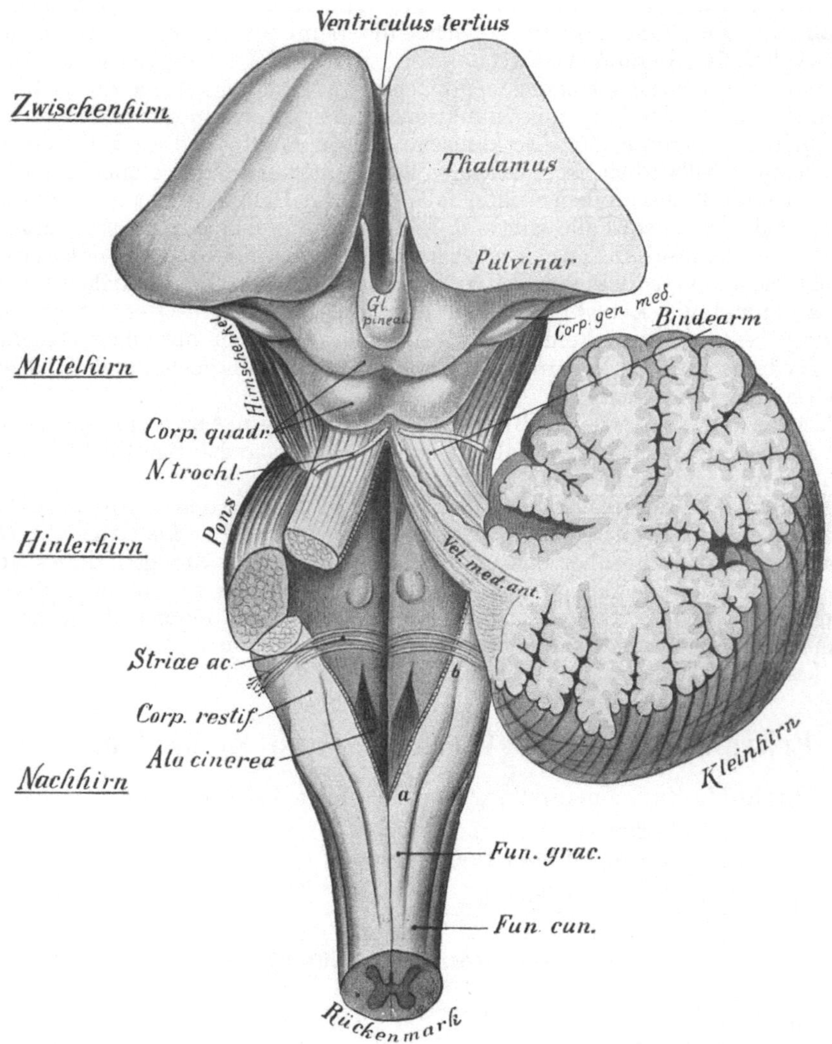

Abb. 215. Hirnstamm (von hinten). (Nach Knoblauch.)

daß im wesentlichen einseitige Vierhügelläsion den Blick beider Augen nach
oben und unten zu beeinträchtigen vermag. In einigen Fällen beschränkte sich
die Läsion auf das hintere Vierhügelpaar. Die Blicklähmung nach oben und
unten nur durch III-Lähmung erklären zu wollen, geht nach Uhthoff nicht
an, vielmehr scheint ein besonderes Koordinationszentrum für die vertikalen
Blickbewegungen in den Vierhügel selbst angenommen werden zu müssen.

Etwas seltener ist das genannte Symptom bei der Erkrankung der Zirbel-drüse (ein Sechstel der Fälle).

Auch doppelseitige III-Parese, isolierte Ptosis dpl., seltener das Bild der Ophthalmoplegia externa ist mehrfach konstatiert worden. Erheblich seltener als der III. ist der IV. (in ca. einem Sechstel der Fälle) betroffen und noch wesentlich seltener der VI. Hirnnerv.

Gegenüber der Lähmung der vertikalen Augenbewegungen tritt das Bild der seitlichen Blicklähmung durchaus zurück (s. Pons).

Die Pupillenanomalien bei Vierhügel- und Zirbeldrüsenerkrankungen haben nichts Charakteristisches an sich: sie erklären sich einerseits als bedingt durch die Affektion der optischen Leitungsbahnen, andererseits als Teilerschei-nungen der häufigen III-Beeinträchtigung.

Die reflektorische Pupillenstarre im Sinne Argyll-Robertson gehört nicht zu dem Symptom dieser Gegend.

Nystagmus fand sich in ca. einem Achtel der Fälle und ist hier etwas häufiger als bei sonstigen Hirnerkrankungen.

Der Fazialis war in ca. einem Viertel der Fälle beteiligt, meist nur der Mund- fazialis, gelegentlich mit gleichseitiger Hemiplegie. In diesen Fällen ist also der Prozeß schon über den Bereich der Vierhügel fortgeschritten.

Der Trigeminus ist nicht beteiligt.

Nach Bruns ist charakteristisch für Vierhügelaffektion das primäre Auftreten von Augenmuskellähmung, besonders der III. und ganz besonders der Blickhebung und -senkung mit sekun-därer Ataxie, Zittern und choreatischen Bewegungen.

Treten solche Koordinationsstörungen aber primär auf und schließen sich Augenmuskellähmungen sekundär an, so spricht das für Kleinhirnaffek-tionen.

Erkrankungen des Hirnschenkel.

In den von Uhthoff zusammengestellten 76 Fällen von autoptisch fest-gestellten isolierten Hirnschenkelaffektionen waren bedingt durch

Tuberkulose	30
Erweichung und Blutung	32
Tumoren	12
Zyste, Verletzung je 1 =	2
	76.

Das hier im Vordergrund stehende Symptom ist das der III-Parese mit gekreuzter Körperhalbseitenlähmung, Hemiplegia alternans superior, Weberscher Symptomenkomplex. In 63 von 76 Fällen zu kon-statieren! Demgegenüber versteht man unter dem Benediktischen Sym-ptom das Zusammentreffen einer III-Parese mit Zittern der gegen-überliegenden Körperhälfte. Die beiden Symptomenkomplexe sprechen also für gleiche Lokalisation einer verschieden intensiv wirkenden Noxe im Hirnschenkelfuß. Eine Körperparese ohne III-Parese fand sich in den 76 Fällen 14mal, also relativ selten gegenüber obigen Zahlen, noch erheblich seltener ist die III-Parese ohne Körperparese.

Die Körperparese bestand meist in Hemiplegie (Hemitremor, Hemiatetose) und Hemianästhesie, seltener allein in motorischen, noch seltener allein in sen-siblen halbseitigen Störungen.

Waren auch der VII. bis XII. beteiligt, so waren diese es auf der Seite der Körperlähmung, da ihre Bahnen noch vor der Kreuzung betroffen werden, nicht wie die der III. im zweiten Neuron. Da sich bei Fazialisbeteiligung doch stets nur die unteren Äste befallen zeigten, so wurde das Symptom des Lagophthalmus durchweg vermißt.

Bei Sitz des Herdes in der Hirnschenkelhaube können III-Parese mit gekreuzter Hemianästhesie isoliert zur Beobachtung kommen und bei primärem Sitz in der Schleife III-Parese mit gekreuzter Ataxie.

Die III-Parese betrifft meist alle zum III. gehörigen Nervenfasern gleichmäßig (in 38 von 76 Fällen), seltener (12mal) blieb die innere Augenmuskulatur verschont. Möglich ist dieses durch faszikulären Sitz der Affektion, wo die für äußere und innere Augenmuskulatur bestimmten Nervenfasern noch getrennt verlaufen.

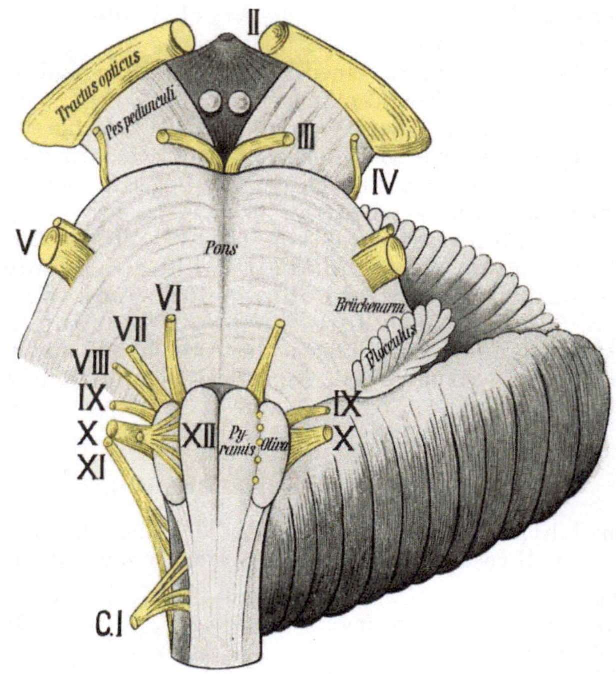

Abb. 216.   Hirnstamm von vorn (nach Knoblauch).

Eine isolierte Ophthalmoplegia interna mit gekreuzter Körperlähmung scheint nicht beobachtet zu sein.

Doppelseitig war die III-Parese nur in 10 von 76 Fällen, da dieses Symptom mehr für basiläre Affektion (Lues!) spricht: Gumma des Trigonum intercrurale.

So charakteristisch der Weber-Benedictsche Symptomkomplex auch für Pedunkulusaffektion ist, so ist doch nicht zu vergessen, daß er auch auf andere Weise zustande kommen kann: So kann z. B. ein Großhirntumor die große Pyramidenbahn in der Capsula interna schädigen und als lokales Drucksymptom eine III-Parese bedingen (basiläres Drucksymptom). Auch als Fernsymptom oder infolge der allgemeinen Hirndrucksteigerung kann eine III-, häufiger noch eine VI-Parese entstehen und so einen Pedunculus- oder Ponsherd vortäuschen. Auch ein Schläfenlappenabszeß kann Hemisymptome mit gekreuzter III- (oder VI-)Parese bedingen.

Bei Fehlen von Hirndrucksymptomen verliert diese Möglichkeit an Wahrscheinlichkeit.

Nystagmus kommt bei Pedunculusaffektionen nicht in Frage.

Affektionen der optischen Leitungsbahnen kamen in den 76 Fällen nur 11mal zur Beobachtung: Neuritis optici oder Stauungspapille nur in einem Zehntel der Fälle! Auch hier immer noch, wenn vorhanden, für Tumor oder Tuberkulose sprechend. Betreffs der Pupillen ist dasselbe zu sagen wie bei der Affektion der Vierhügel und Hypophyse, sie sind nur Teilerscheinungen der häufigen III-Parese oder reflektorisch bedingt durch Schädigung der optischen Leitungsbahn. Die reflektorische Pupillenstarre im Sinne A. Robertson ist kein Pedunkulussymptom.

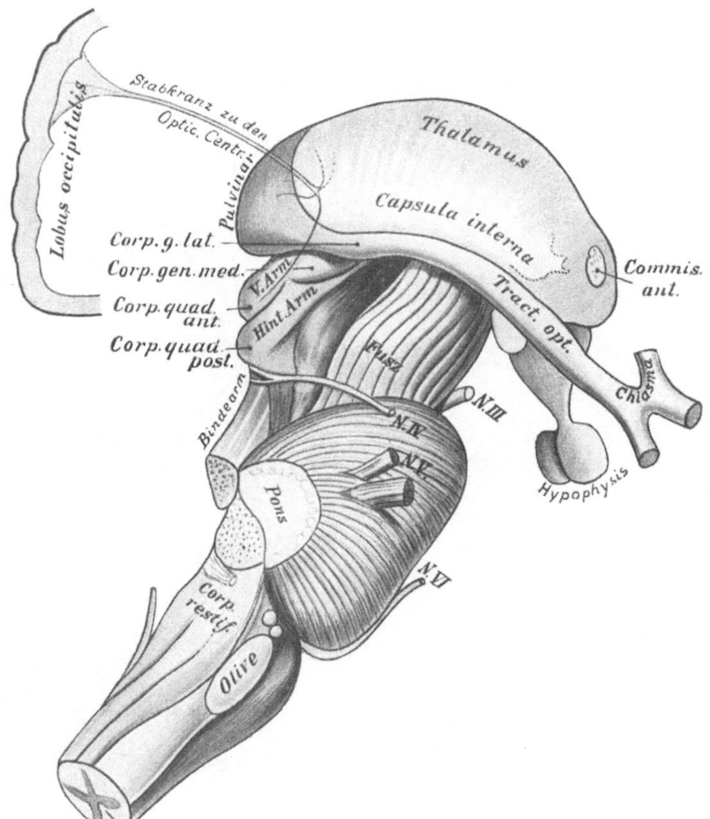

Abb. 217. Hirnstamm von der Seite (nach Knoblauch).

Akustikustumoren.

Die Akustikustumoren — Neurome, Fibrome, Sarkome, Gliome oder Mischgeschwülste — die sich im Kleinhirnbrückenwinkel in mehr oder weniger lockerem Zusammenhang mit dem Akustikus, seltener Fazialis, entwickeln, manifestieren sich, abgesehen von der Hörstörung, in 90 % durch Stauungspapille, Neuritis optici oder neuritischer Atrophie. Ein Akustikustumor ohne Sehnervenveränderung ist also geradezu eine Seltenheit. Am häufigsten ist die doppelseitige Stauungspapille. In einem Viertel aller

Fälle war der Abduzens beteiligt, und zwar ebenso oft doppelseitig wie einseitig. Die Abduzensbeteiligung braucht nicht immer Lokalsymptom zu sein, sondern kann auch durch die Hirndrucksteigerung bedingt sein.

Blicklähmungen, III- und VI-Parese fehlen fast durchgängig, was differentialdiagnostisch gegenüber der Affektion der Vierhügel (Lähmung der vertikalen Augenbewegungen), der Pedunkuli und des Pons (Lähmung der seitlichen Augenbewegungen) wichtig ist.

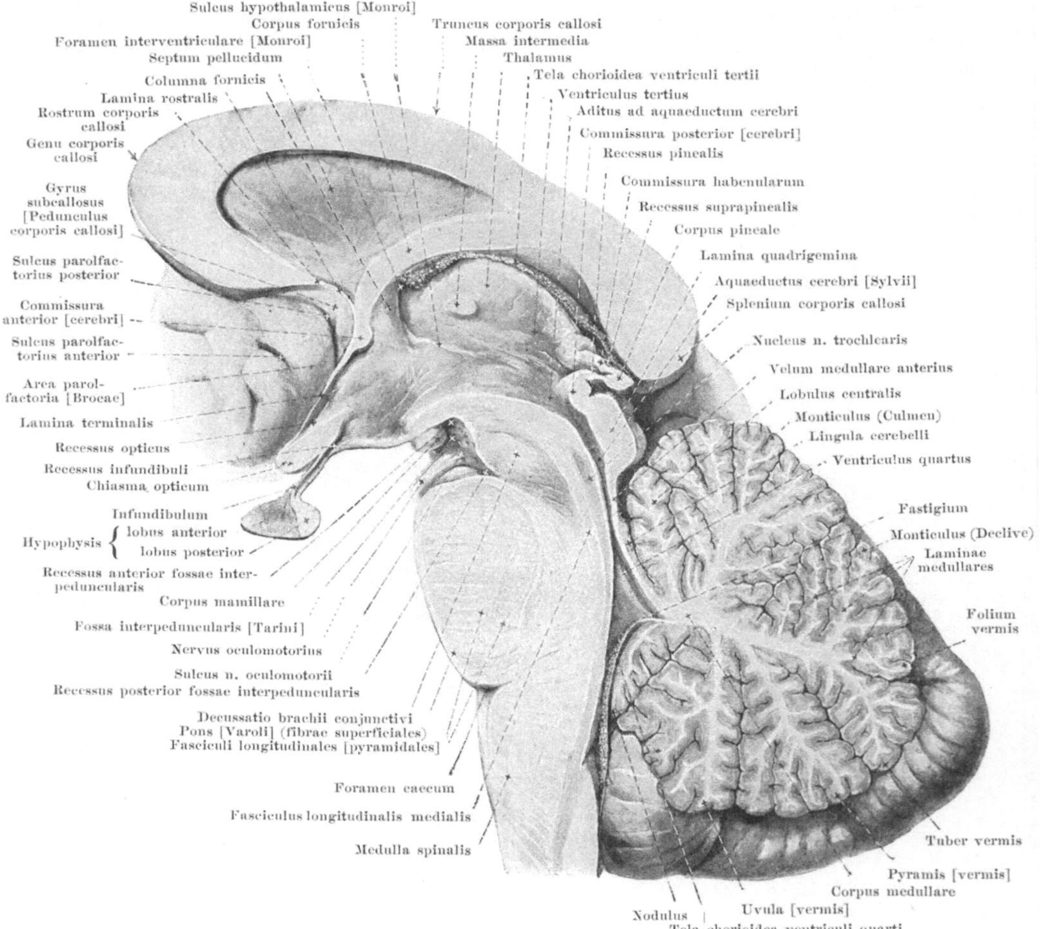

Abb. 218. Medianschnitt der zentralen Hirnganglien mit dem Chiasma und der Hypophysis. (Nach Spalteholz.)

Häufiger ist der Nystagmus, der auf Kleinhirn- und Labyrinthreizung hindeutet; er fand sich in einem Drittel aller Fälle.

Die Pupillen bieten keine charakteristischen Veränderungen.

Der Fazialis ist in der Hälfte aller Fälle beteiligt, und zwar als totale Lähmung in allen Ästen, aber nicht kombiniert mit gekreuzter Körperparese wie bei Ponstumor. Der Trigeminus war etwa in einem Viertel aller Fälle, meist nicht hochgradig, geschädigt, Keratitis neuroparalytica scheint dabei nicht vorzukommen.

In differentialdiagnostischer Beziehung gegenüber den Tumoren des Kleinhirnes, des Pons, der Basis und der hinteren Schädelgrube ist nach den Autoren (besonders Hartmann) hervorzuheben:

Daß ausgesprochene Kleinhirnerscheinungen (zerebellare Ataxie, Schwindel, Kopfschmerzen, Erbrechen usw.), die längere Zeit ohne weitere Herderscheinungen bestehen, die sich mit Stauungspapille und Augenmuskellähmungen nukleären Charakters, aber geringgradigen Hörstörungen, kombinieren, in erster Linie auf Kleinhirntumoren deuten.

Ausgesprochene alternierende, schwere Hemiplegie mit Lähmung des Abducens, Fazialis oder Akustikus, besonders aber mit der assoziierten seitlichen Blicklähmung nach der gelähmten Seite in frühen Krankheitsstadien weisen auf Tumoren in dem Pons selbst hin. Bei den sog. Akustikustumoren treten Augenmuskelparesen (eigentlich nur Abduzensparese, gelegentlich assoziierte Blickparese) und Hemiparesen viel seltener, gewöhnlich als Späterscheinung und in unvollkommener Weise auf, während die Hörstörung früh in die Erscheinung tritt, oft zu einseitiger Taubheit, gelegentlich auch zu doppelseitiger Hörstörung führt.

Bei den basalen Prozessen liegt häufig eine ausgedehnte Affektion basaler Hirnnerven, oft doppeltseitig, vor, was bei den Akustikustumoren nicht in der Weise der Fall ist.

Ponserkrankungen.

178 von Uhthoff zusammengestellte Sektionsbefunde ergaben:

Tuberkulose	75
Gliom und Sarkom	66
Gumma	12
Karzinom	2
Sonstige „Tumoren"	22

Das häufigste Augensymptom bei **Ponstumor** ist die Abduzensparese, das charakteristischste die seitliche Blicklähmung, d. h. die Kombination einer Abduzensparese mit Internusparese der anderen Seite. Die Abduzensparese findet sich in vier Fünfteln, die seitliche Blicklähmung in einem Drittel aller Fälle. Während die seitliche Blicklähmung ein ganz ausgesprochenes Ponssymptom ist, wird die Abduzensparese dies erst durch ihre Vergesellschaftung mit anderen Hirnnervenlähmungen in erster Linie dem VII., sehr viel seltener dem III. bis V. oder VIII bis XII.

Charakteristisch ist ferner die häufige Kombination mit kontralateraler Hemiplegie, Hemianästhesie usw. Wird dieser Symptomkomplex auch meist durch Ponsherd bedingt sein, so ist doch nicht zu vergessen, daß er sich gelegentlich auch anders erklären kann. So kann z. B. ein Schläfenlappentumor auf die rechte Brückenhälfte und den Hirnschenkel drücken und so linksseitige Hemiplegie mit rechtsseitiger VI-, VII- usw. Lähmung bedingen (s. S. 482 unten).

Eine seitliche Ablenkung der Augen ist bei der seitlichen Blicklähmung durchaus nicht konstant vorhanden, sie kommt aber vor und ist dann wohl meist als Lähmung, sehr viel seltener als Reizsymptom aufzufassen. Sind die Rechtswender (rechter Rectus externus, linker Rectus internus) gelähmt, so würden die Linkswender das Übergewicht erhalten und die Augen nach links stellen: Sie würden also, wenn mit Lähmung zu rechnen ist, „vom Herd wegsehen", während sie bei einem Reizzustand in den Linkswenden den „Herd ansehen" würden (umgekehrt wie beim Großhirn, wo die Augen bei Lähmung der linkshirnigen Rechtswender den Herd ansehen, bei Reizung der rechtshirnigen Linkswender vom Herd wegsehen). Für die genauere Ortsbestimmung der etwa in der Höhe des VI. Kernes zu lokalisierenden seitlichen Blicklähmung kommen eine Reihe autoptischer Befunde in Betracht, die auf das hintere Längsbündel zwischen VI und III hindeuten.

Es scheinen die Bahnen für die Rechtswendung des Blickes mit der Pyramidenbahn aus dem linken Hirn durch die Brücke zunächst bis zu dem rechten Abduzenskern zu gehen: von hier durch das hintere Längsbündel zum Kern der zum linken Rectus internus gehenden III-Fasern, die wir im gleichseitigen oder gekreuzten Kern zu suchen haben. Durch einen etwa in der Ponsmitte gelegenen Herd könnte demnach die doppelseitige seitliche Blicklähmung erklärt

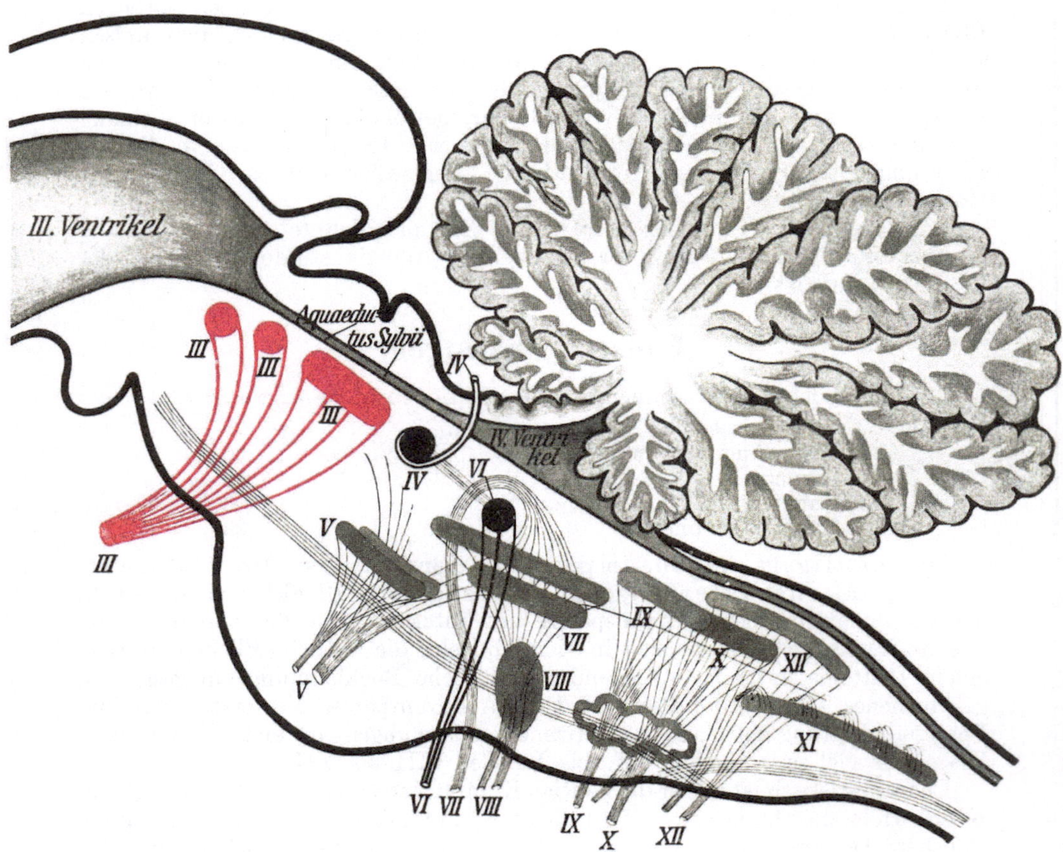

Abb. 219.   Hirnstamm (schematisch) nach Knoblauch, zu Hirnkrankheiten.

werden. Wie für die Abduzensparese, so ist auch für die seitliche Blicklähmung die Kombination mit gekreuzter Hemiplegie besonders charakteristisch im Sinne eines Ponssymptomes.

Wie die Abduzensparese kombiniert sich auch die seitliche Blicklähmung gern mit VII-, sehr viel seltener mit III- bis V- oder VIII- bis XII-Lähmung.

„Vergesellschaftet sich mit der seitlichen Blicklähmung bei Ponserkrankung eine Drehung des Kopfes, so erfolgt dieselbe durchweg nach der der Blicklähmung entgegengesetzten Richtung. Es beruht diese Kopfdrehung nach der dem Herde gegenüberliegenden Seite auf intrapontiner Lähmung der in Betracht kommenden Willkürbahn zum Akzessoriuskern und den motorischen Nervenkernen der obersten Halsnerven nach ihrer Kreuzung, welche im vorderen Teil des Pons erfolgt. So wie schon meines Erachtens eine konjugierte Abweichung der Augen nach der Seite des Ponsherdes lediglich als Reizerscheinung (ohne Lähmung) ein sehr seltenes Vorkommen ist, so dürfte das auch bei Deviation des Kopfes bei Ponserkrankungen der Fall sein. Immerhin ist die Möglichkeit einer Kopfdrehung nach der dem Ponsherd gleichen Seite (als Reizsymptom) nicht in Abrede zu stellen; Hunius sagt in dieser Hinsicht: „Ich würde in einem Falle, wo während des Bestehens halbseitiger Konvulsionen Kopf und Augen nach der nicht konvulsivischen Seite krampfhaft deviieren, die Diagnose auf den Sitz der Reizursache in der Brücke stellen.“ Im ganzen aber ist ja mit krampfartigen halbseitigen Reizerscheinungen bei Ponserkrankungen und besonders bei stationären Ausfallsherden und langsam wachsenden Ponstumoren wenig zu rechnen, und meist handelt es sich um Lähmungssymptome“ (Uhthoff).

Die III-Parese findet sich bei Ponsherden sehr viel seltener als bei Pedunkulusaffektionen und deutet dann immer auf aszendierenden Prozeß. Oft ist sie nur partiell, kann sich einzig in gekreuzter Ptosis äußern.

Entsprechend ist die Lähmung der Blickbewegung nach oben und unten zu bewerten; sie ist kein Ponssymptom, sondern deutet, wenn bei Ponserkrankung auftretend, auf Beteiligung der Vierhügel.

Der Fazialis ist in der Hälfte aller Ponstumoren befallen, und zwar in allen seinen Ästen (Stammaffektion). In etwa einem Viertel aller Fälle von Ponstumoren kombiniert er sich mit gekreuzter Hemiplegie, sehr häufig tritt dann auch die Abduzens- oder die seitliche Blicklähmung hinzu, sehr viel seltener und in folgender Skala an Häufigkeit abnehmend: Trigeminus, Akustikus, Hypoplossus, Okulomotorius. Während die Kombination einer VII- und VI-Parese nicht unbedingt Ponssymptome zu sein braucht, sondern auch basilär, z. B. durch Basisfraktur, bedingt sein kann, ist die Kombination einer VII-Parese mit seitlicher Blicklähmung ein eindeutiges Ponssymptom, ob mit oder ohne Hemiplegie. Auch Fazialislähmung auf der gleichen Körperhälfte mit der Hemiplegie ist als Ponssymptom beobachtet, und zwar bei multiplen Herden oder falls der Herd sehr weit vorn, oberhalb der in der Ponsmitte stattfindenden Fazialiskreuzung liegt, oder endlich bei großer Ausdehnung des Ponsherdes von der einen Seite, wo er die Hemiplegie verursacht bis zur anderen, wo er die Fazialisparese bedingt.

Der Trigeminus ist etwas seltener als VI und VII betroffen, meist aber mit anderen Hirnnerven zusammen, nicht isoliert. Die Trigeminusaffektion ist meist eine partielle. Auch kann die Trigeminusstörung in selteneren Fällen mit der Hemiplegie gleichseitig sein. Seltener ist Beteiligung der motorischen Portion. Keratitis neuroparalytica ist relativ häufig dabei beobachtet, meist aber bei gleichzeitiger Fazialisparese, so daß wohl öfter Keratitis e lagophthalmo in Frage kommt. Besonders häufig findet sich Keratitis neuroparalytica, wenn der Ponstumor auf das Ganglion Gasseri übergreift, prinzipiell wichtig ist aber nach Wilbrand und Saenger, „daß klinisch von allen Stellen im Verlaufe des Nervwurzelkernapparates des Trigeminus durch Erkrankungsherde eine Keratitis neuroparalytica hervorgerufen worden ist.“

Die optischen Leitungsbahnen sind in einem Drittel aller Fälle beteiligt, und zwar ein Neuntel in Form der typischen Stauungspapille, in einem zweiten Neuntel in Form der Neuritis optici und in einem dritten Neuntel durch Optikusatrophie. Über Retinalbeteiligung und andere Sehstörungen liegen nur mehr oder weniger unklare und aus älterer Zeit stammende Angaben vor. Bei dem Tuberkulom fand sich die Neuritis optici spl. etwas häufiger, bei dem Gliosarkom dagegen die Stauungspapille.

Das Verhalten der Pupillen bietet nichts Charakteristisches. Ebensowenig ist der Nystagmus ein Ponssymptom.

Seinen 178 Fällen von Ponstumor stellt Uhthoff 51 **anderweitige Pons-erkrankungen** gegenüber, und zwar

> 19 mal Blutungen,
> 18mal enzephalitische Herde resp. Thrombosen,
> 12mal Abszesse,
> 2mal multiple Sklerose.

Die Kombination der Symptome wiederholte sich hier ähnlich wie beim Ponstumor, nur war ihre Entwicklung naturgemäß keine allmähliche, sondern schnelle, ja oft plötzliche. Die Optikusveränderungen waren hier etwas seltener, traten nur etwa in einem Zehntel der Fälle auf und beschränkten sich fast ausschließlich auf Neuritis optici resp. Stauungspapille bei Ponsabszeß.

Den intrapontinen Tumoren stellt Uhthoff eine Serie von **Tumoren des IV. Ventrikels** gegenüber.

> 15 Gliome,
> 8 Tuberkulome,
> 7 Sarkome,
> 6 Papillome,
> 5 Karzinome,
> 2 Fibrome,
> 2 Angiome,
> 1 Zyste,
> 16 „Tumoren",
> ______
> 62.

Er konstatiert, daß alle die für Ponstumoren als besonders charakteristisch geschilderten Symptomenkomplexe motorischer Natur hier sehr viel seltener vorkommen, daß hingegen Stauungspapille und Neuritis optici sowie neuritische Atrophie und Sehstörungen ohne Befund etwa in der Hälfte der Fälle, also deutlich häufiger als bei Ponstumor, aber noch seltener als beim Hirntumor, vorkommen.

Der Zystizerkus des IV. Ventrikels schließt sich in seinen Symptomen völlig den Tumoren derselben Gegend an, insofern er wenig eigentliche Ponssymptome, in der Hälfte der Fälle aber Sehnervenveränderungen, meist Stauungspapille oder Neuritis optici bedingt. Hydrocephalus internus scheint auch hier meist das Bindeglied darzustellen (Verlegung des Aquaeductes).

Ophthalmoplegie.

Unter Ophthalmoplegia ist zu verstehen eine doppelseitige Augenmuskel-lähmung, besonders wenn sie von verschiedenen Augennerven versorgte Muskeln betrifft, aber auch eine einseitige, wenn sie verschiedene Augenbewegungsnerven befällt. Nicht zu den Ophthalmoplegien rechnet man im allgemeinen die doppelseitige VI- oder III-Parese, nicht die doppelseitige Ptosis und ebensowenig die ein- oder doppelseitige Ophthalmoplegia interna. Ferner nicht die reinen assoziierten (Blick-) und dissoziierten (Konvergenz- und Divergenz-) Lähmungen. Klinisch unterscheidet man die akuten und subakuten von den chronischen und meist progressiven.

Ophthalmoplegia acuta und subacuta.

Die akuten und subakuten sind zunächst durch drei toxische Noxen erklärt: Alkohol, Blei, Botulismus.

Die durch Alkohol bedingte Ophthalmoplegie tritt meist in der klinischen Form der Polioencephalitis superior haemorrhagica (Wernicke) auf: Ptosis, Ophthalmoplegia externa, mehr oder weniger vollständig, Verschonung der inneren Augenmuskeln. Die Prognose quoad vitam ist ziemlich schlecht, Exitus letalis in 8—14 Tagen, seltener auch erst nach Wochen oder Monaten, noch seltener Heilung. Optikusveränderungen gehören nicht zur akuten Krankheit, wenn auch einige Male Neuritis optici mit Retinalblutungen beobachtet ist; was aber oft auf den chronischen Alkoholismus zurückzuführen ist: so besonders auch die temporale Abblassung (s. S. 266).

Demgegenüber ist bei der durch Blei bedingten Ophthalmoplegie meist die innere Augenmuskulatur mitbeteiligt und häufiger findet sich auch Neuritis optici (s. auch S. 276).

Endlich bei dem Botulismus ist hauptsächlich und in erster Linie die innere Augenmuskulatur betroffen, besonders die Akkommodation, wohingegen die Pupillen eher schon relativ normal bleiben oder wenn mitbefallen, sich schneller erholen können. Außerdem findet sich oft Ptosis und Parese aller übrigen äußeren Augenmuskeln.

Die optischen Leitungsbahnen zeigen kaum je Veränderungen (s. S. 279).

Die akuten und subakuten Ophthalmoplegien sind ferner durch Infektionen bedingt: Diphtherie und Influenza. Sehen wir ab von der postdiphtherischen Akkommodationsparese, von der doppelseitigen Abduzensparese, so sind postdiphtherische Ophthalmoplegien sehr seltene Dinge: auf 200—300 Fälle von Akkommodationsparesen dürfte noch kaum ein Fall von Ophthalmoplegia externa kommen. Das erste ist auch in diesen Fällen die Akkommodationslähmung mit normalen Pupillen, daran schließen sich dann die äußeren Augenmuskeln unter Vorantritt der Ptosis.

Ursächlich können vermutlich sowohl Kernläsion wie periphere Nervendegeneration in Frage kommen.

Noch seltener als die postdiphtherische ist die durch Influenza bedingte Ophthalmoplegie, sie kann der durch Diphtherie bedingten völlig gleichen, aber auch insofern von jener abweichen als sie einseitig bleiben kann und insofern als außer der Akkommodation die Pupillen mehr oder weniger beteiligt werden können. Die Grippeepidemien 1918—1919 haben mehrfach Ophthalmoplegien vom schweren Typ bis zur Encephalitis lethargica im Gefolge gehabt.

Die akute Ophthalmoplegie kann auch traumatisch bedingt sein, wenn durch Schädeltrauma Blutungen und Erweichungsherde in den Kernpartien gesetzt werden, sehr viel häufiger ist sie aber bei den Kopftraumen durch Basisfraktur mit Zerreissung oder Einreißung der Nervenstämme an der Basis zu erklären.

Die akute Ophthalmoplegie bleibt endlich in einer Reihe von Fällen ätiologisch unklar, solche Ophthalmoplegien können dauernd isoliert bleiben und in Heilung übergehen, fast ebenso oft komplizieren sie sich aber im weiteren Verlauf mit Lähmung einer oder mehrerer vom VII—XII Hirnnerven und bieten, wenn sie zur Autopsie gelangen, das Bild der Polioenzephalomyelitis oder apoplektischer Erweichungsherde.

Die Ophthalmoplegia chronica (progressiva).

Die chronische progressive Ophthalmoplegie bleibt nur in einem Siebentel aller Fälle (Uhthoff hat 211 solcher Fälle zusammengestellt) ohne weitere Komplikationen von seiten des Nervensystems. Die Regel ist eine langsame progressive Zunahme der Beweglichkeitsstörung bei relativ jugendlichen Individuen des ersten, seltener des zweiten oder dritten Lebensjahrzehntes.

Remissionen, selbst leichtere Besserungen, sind nicht selten. Da die Störung fast stets doppelseitig ist, fehlt oft Diplopie. Die innere Augenmuskulatur bleibt intakt und reflektorische Pupillenstarre gehört nicht zum Krankheitsbilde. Die Ptosis ist mäßigen Grades. In einem Fünftel aller Fälle beteiligt sich der Fazialis an dem Prozeß, ohne daß deshalb weitere Komplikationen zu erwarten stünden. Die optischen Leitungsbahnen bleiben intakt. Ätiologisch kann gelegentlich Lues in Frage kommen.

In etwa der Hälfte der Fälle kompliziert sich die progressive chronische Ophthalmoplegie mit Tabes, Taboparalyse, Paralyse. Sie kann diesen Krankheiten um Jahre vorausgehen, hat aber nicht den Charakter des Kommens und Gehens, wie die VI- und III-Parese, sondern ist meist ein mehr konstantes progressives Symptom. In etwa 2% aller Tabesfälle findet sich diese Form der Ophthalmoplegie.

Etwa ein Drittel dieser Tabesfälle mit Ophthalmoplegie kompliziert sich mit progressiver Optikusatrophie. Letztere ist also bei den mit Ophthalmoplegie komplizierten Tabesfällen sehr viel häufiger als bei den Tabesfällen ohne Ophthalmoplegie (10—15%). Die Kombination von progressiver Optikusatrophie mit Ophthalmoplegie rechtfertigt schon fast die Diagnose Tabes oder Taboparalyse. Wichtig ist dabei die Differentialdiagnose zwischen progressiver tabischer und partieller Optikusatrophie (z. B. alkoholischer). Eine partielle Optikusatrophie (bei Intoxikationsamblyopie) kombiniert mit subakuter Ophthalmoplegie kann sich sehr wohl durch Alkoholismus erklären.

Über die Hälfte der Fälle kompliziert sich mit Pupillenstörungen (Starre bei Licht und Starre bei Licht und Konvergenz) und noch ein weiteres Viertel mit Lähmung der Pupillen und Akkommodation. 75—80% zeigen also Pupillenstörungen. Die Kombination von Ophthalmoplegia interna, progressiver Optikusatrophie und Pupillenstörungen sichert die Diagnose Tabes resp. Taboparalyse. Relativ selten beteiligt sich der Fazialis (nicht partiell), der sensible Trigeminus (doch ohne zur Keratitis neuroparalytica zu führen), selten treten eigentliche Bulbärsymptome auf.

Die chronische progressive Ophthalmoplegia kann sich (in etwa einem Fünftel der Fälle) mit Bulbärsymptomen kombinieren, was also mehr gegen als für das Auftreten der Tabes sprechen würde, und zwar können sich allein Bulbärsymptome oder solche nebst Vorderhornsymptomen oder endlich Kleinhirnsymptome allein zur Ophthalmoplegie hinzugesellen.

Als Bulbärsymptome in diesem Sinne wären anzusprechen Störungen im Schling- und Schluckakt.

In einem wesentlich kleineren Teil der Fälle gesellen sich noch Vorderhornsymptome hinzu: Lähmungen der Extremitäten und Rumpfmuskulatur mit Entartung.

Noch seltener ist die Komplikation von chronischer progressiver Ophthalmoplegie mit Vorderhornerkrankungen ohne das Bindeglied der Bulbärsymptome. In allen diesen drei Gruppen kann die Ophthalmoplegie das Primäre oder Sekundäre darstellen, die letzteren Fälle scheinen etwas günstigere Prognose zu haben. Ptosis dpl. ist in allen diesen Fällen ein fast regelmäßiges Symptom.

Sehr selten erscheint die progressive chronische Ophthalmoplegie endlich als Teilerscheinung einer kombinierten Systemerkrankung des Rückenmarkes, der multiplen Sklerose, der Syringomyelie, der Paralysis agitans, des Morbus Basedowii, endlich des Diabetes.

Die angeborene Ophthalmoplegia nuclearis.

Abgesehen von den hier nicht zur Diskussion stehenden angeborenen Defekten einzelner Augenbewegungsnerven, besonders des Abduzens oder Okulomotorius, ist die angeborene Ophthalmoplegie keine häufige Erscheinung. Von der doppelseitigen Ptosis bis zur schweren komplizierten Diplegia facialis gibt es hier alle Übergänge. Zur Ptosis können sich zunächst Defekte in den Nervenkernen beider Blickheber hinzugesellen, dann der Blicksenker oder der Seitenbeweger. So entsteht dann ein Ophthalmoplegia externa, wobei Optikusschädigungen zu fehlen pflegen. Oft liegen ausgesprochene hereditäre oder familiäre Momente vor. Häufig findet sich Astigmatismus, Amblyopie, Nystagmus, Epicanthus, Blepharophimosis und andere Mißbildungen. Endlich kann sich Fazialisparese dabei vorfinden, seltener auch Bulbärsymptome.

Der Prozeß ist als abgeschlossener anzusehen, nicht progressiv im Sinne der oben geschilderten Krankheitsbilder und keineswegs etwa disponierend zu anderen, für später zu erwartenden Nervenerkrankungen.

Die unilaterale Ophthalmoplegie.

Die rein einseitige Lähmung aller äußeren Augenmuskeln unter Verschontbleiben der inneren ist eine klinische Tatsache, die der Erklärung große Schwierigkeiten bietet. Ein Teil der Autoren gibt die Möglichkeit einer nukleären Entstehung zu, muß dann aber das Bestehen einer Trochleariskreuzung und einer partiellen III-Kreuzung in Abrede stellen oder seine Zuflucht zu einer Lähmung nach der funktionellen Zusammengehörigkeit der betreffenden Augenmuskeln nehmen.

Wer wie z. B. Uhthoff an einer totalen IV- und partiellen III-Kreuzung festhält, muß die nukleäre Entstehung der einseitigen Ophthalmoplegia externa in Abrede stellen und einen basilären oder orbitalen Sitz der Läsion annehmen. Andererseits wird aber auch von diesem Autor anerkannt, daß die der totalen IV- und partiellen III-Kreuzung entsprechend zu postulierende doppelseitige Form der Lähmung klinisch fast kaum zu beobachten ist. Wäre z. B. auf einer Seite IV- und III-Kern zerstört, so müßte auf derselben Seite der III (mit Ausnahme des Obliquus inferior und Rectus internus), auf der anderen Seite der Trochlearis und Obliquus inferior und Rectus inferior gelähmt sein müssen, was, wie gesagt, kaum beobachtet ist.

Die rezidivierende und alternierende Ophthalmoplegie nuclearis.

Auch diese Form der Lähmung, deren Eigenart durch eine Krankengeschichte (Olga S., s. Seite 42) illustriert sein mag, kann isoliert oder als Teilerscheinung einer Tabes auftreten.

Die Uhthoffsche Tabelle betreffend das Häufigkeitsverhältnis der Ophthalmoplegie sei hier in etwas gekürzter Form unter Weglassung der sehr seltenen vereinzelten Fälle wiedergegeben.

<pre>
    I. Akute und subakute Ophthalmoplegien. . . . . 201 Fälle.
        A. Durch Intoxikation. 75
            1. Alkohol 33
            2. Botulismus. . . 25
            3. Blei 11
        B. Durch Infektion 48
            1. Diphtherie . . . 11
            2. Influenza, Grippe 11
            3. Syphilis   6
        C. Durch Trauma. 12
        D. Ohne nachweisbare Ursache 66
</pre>

Erkrankungen der Medulla oblongata und des Rückenmarks.

„Lediglich auf die Medulla oblongata (von der Striae acusticae bis zur Pyramidenkreuzung) beschränkte Erkrankungen (Tumoren, Blutungen, Erweichungen thrombotische Erweichungen) treffen direkt die Augenregion nicht mehr, sondern in erster Linie die Kerne vom 8.—12. Hirnnerven, und entbehren somit auch der eigentlichen Augensymptome. Erst wenn die Affektion weiter nach oben in die Ponsregion und in den Bereich des IV. Ventrikels übergreift, erfolgt das Hinzutreten pontiner Augensymptome (Lähmung des Fazialis, Abduzens, seitliche Blicklähmung usw.).

Indirekt können gelegentlich auch bei den Erkrankungen der Medulla oblongata, besonders bei den Tumoren, gewisse Augensymptome (Stauungspapille, Neuritis optici, sekundäre Optikusatrophie), ähnlich wie bei den Ponserkrankungen, hervorgerufen werden, doch ist dies offenbar sehr selten" (Uhthoff).

L. R. Müller macht darauf aufmerksam, daß durch einen Herd in den seitlichen Partien des verlängerten Marks die absteigenden Trigeminusfasern derselben Seite und die Bahnen, welche die Schmerz- und Temperaturempfindung der gegenüberliegenden Körperhälfte leiten, unterbrochen werden: Hemianalgesia alternans, Störung des Schmerz- und Temperaturgefühles im Gesicht auf der einen, am Körper auf der anderen Seite.

Ferner ist der Hornersche Symptomenkomplex: Miose und engere Lidspalte durch Sympathikusparese gelegentlich bei Tumoren der Medulla oblongata beobachtet, immerhin so selten, daß man bei diesem Symptom weit eher an Syringomyelie zu denken hätte als an die Affektion der Medulla oblongata.

Bulbärparalyse.

Es kommen hier hauptsächlich folgende vier Formen in Betracht, die sich betreffs der Augensymptome wesentlich verschieden verhalten:

1. die chronische progressive Bulbärparalyse,
2. die akute apoplektische Bulbärparalyse,
3. Pseudobulbärparalyse, zerebrale und zerebrobulbäre Paralyse,
4. Myasthenische Paralyse, Bulbärparalyse ohne anatomischen Befund.

Von 1 und 2 läßt sich sagen, daß Augensymptome meist fehlen, daß Störungen der Augenbewegungsnerven und der Pupillen recht seltene Vorkommnisse sind, und daß Störungen in den optischen Leitungsbahnen so selten sind, daß ihr Auftreten mehr für Komplikationen spricht (mit Tabes, Lues usw.). Die reine isolierte, akute und chronische Bulbärparalyse hat also keine typischen, für ihre Erkennung in Betracht kommenden Augensymptome.

Anders 3 und 4.

Betreffs der optischen Leitungsbahnen ist zwar dasselbe zu sagen wie bei 1 und 2, daß nämlich Störungen hier in der Regel fehlen.

Demgegenüber bieten die äußeren Augenmuskeln charakteristische Störungen dar: Bei der Pseudobulbärparalyse kommt es nicht selten zu einer sog. Pseudoophthalmoplegia externa, d. h. die Augen können nicht willkürlich, sondern nur reflektorisch bewegt werden. Wenn sie der langsam vorbeigeführten Hand folgen sollen, so ist ihnen dies möglich, besonders sind ausgiebige Augenbewegungen möglich, wenn man eine bestimmte Fixation beibehalten läßt und den Kopf passiv bewegt. Demgegenüber sind die Patienten aber gar nicht oder doch sehr viel unvollkommener imstande, diese Bewegungen willkürlich auszuführen. Auch starke Geräusche können Augenbewegungen auslösen. Beim Sitz der Schädigungen im oberen Neuron zwischen Hirnrinde und Kerngebiet ist dies Verhalten ja verständlich. Die Kerngebiete selbst müssen aber natürlich intakt sein. Auch der Lidschluß kann gelegentlich nicht willkürlich, wohl aber reflektorisch (schon als Annäherungsreflex oder durch Berühren der Kornea) ausgelöst werden. Also auch auf dem Gebiet der VII-Innervation zeigt sich die Verschiedenheit bei willkürlichen und reflektorischen Akten. Beim mangelhaften Lidschluß wurde gelegentlich Fehlen des Bellschen Phänomens (Fluchtstellung des Bulbus unter das obere Lid) beobachtet. In einzelnen Fällen stellt sich das Bellsche Phänomen mit der Fazialisfunktion wieder ein. Der Okulomotorius ist nicht häufig in Form isolierter Ptosis beteiligt, etwas häufiger der Abduzens, öfter mit VII zusammen. Die VII-Parese kann zu Lagophthalmus führen.

Auch bei der myasthenischen Bulbärparalyse ist eine Ophthalmoplegia externa oft mit VII-Parese verbunden, die in mehr als 50% der Fälle auftritt und ein sehr markantes Symptom darbietet. In diesen Fällen ist das Symptom aber nukleär bedingt und bietet also nicht die eigenartige Differenz zwischen willkürlicher und reflektorischer Innervation. Ein weiterer differentialdiagnostischer Punkt ist der myasthenische Charakter der Muskelermüdbarkeit besonders der Ptosis, die oft als Anfangssymptom der Ophthalmoplegia externa auftritt, oft aber auch, und zwar in drei Viertel bis vier Fünftel aller Fälle, isoliert bleiben kann.

Bemerkenswert ist in beiden Fällen von Ophthalmoplegia externa und Pseudoophthalmoplegia externa das Verschontbleiben der inneren Augenmuskulatur.

Myelitis (acuta, chronica, dorsalis, lumbalis, cervicalis, transversa, disseminata).

Fast ausschließlich handelt es sich von seiten der Augen um Optikusschädigung im entzündlichen Sinne: Neuritis optici, Stauungspapille. Seltener fehlen die mit dem Augenspiegel sichtbaren Veränderungen. Die Entzündung spielt sich zunächst retrobulbär ab, ergreift aber meist den Sehnervenkopf sekundär im entzündlichen und neuritisch-atrophischen Sinne. Bis 1902 sind nach Uhthoff 50 Fälle beschrieben worden. Einfach atrophische Verfärbung ist in vereinzelten Fällen beobachtet. Meist tritt primär Amaurose ein, die sich mehr oder weniger zurückbilden kann. Die Erblindung kann in einem Tage auftreten, oft braucht sie länger, selten aber Wochen und Monate.

Amblyopie ist erheblich seltener als diese geschilderte Form der Amaurose. Fast stets erkranken beide Augen, und zwar ist der zwischen beiden liegende Zwischenraum meist kurz, dauernd einseitige Optikusaffektion gehört zu den größten Seltenheiten.

Je akuter der Optikusprozeß auftritt, um so häufiger sind Schmerzen in den Augenhöhlen und schmerzhafte Augenbewegungen. Häufig geht die Sehstörung dem Rückenmarksprozeß voran, und zwar um Tage, Wochen, seltener Monate, nicht aber, wie bei Tabes und multipler Sklerose, um Jahre. Der Verlauf der Erkrankungen an den beiden Augen, zwischen denen bedeutende Unterschiede nicht vorkommen, ist zugleich vorbedeutend für den Verlauf der Rückenmarksaffektion.

Das Gesichtsfeld läßt keine typischen Anomalien erkennen, es sind die Formen bei der peripheren oder basilären Optikusstammaffektion, nicht also die der Hemianopsien.

Da eine Fortleitung des Prozesses per continuitatem vom Optikus auf die Spina oder umgekehrt anatomisch nicht nachgewiesen, auch dem ganzen klinischen Verlauf nach unwahrscheinlich ist, so müssen wir mit einer doppelten Lokalisation der Noxe rechnen. Als solche ist in ca. einem Drittel aller Fälle Lues nachgewiesen, ferner „Erkältung", Influenza, Tuberkulose, Nephritis, Anämie u. a.

Abgesehen von Anisokorie durch Sympathikuslähmung sind sonstige Symptome von seiten der Augen und der anderen Hirnnerven nicht beobachtet, in seltenen Fällen Abduzensparese. Die Form der Sehstörung und das Fehlen von Störungen an den Pupillen und den äußeren Augenmuskeln gibt der Myelitis etwas Besonderes gegenüber der multiplen Sklerose, Lues und Tabes.

Tabes.

Die Wichtigkeit der Augensymptome für die Erkennung der Tabes ist jetzt allgemein anerkannt.

Die tabische Optikusatrophie.

Je feiner die neurologische Diagnostik ausgebildet ist, um so häufiger erkennt man die Tabes als Ursache der „genuinen Optikusatrophie", deren Gebiet um so kleiner wird, je sorgfältiger der Nervenstatus aufgenommen wird. Wollen wir ein Urteil abgeben über die Häufigkeit der Augenstörungen bei Tabes, so dürfen wir natürlich nicht das Material der Augenklinik heranziehen, wohin die Patienten ja eben der Augenstörungen wegen kommen, sondern wir müssen ein gemischtes Krankenmaterial allgemeiner Krankenhäuser oder der Nervenkliniken heranziehen. Da zeigt sich dann, daß in 10—15% aller Fälle das Bild der einfachen Optikusatrophie vorliegt.

Während Gräfe 1865 nur ca. 30% aller ominös verlaufenden einfachen Optikusatrophien als spinal gelten lassen wollte, fällt nach Lebers Statistik in den siebziger Jahren des vorigen Jahrhunderts schon ein erheblich höherer Prozentsatz auf die spinalen Atrophien. Uhthoffs erste Zusammenstellung ergab noch 1880 50% spinale Atrophien den nicht komplizierten gegenüber, und seine späteren Erfahrungen, wo auf möglichst genaue neurologische Kontrolle, tunlichst lange Verfolgung der Fälle großes Gewicht gelegt wurde, lassen die einfache, dauernd nicht komplizierte Optikusatrophie fast völlig verschwinden. Auch die Heranziehung der Lumbalpunktion wird das Gebiet der nicht komplizierten Optikusatrophie immer mehr einschränken.

Nach Charkot kann die Optikusatrophie den sonstigen tabischen Symptomen um 10 Jahre, nach Gowers um 15—20 Jahre vorausgehen. Häufiger ist freilich, daß nur einige Monate oder Jahre bis zu der Erkennbarkeit sonstiger Nervensymptome vergehen. Ebenso wie die Tabes die größte Häufigkeit ihres Vorkommens zwischen dem 30. und 50. Lebensjahre hat, ist es auch mit der Optikusatrophie, doch kommt sie schon im ersten Lebensjahrzehnt und auch im Greisenalter noch vor. Daß Jugend und hohes Alter einen gewissen Schutz gegen die Optikusatrophie bieten sollen, bestätigt sich nicht, vielmehr scheint gerade die juvenile Tabes sich besonders gern mit Optikusatrophie zu komplizieren.

Häufig ist die Optikusatrophie ein Frühsymptom, und da lange Zeit vergehen kann, bevor weitere nervöse Störungen manifest werden, so hat man geglaubt, daß die Optikusatrophie eine gewisse Sicherheit gegen einen schweren Verlauf der Tabes geben könne. Dieses scheint doch nur insofern richtig, als die „Augentabes" als Tabes superior beginnt und lange Zeit brauchen kann, bis sie sich zum ataktischen und paralytischen Stadium auswächst.

Nach Berger entsteht die Optikusatrophie

    1. im präataktischen Stadium 29mal,
    2. im ataktischen Stadium   12mal,
    3. im paralytischen Stadium   3mal,
    4. unbestimmt wann   10mal.

Ist das präataktische Stadium also ohne Optikusatrophie überstanden, so ist die Gefahr der Erblindung für den Tabiker erheblich geringer. Daß eine Tabes superior wirklich dauernd stationär bleibt und die untere Körperhälfte verschont, scheint äußerst selten vorzukommen.

Was nun das Augenspiegelbild der tabischen Atrophie anbetrifft, so ist einzig und allein pathologisch die Farbe der Optici, Grenzen und Blutgefäße, letztere, zunächst wenigstens, normal. Die Farbe ist blaß, das Rot mehr oder weniger völlig verschwunden, in seltenen Fällen ist der Optikus grau verfärbt. Bekommt man eine tabische Optikusatrophie in sehr frischem Stadium zur Beobachtung, so kann die Abblassung den temporalen Teil der Papille derart bevorzugen, daß die Abblassung den Eindruck eines partiellen Prozesses macht. Hier schützt uns eine Lichtsinnprüfung vor Irrtum. Wichtig ist auch die Frage, ob eine tabische Sehstörung auftreten kann, bevor der Optikus blaß erscheint. Im allgemeinen ist diese Frage zu verneinen, doch sind mir wohl einige Ausnahmen von dieser Regel bekannt. Indes ist hier besonders schwer, zwischen Lues und Tabes zu unterscheiden. Denn wenn ein partieller Optikusprozeß, auf Lues beruhend, später in eine tabische Optikusatrophie übergeht, so ist nicht bewiesen, daß schon der Beginn der Optikusatrophie als tabisch bezeichnet werden darf.

Funktionsstörungen im Sinne einer Erhöhung der adaptativen Reizschwelle finden wir nicht selten, bevor der Optikus im geringsten pathologisch blaß erscheint, doch merkt der Patient selbst von der Lichtsinnstörung nichts, da sie keine Hemeralopie bedingt (s. u.). Im allgemeinen besteht also diese alte Regel noch zu Recht, daß tabische Sehstörungen sich nur bei Optikusabblassung, und zwar totaler, d. h. die ganze Optikusscheibe betreffender, vorfinden, und daß Sehstörungen ohne pathologischen Papillenbefund mehr für Lues und multiple Sklerose als für Tabes (oder Paralyse) sprechen.

Im weiteren Verlauf der Atrophie wird die Optikusscheibe dann immer blasser bis zur Porzellanweiße, nasal wie temporal. Nun tritt auch wohl eine geringe, aber deutliche Blutgefäßverengerung ein, doch können sich auch nach jahrelangem Bestand der Blindheit noch normale Gefäße finden. Eine atrophische Exkavation der Papille kann so groß und tief werden, daß Glaukom differentialdiagnostisch in Frage kommen kann.

Die einfache totale Optikusatrophie ist die einzige Form, in der der Optikus bei Tabes in Mitleidenschaft gezogen wird. Andere Optikusveränderungen sind als tabisch nicht anzuerkennen. Tritt bei einem „Tabiker" eine Neuritis optici, Stauungspapille oder partielle Atrophie (der temporalen Papillenhälfte) auf, so handelt es sich entweder um eine Pseudotabes luetica oder um irgendeine andere Komplikation. Anzuerkennen ist ja auch, daß bei einem notorischen Tabiker syphilitische Prozesse wieder aufleben können. Auch kann ein Tabiker sich seine bislang gesunden optischen Leitungsbahnen durch Alkohol und Nikotinabusus im Sinne einer Intoxikationsamblyopie mit temporaler Abblassung schädigen. Eine Neuritis optici oder gar Stauungspapille kann sich, wenn nicht durch Lues, auch durch andere Ursachen erklären: Hirntumor, Abszeß, Nephritis chronica usw.

Der Verfall des Sehvermögens ist meist ein ganz allmählicher, Lichterscheinungen, Farbigsehen, Blendungsgefühle mögen vorkommen, sind aber nicht bezeichnend für Tabes, sondern sicherlich häufiger bei Lues und anderen entzündlichen Affektionen. Viele der Fälle sind eben so oder so zu deuten und der Einwand, daß die Reizerscheinungen noch auf syphilitische Prozesse zurückzuführen sind, ist nur durch die Autopsie, nicht rein klinisch, zu widerlegen. Meist geht das eine Auge dem anderen um Wochen oder Monate, seltener um Jahre voraus, und auch die Zeit, bis eines oder beide völlig erblindet sind, rechnet nach Monaten und Jahren, seltener Jahrzehnten. Remissionen kommen vor, wirkliche Besserungen nicht, spontanes Stationärwerden gehört zu den größten Seltenheiten. Es ist im allgemeinen richtig, daß jeder Tabiker mit blassen Papillen erblindet, sofern er nur lange genug lebt.

Die Form, in der das Gesichtsfeld verfällt, ist meist ein Ausdruck dafür, daß eine Totalschädigung des Optikusstammes vorliegt: Schwinden des Rotgrünsinnes („erworbener Daltonismus"), dann des Gelbblausinnes. Ist ein Auge somit total farbenblind geworden, so ist sein Schwarzweißsinn meist auch nicht mehr normal, die Sehschärfe schon stark herabgesetzt, das Gesichtsfeld kon- oder exzentrisch eingeengt.

Eine zweite, nach meinen Erfahrungen sehr viel kleinere Gruppe von Gesichtsfeldstörungen ist die, wo der Optikus sich zunächst nur partiell ergriffen zeigt, und wo die erkrankten resp. defekten Gesichtsfeldpartien sich scharf gegen die gesunden absetzen. Noch seltener ist starke konzentrische Einschränkung mit normaler Sehschärfe und gutem Farbensinn. Am seltensten ist das zentrale Skotom im Sinne einer isolierten Affektion des papillomakulären Bündels.

Echte typische homonyme und heteronyme Hemianopsie gehört nicht zum Bilde der tabischen Optikusatrophie, doch ist zuzugeben, daß gelegentlich derartig symmetrische Gesichtsfelddefekte auftreten, daß sie einer bitemporalen Hemianopsie sehr ähnlich sehen können. Auch Bilder, ähnlich der Hemianopsie superior oder inferior, seltener der homonymen, können zustande kommen.

Was den Farbensinn anbetrifft, so erlischt meist zuerst der Grünsinn, Grün erscheint zunächst graugrün, wie die Ölbaumblätter, dann grau. Rot wird meist gelb, fahl, dann auch grau gesehen. Später gelangt dann auch gelb und schließlich blau zum Verfall.

Starke Farbensinnstörungen auf dem Rotgrüngebiet bei gutem Gelbblausinn und guter Sehschärfe sprechen bei blassen Optici für die zufällige Kombination von angeborener Rotgrünblindheit mit tabischer Atrophie. Ist die partielle Farbenblindheit durch die Tabes selbst bedingt, so ist dann meist auch schon Gelbblausinn und Sehschärfe beeinträchtigt.

Der Lichtsinn kann subjektiv Funktionsstörungen im Sinne der Hemeralopie vermissen lassen und kann trotzdem nach Nagel oder Piper untersucht, schon gestört sein, besonders bei reflektorischer Pupillenstarre und Miose. Aber nicht etwa durch letztere allein bedingt, finden wir gar nicht selten eine wesentliche Erhöhung der Reizschwelle, besonders nach $^{1}/_{2}$—$^{3}/_{4}$ stündigem Aufenthalt im absoluten Dunkelraum. Diese kann sich finden bei dauernd intaktem Optikus, sie kann aber auch um Monate einer Optikusatrophie vorausgehen, wie der folgende Fall zeigt, auch ohne Pupillenstörungen.

19. IV. 1911.

S., Chr., 42 Jahre alt.

Kam in die Poliklinik zwecks Anschaffung einer Brille. Leidet an Rheumatismus seit mehreren Jahren. Fühlt sich seit mehreren Jahren im Dunkeln unsicher.

S. rechts $^{6}/_{6}$ + 1,0,

    links $^{6}/_{15}$ + 2,0.

Augenbewegungen frei.

Pupillen: r = l refl. starr. Konv. Reaktion +.

Optikus R. temporal abgeblaßt (nicht pathologisch).

    L. ohne Befund.

	bin.	r.	r.	l.
Dunkeladaption	0 Min.	0	0	0
	45 „	68	68	68

Gesichtsfeld frei.

6 Jahre später:

Dunkeladaptation r. 67, l. 67.

Optici unverändert.

Wassermann: positiv.

Nervenstatus: normal.

A. H., 53 Jahre alt. Oberpostschaffner.

15. IV. 1910. Vor $1^{1}/_{2}$ Jahren Schwindelanfälle, vorübergehend leichte Inkontinenzerscheinungen von seiten der Blase. Infektion negiert. Wird von der Nervenklinik mit unbestimmten nervösen Beschwerden zur Untersuchung überwiesen.

Status: Visus rechts $^{6}/_{7}$, links $^{6}/_{5}$.

Pupillen normal.

Ophthalmoskop: Links Optikus etwas blasser als rechts.

Gesichtsfeld: Links leichte konzentrische Einengung für Farben, sonst normal. Dunkeladaptation: Rechts 107 = 3059 E E, links 81 = 934 E E.

Allgemeinuntersuchung ergibt abgesehen von einer peripheren Arteriosklerose normalen Organbefund. Serum negativ.

13. VII. 1911. Visus: Rechts $^{6}/_{7}$, links $^{6}/_{35}$—$^{6}/_{25}$. Pupillen im Halbdunkeln ungleich. Rechts < links, 3,5 : 4,0 mm. Direkte Lichtreaktion links nicht so ausgiebig wie rechts. Gesichtsfeld ausgesprochene sektorenförmige Defekte in der unteren Hälfte. Ophthalmoskopisch: links deutliche einfache Atrophie. Dunkeladaptation: Rechts 90 = 1309 E, links 66 = 210 E E.

29. XI. 1911. Allgemeinuntersuchung: Rechts Patellarreflex lebhaft, links fehlt.

Sensibilität: o. B. Links deutliche Ataxie im Bein. Romberg positiv.

22. V. 1914. Visus: Rechts $^{6}/_{6}$—$^{6}/_{8}$, links $^{6}/_{60}$—$^{6}/_{36}$.

Dunkeladaptation: Rechts 86 = 1177 E E, links 67 = 331 E E.

Pupillen: Lichtreaktion, links schlechter als rechts.

Ophthalmoskop: Rechts temporal leicht grau, sonst o. B., links temporal blauweiß, nasal grau, Grenzen scharf, Gefäße eng.

Gesichtsfeld: Rechts beginnende konzentrische Einengung, links weitere Zunahme des peripheren Schwundes.

Bevor die Optikusatrophie also deutlich wurde, lief eine meßbare Lichtsinnstörung dem um einige Jahre voraus. Meist ist diese von Pupillenstörungen begleitet, doch nicht nur durch die Miose erklärr.

Was die Therapie anbetrifft, so lesen wir bei Uhthoff S. 213:

„Die Verschiedenheiten im Verlaufe der Sehnervenatrophie auch ohne Behandlung erschweren die Beurteilung der eingeschlagenen Therapie ganz außer-

ordentlich. Aber ebenso, wie man sich gelegentlich wundern kann über die
Sicherheit, mit der verschiedene Autoren die Erfolge ihrer Therapie rühmen,
ebenso kann es auch gelegentlich wundernehmen, mit welcher apodiktischen
Sicherheit andere Autoren gewisse Behandlungsmethoden als hochgradig schädlich verwerfen. Es gilt das z. B. von der Merkurial- und speziell auch von der
Inunktionskur. Es ist gewiß ein begreiflicher Standpunkt bei dem heutigen
Stande der Tabes-Syphilisfrage, in der Therapie dieser Tatsache Rechnung zu
tragen, und so wird in einer Anzahl von Fällen der Versuch mit einer antisyphilitischen Behandlung, eventuell einer Inunktionskur, gerechtfertigt erscheinen. Es ist dies ganz besonders da der Fall, wo im Beginn des Leidens
die Diagnose der progressiven Sehnervenatrophie gegenüber einer andersartigen
Optikuserkrankung (z. B. bei Hirnlues mit absteigender Atrophie) noch nicht
mit aller Sicherheit gestellt werden kann, und diese Differentialdiagnose kann
unter Umständen anfangs recht schwierig sein. Eine Kombination von Tabes
mit Lues des Zentralnervensystems oder die Vortäuschung einer Tabes auf
Grundlage eines syphilitischen Hirn- und Rückenmarksprozesses (Oppenheim
u. a.) sind keine so seltenen Erscheinungen, und gerade in diesen Fällen würde
die Außerachtlassung der antisyphilitischen Behandlung, speziell auch der
Inunktionskur, eine Unterlassungssünde bedeuten. Ob bei einer tabischen
Optikusatrophie die Merkurialkur nützt, ist bisher nicht mit Sicherheit zu
beantworten, aber ebensowenig kann man meines Erachtens behaupten, daß
sie direkt schadet. Ein direkt schädlicher Einfluß des Quecksilbers auf den
Sehnerven ist bisher weder durch die klinische Erfahrung, noch durch experimentelle Tatsachen sicher nachgewiesen (vgl. meine Ausführungen, Handb.
2. Aufl. Bd. XI, Kap. XXII, Teil II, S. 108, 1901). Am zutreffendsten dürfte
der Erbsche Standpunkt sein, nach welchem besonders diejenigen Tabiker mit
Quecksilber zu behandeln wären, bei denen die Infektion relativ kurze Zeit
zurückliegt, und diejenigen, bei welchen zuerst eine ganz unzureichende Behandlung nach spezifischer Infektion stattgefunden hatte."
Diesen Ausführungen entsprechen auch meine Erfahrungen an dem Kieler
Material.
Ob Salvarsantherapie hier Besserung zu bringen imstande sein wird,
dürfte fraglich sein.

Pupillenstörungen bei Tabes.

Klinische Beobachtungen sowie anatomische Tatsachen sprechen dafür, daß
wir visuelle und pupillomotorische Sehnervenfasern anzunehmen haben, die jede
für sich isoliert erkranken können. So kann also trotz normaler Sehfunktionen
die Verengerung der Pupille auf Lichteinfall isoliert erlöschen: reflektorische
Pupillenstarre im Sinne von Argyll Robertson 1869 und Wernicke
1872.
Dieses Phänomen kann sich völlig isoliert bei normaler Pupillenweite finden,
es kann sich mit Miose, mit Mydriasis — die physiologische Pupillenweite zu
2—4 mm gerechnet (Schirmer) — mit Lähmung der Konvergenzmiose, mit Akkommodationslähmung (Ophthalmoplegia interna), mit Lähmung der Pupillenerweiterung auf sensible, sensorische und psychische Reize, endlich mit Hippus
kombinieren, auch können andererseits diese Kombinationen in selteneren Fällen
einzeln oder mehrere zusammen ohne reflektorische Starre auftreten. Für die
Untersuchung ist strikt das Dunkelzimmer mit Kornealmikroskop und axialer
Beleuchtung zu empfehlen. Zur isolierten reflektorischen Starre rechnen wir
nun mit Fug und Recht auch ein stark ausgesprochenes Mißverhältnis zwischen
Licht- und Konvergenzmiose, dabei beobachtet man gelegentlich eine partielle
Kontraktion des Sphincter pupillae, d. h. eine Zusammenziehung nur

nasal oder temporal, oder nur in einem kleinen Teil des Pupillarrandes, oder man konstatiert „wurmartige Kontraktion", was den pathologischen Charakter der Lichtreaktion gegenüber der prompten Konvergenzmiose beweist. War man früher der Ansicht, daß sich schon in dem Anfangsstadium der Tabes 50—60% reflektorische Pupillenstarre, im mittleren Stadium 60—70%, im vorgeschrittenen und Endstadium 70—80% fände, so steigt die Zahl noch, wenn wir das Mißverhältnis zwischen Licht und Konvergenzmiose, die partielle Sphinkterkontraktion und die wurmartigen Kontraktionen noch hinzurechnen. Nicht immer ist in den Statistiken deutlich zwischen isolierter Lichtstarre und solcher verbunden mit Konvergenzstarre geschieden. Erstere verhält sich zu letzterer bei der Tabes wie 4 : 1. Die große Bedeutung der reflektorischen Lichtstarre der Pupillen gerade für die Diagnose der Tabes und Taboparalyse ergibt sich daraus, daß sie erstens bei Gesunden nicht vorkommt, daß sie bei allen anderen nervösen Krankheiten recht selten, und daß sie bei der Tabes sehr häufig vorkommt, nämlich in 80—90%. Die isolierte reflektorische Pupillenstarre kann auch rein einseitig vorkommen und hat dann dieselbe diagnostische Bedeutung. Das klinische Bild ist also das, daß die kranke Pupille sich weder direkt noch indirekt (konsensuell) auf Licht verengt, während die andere (gesunde) Pupille sich sowohl auf direkte Belichtung verengt, wie auch bei Belichtung des Auges mit der starren Pupille (Unterschied gegenüber der amaurotischen Starre!).

Daß sich die isolierte reflektorische Pupillenstarre oder diese in Kombination mit Konvergenzstarre auch bei anderen Krankheiten, besonders Hirnlues finden kann, ohne daß taboparalytische Symptome vorzuliegen brauchen, ist zuzugeben, zu befürchten sind solche aber stets, da die Starre ja ein Frühsymptom ist und den sonstigen tabischen Symptomen um Jahre vorauseilen kann.

Verschwinden einer zuverlässig beobachteten tabischen Pupillenstarre dürfte kaum vorkommen, selbst erhebliche Schwankungen in der Reaktion lassen mehr an Lues als an Tabes denken, wohl aber kann sich bei Tabes zu einer reflektorischen Starre ganz allmählich eine Konvergenzstarre hinzufinden, auch kann eine Totalstarre langsam in isolierte reflektorische Starre übergehen, ohne daß man von Heilung des Pupillenphänomens sprechen dürfte.

Die Erweiterung der Pupillen bei sensiblen, sensorischen und psychischen Reizen fehlt in Fällen von reflektorischer Starre fast regelmäßig (Erb), doch empfiehlt es sich wegen der für den Patienten damit verbundenen Unannehmlichkeiten nicht, regelmäßig ebenso wie auf die Lichtreaktion auch auf die Erweiterung durch sensible Reize zu prüfen, und tatsächlich erübrigt sich auch durchweg diese Prüfung, da auch nach Uhthoffs Erfahrungen die Erbsche Behauptung zu Recht besteht, daß gewöhnlich reflektorische Pupillenstarre auf Licht und auf sensible Reize sich decken, wenn auch Ausnahmefälle vorkommen. Der Sitz der Läsion im anatomischen Sinne ist für beide Phänomene noch nicht einwandfrei festgestellt.

In 25—50% kombiniert sich die reflektorische Pupillenstarre mit Miose von 1,5—2 mm Durchmesser, d. h. rechnet man nur die hohen Grade der Miose, so findet man weniger, rechnet man aber schon 2 mm als pathologisch, so findet man mehr — bis 50% — „spinaler Miose" bei Tabes. In seltenen Fällen findet sich diese Miose ohne reflektorische Starre. Man führt die spinale Miose auf Lähmung der pupillenerweiternden Funktion des Centrum ciliospinale (Budge) resp. des muskulären Dilatator iridis eventuell mit sekundärer Kontraktion des Sphincter iridis zurück.

So häufig die reflektorische Pupillenstarre isoliert (ohne Konvergenzstarre) ist, so selten findet sich letztere ohne erstere. Vielleicht kommt das Symptom überhaupt nur als Teilerscheinung einer Konvergenzparese zur Beobachtung.

Anisokorie und Entrundung der Pupillen sind häufige Begleitsymptome, die indes an sich keine hohe diagnostische Bedeutung haben, wenn auch zuzugeben ist, daß sie besonders häufig bei Tabes und Paralyse die reflektorische Starre begleiten. Isoliert ohne diese Starre haben sie wenig Bedeutung.

Eine Erweiterung der Pupille auf Lichteinfall (paradoxe Pupillenreaktion) ist angeblich in vereinzelten Fällen beobachtet. Uhthoff hat dieses Symptom ebensowenig wie ich selbst konstatieren können, er schildert die Fehlerquellen, die hier zu Irrtümern Veranlassung geben können.

Die Lidschlußreaktion (Orbikularis- resp. Fazialismiose), d. h. die Verengerung der Pupille bei forciertem Lidschluß, zumal wenn man diesem durch gewaltsames Offenhalten der Lidspalte einen Widerstand entgegensetzt, ferner die Abduktionsmiose, sind bei Tabes häufig zu beobachten, vielleicht gerade deshalb, weil sie als normale Reflexe (oder besser: Mitinnervationen) nicht durch die Licht- und Konvergenzmiose verdeckt sind, sondern isoliert zur Beobachtung gelangen. Seltener kombiniert sich eine totale oder reflektorische Pupillenstarre, besonders bei Mydriasis, mit Akkommodationsparese; die so entstehende Ophthalmoplegia interna, öfter einseitig als doppelseitig, spricht weit mehr für Lues als für Tabes.

Augenmuskellähmungen bei Tabes.

Etwa jeder fünfte Tabiker zeigt eine Augenmuskellähmung, und rechnet man anamnestisch angegebenes Doppeltsehen hinzu, so kann man sagen, daß jeder vierte oder gar dritte Tabiker vorübergehend oder dauernd an Diplopie leidet. Der Häufigkeit der Tabes und der sie begleitenden Augenmuskellähmungen entspricht es, daß ein Viertel bis ein Fünftel aller Lähmungen äußerer Augenmuskeln sich durch Tabes erklären.

An erster Stelle steht der III., es folgt der VI., sehr viel seltener der IV., Ophthalmoplogia externa oder interna und totalis. Der klinische Charakter der tabischen Augenmuskellähmungen entspricht nun absolut nicht dem Charakter der sonstigen klinischen Symptome der Tabes, was Chronizität, Progressivität und Irreparabilität anbetrifft. Besonders die III-Parese ist meist einseitig und partiell, plötzlich entstanden, in Form einer isolierten Ptosis oder einer Parese aller äußeren oder der inneren III-Äste und ebenso plötzlich, wie sie gekommen ist, ist sie nach der Dauer von einigen Tagen oder Wochen, seltener nach Monaten, wieder verschwunden. Erheblich seltener ist der VI. befallen, auch meist einseitig. IV-Parese, Opthalmoplegia externa und totalis sind seltenere Erscheinungen.

In etwa 25 % aller Tabesfälle mit Augenmuskellähmungen fand sich Optikusatrophie, also doppelt so häufig wie in den gesamten Tabesfällen (10—15 %).

Die progressive Lähmung aller Augenmuskeln ist ebenfalls eine seltenere Komplikation, doch ist, wo das Symptom überhaupt beobachtet wird, relativ häufig Tabes die Ursache.

Assoziierte und dissoziierte Blicklähmungen sind bei der Tabes — im Gegensatz zur Lues und besonders der multiplen Sklerose — sehr seltene Vorkommnisse.

Auch die Augenmuskellähmungen sind bei der Tabes — wie die Optikusatrophie und Pupillenstarre — als Frühsymptom aufzufassen.

Nicht zu verkennen ist eine gewisse Neigung dieser Lähmungen zu Rezidiven.

Dem klinischen Charakter nach manifestieren sich die tabischen Augenmuskellähmungen als Kernlähmungen, worauf auch die anatomischen Untersuchungen, zum Teil wenigstens, hinweisen, doch fehlt es nicht an Stimmen, die dafür sprechen, daß auch das zweite motorische Neuron in den peripheren Nerven primär erkranken kann. Die Frage nach der Ursache der spontanen Heilung der tabischen Augenmuskellähmungen untersteht noch der Erörterung.

Nystagmus gehört nicht eigentlich zum Bilde der Tabes, kommt aber in selteneren Fällen zur Beobachtung.

Störungen des Trigeminus und andere seltenere Augensymptome bei Tabes.

Sensibilitätsstörungen im Bereich der Augen (Trigeminus) sind nicht häufig, im Gegenteil auffallend selten in Anbetracht der sonstigen so häufigen Sensibilitätsstörungen am Körper, besonders ist das Auftreten einer Keratitis neuroparalytica als besonders selten zu erwähnen (im Gegensatz zu der bei syphilitischen V-Schädigungen).

Vermehrtes Tränenträufeln wird von einigen Autoren, doch relativ selten, angegeben. Da hierfür besonders Trigeminus und Fazialis in Frage kämen, so erklärt sich die Seltenheit der Epiphora bei der Tabes auch aus der Seltenheit der Affektion gerade dieser Nerven.

Die Angaben Bergers über häufigere Herabsetzung des intraokularen Druckes und über Sympathikusparese bei Tabes stehen ziemlich isoliert da und werden auch von Uhthoff nicht bestätigt. Auch Affektionen des VII. sind bei Tabes als seltene anzusehen (cf. Taboparalyse).

Einen guten Überblick über die relative Häufigkeit der Symptome bei Tabes gibt folgende (von mir etwas schematisierte) Tabelle Fehrs.

Sensibilitätsstörungen, lanzierende Schmerzen je in ca. 90%
Fehlen der Patellarreflexe, reflektorische Pupillenstarre je in 80%
Rombergs Phänomen 70%
Ataxie, Blasen- und Mastdarmbeschwerden je in 50%
Gastrische Krisen, differente Pupillen, Parästhesien, Kopfweh und Schwindel,
    Gürtelgefühl je in 40%
Schwäche in den Beinen, Augenmuskellähmungen 30%
Optikusatrophie, Herzneurosen, psychische Störungen, Diplopie je in . . . 20%
Larynxkrisen 10%

Etwas von den vorgetragenen abweichende Ansichten finden sich bei Fuchs (Wien. klin. Wochenschr. XXV. Jahrg. Nr. 14):

„Zwischen Herabsetzung der zentralen Sehschärfe und Ausdehnung des Gesichtsfeldes besteht kein festes Verhältnis. Uhthoff u. a. haben in dieser Hinsicht zwei Typen unterschieden. Beim ersten Typus besteht eine mäßige Herabsetzung der zentralen Sehschärfe zusammen mit mäßiger Verkleinerung des Gesichtsfeldes, was dadurch bedingt sein soll, daß die Gesamtheit der Sehnervenfasern, und zwar in ziemlich gleichmäßiger Weise, ergriffen ist. Der zweite Typus ist dadurch gekennzeichnet, daß bei guter zentraler Sehschärfe ein Sektor des Gesichtsfeldes ganz ausgefallen ist, woraus geschlossen wird, daß die Degeneration den Sehnerven in ungleichmäßiger Weise befiel, indem die Fasern, welche die Fovea centralis versorgen, gut erhalten sind, während diejenigen, welche dem blinden Sektor entsprechen, ganz zugrunde gingen. Daher sollte beim zweiten Typus die Prognose besser sein, indem zwar der blinde Sektor sich allmählich vergrößert, das zentrale Sehen aber noch lange Zeit gut bleibt.

Nach meiner Erfahrung ist es nicht möglich, solche Typen aufzustellen. Es kommen alle denkbaren Kombinationen von zentraler Sehschärfe und Gesichtsfeldeinschränkung vor, und ich halte es für unmöglich, daraus eine Prognose abzuleiten. Gerade derjenige meiner Fälle, welcher am langsamsten von allen verlief, gehörte dem angeblich ungünstigsten ersten Typus an. Es war ein Kranker, bei dem schon im Jahre 1884 tabische Sehnervenatrophie konstatiert wurde, der aber noch bis zu seinem Tode 1909, also ein Vierteljahrhundert später, ein geringes Sehvermögen besaß.

Ich kenne eigentlich nur drei zwar seltene, aber wohlcharakterisierte Typen der Sehstörung bei Tabes. Diese sind: 1. starke konzentrische Gesichtsfeldeinschränkung bei guter zentraler Sehschärfe, 2. das Umgekehrte, nämlich zentrales Skotom bei verhältnismäßig guten Außengrenzen, und 3. bitemporale Hemianopsie.

Der erste Typus, minimales zentrales Gesichtsfeld bei guter Sehschärfe, kommt viel häufiger als bei der Tabes beim einfachen Glaukom vor. In letzterem Fall ist innerhalb des kleinen Gesichtsfeldes die Farbenwahrnehmung erhalten, während sie bei der Tabes schon früher verloren geht. Es gibt aber auch Ausnahmen. Ich fand bei einem Tabiker ein Gesichtsfeld von nur 3—4 cm Durchmesser und doch erhaltener Farbenwahrnehmung. Saenger fand in einem Falle starker konzentrischer Einengung des Gesichtsfeldes bei der anatomischen Untersuchung Atrophie aller peripheren Bündel im Sehnerven.

Der zweite Typus ist durch ein zentrales Skotom, ähnlich wie bei toxischen Amblyopie (Nikotin, Alkohol) charakterisiert. Zuerst ist das Skotom klein, rund und genau im Fixierpunkt gelegen. Dann vergrößert es sich, und zwar vorzüglich nach der temporalen Seite, um endlich den ebenfalls vergrößerten blinden Fleck zu erreichen und mit ihm zu einem ovalen Skotom zu verschmelzen. Innerhalb des Skotoms fehlt anfangs nur die Farbenempfindung, später wird auch die weiße Marke dort nicht mehr erkannt. Alles dies kommt auch bei toxischen Skotomen vor, aber bei letzteren bleiben die Außengrenzen des Gesichtsfeldes dauernd normal und es tritt niemals Erblindung ein. Bei Tabes dagegen besteht gleichzeitig mit dem Skotom auch eine periphere Gesichtsfeldeinschränkung mit frühzeitigem Verlust der Farbenempfindung, wodurch sich der Fall sofort als ein ungünstiger zu erkennen gibt. Die periphere Einschränkung rückt später an der einen oder anderen Stelle soweit in die Mitte vor, daß sie das Skotom erreicht und mit ihm verschmilzt. Dann besteht nur mehr ein exzentrisches Gesichtsfeld, welches zuletzt vollständiger Erblindung Platz macht.

Man hat behauptet, daß ein zentrales Skotom in einem Falle von Tabes immer auf eine Komplikation mit einer syphilitischen retrobulbären Neuritis zu beziehen sei, was auch durch den günstigen Einfluß der Quecksilberbehandlung bewiesen werde. Daß eine solche Komplikation möglich ist, bezweifle ich nicht, da selbst wahre Papillitis infolge von chronischer syphilitischer Meningitis gleichzeitig mit Tabes beobachtet worden ist. Solche Fälle sind aber gewiß sehr selten und ich selbst habe nie einen solchen gesehen. Dagegen habe ich allein unter meinen Privatpatienten 30 Tabesfälle mit zentralem Skotom notiert, in welchen aber ausnahmslos trotz aller antisyphilitischer Behandlung endlich vollständige Erblindung eintrat. Meiner Überzeugung nach beruht daher in der Mehrzahl der Fälle das zentrale Skotom bei Tabes nicht auf einer komplizierenden Entzündung des Sehnerven, sondern auf einer grauen Degeneration desselben, wie sie sonst das tabetische Sehnervenleiden charakterisiert, nur daß sie in den Fällen mit zentralem Skotom sich gerade im papillo-makulären Bündel lokalisiert. Während aber bei der toxischen Amblyopie die Erkrankung sich dauernd auf dieses Bündel beschränkt, ergreift sie bei der Tabes im weiteren Verlauf auch die übrigen Sehnervenfasern. Ein dritter Typus des Gesichtsfeldes bei spinaler Sehnervenatrophie ist die bitemporale Hemianopsie, welche uns von Tumoren des Hypophysis her so wohlbekannt ist, auf Grund von Tabes aber nur selten vorkommt; ich habe in meiner Privatpraxis nur fünf solche Fälle verzeichnet. Handelt es sich in diesen Fällen nicht vielleicht nur um scheinbare Hemiopie, indem der Gesichtsfelddefekt an beiden Augen zufällig gerade die temporale Hälfte betrifft? Ein solcher Zufall ist natürlich denkbar, doch würde er kaum in fünf Fällen in so gleichmäßiger Weise zutreffen. Wenn ferner durch Zufall eine bitemporale Hemianopsie vorgetäuscht werden sollte, warum beobachtet man dann bei Tabes niemals homonyme oder binasale Hemianopsie? Ich glaube daher, daß es sich in meinen Fällen um echte Hemiopie handelt, welche auf eine Läsion innerhalb des Chiasmas zurückgeführt werden muß. In einem Falle bitemporaler Hemianopsie bei Tabes, welcher unter den obengenannten fünf Fällen nicht mitgezählt ist, hatte ich allen Grund, eine syphilitische basale Pachymeningitis als Ursache der Hemiopie anzunehmen, und in der Tat kam der Fall durch sehr energische antisyphilitische Behandlung zum dauernden Stillstand. In den genannten fünf Fällen aber handelte es sich offenbar um die gewöhnliche graue Degeneration. Dafür spricht 1. die vom Beginn an bestehende Verfärbung der Papille, 2. die frühzeitige konzentrische Einengung und bald auch Verlust der Farbenempfindung im erhaltenen nasalen Teile des Gesichtsfeldes. Die Einschränkung dieses Teiles geht manchmal an beiden Augen symmetrisch vor sich, meist so, daß zuletzt nur noch der obere innere Quadrant übrig ist, welcher zuletzt auch verschwindet. 3. Die in allen Fällen trotz Behandlung eintretende Erblindung.

Wie sich nun immer in den einzelnen Fällen die zentrale Sehschärfe zum Gesichtsfeld verhalten mag, so ist das Ende doch immer Erblindung. Es ist unmöglich, in einem gegebenen Falle vorauszusagen, wielange es dauern wird, bis die Erblindung eintritt, da sich nicht nur die einzelnen Fälle, sondern manchmal sogar die beiden Augen desselben Patienten verschieden verhalten.

1. Häufiger Wechsel der Symptome spricht für Syphilis.

2. Miosis und reflektorische Pupillenstarre kommen hauptsächlich der Tabes zu, totale Pupillenstarre oder Erweiterung der Pupille mit Lähmung der Akkommodation mehr der Syphilis.

3. Einfache Sehnervenatrophie ist häufig bei Tabes und sehr selten bei Syphilis. Im ersten Falle ist die Papille von Anfang an blaß, im letzten Falle stellt sich die Blässe erst längere Zeit nach Beginn der Sehstörung ein, weil es sich um deszendierende Atrophie, gewöhnlich infolge von basaler syphilitischer Meningitis handelt. Auch sieht in letzteren Fällen die Papille gewöhnlich etwas anders aus als bei einfacher tabischer Atrophie, indem doch leichte Anzeichen des neuritischen Ursprunges der Atrophie vorhanden sind.

4. Ein guter und besonders ein schneller Erfolg der antisyphilitischen Behandlung spricht für Syphilis und gegen Tabes".

Die hereditäre Ataxie (Friedreich).

Das einzige Augensymptom, welches dieser mit Tabes klinisch so ähnlichen Krankheit zukommt, ist Nystagmus und nystagmische Zuckungen. Nur selten fehlt diese Störung und ist dann noch dadurch deutlich auszulösen, daß der Patient sich mehreremals um seine Achse dreht. So selten dieses Symptom fehlt, so selten findet sich irgendeine andere Störung von seiten der Augen. Gerade das Fehlen der sonst bei Tabes so häufigen Augensymptome fällt hier differentialdiagnostisch in die Wagschale. Das Auftreten von Pupillenstörungen und Beteiligung der optischen Leitungsbahn würde gegen die Diagnose der hereditären Ataxie sprechen, wohl aber für Tabes oder multiple Sklerose.

Die spastische (kongenitale) Paralyse (Little).

Das einzige diese Krankheit begleitende Augensymptom ist der Strabismus convergens concomitans, der sich in einem Drittel aller Fälle vorfindet. Da diese Krankheit vielleicht mehr als Gehirn- denn als Rückenmarkskrankheit anzusprechen ist, ist gerade das Auftreten dieses Symptomes nicht erstaunlich.

Syringomyelie.

Die auch bei Syringomyelie beschriebene einfache Optikusatrophie gehört dem reinen Bilde der Syringomyelie nicht zu, deutet vielmehr auf Komplikationen mit Tabes oder progressiver Paralyse, auch mit Hydrozephalus kann sich die Syringomyelie komplizieren und auf diesem Wege Optikusatrophie bedingen.

Auch Neuritis optici und Stauungspapille sind nie durch Syringomyelie, sondern durch Komplikationen mit Hydrozephalus, Tumorbildung in der Med. oblongata und meningitischen Erscheinungen bedingt, wie sie sich gelegentlich finden.

Eine mehrfach beschriebene konzentrische Einschränkung des Gesichtsfeldes wird von der Mehrzahl der Autoren als Komplikation mit Hysterie angesehen, die jedoch sonst symptomlos verlaufen zu können scheint.

Häufiger sind Augenmuskellähmungen in 10—15 % aller Syringomyeliefälle, in erster Linie die meist einseitige VI-Parese, sehr viel seltener die III-Lähmung.

Andere Augenerkrankungen scheinen weniger der Syringomyelie als solchen als vielmehr den Komplikationen im obigen Sinne zuzukommen.

Nicht selten sind Nystagmus, nystagmusartige Zuckungen, doch sind sie längst nicht so häufig wie bei der multiplen Sklerose.

In einem Viertel aller Fälle von Syringomyelie haben wir Anisokorie, wohl meist bedingt durch Parese des Halssympathikus infolge Syringomyelie im oberen Brust- und unteren Halsmark, dies ist das einzige, aber häufige okulare Symptom, das der reinen Syringomyelie zukommt.

Sensibilitätsstörungen im Bereiche des Trigeminus vom Typ der Radix- nicht der Ästläsionen sind nicht selten, doch sind Augapfel, Bindehaut und Lider seltener betroffen. Auch die VII-Parese ist ein nicht seltenes Symptom der reinen Syringomyelie.

Hämatomyelie und ähnliche Erkrankungen.

Auch bei den sonstigen Rücken- und Halsmarkaffektionen, Hämatomyelie, Frakturen und Luxationen, Karies der Wirbelsäule, Spond	itis, Tumoren ist dieses das einzige okulare Symptom: die Reizung oder Lähmung des Halssympathikus mit typischem Hornerschen Symptomenkomplex, dessen Vorhandensein auf Sitz der Schädigung an der Grenze zwischen Hals und Brustmark oder oberhalb dieser Gegend zu suchen ist.

Bei den übrigen Rückenmarkskrankheiten — der Poliomyelitis anterior acuta, subacuta und chronica, der Landryschen Paralyse und den Degenerationen der motorischen Leitungsbahn inkl. der Muskeln — sind Augenstörungen sehr selten, wenn vorhanden, nur die äußeren Augenmuskeln betreffende Lähmungen. Pupillen und optische Leitungsbahnen bleiben intakt.

Progressive Paralyse.

Bei der progressiven Paralyse findet sich nach Uhthoff

Atrophia spl. optici in etwa 10,0%

Neuritis optici und ähnliche Papillenveränderungen, Netzhautblutungen,
Aderhautveränderungen zusammen in etwa 10,0%

Homonyme Hemianopsien in etwa 0,5%

Reflektorische Pupillenstarre und reflektorische Pupillenträgheit in . . . 70,0%

Pupillendifferenz in 25,0%

Entrundung der Pupillen in 25,0%

Miosis in 20,0%

Augenmuskellähmung . . . . , ... 10,0%

Nystagmus 0,5%

Optikusschädigungen und zentrale Sehstörungen bei Paralyse.

Was zunächst die Optikusschädigung anbetrifft, so herrscht die einfache Optikusatrophie genau wie bei der Tabes vor (s. d.). Jeder zehnte Paralytiker erblindet, falls er es erlebt, denn die Prognose ist schlecht, wenn sich auch der Prozeß auf Jahre ausdehnen kann. Meist handelt es sich in den mit Optikuskomplikationen einhergehenden Fällen um solche, die auch mit Rückenmarkssymptomen kompliziert sind, also um eine sog. Taboparalyse, weniger um die Paralyse mit rein zerebralen Symptomen. Unter 402 Paralysen sah Torkel 22 Taboparalysen. Die Hälfte der letzteren hatten Optikusatrophie, während bei allen anderen Formen unkomplizierter Paralyse nur einmal ein Kranker „beginnender" Optikusatrophie verdächtig erschien.

„Auch die Hirnrindenveränderungen . bei der Paralyse werden von den meisten Autoren als primäre atrophische Vorgänge der Rindenelemente, speziell der Ganglienzellen, aufgefaßt, mit sekundären oder gleichzeitig auftretenden meningoenzephalitischen Erscheinungen, Gliawucherung, Adhäsionen der Pia usw., und dasselbe gilt meines Erachtens auch für den Prozeß der Optikusatrophie" (Uhthoff).

In den erkrankten Rindenpartieen hat man bald nach der Entdeckung der Spirochaeta pallida die Spirochaeten gefunden.

Eine partielle Optikusatrophie gehört nicht zu dem klinischen Bilde der progressiven Paralyse, kann sie aber natürlich insofern komplizieren, als tertiär syphilitische Reste auch während des paralytischen Stadiums noch nicht erloschen zu sein brauchen. Auch kann eine Intoxikationsamblyopie das Bild komplizieren. Daß außer der taboparalytischen progressiven Optikusdegeneration bei der Paralyse noch eine andere Optikusaffektion existieren soll, ist nicht als erwiesen anzusehen.

Auch die Neuritis optici und Optikushyperämie, die oben angeführt sind als zusammen in 10% aller Fälle vorhanden, sind nichts für Paralyse Charakteristisches, sondern mehr oder weniger zufällige Befunde. In dieser Beziehung ist manches beschrieben worden, was einer fachmännischen Kritik nicht standgehalten hat, so gewisse Befunde von „Netzhauttrübung", „Retinitis paralytica" (Klein) u. a.

Zentrale Sehstörungen im Sinne der homonymen und heteronymen Hemianopsie spielen bei der progressiven Paralyse keine Rolle, wohl aber sind von Pick interessante Untersuchungen über den Gang der Rückbildung hemianopischer Störungen nach paralytischen Anfällen gemacht worden.

Bekannt ist ja, daß die Augenmigräne (Flimmerskotom) ein nicht seltenes Frühsymptom der progressiven Paralyse ist. Immerhin gehören Sehstörungen ohne ophthalmoskopischen pathologischen Spiegelbefund zu den Seltenheiten.

Augenmuskelstörungen bei Paralyse.

Auch die Augenmuskelstörungen bei der progressiven Paralyse haben dieselbe Häufigkeit und denselben Charakter wie bei der Tabes, die Häufigkeit von 10%. Dabei ist der III., je nach den verschiedenen Zusammenstellungen, 3—10mal so häufig befallen wie der VI. Die III-Parese kann sich in isolierter Ptosis oder in leichter Parese mehrerer Muskeln aussprechen.

Sehr viel seltener sind Ophthalmoplegia interna, externa, totalis, und es fehlen alle Lähmungen des Doppelauges, wie Blicklähmung, Konvergenz- und Divergenzlähmung.

Konjugierte Abweichung findet sich gelegentlich im paralytischen Anfall.

Pupillenstörungen bei Paralyse.

Auch betreffs der Pupillenstörungen ist dasselbe zu sagen wie bei der Tabes, nur daß die Störungen vielleicht nicht ganz so häufig sind wie dort, und daß die Totalstarre wohl etwas öfter bei der Paralyse als bei der Tabes vorkommt. Von wesentlichem Einfluß ist indes auf die Statistik die Frage, in welchem Stadium der Paralyse die Pupillen untersucht wurden. Dichamp fand in der ersten Periode 35% normale Pupillen, in der zweiten nur noch 15%, in der dritten 6%. Eine Zusammenstellung der Statistiken einer größeren Anzahl von Autoren ergibt für die reflektorische Pupillenstarre auf Licht bzw. auf Licht und Konvergenz 50%, abnorm herabgesetzte Lichtreaktion 25%, normale Lichtreaktion 18%.

In $5—10\%$ ist die reflektorische Pupillenstarre nur einseitig, doch hat diese dieselbe diagnostische Bedeutung wie die doppelseitige. Kombination von reflektorischer Pupillenstarre mit Aufhebung der Konvergenzreaktion fand sich in ca. 10%.

Eine solche „totale oder absolute Starre“, d. h. eine Kombination von reflektorischer und Konvergenzstarre findet sich aber erheblich häufiger als tertiär syphilitisches Symptom und hat nicht unbedingt die ominöse, Tabes oder Paralyse ankündigende Bedeutung der isolierten reflektorischen Lichtstarre.

Namentlich wenn sich die kombinierte Starre mit Akkommodationslähmung kombiniert (Ophthalmoplegia int.), so spricht dies nicht für Taboparalyse, sondern für Lues III.

Fehlen der Konvergenzmiose bei erhaltener Lichtreaktion („umgekehrter Argyll Robertson“) kommt auch vor, ist aber selten. Das Fehlen der Erweiterung der Pupille auf sensiblen oder sensorischen Reiz ist bei der Paralyse etwa in demselben Prozentverhältnis vorhanden wie die reflektorische Pupillenstarre.

Entrundung der Pupillen ist ein recht häufiges Symptom, aber keineswegs nur bei Paralyse zu beobachten.

Hippus ist nicht für Paralyse charakteristisch.

Die Lidschlußmiose ist bei vorhandener reflektorischer oder totaler Pupillenstarre oft gut erhalten.

Auch die Pupillenstörungen bei der progressiven Paralyse sprechen dafür, daß diese den Charakter der Taboparalyse anzunehmen beginnt, d. h. sich mit spinalen Symptomen kompliziert. Bei Kranken ohne Kniephänomen fehlt die Lichtreaktion der Pupille sehr viel häufiger als bei den mit erhaltenen oder gesteigerten Patellarreflexen

Zusammenfassend sagt Uhthoff (Seite 1528):

„Die Augensymptome bei der progressiven Paralyse sind berufen, manchen anderen Erkrankungen des Nervensystems gegenüber eine außerordentlich wichtige Rolle zu spielen und besonders gilt das von den Pupillarerscheinungen.

Mit den Augensymptomen der Tabes decken sich die der progressiven Paralyse in weitgehendster Weise, ja die paralytischen Augenerscheinungen sind meist mit Rückenmarksveränderungen und besonders Degeneration der Hinterstränge kompliziert und ihre Pathogenese ist jedenfalls oft als eine analoge, wie bei der Tabes aufzufassen. Es gilt das, meines Erachtens, in erster Linie für die Sehnervenatrophie und auch von den Augenmuskellähmungen. Der Versuch, die Optikusatrophie bei Paralyse besonders abzugrenzen und sie anatomisch anders aufzufassen als die tabische, ist meines Erachtens nicht richtig Man kann die paralytische Atrophie nicht als eine neuritische oder perineuritisch bedingte auffassen und aus etwa vorhandenen relativ geringfügigen entzündlichen meningealen und perineuritischen Veränderungen an der Basis auf eine sekundäre neuritische Atrophie schließen. Es handelt sich im wesentlichen um eine primäre atrophische Degeneration wie bei der Tabes. Ebenso wäre es verfehlt, die Hirnrindenveränderungen bei der Paralyse lediglich als sekundäre, durch entzündliche meningoenzephalitische Veränderungen bedingte aufzufassen, auch hier handelt es sich vielfach um atrophisch degenerative Veränderungen der Hirnrindensubstanz mit sekundären Wucherungsprozessen von seiten der Glia und der Meningen

Ähnlich sind auch die Augenmuskellähmungen in ihrer Entstehung analog wie bei Tabes aufzufassen, und im wesentlichen liegt auch der Sachverhalt für die Pupillarerscheinungen analog. Also gerade der Tabes bzw. der Tabes mit psychischen, aber nicht paralytischen Störungen gegenüber bedeuten die Augensymptome der Paralyse differentialdiagnostisch relativ wenig. Spinale Miosis ist bei der Tabes häufiger als bei Paralyse; Pupillendifferenz, Entrundung der Pupillen, absolute Starre der Pupillen sowohl auf Licht als auf Konvergenz dagegen bei der Paralyse häufiger. Syphilitische Ätiologie ist bei beiden Erkrankungen fast konstant.

Bei der Hirnsyphilis haben sowohl die Optikusläsionen als die Augenmuskellähmungen und auch die Pupillenstörungen oft einen wesentlich anderen Charakter als bei der Paralyse und bei der Tabes. Die einfache progressive Optikusatrophie kommt bei ersterer Erkrankung fast gar nicht vor, hemianoptische Störungen dagegen häufiger, die bei Paralyse und Tabes fast ganz fehlen. Neuritis optici resp. Stauungspapille gehören garnicht zum Symptomkomplex der Tabes und auch fast gar nicht zu dem der Paralyse, sind aber bei Hirnsyphilis relativ häufig. Augenmuskelstörungen sind bei der Hirnsyphilis viel häufiger als bei Paralyse und Tabes und tragen meistens den Charakter der basalen und peripheren Lähmung. Die Pupillenstörungen sind bei der Hirnsyphilis seltener als bei der Paralyse und Tabes und erweisen sich häufiger als Residuen alter Okulomotoriusparesen. Ein Vergleich der Augensymptome ergibt somit wichtige differentialdiagnostische Anhaltspunkte zwischen Hirnsyphilis einerseits und Paralyse sowie Tabes andererseits.

Wieweit voraufgegangene Syphilis zu dem Phänomen der reflektorischen Pupillenstarre führen kann, ohne spätere Komplikationen von Paralyse oder Tabes, ist auch diskutiert worden. Aber jedenfalls ist es als selten anzusehen, daß eine reflektorische Pupillenstarre auf syphilitischer Basis ein dauernd isoliertes und unkompliziertes Symptom bleibt, vereinzelte derartige Fälle sind aber sicher konstatiert. Im ganzen aber ist immer der Verdacht auf nachfolgende Paralyse und Tabes gerechtfertigt, wenn auch Jahre dazwischen liegen.

Schon viel weniger prognostisch schwerwiegend in bezug auf spätere Komplikation mit Paralyse oder Tabes ist ausgesprochene Anisokorie (einseitige Erweiterung der Pupille) bei erhaltener Pupillenreaktion aufzufassen, und ebenso kann die einseitige Ophthalmoplegia interna (Lähmung des Sphincter pupillae und der Akkommodation) auf syphilitischer Basis sehr viel häufiger ein isoliertes Symptom bleiben, ohne später weitere Komplikationen nach sich zu ziehen.

Bei chronischem Alkoholismus, der mit seinen Folgezuständen gelegentlich zu psychischen und körperlichen Anomalien führt, die differentaldiagnostisch der Paralyse gegenüber in Betracht kommen (Pseudoparalyse), können die Augensymptome von wichtiger Bedeutung werden. Die progressive Optikusatrophie ist nie allein durch Alkoholismus bedingt, zu dessen Sehstörungen lediglich das Bild der Intoxikationsamblyopie mit eventueller partieller temporaler atrophischer Abblassung und Degeneration des papillomakulären Bündels gehört. Die Wirkung der Methylalkoholvergiftung mit eventueller Erblindung und totaler Atrophie des Nervus opticus kommt wegen ihrer sonstigen Symptome und ihres Verlaufes kaum in Betracht der Paralyse gegenüber. Ebenso verhält es sich bei den anderen Intoxikationen.

Die Augenmuskellähmungen bei Alkoholismus sind selten und bestehen eigentlich nur in Abduzenslähmungen, wenn man von der Polioencephalitis superior acuta haemorrhagica absieht. Ebenso unterscheidet sich das Pupillarverhalten beim Alkoholismus durchaus von dem der Paralyse. Die reflektorische Pupillenstarre ist sehr selten beim Alkoholismus, die Pupillendifferenz und eine sehr starke Herabsetzung der Lichtreaktion ebenso. Hier liegt also ein sehr wichtiger differentialdiagnostischer Anhaltspunkt. Die vorübergehenden Störungen der Lichtreaktion bei der schweren akuten Alkoholvergiftung können hier außer Betracht gelassen werden.

Zu erwähnen ist noch die senile Demenz, welche gelegentlich der progressiven Paralyse gegenüber in Betracht kommen kann. Abgesehen von dem hohen Alter der Patienten gehören Augenstörungen im Sinne von Optikusatrophie und Augenmuskellähmungen nicht zum Bilde der Dementia senilis. Eine reflektorische Pupillenstarre findet sich gelegentlich auch bei seniler Demez, nach meinen Erfahrungen in ca. $10\,^0/_0$, die Pupillen sind dabei durchweg eng, die Störung ist stets doppelseitig. Starke Herabsetzung der Lichtreaktion bei seniler Demenz ist schon relativ häufiger, aber wiederum mit engen Pupillen und doppelseitig. Anisokorie und Entrundung der Pupillen gehört nicht zum Bilde der Dementia senilis, ist aber relativ häufig bei der Paralyse. Bumke hebt ausdrücklich hervor, daß wenn die Pupillen bei der Paralyse ausnahmsweise einmal absolut starr und doch eng sind, sie so gut wie niemals die kreisrunde Form haben, während Unregelmäßigkeiten des Irisrandes bei der Dementia senilis eigentlich überhaupt nicht vorkommen.

Auch bei Demenzzuständen nach Morphinismus fehlen Optikus- und Augenmuskelstörungen und ebenso führt der Morphinismus sonst nie zur völligen Aufhebung der Lichtreaktion, wenn auch sehr häufig zu starker Pupillenverengerung.

Demenzzustände bei Arteriosklerose der Hirngefäße können gelegentlich der progressiven Paralyse gegenüber in Frage kommen. Auch hier fehlen Veränderungen, wie progressive Sehnervenatrophie und Augenmuskellähmungen durchweg. Eine reine reflektorische, dauernd bestehende Pupillenstarre scheint hierbei selten zu sein, wie sie bei der Paralyse so häufig vorkommt, dagegen heben besonders Weber, Alzheimer, Bumke, Spielmeyer u. a. vorübergehende Pupillenstörungen bei der Sklerose der Hirnarterien als nicht selten hervor und weisen auf dieses schwankende Verhalten gegenüber der progressiven Paralyse hin.'

Andere Erkrankungen des Zentralnervensystems, wie multiple Sklerose, Enzephalomalazien, Hirntumoren, Meningitis u. a. können hier an dieser Stelle füglich übergangen werden.“

Dementia praecox.

Eine sorgfältige Pupillenuntersuchung kann hier interessante und bezeichnende Verhältnisse aufdecken. Nach den Untersuchungen Bumkes verschwindet bei Erhaltenbleiben der Lichtreaktion die physiologische Pupillenunruhe sowie die Erweiterung der Pupillen auf psychische und sensible Reize. Von 200 Fällen ließen 120 diese Symptome erkennen. Es empfiehlt sich, die Augen bei konstanter Beleuchtung im Dunkelzimmer bei ruhiger Blickhebung mit der Lupe, besser noch mit dem Zeißschen Kornealmikroskop zu beobachten. Schon Bumke selbst weist darauf hin, daß unter dem Einfluß sehr starker psychischer Einflüsse auch bei sehr erregbaren Gesunden gelegentlich die Pupille sich vorübergehend stark erweitern könne, und daß die physiologische Unruhe und Erweiterungsreaktion vermissen lasse. Auch bei Imbezillität, Idiotie, Verblödung, Demenz findet sich das Symptom gelegentlich.

Die typische reflektorische Pupillenstarre dagegen gehört nicht zu den Symptomen der Dementia praecox.

Als katatonische Pupillenstarre ist von Westphal eine mit Mydriasis einhergehende Starre auf Licht und Konvergenz beschrieben, die sich als seltenes und vorübergehendes Symptom bei schwerem Stupor findet.

Was die optischen Leitungsbahnen anbetrifft, so ist allerdings eine Reihe von Störungen beschrieben, die indes samt und sonders einer Kritik nicht stand halten. Durch fachmännische Untersuchung haben sie sich nicht bestätigen lassen. Auch die äußeren Augenmuskeln bieten keinerlei für Dementia praecox charakteristische Störungen.

Multiple Sklerose.

Auch betreffs der multiplen Sklerose (s. Abb. 26) verdanken wir hauptsächlich Uhthoff eine Zusammenstellung von 100 nicht in Augenkliniken gesammelten Fällen. Was zunächst erstens den ophthalmoskopischen Befund anbetrifft, so gibt ihn folgende Übersicht wieder:

Optikusveränderungen bei multipler Sklerose.

1. Ausgesprochene Atrophia nervi optici, d. h. die Papillen sind völlig atrophisch verfärbt, haben jeden rötlichen Reflex verloren und erscheinen weißlich und weißlichgrau in 3%. (Davon zweimal doppelseitig, einmal einseitig mit gleichzeitiger Abblassung der temporalen Papillenhälfte auf dem anderen Auge. In allen drei Fällen ausgesprochene Sehstörungen.)

2. Unvollständige atrophische Verfärbung der ganzen Papillen, d. h. die inneren Teile der Papillen zeigen noch eine Spur von dem normalen rötlichen Reflex des Sehnerven, während die äußeren Teile gewöhnlich die atrophische Verfärbung sehr ausgesprochen darbieten in 19%. (Davon 8mal einseitig, 7mal doppelseitig und 4mal einseitig mit gleichzeitiger temporaler Abblassung der anderen Papille. In einigen von diesen 19 Fällen keine wesentliche Sehstörung.)

3. Partielle atrophische Verfärbung der temporalen Papillenteile, d. h. die inneren Papillenteile reflektieren normal rötlich, während die äußeren deutlich atrophisch verfärbt erscheinen, analog wie die temporale Abblassung der Papillen auf dem Gebiete der Intoxikationsamblyopie in 18%. (Davon 7mal einseitig, 11mal doppelseitig. In 6 von diesen 18 Fällen keine wesentliche Sehstörung nachweisbar.)

4. Neuritis optici in 5%. (3mal die neuritischen Veränderungen der Papillen sehr ausgesprochen, 2mal geringeren Grades, 3mal einseitig, 2mal doppelseitig. Sehstörungen in 4 von diesen Fällen.)

Also nur in Fällen wie unter 1. gleicht die Papille scheinbar (s. Gesichtsfeld, Lichtschein) der tabischen, dazu käme noch in einem kleinen Bruchteil die meist einseitige, selten doppelseitige Stauungspapille hinzu.

Mehr als die Hälfte aller Fälle von multipler Sklerose zeigt also Optikusveränderungen.

Gesichtsfeldstörungen bei multipler Sklerose.

Das Gesichtsfeld zeigt

1. **Doppelseitiges, seltener einseitiges zentrales Skotom mit freier Peripherie.** Diese Gesichtsfeldform erklärt die Hälfte aller Sehstörungen bei multipler Sklerose. Die zentralen Skotome sind öfter relativ, seltener absolut. Oft läßt sich ein gewisses Mißverhältnis zwischen Größe und Intensität der besonders die Farben (besonders grün, aber auch gelb und blau) betreffenden Störung zu relativ guter Sehschärfe feststellen.

2. **Periphere oder exzentrische Defekte** ohne zentrales Skotom sind ein häufiges Vorkommnis.

3. **Kombination von zentralem Skotom mit peripheren Defekten** ist selten, spricht im allgemeinen mehr für syphilitische Affektionen, kommt aber auch bei multipler Sklerose vor.

4. Kombiniert sich das zentrale Skotom oder die konzentrische oder exzentrische Einschränkung aus organischer Ursache gern mit funktionellen Gesichtsfeldbeschränkungen.

5. Selten sind kleine — ein- und doppelseitige — Ringskotome, sehr selten so hochgradige Defekte, daß nur ein exzentrisches Gesichtsfeld übrig bleibt, noch seltener hemianopische Störungen.

Sehstörungen bei multipler Sklerose.

Der Beginn und Verlauf der Sehstörungen ist in der Hälfte der Fälle ein sehr plötzlicher, ja rapider und übertrifft darin noch die akuten syphilitischen Störungen, die doch mindestens einige Tage zu ihrer Entstehung brauchen, während die Sehstörung bei multipler Sklerose momentan oder über Nacht entstehen kann.

Etwa ebenso oft entsteht die Störung langsam.

Doppelseitige Erblindung ist selten, einseitige häufiger, doch bildet sich stets der Prozeß im Laufe einiger Wochen, seltener Tage, mehr oder weniger zurück. Eine dauernde Erblindung resultiert fast nie, doch sind Rezidive nicht selten. Subjektive Lichterscheinungen, Flimmern, auch schmerzhafte Augenbewegungen können die Sehstörung begleiten. Körperliche Anstrengung verschlechtert das Sehen nachweislich.

„Wir haben gesehen (Uhthoff, S. 355—357), daß die Optikusstörungen bei der multiplen Sklerose unter einem sehr mannigfaltigen und oft besonderen Bild in die Erscheinung treten können, eigentlich ganz wie man es bei dem sonstigen, sehr wechselnden und eigenartigen Symptomkomplex der multiplen Sklerose von vornherein erwarten muß. Am meisten nähert sich jedoch die Amblyopie dieser Erkrankung in ihrer Erscheinung den Sehstörungen, wie wir sie auf dem Gebiete der sog. retrobulbären Neuritis kennen.

Das Verhalten des Gesichtsfeldes, das Vorherrschen des zentralen Skotoms, gewöhnlich mit freier Gesichtsfeldperipherie, bietet eine große Analogie mit den Gesichtsfeldanomalien der Neuritis retrobulbaris, wo ja das Auftreten des zentralen Skotoms das bei weitem häufigste Vorkommnis bildet.

Periphere Gesichtsfeldbeschränkung ohne zentrale Skotome bei retrobulbärer Neuritis fand ich bei meinem Beobachtungsmaterial nur in ca. 6% der Fälle. So häufig wie bei dieser Erkrankung ist das zentrale Skotom bei der Amblyopie der multiplen Sklerose nicht. Ferner waren auf dem Gebiete der nicht durch Intoxikation bedingten retrobulbären Neuritis die zentralen Skotome in der Mehrzahl der Fälle absolut und oft von erheblicher Ausdehnung, bei der Amblyopie der multiplen Sklerose·war das zentrale Skotom meistens relativ. In dieser Hinsicht, d. h. durch die häufig nur unvollständige und relative Funktionsstörung im Bereiche der Skotome, nähert sich die Sehstörung der multiplen Sklerose wieder mehr derjenigen Form der retrobulbären Neuritis, die wir gewöhnlich unter dem Namen der Intoxikationsamblyopie, besonders der Tabak- und Alkoholamblyopie zusammenfassen. Auf diesem Gebiet fand ich nach meinem Material, daß nur in ca. 10% der Fälle die Funktionsstörung im Bereiche des Skotoms eine absolute wurde und dann gewöhnlich auch nur in einem sehr geringen Umfange. Ähnlich bei der multiplen Sklerose.

Dagegen ist die relativ häufige Einseitigkeit der Sehstörung der multiplen Sklerose (in ca. 50% der Fälle mit Sehstörungen) wieder etwas, was der Intoxikationsamblyopie gar nicht zukommt (einmal auf 138 Fälle meiner Zusammenstellung), während bei der eigentlichen retrobulbären Neuritis das schon wieder häufiger beobachtet wird.

Beginn und Verlauf der Sehstörung bei multipler Sklerose bietet wieder vielfach Analogien zu dem Symptomkomplex, der nicht durch Intoxikation bedingten retrobulbären Neuritis, besonders durch den nicht selten plötzlichen Beginn der Sehstörung, die rasche Entwicklung, die häufig eintretende schnelle Besserung, das fast völlige Fehlen der totalen, dauernden Erblindung usw. Tatsächlich haben wir ja, auch gesehen, wie die namentlich in den Anfangsstadien der multiplen Sklerose oder als Vorläufer derselben auftretende Optikusaffektion von den Autoren nicht selten als retrobulbäre Neuritis diagnostiziert wird. Was das Häufigkeitsverhältnis der multiplen Sklerose als ätiologisches Moment auf dem Gebiete der retrobulbären Neuritis anlangt, so habe ich früher feststellen können, daß im ganzen bei retrobulbär-neuritischen Sehnervenaffektionen (inklusive Intoxikationsamblyopie) in ca. 3% multiple Sklerose die Ursache war und bei Ausschluß der Intoxikationsamblyopie in ca. 8%.

Eine völlige Übereinstimmung der Amblyopie (Tabak und Alkohol) ist jedenfalls sehr selten. Die Bleivergiftung dürfte noch eher mit ihrer Sehstörung gelegentlich ein analoges Verhalten bieten.

Relativ wenig Analogien bestehen auch zwischen der Amblyopie der multiplen Sklerose und der tabischen Sehnervenatrophie. In bezug auf das Gesichtsfeldverhalten ist zunächst das Auftreten von zentralem Skotom mit freier Gesichtsfeldperipherie bei der tabischen Sehnervenatrophie ein sehr seltenes Vorkommnis, während dies bei der multiplen Sklerose relativ häufig vorkommt.

Noch mehr jedoch tritt die Verschiedenheit der beiden Affektionen im klinischen Verlaufe zutage. Die Sehstörung bei der tabischen Atrophie beginnt durchweg allmählich, sie ist fast niemals dauernd einseitig und partiell, die dauernde Erblindung ist die Regel bis auf wenige Ausnahmen (vgl. Kapitel Tabes).

Demgegenüber tritt die Sehstörung bei der multiplen Sklerose recht oft einseitig auf, beginnt relativ häufig plötzlich und hochgradig, kann sich wieder bessern, führt fast nie zur totalen doppelseitigen Erblindung usw. Alles ausgesprochene Unterschiede zur tabischen Atrophie; es ist deshalb auch durchaus unrichtig, diese beiden Affektionen als gleichartige anzusehen, wie das wohl früher von einigen Autoren geschehen.

Ebenso kommen ausgesprochene Sehstörungen bei der tabischen Sehnerven-atrophie mit noch normalem ophthalmoskopischen Verhalten fast niemals vor, bei der multiplen Sklerose ist das häufiger zu konstatieren.

Da auch bei der multiplen Sklerose die Sehstörung unter dem Bilde der Neuritis optici resp. der retrobulbären Neuritis ohne ophthalmoskopischen Befund im Anfang einsetzen kann in Verbindung mit spinalen Symptomen, so kann zunächst die Differentialdiagnose der multiplen Sklerose gegenüber der Sehstörung bei akuter Myelitis Schwierigkeiten bereiten. Der weitere Verlauf des Leidens wird jedoch in der Regel bald die Aufklärung bei der akuten Entwicklung und dem schweren Verlauf der spinalen Lähmungserscheinungen infolge von Myelitis bringen, doch können gelegentlich auch die spinalen Erscheinungen bei der multiplen Sklerose unter dem Bilde der Myelitis transversa in Verbindung mit der Optikusaffektion eintreten.

Der Umstand, daß die multiple Sklerose unter dem Bilde des Hirntumors mit Stauungspapillen in die Erscheinung tritt, kommt relativ selten vor, kann aber gelegentlich differentialdiagnostisch Schwierigkeiten bereiten.

In bezug auf funktionelle hysterische Amblyopie wird die Sehstörung der multiplen Sklerose differentialdiagnostisch gelegentlich in Betracht kommen, da auch die letztere Sehstörung zuweilen ohne ophthalmoskopische Veränderungen mit peripherer Gesichtsfeldbeschränkung auftreten kann. Durchweg aber wird eine solche Differentialdiagnose keine Schwierigkeit haben, wenn man die nicht seltene Komplikation der multiplen Sklerose mit weiteren typischen hysterischen Störungen und den Umstand in Betracht zieht, daß eine so regelmäßige konzentrische Gesichtsfeldbeschränkung wie bei der hysterischen Amblyopie kaum jemals bei der multiplen Sklerose vorkommt.‘‘

14. XII. 1909.

Marie G., 17 Jahre.

Beiderseits Stauungspapille. Diagnose: Tuberkulose [?] (s. unten S. 513).

Stammt aus gesunder Familie. Seit dem 7. Lebensjahre hat Patientin etwa alle acht Tage einen Tag lang nicht zu lokalisierende Kopfschmerzen gehabt, die meistens einen Tag anhielten und mit Erbrechen einhergingen. Seit einem halben Jahr traten diese Beschwerden nur zweimal auf. Seit vier Wochen wird es ihr oft mehrmals am Tage schwarz vor Augen, so daß sie nichts mehr sehen kann, dieser Zustand dauert etwa eine Minute und verschwindet spurlos. Einen Zusammenhang mit der Menstruation, die seit dem 14. Lebensjahre besteht und stets regelmäßig war, hat sie nicht bemerkt. Sie ist früher sehr schnell gewachsen, war, als sie aus der Schule kam, schon ebenso stark wie jetzt.

Visus beiderseits $^6/_5$. Nd. I. 9 cm. Objek $+$ 2,5 D. in der Makula.

Leichte latente Divergenz.

Lidspalte r $=$ 1. Pupillen, brechende Medien o. B.

Augenbewegungen frei.

Ophthalmosk.: Beiderseits Grenzen verwaschen, gerötet, Gefäße geschlängelt und mäßig stark gefüllt. Prom. r. ca. 3 D. l. 4 D. Beiderseits keine Blutung zu sehen. Peripherie o. B.

Gesichtsfeld o. B.

Algemeinbefund o. B. Nichts für Tuberkulose oder Lues.

Nervenstatus o. B.

Wassermann: Negativ.

Urin o. B.

Lumbaldruck 190. Punktat deutlich grünlich verfärbt, sonst o. B.

Therapie: Tuberkulinkur, Hg-Kur.

Auf $^1/_{10}$ mg Alttuberkulin heftige Kopfschmerzen. Wiederauftreten der nachgelassenen Verdunkelungen.

Obj. keine Änderung.

Auf 1 mg nach allmählichem Steigern der Dosis Alttuberkulin starke Kopfschmerzen, heftiges Erbrechen, Temperatursteigerung 39,4. Baz. E. V. 2 Teilstriche Temp. 39,4.

.Dunkeladaptation normal.

$3^1/_4$ Jahre später: Visus $^6/_6$ bds. Nd. I.

Pupillen o. B.

Ophthalmosk.: Postneuritische Atrophie.

Gesichtsfeld normal. Blutdruck 135 RR.

5. V. 1916. Beiderseits neuritische Atrophie.

Visus $^6/_6$ beiderseits.

Pupillen o. B.

Heterochromie r. hellere Iris.

Subj. Wohlbefinden.

Zwei Jahre später stellt sich eine multiple Sklerose ein.

Lichtsinnstörung bei multipler Sklerose.

Hinzufügen möchte ich ein Wort über die Lichtsinnstörung im Sinne der Erhöhung der adaptativen Reizschwelle; so häufig, konstant und progressiv diese Störungen bei tabischen Affektionen sind, so selten, inkonstant, und wenn vorhanden, zur Spontanheilung neigend, sind sie bei der multiplen Sklerose. Bei akuten schweren Optikusschädigungen kann auch der Lichtsinn stark in Mitleidenschaft gezogen werden, bei den Heilungsvorgängen eilt er aber oft den sonstigen Funktionen (Farbensinn) voraus und wird zuerst wieder normal, was ja besonders für den partiellen Charakter der Optikusschädigung spricht.

Die Augenmuskelstörungen bei multipler Sklerose.

In Uhthoffs 100 Fällen bestanden:

Ausgesprochene Augenmuskelähmungen in 17$^0/_0$.

    a) 6mal der Abduzens (2mal doppelseitig),

    b) 3mal Okulomotorius (nur partiell und einseitig),

    c) 3mal Blicklähmung (1mal der Seitenwender doppelseitig, 1mal der Seitenwender einseitig, 1mal Blickhebung),

    d) 3mal Konvergenzparese,

    e) 2mal Ophthalmoplegia externa.

Etwa die Hälfte der Lähmungen kennzeichnet sich also als Ophthalmoplegien im Gegensatz zu den sub a) und b) angeführten Stammlähmungen, die aber nach ihrem partiellen Charakter zu schließen auch wohl oft als Nuklearlähmungen aufzufassen sind.

Alle diese Lähmungen haben meist die Neigung zu Spontanheilung, seltener sind sie hartnäckig und lange Zeit stationär.

I. Nystagmus fand sich außerdem in 12$^0/_0$, fast durchweg horizontaler, öfter mit Scheinbewegungen der Außendinge, etwa ebenso oft in der Primärstellung der Augen und den Endstellungen wie allein in den seitlichen Stellungen.

II. Nystagmische Zuckungen fanden sich in 46$^0/_0$,

    nur in den seitlichen Endstellungen   16$^0/_0$,

    in allen Endstellungen   30$^0/_0$.

Fast drei Viertel aller Fälle von multipler Sklerose zeigt also Augenmuskelstörungen.

Die Pupillen bei multipler Sklerose.

Gegenüber der Häufigkeit der Symptome von seiten der äußeren Augenmuskeln und der optischen Leitungsbahnen tritt ein pathologisches Verhalten der Pupillen sehr in den Hintergrund.

Noch relativ am häufigsten fand sich Miosc mit erhaltener, aber sehr geringer Reaktion auf Licht und Konvergenz in 5%, ausgesprochene Anisokorie in 4%, stark herabgesetzte Lichtreaktion in 2%, Lichtstarre mit Miose oder Mydriasis zusammen in 1,5%, Lichtreaktion besser als Konvergenzreaktion (bei Konvergenzparese) in 1,5%.

Lichtstarre im Sinne Argyll Robertson, besonders mit Miose, was ja bei Tabes so häufig ist, kommt bei der multiplen Sklerose also auch vor, ist aber sehr selten.

Die differentialdiagnostische Bedeutung der Frühsymptome der multiplen Sklerose.

Die multiple Sklerose ist sicher nicht so selten wie sie diagnostiziert wird. Besonders hier an der Wasserkante scheint sie mir noch häufiger zu sein als in Schlesien. Besonders wichtig ist ihre Kenntnis für die Unterscheidung von funktionellen Störungen, mit denen sie sich ja erfahrungsgemäß gern kombiniert. Jeder erfahrene Augenarzt wird nicht nur einmal in der Lage gewesen sein, bei einer bisher stets für hysterisch erachteten Frau eine Sehstörung zur Erklärung bekommen zu haben: Eine plötzliche Erblindung, die sich im Laufe eines oder mehrerer Tage in Form eines einschmelzenden Zentralskotoms zurückbildete. Es ist dies keine der Hysterie zukommende Sehstörung; und noch klarer wird die Sehstörung, wenn eine auch noch so geringe temporale Abblassung der Papille festzustellen ist. Nystagmische Zuckungen in den Endstellungen können das Bild vervollständigen.

Da wir nun wissen, daß die einseitige und doppelseitige Optikusstammaffektion, die ihren klinischen Ausdruck in dem zentralen Skotom findet, den sonstigen Nervensymptomen um viele (5—15) Jahre vorausgehen kann, so ist man zu der Auffassung gelangt, daß vielleicht ein größerer, vielleicht der größte Teil der ätiologisch ungeklärten Fälle retrobulbärer Neuritis optici Frühsymptom der multiplen Sklerose darstellt. Sind auch die Knochenhöhlen bei peinlichster Untersuchung intakt, ist nichts für Lues zu finden, so steigt jedenfalls die Wahrscheinlichkeit der latenten multiplen Sklerose erheblich. Dazu kommt, daß die isolierte rheumatische Neuritis optici immer seltener wird, je sorgfältiger neurologisch untersucht wird, daß man um so häufiger Lumbaldrucksteigerung findet, je öfter man in solchen Fällen punktiert, daß körperliche Anstrengung ungünstigen, Ruhe guten Einfluß hat; dazu kommt endlich, daß wir auch nichts oder wenig bisher über Formes frustes bei multipler Sklerose wissen. Wenn mir gelegentlich einer Diskussion dieser Frage von pathologisch-anatomischer Seite gesagt wurde, die multiple Sklerose sei eine Krankheit, die in 10—12 Jahren ad exitum führe, so ist das eben der Standpunkt des pathologischen Anatomen, der nur die letal verlaufenden Fälle zu sehen bekommt und die ausheilenden nicht.

Jeder Neurologe muß wissen, daß ihn in der Diagnose der multiplen Sklerose, auch wo keine Augenstörungen geklagt werden, ein erfahrener Augenarzt oft ausschlaggebend beraten kann.

Epilepsie.

Pathologische Optikusbefunde spielen keine Rolle bei der genuinen Epilepsie, vielmehr deuten sie, wenn vorhanden, auf Komplikationen oder beweisen, daß die Epilepsie nur eine symptomatische ist. Auch typische Gesichtsfeldstörungen sind — abgesehen vielleicht von einer funktionellen konzentrischen Einschränkung — meist nicht vorhanden. Dasselbe wäre von den Augenmuskeln zu sagen. Krampfartige Zustände im Bereich der äußeren Augenmuskeln sowie besonders seitliche Ablenkung, zum Teil mit nystagmischen Zuckungen, sind während der Anfälle keine Seltenheiten.

Die Aufhebung der Pupillenreaktion im epileptischen Anfall ist als die Regel anzusehen. Die typische Pupillenform ist die Mydriasis, die weder bei Konvergenzkrämpfen schwindet, noch auf stark sensible Reize sich zu vergrößern vermag. Im Intervall bieten die Pupillen bei Epilepsie nichts Krankhaftes.

Hysterie.

Was den Augenhintergrund anbetrifft, so ist auch bei der Hysterie das normale Verhalten charakteristisch, pathologische Befunde deuten auch hier auf Komplikationen.

Sehstörungen sind bei Hysterie nicht selten, und zwar in allen Intensitäten von der geringen einseitigen Sehschwäche bis zur totalen doppelseitigen Amaurose. In allen Fällen zeigt die Pupillarreaktion, zumal bei einseitiger erheblicher Visusherabsetzung, keine Differenz gegenüber der sehtüchtigen Seite.

Die Unterscheidung gegenüber den simulierten Zuständen kann sehr schwer, ja unmöglich sein, zumal sich Hysterische oft Simulanten sehr ähnlich benehmen, z. B. bei Untersuchung mit dem Stereoskop und ähnlichen Simulationsproben. Es fehlt ihnen eben nur das willkürliche Sehen, nicht das unwillkürliche (s. unter Gesichtsfeld). „Die hysterisch erblindete Person sieht mit dem körperlichen, aber nicht mit dem seelischen Auge" (Bernheim).

Das Gesichtsfeld zeigt oft mehr oder weniger hochgradige konzentrische Einschränkung, doch ist meist auch bei hochgradiger Einschränkung die Orientierung gut, auch dieses findet sich also hier ebenso wie bei Simulation.

Nicht zur Hysterie gehören die zentralen Skotome, die Hemianopsie, die exzentrischen Skotome, sie müssen stets den Verdacht auf organische Komplikationen erwecken: Hirnlues, multiple Sklerose, Glaukom u. a.

Gewisse Störungen im Farbensehen sind seltener zu beobachten, und zwar auch hier von den leichteren Störungen bis zur absoluten totalen Farbenblindheit, die indes nicht den wohlcharakterisierten Typus der kongenitalen hat, sondern einen individuell sehr verschiedenen. Bisweilen wird die ganze Welt in einer Farbe gesehen, meist in Rot, oder es besteht Aversion gegen eine Farbe, z. B. Gelb, was bis zum hysterischen Erbrechen beim Anblick gelber Blumen gehen kann.

Auch die assoziierten Verbindungen von Farbenwahrnehmungen mit Klängen, Namen usw. finden sich bei Hysterikern.

Die Unterscheidung ist meist leicht, wenn man nur daran denkt und sich nicht in den Gedanken verrannt hat, etwas Organisches finden zu müssen. Es kam in meine Sprechstunde eine Dame mit ihrer 11 Jahre alten Tochter, die von kompetenter spezialärztlicher Seite untersucht war, wobei nur Visus 0,2 festgestellt werden konnte, und zwar von Oktober 1907 bis April 1909. Es wurde „möglichste Schonung der Augen" empfohlen. Da der Vater an Gehirnerweichung gestorben, die Mutter daher überaus ängstlich war, wurde das Kind so geschont, daß die Schulbildung zu wünschen übrig ließ und ständig lagerte die Sorge auf der Familie. Auf bestimmtes Zureden gab Patientin alsbald volle Sehschärfe an. Von der Sache wurde nun nicht mehr gesprochen. Es zeigt diese einfache Krankengeschichte recht die praktischen Konsequenzen einer richtigen Diagnose auf diesem Gebiete. Die bleichsüchtigen, kleinen, etwas unterernährten Schulmädchen der größeren Städte liefern hierfür das Material zum Unterricht.

Auch monokulare Diplopie und Polyopie kommt bei Hysterie in seltenen Fällen vor (Akkommodationsspasmen?).

Die Pupillen zeigen bei Hysterie für gewöhnlich keine Störungen und auch für den hysterischen Anfall hat man dieses früher stets betont. Demgegenüber erklärt Karplus, daß eine weite und totalstarre Pupille sich auch bei rein hysterischen Anfällen finden kann. Selten scheinen diese Pupillenstörungen immerhin zu sein, doch ist es ja wichtig genug, diese Tatsache zu kennen. Meist geht die Pupillenstarre vorüber und gestattet vielleicht eine Deutung im Sinne Bumkes: starre reflektorische Reizmydriasis. Vielleicht kommt nach demselben Autor auch eine III-Hemmung durch kortikale Beeinflussung in Frage. Dagegen ist eine reflektorische Pupillenstarre mit erhaltener Konvergenzreaktion im Sinne Argyll-Robertsons nicht durch Hysterie zu erklären.

Störungen und Herabsetzungen des Gefühles (Trigeminus) der Kornea sind prinzipiell zu trennen von solchen in der Konjunktiva. Letzteres ist häufig hysterisches Symptom analog dem Fehlen des Rachenreflexes, ersteres hingegen meist organisch bedingt (s. Areflexie der Kornea: Tumor cerebelli?).

Im Bereiche des Fazialis sind Reizzustände (Blepharospasmus, Ptosis spast.) häufiger als Lähmungen. Insofern letztere überhaupt vorkommen, betreffen sie häufiger den unteren Fazialis, sehr selten den oberen, keineswegs führen sie zu Keratitis e lagophthalmo.

Über das Verhalten des Hirndruckes (Lumbaldruckes) bei Erkrankung der optischen Leitungsbahnen und der äußeren Augenmuskeln.
(cfr. Münch. Med. W. 1916, Nr. 23, 25, 27, 30.)

1. Retinale Zirkulationsstörungen.

In 18 Fällen von einseitigen und doppelseitigen retinalen Zirkulationsstörungen wurden im ganzen 22 Lumbalpunktionen ausgeführt.

Keine Steigerung fand sich 5mal (bis 150),
geringe   ,,   ,,   ,, 6mal (,, 200),
mittlere   ,,   ,,   ,, 6mal (,, 300),
hochgradige   ,,   ,,   ,, 5mal ($>$ 300).

Aus den Krankengeschichten scheint sich zu ergeben, daß die Höhe der Lumbaldrucksteigerung in einem gewissen Verhältnis zur Schwere der Allgemeinerkrankung steht.

2. Retinitis verschiedener Ursache.

In 7 Fällen einseitiger und doppelseitiger Retinitis ergab sich der Lumbaldruck bei 12 Punktionen

3mal normal,
5mal wenig,
2mal mäßig,
2mal stark gesteigert,

wobei letzterer Fall allerdings mit doppelseitiger Stauungspapille kompliziert war.

Auch diese Fälle ergaben eine gewisse Parallelität zwischen der Höhe des Lumbaldruckes und der Schwere der Allgemeinerkrankung.

3. Sehnervenkopferkrankungen.

(Neuritis opt. spl., Stauungspapille, Neuritische Atrophie.)

Es wurden punktiert:
- a) 10 Fälle von einseitigen,
- b) 50 Fälle von doppelseitigen

Veränderungen des Sehnervenkopfes im obigen Sinne.

a) Von den 10 einseitigen stellen 6 einfache Sehnervenentzündungen dar, von denen sich 3 durch multiple Sklerose mit mittlerer Hirndrucksteigerung, 1 durch Lues mit hohem Hirndruck, 1 durch Orbitaltumor mit zunächst normalem und nachher hohem Hirndruck und 1 durch Kieferhöhlenempyem mit mittlerem Hirndruck erklären. Ferner fanden sich unter diesen 10 Fällen 3 einseitige Stauungspapillen, als Ätiologie kam in Betracht einmal (lokale?) Tuberkulose, einmal Lues, einmal multiple Sklerose; schließlich noch 1 Fall von einseitiger neuritischer Atrophie mit Diagnose Lues.

Von 18 in diesen 10 Fällen ausgeführten Lumbalpunktionen ergaben:

- 2 normalen Druck,
- 5 geringere,
- 9 mittlere,
- 2 hohe Drucksteigerung.

Die Liquoruntersuchung dieser 10 Fälle ergab in dem Falle einseitiger Neuritis opt. spl. durch Lues vier positive Reaktionen, in einem Falle von einseitiger Optikusatrophie bei Lues Albuminvermehrung und positiven Wassermann, in einem Falle von einseitiger Stauungspapille durch Lues „Spur Albumen", ebenso in dem Falle von Neuritis opt. bei Kieferempyem, sonst war der Liquor normal, besonders in den vier Fällen von multipler Sklerose, dem Orbitaltumor und der Sehnerventuberkulose.

b) Von den 50 Fällen doppelseitiger Veränderungen des Sehnervenkopfes stellen:

11 einfache Sehnervenentzündungen dar, von diesen erklären sich:
3 durch Lues (1mal mit mäßiger, 1mal mit starker Hirndrucksteigerung),
2 durch Tuberkulose (1mal mit mäßiger, 2mal mit starker Hirndrucksteigerung),
2 durch Albuminurie (1mal mit geringer, 1mal mit starker Hirndrucksteigerung),
2 durch Meningitis (1mal mit mittlerer, 1mal mit starker Hirndrucksteigerung),
1 durch Turmschädel (mit mittlerer Hirndrucksteigerung),
1 durch Tumor cerebri (?) (mit hoher Hirndrucksteigerung).

Von 15 in diesen Fällen ausgeführten Lumbalpunktionen ergaben:

- 2 normalen Druck,
- 2 geringe,
- 5 mittlere,
- 6 starke Drucksteigerung.

Von den 50 doppelseitigen stellen sodann

19 Stauungspapillen dar. 10 davon blieben ätiologisch dunkel (3 Heilungen), 5 erklärten sich durch Tumor cerebri, 4 durch Lues.

Von 42 von diesen 19 Fällen ausgeführten Lumbalpunktionen ergaben:

- 2 normalen Druck,
- 4 geringere,
- 8 mittlere,
- 28 hohe Drucksteigerung.

Dabei ist zu bemerken, daß die 2 normalen Hirndruckbefunde bei derselben Patientin erhoben wurden, wo sich nachher mittlere Drucksteigerung konstatieren ließ. Die Drucksteigerung konnte in diesem Falle vielleicht nur deshalb nicht sofort konstatiert werden, weil subkutane Fistelung oder Querabschluß zwischen Spinalkanal und Ventrikeln bestand.

Von den 50 doppelseitigen stellen endlich

20 neuritische Atrophien dar: 11 davon erklären sich durch Hypsizephalus (mit mittlerer oder hoher Drucksteigerung), 4 durch Lues (2 mit mittlerer, 1 mit geringer Drucksteigerung, 1 ohne solche), 3 durch unbekannte Ursache (2mal ohne, 1mal mit starker Drucksteigerung), 1 durch Meningitis (mit geringer Steigerung), 1 durch Albuminurie (mit starker Steigerung).

Von 25 in diesen 20 Fällen ausgeführten Lumbalpunktionen ergaben:

> 5 normalen Druck,
> 3 geringere,
> 9 mittlere,
> 8 starke Drucksteigerung.

Der Liquor war bei den 50 doppelseitigen Fällen in der Mehrzahl der Luesfälle mehr oder weniger pathologisch verändert, in allen übrigen Fällen normal.

Beim Befund einer doppelseitigen Stauungspapille würde man demnach in erster Linie an Hirndrucksteigerung über 300 denken müssen. Daß das nicht immer ein Tumor zu sein braucht, geht aus den Krankengeschichten deutlich hervor, nur ein Viertel aller dieser Fälle ergab mit Sicherheit Tumor, fast ebenso oft fand sich Lues, die Hälfte der Fälle blieb betreffs der Ursache unklar.

Für die Erklärung der doppelseitigen Neuritis optici spl. steht die Lues an erster Stelle, folgt Tuberkulose, Albuminurie, Meningitis usw.

Bei der doppelseitigen neuritischen Atrophie dürften, abgesehen vom Hypsizephalus, der diesen Posten gerade in unserer Statistik stark belastet, die ursächlichen Verhältnisse ähnlich liegen, wie bei der doppelseitigen Neuritis optici spl.

4. Optikusstammaffektionen.

1a. Von 3 Fällen einseitiger Neuritis optici retrobulb. axialis mit zentralem Skotom ohne ophthalmoskopischen Befund waren 2 durch Lues, 1 durch multiple Sklerose bedingt. Alle 3 zeigten mittlere Lumbaldrucksteigerung, die beiden ersten eine vorübergehende temporale Abblassung, der letzte vorübergehende venöse Hyperämie der Papille.

1b. Doppelseitige retrobulbäre axiale Neuritis optici mit nur vorübergehenden ophthalmoskopischen Erscheinungen oder ohne solche sind nicht zur Lumbalpunktion gelangt, man würde sie aber bei den Fällen von Tabak-AlkoholAmblyopien finden können, die ja nicht ausnahmslos zur temporalen Atrophie zu führen brauchen.

2a. In 9 Fällen von einseitiger temporaler Optikusatrophie handelt es sich

> 3mal um Lues mit Lumbaldruck 235, 145, 180 (Lues hered.?),
> 2mal um multiple Sklerose mit Lumbaldruck 165, 135,
> 4mal bei Lumbaldruck 200, 140, 170, 230 konnte eine Diagnose nicht sichergestellt werden.

2b. In 20 Fällen von doppelseitiger temporaler Atrophia optici handelt es sich 8mal um multiple Sklerose.

Von 11 Lumbalpunktionen ergaben:

> 3 keine Drucksteigerung,
> 2 geringe Drucksteigerung,
> 6 mittlere Drucksteigerung,
> 0 hochgradige Drucksteigerung.

In der Mehrzahl der Fälle wurde die Diagnose hauptsächlich aus den okularen Symptomen gestellt.

3mal handelte es sich um Lues, Tabes und Paralyse. Dabei erscheint ein Fall klar als Lues cerebrospinalis, während ein anderer Fall den okularen Symptomen nach durchaus noch als Lues III aufzufassen ist, erscheint er dem Stat. nerv. nach mehr als Tabes asc. In einem zweiten Fall deutet die starke Lichtsinnstörung schon auf die Malignität des Prozesses, was der Verlauf dann auch bewies. Die Lumbaldrucke waren in diesen 3 Fällen gering, mäßig und hochgradig gesteigert.

2mal handelte es sich um Intoxikationsamblyopien, wobei der Alkoholiker starke, der Raucher geringere Drucksteigerung zeigte. Dabei sei bemerkt, daß die Intoxikationsamblyopie in Kiel überhaupt als seltene Krankheit anzusehen ist. Es kam gleichwohl eine größere Reihe zur Beobachtung, doch wurden nur diese 2 lumbalpunktiert.

7mal war eine Ursache für die doppelseitige temporale Abblassung nicht zu finden. Die Lumbaldrucke waren in 2 Fällen normal, 2mal wenig, 3mal mäßig, 9mal stark gesteigert (wovon 8 auf einen Fall entfallen). Einige davon könnten sich wohl noch später als multiple Sklerose entpuppen.

3a. Einseitige Totalatrophie ist keine häufige Erscheinung; es kamen nur 2 auf Lues beruhende Fälle zur Beobachtung mit mäßiger bzw. geringer Drucksteigerung.

3b. Von doppelseitiger Totalatrophie kamen 29 Fälle zur Lumbalpunktion: 10mal lag Lues, 7mal Tabes, 1mal Arteriosklerose, 4mal gelbe Atrophie vor, 7 blieben fraglich.

In den obigen 10 Fällen von syphilitischer Optikustotalatrophie ergaben 18 Lumbalpunktionen:

keine Steigerung	2mal,
geringere Steigerung	7mal,
mittlere Steigerung	3mal,
hochgradige Steigerung	6mal.

In 7 Fällen von doppelseitiger totaler Optikusatrophie bei Tabes zeigten von 10 Lumbalpunktionen

keine Steigerung	5,
geringere Steigerung	2,
mittlere Steigerung	3 (1 Fall s. unten).

Demnach scheinen mir höhere Drucke für Lues cerebrospinalis, niedrige für Tabes (oder Paralyse?) zu sprechen.

In 4 Fällen von gelber Atrophie handelt es sich um 2 typische Fälle von Pigmentdegeneration der Retina mit geringer oder negativer Lumbaldrucksteigerung. Hiervon ist ein Fall insofern atypisch, als er keine Pigmentierungen, wohl aber flottierende Glaskörpertrübungen zeigt, bei ihm bestand mittlere Lumbaldrucksteigerung. Ein weiterer Fall ist atypisch durch die starke Differenz beider Augen. Die positive Wassermannreaktion spricht für syphilitische Ätiologie: Mittlere Lumbaldrucksteigerung.

In der gelegentlich nicht leichten Differentialdiagnose zwischen typischer Pigmentdegeneration der Retina, die bekanntlich nichts mit Lues zu tun hat, und den syphilitischen, mehr oder weniger ähnlichen Chorioretinitiden scheint demnach vielleicht auch der Lumbaldruck ein Wort mitsprechen zu können.

5. Chiasmaerkrankungen.

18 Chiasmafälle. 5mal Hypophysentumor, 2mal Chiasmalues, 1mal Chiasmazerreißung, 10mal Ursache fraglich.

Bei 11 Lumbalpunktionen, welche in 5 Fällen von Hypophysentumor ausgeführt wurden, fand sich der Druck 2mal mäßig, (darunter ein durch die Nase fistelnder), 9mal stark erhöht.

Von 2 Fällen von Chiasmalues (1 akquierierter, 1 hereditärer) zeigte der erste starke, der zweite 2mal geringere Lumbaldrucksteigerung, beide im Liquor positiven Wassermann, desgleichen im Blut.

In 10 Fällen von Chiasmaschädigungen durch unbekannte Ursachen ergaben von 16 Lumbalpunktionen

keine Druckerhöhung   3 (2 Fälle),
geringere Druckerhöhung 1 (1 Fall),
mittlere Druckerhöhung   5 (5 Fälle),
starke Druckerhöhung   7 (3 Fälle).

6. Erkrankungen mit basilärer Hemianopsie.

Basiläre (Traktus-) Hemianopsie, ein Fall (einseitig traumaf. Schläfenlappenabszeß?) Lumbaldruck über 600, nach 12 ccm 360.

7. Erkrankungen mit subkortikalen und kortikalen Hemanopsien.

6 einseitige subkortikale und kortikale Hemianopsien.

In allen 6 Fällen handelte es sich also um kortikale oder subkortikale Schädigungen im Gegensatz zu den basilären oder Traktusläsionen, die zwar auch in größerer Anzahl zur Beobachtung kamen, aber nur in einem Fall punktiert wurden. 9 Lumbalpunktionen in 6 Fällen von einseitiger kortikaler oder subkortikaler Hemianopsie ergaben:

2mal normalen Druck,
2mal mittleren Druck,
5mal hohe und höchste Drucke.

In 9 Fällen von doppelseitiger Hemianopsie ergaben die Lumbalpunktionen

2mal normalen Druck,
2mal mittleren Druck,
5mal hohen und höchsten Druck.

Hohe Lumbaldrucke sprechen auch bei Heminaopsie für Tumor, während wir bei Störungen des Blutkreislaufes mittlere oder keine Steigerung finden. Die Frage, ob wir danach berechtigt sind, noch Unterschiede zwischen Apoplexien und Thrombosen zu machen, muß ein größeres, und zwar anatomisches Material entscheiden.

8. Flimmerskotome und Migräne.

In 7 Fällen von Flimmerskotom zeigte sich bei 9 Lumbalpunktionen 4mal keine Steigerung (2mal subnormaler Druck?); 4mal geringe Steigerung, 1mal starke Steigerung, wobei der letztere Fall als der unkomplizierteste erschien: Es handelte sich um eine kortikale bzw. subkortikal bedingte linksseitige Hemianopsie durch rechtsseitiges Schädeltrauma mit Beteiligung der Pyramidenbahnen. Die Abblassung der linken Papille mit konzentrischer Einschränkung des Gesichtsfeldes müssen wir als Folgen des Gegenstoßes (Scheidenhämatom?) auffassen; der sonst negative ophthalmoskopische Befund, die Aussparung der Makula, sind typisch für nicht basiläre (Traktus-) Hemianopsien. Basissymptome: hemianopische Pupillenstarre, Prismenphänomen, Pupillen- und Lidspaltendifferenz fehlen.

9. Äußere Augenmuskelstörungen.

Über das Verhalten des Hirndruckes (Lumbaldruckes) bei Erkrankungen der äußeren Augenmuskeln ist folgendes zusammenfassend zu sagen:

Einseitige Abduzenzparese.

Von 33 Fällen einseitiger Abduzensparese erklärten sich 15 durch Lues usw., wobei von 19 Lumbalpunktionen 2 keine, 2 geringere, 8 mittlere und 7 hohe Steigerungen ergaben.

Es blieben unklar 13 Fälle, wobei 14 Lumbalpunktionen 4mal keine, 7mal geringe, 2mal mittlere, 1mal hohe Steigerung ergaben.

Je ein Fall erklärt sich durch Tumor cerebri mit Lumbaldruck 435, multiple Sklerose 150, 220, 145, 250, 300, 200, Ponstuberkulose 250, 150, 300, angeborene Ursache 220, Kieferhöhlenempyem 225, 200.

Von 46 Lumbalpunktionen ergaben also im ganzen 7 keine, 11 geringere, 17 mittlere und 11 hohe Drucksteigerungen.

Doppelseitige Abduzensparese.

Von 10 Fällen doppelseitiger Abduzensparese erklärten sich 2 vielleicht durch Ponsherde (tuberkulöser Art? multiple Sklerose?).

Von 4 Lumbalpunktionen zeigen 1 keine, 1 geringere und 2 mittlere Drucksteigerung.

2 erklärten sich durch Hydrozephalus.

Von 8 Lumbalpunktionen zeigten 1 geringe, 7 starke Drucksteigerung.

3 durch Tumor cerebri bedingte Fälle zeigten 5mal starke und 2mal mäßige Steigerung, 1 Fall von Tabes (?) zeigte 1mal geringere und 1 Fall von Causa congenita zeigte 1mal geringe Steigerung.

Von 21 Lumbalpunktionen bei doppelseitiger Abduzensparese ergaben sich also 1mal keine, 5mal geringe und 15mal starke Drucksteigerung, wobei zu bemerken ist, daß der letzte Posten durch die 7 Lumbalpunktionen in 1 Fall besonders belastet ist.

Einseitige Okulomotoriusparese.

Von 14 Fällen einseitiger Okulomotoriusparese erklären sich 9 durch Lues.

9 Fälle einseitiger syphilitischer III-Parese zeigten bei 13 Lumbalpunktionen 4mal keine, 6mal geringere, 2mal mittlere und 1mal hohe Lumbaldrucksteigerung.

In 4 Fällen einseitiger III-Parese fraglicher Ursache zeigten 2 geringere, 1 mittlere und 1 hohe Lumbaldrucksteigerung.

1 Fall von rezidivierender III-Parese (Migraine ophthalmoplégique) zeigt normalen Druck.

Doppelseitige Okulomotoriusparese.

Von 8 Fällen doppelseitiger III-Parese waren 4 Fälle von Ptosis resp. inkompletter III-Parese wahrscheinlich durch multiple Sklerose bedingt, der Lumbaldruck war dabei meist normal.

3 Fälle doppelseitiger syphilitischer III-Parese zeigten 1mal geringe, 2mal mittlere Drucksteigerung, Wassermannreaktion im Blut jedesmal positiv.

1 Fall war durch Hydrozephalus bedingt mit starker Lumbaldrucksteigerung.

10. Ophthalmoplegien.

In 24 Fällen von Ophthalmoplegie, die ich nach topischen Gesichtspunkten geordnet habe, handelt es sich zunächst um 5 Fälle von Ophthalmoplegia ext. bzw. totalis orbitaler oder basilärer Ursache, 3 Fälle von seitlicher Blickparese, Hebungs- und Senkungsparese bei Lues basilaris, 10 seitlicher und vertikaler Blickparese bei Ponsherden, 1 seitlicher und vertikaler Blickparese bei Pedunkulusherd, 2 seitlicher und vertikaler Blickparese bei Kleinhirntumor, 2 seitlicher und vertikaler Blickparese bei Pachymeningitis, 1 seitlicher und vertikaler Blickparese bei Hydrozephalus

Von den 5 Fällen von Ophthalmoplegia ext bzw. totalis erklärt sich

Fall 1 durch ein Oberkiefersarkom. Lumbaldruck normal.

Fall 2 durch einen intrakraniellen syphilitischen Prozeß, der indes nicht zu einer Lumbaldrucksteigerung geführt hat, obwohl die 4 Reaktionen im Liquor positiv waren.

Fall 3 durch Thrombophlebitis orbitae mit Sinusthrombose und Meningitis mit starker Lumbaldrucksteigerung. Autopsie.

Fall 4 durch einen (syphilitischen) Prozeß in der Gegend der Fissura orb. sup. mit mittlerer Lumbaldrucksteigerung.

Fall 5 durch einen intrakraniellen basilären Prozeß, der auch auf die äußeren Augenmuskeln der anderen Seite übergriff, gleichwohl eine Lumbaldrucksteigerung nicht bedingte (sehr langsam wachsender Basistumor, Aneurysma?).

Eine deutliche Lumbaldrucksteigerung bei Ophthalmoplegia ext. oder totalis spricht also für intrakranielle Ursache oder Ausbreitung, das Fehlen derselben aber nicht durchaus dagegen.

Von den drei Fällen seitlicher Blick- oder Hebungsparese aus basilärer Ursache erklärt sich

Fall 6, seitliche Blicklähmung durch Lues basilaris mit Lumbaldruck 210 mit positiven 4 Reaktionen.

Fall 7, Hebungslähmung durch doppelseitige syphilitische III-Lähmung mit Lumbaldruck 280.

Fall 8, Hebungslähmung mit späterer Abduzenslähmung durch Lues (basil?) hered. mit Lumbaldruck 120, was bei dem 8 Monate alten Kinde wahrscheinlich als gesteigert anzusehen ist. Später 120 und 180.

Die Lumbaldrucksteigerungen bei den durch Lues basilaris bedingten Ophthalmoplegien scheinen sich demnach in bescheidenen Grenzen zu halten.

Von den 10 Fällen seitlicher Blick-, Hebungs- und Senkungsparesen durch Ponsherde erklärt sich

Fall 9, Hebungsparese mit Ptosis durch Bulbärparalyse. Lumbaldruck 175.

Fall 10, Hebungs- und Senkungsparese bei freien seitlichen Bewegungen durch Poliomyelitis sup. Lumbaldruck 180.

Fall 11 und 12 durch multiple Sklerose mit Lumbaldruck 200, 250 resp. 195.

Fall 13 durch Tuberculosis pontis. (in Anbetracht der VII. Parese) mit Lumbaldruck 160.

Fall 14 durch Embolie (Endokarditis) mit Lumbaldruck 200.

Fall 15, Blicklähmung nach links. Gliosarkom der ersten Ponshälfte (Autopsie) bei einem Patienten mit 2mal positivem Wassermann im Liquor. Lumbaldruck über 600, 350, 350.

Fall 16, Ophthalmoplegia ext. dpl. (funktionell?) Lumbaldruck 180 (Alb positiv).

Fall 17, Senkungslähmung infolge Basisfraktur bzw. nukleärer oder supranukleärer Blutung. Lumbaldruck normal.

Fall 18 durch rezidivierende und alternierende Ophthalmoplegia externa. Lumbaldruck normal.

Intrapontin bedingte seitliche Blickhebungs- und Senkungsparesen zeigen also nur dann stärkere Lumbaldrucksteigerungen, wenn sie durch Tumor (Fall 15) bedingt sind.

Fall 19, 20 und 21 erklärt sich vielleicht durch einen syphilitischen Herd im linken Pedunkulus, wenigstens ist diese Annahme die nächstliegende, wenn man die rechtsseitige Blickparese mit der Lähmung des rechten Armes auf eine Ursache beziehen will. Lumbaldruck 150 (Alb., Lymphozyten, Wassermannreaktion positiv).

2 Fälle von seitlicher Blickparese erklären sich durch Kleinhirntumor, wovon 1 Fall autoptisch festgelegt ist (rechte Ponshälfte, rechtsseitige Blicklähmung). Beide Male höchste Drucke.

2 Fälle, 22 und 23, seitlicher Blickparese, wovon einer autoptisch, scheinen bedingt durch Pachymeningitis specifica. Lumbaldruck mäßig bzw. stark gesteigert.

Ein Fall endlich (24) erklärt sich durch Hydrozephalus oder Meningitis (unter dem Bilde des Tumor cerebri) mit Ausheilung. Lumbaldruck damals stark gesteigert.

Die Lumbalpunktion bei Erkrankungen der äußeren Augenmuskeln, zumal bei den Ophthalmoplegien, ist somit wohl imstande, eine genauere topische Diagnose zu ermöglichen und auf die Art der schädigenden Ursache genauere Schlüsse zu gestatten.

Erblichkeit der Augenkrankheiten.

Die erblichen Einflüsse bei den verschiedensten Krankheiten nehmen neuerdings das Interesse weitester Gelehrtenkreise in Anspruch. Auch bei den Augenkrankheiten ist dieses Moment wieder mehr erörtert worden. Wir werden sehen, daß hier gewisse Folgerungen gezogen werden können, die auch für die Behandlung keineswegs ohne Bedeutung sind.

Zunächst wäre festzustellen, daß „vererbt" nicht gleichbedeutend ist mit „angeboren". Vererbt ist nur das, was Vater oder Mutter schon besessen haben, angeboren können verschiedene Dinge sein, die sich weder bei Vater noch Mutter noch — allgemeiner gesagt — irgendwo in der Aszendenz finden; damit tritt naturgemäß eine Annäherung beider Begriffe ein, denn ob irgend jemand in der Ahnenreihe des Individuums mit einer angeborenen Mißbildung diese nicht auch schon besessen hat, wird sich oft nicht entscheiden lassen, damit wäre aber die angeborene Eigenschaft auch vererbt (indirekte Vererbung, Atavismus). Unter einer kollateralen Vererbung versteht man das Befallensein mehrerer Mitglieder einer Familie, die nicht direkt in auf- oder absteigender Linie zusammenhängen. Auch hier erfährt der Begriff der Vererbung eine Annäherung von der des „Angeborenseins".

Ausgenommen vom Begriff der Vererbung werden gewöhnlich die Infektionskrankheiten, wie z. B. Lues, die im gewöhnlichen Sinne des Wortes sowohl angeboren wie vererbt werden können. Die Zahl der Augenkrankheiten, bei denen diese oder jene Form der Vererbung zu bemerken ist, ist nicht so gering. Es erscheint weniger Interesse zu haben, diese alle einzeln aufzuführen, als vielmehr die Typen kennen zu lernen.

Da wäre vielleicht zunächst der graue Star, die Katarakte, zu erwähnen, bei der sämtliche Formen der Vererbung beschrieben sind, besonders interessant sind die von Fleischer bis in die sechste Generation aufwärts verfolgten Krankengeschichten, wobei sich herausstellte, daß die Linsentrübungen allmählich in immer früherem Lebensalter auftraten, in der ältesten Generation die sog.

„senile Form", dann die präsenile, dann die juvenile und plötzlich in der vierten, fünften oder sechsten Generation war das Bild der Myotonia atrophicans manifest. Aber auch ohne diesen tragischen Schluß gibt es sicherlich Starfamilien, die meist in einem den Familienmitgliedern bekannten Alter sich der Operation unterziehen müssen.

Neben dem grauen Star zeigt auch der grüne (das Glaukom) ausgesprochen familiären Typ. Ein noch im jugendlichen Alter stehender Kollege, dessen große physiologische Exkavation mir auffiel, sagt mir, daß die Männer seiner Familie zum großen Teil in den vierziger Jahren an Glaukom zu erkranken pflegten.

Sehr ausgesprochene Erblichkeitseinflüsse finden wir ferner bei der Retinitis pigmentosa, wobei außerdem die Blutsverwandschaft bekanntlich eine große Rolle spielt, ferner bei der angeborenen Nachtblindheit, bei der Leberschen Form der Sehnervenatrophie, der familiären amaurotischen Idiotie, der Farbenblindheit, den Refraktionsanomalien, gewissen Augenmuskeldefekten (inkl. Nystagmus) u. a. Bei einer Reihe dieser angeborenen Zustände handelt es sich sicherlich um eine Entwicklunghemmung (Farbenblindheit) und gerade bei dieser findet sich öfter die eigenartige Form der Vererbung, die von der Hämophilie her vielleicht die bekannteste ist: die Übertragung von seiten des Vaters durch normale Töchter auf männliche Enkel.

Aber auch bei der Leberschen Form des familiären Sehnervenleidens ist dieser Typ beobachtet, obwohl es sich dabei wohl nicht um eine Entwicklungshemmung handelt.

Interessant sind die Verhältnisse bei der Myopie, die sicherlich in den seltensten Fällen angeboren ist, bei der aber kein Mensch zweifelt, daß sie, oder doch die Veranlagung dazu, angeboren und oft vererbt ist. Es erscheint überflüssig, dafür Beweise zu häufen, findet man doch häufig nicht nur den Grad der Myopie, sondern auch den der Anisometropie vererbt (inkl. Astigmatismus eventuell Schrägstellung der Achsen). Gerade bei der Myopie ist nun meines Erachtens aus der sehr wichtigen Bewertung der Erblichkeit eine sehr falsche der Behandlung dieser Anomalien gefolgert, indem ein fast schrankenloser Fatalismus verkündet wurde. Der therapeutische Nihilismus hat hier geradezu Orgien gefeiert, statt sich in Anbetracht der schwierigen Aufgaben seiner Pflichten erst recht zu erinnern. Maßgebend ist natürlich die Vorstellung, daß gegen angeborene und vererbte Anlagen eben doch nichts zu machen sei, daß ein gesund Veranlagter seine Augen soviel mißbrauchen könne wie er wolle, ohne daß es ihm schade, und daß ein myopisch Veranlagter trotz größter Schonung myopisch werden müsse. So unbewiesen diese Sätze sind, so unwahrscheinlich sind sie a priori. Einen Menschen mit angeborener Fragilitas ossea wird man nicht zum Ringkämpfer ausbilden, einen solchen mit Hämophilie wird man nicht häufigen Blutverlusten aussetzen, so sollte man auch einen Menschen mit mangelhafter Sklera nicht beständig mit diesem Organ arbeiten lassen, das sagt schon das Gefühl; daß die Naharbeit schaden kann, ist meines Erachtens durch große Statistiken über den Einfluß der Schulbildung nachgewiesen, daß Schonung nützen kann, hat wohl jeder erfahrene Praktiker gelernt, der über längere Dauerbeobachtungen verfügt, der unter richtiger Behandlung die progressive Myopie aus Galopp in Trapp, dann in Schritt fallen sah, bis sie schließlich stationär wurde. Daß mangelhafte Beleuchtung, schlechte Körperhaltung, schwächende Allgemeinerkrankungen die Myopie hochschnellen lassen, habe ich selbst und viele der erfahrensten Praktiker vor mir so oft gesehen, daß ich aus theoretischen Gründen mir nicht den Glauben vom neuzeitlichen Propheten des Nativismus rauben lassen will.

Ähnlich war ja schon der Standpunkt Stillings mit seiner Rollmuskeltheorie, der die Myopiefrage sozusagen zu einer Rassenfrage machte und den gleichen fatalistischen Standpunkt einnahm. Neu ist also in den obigen Ansichten nur die extrem einseitige Betonung. Sie überschätzt den Wert eines Theorems und unterschätzt die planmäßige Therapie.

Auch bei Glaukom können sehr wohl ähnliche Gedankengänge praktisch wichtig werden. Berufe, die starke körperliche Anstrengungen und seelische Aufregungen mit sich bringen, würde ich den Mitgliedern einer ausgesprochenen Glaukomfamilie tunlichst widerraten, denn daß bei vernünftiger Lebensweise manche verhängnisvolle Veranlagung nicht zu offener Krankheit zu werden braucht, ist eine Annahme, ohne die unser ärztliches Handeln in diesen Fällen ein Unsinn, eine Charlatanerie wäre.

Noch deutlicher ist der Weg vorgezeichnet, wenn wir an die Tuberkulose denken: Vererbt oder angeboren ist diese wohl in den seltensten Fällen, wohl aber die Empfänglichkeit oder Widerstandsunfähigkeit der Körpers gegen die Infektion; soll man da nicht alles tun, um die Gelegenheit zur Infektion zu vermeiden und, besonders wo dies möglich ist, den Körper möglichst zu kräftigen? Vollends auf pädagogischem Gebiet, wenn die Abschweifung erlaubt ist, würde der sterile Standpunkt „vererbt", also „nicht zu beeinflussen" das Ende aller Schulweisheit sein.

Sachregister.

Abblassung, temporale des Sehnerven 130, 265, 428, 509.
— totale 135 f., 444, 458 f., 477, 494, 505.
Abduktionsdefekte, kongenitale 41.
Abduzenslähmung, postdiphtherische 42, 258.
Abduzensparese bei Gehirnkrankheiten 444.
— angeborene 9.
Ablatio retinae 112, 171, 216
— — bei Myopie 173.
— — s. a. Netzhautablösung
Ableuchtung der Peripherie 112.
Acne rosacea der Lider 3.
— — und Augenerkrankung 52.
Adaptation 242.
— primäre 250.
— sekundäre 251.
— Stäbchen 251.
— Zapfen 251.
— Störungen 243.
— — allgemeine 243, 245.
— — örtliche 243.
Adaptameter 249.
Adduktionsprisma 254.
Aderhaut 180.
— Atrophie 183.
— Entzündungen 181, 298, 335 u. a.
— — s. a. Chorioiditis.
— Gefäßverteilung 182.
— Geschwülste 185.
— Knoten, luetische 335.
— — tuberkulöse 185, 298.
— Sarkome 185.
Aderhautatrophie 183.
Aderhauterkrankungen 181.
— Entzündungen 181, 298, 335.
— Flecke 182.
— Metastasen 421.
— Sklerose 433.
— Tuberkel 184, 298.
— Tumoren 185, 300, 378.
Adipositas und Augenerkrankungen 460.

Adnexe des Auges, infektiöse Erkrankung 28, 290, 329, u. a.
Adrenalin 275.
Aequator lentis s. Linse 103 f.
Äther 270.
Äußere Betrachtung 1.
Akkommodation 196.
Akkommodationsapparat, Reizzustände 196.
Akkommodationsasthenopie 197.
Akkommodationsbreite 196.
Akkommodationskrampf 516.
Akkommodationslähmung 37, 197.
— nach Botulismus 45, 279.
— nach Diphtherie 45, 197, 364.
— doppelseitig 197.
— einseitig 197.
— luetische 45, 349, 354.
— Prognose 45.
— bei Tabes und Paralyse 45, 197, 500, 506.
— Therapie 198.
— Ursachen 45, 197 u. a.
Akkommodationsparalyse 197.
Akkommodationsparese 37, 197.
Akkommodationsprüfung 196.
Akkommodationsspannung 196, 516.
Akkommodationszentrum 33.
Akne rosacea 52.
Akromegalie und Augenerkrankung 457.
Aktinomykose 366.
Akustikustumoren 483.
Albuminurie 383.
Alexie bei Hemianopsie 225, 450.
Alkoholintoxikation u. Augenerkrankungen 132, 210, 263.
Alkoholismus, chronischer 102, 264.
Altersreflex der Linse 103.
Alterssichtigkeit 196.
Altersstar 109, 422.
Amaurose 155, 271, 376, 493.

Amaurose bei Anämie 391.
— nach Blepharospasmus 235.
— nach Blutverlusten 361, 375.
— hysterische 515.
— bei multipler Sklerose 510.
— urämische 161, 229, 389.
Amblyopia.
— bei Blutungen 375.
— bei Strabismus 40, 235.
— ex anopsia 40, 235.
— kongenitale 40, 234.
Amotio retinae 112, 171, 295.
— s. a. Netzhautablösung.
Amyloid der Bindehaut 61.
Anämie und Augenerkrankungen 391.
— perniziöse 393.
Anaphylaxie 317.
Anchylostomum duodenale 383.
Aneurysma 431.
Angina 381, 364.
Angiom der Orbita s. Exophth.
Anilin 277.
Anisokoxie 94, 379, 500, 504.
Anisometropie 255.
Anomalien des Sehnerveneintritts 115.
Antipyrin 270.
Aortenaneurysma und -insuffizienz 426.
Aphakie 64, 103, 254.
Aphasie bei Hemianopsie 225, 451.
Arcus senilis corneae 69, 423.
Argentum nitricum 269, 368.
Argyll, Robertsonsches Phänomen 95.
— bei Lues 102, 351.
— bei Paralyse 102, 506.
— bei Tabes 102, 498.
Argyrose 57, 269.
Arsen 268, 322.
Arter. centralis 143.
— — bei Arteriosklerose 150, 429.
— — bei Endokarditis 150, 427.
— — bei Myokarditis 150, 427.

34*